鍼灸臨床のための
素問・霊枢医学

―― 現代に読む ――

松本 弘巳 著

たにぐち書店

はじめに

　江戸時代の吉益東洞が書いた『医断』という本に「素問と難経の二書を古人は以て先秦の偽作と為す。……故に道を害することも亦た多し。これを扁鵲伝にて考うるも、亦た唯だ偽作のみ」という文章がある。これを見ると、そうか素問や難経はたいした書物ではないのか、と思ってしまう。しかし、素問・霊枢・難経は鍼灸臨床する上で現代でも大切な古典に指定され、重要な地位を占めている。吉益東洞は薬物治療に重きを置いていたので鍼灸のことが良く分からなかったせいかもしれない。
　ところで、日本では鍼灸臨床に関係する東洋医学というと他国とは違ったニュアンスを持っている。中国やアメリカ、カナダでは中医のもとに薬物治療も鍼灸治療も一緒に扱われているのが現状であるが、日本ではほかの国には見られない鍼灸師という特別な制度があって、鍼灸臨床の専門職種が存在する。鍼灸の専門職があるので東洋医学も漢方薬と鍼灸に分かれていて、鍼灸のための東洋医学理論が発展することになった。漢方薬のための医学理論とは違った東洋医学である。中国から導入してからすでに1500年もたつと本場の中国のそれとはかなり違った形態で日本の東洋医学（鍼灸）になっているのも事実である。この意味からも素問、霊枢、難経は日本的な読み方がされている面もある。
　歴史的には朝鮮半島や中国から鍼灸が伝えられて定着したが、それとともに日本では江戸時代に鍼治療の技術的な進展に視力障害者が貢献し、発展させてきたという側面があった。これが鍼灸按摩が薬物治療や他の医学・医療と分かれた経緯でもあったのであろう。そうした一方で、歴史的には先ずオランダ医学が、降ってドイツ、アメリカ医学が日本に伝えられ、これらが従来の鍼灸臨床に加わって今日の日本での鍼灸医学がつくられてきた。病人の全体的な体勢を把握するには東洋医学で診ることが多いが、腰痛や膝関節痛などの局所的な対処には西洋医学でも診るといったことをする。つまり東洋医学と西洋医学を混然とした形で用いることをするのである。あまり東洋医学だけでパチッと決めてしまうということを避け、柔軟な理論構成にしている。平たく言えば東洋医学を理論的にはとてもゆるやかな使い方をする事によって日本的な鍼灸医学に作り上げてきたのである。このような東洋医学への態度はほかの国では見られなかったことであり、それなりに便利に体系付けて用いてきたのである。そうなった訳は、具体的な証拠は略すが、基本的には日本の気候の温暖なことがこうした経緯に関与しているものと思われる。
　また、これと絡むことであるが、日本では医療の主流は西洋医学であるから、患者への説明にも西洋医学を抜きにすることはできない。解剖、生理学、病理学、病態学などとともに臨床上では疾患単位や診断ということについても熟知する必要がある。したがって、鍼灸臨床とはいえ、日常診療においては西洋医学で語られる病態把握、

適応の判定、患者への対応、治療計画、経過観察などをおろそかにすることはできない。これらと併行して東洋医学を学ばなくてはならないので、勉強の仕方はやや複雑になる。

おなじ東洋医学といっても薬物治療のための理論と鍼灸のための理論とはおのずと構成の仕方が違ってくるのは当たり前である。たとえば、結胸という状態には陥胸湯が与えられるが、鍼では腹部と背部と足などへ治療点を求めることで解決する。結胸という概念を知っておくと臨床上では便利であるが、これを知らなくとも鍼灸では臨床症状から対処することができる。結胸という概念は漢方薬のための理論であるからだ。このことは反対にいえば、漢方薬の勉強をするのに、経絡や経穴のことを知っているほうが便利ではあるが、知らなくとも患者に薬を処方することはできるのと同じである。漢方薬のための理論も知らなくては損であるが、その一方で鍼灸理論との違いを認識して臨床することも必要である。

漢方薬はその薬理作用から気剤・血剤・水剤が用いられ、医療具の特性から胸脇苦満、臍下不仁、瘀血、結胸、心下痞硬などの概念も必要になった。ところが鍼では気一本槍の感があり、臨床においては全体治療と局所治療にわけ各々に対処したりするようになった。局所治療におけるツボの深さは現代的に局所を捉ることにより解剖的な把握がしやすくなる。つまり薬物治療よりも西洋医学に接近しやすいことになった。これらを逆にいえば鍼灸では、東洋医学とともに西洋医学を学ばなければ現実の臨床が行ないにくいということでもあり、今日では東・西両医学を学ばなくてはならないことになる。

中国医学では素問・霊枢、難経から傷寒論へそして温病論への展開は大きな変化であった。中国では絶えず医学は発展するものであり、薬物治療の面では熱性伝染病にさいして傷寒論を基にしつつも、ここから脱して、ついに明・清以来の新しい温病論の流れが加わった。

三陰三陽の応用を例にすると、素問・霊枢では経絡の走行部位の三陰三陽から熱論（素問の熱論）にみられる三陽三陰へ進み、続いてこれが傷寒論にみられる病位病状としての三陰三陽の虚実へと展開した。ここで伝染性熱性疾患の経過途上で熱の処理に対して温病論が生まれることにより薬物治療が発展することができたが、これが温病論であり、臨床に当たり弁証がおこなわれる。弁証の代表的なものは衛気栄血弁証、三焦弁証、臓腑弁証、気血陰陽弁証（気虚－陽虚－血虚－陰虚）などいろいろある。しかし、こうした理論をマスターするにこしたことはないが、鍼灸臨床にはそれほど貢献するとは思われない。この意味からもう一度素問、霊枢、難経を見直すことの大切さを認識して頂ければ幸いである。

日本では全体治療と局所治療という言葉が使われるが、全体治療は体制を整えるための治療を指し、局所治療は症状を取り去るための治療を指すように使われる。気の

循環を大切にして経絡を大切にした中国では考えられなかったことであるが、全体にツボを配して処置するという思考は日本ならではの発想でもあった。また、局所治療は建て前からいえば治療の本筋ではないと考えられたが、実際には対症的な治療法は沢山その記録が残っていて、甲乙経、千金方などを見てもすぐに判ることである。いつでも気の調整が大切であるという建て前は当然であるが同時に実践的な側面も必要であったからだ。ここら辺になると現代医学の知識・経験が大変参考になる。

　この書物にはなるべく多くの参考資料を上げておいた。同様な勉強をされる方がもしこのような資料が必要だという時に、その資料収集の手助けになればとの思いからである。また、内容を読み返して見ると、まるでメモ書きした様な肉付けされていない箇所が沢山見えてくる。従って本書を糊（のり）と鋏（はさみ）でまとめたような印象を受けるかもしれない。東洋医学の勉強を行なう場合には東洋医学分野の研究はもちろんであるが、さらに、言語学、中国思想・哲学の諸分野、中国史学の分野、日本文学などさまざまの専門家の知識が必要になる。これらは一人でできる仕事ではない。つまり、正確を期するためには、その研究の出所を明かにしなくては後の人の研究の便にはならないからである。

　一章ごとに、その章の冒頭に概略が書いてあるので、いそがしい方はそれを読むとその章の内容がほぼ判るようにしてある。かなり本文の文章と重複させながらまとめてあるので参考にしていただければ幸いである。
　また、刺鍼技術、望診、腹診などはその内容が重複しあうので関連して読んで頂けると理解しやすいと思われる。

　小寺敏子先生による『和訓 黄帝内経素問』（東洋医学研究会，1988.）、『和訓 黄帝内経霊枢』（東洋医学研究会，1989.）は和訓についても、それに続く原文の理解についても大変参考になった。
　古典の和訓、和訳は自己流なので、ご寛容な了解を頂きたい。
　難しい古典を読まなくても、この本一冊読めば鍼灸の東洋医学を大まかに把握できるように構成したつもりであるが、不備不足な点は後日改めたい。
　あるタイトルについていくつかの章に重なって記録されているもの（気、陰陽、三陰三陽など）があるが、若干の違いからそうなったことでもあるので今はそのままにしておいた。

　西洋医学的な臨床上の発表も併せて掲載しようと計画したが紙面の都合で省略せざるをえなかった。頚肩腕痛、五十肩、肩こり、腰痛、腰下肢痛、膝関節痛、頭痛、絞扼性神経障害など鍼灸臨床には欠かせない内容であるが、折りがあったら後日まとめたい。

■内容の概略■

1章　日本の鍼灸医学の特徴
　日本の鍼灸医学は中国とも韓国とも違った特色があり、どうしてそうなったのかを歴史上の出来事から現代まで眺めることで、日本の鍼灸医学の特徴とこれからの進め方が推定されよう。

2章　素問・霊枢医学の形成
　素問・霊枢医学はそれに先立つ中国古典の中にその萌芽を見ることができる。いろいろな古典を見ながら、素問・霊枢医学の基を探り、その必然性を観ることで今後の鍼灸医学の進め方の鍵が提示されよう。

3章　素問・霊枢医学の理解
　素問・霊枢医学の雰囲気を知ることが大切であるから、主だったタイトルについて素問・霊枢から引用して理解する。

4章　経絡経穴経筋
　古典医学の柱である経絡・経穴・経筋について調べた。これによって気の医学を理解すると共に、これを日本的に乗り越えることで経絡に縛られなくてすむようにもしなくてはならない。

5章　病　気
　東洋医学特有の疾病観、また、邪や病態生理、症状や病気について調べる。また証について、薬物と鍼灸医学との違いからくる病気についての考え方、対処の仕方の違いについても若干眺めよう。

6章　脈　診
　素問・霊枢医学の診法では気はとても大切である。脈診はそれを直接観るものとしての重要性があった。こういった点から素問・霊枢の脈診を見ることで、さらなる鍼灸医学の発展がみられないか。現代医学の脈診と比べるとかなりの違いがある。

7章　望　診
　望診と呼ばれるのは気色を見る事を通じて病人を評価したのである。ただ形態を

観察するだけなら視診でも良かった。かなり特異な診察法が展開されている。

8章　腹　診

　腹部の観察によって、先ず病人の強弱を理解するように構成されている。その上で患者のいろいろな状況を観察し評価し対処するのである。従って腹力、陰の腹、陽の腹などといった西洋医学腹診にはない診方がある。東洋医学（鍼灸）独特の評価方法である。

9章　刺鍼技術

　東洋医学（鍼灸）は刺鍼を通じて発展してきた。刺鍼を通じて患者の反応を診、刺鍼を通じて症状に対処してきたのであるから、いくら見立てが良くても、刺鍼の技術が良くなければ、救われない。その期待に沿うべく沢山の刺鍼技術が集積されている。鍼灸臨床を実質的に進める上で大切なことである。

　本書の出版に際していろいろご尽力頂いた　たにぐち書店　谷口直良社長に厚く御礼申し上げます。

　　　　　　　　　　　　　　　　　　　　　2005年3月　　　筆者識

■目　次■

はじめに ……………………………………………………………………… 1

内容の概略 …………………………………………………………………… 4

1章　日本の鍼灸医学の特徴

 この章の概要 …………………………………………………………… 19
 はじめに ………………………………………………………………… 27
 日本の鍼灸医学の特徴―現在の日本の鍼灸事情を考える資料 …… 28
 （1）医学の伝来 ………………………………………………………… 28
 （2）平安時代〜鎌倉時代 ……………………………………………… 29
 （3）安土・桃山時代 …………………………………………………… 34
 （4）杉山和一と管鍼術の開発 ………………………………………… 40
 （5）江戸時代に菅沼周桂が『鍼灸則』を著した ………………… 44
 （6）石坂宗哲は東・西両医学の狭間で葛藤した ………………… 56
 （7）杉田玄白らと『解体新書』 ……………………………………… 66
 （8）鍼灸に関する明治時代の法律の変化 ………………………… 67
 （9）明治時代に大久保適斎は西洋医学の立場から鍼治療を行なった … 69
 （10）明治以後、灸頭鍼・皮内鍼などの技術が開発された ……… 70
 （11）表面には出ない話題で日本の鍼灸を動かしたことがら …… 72
  a）気候の違い ……………………………………………………… 72
  b）日本人の儒教への態度 ………………………………………… 73
  c）外丹法への態度 ………………………………………………… 74
  d）穴数について …………………………………………………… 75
  e）日本人の性格 …………………………………………………… 75
  f）気についての考え方 …………………………………………… 77
  g）五行の否定 ……………………………………………………… 78
 ○中医学について ……………………………………………………… 80
 ○日本の漢方と中国の漢方の違い …………………………………… 85
 ○医学古典の学習法 …………………………………………………… 88

2章　素問・霊枢医学の形成

- この章の概要 …………………………………………………………… 97
- Ⅰ 医学古典以前の人間についての知識 ………………………………… 105
- Ⅱ 東洋医学を成立させた土壌——人の在り方 ………………………… 106
- Ⅲ 素問・霊枢以前にみる儒家思想と道家思想 ………………………… 109
  - 儒家思想と道家思想　易　万物一体　天・天人合一思想　黄老説・術
  - 養性思想・神仙
- Ⅳ 讖緯思想 ………………………………………………………………… 124
- Ⅴ 心臓のこと ……………………………………………………………… 128
- Ⅵ 標本、中和、邪、虚実、天文から医学へなどについて …………… 129
  - 標本 …………………………………………………………………… 129
  - 中・和 ………………………………………………………………… 130
  - 中・和に関係する文例として ……………………………………… 131
  - 邪 ……………………………………………………………………… 132
  - 邪の侵入 ……………………………………………………………… 133
  - 古代中国の天文学から医学に転用された知識 …………………… 134
  - 小国寡民 ……………………………………………………………… 134
  - 経脈形成について …………………………………………………… 135
  - 望診の形成について ………………………………………………… 136
  - 治療 …………………………………………………………………… 140
- Ⅶ 素問・霊枢・難経の成立について …………………………………… 141
  - 漢墓出土資料 ………………………………………………………… 141
  - 黄帝内経と淮南子との関係 ………………………………………… 141
  - 呂氏春秋と淮南子と素問・霊枢の関係 …………………………… 146
  - 素問・霊枢の成立年代 ……………………………………………… 147
  - 難経の成立年代 ……………………………………………………… 149
- Ⅷ 素問・霊枢の内容にかかわる思想 …………………………………… 150
  - 気 ……………………………………………………………………… 150
  - 気の原義について …………………………………………………… 151
  - 先秦における道家、その他の気論 ………………………………… 154
  - 理と気 ………………………………………………………………… 156
    - 一、理 …………………………………………………………… 157
    - 二、気一元論 …………………………………………………… 158
    - 三、理気二元論 ………………………………………………… 160

養生思想と気 162
　一、養生と医術 162
　二、内丹と外丹 163
再び　気 164
　一、気を生命の根本とする 168
　二、気の変化 168
　三、陰陽の循環 168
　四、陰陽の性質 169
　五、血気 169
　六、気の虚実 170
広辞苑に出てくる気 170
陰陽 174
三陰三陽 176
五行 177
　≪五行の初出文献≫ 178
　≪五行配当の初期的完成と、その後の発展は≫ ... 179
　≪相勝と相生について≫ 180
　≪五行の各々の性について≫ 182
　≪五行と素問・霊枢の医学との関係≫ 183
今文尚書家は素問・霊樞と五行配当が同じ 184
五行批判 184
アーユルヴェーダ医学と針による治療 185

3章　素問・霊枢医学の理解

この章の概要 191
はじめに 200
素問・霊枢に見る医学体系と中について 201
気について 203
虚実 205
　（1）虚実の位置づけ 205
　（2）虚実の起き方 205
　（3）虚実の病態 206
　（4）陰陽が原因の虚実 207
　（5）寒厥・熱厥・上虚下実 208

8

虚実の活用法で特殊な用例	209
三陰三陽	210
三陽と体質	215
生理	215
気の調整と神経－液性機構	221
食物	221
生理学的な観察	222
五藏六腑	223
生殖と男女の成長	227
生から死まで	229
五主（皮肉脈筋骨）について　＜五主の基本的な対応の仕方＞	230
病名と証と症候との関係	231
疾病の発生と邪　基本的には病人個人の体勢に在るとする	233
邪から病気への進展	234
症状から病気へ	234
治療について	235
刺鍼感覚——刺す手の下感覚	235
経脈の基本的な生理作用	236
栄衛の循行と呼吸と脉拍動の関係	236
局所治療	237
瘀血について	238
痛みについて	243
邪について	247
邪	248
十二邪	249
局所治療と全体治療	251

4章　経絡経穴経筋

この章の概要	264
§Ⅰ【経絡系――経絡】	
1．経絡系統　一覧	264
経絡系統表	264
2．日本人の経絡に対する意見	
日本人の経絡についての考え――1	265

9

　　　　日本人の経絡についての考え──2 ………………………………… 276
　3．経絡形成史 ……………………………………………………………… 284
　　　　漢墓出土資料→霊枢経脈編へ　経脈をより緻密にする作業　脈の名称
　　　　（表）是動、所生病の数
　4．陰陽循環の基 …………………………………………………………… 287
　　　　陰陽　三陰三陽　呼吸・経脈・脈拍の関係
　　　　根結と根留注入　標本　気街
　5．経絡の構造 ……………………………………………………………… 293
　6．経別 ……………………………………………………………………… 294
　7．絡脈 ……………………………………………………………………… 296
　　　　絡脈──節から節までのもの ……………………………………… 298
　　　　奇経 …………………………………………………………………… 298
　8．衛気、栄血の作用 ……………………………………………………… 300
　　　　衛気の作用 …………………………………………………………… 300
　　　　栄気の作用 …………………………………………………………… 300
　　　　目覚め→三陽へ散る　＜→腎経から陰へ、内臓をめぐる＞ ……… 301
　9．経絡の深さ ……………………………………………………………… 302
　　　　経絡の作用 …………………………………………………………… 304
10．気候と経水の変化 ……………………………………………………… 304
11．近代の日本での経絡研究および最近の中国での経絡研究成果 …… 304
　　　　日本での経絡研究 …………………………………………………… 304
　　　　　　藤田六朗博士の研究 …………………………………………… 304
　　　　　　石井陶白氏の経絡の本体についての考察 …………………… 306
　　　　　　長濱善夫博士の研究 …………………………………………… 308
　　　　　　高島文一博士の研究　経絡の気血と自律神経 ……………… 316
　　　　中国での経絡研究 …………………………………………………… 318
12．経絡付録 ………………………………………………………………… 318
§Ⅱ【経絡系────経穴】
　1．ツボの種類 ……………………………………………………………… 321
　2．鍼灸──その医療器具 ………………………………………………… 321
　3．ツボに関する古い記載 ………………………………………………… 322
　4．「痛みを以て輸と為す」はツボの初期的な姿を表現している ……… 322
　5．ツボの名称 ……………………………………………………………… 322
　6．要穴 ……………………………………………………………………… 324
　　　　五兪穴　原穴　背腧穴　募穴　郄穴　八会　絡穴　下合穴

10

　　　　盛絡穴　水腧　脹の治療穴　熱病　気街　手の太陰脈の病候を例に
　　　　経穴の数の変遷
　7．経穴の主治作用 ·· 332
　8．ツボの取り方、記載文例 ·· 333
　9．取穴の慎重さ、中国および日本で見られた取穴の特異性 ············ 333
　10．取り方 ·· 333
　　　　全体（気、経脈）治療と局所治療について ························ 334
　11．近年のツボについての考え方 ·· 335
　12．日本でのツボに対する態度の変化 ·· 335
　13．まとめ ·· 336
§Ⅲ【経絡系─────経筋】
　1．経筋の特徴 ·· 336
　2．経筋の病気は痺病 ··· 336
　3．経筋の治療法 ··· 338

5章　病　気

この章の概要 ·· 341
§1　疾病に対する鍼灸での対処法 ·· 349
§2　東洋医学（鍼灸）における病気の成因、発展、治療法との関係 ······ 351
　（1）病気の起り ··· 351
　（2）病気の発展 ··· 354
　（3）邪から病気までのいろいろ ·· 354
　　　邪とは ·· 355
　　　奇邪 ··· 356
　　　特殊な病態生理（奇邪）について ·· 357
　　　「痛み」について ·· 360
　　　風 ·· 361
　　　痺 ·· 364
　　　厥 ·· 365
　　　熱病 ··· 367
　　　寒熱 ··· 373
　　　痿 ·· 373
　　　欬 ·· 374
　　　脹 ·· 376

11

瘧（おこり、マラリア、瘧病) ……………………………………… 377
　　心痛＜厥心痛　真心痛　心痺＞ ………………………………… 377
　　頭痛＜厥頭痛　真頭痛＞ ………………………………………… 378
　　癲・狂 ……………………………………………………………… 383
　　夢 …………………………………………………………………… 384
　　癰疽 ………………………………………………………………… 386
　　積（癥）と聚 ……………………………………………………… 389
　　腰痛 ………………………………………………………………… 391
　　膝関節痛 …………………………………………………………… 393
　　中国の古代医術と外科 …………………………………………… 394
§3　病気
　　五体の病気 ………………………………………………………… 397
　　五体の病気と治療 ………………………………………………… 398
　　六腑の症状 ………………………………………………………… 398
　　五臓の症状 ………………………………………………………… 401
　　予後の推定　その一部 …………………………………………… 401
　　予後の推定 ………………………………………………………… 402
　　異常な虚実（予後推定) …………………………………………… 402
　　予後不良な場合 …………………………………………………… 403
　　病に六つの不治あり ……………………………………………… 403
　　病気の進展、伝播 ………………………………………………… 403
§4　三陰三陽と病気
　　三陰三陽の成立について ………………………………………… 404
　　三陰三陽に関する説明 …………………………………………… 405
　　経脈の走行——身体部位 ………………………………………… 409
　　三陰三陽 …………………………………………………………… 410
　　三陰三陽の症状 …………………………………………………… 413
　　三陰三陽と開闔枢の用い方 ……………………………………… 415
　　三陰三陽と病気の進展 …………………………………………… 416
　　三陽の体質分類 …………………………………………………… 417
　　傷寒論に見る症状 ………………………………………………… 418

6章　脈　診
　　この章の概要 ……………………………………………………… 423

はじめに……………………………………………………………………………………… 430
1）診察法としての脈診 …………………………………………………………………… 433
　　ヒポクラテス全集に見られる脈について ……………………………………… 434
2）脈診についての一般知識 ……………………………………………………………… 437
　（1）脈診が大切とされる理由 ……………………………………………………… 437
　　　　　　脈診の位置付けについて ……………………………………………… 437
　（2）脈診の注意事項 ………………………………………………………………… 437
　　　(1) 新病と久病の区別 …………………………………………………………… 437
　　　(2) 生理的に安定しているときに脈診を行なう …………………………… 437
　　　(3) 正常な状態とは ……………………………………………………………… 438
　　　(4) 呼吸と脈の関係 ……………………………………………………………… 438
　　　(5) 素問の三部九候診が今日に伝わらない理由 …………………………… 438
　（3）脈診部位 ………………………………………………………………………… 438
　　　(1) 十二経脈診法 ………………………………………………………………… 438
　　　(2) 三部九候診 …………………………………………………………………… 439
　　　(3) 人迎脈口診を霊枢終始第九から引用する ……………………………… 440
　　　　　　人迎脈口診の実際── 440　人迎脈口診の出典は以下のようである── 443
　　　　　　人迎と脈口についての古典参考資料── 444
　　　　　　人迎脈診と同名で違う内容の記載がある── 444
　　　(4) 素問の寸・関・尺診 ………………………………………………………… 445
　　　(5) 難経の寸・関・尺診 ………………………………………………………… 446
　　　(6) 五臓脈 ………………………………………………………………………… 447
　　　　　　菽の数の重さで五臓を診る脈診法 …………………………………… 447
　　　(7) 三脈動・趺上・趺陽脈 ……………………………………………………… 448
　　　(8) 虚里の動 ……………………………………………………………………… 449
　　　(9) 臍下腎間の動の部位 ………………………………………………………… 449
　　　⑽ 脈状診 ………………………………………………………………………… 452
　　　　　　脈診で症状を診る── 453　病位の内外を診る── 455
　　　　　　予後を診る── 456　生理状態を見る── 456
　　　　　　三陰三陽を脈診で知るには── 457　基本的な脈状とは何か── 458
　　　　　　素問 大奇論に出てくる死脈── 458　怪脈（死脈）── 462
　　　　　　脈診に関するその他の事項── 464
3）現代医学による脈拍の触診 …………………………………………………………… 467
　　頻度（脈拍数）── 467　調律（リズム）── 468　大きさ── 469　遅速── 469
　　緊張── 471　血管壁の性状── 471　脈拍の左右差── 472

13

7章　望　診

- この章の概要 …… 475
- はじめに …… 484
- 素問・霊枢以後に見られる内容 …… 486
- 【目的別に見る望診】
  - 色診 …… 487
  - 顔面に臓府や体幹・四肢を配当する人形法 …… 488
  - 顔面の発赤と五藏の熱病 …… 490
  - 五色を診る …… 490
  - 難経の外証（證）と内証（證） …… 492
  - 五体（皮脈肉筋骨）を診る …… 492
  - 五体の病気 …… 493
  - 三陽と体質 …… 493
  - 体型と五臓六腑 …… 496
  - 陰陽五態 …… 502
  - 五行と体型と性格 …… 504
  - 目の事 …… 505
  - 顔面と頸肩胸部で臓腑を診る …… 508
  - 顔面：五色を以て臓を命ず …… 510
  - 顔面に関すること …… 510
  - 骨格 …… 510
  - 魚の色 …… 511
  - 尺皮 …… 511
  - 予後推定 …… 512
  - 寿夭 …… 513
  - 呼吸 …… 514
  - 治療との関係 …… 514
  - 虎口三関（小児の指紋の観察） …… 515
  - 舌診 …… 516

8章　東洋医学（鍼灸）の腹診

- この章の概要 …… 523
- はじめに …… 532

1．西洋医学の腹診 ……………………………………………………… 534
2．東洋医学（鍼灸）の腹診　原典にみる腹診
　　はじめに …………………………………………………………… 547
　　腹診をした証拠 …………………………………………………… 548
　　内臓と胸腹部の関係 ……………………………………………… 549
　　陰陽と腹診 ………………………………………………………… 549
　　解剖 ………………………………………………………………… 550
　　蔵象と腹診 ………………………………………………………… 553
　　三陽と体質 ………………………………………………………… 555
　　その他の腹診関連の経験 ………………………………………… 555
　　五臓六府の症状 …………………………………………………… 556
　　積聚について ……………………………………………………… 559
　　治療 ………………………………………………………………… 560
　　結胸を通じて鍼灸と漢方薬の腹診との相違について ………… 561
3．東洋医学（鍼灸）の腹診
　　日本の腹診 ── ① ………………………………………………… 563
　　　1．鍼道秘訣集 …………………………………………………… 563
　　日本の腹診 ── ② ………………………………………………… 571
　　　2．『鍼灸遡洄集』 ……………………………………………… 572
　　　3．『腹診書』 …………………………………………………… 579
　　日本の腹診 ── ③ ………………………………………………… 583
　　　4．『診病奇』（多紀元堅編，1843.）から ……………………… 585
　　日本漢方の背診とその治療について …………………………… 594

9章　刺鍼技術

この章の概要 …………………………………………………………… 599
はじめに ………………………………………………………………… 608
1．刺鍼前の準備 ……………………………………………………… 611
　（1）刺入する時の心がけ ………………………………………… 611
　（2）刺入禁忌について …………………………………………… 613
　（3）患者への対応 ………………………………………………… 615
2．刺鍼の痛みと感受性について …………………………………… 616
3．全体治療と対症治療 ……………………………………………… 616
4．刺鍼反応が発現する時間を知ることは大切 …………………… 618

5．ツボに関係すること ……………………………………… 620
　　（1）穴数・取穴の慎重さ ……………………………… 620
　　（2）配穴について ……………………………………… 620
6．刺入から抜鍼まで ………………………………………… 621
　　（1）刺鍼前の心得 ……………………………………… 621
　　（2）前処置 ……………………………………………… 621
　　（3）切皮 ………………………………………………… 621
　　（4）進鍼 ………………………………………………… 622
　　（5）調気 ………………………………………………… 623
　　（6）退鍼 ………………………………………………… 623
　　（7）出鍼（皮ふから鍼を放つ時の操作）…………… 623
　　（8）抜鍼後の処置 ……………………………………… 623
7．切皮と進鍼 ………………………………………………… 623
8．退鍼と抜鍼 ………………………………………………… 624
9．刺鍼反応 …………………………………………………… 625
10．補寫 ………………………………………………………… 627
11．刺鍼の深さ ………………………………………………… 631
12．重虚について ……………………………………………… 636
13．脈診所見とその処置 ……………………………………… 637
14．その他の経験的な刺鍼技術について …………………… 637
15．誤治の例 …………………………………………………… 642
16．暈鍼、折鍼事故の記録 …………………………………… 643
17．『鍼灸聚英』に見られる批判精神 ……………………… 644
18．『鍼道秘訣集』（夢分流打鍼法）について …………… 645
19．杉山和一の管鍼法創始説を否定する意見 ……………… 646

おわりに ……………………………………………………… 656

1章

日本の鍼灸医学の特徴

【この章の概要】

■日本の鍼灸医学の特徴

　日本の鍼灸は中国その他の国々と違う歩み方をしてきた。現代日本の鍼灸事情は革新的な方法論と古典的な理論および伝統的療法が肩をならべて同居している。他国にはない状況であるが、どうしてこのような現況が存在しているのか考えてみたい。

　東洋医学（鍼灸）を中国から日本に導入してから約1500年が経過した。しかし、それと同じ感覚でオランダ医学も近代医学も導入した。鍼灸医学のもとは中国にあるのだから中国医学に忠実でなければならないといった仁義は日本には存在しなくなっている。しかし、一部の人は東洋医学は東洋思想に基づいて成立しているので、これを遵守する必要があると考えているのも事実である。

　しかし、同じ人間を古代中国の人々が調べ、鍼灸を通じて体系付けた医学であるから鋭い観察や処置法も沢山集積されている。なにしろ2000年昔の人間も今もあまり変わったとは考えられない。この点、中国古典は人間を素直に良く調べているので、今日でも学ぶところが沢山ある。鍼灸の発祥した国の遺産だから、鍼灸を臨床するには、これを金科玉条にするといった態度では日本においては真に鍼灸医学を学ぶことは難しい。むしろこれを乗り越えることによって判断力を養い、よりよい鍼灸医学を形成することの方が大切である。

　古典に記録された医学は古い時代に体系化され、それを世界一ながい封建制度（特に官僚機構）のもとで維持・発展してきたのであるから、今日には合わない部分もかなりあるが、逆にそれなりの便利さも生まれている。この点は日本の歴史においても同様な傾向が見られる。一方、西洋医学もたえず周辺の科学に支えられながら進歩してはいるがすっかり解明された訳ではないので、両方の医学を良い意味で活用したい。今日の西洋医学をながめると雲泥の違いで知識や技術や理解が広く深くなっているので、この意味では現代医学の知識を享受し、鍼灸臨床に活用するのは患者と術者の歩むべき道で考えれば当たり前でもある。

■日本の鍼灸医学の特徴――現在の日本の鍼灸事情を考える資料
１）安土・桃山時代以来打鍼法が開発された（16世紀初頭の頃）

　大蔵流狂言に『神鳴』がある。打鍼法の原形を示す狂言かもしれない。『鍼道秘訣集』は中国から伝わった鍼灸医学を、日本でそれとは大変違った体系へと変化させる第一歩になった。全身にある経穴を腹部に集約したし、陰陽五行や十二経絡などをいわない治療方法である。簡略な方法ではあるが、その反面技術的には難しい。

2）江戸時代初期に杉山和一が管鍼術を開発した

　杉山和一（1610－1694）による管鍼術の創案とその普及は、その後の日本の鍼灸医学に多大な影響を与えた。今日、日本での大半の鍼灸臨床は管鍼術を用いて行なわれている。管鍼術を行うことによって従来よりも切皮から刺入まで細い鍼で容易に術を行えるようになった。このできごとは後に出てくる当道座と共に後世、鍼灸按摩が視力障害者の職業になっていった。

3）江戸時代に菅沼周桂が『鍼灸則』を著した

　『鍼灸則』（1766）は従来の漢方医学（鍼灸）の理論を否定した。

　菅沼周桂（1706－1764）の主張を理解する上で、当時の時代背景を考えると、薬物の方面では安土・桃山時代から田代三喜、曲直瀬道三によって李朱医学が日本にもたらされ、江戸時代の後世派の隆盛をむかえたが、八代将軍吉宗（1716から30年間在位）・九代家重・十代家治に至る70数年間は江戸時代中期にあたり、殊に吉宗は進歩的な政治を施し、学問・文化には自由革新的な気運がみられた。そして西洋の文化や医学にも関心を示し、それまで国禁であった洋書の禁制をゆるめ、キリスト教以外のオランダの洋書と医書の輸入を許可した。このような情勢の中で、盛んであった後世派医学（李朱医学）に飽き足りない実証主義を唱える医家があらわれ、新たな臨床を探求する革新的な業績が現れてきた。古方派が生まれたのである。

　ポルトガル人が種子島に鉄砲を伝えたのが1543年、フランシスコ・ザビエルが鹿児島に到着したのが1541年、またはこの少しあと、最初の西洋医家でポルトガル商人でもあるルイス・アルメイダが日本に来たのが1555年である。さらにルイス・フロイス、沢野忠庵（クリストファオ・フェレイラ1580－1650）と外国の医人が日本に登場するようになった。これらの影響が儒学の復古運動や古方派を生み出したか否かは不明であるが、まず名古屋玄医（1628－1696）が復古を言い出し、続いて伊藤仁斉（1627－1705）による儒学の復古運動が起こった。次いで後藤艮山（1659－1733）、香川修庵（1678－1755）、山脇東洋（1705－1762）、吉益東洞（1702－1773）へとつづく古方派が成長した。このような時期に著作されたのが『鍼灸則』（1766）であり、この書物は鍼灸の分野では大変革新的な内容であった。

　『皇国名医伝』によると「菅沼長之、通称周桂。摂津の人。よく鉄鍼を使用し、鉄鍼は皮肉を刺すに甚だ利にして気血を傷らず、我が技は従来の鍼家の妄を破るに足ると恒に曰ふ。因って鍼灸の復古を以て自ら任ず。世は長の術を目して古方鍼という。周桂の著わすところは『鍼灸則』『鍼灸摘要』『鍼灸治験』など有り」とある（浅田宗伯：皇国名医伝，1851．）。

4）杉田玄白らは『解体新書』を出版した

　玄白（1733-1817）が83歳の時に書いた『蘭学事始』の中で「解体とは、それまで腑分けといいふるしたことを、新しく訳した次第である。このように、この学問は江戸で創立せられ、やがては日本全国の通り名となるに至った。これが蘭学が今日のように盛んになるはじめであったのである。……蘭学が今のように盛んになり、こうまで開けるとは思いもよらぬことであった」とある。『解体新書』（1774．江戸後期）の果たした役割は極めて大きく、その影響を3つ上げると、①医者はまず人体の構造を知らなければ人の治療はできない。②『解体新書』以後『解体新書』訳出に加わった人々から江戸を中心に蘭学が起こった。③各種の医書の翻訳が行われるようになった……。ちなみに大坂での適塾（緒方洪庵の創設）は1838年に開かれたから、『解体新書』訳出はそれよりずっと前のことになる。

5）石坂宗哲は東・西両医学の狭間で葛藤した*

　杉田玄白より約30年後出の石坂宗哲（1770-1841、石坂流の開祖）は杉山和一晩年の弟子であった石坂志米一検校の孫で、父の宗鉄に杉山流を学び、長じて幕府の医官として法眼の位をもらい、寛政8年（1796）の12月、幕府の命によって甲府医学所の教官となり、甲府に留まること4年、その『難経』講義は当代随一と高く評価され、これを聞くために集まった鍼医・医生は実に300人の多きに達した。

　1867年10月14日、15代将軍慶喜が大政を奉還して家康以来264年にわたる江戸幕府の終わりを告げる。その前の80年間、歴史の転換期に立つ時代の姿を反映して医学の分野にめざましく進出してきたオランダ医学は、国家医学としての漢方、鍼灸医学とその指導的地位をめぐって次第に対立するようになった。このような情勢の中で、鍼灸医学の面目を発揮した江戸後期における代表的医家である

　＊（広瀬日出治：『鍼灸の歴史』，p.210～211，サンプリント，1967.）。

6）江戸時代初期から鍼治療と盲人とのかかわりがあった（当道座）*

　当道座は琵琶法師の座組織。南北朝期（注：1336年から約60年間を指す）の覚一検校の頃に形成された。当道の語は、もとは平家芸能（平曲）そのものをさし、それが室町中期（室町時代は1335-1566）に座組織の呼称に転用された。江戸時代には幕府より公認され、1634年（寛永11）、1692（元禄5）に式目を改定。検校・別当・勾当・座頭の4官の上に、京都に惣検校、江戸に関東惣検校がいて統轄する組織に定まった。施物、音曲（三味線・琴）、鍼治、按摩、門付芸のほか、金融（金貸し）を始めるものもいた。1871（明治4）当道座は廃止された。

　＊（永原慶二監修：『日本史辞典』，p.824，岩波書店，1999.）

7）鍼灸に関する明治時代の法律の変化

明治2年4月　築地にあった旧幕府海軍病院を大学東校とし、この中に西洋医学部と並んで皇漢医学部が独立した正科とした。

明治5年　皇漢医学部は廃止されたが鍼科は残された。

明治10年　大学東校が東京大学医学部となったとき、鍼科も廃止された。

明治11年7月　脚気病院を設立させた。目的は皇漢・西洋医学から脚気の原因・治療法を講究させ、両方の治療の成績を比較検討させることを目的とした。当時の人は漢・洋医学の脚気相撲といった。

明治9年　医師開業資格試験規則。鍼灸・漢方医については各府県の事情に応じ5年間はこれを医師として認める特例期間を設けた。さっそく皇漢医学の方から政治運動が展開され3年間の延長が認められた。

明治12年　皇太子、明宮嘉仁親王（大正天皇）の皇太子付きの医員として皇漢医学から鍼灸医の今村了庵、岡了允が、漢方医の浅田宗伯が任命された。

明治17年1月　医術開業試験施行

明治28年2月6日（1895）の衆議院本会議で医師免許規則改正案が否決され、鍼灸・漢方薬を治療とする者は医師ではなくなった。

明治44年9月（1911）に鍼灸師の資格試験制度と営業免許の取締りに関する内務省令で鍼灸術営業規則改正法が発令され、鍼灸術の基本方針が明らかとなった。

8）明治時代に大久保適斎は西洋医学の立場から鍼治療を行なった

　大久保適斎（西洋医．1840-1911）は『鍼治新書 手術書』（1894）を刊行し、誘導法、局所療法、交感神経手術（内臓手術）を開発した。交感神経手術について引用すると次のようである。

　「交感神経手術とは専ら交感神経節及びその支に刺激を与うるものにして、深層刺鍼なり。故に手術の際、多く疼痛を感ぜしめざるを以て繁要とす。是れ此の刺点を背部に定むる所以にして、彼の鋭敏の腹膜を恐るるを以てなり。総じて深層刺鍼は表皮を通過せば、其の鍼を椎骨の体側に沿いて進行せんことを要す。……鍼の長短は手術の目的に従つて異なり、誘導法又は局所療法に於ては其の長さ一寸ないし二寸とし、番号は四ないし六番を以て適度とす。交感神経手術に於ては其の長さ二寸ないし三寸にして、其の番号は六ないし八番を適用すべし。その材料はわが国古来竹鍼及び鉄鍼ありと雖ども折損のおそれなき柔軟堪屈性を富有する品を選ぶべし。即ち銀または金もしくは白金を以て尊しとす」と。こうした治療法の開拓は、その後の日本の鍼灸臨床医学の進め方を決定づけた。

9）明治以後、灸頭鍼・皮内鍼などの技術が開発された

10）日本の鍼灸教育は西洋医学に大きな比重をかけている

11）表面には出ない話題で日本の鍼灸を動かしたことがら

 a）気候の違い

　日本の気候は四季の変化に富むとともに、低気圧の通路に当たるため天候の変化が激しい。さらに、冬と夏の大陸と太洋の温度差が原因となり、冬は中国大陸からの、夏は太平洋からの季節風（モンスーン）に見舞われる。日本人の性格がこの気候を強く反映している。(佐藤友彦：『人間と気候』. p115. 中央公論社. 1987.)

　大陸文化の流入は日本における固有文化を刺激し、これをはぐくんできた。……大陸の文化の輸入、その消化とともに、自然に日本固有の文化が生まれてきたのである。これが真に日本的な大陸文化のうけいれ方であった。(貝塚茂樹：日本と日本人,『貝塚茂樹著作集9』, p.347, 中央公論社, 1976.)

　もっともこのような考え方と共に、日本史の中で帰化人を取り上げて、その存在の大切さを説く意見もある。例えば、〈関晃：『帰化人』, 至文堂, 1956.〉とか、〈権仁燮（クォン　インソプ）著, 朴鐘鳴（パク　チョンミョン）監修：『朝鮮と日本の関係史』, 明石書店, 2000.〉などのような書が出版されている.

 b）日本人の儒教への態度

　中国では金元医学が儒学の影響を受けて理論展開がなされたともいわれるのに対し、日本では医学が儒学の影響を強くは受けなかったようにいわれる。そして、江戸中期に活躍した鍼の菅沼周桂、薬物系では後藤艮山、香川修庵、山脇東洋などの流れは蘭学への接近を行なったという話はおもしろい。

　儒教との関係を端的に示した例として「あるとき日本人の医師が日本へ留学中の中国婦人の病気を診るために呼ばれた。診察に腹診を始めようとしたところ、いきなり断られたという。そんな恥ずかしいことをするのかというのである。中国には昔から礼教（儒教）の教えがあって人に肌を診せるなどということをしなかったのである」という話を聞いたことがある。

 c）外丹法への態度

　外丹は水銀を主成分としている還丹や金液を化学的操作により煉成しそれを服用するのに対し、内丹は還丹金液に匹敵する不老長生の丹薬を自分の力で自分の体内（丹田）に作り出そうとする主張を指す。隋代に始まったようであるが、それ以前の行気・胎息・導引・内観存思などを基礎とし、他方、水銀を用いる丹薬服用のもたらすさまざまな薬禍への反省から徐々に内丹説が形成されていったと思われる。

医心方　養生篇（26巻）は隋唐医学を受け入れたから道教的養生術が強く反映され、導引・調息・内観などが重んじられているが、服丹についてはそれを極度に排斥している。石薬服用への態度はその後の日本の養生論にも固く守られている（坂出祥伸：『道教と養生思想』．p.164〜165．ぺりかん社．1992．）．

d）穴数について

穴数−鍼経標幽賦『鍼経指南』（元代）に見る小数穴使用の態度と、『鍼術秘要』（坂井豊作：1864）に見る多数穴治療。

『鍼経指南』，鍼経標幽賦「五穴を取り、一穴を用いて必ず端し。三経を取り、一経を使って正すべし」。つまり五穴から一穴に絞り、三経から一経に絞る。

『鍼術秘要』「治療のはじめは20〜30穴使い、慣れてくるに従って140〜150穴を使う」。労少なく功多く、患者の負担の軽い方法が良い、穴は少ない方が良い。管鍼法による刺鍼時の疼痛が減り、刺入が無痛になれば、穴への関わり方は異なってくるのは当然である。

e）日本人の性格[*]

多神教の日本や中国では多元的思考法が行われ、日本人にとっては世界はただ一つではなく多数の世界がある。したがって世界の原理もただ一つではなくて複数あるということになる。例えば日本人にとっては、義理の世界とは別に人情の世界がある。義理の世界では義理という原理にしたがって行動するのが正しいが、人情の世界では人情という原理にしたがって行動するのが正しい。とにかく日本人にとっては世界は多数であり原理も多数あるのである。

日本人の持つ多元の世界は一度に現れるのではなくて、ちょうどスライド写真を見るように一場面ずつ交代に出現する。日本人は眼前の場面の変化に応じて態度を変える、つまり「のりかえ」方式になる。

[*]（森三樹三郎：『中国文化と日本文化』，人文書院，1988．）

≪中医学≫について

東洋医学と中医学を比較すると

1．東洋医学という名称は中国から日本に導入され、中医学が入る前までに日本で熟成された医学体系を指すのに対し、中医学は医学はたえず発展するものであるという中国の態度から生まれたもので、それ以前の医学の理解と整理、それに明・清代の医家によって書かれた医書をもとに発展した医学を指している。

近代の温病については次の古典が参考になる。

清代　1．葉桂，『衛気栄血弁証』
　　　2．呉瑭，『三焦弁証』

3. 楊璿『傷寒温疫条弁』

　薬物治療は気血水と、鍼灸は気と深く関わる。新たな中医学は鍼よりも薬に運用するのに便利である。八綱理論、衛気栄血弁証、三焦弁証などが現代日本の鍼灸にも使えるのであろうか。

　2．中医は、日本の東洋医学と比べると、従来の東洋医学の中で漠然と認識されてきた内容を明確な概念にした上でこれを文章に表現している。従ってうるさく見えるが実は東洋医学の細かなニュアンスを表現していることになる。しかし、その一方で日本の持っている東洋医学（鍼灸）での古典に関する用語のニュアンスが中医にはないものもある。また中国では中医学を薬物にも鍼灸にも共通の理論として認識しようとする節が見られるが、日本ではそのような考えは極少数の意見であり、基本的には薬物と鍼灸では違う理論のもとで行うべきものという考えがある。（日本では鍼灸師という他国では見られない独特な専門職の制度がある）。

　また、本草関係の薬効的表現である解表・健脾・利膈・破瘀……を鍼灸にも適応するが、この妥当性はこれから検討されるべきである。

　3．鍼灸での問題点として、日本の東洋医学は歴史経過の中でオランダ医学、ドイツ医学、西洋医学と接触し、その良いところを受けて、極端にいえば漢蘭折衷的な側面を持った。例えば、古典的な治療とはいえ、局所治療には西洋医学を用い、全体治療では東洋医学を用いるといった態度もその現れである。

　この点、中国医学は長い歴史と先輩の薫陶を受けて、自己完結的であり、中国医学だけで臨床を完結していこうとしているかに見える所がある。（注：鍼灸に関する最近の出版物を見ると、必ずしもそうではなくなっている）

　これについて経穴の作用をみると、

　　気海・関元に回陽求逆

　　百会・大椎に昇陽益気

　　三里に調理脾胃、和腸消滞、清熱化湿など

　日本人にも受け入れられる感覚であるが、それだけに経穴の作用がすでに決定されたような表現（と受け取られやすい）には検討を要する。

　4．中国では中医を薬物、鍼灸に共通の理論として適応させようと考えるのに、この点日本では薬物治療は別として、鍼灸治療は気一本槍の態度を取っている。

○ 日本人の東洋医学と中医への認識態度について

　次のような意見を拝見したことがある。

　1．日本では江戸時代に鎖国をした。→　それまでの中国資料は入手でき、こなせたが、明末、清代の医学がこなせなくなっていた。そこから閉鎖的な意味で、明清の医学は取るに足らないものであるという変なムード・一般認識が生まれた。

2．漢文理解の関係で、日本人は上古漢文、中古漢文はこなせるが、明清以後の近代文をこなしにくい。

　3．日本では東洋医学と西洋医学の両方をこなし、これでかなりの成果を上げているので、あえて中医学をマスターしようとしない。近代の新しい中医学は主に薬物について語っているから……。鍼灸師にとっては、あえてその必要性が生まれてこない。

　4．傷寒・金匱は薬物ばかりではなく、鍼灸師にもそれまで馴染んできた。しかし、上に挙げた温病理論に関する古典などが発表され、この理論は鍼よりも薬に運用するのには便利になっているので、ますます中医学から日本の鍼灸は離れることになったのではないか。　　　　（以上　一章の概要）

第1章　日本の鍼灸医学の特徴

はじめに

　日本の鍼灸は中国その他の国々と違う歩み方をしてきた。日本には明治時代以来鍼灸按摩だけの専門性を謳った資格制度があるという点である。そして現代日本の鍼灸事情は革新的な方法論と古典的な理論および伝統的療法が肩をならべて同居している。どうしてこのような現況が存在しているのか考えてみたい。

　東洋医学（鍼灸）を中国から日本に導入してから約1500年が経過した。しかし、それと同じ感覚でオランダ医学も近代医学も導入した。鍼灸医学のもとは中国にあるのだから中国医学に忠実でなければならないといった仁義は日本には存在しなくなっている。しかし、一部の人は東洋医学は東洋思想に基づいて成立しているので、これを遵守する必要があると考えているのも事実である。

　同じ人間を古代中国の人々が調べ、鍼灸を通じて体系付けた医学であるから鋭い観察や処置法も沢山集積されている。なにしろ2000年昔の人間も今もあまり変わったとは考えられない。この点、中国古典は人間を素直に良く調べているので、今日でも学ぶところは沢山ある。鍼灸の発祥した国の遺産だから、鍼灸を臨床するには、これを金科玉条にするといった態度では真に鍼灸医学を学ぶことは難しい。むしろこれを乗り越えることによって判断力を養い、よりよい鍼灸医学を形成することの方が大切である。

　古典に記録された医学は古い時代に体系化され、それを世界一ながい封建制度（特に官僚機構）のもとで維持・発展してきたのであるから、今日には合わない部分もかなりあるが、逆にそれなりの便利さも生まれている。この点は日本の歴史においても同様な傾向が見られる。一方、西洋医学もたえず周辺の科学に支えられながら進歩してはいるがすっかり解明された訳ではないので、両方の医学を良い意味で活用したい。今日の西洋医学をながめると雲泥の違いで知識や技術や理解が広く深くなっているので、この意味では現代医学の知識を享受し、鍼灸臨床に活用するのは患者と術者の歩むべき道を考えれば当たり前である。

日本の鍼灸の歴史

　中国から伝えられた鍼灸医学を日本ではどのように受容し、取捨し、展開したかについて調べてみよう。医学の展開の仕方はその民族の特性にかかわる部分が大きく関与する。日本は四方を海に囲まれ、モンスーン地帯に属し、温暖な気候に恵まれ、農

業が行われ、他民族に支配された経験がなく、多元的（アニミズム・多神教）な世界に住んできた。そして現実主義（即物主義）の強い民族である。と同時に、日本人は「体系的な思考」に弱いといわれる。人間界や自然界について分析し、これを重ねて原理・原則を求め、それを全体として観察し、構造的に、体系的に把握する力が弱い、といわれる。このような世界に生きてきた日本人が、鍼灸医学を受容してから、どのように展開してきたか、おのずと想像されるのではないだろうか。

　日本鍼灸の歴史は各時代にわたって中国医学を導入し、そのつど刺激を受けてきた。そしてこれを温存しつつも、なお、日本人の置かれている自然環境や外来の文化に鋭敏に反応し続けて現在に至っている。その現れが古くは夢分流を生み、儒学の復古に呼応した菅沼周桂の『鍼灸則』を生み、また蘭学への傾斜、そして『解体新書』の訳出、西洋医学の導入という経過を経て今日に至った。「外来文化にたいする敏感さ、それが日本人のもって生まれた文化的素質の一つであったといえるであろう」、「大陸の文化の輸入、その消化とともに、自然に日本固有の文化が生まれてきたのである。これが真に日本的な大陸文化のうけいれ方であった」という表現はここら辺の事情をよく言い表わしている。

　　　　　森三樹三郎：『中国文化と日本文化』、p.24、人文書院、1988.
　　　　　上田正昭：『帰化人』、p.23、中央公論社、1974.
　　　　　貝塚茂樹：日本と日本人、『貝塚茂樹著作集 9』、p.330、347、中央公論社、1976.
　　　　　大野晋、森本哲郎、鈴木孝夫：『日本・日本語・日本人』、p.53～55、新潮社、2001.

■ 日本の鍼灸医学の特徴―現在の日本の鍼灸事情を考える資料

（1）医学の伝来

　日本書紀によると允恭天皇3年（A.D.414）に新羅（朝鮮半島）から伝えられた。また『医学文化年表』によると「梁、文帝、鍼経を賜る。その書を紀河辺多兎麿に賜る」とあり、また同書および『日本医学史』に欽明天皇23年（A.D.562）に「呉人知聰が薬書・明堂図など160巻とともに来朝す」とあり、中国大陸の医学が伝えられた。『日本の医学』によると呉の人で知聰なる人は大伴佐平彦が高麗より凱旋する際につれてきた、とある。実際には鍼灸医学がそれ以前から伝来していた可能性が大きいことも他の歴史資料から推測されている。

　　　　　坂本太郎ほか：『日本書紀』上、p.436～437、岩波書店、1989.
　　　　　藤井尚久：『医学文化年表』、p.14、医道の日本社復刻、1977.

富士川游:『日本医学史』, p.16, p.77, メディカル出版, 1979.
太田正雄編著:『日本の医学』, p.4, 民風社, 1946.

(2) 平安時代 (786〜1184) 〜 鎌倉時代 (1201〜1326)

「平城天皇 (延暦25〈806〉- 大同4〈809〉) は外国の医方が専ら行われて、我邦固有の医方の廃絶するを御軫念 (天子が御心をいためられること) 遊ばされ、全国の国司、神社及び民間の名族舊家に令して伝来する薬方を徴せしめ出雲広貞・安倍真直等に類聚編集せしめられ、大同3年 (808)『大同類聚方』百巻 (散逸して伝わらず) の編纂が畢って奉進された。……支那との交通は、遣唐使が頻りに派遣されて益々頻繁となってその文物、制度及び風俗等が盛んに採用され、従って遣唐留学生の往復するもの多く……彼地において修得した医方を唱道したので、医家は概ね是に倣って唐医方が我邦医方の主流となった。……伝教大師最澄、弘法大師空海の如き2傑僧が……教義を説いたので朝野は挙げて是に信仰帰依し、国民の思想及び日常生活は総て仏教の支配するところとなり、疫病が起これば僧侶が加持祈禱し、救癒事業は概ね仏説によって行われたので、仏教の説く印度医方も唐医方の間に混淆して行われた」(太田正雄編著:『日本の医学』, p.8, p.10, 民風社, 1946.)

『医心方』(984) が丹波康頼 (図1-1) によって著わされた。『医心方』の名前の由来について、矢数道明先生は「楊玄操の難経序に云う、斯れ乃ち医経の心髄、救疾の枢機と、医心方の名義、或は此に取るか」という多紀元堅 (多紀元簡の子) の文を引用している (矢数道明:『医心方』命名のいわれ,『医心方1000年のあゆみ』, p.10, 医心方一千年記念会実行委員会編, 津村順天堂, 1986.)。『医心方』は隋唐医学の継承であり、灸が主であったことがその内容から推定される (『医心方』は中国伝来の外丹法を拒絶した)。この以前には『薬経太素』(799, 和気広世)、『大同類聚方』(808, 出雲広貞・安倍真直ら)、『金蘭方』(859-876の間, 出雲広貞・菅原岑嗣ら) など沢山の医書が成立したが、『大同類聚方』(今日残る資料の真偽は別として) 以外は知ることができない。

『医心方』のあと鎌倉時代になると『頓医抄』(1304, 梶原性全)、『万安方』(1326, 梶原性全)、『福田方』(1362-1367, 僧有隣) などが

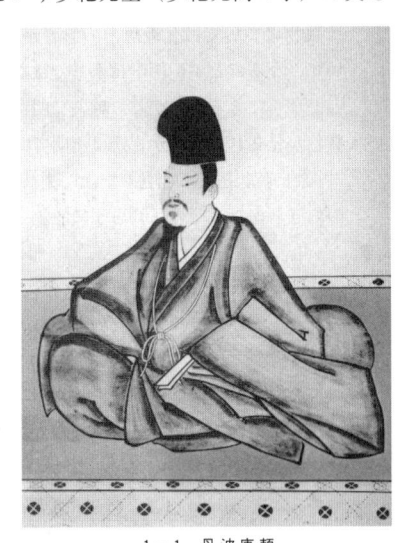

1-1 丹波康頼
藤浪剛一:『醫家先哲肖像集』, 国書刊行会, 1998.

成立されるまでにも『喫茶養生記』（僧栄西）、『医談抄』（惟宗具俊）、『四花灸法』（丹波長基）、『医家千字文』（1293，惟宗時俊）などの医書が著されたが、主として中国医学の模倣であった。

　この時期のことに関する資料を成書から引用してみると次のようである。
奈良・平安・鎌倉・室町・安土桃山時代
・**奈良時代**＝狭義には平城京に都がおかれた平城遷都の710（和銅3年）から長岡遷都の784（延暦3年）、広義には大宝令施行の701（大宝1）から平安遷都の794（延暦13）をいう。唐の影響の濃い律令制度が大宝律令の施行によって確立し、それが日本的な律令制度に変容し定着し始めた時期にあたる。
・**平安時代**＝794年（延暦13）の平安遷都を始期とし鎌倉幕府が成立した1192（建久3年）を終期とするほぼ400年間で、平安京に政治・文化の中心があったという観点からこうよばれる。
・**鎌倉時代**＝1185年（文治1）の守護・地頭の設置。（92年（建久3）の源頼朝の征夷大将軍就任）から1333年（元弘3）までをいうことが多い。
・**室町時代**＝1333年（元弘3）鎌倉幕府滅亡のあとをうけて、同年の建武政府の成立から、1573年（天正1）南山城の槙嶋城における室町幕府の崩壊までをいうことが多い。
・**江戸時代**＝徳川家康が征夷大将軍になった1603年（慶長8）から、15代将軍徳川慶喜が大政を奉還して将軍を辞した1867年（慶応3）までの265年間を指す。

　　　　　　　　　　　（永原慶二監修：『岩波　日本史辞典』，岩波書店，1999．より引用）

　薬物については仏教思想の影響から、インドで用いられた薬物が正倉院にも収められていて、なるほど中国医学ばかりではなく仏教と共にインドの医学も入ってきたのだということが理解できる。しかし、鍼灸に関する限り、仏教の伝来と鍼灸の術式との関連で、なにか特色が見られたものか否かは不明である。
　「奈良時代医学の特色の一とされている看病僧及び僧医の出現の如き、或は施薬院の設置の如き、何れもその仏教思想に胚胎することは、いふまでもなかろう。」
　　　　　　　　　　　　服部敏良：『奈良時代医学の研究』，p.6，科学書院，1980．
　「〔聖徳〕太子は、かの四天王寺に敬田、施薬、療病、悲田の諸院を設置され、普く民衆の疾苦を済ひ給う等、仏教の理念を直接国政の実際面に具現された……。」
　　　　　　　　　　　　服部敏良：『奈良時代医学の研究』，p.10，科学書院，1980．
　「鍼灸・按摩療法：鍼灸・按摩等の療法は既に令に規定せらる、所であり、また隋唐の医書にも記述されている所で、当時一般に行はれたものと考えられるが、これらの記述は未だ管見に入らない。従って、その詳細は不明である。」
　　　　　　　　　　　　服部敏良：『奈良時代医学の研究』，p.243，科学書院，1980．

欽明天皇13年（552）百済の聖明王が仏教経論等を献じ、ここに仏教が公に伝来した（石原明：『日本の医学』, p.15, 至文堂, 1968.）。
　仏教伝来後わずか半世紀を出でずして聖徳太子が熱心に仏教を奉じたので、飛鳥時代の医学は仏教と融合して大いなる発展を示した（『日本の医学』, p.16,）。
　奈良時代には各寺院に救療施設が設けられ、僧侶は修行の一端として貧者や病人を救うために医学を学んだ。かくして僧にして医を兼ねた僧医と称する特殊医療行為者が出現し、これに准ずる者は看病僧として仏の慈悲を現世に顕現すべくつとめたのであった（『日本の医学』, p.15,）。
　奈良時代の僧医のうち、最も著名な者は唐僧鑑真（687－763）である。
　鑑真は14歳で出家し諸宗を究めたが、とくに戒律に詳しく揚州大明寺に住して、江南随一の高僧と慕われた。入唐日本僧の熱意に動かされ仏教の正法を伝えるべく東渡を決意、数度の海難にもたえて天平勝宝6年（754）1月九州に漂着した。聖武天皇は戒師の礼をもって遇し、東大寺に戒壇を築かせ、始めて正式な受戒の儀を行なった。鑑真はまた医学にも精通し海難の際失明したにもかかわらず香気によって薬物の真偽を鑑別したといわれ、光明皇后の病に薬を献じて効あり、……天平宝字7年（763）5月6日入滅、年77歳（唐招提寺）（石原明：『日本の医学』, p.18, 至文堂, 1968.）。
　6度目の渡航でやっと来日した鑑真大和上は、翌6年（754）に入京し、初めて律を日本に伝えるが、その際多くの薬物を携えてきており、その中には当時インドから中国に伝来した新来のアーユルヴェーダ薬物が多々見られる（難波恒雄, 小松カツ子：『仏教医学の道を探る』, p.79, 東方出版, 2000.）。
　中国では隋唐の時代も仏教が盛んで、遠く西域との交通があり、印度や西域の医学や薬物が中国にもたらされ、隋唐医学は従来の古代中国医学にさらに多彩な内容を加え、専門的な医書や膨大な医学全書が多数著述された（石原明：『日本の医学』, p.20, 至文堂, 1968.）。
　奈良時代で特筆すべきは施薬院、悲田院である。養老7年（723）にまず興福寺にこの2つが置かれた。その後、天平元年（729）に藤原光明子が皇后になるや、新たに皇后宮職が置かれ、翌年、ここに施薬院を設け、使、判官、主典などの役人を置き、洛中を薬嚢を持ってまわらせ、貧窮した病人に薬を与え、保養のかなわない病人を施薬院に収容したという。また、施薬院で保健と治療のために、施浴を慈善で行ったことは有名である。また、別に悲田院を設け、貧窮でよるべなき者を集めて、毎日粥を炊いて救済に当てた（酒井シヅ：『日本の医療史』, p.55, 東京書籍, 1982.）。
　この時代、参考にした文献のうち『千金方』と『外台秘要』について調べると、『千金方』は儒、道、仏のいずれにも片寄らず、しかもすべての影響を受けた内容を持つ。こういった本が、当時、中国に渡った医師や知識人に影響を与えたことは、容易に想像される。『千金方』は唐の孫思邈が652年に著わした作品であるが、目次をみても判

るように巻二十七の按摩法第四に「天竺国の按摩は是れ婆羅門の法である」とか、巻第一の診候第四に「地水火風が和合して人となる」、「およそ四気が徳を合して四神安和す。一気調わざれば百一病生ず。四神動作して四百四病同時に倶に発す」などとあって仏教色を感じる。

『外台秘要』は唐の王燾が752年に著わした作品であるが、巻三九の序文に「鍼法は古来より深奥となし、今の人は卒に解することができない。経にも、鍼は能く生きる人を殺し、死する人を起こすこと能わず、とある。そこで、これを録せんと欲するが性命を傷つけることを恐れ、今は鍼経を録せず、ただ灸法を取るのみ」とあって、鍼よりも灸のほうに力を入れていたことが判る。『外台秘要』に書かれたこうした事情からも『医心方』には鍼治療に関する記載の少ないことが理解できる。

奈良・平安・鎌倉・室町時代の仏教医学は、病因・薬についてインドの薬物が入ってきたりして、なるほど中国から入ってきた東洋医学にも仏教色があるなということが理解できた。しかし、鍼灸技術などの面ではどのような変化があったのかわからない。「経絡の思想は中国が起源で、インドにはなかったと思われる。しかし、針で刺して治療するという方法は、インドで起こったようである」。(難波恒雄、小松カツ子：『仏教医学の道を探る』, p.221, 東方出版, 2000.) という見解があるので、ススルタ大医典を調べて見たところ次のようであった。

インドのアユルベーダ医学には既に針による治療法があった。その外科系のススルタ大医典の中にいくつか示されている。例えば、白内障の治療には眼球内へ刺してその粘液を搾り出して濁りを取り除いていた。ランセットとしての使用法である*。ススルタ大医典の成立は歴史的には中国より古いものと考えられている。しかし、気の存在を根源とし、経脈を想定した治療体系は中国で生まれたのである。

伊藤弥恵治、鈴木正夫：『ススルタ大医典』Ⅲ, p.49～50, 日本医史学会, 1974.

もし、これ以外にインド特有の刺鍼点の名前などがあれば面白いことになる。しかし、そういう話は聞かない。難波先生がこのようなご意見を書くにはそれ相応の裏付けと資料に基づいておられることと思われる。そして仏陀が弟子たちの健康を考えるときの参考にしたのがアーユルヴェーダであったことはいうまでもない。

また当時の様子を知る上で参考になる記録があるので成書から引用してみよう。奈良時代の疫病に対する対処法の仕方である。

「天平七年（735）、北九州にはじまった天然痘の流行は全国に拡がった。この流行での死者の数は、『近代以来、未だこれ有らざるなり』と『続日本紀』に記されるように、膨大なものであった。それで、この年の六月、太政官から全国に宛てて、『疫病治療法および禁すべき事』を次のように七ヵ条にまとめた官符（布告）が出された。

一、今回の疫病は赤斑瘡という。初発症状は瘧に似ている。発疹が出るまで三、四日あるいは五、六日苦しむ。発疹は三、四日続くが全身は焼けるように熱い。この時、冷水を飲みたがるが、決して飲ませてはならない。発疹が収まると熱も引くが、下痢を伴うと早く治らず、血便となる。いつ血便が出るかは人によって違う。その他の合併症に咳嗽、嘔逆、吐血、鼻血があるが、下痢がもっともこわい。このことをよく知った上で治療につとめなさい。
一、布、綿で腹、腰を巻き、必ず温め、冷してはならない。
一、どうせ薄い敷物しかないだろうが、病人を地面にじかに寝せてはならない。床に敷物を敷いて寝かせなさい。
一、粥や重湯や栗汁は温めても冷たくても好きなようにして与えなさい。ただ、生魚や生肉、果物、生野菜は食べないように。また水を飲んではならない。氷はもってのほかである。下痢のときは韭や葱をよく煮たくさん食べさせなさい。もし血便や粘液便になったら、もち米の粉を八、九割まぜ、これを煮出した温いものを日に二、三度飲ませなさい。また、もち米とうるち米の乾燥米をまぜて重湯を作るがよい。下痢が止まらないときは、これを日に五、六度食べさせなさい。このとき、うるち米は細かく砕いて使うように。
一、およそこの病気は食事を嫌がるものだが、無理にでも食べさせないといけない。梅松の炙ったものやくだいた塩をたびたび口に含ませることは、もし口や舌がただれたとしても行うほうがよい。
一、回復して二十日間は生魚、生肉、生野菜を食べることや生水を飲んだり、入浴や房事を行うことや、風雨の中を歩くと必ず霍乱を起し、下痢を再発し、いわゆる労発となる。これは兪跗、扁鵲のような名医にしても治せない。二十日以降は欲しがれば魚や肉は食べてよいが、よく焼いた上で食べるように。乾鮠、堅魚の類は皆よい。乾脯もよい。但し、鯖や阿遅などは干したものでも食べるのは慎しむように。年魚は焼いてもいけない。蘇（乳製品）、密や豉はいつ食べてもよい。
一、およそ疫病を治そうとするのに丸薬、散薬を用いてはならない。もし胸熱のある者は人参湯を飲みなさい。

　この告示を見る限りでは、この年の疫病は赤斑瘡（天然痘）だけでなく、赤痢も同時に流行したことが考えられる。ここで感嘆するのは、こうした消化器系伝染病が生の飲食物を介して伝染することをすでに十分知り、それに適切な対処をしていることである。しかも、興味あることは当時すでに丸薬、散薬という製剤のあったことを示している点である。だが、それを用いてはならないとあるのは、おそらく偽薬が出回り、それは害あって一利なしという代物であったのかもしれない。
　この官符の出されたのと時を同じくして、典薬寮からは『疱瘡治方』というものが

出された。それには、上記の注意に似た記事があるほか、食い合わせを注意している。蒜と鱠の食い合わせは命にかかわる。瓜と鱠の食い合わせはあとで病気を引き起すとある。さらに酒、油物を摂ると治りにくいなど食物の注意があって、次いで処方が記してある」。(酒井シヅ：『日本の医療史』, p.58〜61, 東京書籍, 1982.)

この時代は大陸からの医学の導入と、それに伴って仏教医学の導入もあり、日本の医学としては草創期であった。また隋・唐医学が導入されたが、千金方や外臺祕要などにも見られる通り、主に灸の紹介が多く行なわれた。

(3) 安土・桃山時代　　腹診法と打鍼法が開発された

『鍼道秘訣集』(夢分流) は御園夢分或いは御園夢分斎によって著された。彼は16世紀初期の頃の人 (藤本蓮風：鍼道秘訣集,『鍼灸医学典籍大系・総論』, p.172, 出版科学総合研究所, 1978.)。特異な腹診法と打鍼法が行われた。打鍼そのものはどうやらそれ以前から広く行なわれていた形跡がある。しかも腹部ばかりではなく腰部などへも治療を施したようで、この打鍼法の開発はそれまでの日本の鍼灸に大きな変化をもたらした。いくつか特異な点をあげてみよう。

中国医学古典の『素問・霊枢』以来、臓象学説 (内臓の変調を体表の変化から類推する方法) があったが、腹部の変化を観察する夢分流という形で発展させた。

腹部の異常を診てそこへ打鍼を行なう方法はそれまでの経穴の取り方と大きな違いがある。穴を腹部に集約させ、365穴はいらなくなった。

古典の医学理論を排して、ひたすら腹診を行ない、悪いところへ打鍼を行なう姿勢は鍼灸医学に大きな影響を与えた。

このように『鍼道秘訣集』は中国から伝わった鍼灸医学とは大変違った体系へと変化させる第一歩になった。打鍼法が腹部に集中して治療を施すのに対して、大蔵流狂言に「神鳴」という演目があり、この狂言と夢分流とどちらが古いかわからないが、これは打鍼法の原形を示しているのかもしれない。腹部ばかりではなく腰部などへも治療を施したようで、この打鍼法の開発はそれまでの日本の鍼灸に大きな変化をもたらした。

「神鳴」(北川忠彦, 安田章校注：『狂言集』(新編日本古典文学全集60), p.346〜356, 小学館, 2001.) を引用してみよう。

＜おおすじ＞　都で食いつめ、東国へ下る医師の前に神鳴 (雷) が落ちてくる。しかも落ちたはずみに神鳴は腰を抜かしてしまい、そばにうずくまる男が医師だと知って治療をせよと言う。診察の結果、鍼を立てることになるのだが、大きな鍼、手足をばたつかせる神鳴に誇張と倒錯のおもしろさがある。どうやら全治してめでたく神鳴

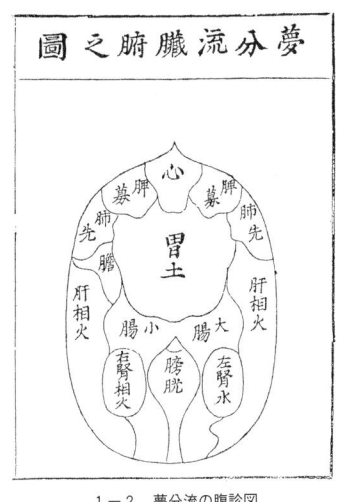

1-2 夢分流の腹診図 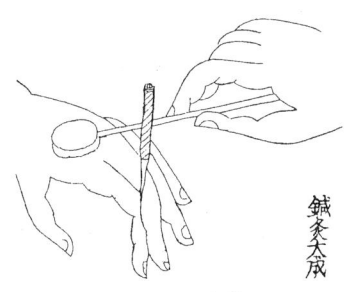　　　　　1-3 夢分流の打鍼図

は昇天してゆく。

医師「薬種持たぬ藪医師、薬種持たぬ藪医師、黄蘗や頼みなるらん、〔地取〕なるらん。これは都に住まひ致す医師でござる。この頃都には典薬頭などと申して上手な医師が数多くござるによって、我ら如きの藪医師には脈をも取らせませぬ。承れば東は医師が払底ぢゃと申すによって、これより東へ下らうと存ずる。まづそろりそろりと参らう。（舞台一巡しながら）イヤまことに、皆人は花の都へ花の都へと上らせらるるに、某は花の都を振り捨てて東へ下ると申すは、近頃本意なけれども、これも渡世のことなれば是非もないことでござる。イヤ何かと申すうち、広い茫々とした野へ出たが、これは何といふ野ぢゃ知らぬ。（あたりを見まわし）ハハア、この辺りまで参れば一天俄にかき曇り、その上、神鳴が鳴るやうな。ピッカリ、（とび上がり）アア桑原、桑原、桑原、このやうな所に長居は無用ぢゃ。少しも里近くへ参らう。何とぞ里へ出るまで何ごともなければようござるが。（橋がかりを揚幕際まで行ったところへ、中から神鳴、羯鼓を打ちながらとび出してくる）

神鳴「ピッカリ、グヮラリグヮラリ。

医師（びっくりし、耳を押えながら転倒して）「アア悲しや、桑原、桑原、桑原。

神鳴「ピッカリ、グヮラリグヮラリ。

医師「桑原、桑原、桑原。（本舞台まで転がってくる）

神鳴「グヮラリグヮラリ、ドウドウドウ。（舞台で一回転して、どんと座る。腰をたたきながら）ア痛、ア痛、ア痛。

医師「桑原、桑原、桑原。(耳を押えながら震えている)
神鳴「ハハァ、今日は心面白う鳴りわたったが、ふと風と雲間を踏みはづいて、このような広い眇々とした野へ落ち、腰の骨をしたたかに打った。辺りに駆け上がる木もなし、これはまづ何と致そう。(あたりを見まわし、医師を見つけ) ヤイ、それにゐるは何者じゃ。
医師「医師でござる。
神鳴「何ぢゃ、石ぢゃ。
医師「ヘェ。
神鳴「石がものを言ふか。
医師「イヤ、これは人間の病を直す医師でござる。
神鳴「ハハア、すれば藪医者か。
医師「さやうでござる。
神鳴「身共はまた神鳴ぢゃいやい。
医師「ハア、廃忘致いてござる。(びっくりぎょうてんしました)
神鳴「今日は心面白う鳴りわたったが、ふと風と雲間を踏みはづいてこの所へ落ち、腰の骨をしたたかに打った。汝人間の病を直す藪医者ならば、これへ来て某の療治をせい。
医師「イヤ、私もこれまで人間の病は直いたことはござれども、未だお神鳴の御療治を致いたことがござらぬ。
神鳴「おのれ、人間の神鳴のと言うて。そのつれを言うて療治をせずば、引き裂いてくれう。(両手を広げ、立ち上がろうとするが) ア痛、ア痛、ア痛。
医師(その剣幕に恐れて)「アア、致しまする、致しまする。
神鳴「早うせい。
医師「それならば、まづお脈を取りませう。
神鳴「脈とは。
医師「総じて人間の病は左右の手で取りまするが、お神鳴には頭脈と申して頭で取ることでござる。
神鳴「おのれ、それほどよう知ってゐながら。サァ早う直いてくれい。
医師(恐る恐る立ちながら)「それならば必ず鳴らせらるるな。
神鳴「オオ、鳴ることではない。
医師「光らせらるるな。
神鳴「オオ、光ることではない。(医師、神鳴の頭に手をかけてぐるぐるまわす) 何とする。
医師「ヘェ、殊のほかの邪気でござる。
神鳴「ホーン。

医師「その上、お神鳴に御持病に中風がござる。

神鳴「オオ、中風中風。随分と落つるによって中風もあらう。サァサァ早う直いてくれい。

医師「さてそれにつき、宿もとでならばよいお薬も数多ござれども、ここは途中のことでござるによって、鍼をせねばなりませぬ。

神鳴「鍼とは。

医師（腰にさしていた鍼を神鳴の鼻の先へ突き出し）「これでござる。

神鳴（びっくりして）「それは何ぢゃ。

医師「これを痛む所へ立てまする。

神鳴「いかな、いかな、そのやうな恐ろしい物が何と受けらるるものか。

医師「イヤ、人間でさへ受けまするに、お神鳴が受けさせられいでは、ちと御卑怯でござらう。

神鳴「なるほど、人間でさへ受くるものを、某ぢゃというて受けられぬこともあるまい。それならば痛まぬやうに立てい。

医師「まづお横にならせられい。

神鳴「心得た。エイエイ、ヤットナ。（脇正面を向いて横になる）

医師「それならば必ず光らせらるるな。

神鳴「オオ、光ることではない。

医師「鳴らせらるるな。

神鳴「オオ、鳴ることではない。

医師（恐る恐るそばへ寄り、神鳴の腰をさすりながら）「この辺りでござるか。

神鳴「オオ、その辺りぢゃ。

医師「この辺りでござるか。

神鳴「オオ、その辺りぢゃ。

医師「立てまするぞ。

神鳴「早う立てい。

医師（鍼を神鳴の腰に当て、槌で打つ）「クワッシ、クワッシ、クワッシ。

神鳴「ア痛、ア痛、ア痛。早う取れ、早う取れ。（手足をばたつかせて暴れる）

医師「そのやうに動かせられては、鍼が曲がりまする。クワッシ、クワッシ、クワッシ。

神鳴「ア痛、ア痛、ア痛。早う取れ、早う取れ。

医師「只今取りまする。（両手で鍼を抜き取る）エイエイ、ヤットナ。

神鳴「ア痛、ア痛。（腰をたたきながら座る）

医師「して、何とでござる。

神鳴「ムム、大分心持ちようなった。

医師「それならば、こちらへも立てませう。
神鳴「もはや嫌ぢゃ。
医師「イヤ、留め鍼と申すことをせねばなりませぬ。
神鳴「それならば、今のやうに痛まぬやうに立てい。
医師「こなたもまた今のやうに動かせられては、鍼が曲がりまする。必ず動かせらるるな。
神鳴「オオ、動くことではない。
医師「それならば、またお横にならせられい。
神鳴「心得た。エイエイ、ヤットナ。（今度は地謡座のほうを向いて横になる）
医師「それならば必ず鳴らせらるるな。
神鳴「オオ、鳴ることではない。
医師「光らせらるるな。
神鳴「オオ、光ることではない。
医師（前と同様、神鳴の腰をさすりながら）「この辺りでござるか。
神鳴「オオ、その辺りぢゃ。
医師「この辺りでござるか。
神鳴「オオ、その辺りぢゃ。
医師「立てまするぞ。
神鳴「早う立てい。
医師「クワッシ、クワッシ、クワッシ。（槌で鍼を打ち込み、神鳴が暴れること、前と同様）
神鳴「ア痛、ア痛、ア痛。早う取れ、早う取れ。
医師「そのやうに動かせらるると鍼が曲がりまする。クワッシ、クワッシ、クワッシ。
神鳴「ア痛、ア痛、ア痛。早う取れ、早う取れ。
医師「只今取りまする。エイエイ、ヤットナ。（抜く）
神鳴「ア痛、ア痛。（腰をたたきながら座る）
医師「して、何とでござる。
神鳴「ムム、殊のほか心持ちようなった。
医師「それならば、まづ立ってみさせられい。
神鳴「慮外（恐縮だが）ながら手を取ってくれい。（少し尊敬し始めた）
医師「心得ました。（恐る恐る手を取り）サア立たせられい。
神鳴「エエ、静かにせい。
神鳴・医師「エイエイ、ヤットナ。（止ち上がる）
医師「何と、立てましたか。
神鳴「まんまと立てた。（両足を踏み鳴らし）アラ嬉しや、さらば天上致さう（行こう

とする)。
医師「アア申し申し、(袖を捕えて) まづ待たせられい。
神鳴「何と、待てとは。
医師「代はりを置いて行かせられい。
神鳴「代はりとは。
医師「総じて人間の病を直しますれば、それぞれ薬礼をくれまする。お神鳴にも何とぞ薬礼を置いて行かせられい。
神鳴「ムム、これは尤もぢゃが、最前も言ふ通り、ふと風と雲間を踏みはづいて落ちたことぢゃによって、何も持ち合はさぬ。許いてくれい。
医師「イヤ、私もこれを以て渡世致す者のことでござるによって、是非とも薬礼を下されい。
神鳴「さてさて、これは苦々しいことぢゃ。太鼓をやれば不自由なり、この撥を取らせう。(撥をさし出す)
医師「イヤ、撥も結構ではござれども、やはりソノ、おあしが欲しうござる。
神鳴「おあしとは。
医師「鳥目のことでござる。
神鳴「さてさて苦々しいことぢゃ。これはまづ何と致さう。(思案して) よいよい、そちの所を言うておけい。近日夕立の節、落ちて礼に行かう。
医師「イヤ、それはなほなほ迷惑でござる。
神鳴「それならば、総じて人間といふ者はそれぞれ望みのあるものぢゃが、汝は何も望みはないか。
医師「それにつき、雨風はお神鳴の御自由になりまするか。
神鳴「オオ、降らさうと照らさうと身がままぢゃ。
医師「それならば、この頃人間は、旱損(干ばつによってこうむる被害)のと申しては薬礼をくれず、また水損(水害によってこうむる損害)のと申しては薬礼をくれませぬによって、この後は、何とぞ旱損・水損のないやうに守って下されい。
神鳴「それは一心安い(いたって御安いご用だ)ことぢゃ。して、如何程守ってやらうぞ。
医師「いついつまでも守って下されい。
神鳴「そのやうに限りのないことはならぬ。一年か二年守ってやらう。
医師「イヤ、一年二年は夢の間でござる。何とぞ万々年が間守って下されい。
神鳴「そのやうにおびただしうはならぬ。(思案して) よいよい、某が心得を以て、八百年が間守ってとらせう。
医師「それは有難うござる。
神鳴「とてものことに、汝を典薬頭に祝うてとらせう。

医師「なほなほでござる。
神鳴「この由めでたう舞ひ上がりに致さう。
医師「ようござりませう。
神鳴「降っつ照らいつ、（以下の謡に合せて舞う）
地謡「降っつ照らいつ　八百年がその間、旱損・水損もあるまじや。御身は薬師の化現かや。中風を直す医師を、典薬頭と言ひ捨てて、また鳴神は上がりけり。また鳴神は上がりけり。
神鳴「ピッカリ、グヮラリグヮラリグヮラリ。ピッカリ、グヮラリグヮラリグヮラリ。（とび上がりながら退場）
医師「アア、桑原、桑原、桑原。（耳を押えながら神鳴に続いて退湯）

（4）杉山和一と管鍼術の開発[1) 2)]

　杉山和一による管鍼術の創案とその普及は、その後の日本の鍼灸医学に多大な影響を与えた。今日大半の鍼灸臨床は管鍼術を用いて行なわれている。管鍼術を行うことによって従来よりも切皮から刺入まで容易に術を行えるようになった。

　現在、日本の刺鍼の主流は管鍼法（図1－4）である。杉山流の管鍼法によって刺入と細い鍼の運用が易しくなった。鍼の太さは今日の3番くらいの鍼が作られたといわれる。

　杉山和一（1610－1694）（図1－5）は10歳のとき疱瘡を患い盲目になり、江戸の山瀬琢一の門下に入った。しかし、不器用でもの覚えが悪く、鍼医となる素質なしとさ

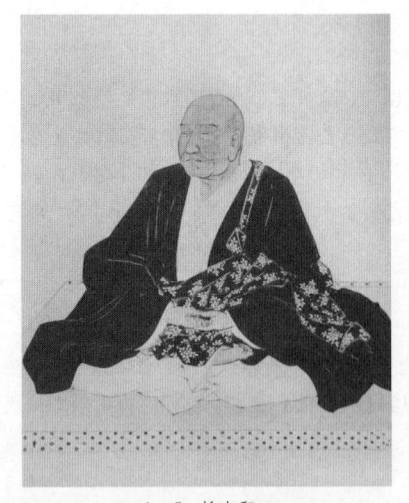

1－5　杉山和一
藤浪剛一：『醫家先哲肖像集』、国書刊行会、1998.

1－4　管鍼法の図

れ破門された。江の島弁財天で断食・祈願を続けた。洞窟の中からはいだし、立ち上がろうとした時、足の裏にチクリと付き刺さったものがあるので手でさわってみると、木の葉にくるくるとまかれた一本の松葉の先が一分ほど、折れもせずにまっすぐに刺さっていた。これが和一の管鍼術開発の由来といわれる。(図1-6)

杉山流を伝える本には杉山流三部書(『療治之大概集』、『選鍼三要集』、『医学節用集』)、『杉山真伝流』などがある。

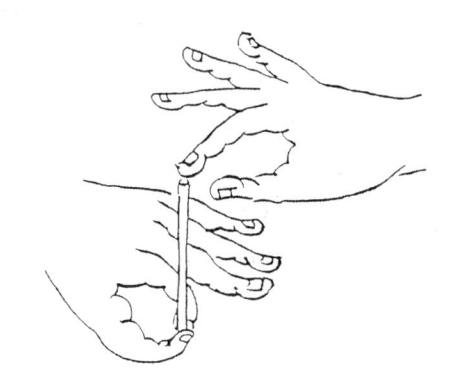

1-6 鍼管を用いた操作法の1例

[1] 広瀬日出治:『鍼灸の歴史』、p.167〜178、サンプリント、1967.
[2] 木下晴都:杉山和一とその医業、漢方の臨床、百号記念特集、東亜医学協会、1962.

『鍼灸の歴史』(広瀬日出治著)によると和一門下の逸材で杉山流を代表する盲人鍼灸医家の名をあげて三島安一、嶋浦和田一、島崎登栄一、杉枝佐奈一を紹介している。大まかな内容を引用すると次のようである。

三島安一は、杉山和一の最初の門弟となり、和一の第一の高弟としてその後継者となった。和一の死後、鍼治講習所の学頭としてますますその増設拡張の任にあたり、杉山流の飛躍的発展への全盛期を迎える最大の功労をつくした。やがて宝永元年1704の8月、二代目の関東総録検校となったが、宝永6年の10月にその職を辞任し、師の『杉山流三部書』の修正と完成に専念して享保5年(1720)の4月4日に死去した。

嶋浦和田一は、またの名を益一とも言い、幼くして目盲となり、早くより和一の門下に入り、三島検校に次ぐ高弟としてその鍼技は抜群だった。宝永6年の1月10日、将軍綱吉が64歳で麻疹で死に、綱吉の兄綱重の子で甲府宰相と言われた家宣が六代将軍となったが、この年の10月に、兄弟子三島検校に継いで3代目の関東総録検校となり、ひきつづき7代家継、八代吉宗(1716〜在位30年間)までの27年間、将軍の侍医として大奥詰めの鍼医を勤めた。やがて元文元年1735老齢のゆえに官職を辞任し、8年後の寛保3年に死去した。

島崎登栄一は、和一の鍼治講習所で学び、享保15年(1730)には八代将軍吉宗に召され、奥詰め鍼医となった。元文元年(1735)、嶋浦検校辞任のあとを受けて四代目の関東総録検校に任命されたが、病気のためわずか一年で辞任し、6年後の寛保2年の8月に死去した。

杉枝佐奈一は、またの名を真一とも言い、島崎検校と並んで和一晩年の双璧といわ

れた。しかし、佐奈一はまだ目がいくらか見えていたので、自ら市井の開業医となり、ことに脈診の妙を得て名医の名を成していたが、ついに目盲となったので、元文2年の6月に検校となり、将軍吉宗に召されて奥詰鍼医となった。そして島崎検校につづいて五代目の関東総録検校を襲名したが、2年でそれを辞し、再び開業医となって杉枝流鍼科の人気を集めていたが、延享4年（1747）に死去した。

　杉山和一の管鍼法創作説を否定する意見があるので調べてみよう。
　中山太郎著『日本盲人史』の中で杉山和一と管鍼法の関係について記載しているので引用する。そしていくつか疑問点があるのでこれも列記してみよう。
　「杉山検校の管鍼の発明については総ての杉山傳が、江ノ島弁天から管と鍼を授かり、創始したと記しているが、これに対して杉山検校以前、すでに鍼管ありと称えたのは嶋田一郎氏である。その節に曰く『鍼管は打鍼、撚鍼と共に、鍼術の三大手法の一つであって……『鍼灸志抜粋』貞享二年板（著者不明）に、撚鍼は手法得難し、打鍼は沈痾（やまい）に至っておよびがたし、旦に鍼をこころざし有って夕べに道に至るは、管鍼にしくはなし、学びやすくして鍼を下すに痛まず、病人の精気衰えず』……貞享二年といえば杉山検校が将軍綱吉公を療治せられた年であって、此の時すでに管鍼の術について、かく論じている著書さえ出ているのを見ても、杉山検校の創始とするのはいかがかと思う……（史蹟名勝天然記念物四の十一　杉山検校傳の一説）。……恐らく嶋田氏の喝破せる如く、杉山検校以前から管鍼なるものは使用されていたのを、俗人どもが杉山検校に附会したものと考える」。
　　　　　　　　　　　　　　（中山太郎:『日本盲人史』. p.311．八木書店. 1976.）

　杉山和一の管鍼法創作説を否定する2つ目の意見。
　「緑の市（中山太郎氏曰く。杉山検校の初心頃の名という）……貞享四年丁卯三月師の許しを得て江戸に出で京橋辺に門戸を張りて鍼治の業を開きたり。……ついに常憲院殿（五代将軍綱吉）……仙痛甚だしかりしことあり、……幸にも治療功を奏しければ、将軍の喜悦斜めならず、忽ち検校に取り立てられ……。この記事は原典を欠いているが……杉山検校が貞享四年に江戸に下ったとすれば、益々管鍼の件が怪しくなる……」（中山太郎：『日本盲人史』. p.311〜312．八木書店．1976.）
　「富士川博士の『日本医学史』に、天和元年（1681）徳川綱吉の将軍の職に就くや、直ちに令して鍼術の振興を図らしむ……」（中山太郎：『日本盲人史』. p.309．八木書店. 1976.）。

　ここに出てくる『鍼灸志抜粋』貞享2年板（著者不明）は1685年であり杉山和一は1610〜1694年まで生存していたので、杉山和一の75歳のときであるから管鍼法がすで

に普遍的な手技になっていても不思議ではない。つまり、『鍼灸志抜粋』なる書物に書かれていてもおかしくないということである。

また和一が管鍼法を創案してから自己の学問の大成を図るべく京都に遊学したのは事実であり、それで「貞享四年（1687）の三月に師の許しを得て江戸に出で」たわけである。しかし、1687年は和一の77歳に当たり、こんなに遅く許しを出す筈はない。もっと早くから江戸に帰ってきていた。

中山氏は著書の中で「貞享四年に将軍綱吉公の仙痛の治療で功を奏した」とあり、「貞享二年といえば杉山検校が将軍綱吉公を療治せられた年であって……」という文章と一致しない。

また「天和元年（1681）徳川綱吉の将軍の職に就くや」と引用しているが、綱吉公が将軍職に就いたのは前年の延宝8年（1680）年7月である。そして「直ちに令して鍼術の振興を図らしむ」というが貞享2年・4年（1685・1687）に「治療功を奏しければ、将軍の喜悦斜めならず、忽ち検校に取り立て」とあって、歴史記述の前後関係がすっきりしない、そのために杉山和一の管鍼法創始説を否定しようとしても、なんとなくすなおに受け取れないのは筆者だけであろうか。

私見ではあるが、たしかに杉山流を伝える本に管鍼法が杉山和一によって創始されたということが書かれてはいない。それは、和一自身に視覚障害があり「自分が管鍼法を創始したのだ」と記録することができなかったのも仕方のないことであろう。そんなわけで、ここではひとまず、管鍼法の創始者を杉山和一ということにしておこう。

○江戸時代初期から鍼治療と盲人とのかかわりがあった（当道座）

当道座は琵琶法師の座組織。室町時代前期にあたる南北朝期（注：1336年から約60年間を指す）の覚一検校の頃に形成された。当道の語は、もとは平家芸能（平曲）そのものをさし、それが室町中期（室町時代は1335-1566）に座組織の呼称に転用された。江戸時代には幕府より公認され、1634年（寛永11）、1692（元禄5）に式目（多くの法の名称にも用いられた）を改定。検校・別当・勾当・座頭の4官の上に、京都に惣検校、江戸に関東惣検校がいて統轄する組織に定まった。施物、音曲（三味線・琴）、鍼治、按摩、門付芸のほか、金融（金貸し）を始めるものもいた。鍼治、按摩と視力障害者との深い関係がこうして生れた。1871（明治4年）当道座は廃止された（永原慶二監修：『日本史辞典』, p.824, 岩波書店, 1999.）。

話はこれからずっと後になるが、吉田久庵なる人物が出て按摩を晴眼者に教えて業を行ったので按摩の業権をめぐって晴盲の戦いになったと言われている。『東洋医学通史』によると「1835年（天保6年）、この頃江戸に吉田久庵が活躍した。按摩導引の専門家で、従来の杉山流に対してこの業の世界を二分するほどの勢力を持っていた。こ

の人物がいわゆる吉田流の元祖である」という記録がみえる（石原保秀著，早島正雄編：『東洋医学通史』，p.263，自然社，1979，原著は1933．）。

（5）江戸時代に菅沼周桂が『鍼灸則』を著した

　『鍼灸則』（1766）は従来の漢方医学の理論を否定した。

　菅沼周桂（1706-1764）の主張を理解する上で、当時の時代背景を考えてみる必要がある。薬物の方面では安土・桃山時代から田代三喜、曲直瀬道三によって李朱医学が日本にもたらされ、江戸時代の後世派の隆盛をむかえたが、八代将軍吉宗（1716から30年間在位）・九代家重・十代家治に至る70数年間は江戸時代中期にあたり、殊に吉宗は進歩的な政治を施し、学問・文化には自由革新的な気運がみられた。そして西洋の文化や医学にも関心を示し、それまで国禁であった洋書の禁制をゆるめ、キリスト教以外のオランダの洋書と医書の輸入を許可した。このような情勢の中にあって、盛んであった後世派医学（李朱医学）に飽き足りない実証主義を唱える医家があらわれ、新たな臨床を探求する革新的な業績が現れてきた。古方派が生まれたのである。

　ポルトガル人が種子島に鉄砲を伝えたのが1543年、フランシスコ・ザビエルが、鹿児島に到着したのが1549年、最初の西洋医家でポルトガル商人でもあるルイス・アルメイダが日本に来たのが1555年である。さらにルイス・フロイス、沢野忠庵（クリストファオ・フェレイラ1580-1650）と外国の医人が日本に登場するようになった。これらの社会的変化が影響して儒学の復古運動や古方派を生み出したか否かは不明であるが、まず名古屋玄医（1628-1696）が復古を言い出し、続いて伊藤仁斉（1627-1705）による儒学の復古運動が起こった。次いで後藤艮山（1659-1733）、香川修庵（1678-1755）、山脇東洋（1705-1762）、吉益東洞（1702-1773）へとつづく古方派が成長した。このような時代を背景として著作されたのが『鍼灸則』（1766）であり、この書物は鍼灸の分野では大変革新的な内容であった。

　『皇国名医伝』（浅田宗伯：皇国名医伝，『医家伝記資料』下，青史社，1980．）（注：手持ちの復刻本の序文は嘉永四年＝1851となっている）によると「菅沼長之、通称周桂。摂津の人。よく鉄鍼を使用し、鉄鍼は皮肉を刺すに甚だ利にして気血を傷らず、我が技は従来の鍼家の妄を破るに足ると恒に曰ふ。因って鍼灸の復古を以て自ら任ず。世は長の術を目して古方鍼という。周桂の著わすところは『鍼灸則』『鍼灸摘要』『鍼灸治験』など有り」とある。

○菅沼周桂と『鍼灸則』の出現[1)2)3)4)5)]

　菅沼周桂（1706-1764）は、はじめ杉山流の鍼術を学び、後に古医学派の代表者になり、鍼科の医法も古方に復すべきであると主張して『鍼灸則』（1766）を著した。

1章　日本の鍼灸医学の特徴

「鍼灸の治に必要なる経穴は、わずかに70穴のみにて足れり。しかも経絡を問わず、太陰、太陽の経をわかたず。禁鍼、禁灸の不可をいわず。補瀉迎随は賊邪を駆逐して病癖を取り去れば、これ即ち瀉なり。邪気を除去して正気を回復せしむれば、これ即ち補なり」(図1-7)(図1-8)と、独自の革新的な論法で鍼灸臨床を探求しようと

1-7　鍼灸則の序文の一部

1-8　鍼灸則に書かれた腰痛

した。これによって『鍼道秘訣集』と共に中国医学からの離脱が見られたわけである。

先に書いたように江戸時代中期にあたる70数年間は進歩的な政治が施され、学問・文化にも自由革新的な気運がみられた。そして、洋書の禁制がゆるめられ、キリスト教以外のオランダの洋書と医書の輸入を許可した。このような情勢の中で、後世派医学（李朱医学）に飽き足りない鍼灸医家があらわれ、革新的な業績が現れてきたのである。一方、儒学では山鹿素行、伊藤仁斎・東涯の父子、賀茂真淵らが輩出し、伊藤仁斎は論語の古学への復古、賀茂真淵は国学で万葉集の古代精神と古事記の歴史研究など復古主義が起こり、この運動は医学にも影響が現れた。

鍼科の菅沼周圭、灸科の後藤艮山、艮山の門下の香川修庵、山脇東洋、そして吉益東洞などの古医学派が起こり、これらの医家たちは京都学派と呼ばれるほどその多くが京都に住み、江戸の杉山流のような幕府の御用医師に任官している官学派に対し、在野の医師として任官せず、自由な立場で自己の革新的な医法と実証主義の学説を堅持していた。

1) 大塚恭男：『東洋医学』、p.24～27、岩波書店、1996.

2) 広瀬日出治：『鍼灸の歴史』, p.189～198, サンプリント, 1967.
3) 大塚敬節：『大塚敬節著作集』, 考証篇, p.196, 288, 春陽堂, 1981.
4) 石原明：『医史学概説』, p.251～266, 医学書院, 1955.
5) 山脇東門：東門随筆,『杏林叢書』, p.577, 思文閣, 1971復刻.

○菅沼周桂以前の出来事について、特に古方派の台頭とその時代背景

　鍼科の菅沼周桂（1706-1764）は、古方の四大家といわれる古医学派が起こり、この時代の潮流の中で活躍したのである。そこで菅沼周桂がその論拠を得たであろう古方の四大家について引用してみよう。

　名古屋玄医（1628-1696）はその著『丹水子』に……劉・張・李・朱（注：金元の四大家）を却けてその根源たる張仲景、巣元方を師とした。これには明の喻嘉言の『傷寒尚論』、『医門法律』から暗示せられる所が多かったという。劉河間の事にしても朱丹渓の事にしても主として涼剤を用いたのを、玄医は巣元方の説に随う者に倣って温熱の剤、殊に附子を用いた。

　『丹水子』は玄医が平常暇に任せて書いた随筆中の、特に医家の事に関するものの抄録にして、風竹堂なる人の撰述せるものである。風竹堂の序によれば、貞享丁卯（4年）11月（1687年）となって居り、巻末の附記によって、その翌年貞享五年正月吉日に出版されたことがわかる。玄医60歳の頃のものである。江戸時代に於ける朱子学の唱道者林羅山が没して30年、羅山の官府の学に対抗し、宋儒性理の説を斥け、古学を唱道した伊藤仁斎が61歳の頃である。朱子学に対する仁斎の古学の提唱、李・朱医学に対する玄医の古医方の唱道、これは実はこの時代を特徴づける歴史的事実である。……玄医の古医学の唱道は仁斎の古学唱道よりも、なほ10余年前のことであったと云われる。元禄9年69歳で没した。玄医と仁斎とは一歳しか違わない。

　後藤艮山（1659-1733）（図1-9）の唱道したのは"百病は一気の留滞より生ずる"という説である。その気というのは陰陽五行の気ではなく、天地万物を生じ、之を化し之を存する"元気"で、四肢百骸皆斯の気の運に憑るというのである。即ちほぼ伊藤仁斎の"元気"に当るのである。その考え方にはまだ実証的な所は見えぬが、金・元の医家の人間の病気を以て五運六気の所為となした架空の

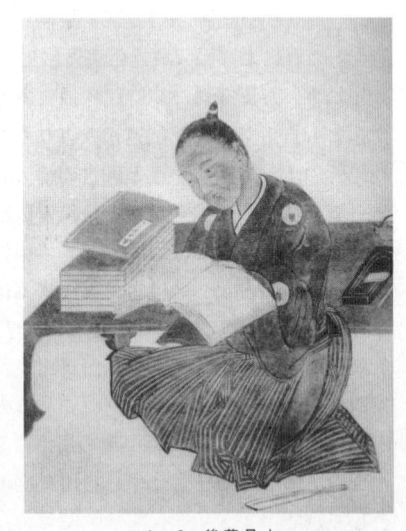

1-9　後藤艮山
藤浪剛一：『醫家先哲肖像集』, 国書刊行会, 1998.

僻説を排し、経絡の詮索は無用だと喝破し病脈に大・小・浮・沈・遅・数の六のみを区別し、古昔の徒に明目の多く、実際診し難い切脈の法を捨て去った。また用薬の種類をも制限し、意味の無い調剤を斥けた。実際治療に用うる所は艾灸、熊膽、蕃椒（山椒？）温泉の四つであった。

　艮山の弟子の香川修徳（1683-1755）に至ってその見識、その治療法が一層合理的となった。修徳の著書の『一本堂行余医言』三十巻（実際に出版されたのは二十二巻まで）は日本の古医書の内でも卓抜せるものの一つであるが、其の序のうちに自ら述べて曰く……即ち宋・金以後の医学のみならず『素問』、『霊枢』、『難経』の如きも役に立たぬ本だとなしたのである。そして『傷寒論』、『諸病源候論』に據り、その合理的の所を集め、爾後の百家の説を批評しつつ諸病の徴候、原因、経過の真相を見、治療の正確に中らんことを期したそれには自分の経験をも活用している。

　『東門随筆』（山脇東門．1736-1782）の中で「艮山先生所謂後藤流なり。その門人に香川太冲と言うものありて、師の業を唱え自己の見を加え一本堂薬選行余医言など云う書を著し……其の人と為りは庸人にあらざる故、門弟も多く集り、艮山が驥尾につきて其の聲籍甚だなれども、元来術粗拙にして、後には灸おろしの様になりたり」とある。

　ついでであるが、後世派の内容について『東門随筆』の中で「後世家と称する療理は大かた万病回春（明．1587）より出でたり。この作者襲廷賢は補益のことを盛んに言いたる男なれども巴豆大黄軽粉は元より砒砮（砒素を含んだ石）など云うおそろしき物をも多く使いたり。然るに……この書に依て療理する人大黄さえも蛇蝎（へび・さそり）の如くおそれ、たまたま用いるも酒製にして一分ばかりを底にしたり。それ故沈痾痼癖は固より急劇の病に臨んで手を束ねること毎時なり。此れ全く回春流にして回春を知らぬなり」とあるのはおもしろい。

　杉田玄白（1733-1817）はその著『形影夜話』のうちに「艮山、秀菴（修庵）東洋、東洞の四先生は近来の人物にて陰陽五行の妄説を看破せられしは卓識なれども外に実徴を取りて折衷すべきものの備わらざる時に生まれし身なれば其論説する所臆断を免れず疎漏なる事あり、これ其人の罪にあらず時未だ開けざるゆゑなるべし」と言っている。此論はまことに尤もで、既に玄医、艮山は宋・元医学の取るに足らざるを知ったがなお『素問』、『霊枢』に弓を引くことは出来なかった。修徳に至っては其機熟し其議が進んで、『素問』、『霊枢』さえも之を斥け『傷寒論』にも批評を加えた。然し他に拠るものが無かったから姑く『傷寒論』と『病源候論』に就いたのである。

　修徳の此の傾向は伊藤仁斎の古学から影響せられた所が多いと云うのが日本医学史上の定論になっている。その師の艮山は伊藤仁斎（1627-1705）より20余年の後生で、其壮時仁斉の堀川学は青年好学の者を風靡していた。艮山は『我れ儒たらんか、伊藤仁斎に上たり難し、我れ僧たらんか隠元に兄たり難し』と云い医を志したと云うが、経義に於ては仁斎の古学に服していたから、その門人の修徳を仁斎の門に入らしめた

のである。仁斎は始め朱子学を奉じたが、寛文2年、齢36にして宋儒性理の説は孔孟の学と同じでないと疑い、沈潜反復すること数歳にして一家の説を立て、古の諸経中後儒の附会せる所を却け専ら孔孟に親炙することを期し、且つ之を合理的に解釈することに力めた。宋儒の説、仏教、道教に闇昧(神秘主義)の有るのを厭ったのである。

仁斎の子東涯は父の学を継ぎ之を完成した。荻生徂徠(1666-1728)は仁斎とは見識を異にしたがまた古学を唱えた。此の時代にはこう云う傾向の学の興るべき気運が有ったのであろう(注：既にポルトガル人、オランダ人が来朝していた、ということもあろう)。名古屋玄医の復古の説が仁斎、徂徠に先んじたのも偶然ではあるまい。然し、艮山、修徳が仁斎の古学によってその認識を明にしたことは確かである。……

太田正雄：『日本の医学』, p.44〜46, 民風社, 1946.
三枝博音編：丹水子,『復刻日本科学古典全書3』, p.47〜48, 朝日新聞社, 1978.
杉田玄白：形影夜話, 杏林叢書, 上巻, 1924発行, 思文閣, 1976復刻.

○菅沼周桂の『鍼灸則』の内容について

菅沼周桂について『日本医学史』(富士川游：p.387, 日新書院, 1941.)によると「古医方の勃興するに際して、その影響は鍼科にも及び、鍼法の古に復すべきことを説くものあり、摂津の人菅沼周桂の如き、即ちこの派の代表者にして鍼灸則、鍼灸摘要、鍼灸治験等の書を著わし、鍼灸の復古を唱道せり」と記録されている。また、広瀬日出治氏の『鍼灸の歴史』(p.191, サンプリント社, 1967.)によると「始め杉山流の鍼術を学んでいた」ということである。これ以外に今は菅沼周桂のことは解らない。

『鍼灸則』の序文に「医の復古に於ける蓋し其れ他無し。博く学んで以て虚妄を捨て、説と術と合せ而して見るに明験有る者を良と為すのみ。摂津の医師、菅周桂、鍼灸の復古を以て其の術は良しき也。……而して亦能く書を著わし其弟子に示す。名て鍼灸則と曰ふ……」と書いている。この序文の主は「明和丙戌冬十一月　東溟　林義郷撰」とあるが、この林義郷がどのような人物か不明である。

『鍼灸則』の中身は後にして最後の跋の中で門人　阿州　菅義則　玄愼なる人物が「吾が菅先生著わす所の鍼灸則では十二経、十五絡、所生、是動、井栄兪経合、八会等を取らず、僅かに経穴許多を以て鍼すべきは即ち鍼す。灸すべきは即ち灸す。……」と書いている。この人物についても解らない。

『鍼灸則』(1766)の本文の内容はどうであろうか。

凡例の中で

「鍼灸に功要の経穴有り。故に予がつねに用ゆる所は僅かに七十穴のみ。此の七十穴を以てして諸病を療し、復た他の経穴を求めざること、もとより旧説と違う。然れども久しく用いて人に施すに毎々効を奏し以て余り有り。

旧本に十二経、十五絡、所生、是動、井栄兪経合、八会、或いは刺して心に中れば

一日に死す。その動は噫と為す。刺して肝に中れば五日に死す。その動は語と為すの類。或いは瘂門を刺して瘂と成るの説一切取らず。故に太陽太陰の経と云わず、別ちて頭面の経穴は頭面の部、手足の経穴は手足の部となしてこれをあつめる。

治門の中で、鍼の浅深をいわず。宜しく其の病に従う。医人は軽重を分かたず、妄りに深く刺して害を為し、浅く刺して治せず、但に病の軽重に拠るべきのみ。難経に云う所の、春夏は浅く、秋冬は深くこれを刺す、の説は一切従うべからず。旧説に禁鍼穴、禁灸穴の類あり。一切取らず。故に治門の中で皆禁鍼灸穴を忌まず。

治門の中で、皆な灸の数を言わざるは病の軽重に随いて多少有るを以てなり。間亦幾壯と言う者は其の経験有って効を得るところの者なり。

是の編に血を出して試を得る者は十に七・八、立ちて奇験を取らざるということなし。然れども血を出すに多寡あり。病の虚実軽重に随う。

諸病に予が用いる所の鍼はすなわち毫鍼なり。しかして世人は華（華麗）なるを好みて金銀を以て之を作る。予はただ鉄鍼を用い、其の奇効有るを覚ゆを以てなり。……。

血を出すに、予が用ゆる所の鍼は乃ち三陵鍼なり。和医は皆な和の鋼鉄を以てこれを作るなり。出血の後にその創が甚だ痛む。南蛮より来る所を可と為す。選んで用うるべし」と。

次に本文は沢山の項目からなっているが今日鍼灸院へ来院する頻度の多い頭痛と腰痛について読んでみると次のようである。

「頭痛
偏頭痛　雷頭痛　大頭痛　眉稜骨痛　真頭痛　頭重　頭揺　一切の頭痛の証類を統治する。
鍼—百会　風池　阿是　頭維　三里
灸—列缺　関元　瘂門
出血—頭維　百会」

「腰痛
丹渓曰く、腎が病を受けると腰滞えて痛む
鍼—腰眼　三里　陽陵泉　阿是
灸—腎兪　陰陵泉
出血—委中」

と記載され、表現が簡単である。しかし、鍼の太さや灸の大きさは不明である。想像を許されれば、杉山流の管鍼術が生まれてから日本の鍼は細くなり、今日の3番くらいが作られたそうであるから、広瀬日治氏にしたがえば菅沼周桂は杉山流の流れだそうなので、おそらく3番かそれ以上の太さの鍼を用いていたであろう。

鍼灸の分野で江戸時代にこれほどの表現をするには相当の学識と経験と決断がない

とできないことである。日本の鍼灸史の中で、打鍼術と管鍼術の開発、それに石坂宗哲の出現という大きな出来事とならんで、この『鍼灸則』の出現は画期的なできごとであった。

○金元の四大家と日本の古方四大家

　金元の四大家と日本の古方四大家との接点は全くないが、間違いやすいのでここで触れてみよう。強いていえば金元の四大家と朱子学との関係について云々する必要があろう。また、日本の古方四大家とオランダ医学との関係についても不明である。
　「金・元の時代に、中医界に劉完素、張従正、李東垣、朱丹渓、という4人の医学大家が現われた。劉完素派は瀉火を特徴とし、張従正派は攻下を特徴とし、李東垣派は補土（脾胃）を特徴とし、朱丹渓派は滋陰（陰液）を特徴とした。実は当時の中国は戦争がしばしば起きて、多くの病人がでたため、4大家は自分の地方の特徴によって、また疫病の特徴に応じて、有効な治療理論を作り、豊かな経験を積み重ねた」（兪雪如：日本の漢方医学と中国の中医学との特質の比較,「漢方の臨床」Vol.36, No.1, 東亜医学協会, 1989.）。とわかりやすい解説をしている。
　ところで金元四大家の源流は宋代の張元素（金、字は潔古、後人尊称して易水老人、生卒年月不詳、ほぼ劉完素と同じ頃か、少し遅い）ではないかともいわれているが、「運気は斉しからず、古今は軌を同じくしない。古い処方で新しい病気を治療しても合わない」と考え、当時の気候と患者の体質などの情況に基づき、臨機応変に薬を使用することを主張し、臨床上の現実的な需要にこたえた。薬物の帰経などにも多いに新見解を開いた。李杲に大きな啓発を与えた、とされている。著書に『医学啓源』、『珍珠嚢』などがある。
　劉完素（金、劉河間、字は守真、生卒年月不詳、1110〜享年約70余歳、〜1200説有）は北宋以後、運気学説が盛行し、『本草衍義』などに影響され、運気学説を重視し、さらに火熱論を提唱した。→　寒涼薬　→　寒涼派。著書に『素問玄機原病式』、『内経運気要旨論』、『素問病機気宜保命集』、『傷寒直格』、『三消論』などがある。
　張従正（金、字は子和、自称載人、1156-1228頃、享年約70余歳）は「人体発病皆由邪気侵襲所致、邪気入侵、必然会出現虚実変化的病理規律、……必先攻其邪気、邪気得以袪除、正気才得以復」として汗・吐・下三法を用いた。著書に『儒門事親』、『心鏡別集』などがある。
　李東垣（金、李杲、字は明之、晩号東垣老人、1180-1251、享年72歳）は内傷学説を唱えた。「脾胃を内傷すると百病が生じる」、「補中益気湯（温補剤）」の創作者、著書に『内外傷弁惑論』（1247）、『脾胃論』（1247）、『蘭室秘蔵』、『医学発明』、『活法機要』（李東垣）などがある。

朱丹渓（元、朱震亨、1281 - 1358、享年78歳）前の3者に比べると少し時代が下るが、「陽常有余、陰常不足」として「滋陰降火」（養陰派）を唱えた。著書に『格致余論』(1347)、『局方発揮』、『丹渓心法』、『丹渓手鏡』、『脈因証治』などがある。

日本の後世派医学は、朱丹渓 → 虞天民 → 月湖 → 田代三喜 → 曲直瀬道三という流れで伝えられた、といわれる。

○金元の四大家と朱子学との関係について

金元の四大家といわれる学派が宋の朱子学と関係が有りや無しやという事について、異なった意見を引用しよう。厳密な検討がしにくいので紹介にとどめる。

1.「この期（室町時代，1335 - 1566）の医学は……、しかしその根底をなすものは宋儒性理に基づく金・元の医学であった……田代三喜はつぶさに李東垣、朱丹渓の金・元の医学の蘊奥をきわめて明応7年（1498）帰朝し、……この医学は根本理念を朱子学に置いているので、これを学ばんとするものは、先ず朱子学を修得しなければならぬことになるので、朱子学と医学と緊密不離の関係を生じた……」。田代三喜が学んで帰った李朱医学は金元の医学で、それは根本理念を朱子学に置いている、という（太田正雄編著：『日本の医学』、p.28～29、民風社、1946.）。

2.「李朱の医学とは金元の医学ともいわれ、中国の金・元の時代に起こったものである。李とは李杲（東垣）、朱とは朱震亨（丹渓）のことをいう。ともに宋の儒学に基づいてその説をたてた」。李朱の医学はともに宋の儒学に基づいてその説をたてた、という（吉田光邦：解説、『復刻 日本科学古典全書』、解説1頁、朝日新聞社、1978.）。

3.「金元医学は、新儒学の申し子でも、新儒学に影響されて生じたものでもない。その沿源は、六朝から唐にかけての医学と、主として道教的思考法にある。それゆえ、新儒学との関係について論ずるとすれば、継承ないし影響関係においてではなく、平行的な発展関係において論ずべきである。

（石田秀実：金元医学研究序説、『矢数道明先生退任記念 東洋医学論集』、p.155～167、医聖社、1986.）

　　金元医学の形而上学的性格であるが、これも宋の新儒学に起源を求めなければならない理由はない。さらに金元のそれぞれの医家、とりわけ金代の医家の生没年について考えてみれば、上述の事情はより鮮明となろう。年表から読み取り得るように、劉完素は朱熹より年長であり（1110年生まれとされるから、朱熹よりは20歳は年長である）、張従正も1156年から1228年頃の生人とされるから、朱熹とほぼ同時代である。張元素の生没年は不詳であるが、ほぼ劉完素と同じ頃であろうと見られている。これらの人々に較べればかなり後輩の李杲ですら1180年に生まれ、1251年に没しているから、朱熹の著作に近づきうる可能性があったとすれば、その晩年ということになる（朱熹の著作・学問が金に伝わるのは、13世紀も半ば近

くである)。これらの人々に、南宋においてさえ社会的にまだ大きな影響力を持っていたとは言えない新儒学が、その医学をも変革してゆくような大きな影響を及ぼした、と考えるのは余り隠当とは言えまい。事実、金元の4大家と言われる人々の内、明白に新儒学の影響下に在ると思われる言葉を残しているのは、元の朱震亨だけと言ってよい。とはいえ彼の生年は、13世紀の終り近く（1281年）、その頃までに河間・易水両学派をはじめとする金元医学の理論の大筋は、出揃っているのである。……。（石田秀実氏の文より）

といった意見が見られる。金元の四大家と朱子学と関係については今後の検討が必要である。

○日本の四大家について細野史郎先生の発表を引用すると次のようである

「江戸時代を3等分して考え、それぞれ、1603（慶長8年）～1691（元禄4年）の間を初期、1692～1779年（安永8年）を中期、1780年～1867年（慶応3年）を末期と名付けて話を進めることとしよう。

江戸初期の約90年間の日本の医学は、その前の室町・安土・桃山時代の医学の延長に過ぎなかった。田代三喜が中国より伝えた李朱の医学（即ち金元医学）は、その弟子、曲直瀬道三によって、その空理空論を取り除き、全く臨床に即した、実用化された簡約な治療医学の形で紹介されたので、世にも受け入れやすく、みるみる中に天下に拡がっていった。然し、その江戸初期でも、中ごろ、即ち1650年前後となると、この簡素化された実用医学では、もの足りなさを感じる人々も現れてきて、同じ金元医学でも、劉河間や張子和の唱える、所謂劉張医学を信じて、その陰陽五行論や、五運六気論などの理論に引かれ、医学の根本原理は、素問、霊枢、難経にありとし、これを盛んに研究する一派も現れてきた。これらの医学は、江戸中期に勃興する古方医学に対して、総称して後世医学と呼ばれたものだった。

この江戸初期でも、その終わりのころになると、陰陽五行説や運気論などの空論にふけり、治療は、徒らに温補に堕した姑息な治療の傾向となり、ようやく、世人の信頼に答えかねるように見えた。あたかもこの頃、江戸初期もすでに80年も過ぎ、その終わりに近づいていた。即ち、1679年、名古屋玄医（1628－1696）が「正しい漢方の治療は、金元の後世医学ではなく、秦、漢、唐代の医学、即ち古医方による医学である」と唱導しはじめた。これが日本の漢方医学に、古方が唱えられた初めであり、また、同じ漢方にしても、古方、後世方の別を生じた初めでもある。

さて、次の江戸中期（1692－1779）に入っては、名古屋玄医の主張は、後藤艮山にうけつがれ、その門人山脇東洋（1705－1762）（図１－１０）、香川修徳等によって、更に活発に押し進められた。即ち張仲景の医学を中心として、これを古医方、または古方と称し、孜孜（つとめ励む）として研究がつづけられた。ことに、この江戸中期

の中ごろ、即ち、1738年には、吉益東洞（1702－1773）（図1－11）は「万病の一毒によるという考えをつよめ、古方に非ずんば医方に非ずと唱え、ただ金元医学を排撃するのみならず、唐宋時代のやや古方に準ずる医方でも、張仲景方たる「傷寒」、「金匱」以外は、峻烈に之を排撃した。かくて、久しく後世医学のなまぬるき温補医学に飽きたらなく思っていた人々にとって、このテキパキとした古方医学の治療は、忽ちにして、世の注目の的となった。

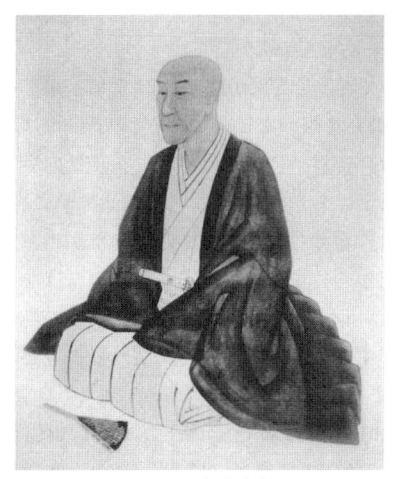

1－10　山脇東洋
藤浪剛一：『醫家先哲肖像集』、国書刊行会, 1998.

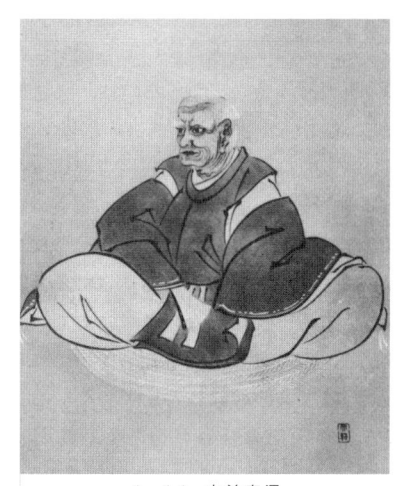

1－11　吉益東洞
藤浪剛一：『醫家先哲肖像集』、国書刊行会, 1998.

　東洞の古方に関する書籍が、次々と矢つぎ早に発行された。なかでも、彼の『類聚方』の如きは1万部をまたたくまに売り尽くしてしまった。……かくて1740年前後から1773年の間の約30年間の日本の医界は、恰も東洞流の古方医学に、圧倒されている形となった時代であった。然し、かかる間にも、この万病一毒説の信奉者達の行う攻撃に偏した治療への反省は、日日に芽生えつつあった。そして、後世医学の信奉者の中にも、東洞流とはもっと広義の古方家達（漢、唐、宋時代の医方も古方に準ずるものと見做すべしとするもの）の間にも、それぞれ反省が起り、また古方医学でも、又後世医学でも、そのあり方自体に深い反省が行われるようになった。而して、更にこれらの両医学の折衷乃至中庸の道を歩むべしとする気運も現れ、所謂折衷派の台頭をさえみるに至ったのである。
　とくに、東洞の死（1773）は、その気運を一層急速且深刻にした。従って、この江戸中期の末ごろの漢方医学界は、後世派、古方派、折衷派の3派に大別される状態を呈しつつ、次の江戸末期に移行していった。
　江戸末期（1780－1867）、東洞時代の古方医学は、余りにも荒削りの医学だった。次

代の吉益南涯に至って、東洞の万病一毒説から、気血水説に改め、治療法もこれまでの攻撃偏重を改め、やや緩和な治療法を行うようになって、古方医学も亦、円熟時代へと歩みを進めて行った。

他方、元・金医学の純粋なる後世医学は、先の江戸時代中期も終わりに近づく頃、後世方の名医香月牛山の死（1740）以後は、殆んど余喘を保つに過ぎない程度に衰微し、後世医学の研究は、むしろ、前述の折衷派の手にゆだねられる形となってしまった。

ここで、この折衷派についてもう少し詳しく話しておこう。

この折衷派の名の起こったのは、望月鹿門（名　三英）が1752年、『医官玄稿』を著わして、古経方を表章し、古方の重視すべきことを説いたことに始まる。

蓋し、望月鹿門の説いた古医方というのは、吉益一派の主唱する、張仲景の医方のみを中心とすべしとする、所謂、狭義の古方とはちがう。即ち、「経は秦・漢に遡り、方は唐宋にもおよぶべしとする。その所以は、経は古方を通貫するものだが、方というものは、千万の変化もあるべきである。だから、古方はもとより信頼せねばならないが、新方も亦、用いなければならない」というのが、その主張なので、この場合の古方とは、独り仲景方のみならず、これに準ずるべき古き方をも、併せて古方と呼ぶ体のいわば広義の古方とでも称すべきものである。

この江戸中期の終わり頃ともなると、この鹿門についで、江戸では、山田正珍（1749?－1787）、多紀桂山があり、また京都では、福井楓亭（1725－1792）、和田東郭（1743－1803）等があった。

このように、後世、古方、折衷の3大派のまま、次の江戸末期に移っていったが、和蘭医学の研究がいよいよ盛んになるにつれて、漢方のそれぞれの派閥も漸次変貌して行った。

江戸中期も、已に終わりに近づいた1754年に、山脇東洋（1705－1762）らが初めて死体解剖を行なったことを契機として、とくに古方家の間には、和蘭医学の研究を志すものが現れて、中には漢蘭折衷を意企するものも現れはじめた。そして、これらのことは、やがて明治時代の西洋医学一辺倒をつくる強力な下地を造ることとなってしまった。……

また、折衷派は、初めの中こそ、望月鹿門の主張のまま、古方、後世方を平等に運用することにしていたが、漸次その風も変わり、ことに臨床医学の実際に即せしめる目的に、古方を主として、後世方、その他を副とする運用法をとるものが多くなった。

その理由は、古方医学の勃興以来、仲景方の臨床的研究は急速の進歩をとげ、全く後世方の遠く及ばないほどだった。従って、その時代では、古方運用への習熟の方が、むしろ、後世方の場合よりは遙かに容易だった。また漢方の治療効果を、平易に且確実ならしめるためには必ず随証治療の原則を厳守する必要があった。

しかもこの方針を貫徹する上にも、証のもっとも研究されつくされている古方を主とし、その他の方は、副として補足的に使用する方が都合が良かったからである。
　このような「古方を主とし、他は之を補う」とする考え方は、医学者の間よりも臨床家の間で盛んで、ことに京都では、このような考えの名臨床医家が多かった。即ち、和田東郭も、福井楓亭も、その例であった。……。
　かくして、江戸末期の日本の医界は、後世家、古方家、折衷家、漢蘭折衷家、蘭方家に分れていたが、そのもっとも大きな勢力は、折衷家、漢蘭折衷家で占め、他は云うに足らない弱少勢力でしかなかった。
　現今では、この折衷家も大まかに後世家の中に入れて「後世家」と呼ぶものもある。
（細野史郎：和田東郭と漢方医学観，「漢方の臨床」Vol.10, No.9・10合併号，東亜医学協会, 1963.）

（付）儒医について思うこと
　薬物治療と違って鍼灸治療を施す側から見ると、儒医についての考えも違って映る。それは『素問・霊枢』に対するアプローチの違いがそうさせるのであろうと考えられる。『素問・霊枢』にはそれに先立つ中国古典があり、それらの成果の上に立って医学古典があるので、『素問・霊枢』を学習する内に中国古典（儒家・道家思想）の知恵が入ってくる。鍼灸には『素問・霊枢』が必要であり、薬物治療には直接的なかかわりが少ないからである。儒医について、あるいは時代背景について、理解していないからこんな事が書けるのかもしれない。
　儒医について調べてみよう。

　伊藤仁斎の『儒医弁』に、医者自身が医を小道であるとして世間から巫覡賤工の類と同一視されるのを恥じて、自分は儒を学んだ儒者であると表見し、「名をあげて医の利を貪ろうとする、これは世道に害をなし、吾の患る所である。」といい、さらに、孔門から大賢碩儒が出たが医を業とし医を兼ねた者を聞かない、とある。そして、大人（儒者）は大人の事を行い、小人（医者）は小人の事をなすときにその価値がある。……儒医と名乗るものは真の儒でも真の医でもない、という。そして、儒医の起源を、著述に当たり宋儒の語句を採用して説明した朱震亨（朱丹渓）にあるとした。
　同じく太宰春台（荻生徂徠の高弟）もやや視点は違うが、今の儒医は医を以て利を求め、儒を以て名を求む。故に医を為すやその道を好むにあらずしてその利を好むなり、という。
　香川修庵は儒学を伊藤仁斎に学び、医学を後藤艮山に学び、儒医一本の説を立てたが、それは、『素問・霊枢』以下すべての医書を信ぜず。医の本道は『論語』・『孟子』の中にあるとした。つまり、医は儒に基づくものであるとするのである。従って、医の根本を聖賢の書中に求めた。そして、陰陽五行は聖賢の説くところである。こうして一旦は否定した医書を一本の道という縄墨で再吟味し自分のものにしていった。『一本堂行余医言』。
　大田錦城（医、後に大儒となった）は門人の伊藤鹿里の『傷寒論張義定本国字弁』の序に儒医一理の説を説明している。儒と医とは均しくこれ治病の職なり……。儒は性情の病を治し、医は則ち身体の病を治す。その身体を治す、これ小を治るという。その性情を治す、

これを大を治するという。つまり儒者は精神の病を治するものであり、医人は肉体の病を治するものである、……という。

いつの時代でも自分の職業が世間的に弱いと考えると、社会的により強いものの衣（儒学者）を借りて装うことをする。儒医もそうした過程で生まれたものとも考えられる。しかし、それ以上に、次のようなこともいえるのではないか。つまり、日本の傷寒論研究は中国のそれとかなり違っている。中国では『素問・霊枢』があって、これが基で『傷寒論』ができ、ひいては『温病論』に連なっていると考えるので、基本の『素問・霊枢』を学ぶことによって、『素問・霊枢』を育てたそれ以前の世界観が自然と身についてくる。一方、日本では『素問・霊枢』と『傷寒論』・『金匱要略』とは違った医学体系であるといったニュアンスがあり、薬物研究者は『傷寒』・『金匱』までで『素問・霊枢』には進まない。そうなると薬物治療を施す医師には医学古典を育てた精神的な支柱が無くなる。それを避けるべく、代用品としての儒と結びついていったのではないかという推定もできよう。鍼灸の側にはこのような動きが見当たらないからである。

（6）石坂宗哲は東・西両医学の狭間で葛藤した

杉田玄白より約30年後出の石坂宗哲（1770-1841、石坂流の開祖）は杉山和一晩年の弟子であった石坂志米一検校の孫で、父の宗鉄に杉山流を学び、長じて幕府の医官として法眼の位をもらい、寛政8年（1796）の12月、幕府の命によって甲府医学所の教官となり、甲府に留まること4年、その『難経』講義は当代随一と高く評価され、これを聞くために集まった鍼医・医生は実に300人の多きに達した。

1867年10月14日、15代将軍慶喜が大政を奉還して家康以来264年にわたる江戸幕府の終わりを告げる。その前の80年間、歴史の転換期に立つ時代の姿を反映して医学の分野にめざましく進出してきたオランダ医学は、国家医学としての漢方、鍼灸医学とその指導的地位をめぐって次第に対立するようになった。宗哲はこのような情勢の中で、鍼灸医学の面目を発揮した江戸後期における代表的医家である（広瀬日出治：『鍼灸の歴史』, p.210～211, サンプリント, 1967.）。

東洋医学古典をしっかりマスターした宗哲はオランダ医学（『解体新書』は1774年に翻訳出版されている）と出会い、その間で苦しんだが、宗気・宗脈、栄衛などの概念をあらたにした。そして誘導刺（切皮したまま人差指の腹で6～70回叩打して抜く）、連環刺、穿地刺法を開発し、治療技術を大切にする石坂流を完成した。

石坂流では古典理論や経絡などは言わず、ひたすら宗気、宗脈を大切にし、それに営衛を加え、刺鍼技術を大切にした。後藤光男氏訳の『石坂流鍼治十二条提要』から引用してみよう。（後藤光男, 仙人鍼の会：『鍼灸で病気を治す』, p.154～161, 仙人鍼の会, 1999.）

「第一　精神（せいしん）
人間が……その人の精神が充実しているか不足しているかを察知し、病気のあるかない
かを知ることは、医者の第一の心得である。精神は形のないものではなくて、白い汁で、脳
と脊髄の中から出て体中をめぐりいきわたる。これを宗気（精神または神経の働き）と呼び、
宗気の通る道を宗脈（神経系）という。
鍼の作用は、この宗脈、宗気（神経の力）の虚して行き届かないところに鍼を下ろし、
鍼先の下に宗気（神経の力）を呼び集め、適当に集った時に鍼を抜きさり、その時集った宗
気（元気）の力で邪気（神経の働きを妨げる力）を追い散らすことであり、その技術である。
……しかし、宗脈（神経系）の太い部分は鍼を刺すにはよほどの注意が必要で、まず避けた
ほうが無難であろう。だからこの宗脈（神経系）が体内をめぐる道筋をよく知ることが、鍼
を刺す修業の第一歩である」。

第二　栄衛（えいえい）
栄衛は……大体、人の体の痛みというものは、栄衛（血流）の道に邪気があって血の流
れが停滞する。そこで栄（動脈）の道も衛（静脈）の道も滞り止まってふくれて太くなるか
ら、そのため宗脈（神経系）が圧迫されて痛みを生じるのである。栄衛（血行）の停滞が軽
度の時は痛みも軽く、停滞のひどい時は痛みもひどいと考えてよい。その痛む個所に鍼を下
ろし、宗脈（神経系）を力つけ、栄衛（動静脈）の血流にも勢いをつけ、宗気栄衛（気血）
両者を鍼先の下に呼び集め、その病気を排除することができる程度によく集まった頃合いに
鍼を抜き去るならば、前に言ったように、集った宗気と栄衛（神経と血流）の力で、停滞
している邪気（神経の働きや血流を妨げる力）を追い出して痛みは治ってしまうのである。
鍼を刺すのに定まった穴というものはない。
『経筋編』にあるように、痛む場所を穴とすべきである。病気が治ったなら、その回数で
治療をやめるべきである。さて、栄の経絡（動脈管）の中でも脈管が太く、動きの強い所は
避けて、刺さないほうが無難である。必ず過失を生じやすいからである。

第三　補瀉（ほしゃ）
補法の中には迎随と虚実の術があり、瀉法の中には泄と除の区別がある。
補法とは、毫鍼を用いて、宗脈（神経）栄衛（血行）の停滞をとかし、通じさせること
であることは前にも述べたとおりである。
補法では、栄（動脈血流）の拍動の来るのを迎え誘導し、衛（静脈血流）の去りいくの
に従って刺した鍼を指で呼吸するようにたえず動揺させて、静止させないような手の操作を
行う。これを鍼の呼吸といって、迎随のことである。補法を行おうとする者は、この迎随の
手技を心得ていないと、その鍼術は死んだものとなり、病人のためにならないだけでなく、
鍼の害まで生じることがあるから注意してほしい。
さて、迎随のほかに虚法と実法とがあり、虚法は各種の実証に属する病気に用いる。つ
まり、『十二原編』に「実証のものはこれに虚を加えて中性化する」とあるその方法である。
正気と邪気の両方が実した病気に用いる。毫鍼をすらすらと下ろし、迎随、つまり鍼の呼吸
もすらすらと滞りなく、長い時間鍼をとめておくことなく、すらすらと抜き去るのである。
実法は正気も邪気もともに虚した病気に用いる。つまり、『十二原篇中』にある「虚証の
者に対しては実を加えて中和すべし」という方法に当たる。ゆっくりと鍼を下ろし病人が痛

みを感じないようにすべきである。もしも痛みやひびきのある個所に当てたなら、鍼をその場にとめて進ませないで、迎随、つまり呼吸の術もゆっくりと行い、長い時間鍼をとめて痛みやひびきが自然に薄らいだなら、鍼を進めて一寸あまりも深く入れてよい。これは鍼先の下に宗気栄衛が集まって邪気が退散したので、今までひびきや痛みがひどかったのにそれがゆるんで、宗気栄衛を通じ邪気も退散したしるしである。

いずれにしても実法を用いるには、気長に油断なく、手に虎の尾を握るような気持ちで刺さないと、実際には病人が気持よく感ずるようにうまくはできないものである。一人の病人の上半身に虚法を用い、腹部や下半身に実法を用い、あるいは身体下部に虚法を用い、上中部に実法を用い等は、医者の病人に対したその時々の工夫であって、いろいろに用いてよろしい。

瀉法とは、栄（動脈系）の末梢の糸のように細かい毛細血管がその血流を衛（静脈系）の方の毛細血管に移行させる際、うまくいかず、皮膚近くに血管が浮き出して慢性化したものを血絡というのだが、この血絡中の汚血を、外に放出してしまうことをいう。また衛（静脈管）の浮かび上がり、経絡が通じないので高く盛り上がったのをよく探し出し、これを除去する術であって、血絡中のうっ血を排出させるというも結絡（末梢血管のしこり）を除くというも、いずれも汚血を抜き去る技術である。皮鍼、鋒鍼、三稜鍼のたぐいを用いる。

瀉法には泄と除とがあり、補法には虚実迎随があるというのは、『内経』の黄岐の奥義、秘伝であって、貴重なことは天の川の水を汲もうとするに似ているというくらいである。だから、『八十一難経』から明、清の時代になるまで、皆『内経』の意味を理解できずして、微鍼（毫鍼）の技術の中に補法と瀉法があると考えたから、いろいろと無理のある説ばかりが出て信用できない。

私は鍼科の医者の家に生まれ、この道のすたれることを心配し、苦心して『内経』を読み、『霊枢』は微鍼（今日わが国で一般に用いられている細い鍼、毫鍼のこと）の使い方を第一に説明したものであって、微鍼（毫鍼）が補法の最初のものであることを初めて明らかにし、また開巻第一の章に、「毒薬を使わず、石も使わず、ただ微鍼（毫鍼）だけで、その体の栄衛（血行）を通じさせ、精神をととのえる」とあるので、その結果、瀉法というのは大昔からある瀉血の法であり、補法というのは微鍼（毫鍼）によるものであって、その中に虚実迎随の手技があることを発見することができたのである。これはまさに天の川の水に棹をさして渡り、織女の機織り機の土台石を採ることができたほどの大きな喜びであった。どんなに博識多才の人であっても、学と術との両者のバランスがとれないと、聖なる古典の奥義を理解することは難しいであろう。国を治め、家を治める学から、軍隊、弓馬、槍剣の術に至るまで、この理は同じだと考えてよい。

第四　脈（みゃく）

脈については『診脈古義』に詳説されている。

脈は栄（動脈血流）の動きである。その源泉は心臓の左心室を出て頭に上り、足に下り、横のほう、手に及ぶ。その源泉を衝脈といい、背の裏の動きである。

上は、人迎・大迎・耳前・額角・口吻等

中は、腋下・臑内・肘中・経渠・神門・合谷等

下は、気衝・陰股・三里・鮮鞋・大谿・趺陽等において、その動きが感じられる。

栄の動脈の多くは骨に沿って筋肉の中をくぐり流れるのである。だから骨多く肉が少ないところに来ると、骨の上を通過する時その動きが外に浮かびあらわれるのである。外部からうかがってその大小長短、なめらかさ、盛り上がっているか、へこんでいるかを判別できる。だから、邪気が上にあれば、陽脈が不和といって、顔面部の脈は中央及び下部の脈とは違った動きを示す。邪気が下にあれば、足部の脈不和といって頭部及び手部の脈に一致しない。邪気が横隔膜の上にあれば、手の脈はこれに応じて動くので、頭部及び足部の脈に一致しない。だから『内経』の三部九候論の説によって、上中下三部、合計九ヵ所の脈を見て上下左右の過剰と不足と、邪気の激しいかどうかを察知することが、医者の第一の任務である。

これは別に難しい秘伝や口伝があるわけではない。ただ上部と中部と下部の脈を掛け合わせてみて、余りも不足も、大小の不揃いもなく皆等しく、一筋の縄を引くような脈を普通の人の無病の脈とし、たとえ病気があったとしても治しやすいとみなされている。もしも上中下の脈が大小まちまちでお互いに臼でつくように互い違いに打つならば、それは死脈とされている。これはもう定説であって『内経』を読めば診察しやすく、また理解もしやすい道であり、大昔の脈診の口伝の奥義というのはこれなのである。

後世、『八十一難経』という医書が出たが、これは秦や越の人の名を使って偽作した本であるのに、司馬晋以後の医者は、昔からの道の伝統を知らないために、一脈で生か死を決めることができるという説を早まって真理と思い違えて、わかりにくく、診断しにくい『難経』の、一脈で生死が決定できるという説を信じてしまい、その結果、前腕の脈をとる部位のわずか一寸か九分の間の三ヶ所の、それぞれの個所の浮、中、沈をもって三部九候とこじつけたのを本当の脈診の道だと思い違いをしてしまった。その後も代々の医者が、前の車の輪の跡を改めることなくそのまま追随し、あげくの果ては、ついに『内経』まで軽蔑し、『難経』のほうを本流として奉じ、いろいろ正統でない異説ばかりが行われて、『内経』の道はついに滅びてしまった。

唐の王氷が、『内経』の残りの欠除部分を補って出版したけれども、すべて『難経』の説に合わせて補充されたので、本当のところはかえって削られてしまった。結局は勝手に自分の考えを『難経』の説に結びつけて書きかえてしまったものと思われる。(『ブリタニカ百科事典』1973年版の黄帝素問霊枢経の項に、「実は霊枢は唐の王氷の偽作と考えられる」とある)

その後、宋の時代になって、儒学者が校正したのだが、皆『難経』を正しいものとして『内経』を校正し、かえって『内経』のほうを改めてしまったから、『内経』の道はいよいよ暗く、明らかでなくなった。

しかし、古典の文は全く改めるということは難しく、それが一部の改作だけですんだ理由である。古代の神医の微妙なる趣旨、奥義は残されている。

だから、『内経』を読む読者は、その中の根拠のない言葉は取りのけて、古典の真の意味を発見しながら読むようにしなければ、一生努力し苦労しても少しの得るところがなく、かえってとらわれと迷いの穴の中に陥ってしまうのではないだろうか。入門した弟子たちはよく心得ておくべきことである。

ただし、よく『内経』を読んで、宗脈、栄衛、十二官、診脈の道を明らかにしたならば、鍼を刺す技術も自然にはっきりとわかるであろう。その上、手技によく心を尽くし、手と心

に体得したならば、いわゆる大昔の神医の微妙な趣旨、奥義も自然と暗黙の中に神から授かるように会得できる時期がきっと到来するはずである。また『素問』『霊枢』に説いてある手技の意味も自然に理解できるようになるであろう。……後略……」。

このように十二章と結語まで続くのであるが、後は略すとして、ずっと古典に生きた鍼灸家が従来行ってきた自分の経験や知見と、新たに出てきたオランダ医学とを合わせ考えて、自分の今後進む可き道をどのようにすべきか、どのように納得する事がよいのか、を考えたとき、石坂宗哲は以上のような結論に達したのであった。

このような行為は、大久保適斎、代田文誌、近代では木下晴都、長野潔などの諸先生がた皆然りとするところである。鍼灸家が自分の治療理論の構築にあたり東・西医学の狭間で葛藤し苦しんだ結果である。その第一人者が石坂宗哲であった、ということである。

こういった意味から石坂宗哲について後藤光男先生の解説をながながと引用させていただいた。

石坂流の考え方や治療の方法について、古い文献よりも石坂流の継承者の書いた内容のほうがわかりやすいので引用させていただこう。これによって経絡や気血衛栄、宗気について、また当時の古典への考え方などを伺うことができる。ひきつづき後藤光男先生の本から引用させていただこう。

後藤光男氏は『石坂流鍼治十二条提要』を解説する中で宗脈・営・衛について次のように判り易く触れている。(後藤光男, 仙人鍼の会：『鍼灸で病気を治す』, p.171～172, 仙人鍼の会, 1999.)

「第十一　三百六十節　：　古典に、『三百六十五節は、神気の自由に出入りするところで、皮、肉、筋、骨のどれでもない』と書いてあるのは、つまり、古人が栄（動脈血流）と衛（静脈血流）の交わるところ、宗脈（神経）相互の会合（分岐）するところとして三百六十五節をしるし、示したものであるが、後世になってから精神を有形無形の間におき、宗気、宗脈、栄気、衛気とは何であるかがわからないようになり……その際、鍼を下ろす場所は必ずしも三百六十節のどれかに当たっているかどうかにかかわることなく、邪気停留するところはどこでも節と考え、痛むところはどこでも穴だと考えなさい」。

　　　　……中略……

石坂流では硬結に注意をむけているが、硬結について問答形式で次のように説明している。(後藤光男氏, 同上本, p.17～31, 1999. より)

「〇鍼でしこり（硬結）をほぐす

私たちは病気になれば病院に行く、かぜをひけばかぜ薬を飲むというふうに、病気は病院（医師）や薬が治してくれるものと思いがちですが、実は、病気は薬や注射で治るのではなく、人間の体がもともと持っている治癒力が治すのだという東洋的な考え方があります。鍼治療もその一つです。

先生はもう40年近く鍼灸師として多くの患者さんを診察し治療されてきました。先生が鍼にこだわって今までこられたこと、また鍼で病気を治すというのはどういうことなのでし

ようか。

　後藤—私ども石坂流の鍼の考え方は、病気の実体というのは体の中のしこりだと考えています。

　血液循環が悪かったり、神経の感度が低下していたりすると、血液循環が停滞し、停滞するとそこにしこりができます。筋肉というのは正常はやわらかいのですが、血液の循環が停滞すると病的にかたくなってしまう。かたくなるとますます血行を阻害するという悪循環があって、体のどこかが悪いと、それに応ずる筋肉のしこりができて血行を妨げるわけです。そのしこりを鍼を刺すことによってとくわけです。筋肉のかたいしこりが奥のほうにある、その奥のほうまで鍼を入れてしこりをほぐすという原理で、これが実は鍼治療の真実なわけです。

　そのしこりは皮膚の裏面にあるわけではない。皮膚の表面にあるものはさすったり、たたいたり、もんだりするくらいで消えますが、筋肉の奥にあるしこりはそんなことでは消えない、体の深部のしこりですから衝撃が届きにくいわけで、そこまで刺激を与える手段として鍼という金属の長い棒が発明されたのです。

　しこりのことを硬結と言いますが、その硬結まで到達しなければ効果はありません。それは皮膚の下三～四センチのところですが、そこまで鍼を深く入れなければならないわけです。そして鍼が硬結まで到達すると、その刺激によってしこりがほどけてきます。しこりがほどければ今まで働かなかった神経が働くようになり、神経が働けば血液流通も盛んになるということです。また鍼を刺してしこりをほぐすということは、鍼が細胞組織を損傷あるいは破壊することになります。その鍼による細胞組織の微細な損傷や破壊を治そうとして反射的に血行も盛んになります。体の深部ですから見えませんが、破壊された部分は発熱して、血液がそこに集まります。そうして血液が集まり血行がよくなることによって、血液がいろいろな成分や栄養を運んでくれて、自然治癒力が働き治る。鍼による刺激を何回も繰り返してしこりに血液を集める操作をすれば、長い間にしこりが消えて正常化するというのが鍼が効く原理です。

　—なるほど、人間の体の不思議ですね……。

　ところで以前、私たち仙人鍼の会で読んだ本の中で、鍼というのは人為的なトゲであるということがありましたが、何の本でしたでしょうか。

　○鍼は人為的なトゲ

　後藤—それは『鍼灸茗話』に書いてあります。鍼の効果というのは、体にトゲが刺さったときの反応と同じようなものであるといえます。

　体にトゲが刺さったとすると、トゲのためにそこが赤くなり膨らんで痛む。トゲという異物を追い出そうとして生体の自然良能によって血流が反射的にそこに集まり、血流が盛んになる。そして身体に備わっている防衛反応が働き、異物であるトゲを押し出そうとする。トゲの刺さった部分が赤くなり、熱を持ち、膨らみ、ある場合にはトゲの周囲が化膿してトゲが出やすくなり、やがてそのトゲは押し出されて体外に出てしまう。

　生体というのは、生体に好ましくないものが体内に入ったとき、血液を集めて処理する、自然良能という非常にありがたい能力を生まれながらにして備えているわけです。これは異物だけでなく、細菌やウイルスに対しても同様です。

鍼はその自然良能と同じ原理であるわけです。トゲのかわりに人為的に鍼という金属の棒を入れるのです。トゲは外部からの働きで偶然に入るが、鍼はトゲに当たるような刺激を人為的に与える。血液を集めようとする対象、つまり硬結、しこりに向かって鍼を入れていくと、そこに血液が集まってき、そのしこりを処理すべく働く。しこりという非生理的な組織を正常な生理的な組織にもどす働きを演じるというわけです。
　鍼はトゲとは違い追い出す必要はないが、病的な組織を刺すことによって血流が盛んになる。血流が盛んになることによって、いろいろな成分、栄養を運んでくれる血液を正常な組織に回復させるという働きが活発になる。そうして何度も刺激を繰り返してしこりに血液を集める操作をすれば、長い間にしこりが消えて正常化するというのが鍼が効く原理です。
　——すると病気というのは神経の働きや血行が悪くなったためにできた〝体のしこり〟が根底にあると考えていいわけですね。体のしこりができるのは消化器や循環器系統の病気では何となくわかります。結核菌が結核を、インフルエンザウイルスがインフルエンザをというように、私たちは多くの病気は細菌やウイルスが原因で引き起こされるものだと考えていましたが、神経や血行がうまく働くことによって、こういう病気も治るということでしょうか。
　後藤——はい、私は治ると思います。というより、私たちはあまりに微生物病説にとらわれ過ぎているのではないでしょうか。たとえば同じ条件で同じ細菌が体内に入ったとしても、全員が発病するわけではありません。それは一人ひとりの体の状態が硬結の状態も含めて違うからです。体の状態のことを石坂流では、気血（気は神経、血は血行）が虚であるか実であるかという言い方をします。気血が虚であると、外からの邪気（細菌やウイルス）が体に侵入して病気になってしまうかもしれない。気血が実であれば、人体の免疫力は活発ですから発病に至りません。つまり病気の原因は細菌やウイルスであるというより、その人の気血の充実度であると思うのです。
　硬結をほぐし血行を盛んにすることは気血を実にするわけで、その結果として鍼は細菌やウイルスに対しても有効であると言えるのではないでしょうか。宗哲が『毫鍼の作用は補也、瀉に非ず』と強調するのもこの点だと思います。……。鍼の場合、トゲ説のような機械的刺激のほかに、もう一つ金属という材質の持つ導電性による電気生理学的刺激も関係していると思われます。金、銀、鉄等の材質によって効果に微妙な違いがあるのはそのためです。
　——なるほど、鍼はすごい力を持っているわけですね。人間のしこり（硬結）に人為的なトゲである鍼を刺すことにより、しこりをやわらげる。硬結がやわらげられると病気が治っていくというのは、理屈としても非常に明快だと思います。
　では硬結はどうしてできるのかということはわかっているのでしょうか。
○硬結も遺伝する？
　後藤——残念ながら硬結がどうしてできるのかは、はっきりとはわかっていません。ただ動脈硬化という言葉が示すように、硬化した組織は病的で脆く壊れやすい。あるいは老化していることは事実です。硬結がなぜできるかということについて、人間の身体は老化するという前提による推論で、私は以下のように考えています。
　まず、直接の原因は血行障害だと思います。栄養状態に欠陥があり、神経の働きが不十分になり血行が停滞し、それが長期化すれば、慢性炎症、過敏または無力化、繊維化、石灰化など病変が進行し、硬化していくでしょう。これが硬結だと思います。直接の原因は血行

障害ですが、栄養失調、神経機能の低下がこれを支えており、脊椎骨の配列の歪み、精神的ストレス、薬害等も関係していると思います。栄養失調というと、現代の日本では考えられないと思う方もいらっしゃると思いますが、ちょっとした栄養のバランスの崩れでも、長い間積もり積もれば重大な栄養障害になるのです。

いわゆる体質は、その人の体内の硬結のあり方だと私は考えます。体格も体質も遺伝しますから、両親が生活習慣を改善しない限り、硬結も遺伝する可能性があると考えます。

硬結は親から子へ〝体質〟として遺伝するのではないかというのは、親と子のお二人を患者さんとして治療していてよく感じることです。親の悪いところと子どもの悪いところがとてもよく似ているのです。骨格などもそうです。

——遺伝というと、顔の形とか性格ばかりに目が向きがちですが、もっと細かい部分を考えてみますと、硬結も遺伝するというのは当然ですね。糖尿病体質は遺伝するとよく言いますが、その〝体質〟は硬結が大きな影響力を持っているわけですね。知れば知るほど人間の身体というものは摩訶不思議なものだと思います。

　　　　……中略……

後藤——硬結の探し方には、①問診（患者さんの訴えによる方法）②視診（皮膚の色や骨の状態による方法）③触診（手でさわってみる方法）④鍼を刺してみてその反応により見つける方法の四つくらいがあると思います。

——先ほどのお話しですと、体中しこり（硬結）のあるところならどこでも鍼を刺してもいいということですが、体の中で刺してはいけないところはないのですか。

後藤——ないですね。石坂宗圭（石坂宗哲の女婿）が、宗哲の思想を記録した『鍼灸茗話』という書物にも、眼球と心臓以外はどこに鍼を打ってもいいというようなことが書かれています。

ただ私は上半身の治療は下半身の治療が済んでからやるようにしています。それは血流をまず下に下げておくためです。

血圧が高いとか低いとかよく言います。血圧は上腕部で測りますが、上半身の血圧が高いということは、逆にいうと下半身の血圧は低いということなのです。人間は二本足で立っている動物であり、精神活動の座を脳に持ちますから、どうしても上半身の血圧が高くなる傾向にある。ですからまず下半身に血流を下げるということが大切なのです。

血圧も腹部と下肢での測定を加えれば合理的だと思います。脈診は人体の上中下の三カ所でとれと内経に記されていたと宗哲は主張しています。（『鍼灸十二条提要』）

〇末梢から中枢へ働きかける

——硬結やツボを鍼によってほぐし、人間の体をより活性化させることで病気が治っていくということ。そして先ほどのお話では、硬結やツボは身体の中央にあるわけではなく、神経の交差点とか血管の分かれ目、つまり末梢神経系にあるということですから、鍼を打つということは末梢神経を活性化させるということになりますね。末梢神経が活性化するということは、生命の中心をコントロールする中枢神経も活性化していくということでしょうか。周辺から中央へ、末梢から中枢へ働きかけるというのは理にかなっているような気がしますね。

後藤——人間の身体は特にそうでしょうね。身体のすみずみまで血行がよくならなければ、

結局は中枢も活性化しないのですから。
　動物も含めて、人間が生きるということ、活動するということは、末梢神経の刺激による末梢神経と中枢神経間の神経反射の連続によって成り立っていると思います。したがって適度に刺激を与えて反射機構が働いていればよいが、あまり使わないと錆(さ)びついて動きが鈍り、やがて反射が起こらなくなる。この神経反射の故障が病気というものだと思います。そこで鍼で人為的に末梢神経を刺激して反射を誘発させ、元通りに働かせるわけです。
　鍼による人為的他動的な末梢刺激を通しての反射機能の回復を図る、その結果としての中枢神経の活性化の実現といってもよいでしょう。……神経反射力の低下は生命力の低下にほかならないと思います。……後略……」。

　ながながと引用したが、これによって江戸時代末期の鍼灸家―石坂宗哲―が、どのようにして東西医学の狭間を切り抜けてきたかが、よくわかるし、日本人の知恵を実感することができる。

　次に江戸後期における代表的医家である宗哲が西洋医学や従来の東洋医学の狭間にあって、どのように対外的に活躍したか、どのように鍼灸医学の面目を発揮したについて、間中喜雄博士の石坂宗哲に関する文から引用させていただこう。
　「『施福多(シイボルト)先生文献聚影』(昭和10年11月複写翻訳発行された)の中に、「古代のそのままの法は支那に於ても日本に於てもいつか絶えて、今残っている法はその変法である。その中にも、私は20年この方ヨーロッパの解剖学を学び、傍ら支那の鍼術に関する書を読んだ唯一の者であることを思う時微笑を禁じ得ない」、と自信めいたことをいっている。彼が局所療法に重点をおいたこと、あるいはそういう印象をシーボルトにあたえたことは、「人身に鍼を刺すべき場所は定まっておるが、広くいって病のある所はどこでも刺してよいが、病のない所はこれを禁ずる」と書いてある。彼が経絡無用論であったことも判る。
　東洋医学の伝統的な医学と西洋医学との狭間にあって、今日とは違った立場からもがき苦しみ、ついに彼一流の医法、医術を編み出したと考えてよかろう。宗哲の宗気について引用してみよう。『竿斉先生答問書』によると「宗気は脳と髄とより出でて一身にあまねくまわり、その道を宗脈とす」といい、そのほかに栄衛が流れているという。「宗哲は、同じく経絡無用論をとなえるにも、オランダ医学の影響が濃く、オランダ学派に対しては、オランダ解剖学で説いているようなことは中国古典でとうに言ってあるのだ」といいつつ、古典鍼灸術に対しては、経絡の流れではなく宗脈の流れである、と説き、これを神経の作用に同化しようとしている。『内景備覧』の序に「我すでに宗脈をいい、彼（蘭学のこと）訳して神経という。我すでに栄衛をいい、かれ訳して動静二脉という。その実は我すでにこれを尽くして彼はその名を異にす」とあり、この間の消息を推測することができよう」(間中喜雄：石坂宗哲の時代と背景、「漢方の臨床」、

第百号記念特集，p.193〜210，東亜医学協会，1962.）。

次に柳谷清逸氏は『先哲医談』（石坂宗哲の知要一言の部）で次のように記している。

「唐山にて人身、365穴と言いて鍼灸の目安とす。みな古人、精神栄衛の集まりたる所を印して穴所となし、それぞれ符調の如く名をつけたる者なり。後世に至り誤り多くなりたれども、唐山にては今に用いて、この穴、この病を癒すと思うゆえ、鍼の術も灸の法も、ともにすたれたる様に覚ゆ。さて、精神栄衛の集まる所は、邪気の入る門戸なれば、その邪気のある所、皮膚の寒温滑濇を察して、その人の苦しむ所に灸するなり。蒸薬をつよく火にて直に焼くと心得べし。燔鍼、焼鍼、火鍼は筋の部を治し、灸は皮膚腠理の部を治する法なり。灸柱の大小は、その人、老少盛衰に順じて製すべし」（柳谷清逸：『先哲医談』，p.288，石山鍼灸医学社，1982.）。

彼の著書には『鍼灸説約』、『治要一言』、『鍼灸広狭神具集』、『古診脉説』、『痘麻一生一発論』、『奇病源由』、『吐乳論』、『補註十四経』、『灸古義』、『竿斉先生答問書』、『宗栄衛三気弁』、『内景備覧』、『人身惣名』、『骨経』、『石坂流鍼治十二条提要』などがあり彼の医説をうかがうことができる。

東洋医学の伝統的な医学と西洋医学との狭間にあって、今日とは違った立場からもがき苦しみ、ついに彼一流の医法、医術を編み出したといえよう。

もちろん当時のことであるから西洋医学の疾患単位の考え方に対する東洋医学の全体観の区別や、分別の絶対と相対的な世界観の違いなどには触れず、体液病理説と個体病理説の間で、これをおぼろげながら感じもがきつつ、一流の筆法で小論文を沢山書いている。総論的なものには『治要一言』、『竿斉先生答問書』、『鍼灸説約』、『補註十四経』などがあるが、むしろ『鍼灸広狭神具集』、『痘麻一生一発論』、『奇病源由』、『吐乳論』などの対症治療にはかなりのエネルギーを費やしているようにみえる。『内景備覧』、『人身惣名』、『骨経』、『石坂流鍼治十二条提要』なども彼の意思がよく現れている。

鍼灸医学の改革の波はこのように宗哲の時から始まっているように思える。つまり昔のままの古典にはもどることのできない事態になっている。明治時代の大久保適斎しかり、昭和時代に入ってからの郡山七次氏の東洋医学批判しかり、出発は東洋医学であったが後に西洋医学による手法を取り入れて構築した木下晴都先生の鍼灸の世界しかりでる。その延長上に今日があるわけである。

こうして今日的な意味での鍼灸医学の改革の波は実に江戸末期の石坂宗哲の時から始まったようにみえる。

（7）杉田玄白らと『解体新書』[1)2)3)]

　江戸後期、杉田玄白（図1－12）らは『解体新書』（1774）を翻訳出版し、日本の医学への大きな改革資料を作った。玄白83才の時に書いた『蘭学事始』の中で「私の家も従来和蘭流の外科を唱えているのであるから……私はこの東洋先生の本（『蔵志』）も見ていたことであるし……。良沢と私が二人とも持って行った図譜（ターヘルアナトミア）と（腑分けとを）照らし合わせて見たところ、一つとしていささかも違っているものはない。古い医学書に説いている肺の六葉両耳、肝の左三葉右四葉などというような区別もなく、腸胃の位置も形も古い説とは大いに異なっている。すべて和蘭の図譜のそれと少しも違っていない。これには驚いてしまった。……さてさて今日の実地検分はいちいち驚き入った。それをこれまで気が付かなかったことが恥ずかしい。いやしくも医術で互いに殿様に仕える身でありながら、その基本となる我々の体の本当の構造も知らずに今日まで一日一日とこの業を勤めてきたのは面目もない次第である。なんとかして今日の体験に基づいて、おおよそでも身体の本当のことをわきまえて医を行なえば、この業で身を立てていることの申し分けにもなろう。こういって共々に嘆息した。良沢も実に尤も千万、同感であるといった。

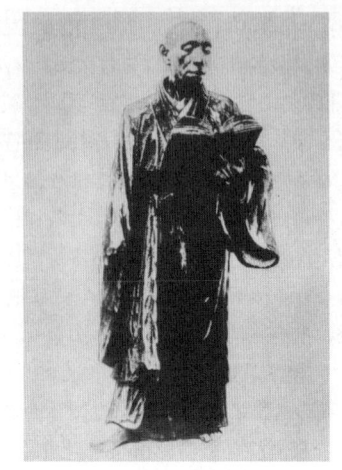

1－12　杉田玄白
藤浪剛一：『醫家先哲肖像集』、国書刊行会、1998.

　解体とは、それまで腑分けといいふるしたことを、新しく訳した次第である。このように、この学問は江戸で創立せられ、やがては日本全国の通り名となるに至った。これが蘭学が今日のように盛んになるはじめであったのである。……蘭学が今のように盛んになり、こうまで開けるとは思いもよらぬことであった」とある。

[1)] 杉田玄白著，緒方富雄訳：『蘭学事始』，p.41, 46, 53, 55～56, 66, 91, 築地書店, 1941.
[2)] 酒井シズ：『日本の医療史』, p.276～312, 東京書籍, 1982.
[3)] 石原明：『医史学概説』, p.278, 医学書院, 1955.

　『解体新書』の果たした役割は極めて大きい。その影響を3つ上げると次のようである。①医者はまず人体の構造を知らなければ人の治療はできない。②『解体新書』以後『解体新書』訳出に加わった人々から江戸を中心に蘭学が起こった。③各種の医書の翻訳が行われるようになった。ちなみに大坂での適塾（緒方洪庵の創設）は1838年に開かれた。

(なお、『日本の医学』(石原明著, p.126~127, 至文堂, 1968.)によると、「山脇東洋と共に解剖を観察した小杉玄適は同僚の杉田玄白に刺激を与え、後年『解体新書』翻訳の偉業を完成させた」とある)

(8) 鍼灸に関する明治時代の法律の変化

　明治新政と欧米思想の輸入に代表される明治の時代色を眺めておこう。→英米の功利主義、仏国の自由主義、独逸の軍国主義……明治時代の日本国内の雰囲気→欧化主義→明治政府による上からの近代化の基調となった西欧化政策一般をいうが、とくに明治10年代後半から20年代初めにかけて、条約改正の急速な実現のためにとられた外交政策と社会現象をさす（散切り頭を叩いてみれば文明開化の音がする、のたぐい）。1879年（明治12）外務卿（85年内閣制度成立後外務大臣）に就任した井上馨は、まず法権の回復を図ろうとし、82年条約改正予議会、86年条約改正会議を各国との間に進めたが、その際伊藤博文らとともに、83年の鹿鳴館開館に象徴されるごとく、制度、文物、習俗を欧風化して、欧米諸国に日本の近代化を認めさせ、交渉の促進を図ろうとした。鹿鳴館での政府顕官と外国使臣との社交、官庁をはじめ洋館建築、服装、結髪、食事、礼法など風俗の洋風化、キリスト教の奨励や言語、詩歌、小説、演劇、美術などの改良運動、はては人種改良論まで唱道された。その多くは政策的に演出された外面的な欧化であり、上流社会を中心としたものであっただけに厳しい批判が起こった。徳富蘇峰ら民友社グループは欧化主義の貴族的性格を批判して平民的欧化を主張し、志賀重昂、三宅雪嶺、陸羯南ら国粋主義を標榜する政教社グループは伝統文化や国民的精神の尊重を説いて皮相な欧化主義を批判した。また条約改正交渉は外人法官の任用規定など片務的で日本に不利なものだったので、自由民権家をはじめとして激しい反対運動が起こり、井上を辞職に追い込んだ。その後大隈重信外相の改正交渉も89年失敗に終わり、これを機会に欧化主義の風潮も急速に衰えた（スーパーニッポニカ 2003 DVD-ROM版, 和田守, (C)小学館）。

明治2年4月　築地にあった旧幕府の海軍病院を医科大学とし、これを大学東校と称した。この中に西洋医学部と並んで皇漢医学部が置かれ、独立した正科となっていた。
明治5年　皇漢医学部は廃止され、これ以後は鍼科だけが残された。
　→　明治10年4月大学東校が本郷の旧加賀邸跡に移転して東京大学医学部と改称した際に鍼科も治療学科からはずされた。（→　明治19年に帝国大学と改称）。
明治8年2月　内務省乙第五号を以て医師試験法を三府（東京・京都・大阪）に布達し、翌9年1月12日各県に通達した。
　→　明治12年2月24日に内務省甲第三号として医師試験規則を12年8月より施行す

るべく布達された。これによって漢方医業はその人一代に限り許され、後進の開業権を剥奪された。→これが漢洋理論闘争時代への引き金となった。

明治9年　医師開業資格試験規則。鍼灸・漢方医については各府県の事情に応じ5年間はこれを医師として認める特例期間を設けた。さっそく皇漢医学の方から政治運動が展開され3年間の延長が認められた。

明治11年6月　神田一ツ橋に官立脚気病院を設立させた。目的は皇漢・西洋医学から脚気の原因・治療法を講究させ、両方の治療の成績を比較検討させることを目的とした。当時の人は漢・洋医学の脚気相撲といった。

明治12年　皇太子、明宮嘉仁親王（大正天皇）の皇太子付きの医員として皇漢医学から鍼灸医の今村了庵、岡了允が、漢方医から浅田宗伯が任命された。

明治16年10月23日　政府は突如法律第三十四号および第三十五号を以て医術開業試験規則および医師免許規則を制定し布告した（太政官布告第三十五号）。中央に試験委員をおき、東京、大阪、長崎の三地において春秋2回試験を実施することとし、明年第一回医術開業試験を行なうにあたり、期日・場所を告示し志願者を募集した。

明治17年1月　医術開業試験施行

明治25年6月7日　第三特別国会に医師免許規則改正法案（政府が規定した医師免許規則を改正して、鍼灸・漢方にも西洋医学の医師と同等の資格を認めよ、という内容）を板垣退助が党首である立憲自由党の塩田奥造議員ほか12名の議員によって衆議院に提出した。そして、衆議院で可決される公算は十分にあった。しかし、松方内閣の内相品川弥二郎が、全国の警官に命令して、自由党弾圧の猛烈な選挙干渉をしたにもかかわらず、政府与党の惨敗に終ったため、議会における自由党の政府断劾の攻撃ははげしく、ついに内閣不信任案を可決して松方内閣を総辞職に追い込んだので議会はついに閉会し、このためにせっかくの医師免許規則改正法案は、このような状況の中で審議未了となってしまった。

明治26年11月28日に開会された第五議会に9名の議員で衆議院に提出した。そして今度は審議未了とならぬよう先議事項として提出されたが、たまたま突発的な事態が発生して審議未了となってしまった（星享衆議院議長が輸入綿花取引所法案をめぐって業者から賄賂を取ったというので議長不信任案を緊急上程し、これを可決して同議長を除名し、次に後藤象二郎農商相もこの汚職の関係者としてその非を暴露され、議会はまったく収拾できず、伊藤内閣は窮地に追いつめられ、ついに議会を僅か開会2日にして解散したので、ここに3たび審議未了という不運な結果となった）。

明治27年　漢医提出の医師免許改正法案は第七議会において大多数の賛同を得、第一読会を通過す。この時、日清戦争の勝利に日本の全国民が歓喜に沸きかえっていた。

明治28年2月6日　漢医提出の医師免許改正法案は第八議会において183票中可とするもの78票、否とするもの105票、27票を以て否決され（1895）の衆議院本会議で医師

免許規則改正案が否決され、鍼灸・漢方薬を治療とする者は医師ではなくなった。このような結果となった政治的・社会的な背後について考察してみよう。日清戦争に勝った日本は老大国を任じていた清国との戦争に勝ったという素朴な国民の優越感情を引き起こしていたが、これと逆比例して皇漢医学は次第に不利な立場に置いやられていった。それに第五議会までは皇漢医学を政治的に支援してきた野党の数が第3回の総選挙でその過半数に達しなかった。しかも、圧倒的戦勝を収めた陸・海軍を背景とする軍陣医学と、その母体をなしている西洋医学が政府与党と一体になって、鍼灸・漢方の医師法案成立を阻止しようとした、そのような状況の中で審議されたのである。

明治44年9月（1911）に鍼灸師の資格試験制度と営業免許の取締りに関する内務省令で鍼灸術営業取締規則改正法が発令され、鍼灸術の基本方針が明らかとなった。

深川晨堂：『漢洋医学闘争史』，p.65〜75，舊藩と医学社，1934.
矢数道明：『明治110年漢方略史年表』，p.9，春陽堂，1979.
広瀬日出治：『鍼灸の歴史』，p.230〜237，サンプリント，1967.
藤井尚久：『医学文化年表』，p.181，復刻，医道の日本社，1977.
中野操：『日本医事大年表』，p.218，思文閣，1972.
日新医学協会：第二編，医事厚生，『日本医学の発達』，p.6〜18，日新医学本社，1955.

（9）明治時代に大久保適斎は西洋医学の立場から鍼治療を行なった

大久保適斎（1840-1911）は西洋医学の立場から鍼治療を行ない『鍼治新書 手術書』(1894) を刊行し、誘導法、局所療法、交感神経手術（内臓手術）を開発した。そして交感神経手術について引用すると「交感神経手術とは専ら交感神経節及び其の支に刺激を与うるものにして、深層刺鍼なり。故に手術の際、多く疼痛を感ぜしめざるを以て繁要とす。是れ此の刺点を背部に定むる所以にして、彼の鋭敏の腹膜を恐るるを以てなり。総じて深層刺鍼は表皮を通過せば、其の鍼を椎骨の体側に沿いて進行せんことを要す。……鍼の長短は手術の目的に従つて異なり、誘導法又は局所療法に於ては其の長さ一寸ないし二寸とし、番号は四ないし六番を以て適度とす。交感神経手術に於ては其の長さ二寸ないし三寸にして、其の番号は六ないし八番を適用すべし。其の材料は吾が国古来竹鍼及び鉄鍼ありと雖ども折損のおそれなき柔軟堪屈性を富有する品を選ぶべし。即ち銀又または金若しくは白金を以て尊しとす」と（引用した復刻本は、間中喜雄，解題，『鍼治新書 手術書』，p.18〜22，医道の日本社，1970，より）。こうした治療法の開拓は、その後の日本の鍼灸臨床医学の進め方を決定づけた。

(10) 明治以後、灸頭鍼・皮内鍼などの技術が開発された

　大きな流れは以上のようであるが、明治直前に出版された『鍼術秘要』（酒井豊作．1864）にみられた横刺や多数穴治療の方法も臨床上参考になる。
　＜酒井豊作：『鍼術秘要』，1864，より＞
　横刺（地平鍼、水平鍼）を運用して効果を挙げた、坂井豊作の鍼術を中村謙作が訳述した。序文の中で「まず十四経を審（つまび）らかにして、後に絡の聚まる所の肉を横刺する。是をもって鍼を全くして経を貫き、よく結を釈し、欝を開き、疾病自からいゆ……」と述べている。
　本文の始言で「今、世の鍼医と称する者は、口に十四経の経穴を唱うと云えども、其の鍼を刺すを観るに、腹痛する者には其の痛む部の腹中を刺し、凝塊ある者には其の塊の辺を刺し、攣急する者には其の攣急する所の筋頭を刺す。是れを以て其の病経に中（あた）ることなし。若し病経に中ること有るも刺し方が正しからざるが故に鍼（ハリ）の鋒（サキ）かすかに之れに触るるをもって病の治する事甚だまれなり。たまたま治すること有るも多くは鍼の効に非ずして、病勢の自然と緩す。……」と、かなり手きびしい批判を冒頭で云う。
　〔鍼術の要言〕では「余が鍼術は直刺を好まずして横刺をよしとす。何んとなれば直刺はたとえ鍼の竜頭まで肉中に入ると云えども、病経を経過すること一、二分に過ぎざるのみ。是を以て其の効を取ること甚だ少なし。横刺にするときは鍼のさきより竜頭（ことごと）まで悉く病経に中る。故に直刺に比（ひ）すれば其の効十倍すればなり……鍼を刺して後、

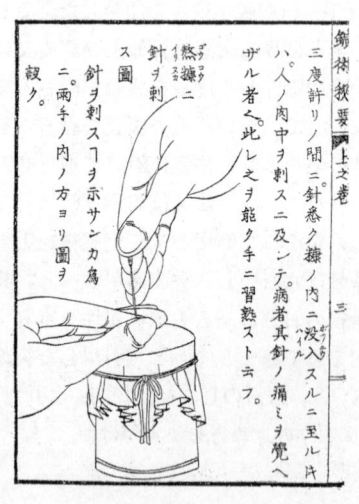

1－13－1
煎り糠（ぬか）に刺鍼練習をする『鍼術秘要』

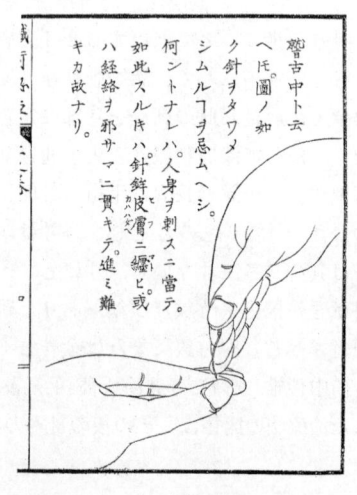

1－13－2
刺鍼練習で鍼をたわめないこと『鍼術秘要』

発熱、頭痛、上衝、目眩、……吐、食進まざる等の症を発し、其の原の病の一等重く見ゆる事あり。此れ鍼術にて効ある験なれば必ず驚くべからず。……鍼術終りて後と云えども、大抵は半時ばかりは静かに臥さしめ置くべし。……久病或いは重病人、数十日或いは数月中鍼すべき症は、初めの日は大抵2〜30鍼刺し、次の日より次第に多くし、100刺或いは140〜50刺にも至るべし。……鍼術を施すに其の患者鍼の痛みに堪えかぬることあり。此れ表気閉塞の性の者、或いは表熱の為めに然らしむる者なり。……鍼を刺すに、所々にて痛む穴あり、此れ其の部に肺気順行せずして皮表閉塞するゆえなり。然る者は指にて其の辺をもみ、或いはつかみ、運動をつけて後に刺すべし、或いは其の痛む穴より五分ばかり傍らにて刺すべし。……鍼を刺して抜け難きときは其の鍼の傍らにおいて別に一刺すればたちまち抜け易きものなり。世にこれを迎え鍼と云う。……指にて経絡をつかみ、鍼を刺す。……其の凝りたる経絡を追うて悉く鍼すべし。……鍼術に補瀉の二方ありて、瀉鍼と云うは鍼痕（はりあと）より病の気を漏らし出すことなり。補鍼と云うは鍼を以て彼の凝絡を穿ち開き、金気を添えて裡へ送り込むことなり。是の故に瀉鍼の方は鍼を抜きて後に、其の鍼痕の辺を柔らかにもみ、或いはさするべし。補鍼の方は鍼を抜きて、ただちに指先を以て其の鍼痕に当て、気を漏れ出さぬようにもみながら少し力を入れて推し込むべし。しかれども、補鍼の症は甚だ少なうして瀉鍼の症は尤も多し。…………鍼を研ぐには柔かなる砥石にてさきを研ぎ、其の後、厚朴炭にて、また其のさきを研ぐべし。」

横刺の方が直刺より多く経絡に作用できるとしている。その経絡とは肉の凝りたる所であり鬱滞しているためである。従って補より瀉を行なうことが多いという。凝り

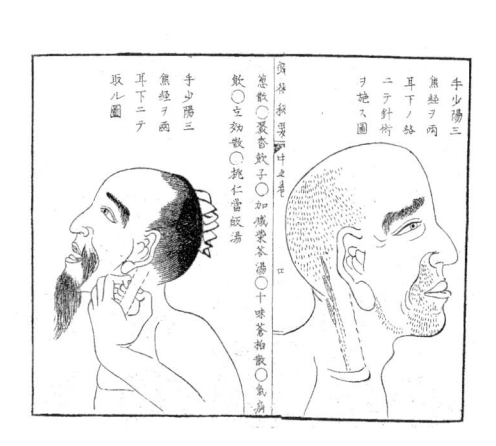

1−13−3
手の少陽三焦経を両耳下の絡にて鍼術を施す『鍼術秘要』

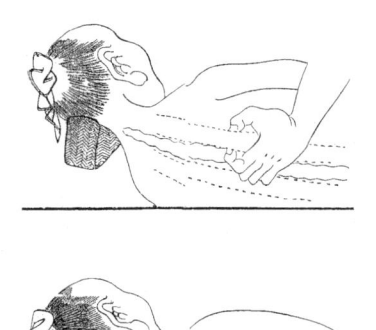

1−13−4
背部の膀胱経に鍼術を施す『鍼術秘要』

を実証と考えて行なう治療であるから必然的に虚証は少ないことになる。ここが鍼の数の多くなる理論的根処になっていて140～50本も刺すことになるのであろう。それにしても横刺を駆使する特独の手技である。

このほか皮内鍼は赤羽幸兵衛氏により「皮内鍼法」（医道の日本社・1964）という題で発表されている。

灸頭鍼は笹川智興氏により「心灸療法大成」と題して発表されている（赤羽幸兵衛：『灸頭鍼法』，医道の日本社，1977より引用）。笹川智興氏は灸頭鍼といわず、鍼頭灸といっていたようである。

この他沢山の刺鍼技術が発表されていて、それぞれ治療効果をあげている。しかしこれらについては失礼して割あいさせて頂こう。

小児科：日本における小児鍼法について『小児鍼法』（米山博久・森秀太郎・医道の日本・1975）によると古い歴史をもつものであることがわかる。「小児鍼がいつごろに創始されたものであるかは明らかでない。……藤井秀孟の『鍼法弁惑』……江戸時代中期の元文元年（1736年）……菅沼周圭の『鍼灸則』とほぼ相前後して出版されている。この書物には小児鍼の記載がある。……藤井秀二博士によれば小児鍼法は黄帝内経で言う『毛刺』に相当するもので一種の皮膚接触鍼法であるという」とある。

（11）表面には出ない話題で日本の鍼灸を動かしたことがら

a）気候の違い

日本人の生活態度を規定するものとして『人間と気候』（佐藤友彦著，p.115～117，中央公論社，1987.）に次のように書かれている。

「日本の気候は四季の変化に富むとともに、低気圧の通路に当たるため天候の変化が激しいことも特筆されるべきであろう。さらに、冬と夏の大陸と大洋の温度差が原因となり、冬は中国大陸からの、夏は太平洋からの季節風（モンスーン）に見舞われる。日本人の性格がこの気候を強く反映している」。また、『風土――人間学的考察』（和辻哲郎，p.138，岩波書店，1975.）には「日本の人間の特殊な存在の仕方は、豊かに流露する感情が変化においてひそかに持久しつつその持久的変化の各瞬間に突発性を含むこと、及びこの活発なる感情が反抗においてあきらめに沈み、突発的な昂揚の裏に俄然たるあきらめの静かさを蔵すること、において規定せられる。それはしめやかな激情、戦闘的な恬淡である」という。

次に『日本・日本語・日本人』（大野晋，森本哲郎，鈴木孝夫：「日本・日本語・日本人」，p.37，p.128～129，新潮社，2001.）から引用させていただこう。

「日本独自のものは、それは、気候なんですよ」。

「大野：日本人は「感じる」ことは得意だが、「見る」ことはあまり得意ではないと

いうこと。そして、それが風土的なことから言えるのではないかということなんです。日本の自然状況というのは、微妙に変化します。朝は曇りでも、昼には晴れて、夜は冷えてくるとか。それを皆、羽織一枚で調節したりする。ですから、その微妙な変化に鈍感だと間抜けだと言われるわけですが、万事、微妙な変化に適応すれば生きていられるという国なんですよ。

鈴木：そうだと思いますね。

大野：僕の見方では、日本人は、文明が外からやって来ても、それを状況の変化として感じとるんですよ。それに適応していけばいいんですね。「この異なる文明の根本的構造はどうなっているか」と、じっと見ていかないんです。

鈴木：私も、日本人は外の世界への学習、適応が非常にうまい国民だと思う。自分自身から積極的に世界のあり方を築くというのではなく、いつも国を挙げて、外国に対応してきたのではないか。その結果、学習の効果が蓄積されて、日本は世界のトップに躍り出た。ところが、日本には、人間の進む道についての普遍的なメッセージがないんです。学ぶことしかやってきていないから。これは悲劇です。だから追い越した途端に、目標もレースの意味も見失い、挙げ句、後ろの走者に教えを請うているんですよ。「失礼ですが、ゴールはどこでしょう？」と……。」

次に貝塚茂樹氏の著（日本と日本人，『貝塚茂樹著作集 9』，p.347，中央公論社，1976.）から引用させていただくと次のようである。

「大陸文化の流入は日本における固有文化を刺激し、これをはぐくんできた。……大陸の文化の輸入、その消化とともに、自然に日本固有の文化が生まれてきたのである。これが真に日本的な大陸文化のうけいれ方であった」。

　もっともこのような考え方と共に、日本史の中で帰化人を取り上げて、その存在の大切さを説く意見もある。例えば，関晃氏による『帰化人』（至文堂，1956.）とか，権仁燮（クォン　インソプ）氏著，朴鐘鳴氏（パク　チョンミョン）監修による『朝鮮と日本の関係史』（明石書店，2000.）などのような書が出版されている．

b）日本人の儒教への態度

中国では金元医学の形成に儒学の影響があって理論展開がなされたともいわれるのに対し、日本では儒学の影響を強くは受けなかったようにいわれる。そして、江戸中期に活躍した鍼の菅沼周桂、薬物系では後藤艮山、香川修庵、山脇東洋などの流れはむしろ蘭学への接近を行なったほどである。

儒教との関係を端的に示した例として「あるとき日本人の医師が日本へ留学中の中国婦人の病気を診るために呼ばれた。診察に腹診を始めようとしたところ、いきなり断られたという。そんな恥ずかしいことをするのかというのである。中国には昔から

礼教（儒教）の教えがあって人に肌を見せるなどということをしなかったのである」という話を聞いたことがある。

『儒教精神と現代』（岡田武彦著, p.234, 235, 243, 232〜233, 明徳出版, 1994.）によると「仏教が伝来したのは六世紀中頃であるが、儒教が伝来したのは六世紀の極く始であり、儒教が日本の制度や文化に具体的に採用されたのは推古朝（592-628）以後であった。……江戸期に入って神道と儒学の習合が行われ、儒者が神儒一体説を唱えるに至った。……（儒教を）日本人はよくそれを日本化して受用した。そこには神道的なもの、すなわち日本的情意主義が陰に陽に働いていたのではないかと思う。その結果、日本の儒教は中国（または韓国）のものに比べて次のような特色を持つようになった。1. 理論よりも実践が貴ばれたこと。2. 学説よりも精神を汲み取るようにしたこと。3. 身心の体認と実現に力を用いたこと。4. 門戸の見を張って他と争うことが少なかったこと。……日本民族は超越的な唯一絶対者を神としてそれを信仰するのではなく、神は氏族の祖先神であり、自然界の諸物に宿る霊力を有するもので、したがって神と人とはいわば血の繋がりがあり、かつ人間の現実的な具体的生活に霊力を有するものと見なされたのである。したがって神の道には明るさがあり、それを妨げる暗いものは汚れとしてこれを清めることを求めた」という。

中国においては金元医学が儒学（朱氏性理の説）の影響を受けて理論展開がなされた（？）のに対し、日本では医学が儒学からの影響を強くは受けなかった。江戸中期に活躍した鍼の菅沼周圭、薬物治療では後藤艮山、香川修庵、山脇東洋などの流れは蘭学への接近を行なっているくらいである。儒教つまり礼教の規定ゆえに中国では腹診が発達しなかったとされる由縁でもある。

c）外丹法への態度

外丹は水銀を主成分としている還丹や金液を化学的操作により煉成しそれを服用するのに対し、内丹は還丹金液に匹敵する不老長生の丹薬を自分の力で自分の体内（丹田）に作り出そうとする主張を指す。隋代に始まったようであるが、それ以前の行気・胎息・導引・内観存思などを基礎とし、他方、水銀を用いる丹薬服用のもたらすさまざまな薬禍への反省から徐々に内丹説が形成されていったと思われる。

『医心方』養生篇（26巻）は隋唐医学を受け入れたから道教的養生術が強く反映され、導引・調息・内観などが重んじられているが、服丹についてはそれを極度に排斥している。石薬服用への態度はその後の日本の養生論にも固く守られている（坂出祥伸：『道教と養生思想』. p.164〜165. ぺりかん社. 1992.）。

『医心方』は水銀化合物による中毒から日本を守ったが、『道教と養生思想』（坂出祥伸：, p.164〜165, 263, 264, ぺりかん社, 1992.）によると「『医心方』養生篇（26巻）は

隋唐医学を受け入れたものであったから、道教的養生術が強く反映され、導引・調息・内観などが重んじられている。しかし服丹については当時の朝廷の意向あるいは丹波康頼自身の立場が反映されて、それを極度に排斥している。このような服丹ないしは石薬服用への態度は、その後の日本の養生論にも固く守られている。……このような養生論の受容の相違は、当然、それぞれの国の宗教的・文化的背景の相違を前提にしているのであろう」という。

d) 穴数について

『鍼経指南』鍼経標幽賦（元代）は少数穴治療を行っているが、『鍼術秘要』（坂井豊作：1864）は多数穴治療を行なっている。すなわち鍼経標幽賦の中で「五穴を取り、一穴を用いて必ず端し。三経を取り、一経を使って正すべし」という文例がある。治療が適中して、労少なく功多く、病者の負担の軽い方が良いから、穴は少ない方が良い。できれば素問62のように太い鍼を見せて驚かして治せればもっと良いということになる。これに対し『鍼術秘要』は「治療のはじめは20～30穴使い、慣れてくるに従って140～150穴を使う」という。日本では管鍼法が生まれ、鍼体が細くなり、刺鍼時の刺入が無痛になり、また、今日のようにQOL、ケアーを目的とした鍼であれば、穴数の多少についてこだわりが少なくなる。管鍼法による刺鍼時の疼痛が減り、刺入が無痛になるなど、技術的な発展とともに目的によって穴数への関わり方が異なってくるのは当然である。

e) 日本人の性格

次の引用した文章を見ると日本人の性格についてわかりやすい。

「多神教の日本や中国では多元的思考法が行われ、日本人にとっては世界はただ一つではなく多数の世界がある。したがって世界の原理もただ一つではなくて複数あるということになる。例えば日本人にとっては、義理の世界とは別に人情の世界があるうえに一場面ずつ交代に出現する。日本人は眼前の場面の変化に応じて態度を変える、つまり「のりかえ」方式になる」（森三樹三郎：『中国文化と日本文化』，人文書院，1988.）。

「日本人が「体系的な思考」に弱いということである。人間界についても、自然界についても、分析を重ねていって原理・原則を求め、それを全体として観察して構造的に、体系的に把握する力が弱い。

それを私は憲法あるいは法律の制定に見ることができるように思う。奈良時代、日本の律令が成立した。これは日本の行政法と刑法の文字的な初めての制定である。し

かし、その骨格は唐律・唐令の借用であった。しかもそれを長く実行することができず、公地公民という思想は日本に根付くことなく、平安時代になると荘園の私有制へと転じて行った。また明治維新では、新時代を確立するために、民法をフランス法から、刑法をドイツ法から翻訳借用した。太平洋戦争の後では憲法を英文から翻訳し用いている。

　法律は社会生活の規範であり、その規定は社会生活の全面に及ぶはずのものである。その制定のためには、社会生活において起こり得る様々の場合を予め周到に見て取り、その成り行きに対する対応がぬかりなく見通され、処置の仕方が予め設定されていなくてはならない。したがって法律の制定には、それだけの体系的な観察力と洞察力とを必要とする。

　日本人は律令制の開始にも、明治初年の制度改新に当たっても外国の法律を借用し翻訳して使った（勿論、あまりに慣習の違うものは捨てたが）。つまり、自分自身が社会の進むべき方向を見て取り、それを組織化するのではなく、まず外国の結果をそのまま取り入れようとした。したがってそれらの諸法規の根底にあって、外国の法規を決定している根本的思考体系までは理解せず、外国で永い歴史的展開を経た成果を、そのまま形式として模倣し間に合わせようとする。したがって、折角の新法律も短い年月の内に、実行に不便を感じ、ゆるくいい加減にしていく」（大野晋，森本哲郎，鈴木孝夫：『日本・日本語・日本人』，p.53～54，新潮社，2001）。

　「日本人は『万葉集』以来、何万という恋愛歌・四季の移り行きの歌を作ってきている。それらはいわば感性の世界である。物事を周到に全面的に構造的に見分けるものではない」（同上本，p.53～55．）。

　「鈴木：現実対応型の日本は、技術とか自然科学のような唯一絶対の基準があるときには、かなり世界一になれるけれども、価値が多様化している時代に、人間の生き方の基軸になるような普遍性のある主義主張を出す役割を担うことができない。　……中略……。

　鈴木：ただ狙いを定めて一極集中主義でいくと、世界のトップにランクされるところまでいくんですから、変な国ですよ」（同上本，p.192～193．）。

　「日本人の思惟方法」と題する中村元博士の文章にも示唆を受けた。
　（中村元：『日本人の思惟方法』，p.369～370，春秋社，1989，）から引用させて頂こう。
　「一般的にいいうることであるが、日本語の表現形式は、論理的正確性を期するというよりは、むしろ感情的・情緒的である傾きがある。日本語は事物のありかたの種々なる様態を厳密に正確に表示しようとしないで、ただ漠然と、ほのかな感情をこめて表現する場合が多い。名詞についても単数と複数の区別が明瞭でなく、性の別もなく、冠詞もともなわない。動詞には人称や数の別がない。これらの点はシナ語と似ている。

ただしこれらの文法的規定は単なる約定または慣習であり、論理的思考とは無関係であるという主張もあるので、この点はなお今後専門家の研究解明を必要とする。

ところで、日本語に独特の情調を与えているものは、「てにをは」すなわち助詞である。それは他国語における格語尾および前置詞に相当するものであるが、単に知的・論理的な関係の表現であるにとどまらず、繊細な情意上の区別濃淡を多少ともにあらわさずにはいないという特徴がある。あらゆる種類の語および文章の中間にあって、意味の強調、注意の喚起、繊細な情意上の区別の投影などの機能をはたす。そうしてまさにその多様性のゆえに豊富な余韻を残すのである。また助動詞の数の多さ、用法の複雑さも、日本語が情意的な把捉において綿密鋭敏であることを示している。また日本語本来の和語は、古典の文献にあらわれているものによっても明らかなように、感性的あるいは感情的な精神作用を示す語彙には豊富であるが、理知的・推理的な能動的思惟の作用を示す語彙が非常にとぼしい。和語の単語は多く具象的・直観的であるのが常であって、抽象名詞の形成が十分でない。抽象的概念を和語をもってすべて表現することは、きわめて困難である」。

f）気についての考え方

「日本語に入っている『気』はかなり情緒・気分的な心の働きを表現して『気がしずむ、気をそそる』などの使われかたをする……」（戸川芳郎：『気の世界』，p.3，東京大学出版会，1990.）

これに対して素問・霊枢の直接の基となった『淮南子』説林訓では、

「遺腹の子（父親が死後に生まれた子供）がその父を思うことがないのは、心に容貌の記憶がないからである。夢に父の像をみないのも、目に形が浮かばないからである」（楠山春樹：新釈漢文大系『淮南子 下』，p.978～979，明治書院，1988.）、ととても現実的である。ここが日本と中国との気に対する受け取り方の違いでもあった。

中国の医学は気の医学であった。経脈循環はまさしくそれを現している。これに対して日本の気は万葉仮名として『き』『け』の音に用いられ、中でも『け』と発音されることがほとんどであったといわれる。『け』はもともと日本にあった言葉で、得体の知れない、あたりに漂う雰囲気あるいは靈を表す言葉として使われてきた。中国の気が物質的側面を強調するのに対し、日本では気を雰囲気という主観的な場の問題あるいは気分というような心理状態、あるいは心身の状態を表す場合に使うことが多いといわれる。

気については、上にあげた日本の気候・日本人の性格などとも関係して、医学の進め方に大いに関係する大切な問題であるので

二章—Ⅷ　素問・霊枢の内容にかかわる思想—○気、○気の原義について、○先秦

における道家、その他の気論、○理と気、○養生思想と気、○再び気、○『広辞苑』に出てくる気、○陰陽、

三章—○気について、

四章—2．日本人の経絡に対する意見—○日本人の経絡についての考え－1、などでも触れる。

g）五行の否定

　平岡禎吉氏はその著書の中で次のように書いている。「殷代に五方意識が確立された。……殷代は四方帝の上に上帝が位置し、五帝は方位と関係しており、神と年雨とに関連することによって五方意識は強烈となり五の観念は次第に普遍性を確立した」。「『国語』の鄭語に、故に先王は土を金木水火に与え、まじわりて万物なる（BC774）。この五物は五行と称された」。「魯語上に、天の三辰…地の五行。生殖するゆえんなり」。「戦国時代（BC 403-221）の雛衍（孟子より少し後）が五徳終始の説を出した（革命の理論）」。「さらに前漢の武帝（BC 140-88）の代に董仲舒の建議により儒教一尊主義となり『春秋繁露』などで五行説が定着した」。

　「五行配当で　古文尚書家は　　脾－木　肺－火　心－土　肝－金　腎－水
　　　　　　　　今文尚書家は　　肝－木　心－火　脾－土　肺－金　腎－水」
　　（漢代の儒家で、テキストに用いる字体の違いから古文尚書（篆書）（秦以前の古体の文字）と今文尚書家（隷書）があり、五行について島邦男氏の『五行思想と礼記月令の研究』（. p290. 汲古書院. 1984.）ではこのように配当している）

　五行説について「中国における陰陽五行思想は、梁啓超をして二千年来の迷信の大本営と慨嘆せしめた思想律である」（平岡禎吉：『淮南子に現れた気の研究』、p.373～415, 理想社, 1968.）としている。

　小島祐馬氏は五行の配当についての起源で「最も信をおき得るのは、『呂氏春秋』十二紀および『礼記』月令である」（小島祐馬：『中国思想史』. p.173～174. 創文社. 1968.）と説明している。しかし、この五行配当は一種類ではなく諸説があり、いま、次ぎの二つの書物から引用してみると

・丸山昌朗先生は『素問の栞. 参号』（p8. 黄帝素問刊行会. 1964.）で、
　「管子では　　脾－木　火－肝　土－心　金－腎　水－肺。
　　淮南子には　木－脾　火－肺　土－心　金－肝　水－腎」とある。

　医学の方面では素問・霊枢に次のような文章が見られる。
・「五行は金, 木, 水, 火, 土なり」（素問 蔵気法時論篇 第二十二）
・「木は金を得て伐たれ、火は水を得て減じ、土は木を得て達し、金は火を得て欠け、水

は土を得て絶す」（素問 宝命全形論篇 第二十五）
・「天に五行有り、五位を御し、以て寒暑燥湿風を生じ、人に五臓有り、五気を化し、以て喜怒思憂恐を生ず」（素問 天元紀大論篇 第六十六）
・「その色を見てその脈を得ず、反ってその相勝の脈を得るときは死なり。その相生の脈を得るときは病已ゆるなり」（霊枢 邪気蔵府病形篇 第四）

五行説に批判的な意見

・日本の医学古典から引用すると、『形影夜話』巻下、（杉田玄白：「形影夜話」、p.105～110、『杏林叢書』、思文閣、1971復刻。）に「医は人を医するの業なれば先ず身体具禀の内外諸物の形質を精究するを第一とすべき事なり……（大椎の取穴に所説なく、ばらばらなのを指摘して）艮山後藤氏一見解を立て内経を看破し……経絡は無用のものと覚悟せられしは千古の卓識と称すべし……」と指摘し、さらに五行を否定している。「艮山、秀菴〈修庵〉、東洋、東洞の四先生は近来の人物にて陰陽五行の妄説を看破せられしは卓識なれども外に実徴を取りて折衷すべきものの備らざる時に生れし身なればその論説する所臆断を免れず疎漏なる事ありこれ其人の罪にあらず時未だ開けざるゆゑなるべし」と。
・「五行その物の性質に対し研究をなすことがなかったため真正科学の発達を見ることができなかった」（狩野直喜：『中国哲学史』．p.72～76．岩波書店．1973．）
・「相生から相克への転換に関する原理がない」
「引経報使の失敗．これによって五行は世界解釈のための原理とはなりがたい」（高橋晄正：『漢方の認識』．p.29～31．日本放送出版協会．1979．）。
・近年では、代田文誌先生が『鍼灸治療基礎学』の後に『鍼灸治療臨床学』（平凡社．1948．）を著わし、『鍼灸治療基礎学』の「前篇 鍼灸治療総論」「第五、診断法」の中の「望診」の項で「五臓の色体表における……」として、五臓の色体表を肯定した。ところが1973年に発行された『鍼灸臨床録』（p.63～64．創元社）では「鍼灸医学の古典を学び始めた頃は……五臓の色体をまる呑み込みにした頃なので、よくあてはまるように思われ、古典の記載はすばらしいものだと思った。……だが、科学的な反省をするようになってからは疑いの雲が年と共に加わり、……はっきりした決め手がなくなってくる。そんなわけで、五臓の色をそのまま診断治療に結びつけることは、この頃は少なくなってしまったのである」と書いている。

　金元の四大家によって創作された処方は今でも大変重要である。しかし、四大家の立論は五行説であった。同じく「子午流注鍼法」の治療法も五行説を用いたものであり、こうした現象は歴史の皮肉であろうか。

　以上、日本の鍼灸の歴史を振り返ってみたところ、たえず中国鍼灸医学を取り入れ

つつも、五行説の批判にも見えるように、日本的な鍼灸医学も並行して作られてきたことを知ることができた。つまり中国鍼灸と日本鍼灸があわせて行われているということである。

○≪中医学≫について

東洋医学と中医学を比較すると

1．東洋医学という名称は中国から日本に導入され、中医学が入る前までに日本で熟成された医学体系を指すのに対し、中医学は医学はたえず発展するものであるという中国の態度から生まれたもので、それ以前の医学の理解と整理、それに明・清代の医家によって書かれた医書をもとに発展した医学を指している。

2．近代の温病については次の古典が参考になる。
　清代　1．葉桂，『衛気栄血弁証』
　　　　2．呉瑭，『三焦弁証』
　　　　3．楊璿，『傷寒温疫条弁』

薬物治療は気血水と、鍼灸は気と深く関わる。中医学の弁証論治は、鍼よりも薬に運用するのに便利である。八綱理論、衛気栄血弁証、三焦弁証などが現代日本の鍼灸にも使えるのであろうか。

3．中医は、日本の東洋医学と比べると、従来の東洋医学の中で漠然と認識されてきた内容を明確な概念にした上でこれを文章に表現している。従ってうるさく見えるが実は東洋医学の細かなニュアンスを表現していることになる。また、中国では中医学を薬物にも鍼灸にも共通の理論として認識しようとする節が見られるが、日本にはそのような考えは極少数の意見であり、基本的には薬物と鍼灸では違う医療手段なのだから同一理論のもとで行うべきものではないという考えがある。（日本では鍼灸師という他国では見られない独特の制度がある。そして、鍼灸は気一本槍の態度を取っている）。

4．本草関係の薬効的表現である解表・健脾・利膈・破瘀……を鍼灸にも適応させようとするが、この妥当性はこれから検討されるべきである。

5．鍼灸での問題点として、日本の東洋医学は歴史経過の中でオランダ医学、ドイツ医学、西洋医学と接触し、その良いところを受けて、極端にいえば漢蘭折衷的な側面を持った。例えば、古典的な治療とはいえ、局所治療には西洋医学を用い、全体治療では東洋医学を用いるといった態度もその現れである。

この点、中国医学は長い歴史と先輩の薫陶を受けて、自己完結的であり、中国医学だけで臨床を完結していこうとしているかに見える所がある。

6．経穴の作用についてみると、
　　気海・関元に回陽求逆
　　百会・大椎に昇陽益気
　　三里に調理脾胃、和腸消滞、清熱化湿など
日本人にも受け入れられる感覚であるが、それだけに経穴の作用がすでに決定されたような表現（と受け取られやすい）には検討を要する。

・現代中医学理論の形成——石田秀実氏による『中国医学思想史』から

　　　　　　（石田秀実：『中国医学思想史』, p.305～307, 東京大学出版会, 1992. より引用）
　唐宋金に形成された新しい医学理論の枠組は、元代における医学の折衷のなかで整理され、さらに明清に花開いた百科全書的な雰囲気のなかで普遍的な医学の原理として確立されてくる。いま、「八綱」と呼ばれる分析の原則を例にとってみよう。病気を八方向から分析するアイデアは、六朝期の『中蔵経』などにすでに見られるものである。そこに挙げられた虚・実・寒・熱・生・死・逆・順の八項目は、いずれも病気の性質、病証にかかわる。こうしたまとめ方にはいくつかのヴァリエーションがあり、楼英のように、気・血・表・裏・上・下・臓・腑という病位の面で八項目を分かち、そのうえで寒熱・陰陽などに注意を払う人、孫一奎のように、寒・熱・虚・実・表・裏・気・血を挙げる人もいる。現在の「八綱」すなわち陰・陽・表・裏・寒・熱・虚・実がいわれるのは明末清初の頃で、張三錫、張介賓らが提唱し、『医宗金鑑』などがこれを継承して一般化するにいたる。
　こうした原則にもとづいて分析し、治療を考えることを「弁証論治」と呼ぶが、この言葉の使用も清の徐大椿あたりから始まったもので、決して新しいものではない。「弁証」の語は、新中国成立後、いわゆる弁証法との言葉の類似から特殊なニュアンスが生じてしまったが、もともとは清の陳士鐸がその『弁証録』（『傷寒弁証録』1688）のタイトルに用いたように、「病証分析」の意味をもつにすぎない。その直接の淵源は、張仲景書の「弁……証」という篇名にある。弁証論治の原則として現代中医学では、前述の八綱のほか、六淫・臓腑経絡・標本・営衛気血・三焦といった病性や病位、また望（見る）・聞（聴く・嗅ぐ）・問（問う）・切（触れる）のいわゆる「四診」、汗・吐・下・和・温・清・補・消の治療の別を示す「八法」、正治と反治などを挙げている。これらも多くは八綱と同様、唐宋金からの新しい医学のなかで定義を与えられ、普遍原則となっていったものである。

こうした諸原則は、病気の部位とその性質から、「流れ」を本質とする身体全体の多様な変化を捉え、最終的には有機体としての人の身体全体のバランスをとり戻すためのものである。したがってこの諸原則による治療において、病名を定めたうえで行なう治療は、治療プロセス全体のなかで副次的な意味しかもたない。確かに、病変部位に外因・内因その他に由来する異物を認め、それを自己が排除すべき「邪」と規定した後に行なわれる治療を中心に、病名によって病気を分類し治療と結びつけるプロセスは少なくない。だが、それは重要であるが、あくまで最終的な調和にいたるための１プロセスにすぎない。むしろ明清以後は、調和をはかる過程で、病名をつけることもないままに、さまざまな病証を緩解させるような方法のほうが優勢であったということも言えよう。

　病名をつけず、「証」のみで治療すると、ヨーロッパ医学の疾病分類のまなざしからすれば、「同じ病気に異なる治療」（同病異治）とか「異なる病気に同じ治療」（異病同治）と見える事態が生じてくる。現代中医学の奇異な特性として語られることも多いこの事実は、病名をつけてする治療を副次的に捉える一方、多様な病証をいずれも全身からの情報として有機的に捉え、その有機体のホメオスタシスを第一とする中国伝統医学のまなざしからみれば、ごく当たり前のことである。むしろ、ヨーロッパ医学のまなざしは、身体という有機体が示すさまざまな変化のごく一部分を、全体と切り離して捉え、病気ごとにあたかも違う実体がそこにあるかのように考える偏見から生じている。

　ただ現代中医学の弁証論治原則、とりわけ論治の原則には、かなりヨーロッパ医学の影響が入りこんでいる。これは現代中医学理論が、主に「中西匯通派」といわれる中西折衷的な医家たちの思考のなかで育まれ、新中国の「中西医結合」のさまざまな試みのなかで、さらに多くのヨーロッパ医学的まなざしと混合していったからである。こうした傾きの根をたどれば唐宋以降の実用本草における薬効の薬理的表現法──破瘀・解表・健脾・利膈など──を、その受け皿として考えることができる。江昂一派・趙学敏など、早い時期にヨーロッパの医薬を取り入れた人々は、おおむねこの薬理的表現の枠上に方剤や薬物を分類し、さらにそれを承けて中西匯通派の人々が、消化薬・駆虫・止咳・止瀉などといったヨーロッパ的な薬理表現をも加えていくのである。

　こうした中国医学とヨーロッパ医学とのアマルガム化は、試みの最初からその困難さを認識されながら、今にいたるまで続いている。ヨーロッパ医学による病名分類によって病気を認識し、さらに証によって「弁証論治」を施し、その両者のプラクティカルな使い分けのなかで多くの現代中医学は営まれているのである。まだ動きはじめたばかりといってもよいこの現代中医学を、他のあらゆる癒しの営みとのかかわりのなかで、どのように捉え、方向づけてゆくか。おそらくもう一冊の書を必要とするこの問いに思いをめぐらしながら……。

・中医弁証への疑問──翻訳者の意見から
── 『全訳 経絡学』訳者あとがき」から──

(大学中医学院教本,浅野周 訳:『全訳 経絡学』,p.274～276,たにぐち書店,2000.より引用)

　中国では弁証治療というのがあります。つまり病気を表裏、寒熱、虚実に分類し、それを陰陽にまとめて診断するものです。その結果に基づいて治療法を決めます。

　表裏とは、病気が内臓まで進行していなければ表、内臓まで病んでいれば裏。寒熱は、冷え症状が寒、熱症状ならば熱。虚実は、体力が弱っていれば虚、元気があって抵抗力が強ければ実。裏・寒・虚が陰で、表・熱・実が陽となります。これが八綱弁証法です。

　それには治療原則があって、熱症状は冷やせ、冷え症状ならば暖めろ、虚症状ならば体力をつけさせろ、実症状ならば身体の機能を弱めろ、という治療法です。これは現れた症状と反対の性質を使って治療するため、反治と呼びます。

　これだけでは虚実と寒熱は判っても、表と裏が判らないので、臓腑弁証と経絡弁証を使います。臓腑弁証は、各臓腑が発病したときの症状が記載されていますから、裏証に使われます。経絡弁証は、各経絡が発病したときの症状が記載されていますから、表証に使われます。

　各経穴の効能が決まっており、熱や冷えに対する鍼の操作方法も決まっているので、これに従えば誰でも、たとえコンピューターでも、同じ患者であれば寸分違わない治療法が弾き出されます。これが中国式の弁証鍼灸で、誰がやっても同じ治療法になり、治療法に再現性があります。マニュアル化されているのですから、治らないということになれば、治療でなく診断が間違っているというわけです。正しい診断をして、それに沿った治療をすれば、どんな病気でも治らぬものはないわけです。つまり中医診断学と臓腑学を使えば、誰でもマニュアル化された治療ができるので経絡は必要ありません。これは事実でしょうか？

　私が経絡学教科書を翻訳するまでに、つぎのようないきさつがありました。

　漢方薬では古代から基礎となる処方があり、それに薬物を加えたり減らしたりして、処方の種類が時代とともに増えてゆきました。こうして単一処方の民間薬から複雑な処方の漢方薬へと飛躍したのでした。だからそれに習って鍼灸処方を作ろうとしたのです。

　ところが鍼灸には基本となる処方があまりなく、一穴治療が昔から主流でした。そこで漢方に習って鍼灸の基本処方を作って命名しようと、各書物から処方を抜きだして最大公約数を基本処方とし、同級生達に試してもらって処方を作ろうと考えたのです。

　発想はよかったと思います。しかし鍼灸処方を年代別に集めてみると、鍼灸処方が突然変化し、それ以降は弁証治療が使われなくなっている病気のあることを発見した

のです。つまり新処方が弁証治療よりも効果があったため治療法が変わり、その病気に関しては以前の弁証治療が廃れてしまったのです。そのうえ中国でも私と同じことを考えてマニュアル作りをしている人がありました。本を集めて処方を抜いていたときに発見したのです。そこでマニュアル作りを中止し、それを横取りして自分の鍼灸院で使おうと翻訳したのが『難病の鍼灸治療』と『急病の鍼灸治療』です。そうした鍼灸治療の実際を集めてみた結果、私の弁証治療に対する見解が「漢方薬治療のためのもので、鍼灸の治療とはそぐわない」と変わってしまったのです。その理由は、弁証治療されていたものが、新しい治療法に取って代わられたということもありますが、それだけでなく弁証で重要とされている表裏、寒熱、虚実を間違えた結果、漢方薬治療では症状がひどくなったり、ひどい場合は生命に関わりますが、鍼灸では症状が悪化するどころか逆に治ってしまうという事実でした。

　例として虚した場合を考えます。多量に出血して息が絶え絶えになっている虚証に、瀉法の発汗を使えば死ぬ可能性もあります。しかし鍼で瀉法をしても元気になることはありますが死にません。また冷える人には温める薬物を使いますが、それに対して冷やす薬を使えば悪化します。しかし鍼を刺して、灸頭鍼や熱補法をしなかったからといって悪化することはなく、治ったりします。さらに脈が速かったり遅かったりする患者には、薬物では速くする薬物を使えば益々速くなりますが、鍼では内関の一鍼で、速いのも遅いのも普通の状態に戻ってしまいます。つまり漢方は寒熱虚実を明らかにしないと危険ですが、鍼灸ではほとんど関係ないということです。こうした事実に気がついたとき、従来の弁証治療に対する憧れが消えてゆきました。運動疾患に対する弁証治療の効果の悪さも不満です。

　弁証治療が薬物処方をそのまま配穴に当てはめる漢方薬の鍼灸だとしたら、鍼灸師の鍼灸治療とは何なのでしょう。その答えが、鍼は「気が病巣部へ至れば効果ある」だったのです。ややっこしいことは必要ないのです。弁証して反応もない部位へマニュアルどおり刺鍼しても、いかほどの効果があるでしょう。鍼には手応えがあり、打てば響くといった速効性があるから漢方とは違うのです。患部に反応が出れば効果があるので、得気があるものとないものを一緒にして統計を取ってみても無意味なのです。
　鍼灸師の鍼とは、病気の反応点である経穴を捜し、そこへ刺鍼して気を病巣部に至らせる鍼です。それには経絡を知らなければなりません。その病巣に経絡が通っていれば、その経絡の経穴へ刺鍼することで病巣部は調整されるのです。だから鍼灸師にとって最も大切な学問は、経絡学だといえます。……。

・**中医学における意義について**――季刊 東洋医学誌から引用

(北出利勝ら:気口九道脈診の臨床応用, 季刊 東洋医学, Vol.6, No.1,)

「現代において体系化された中医学は、証を弁じ治方を論じることにより、論理的によくまとまっているとされている。確かに、薬効や処方の作用が明確にされている薬物治療では、治則に合ったものをそのまま用いればよい。しかし鍼灸治療を行う場合は、弁証論治から配穴や刺灸法を導くことができない。あくまで経験や特効穴に頼らざるを得ないのが現状である。これは、鍼灸治療において対象となるのが体表であり、経絡および経穴であるにもかかわらず、それと証との関係を明確にしておらず、またその現象を把握する技術面(顔面診、尺膚診、脈診、腹診、背候診、切経)を簡素化あるいは削除してしまったことが大きな原因となっている。最近では、薬物治療と合わせるように経穴や配穴処方の作用を記載した書物が多く出てきている。学術的な打開策にはなりうるが、やはりその内容も経験に頼らざるを得なく、根本的な解決には至らないと言える。

鍼灸臨床の方法は、多種多様であるが、共通する点は、病態および諸症状を改善する最良のポイントを体表上から探し出すことである。中医学の場合、弁証論治から出てきた証が腎の証だからといって腎経だけに反応が出ているとは限らない。病邪の性質や患者の体質によって、異常のある経脈および経穴は、いろんなパターンがあり、変動する。その状態を如何にしてとらえるかが臨床上重要なことになる。……」。

日本における中医学について眺めると、薬物治療の方面ではどのような問題になっているのか不明であるが、鍼灸臨床から見た意見としては以上のような文章が見られた。

○≪日本の漢方と中国の漢方の違い≫

(桑木崇秀:日本の漢方と中国の漢方の違いについて,「漢方の臨床」Vol.25, No.11～12合併号, 東亜医学協会, 1978.) より引用

何故日本の漢方は中国のそれと異なったか

それには色々な理由があるであろう。気候風土の違い、民族性の違いも一つの理由ではあろう。日本人は淡白なものを好むから、中国人の複雑な理論を退けたというのが、大方の意見のようであるが、西洋医学についての日本人の対応を見る限り、日本人が特に精密な理論に弱いとは考え難い。

それではこの違いは何によるものであろうか。筆者は何よりも、歴史的発展の経緯が、このような大きな違いをつくり出したと考えたい。

中国人によれば"傷寒論"の完成によって始めて体系医学としての漢方医学が発足した。ここまでは日本の漢方臨床家の考えも同じであろう。
　ここから考えが分れる。"傷寒論"では一応体系医学としての態は為したものの、病気の部位についての分類は不十分、病因についての探求は全く行なわれておらず、当然のことながら"傷寒論"の理論と方剤だけでは治らない病気が沢山にあった。だからそれを補充するものとして金元医学が生まれ、さらにそれを補充するものとして温病理論が生れた。そして更に西洋医学的知見も加えて、現在の中医学がある……というのが中国人の考えである。則ち中国人にとって、漢方医学とは常に進歩してやまないものであるが、その源はあくまで"傷寒論"であり、『内経』であり、"神農本草経"なのである。
　ところが日本の場合は、まず金元医学が田代三喜や曲直瀬道三によって持ち来され、定着した。それは"傷寒論"を長い歴史の上に完成し、それではなお不十分という反省の下に遂に金元医学を生み出した中国人の経験とは全く別のものである。
　即ち漢方医学は日本にとって外来の文化であったわけで、これが定着したということは、日本人なりに理解し（或いは多少の誤解もし）、日本人向きにmodifyし、同化したというわけなのである。
　ところがこのmodifyし同化した金元医学は、それでもなお日本人の性格になじまない所があった。西洋医学のように、客観的、実証的裏付けの上に成立している医学ならば、なじむとかなじまないとかいう余地はないわけであるが、漢方医学のように、主観的、思弁的要素の多い医学の場合は、理論はどのようにでもつくわけであり、中国人の論理に日本人は十分ついて行けなかったというのが実情であろう。
　そこへ復古思想が台頭した。漢方医学もその影響を受けて"傷寒論"が見直された。"傷寒論"には金元医学に見るような思弁的要素が少なく、日本人にも非常に分り易かった。理屈はとも角、書いてある通りに方剤を使えば治る。東洞は"傷寒論"の中にある理論さえ排斥した。"理屈は無用、実証あるのみ"――これが東洞の結論であった。
　かくて、"傷寒論"以後の中国漢方の発展を故意に無視するような空気が、日本の漢方界に生まれたと云ってよい。
　即ち日本の漢方臨床家、殊に古方派にとって、"傷寒論"は今も最上のものであり、漢方はその非進歩性が特徴なのである。
　もっとも日本の漢方臨床家といえども、必ずしも"傷寒論""金匱要略"の方剤のみを使うわけではなく、殊に後世派の場合は、金元医学の方剤、或いはそれ以後の方剤も盛んに使ってはいる。しかしそれは、金元医学の理論を己がものとし、その理論に従って使っているとは思われない。条文や口訣に従って使い、効けば又使う――というのが日本人の使い方のように思われる。即ち、よく云えば実証的であり、悪く云え

ば無理論の経験主義である。従って、後世方の場合も非進歩性を特徴とする。

　日本の漢方が古方派と後世派に分れて、それぞれを日本人向きに同化し定着させている間に、中国の漢方はどんどん進んで行った。それは傷寒医学から金元医学へと進歩したその延長線をである。中国人にとって、漢方医学は常に進歩し改善されねばならないものであったからである。

　最も大きな進歩発展は、明末から清初にかけての温病理論の完成であるが、日本は鎖国していたので、ほとんどそれは日本人に紹介されなかった。そして明治政府による漢方の弾圧――日本の漢方臨床家は、極く僅かの篤志家を除いてほとんど壊滅した。

　日本人が書いた漢方の歴史書を読むと、明清以後の中国漢方の発展はほとんどとるに足りないとされている。本当にそうなのだろうか。

　中国人は"傷寒論"の著者張仲景を"医界の孔子"と呼び、温病理論の完成者葉天士を"医家の孟子"、清末"衷中参西録"（医学衷中参西録）を著わした張錫純を"医界の朱子"と呼んで、並び称するという。明清以後の中国漢方の発展を、中国人が如何に高く評価しているかが分ろうではないか。

　徳川幕府の鎖国と明治政府の弾圧、そして僅かに入って来たであろう明清以後の著書も、中国語というハンディキャップによって日本人の著書程には理解されず、遂に今日のような隔たりを来した――と考えるのが至当であろう。

　"内経"と"傷寒論"の関係についても、日本ではこの両者を全く別系統のものと見なし、後世方は"内経"にもとづき、古方は"傷寒論"にもとづくというのが定説のようである。然しながら"傷寒論"の太陽病、少陽病、陽明病、太陰病、少陰病、厥陰病の名は、"内経"中の経絡（足経）の名と性質によって命名されたものであり、"内経"と無縁のものではない。また金元医学は、"傷寒論"とは無縁に、突如"内経"をもとにして生まれたものでもない。

　多少の想像を許されるならば、中国漢方の歴史は次のような発展の段階を辿ったものと思われる。即ち、本草の知識をもとにして"傷寒論"の方剤が生まれた。そして、これらの方剤を分類整理するに当って、当時医学界を支配していた"内経"の思想によった。然しながら"傷寒論"の時代においては、なお"内経"の思想を十分に活かすことが出来ず、僅かに六経分類（太陽病から厥陰病まで）にその片鱗を示したに過ぎなかった。それが金元医学、温病理論と進むにつれて、"内経"の思想は全面的に活用され（六淫分類、帰経理論など）、遂に今日の形になったのであろう。

　従って中国人にとって、"内経"と"傷寒論"は別々のものではなく、強いてしぼれば"内経"と"神農本草経"は"傷寒論"の両親にもたとうべきものではあるまいか。

　日本の漢方臨床家がこの３者を全く別系統のものとし、"傷寒論"をとり分け重要なものとする考え方と正に対照的である。

以上は大変面白い意見である。筆者も賛同する。

○ ≪医学古典の学習法≫

(小島祐馬:『中国思想史』. 創文社. 1968. より)

・中国において昔から学問の主なる対象は、人間の社会生活であった。したがって政治・経済・法律・道徳など社会的な学問に重きをおいている。たまたま形而上学的研究にさかのぼることがあっても、その出発点は、常に人間の社会生活を離れなかった。(p.5)

・中国において昔から学という場合には、単に知識の集合を意味し、必ずしもその知識が体系をなすか否かを問わない。したがって今日のいわゆる科学の意味は、中国の学の中に求めることはできない。また、古来、哲学という語がないと同時に、今日の哲学体系に相当する学はない。(p.5)

・中国において書物を分類するに、経・史・子・集または甲・乙・丙・丁と分つが、これが中国における学問の分類となる。

　＜分類＝経・史・子・集＞

△　経とは、もと孔子の刪定し、あるいは編述したと考えられたものを総称する語で、漢代では詩・書・礼・易・春秋の五経に楽を加えた六経（りくけい）または六芸（りくげい）というものをその内容としたが、後世、孔子を元祖とする学派の作った伝・注・述・作の一部もこれに加えて、宋代には十三経を数えるに至った。

　詩・書・周礼・儀礼・礼記・春秋左氏伝・春秋公羊伝・春秋穀梁伝・易・論語・孟子・孝経・爾雅をさす。

△　史とは歴史である。正史としては史記・漢書・後漢書・三国志、以下宋史・元史・明史にいたる二十四史を総称するのであるが、近時これに新元史を加えて二十五史ともいう（清朝に対しては清史稿がある）。これはもと個人の著述であったが、後世では歴代の朝廷で前代の正史を編纂する例となった。いずれも本紀、列伝に分かれる。

　正史のほかに資治通鑑、通鑑綱目などのような編年体の史や、宋史紀事本末、明史紀事本末のようなものもある。その他、雑史・伝記・地理・職官などの分類もある。

△　子は、もと先秦時代の諸学派の書物を総称する語であるが、漢以後においてもこれと性質を同じくするものはこの部類に入れる。先秦いらいの諸学派については、漢書芸文志に儒・道・陰陽・法・名・墨・縦横・雑・農の九学派をあげ、九流ともいう。またこれに小説家を加えて十家という。諸子百家の学とはこのことである。

△　集は詩文集である。これに別集、総集の区別をし、一人の詩文を編したものを別

集といい、多数の人の一部または全部を収録するものを総集という。

　甲乙丙丁をもっていうときは、経は甲、史は乙、子は丙、集は丁部と称する。

　中国思想史を研究するには、その資料ははなはだ広いが、代表は経と子である。『黄帝内経18巻』の名がはじめて出てくるのは『漢書芸文志』の「方技略」にあたる。(p.6～10)

・古典成立の経過を知る

　古典を取り扱うには、あらかじめ古典そのものの性質を明らかにしなければならない。古典そのものの性質を明らかにするためには、古典成立の経過を知らなければならない。およそいずれの国の古典でも、その大部分は一時に一人の手によって作られたものではない。長い時代にわたって多数の人の手が加えられ、一回ないし数回の結集は行なわれた結果、今日見る如き形に作られたものと思う。少なくとも中国においてはそういう経過をとって古典が生まれたものと思われる。

　中国において初めて従来の記録を整理し、結集を行なったことの明かなものは孔子の時である。…しかし、今日存する『詩経』『書経』が孔子の整理したものとその内容が同一であると考えるならば早計である。……いわゆる先秦の諸学派の典籍の最後の結集はだいたい前漢の時代（王莽時代を含む）に行なわれたものと見て大なる誤りはないと思う。(p.11～12)

　漢の武帝の時に儒家の学をもって国家公認の学とし、その他の諸家を排斥した。これより前、文帝・景帝の時代は、道家の学が盛んに行なわれ、道家の典籍はこの間に整理せられたものが多いようであるが…（p.12）。

・編集した時代の思想を反映する

　ある社会の思想は、その社会構成の変化に従って変化するものである。したがって古典の中に盛られる思想は、それを編纂した時代の思想を反映している点の多いことを忘れてはならない。

　要するに古典にあらわれた思想を全体としてみるときは、それが最後に整理せられた時代を反映するものとしてみなければならない。この見地からみるときは、中国の古典はだいたい戦国末・秦漢時代の思想をあらわしているものである。

　以上は、中国思想史の資料、特に古典を取り扱う上について、もっとも一般的な注意を述べたのであるが、この注意に従って古典を取り扱うためには、中国で発達した目録学・校勘学・訓詁学および本文批評などの研究方法などを十分に心得ていなければ

効果を収めることが困難であろう（p.15）

・目録学、校勘学、訓詁学、本文批判
△目録学
　材料となるべき書物が、いかなる内容を持ち、いかなる価値を持つものであるか、また同一の書物が異なった版を持つ場合に、そのいずれが最も信用すべきであるか、……この要求に応ずるものは目録学である。……秦の焚書が偽作者に口実を与え、漢代には種々偽作の古典が出ている。その後にも、古人に託して書をあらわすものが絶えなかった。……目録学の重要性を特に重大ならしめるものである。（P15）
　目録学は、ひとり書物の優劣真偽を定めて学問に着手する便宜を開くだけでなく、さらに本文の考証にも役立ち、かたわらある時代の学風を知るにも役立つものである。（p.16）
　漢書の芸文志に次いで『隋書経籍志』がある。目録学でこの二書が最も重要なものとせられる。隋書以下、後の正史を編纂するには、芸文志・経籍志の名をもって、その時代の書籍の目録を載せるようになった。（p.16）
　日本における漢籍目録の最も古いものは『日本国現在書目』である。これは清和天皇の貞観17年（875）に冷泉院が焼け、累代の図書が多く焼失した。そこで藤原佐世に命じて寛平間に現存せる書籍を記録せしめたものであるといわれている。……この目録のできた時代は、中国において『隋書経籍志』と『旧唐書経籍志』とのできた時代の中間に位する。中国の書物の目録学の上では『隋書経籍志』に次いで重要なものと考えられている。（p.19）

△校勘学
　校勘あるいは校讎（こうしゅう）ともいい、本文にいろいろな種類のある時、それを対照して文字の異同を正すことである。これも目録学と同じく漢代に起り、清朝に至って最も発達した。昔の書物は文章が極めて簡単なため、一字の異同によって全体の意味に大きな影響を及ぼすことが多い。これ校勘学の必要なゆえんである。（p.20）
　（ひどい場合）王充の『論衡』には善い本文がなく、中国に伝わる明のものには一枚欠けている。日本の図書寮に伝わるものによって補った。（p.21）
　昔の書物は筆写によって伝えられたが、五代の頃から印刷術が起り、宋代に至って盛んに書物が版にせられた。（p.21）
　隋代に陀羅尼の呪文を印刷して頒（わか）ったことがある。印刷の起源はこれにさかのぼる。（五代はこの後の時代である）。（p.21）
　校勘に役立つものは、六朝唐代の旧鈔本である。これは従来中国には伝わらず、我

が国にのみ存したのであるが、近年甘粛省の敦煌地方から多く唐前後の写本が出た。……鈔本に次いで重要なものは宋版で、これに北宋版・南宋版の2種がある。(p.22)

校勘の学は、前漢の劉向、劉歆に始まる。当時、校官があって劉向父子はそれに任ぜられていた。(p.22)

清朝に至り、この学が発達して経学・諸子学の方面に有用な校勘書が多く出ている。(p.22)

△訓詁学

訓詁とは、古典に見える文字の意味の考証である。文字の意味を考証するためには、その形および音を審らかにしなければならない。日常我々の用いる文字は、時代により、また地域によってその形や音を異にし、その意味を異にするものであって、同一文字が種々の形、音、意味を有することは、あまねく人の知るところである。しかるに学者は往々にして後世の変化した形をもって古代の文字を解せんことを努め、変化した意味をもって古人の用いた意味を強いんとするものがある。ことに古典の内容を後世の変化した社会情勢に適合させようと努める場合、最も強引附会が行なわれる。(p.23)

中国では昔から字形において古文、籕文（大篆・周代）、小篆（秦代・篆書は印に用いられている）、隷書、楷書などの変遷がある。(p.24)

字音においても先秦・漢・六朝・唐などの変遷がある。後世では平・上・去・入の四声があり、同じ文字でも発音によって意味が異なる（好の字は「このむ」の時は去声、「よし」の時は上声に読む）。しかしこの区別は六朝以後の音に現れるものであって、かかる区別をもって漢以前の書を読むのは誤りである。(p.24)

字義においても本義、引申義、仮借義があり、一字が数義、数十義を持つ、離に16義、辟に37義あるといわれる如きは、その一例である。(p.24)

本義とは、その文字成立時の原始的意味であり、

引申とは、連想または類推によって生ずる新しい意味に対して、新しい字を作らず、在来の文字の意義に新たなる意味を付け加えるものである。（例えば「偽」は本来人為を意味したのを「欺」（あざむく、だます、いつわり）の意味に用い、「媚」（こびへつらう）は本来愛であるが後に「こびる」を意味するに至る）。

仮借とは、ここでは同音の仮借をいう。本字が別に存するにもかかわらず、それを用いずして、他の同音の文字を仮借する。例えば光被は広被であり、十有二年は十又二年である。かく仮借は一の音符に過ぎず、これを本字に還元しなければ意味をなさない。しかも漢代に伝わっている古文の中には仮借が極めて多い。故に古音知らずしては古書は読めないこととなる。(p.25)

この字形、字音、字義の考究を総称して小学という。このうち字義に関するものを

時に訓詁学と呼ぶ。しかし字形、字音から独立な訓詁は考えられないから、訓詁も畢竟は字形、字音を基礎としたものでなければならない。(p.25)

（かかる研究は）要するに比較研究のほかに道はない。すなわち同一の著書の中に用いられる同一の文字に注意し、その共通の意味を知ると同時に、他において、同一の時代に現れた他の著書や遺物などにおいて、その文字が如何なる場合に、如何なる意味に用いられているかを比較研究するのである。(p.25)

訓詁の学も後漢の時代から発し、……清朝に至っては……著しいものである。しかし、清朝の学者は漢儒を古に近いとしてオーソリティーとし、漢儒の解釈に帰ることを復古とした。しかし、それはいわゆる漢学であって、漢以前の記録をその本来の意味において解釈するには役立たない。(p.26)

亀甲、金石の文字を研究することは、清朝末期から上述の意味において始められたものであるが、民国以後発展して今日では相当な研究が発表されるに至っている。

△本文批判

本文批判とは、ある書物の著者・成立年代などを考証してその真偽を決定することである。それらに関し、書物の価値を決する標準に、第一に語、第二に文、第三に事実、第四に思想がある。(p.26)

故意に偽作しない場合にも、古人の註釈・注意書きが本文に竄入(ざんにゅう)する場合があるが、それも文体上、竄入の部分を決定し得る。(p.27)

次に事実とは、事件、人物、官名、地名などをさす。ある書物の中に著者の生存以後の事実、著者の未だ知らないはずの事件・人名などが盛られている場合には、その書物の価値が疑われる。(p.27)

素問の霊蘭秘典論 第八に五臓六腑の官職が記述されている。しかし、この官職は六朝時代の階級である。従って霊蘭秘典論 第八はかなり新しい記録であろう、といわれる。

書経の広範の五行に例を取ると、孔子が書経を大切にしたといわれるが、孔子の時代には五行は余りいわれなかった。しかし、五行の古い記述となると、必ず書経の広範が引き合いに出される、たぐいである。

最後の思想とは、著者の思想である。著者の思想と矛盾するような思想がその書中に存する場合には、それが真偽をわかつ一基準となる。尤もこの際、著者自身矛盾を犯す場合のあることを考慮しなければならない。(p.27)

中国においては、経書、諸子の書など、先秦の古書といわれるもので、その著者・製作年代に関し疑義のないものは一つもない。かつ漢以後、偽書が盛んに行なわれた事実があり、本文批判は中国の学者をなす上に特に重要である。さればこの学も早く

から発達し、宋の朱熹……を始めとし、清朝には……らに端を発して、清朝一代この学が隆盛を極めている。ただ清朝の学者は経学の範疇の中に拘束されて一歩もその外に出で得なかったため、本文の考証にも限度があり、これを徹底させるまでに至っていないことは遺憾である。(p.27)

2章

素問・霊枢医学の形成

【　この章の概要　】

■素問・霊枢医学の形成

　中国では昔から修身、齊家、治国、平天下という思想があった。儒家においても道家においてもしかりであった。天下を治めるには、為政者自身が身を修め、家を整えることが基本であった。まず我が身から始まった。これが医学に与えた影響は大きい。医学原典が創られるずっと前からあった思想であり、古く成立した文章の中には人間の生理について沢山の知識がみられる。

◆古代の医学を形成してきた人達が、あるべき人間の姿についてどのように考えていたのであろうか。

「惟れ天地は万物の父母にして、惟れ人は万物の霊なり」（『尚書』周書，泰誓上）とあり、この霊は文字通り霊長のことである。

「水火には気あるも生なく、草木には生あるも知なく、禽獣には知あるも義なし。人に気あり生あり知あり、また且つ義あり、故に最も天下の貴きとなす也」（『荀子』王制篇）と、人の尊さをいう。

「人の情は生を欲して死を悪み、栄（栄誉）を欲して辱（恥辱）を悪む」（『呂氏春秋』，十二紀，第八巻，仲秋紀，（二）論威）とある。人間を大切にしたことがわかる。

ではどのような生きざまを求めたのであろうか。

『尚書』広範に五福として「寿・富・康寧・修好徳・考終命」をあげ、一方、六極として「凶短折・疾・憂・貧・悪・弱」をあげている。

五福の寿は長命を指し、富は物質的な意味であり、康寧は心のやすらかさをいい、修好徳は善徳を修めることであり、考終命は事故死などをせずに老いて天寿を終える事を指している。

六極の凶短折は、凶は幼児のうちに死ぬ、短は未成年で死ぬ、折は結婚前つまり一家をなさぬうちに死ぬことを指し、疾は病気であり、憂は心配ごとを指し、貧は貧乏を指し、悪は悪事・悪運であり、弱は身体が弱いことをいう。

『淮南子』俶真篇にも「静莫恬憺は、性を養うゆえんなり。和愉虚無は、徳を養うゆえんなり。外内を滑さざれば、則ち性はその宜しきを得。性、和を動かさざれば、則ち徳はその位に安んず。生を養って以て世を経め、徳を抱いて以て年を終るは、よく道を体すというべし。然るがごとき者は、血脈は欝滞無く、五臓は蔚気無く、禍福に撓滑すること能わず……」。つまり、心静かに無欲であることは性を養うよすがであり、心なごやかに無心であることは徳を養うよすがである。外物によって内なる心を乱すことがなければ、性はよろしき状態にあり、性がその和を動揺させることがなけ

れば、徳はその位に安んじて危う気がない。生を養って世をわたり、徳を抱いて生涯を終えることは、よく道を体する者といえる。このような人は血脈に滞りがなく、五臓にふさがりの気がなく、禍福にも乱されず……、という。(楠山春樹. 新釈漢文体系『淮南子』上. p.124. 明治書院. 1979.)

◆現世に大変な執着を示した古代中国の賢者は次のような人間観も残している。それは、死生と気の聚散、物化についての考えである。『荘子』に次のように書かれている。
　「生や死の徒、死や生の始め……人の生は気の聚まれるなり。聚まれば則ち生となり、散ずれば則ち死となる」(『荘子』, 知北遊第22)。「化にしたがいて物となり、以てその知らざる所の化を待つのみ」(『荘子』, 大宗師第6)。
　生命への強い執着を示したその一方で、「化にしたがいて」とあって、天地自然をまるで人民が回教のアラーの神を崇拝するのと全く変わらない受け身の立場を示している。この思想が中国古代の賢者の深みである。近代合理主義のもとでは考えられない壮大な考えであることがこれらの文例から理解できる。

◆医学古典が、その古典に先立つ中国古典にかなり依存しながら、それらの思考を医学へ転用して疑わなかった。中国文化の担い手が士大夫と呼ばれる政治家・官吏であったことによることと、もう一つは『中国科学技術史』*に書かれているように、中国においては世界一長い封建国家体制が続き、官僚機構による支配が続いたことなどがあげられる (*杜石然ほか編著、川原秀城ほか訳：『中国科学技術史 下』, p.644～652, 東京大学出版会, 1997.)。
　中国では古典に先行する古典が存在していることが多い。『呂氏春秋』と『淮南子』との関係の深いことは周知のことである。そして同様に『素問・霊枢』が『淮南子』の影響下に作製されたとみる学者も少なからず存在する。もちろん『素問・霊枢』の内容がすべて『淮南子』の内容と重複するわけではない。さらにもっとさかのぼる古典に影響を受けている部分もある。いずれにしろ『呂氏春秋』→『淮南子』→『素問・霊枢』という構想が浮かび上がる。
　「中国の古典は、その文章が必ず儒家の経典やそれに準ずる先行の典籍の字句をふまえ、それらを典拠として用いた層の深い表現を用いることにおいて、地層の重なりをもつ考古学的な遺跡と共通した性格をもつ」*という表現は『素問・霊枢』を読む際にも参考になる (*福永光司訳注：『列子』1, p.271, 平凡社, 1991.)。
　また、その一方で「一国の文化ないし思想は、その文化の担当者がいかなる身分職業に属していたかによって決定的な刻印を受ける場合が多い。……中国思想に政治色が濃いのは、その担当者が士大夫とよばれる政治家・官吏であったという事実によることが多い」*という意見は、次のこととともに参考になる。つまり、儒家にも道家にも

「修身、齊家、治国、平天下」の考えがあり、医学以前の中国古典には沢山の身体観察の表現が見られるからである。これらも医学古典に先行する貴重な経験の蓄積であった（*森 三樹三郎：(c) 1998 Hitachi Digital Heibonsha, All rights reserved.）。

こうして『素問・霊枢』も、より古い古典→『呂氏春秋』→『淮南子』とこれに続く医学古典として位置づけることができよう。

ここで少しその例文を引用してみよう。

○陰陽交合について

「地気は上って雲となり、天気は下って雨となる。雨は地気より出で、雲は天気より出ず」は、『素問』陰陽応象大論に出てくるものであるが、これと似た文例はそれ以前の古典に沢山見つけることができる。

「天気下り地気上り、万物交通す」（『管子』度地）。
「天地合して万物生じ、陰陽接して変化起る」（『荀子』礼論篇）。
「天気下降し、地気上謄し、天地和同して、草木繁動す」（『呂氏春秋』孟春）。
「天気始めて下り、地気始めて上り、陰陽錯合し……」（『淮南子』俶真訓）。
「天気下降し、地気上謄し、天地和同し、草木萌動す」（『礼記』月令）。

と、このような調子で歴史は継承されてきた。後漢の王充でさえ「人が天地の間に生ずるのは……陰陽の気が凝りて人となる」（『論衡』論死）というくらいであるから陰陽論はすごい定着ぶりであった。

○陰陽の性質について

相対世界の原理として陰陽論は絶対的な地位をもっていた。陰・陽の性質を挙げ、その陰陽に当時の具体的な事項を代入している文例を眺めてみよう。

「日は陽の主なり。……月は陰の宗なり」（『淮南子』天文訓）、というのに対し、「天は陽と爲し、地は陰と爲す。日は陽と爲し、月は陰と爲す」（『素問』陰陽離合論篇）と引用し、さらに「陰は眞藏なり……陽は胃脘之陽なり」（素問 陰陽別論篇）と発展させている。

○血気について

「少き時は血気未だ定まらず……。壮なるに及びて血気方に剛なり……。老いるに及びて血気既に衰う」（『論語』季氏第十六）。

「血気は人の華なり。……夫れ血気は能く五臓に専らにして外に越らざれば、則ち胸腹充ちて嗜欲省かる」（『淮南子』精神訓）。

血気に関する記載は『素問・霊枢』と基本的に同じである。

○心

「心は君主の官。神明出ず」(『素問』霊蘭秘典論)は、心が大変重要な器官であるというのであるが、純粋に医学経験の産物ではなく、古い古典の引用であることがわかる。

「心の體に在るは、君の位なり。九竅の職有るは、官の分なり。耳目は視聴の官なり。心にして視聴の事に與かること無ければ、則わち官、その分を守るを得。」(『管子』心術上)。

「心なる者は形の君にして、神明の主なり。令を出して令を受くる所無し」(『荀子』解蔽篇)。

「夫れ心は五臓の主、四肢を制使(統御)し、血気を流行し、是非を境に馳騁(是と非を分別)して、百事の門戸に出入する所以の者なり(百事に関与するきっかけとなるものである)」(『淮南子』原道訓)。

「一国の君は猶一体の心のごときなり。深宮に隠居するは、心の胸に蔵せられて至貴なるが若し。……内に四輔あるは、心の肺肝脾腎あるが若し。外に百官あるは、心の形体孔竅あるが若し」(『春秋繁露』天地之行篇)。

これらの文例は統治理論であって医学理論といいきれるであろうか。もちろん当時の身体観察をバックに理論が生まれていることはわかるが、生体有機論を考える上で上手に引用されたものである。つまり君主と官僚機構を重ねて見るようである、といったら過言であろうか。古典医学が本当に順調に進めたのであろうか。

○中・和・過不及

「中・和・過不及」も、もともと医学から出たものではない。

病変を陰陽虚実(陽が多い・陰が多い・陰陽が共に多い・陰陽が共に少ない)とみて、これを調えるのに補瀉を加える。今日的にいえばバランスを取ることで健康を回復させようとする。この中・和という概念は全体治療には欠かせない。しかし、次の文例を見ると少し首をかしげたくなる。

「過ぎたるは、なお及ばざるがごとし」(『論語』先進篇)。

「過と不及とは、みな正にあらざるなり。正にあらざれば、国を傷ふこと一なり」(『管子』法法第十六外言七)。

「中なる者は、天下の大本なり。和なる者は、天下の達道なり。中和を致して天地位し、万物育す」(『中庸』)。

「天地の気は、和より大なるは莫し。和とは陰陽調い、日夜分るるなり。故に万物の春分にして生じ、秋分にして成るや、生と成と、必ず和の精を得」(『淮南子』氾論訓)。

「中をこれ得れば則ち五臓寧らかに、思慮は平かに、筋力は勁強(強い)に、耳目は聡明に、疏達して悖(逆らう)らず(おおらかであるが踏み外すことはなく)、堅強に

して鞼れず」(『淮南子』, 原道訓)。

これが『素問・霊枢』に導入されると次のようになる。

「平気いかん…過無きなり」(『素問』六節臓象論篇 第九)。

「未だ至らずして至るはこれを大過といい……至りて至らざるはこれを不及という」(『素問』六節臓象論篇 第九)。

「その陰陽を調え、不足は補い、有餘は寫す」(『素問』骨空論篇)。『素問・霊枢』医学の中核をなす理論ではあるが、統治理論がそのまま巧みに導入されている。

○「標本」について

「本を大にして標を小にす」(『管子』覇言)は、わが国の勢いを大にして地方都市の力を小にする、ということをさしている。

「至徳の世は賢を尚ばず、能を使わず。上は標枝の如く、民は野鹿の如し」(『荘子』天地)とは、理想的な世の中では、賢者を貴んだり能力ある者を用いたりはしない。上のものは梢の枝と同じで上部に自然にいるだけであり、民は野原の鹿と同じで自由に行動するだけで世はおさまっている。

「物に本末有り、事に終始有り、知に先後有り、則ち道に近づく」「徳は本なり、財は末なり」(『大学』)。

「鳥は動きて高く、魚は動きて下し。物類相動き、本標相応ず」(『淮南子』天文訓)とあり。万物のはたらきは、本と末が相応じている、という。

医学の標本にバトンタッチされると次のようになる。

「先の病を本といい、後の病を標という」(『素問』標本病伝論)。

「経脈の起るところ(四肢)を本となし、行くところ(頭面・躯幹)を標となす」(『霊枢』衛気篇)。

「下の病を本となし、上の病を標となす」(『素問』水熱穴論)。

「風、寒、暑、湿、燥、火の六気を本となし、三陰三陽を標となす」(『素問』至真要大論)。

「病者を本となし、医者を標となす」(『素問』湯液醪醴論)。

そのほか、「邪を受けるを本となし、證を見わすを標となす」とか「五虚を本となし、五邪を標となす」などなど。

標本・本末はいずれも症状や病気や治療についての相対的な関係を把握し、これに対処するためのものとされる。治療に応用したものでは、沢山ある症状にまどわされないで、体制の本をととのえることが大切であるという意味になるし、どこから治療を始めるかという場合には、生命に危険がない限り先発(本)の症状から治療を加える、生命に危険のある場合には先発(本)、後発(標)に関わらず危険な症状から治療しなさいということになる。危険な症状とは古典には「中満」(腹中脹満)・「小便大

便利せず」などを指しているが、現代的にはもっと別な表現――生命徴候（バイタルサイン）に異常を表わしているとき――といった方がよい。このように標本は臨床上、複雑で変化の多い病症に対して余裕がある症状か、緊急を要する症状かを判断し、治療の重点のおき方を決める時に用いられた。しかし、現代では病気に対する認識の深さが違い、西洋医学における疾患単位の考え方が定着しているので、標本を活用する余地が無くなったとはいえないまでも、使用する機会は少ないと思われる。

○気と経脈の大切さ

1．気は生命の根本

古代中国における「気」は学術・思想・文化に多大な影響を及ぼしてきた。医学もしかりであり、経脈もこうして成立した。

「気があれば万物は生じ、気がなければ万物は死ぬ。生きているのは気によるのである」（『管子』枢言）。

「人が生きているのは気が集まっているからで、散ずれば死となる」（『荘子』知北遊）。

「形体は生の宿るところ、気は生の実質である」（『淮南子』原道訓）。

この延長線上に「人生れて形有り、陰陽を離れず」（『素問』宝命全形論）、「よく診る者は色を察し脈を按じ、先ず陰陽を別つ」（『素問』陰陽応象大論）。「陰陽に従えば生じ、これに逆らえば死す」（『素問』四気調神大論）とある。そして「生は天下より尊きなり」（『淮南子』精神訓）という。

2．気（陰陽）は絶大である

「天が万物を生ずるのは……陰陽の気が相手を動かすからである」（『淮南子』泰族訓）。

「道は一から始まるが、一のみでは何も生じない。そこで分かれて陰陽となり、陰と陽とが和合して万物を生ずるのである」（『淮南子』天文訓）とされ、これが医学に導入されると「その陰陽（の気）を調え、不足は補い、有余は瀉す」（『素問』骨空論）ことで健全になれる、という。

3．気の虚実は医学特有の概念ではない

「天の道は有余を損らして不足を補う」（『老子』七十七章）。

「気に虚と実が有るのは、明所には必ず暗部があるようなもの。……用兵に長ずる者は民の気を実にしておいて、相手の虚を待ちうける」（『淮南子』兵略訓）。

医学古典に文例を求めると

「鍼を用いんとするに必ず先ず脈を診て、気の劇易を視、すなわち治すべし」（『霊枢』邪気臓腑病形）。

「気が至ってこれを去るとは、補瀉して気が調いてこれを去るをいう」（『霊枢』小針解）。

「気の虚実を知り、謹んで之を調うなり」（『霊枢』本神）。

「刺の道は気が調いて止む。……痛みが鍼に随わずと雖ども、病は必ず衰え去るなり」

(『霊枢』終始）とあって、気（経脈）を絶対視する治療と、経脈の絶対性を高揚する気の医学が見えてくる。

「夫れ形は生の舎なり。気は生の充（実質）なり。神は生の制（統率者）なり。一つも位を失へば則ち二者傷る」（『淮南子』，原道訓）

○経脈 ── 漢墓出土漢簡より

双包山漢墓から出土した鍼灸木人、張家山漢墓の『脈書』、馬王堆漢墓の『足臂十一脈灸経』・『陰陽十一脉灸経』は『霊枢』経脈篇にみる十二経脈の原型であり、前漢から後漢初期にかけて急速に形成された。鍼灸木人は『文物』（馬継興：双包山漢墓出土的鍼灸経脈漆木人形，『文物』，p.55～65，文物出版社，1996，4．）によると、その墓は武帝の前で文帝と景帝の時期（前179～前141）に相当する。木人の高さは28.1cmで、縦方向に19条の脉が描かれ、その内の一条は正中線上にあり督脈に相当する。残りの十八条は左右対称に九条ずつ描かれ、『霊枢』経脈篇を参考にすると手三陰脈、手三陽脈、足三陽脈と基本的に一致する。文字の表記はないがこの内の四条の脉から五つの支脈が分かれている。史上最古の経脈模型である。

張家山漢墓の『脈書』には鉅陽之脈、少陽之脉、陽明之脉、肩脉、耳脉、歯脉、泰陰之脉、厥陰之脉、少陰之脉、臂鉅陰之脉、臂少陰之脉の名がみられる。次に出てくる馬王堆漢墓出土の『陰陽十一脉灸経』『脉法』『陰陽脉死侯』三書を包括した内容である。「張家山漢墓の主は前漢の恵帝元年（前194）に官を辞し、その死は呂太后の時代（前188～前180）か、それより少し後といわれる。……張家山漢墓の方が馬王堆漢墓よりやや古い」*と石田秀実氏（*石田秀実：『中国医学思想史』，p.37～38，東京大学出版会，1992．）はいう。馬王堆漢墓から『足臂十一脈灸経』、『陰陽十一脉灸経』（甲本・乙本）、『脉法』『陰陽脉死侯』『五二病方』『却穀食気』『導引図』『養生方』『雑療方』『胎産方』『十問』『合陰陽』『雑禁方』『天下至道談』などの医書が出土した。石田氏はさらに「馬王堆漢墓の主は長沙王であった太侯利蒼の息子で、その死は文帝の十二年（前168）である」という。

ところで『脈書』の中に経脈のあり方を表現した文がある。脈書・三に「夫れ骨は柱なり、筋は束ねなり、血は濡（うるおい）なり、脉は瀆（溝）なり、肉は附（つくもの）なり、気は煦（あたためる・燻蒸[3]）なり」とあって経脈は溝であるという。これは「水は地の血気にして、（その流れは）筋や脈の流通するが如きなり」（『管子』水地篇）という記録とも通ずる。そして「人が生ずるに先ず精ができる。精から発育して脳髄が生じ、骨をもととなし、脉は栄養をなし、筋は身体を補強し、肉はこれを取り囲み、皮膚がしっかりして毛髪が長ずる。穀物を胃で消化吸収し、脉道は通じ、血気が運行するようになる」（『霊枢』経脉篇）という文に連なるし、「経脉は、病人の死生を判断し、百病を対処するには、虚実を調えることである。精通しなくてはならない」（『霊枢』経脉

篇）ということで、こうして経脈の原型ができ上がった。

　また、根結や標本という概念があって、根結は主として経気が循行する両端の関係を説明し、標本は経気が広がる影響を説明している[4]）。根結に関連して「根留注入」（『霊枢』根結）という五行穴とは違う穴が列記されている。

　刺鍼の深さについて、経絡の深さはいろいろ記録されているが決め手は見つからないので、刺鍼はケースバイケースということになる。

　足臂十一脈灸経から『霊枢』経脈篇に至るまでの手太陰肺経の病症の数を比較してみると足臂十一脈灸経は三つ。陰陽十一脈灸経（甲本）の是動病は四、所産病は五、計九つ。霊枢経脈篇の是動病は五、所生病は十三、計十八ある（馬王堆漢墓帛書、『五十二病方』、P.168, 文物出版社、1979.）。

○養性思想

「古代の中国人の精神生活において、天の信仰が中心の位置を占めていた……人間に内在する天が考えられるようになった。これが性であり、天性である。性とは、人間のうちに宿る天にほかならぬ。……天は半ば内在化しながらも、半ばその超越性を残していた……すなわち命にほかならない。命とは天命であり、天の命令というのがその本義である。……運命の意味をもつようになった。……論語の『五十而知天命』……」（森三樹三郎：『上古より漢代に至る性命観の展開』、p.317〜334, 創文社、1971.）。

○治療について

「良医は常に無病の病を治す。故に病無し。聖人は常に無患の患を治す。故に患無きなり」（『淮南子』説山訓）、という文例は「聖人は已病を治さず、未病を治す。已乱を治めず、未乱を治む。此を謂うなり。夫れ病が已に成りて而る後に之に薬し、乱が已に成りて而るに後に之を治む。……」（『素問』四気調神大論）に連なっている。「血脈はうっ滞無く、五臓は蔚気（ふさがりの気）無く…」（『淮南子』俶真訓）も一連の流れである。

　このように、必ずしも純粋な医学経験に基づいて記録されたものばかりではなく、国の統治理論を転用して、それが医学の中で重要な位置を占めてしまった語句もみつかる。

2章　素問・霊枢医学の形成

Ⅰ　医学古典以前の人間についての知識

　中国ではある古典に先行する古典の存在することが多い。『呂氏春秋』と『淮南子』との関係の深いことは周知のことである。そして同様に『素問・霊枢』が『淮南子』の影響下に作製されたとみる学者の意見も少なからず存在する。もちろん『素問・霊枢』の内容がすべて『淮南子』の内容と重複するわけではない。さらにもっとさかのぼる古典に影響を受けている部分もある。このような意見を言う学者のうち2人ほど例を挙げておこう。

　丸山昌朗氏は、素問の撰述意図は、淮南子に影響された撰述者が、当時の医学の集大成を図ったもので、各学派の所説中卓越した論述を撰出、加筆してまとめたものと推測される（丸山昌朗：『鍼灸医学と古典の研究』. p.255. 創元社. 1977.）という。

　楠山春樹氏は、『淮南子』の構想に『呂氏春秋』よりする影響のあることは、まぎれもない事実である（楠山春樹：新訳漢文体系『淮南子・上』. P8. 明治書院. 1979.）という。

　丸山昌朗氏の素問・霊枢成立の推論や楠山春樹氏の『淮南子』と『呂氏春秋』との関係についての意見などを総合すると、『呂氏春秋』→『淮南子』→『素問・霊枢』という構想が浮かび上がってくる。

　さらに福永光司氏の、中国の古典は、その文章が必ず儒家の経典やそれに準ずる先行の典籍の字句をふまえ、それらを典拠として用いた層の深い表現を用いることにおいて、地層の重なりをもつ考古学的な遺跡と共通した性格をもつ（福永光司訳注：『列子』1, p.271, 平凡社, 1991.）、という表現は『素問・霊枢』を読む際にも参考になる。

　また、その一方で森 三樹三郎氏は、一国の文化ないし思想は、その文化の担当者がいかなる身分職業に属していたかによって決定的な刻印を受ける場合が多い。……中国思想に政治色が濃いのは、その担当者が士大夫とよばれる政治家・官吏であったという事実によることが多い（森 三樹三郎：(c) 1998 Hitachi Digital Heibonsha.）といい、次のこととともに参考になる。つまり、儒家にも道家にも「修身、斉家、治国、平天下」の考えがあり、医学以前の中国古典には沢山の身体観察の表現が見られるからである。これらも医学古典に先行する貴重な経験の蓄積であった。

　修身、斉家、治国、平天下について儒家と道家を看てみよう。

　儒家系の古典である『大学』に「……心正しくして后身脩まる。身脩まりて后家斉ふ。家斉ひて后国治まる。国治まりて后天下平かなり」。ものごとを正しく受けとり、自分の知を極め（て明晰にし）て、自分の意を誠実にし、自分の心を正しくし、自分

自身を善良に修めることがまず大切であった。こうして修身から斉家、治国、平天下へとつながると考えた（赤塚 忠：『大学』, p.44～45, 明治書院, 1994.）。

　道家系の『呂氏春秋』には、「湯、伊尹に問いて曰はく、天下を取らんと欲す、若何、と。伊尹、対へて曰はく、……取る可くんば、身、將に先ず取るべし。……必ず身を治むるを先とす。……腠理は遂通し、精気は日々に新たに、邪気は盡く去る。其の天年に及べば、此を之れ真人と謂ふ。昔者、先聖王は、其の身を成して天下成り、其の身を治めて天下治まれり、と」（楠山春樹：『呂氏春秋』, 巻3 季春紀, 先己p.70, 明治書院, 1996.）。表現は違っても儒家も道家も同じような考えであった。

　より以前の古典を踏まえ、そして、身を修めることを大切に、これが医学の原点であったように思われる。中国古典には人間の生理について沢山記録されている。『素問・霊枢』を始めとする医学古典の以前にこのような経験の積み上げがあってはじめてできあがった成果である。このように考えると『素問・霊枢』成立以前の中国古典を読むことも東洋医学（鍼灸）を理解するうえに大切であることが理解されよう。

II　東洋医学を成立させた土壌——人の在り方

　古代の医学を形成してきた人達が、あるべき人間の姿についてどのように考えていたのであろうか。

　『尚書』周書, 泰誓上に、惟れ天地は万物の父母にして、惟れ人は万物の霊なり、とあり、この霊の意味は文字通り霊長のことである。

　『荀子』王制篇に、水火には気あるも生なく、草木には生あるも知なく、禽獣には知あるも義なし。人に気あり生あり知あり、また且つ義あり、故に最も天下の貴きとなすなり、とあって人の尊さをいう。

　『孝経』（聖治）に、天地の性、人を貴しと為す、とあり、この文例も天地間に性命を受けた者のなかで人が最も貴い、という。

　同じく、『列子』天瑞篇（7章）に、天の万物を生ずる、唯人を貴しと為す、とあって、天はよろずの物を作られたが、その中でいちばん貴いものは人間である、という。

　『礼記』礼運篇に、人は天地の心なり。人は天地の徳、陰陽の交わり、鬼神の会、五行の秀気なり、とある。

　『呂覧』（『呂氏春秋』）仲春紀, 貴生篇に、聖人は天下を深慮するも、生より貴きは莫し、というのも同じである。

　一方、人間のあり方はどうかというと次のように書かれている。

　『呂氏春秋』, 十二紀, 第八巻, 仲秋紀, （二）論威に、人の情は生を欲して死を悪み、榮を欲して辱を悪む。人の情は生を欲して死を厭い、栄誉を欲して恥辱を厭う、とあ

る。
　『荀子』正名篇には、人の欲する所は生なること甚だし。人の悪む所は死なること甚だし……。人間を大切にしたことがわかる。
　『淮南子』天文訓には、蚑行，喙息、人より貴きは莫し。生あるものの中で最も貴いのは人である、とも書かれている。

　ではどのような生きざまを求めたのであろうか。
　『尚書』洪範に五福として、寿・富・康寧・修好徳・考終命をあげ、一方、六極として、凶短折・疾・憂・貧・悪・弱（加藤常賢：新釈漢文体系『書経』上，p.165. 明治書院. 1992.）をあげている。
　五福の寿は長命を指し、富は物質的な意味であり、康寧は心のやすらかさをいい、修好徳は善徳を修めることであり、考終命は事故死などをせずに老いて天寿を終える事を指している。
　六極の凶短折は、凶は幼児のうちに死ぬ、短は未成年で死ぬ、折は結婚前つまり一家をなさぬうちに死ぬことを指し、疾は病気であり、憂は心配ごとを指し、貧は貧乏を指し、悪は悪事・悪運であり、弱は身体が弱いことをいう。
　『荘子』天地篇にも同様の内容が見られる。寿と富と男子多きとは、人の欲する所なり。同じく天地篇に、それ性（広義の性）を失うに五有り。
　一に曰く、五色は目を乱し、目をして明らかならざらしむ。
　二に曰く、五声は耳を乱し、耳をして聡（そう）ならざらしむ。
　三に曰く、五臭は鼻を薫じ、困惾して頯（＝頯＝→鼻筋）に中る（大意は、鼻がつまって頭が重くなることをいう）。
　四に曰く、五味は口を濁し、口をして厲爽（舌を荒れさせる）せしむ。
　五に曰く、趣舎（取捨）は心を滑し、性をして飛揚（取捨が心を乱し自然の性を浮動させる）せしむ。この五者は皆生の害なり」（遠藤哲夫．市川安司：新釈漢文体系，『荘子』，下，p.373, 395, 明治書院, 1986.）とあって、このような区別に従おうとするときは、常に惑いが生じる、とある。
　『荀子』天論にも「人の命は天に在り、国の命は礼に在り。人に君たる者は礼をたっとび賢をたっとべばすなわち王たり」（木全徳雄：『荀子』, p.185. 明徳出版, 1995.）ともみえる。

　『淮南子』俶真篇にも「静莫恬澹は、性を養うゆえんなり。和愉虚無は、徳を養うゆえんなり。外内を滑さざれば、則ち性はその宜しきを得。性、和を動かさざれば、則ち徳はその位に安んず。生を養って以て世を経め、徳を抱いて以て年を終うるは、よく道を体すというべし。然るがごとき者は、血脈は欝滞無く、五臓は蔚気無く、禍福

に撓滑すること能わず……」。つまり、心静かに無欲であることは性を養うよすがであり、心なごやかに無心であることは徳を養うよすがである。外物によって内なる心を乱すことがなければ、性はよろしき状態にあり、性がその和を動揺させることがなければ、徳はその位に安んじて危う気がない。生を養って世をわたり、徳を抱いて生涯を終えることは、よく道を体する者といえる。このような人は血脈に滞りがなく、五臓にふさがりの気がなく、禍福にも乱されず……、という（楠山春樹．新釈漢文体系『淮南子』上．p.124. 明治書院．1979．）。

そして先に挙げた
『尚書』泰誓での、「人は万物の霊」。
『荀子』正名での、「人の欲する所は生なること甚だし。人の悪む所は死なること甚だし」とある通り、生命の無限でありたい、そして尊厳を持ちたい強い欲求がありありとうかがえる。
　その一方で『淮南子』説山訓には「良医は常に無病の病を治む、故に病なし。聖人は常に無患の患を治む、故に患なし」とあり、疾病の治療とともに衛生にも気を配っていたことが伺える。
　このような思考は古代中国人が現世をとても大切にしていたことが想像される。

　現世に大変な執着を示した古代中国の賢者は次のような人間観も残している。それは、死生と気の聚散、物化についての考えである。『荘子』に次のように書かれている。
「生や死の徒、死や生の始め……人の生は気の聚まれるなり。聚まれば則ち生となり、散ずれば則ち死となる」（生とは必ず死を伴うもので、死は又生の始まりである。……人の生きているのは気が集っているからで、気が集れば生となり、気が散ずれば死となる。）（『荘子』，知北遊第二十二）。
「化にしたがいて物となり、以てその知らざる所の化を待つのみ」（ただ自然の変化に従って人となり、未知の変化を待っているのです）。（若ﾚ化為ﾚ物，以待ﾆ其所ﾚ不ﾚ知之化ﾆ已乎。）（『荘子』，大宗師第六）。
　生命への強い執着を示したその一方で、「化にしたがいて」とあって、天地自然をまるで人民が回教のアラーの神を崇拝するのと全く変わらない受け身の立場を示しているではないか。この思想が中国古代の賢者の深みである。近代合理主義のもとでは考えられない壮大な考えであることがこれらの文例から理解できる。
　東洋医学（鍼灸）では人の気（陰陽を）を調えることを大切にする。その陰陽は「天地の道なり。万物の綱紀。変化の父母。生殺の本始。神明の府なり。病を治するには必ず本を求む（素問第五）」とあって、現代の我々からみた医学観とは違い、単に身体を回復させるだけというのではなさそうなスケールの違う考え方である。

この医学のはじめは道家と深いかかわりを持ちつつ発展し、後に儒教と深くかかわって成長したとされるが、それはどのようなことなのであろうか。少なくとも原素問・原霊枢が成立するころまでは黄老思想・老荘思想や神仙説・養生説（ようせいせつ）などと深くかかわりつつ体系化されたと考えられるが、それは『呂氏春秋』、『淮南子』と素問・霊枢との関係を考えてのことである。もちろん素問・霊枢は現実に病める病人と接しているから一つの思想にこだわっているとは考えにくい。

Ⅲ　素問・霊枢以前にみる儒家思想と道家思想
―――易、万物一体、天、性・命、黄老道……―――

　Ⅲ項からⅥ項にわたって、儒家思想と道家思想、神秘的な讖緯思想および医学と関係深い単語について調べてみよう。これらを取り上げる理由は、鍼灸医学は刺鍼、施灸を通じて発展した医学ではあるが、同時に中国の歴史の中で育（はぐく）まれてきたものでもある。鍼灸の臨床経験と中国伝統思想が結合して形成された医学体系ということもできるからだ。そして代表的な伝統思想といえば儒家思想と道家思想であり、さらに中国は農業国であったという点を見逃すことはできない。これらの伝統思想がどのようなものであるかを知ることで中国医学をより深く理解することができるようになる。さらに日本では西洋医学の用語や諸概念が病気を考える際の共通語になっているから、現実の鍼灸臨床に直面する際には、両方の医学を鍼灸臨床の場で活用しなくてはならないことになる。東洋医学を含めて鍼灸医学をよりすばらしい大系へと発展させるためにはどうすることが大切なのか、模索するための資料として役立てれば良いと考える。

　中国における鍼灸医学は初期には道家思想の影響下に発展し、その後は儒家思想に影響を受けながら理論が進められたといわれる。たしかに素問・霊枢の中には「修身斉家治国平天下」（『大学』）や「修己治人」（朱熹『大学章句序』）あるいは「中」（『中庸』『論語』）の思想があり、また、その一方で道家系に分類される『呂氏春秋』や『淮南子』などにも沢山の人体観察の記録が残されていて、それらが素問・霊枢の骨子になったと推測されることもできよう。もちろん『老子』や『荘子』の内容にも同じものが含まれている。

　『中国思想とは何だろうか』（蜂屋邦夫：p.24〜25，河出書房、1996.）によれば「中国は何千年来、農業を生産の基本にした社会でありました。……われわれが、これは中国の思想や文化の大きな特徴だ、と考えることがら、かなりの程度、農業社会であったからこそ出てきた思想であり文化であるといえます。……農村生活の基本は、春に種をまき、夏に成長させ、秋にとりいれ、冬に休息するという生活様式だといえます。

こうした生活が長年にわたってくりかえされるのですから、時に一年を単位として循環するものだという意識が生まれました。……中国では、すべてのものは循環し、生きたものは死に、死んだものはふたたび蘇えるのだという循環と再生の思想が出てきたのです。……中国には閉鎖的な農村のなかで閉鎖的にくらそうとした人たちがいました。その人たちは人里離れたところに小さな農村をつくり、そとの世界と交渉せず、むかしからの風俗習慣をずっと維持しながら生活していくことが理想だと考えたのです。これは、いわゆる桃源郷の思想です。こうした思想は戦乱が多かったために出てきたものですが、交易を中心とする社会では、閉鎖的なことをいっていてはなにも食べられませんから、こういう思想は絶対に出てこないと思います」。という意見は中国医学を理解する上に大変参考になる。

以下に鍼灸医学を理解する上に必要と思われる伝統思想について眺めてみよう。

○ 儒家思想と道家思想

儒家思想と道家思想については専門家の意見を引用させていただこう。

儒家思想

孔子以前の儒は柔軟な小人の意。柔軟な小人が、礼、楽、天文、卜筮の諸方面を支配していた。儒者は主として喪葬の儀式にたずさわる巫祝であった。そのうち、知識が豊かで人格の優れた者は郷里の教師となった。孔子以後は、孔子の思想を受け継いだ門人たちが分散して各々の思想を展開し、これが大きく思想形成を遂げたと説明される（江連隆：『諸子百家の事典』，p.48〜69，大修館書店，2000.）。

儒家は、諸子百家の首位に立つ中国古代の思想集団で、孔子を開祖として戦国期の孟子、荀子など原始儒家によって大きく思想形成を遂げた。そして、先秦諸子のうちこの儒家と墨家が，活動的学派として最も組織的かつ活発であった。

また、中国で前漢の武帝が董仲舒の献策で儒家の教説を基礎に正統教学として固定し、以後、清末までの王朝支配の体制教学となった思想である。この儒教は、政治・文化の担い手であった士人（官人地主層）の主たる思想となり、その歴史・社会の変化に応じて、仏教・道教の教説を受容して教義を豊かにしたが、この儒教思想の史的展開がとりもなおさず前近代中国の思想史の主流をなした（戸川 芳郎 (c) 1998 Hitachi Digital Heibonsha.）。

宇野精一氏は儒教について、「一口で言えば、人間主義の思想であるといえると思う。……老子や荘子などの道家思想は、人間存在を超越した「道」を設定し、人間をはじめ世界に存在するあらゆる事物は、すべてその「道」によって支配される。……万物は平等に「道」と対決させられていると考える。また法家は法律のみが唯一の基準であ

って、人間の個人的能力などは無視あるいは否定しようとする考えに立つ、と説明される。(宇野精一：儒家思想の本質,『講座東洋思想．2．中国思想Ⅰ』p.3．東京大学出版会, 1975.)

　儒家の思想は、本来、孔子の思想が根本にあり、時代による変化の場合でも、学者間の主観的意図としては孔子の精神に復帰するにあったが、歴史的事実としては、かなり幅広く他の思想をとり入れている。例えば漢代においては陰陽五行思想がとり入れられているほか、道家思想・墨家思想なども『礼記』の一部にはとり入れられているし、六朝時代には道家思想によって儒教の経典を解釈した例などもあるといった調子である。このように儒教は排他的でなく、それが長く生命を保った理由であるとし、その原因として、儒家の根拠とする経書は、元来、一個人の主観的な学説でなく、その中に多種多様な思想の萌芽があり、引伸したり附会したりすることが容易で、従って他の思想をある程度は包容してゆくことができたからだとする説がある……。

　私見ではむしろ儒教そのものが人間主義であり、人間学であるから、本来、固定的でなく融通無碍であり、しかもその中に統一があるという性質を持っている。これが儒教思想というものが、洋の東西、時の古今を問わず、人の共感を得やすく、また異種の思想も包容し易い理由であると思うのである (宇野精一：儒家思想の本質,『講座東洋思想．2．中国思想Ⅰ』p.24～25．東京大学出版会, 1975.)。

武帝の儒教一尊主義のその後

　前漢武帝時代：この時代の儒家思想は孔子の教えではなく、董仲舒により儒教一尊主義となり、黄老百家の言をしりぞけて、思想統一に成功はしたものの、此の派の人々が奉じた斉学派の経学は少なからず陰陽家の迷信が混じっていて、その末路は遂に讖緯の迷信に堕落してった。この堕落を救うために揚雄（ＢＣ18年71歳で卒）が立ったが、揚雄は劉歆と同時期の学者で、『太玄』及び『法言』の二書を著して時弊を救おうとした (武内義雄：『中国思想史』．p.154．岩波書店．1973.)。

　儒教の国境化を建言した董仲舒の思想が、すでに天人合一思想という神秘的考えを基調としていた。そしてこの思想は、また緯書思想の基調となるものでもあった。陰陽五行思想が緯書の根幹となる思想の一つであること……、これとても天人合一思想の上に立脚して形成されているものなのである (安居香山：『緯書と中国の神秘思想』．p.13．平河出版社, 1988.)。

道家思想

　道家思想なるモノが一体どのようにして成立したかについての意見はいろいろみられる。いくつかの意見を引用してみると次のようである。

　人の思考は言語に表現して伝達されるが、逆にその表現形式から思考法を大別して

みると、二つになろう。その一つは、肯定であって、これは判断・決意・実行・主張・命令・賛成などに連なる。他の一つは否定であって、これは否認・禁止・中止・拒否・抵抗・解放などに連なる。どちらの表現も、機能は大であるが、中国人は古来、否定表現を好む。また、このほかに疑問もあるが、これは否定・肯定どちらの媒介にもなる。

　人間が時空に規定される「有」の存在であることからすれば、その思考は肯定が先立ち否定はこれに伴って起こるようであるが、真実は、否定の母胎である無規定が根底になっており、また否定によって解放される領域は実に広い。

　思想は、肯定・否定を相交錯させて構成されているが、儒家・墨家などはどちらかといえば、肯定の思考を主としていた。これに対し、道家は否定の思考を主としている。中国古代において、否定の思考の重要性を初めて認識したのは道家であるといってもよい。……

　一般にも物事の起原を探求するのは、際限のないことであって容易ではない。『荘子』『老子』などのいわゆる道家の思想の原初を捜るのも、どこまで求めるべきかに迷うが、道家の虚無・無欲・道などの主要概念を標準にして、それを準備した基本を求めるならば、それは信仰の体験であろう。

　『礼記』祭統篇に……これは、中国に、神霊に接するには、世俗的生活から離れ、無欲・無心ただ意識の清浄を図る「斉」（反対は斉はざるを斉へて以て斉ふるを致す者なり）という信仰体験があったことを伝えている。

　『礼記』は漢代に編集された文献であって、その祭統篇の記述は、溯ってもせいぜい戦国時代末期ごろの習俗によったのではないかと思われるが、その習俗そのものは、さらに古い来由があるであろう。……

　この種の体験が道家思想構成の要素になっていることは、『荘子』人間世篇の「心斎」を始めとして、『荘子』『老子』中からその例証を見いだすのに困難ではない。それだけではなく、私は、道家的原初思想がこれを基として展開することを伝えている文章の存することを指摘する。

　『管子』心術上篇に……これは、無欲・無私になり得てこそ、神明智を霊感することをいうものであって、これこそ道家思想の原初であろう（赤塚忠著作集第2巻『中国古代思想史研究』．p.240〜246, 研文社，1987.）。

　後漢の班固は『漢書』芸文志・諸子略・道家の中で……原文略……すなわち、古今にわたる栄枯盛衰の歴史的変遷を省察したのちに、はじめて清虚・卑弱といった根本を守れると説く点に道家の特色があり、これこそは、君主が天下に君臨するための統治技術だと言うのである。

　そこで班固は、道家諸流は、蓋し史官より出づ、と述べて、道家の淵源を古代の歴史官に求めた。天体の運行法則（天道）を観測して暦法を定め、暦について周の年代

記を記録したり、その史書を援用して天子に訓戒を与えたり、天道の推移から内政・外交・軍事の吉凶を予知したり、暦の指示（時令）に従って農作業の時期を監督したりすることが、周王室の史官たちの職責であった。

　かくして彼らの活動は、すべて天道の観測を中心に展開された。そこで、史は天を以て人を占う（『法言』五百篇）、と評されるように、歴史官は人間社会の問題（人事）を、その内部でのみ考えようとはせず、広く天界の問題（天事）の中に包摂して思索しようとした。このように、人事を天事の内部に包摂し、しかも天事を優位に置く形で人事を考えようとする姿勢こそ、道家思想の基本的枠組みである。したがって班固の指摘どおり、道家の淵源は、天道から人事を占う史官たちの思想（古代天道思想）にあったと考えられる（浅野裕一：道家思想の歴史,『老荘思想を学ぶ人のために』, p.19～20, 世界思想社, 1997.）。

　老荘思想は、老子・荘子という二大思想家を中心とした人々の思想を指すが、また道家と呼ばれることもある。これは漢代からはじまった呼称であるが、その思想の根元に「道」というものを持つ、一群の思想家たちにつけられた名である。老子も荘子も、もちろんその中に入っており、一般には老荘思想といっても、道家思想と呼んでも内容的にはほとんど区別はない。

　さて、このような一群の人々が出てきた背景には何があったのであろうか。中国では春秋時代末から戦国時代にかけて（前5世紀～前3世紀）、逸民と呼ばれる人々が多数出現した。彼らの多くは、戦国の争乱の中に祖国を失い、失業した知識人であった。もちろん一度は国が滅亡して、それまでの地位を失った人の中にも、再度仕官を求めた人々も多くいたに違いないが、逸民となった人々は野にあって、束縛されることのない自由な生活を愛したのである。

　彼らにとって、現実の政治は、人間性を否定するものとしか思えなかった。……貧賤のうちにあっても、人間らしく生きることを、彼らは願ったのである。……理想社会を素朴な農村の共同体に見出し、それへの復帰を呼びかけた。

　これら逸民は、本質的に知識人であり、……優れた感受性と、鋭い批判精神の持ち主であったに違いない。……その一人が老子であり、また荘子である。さらにその周辺には、幾人かの同様な思想傾向を持つ人の名が伝えられ、漢代以後、これらをひっくるめて道家と呼ぶようになった……（森三樹三郎：『中国思想を学ぶ人のために』, p.3～4, 世界思想社, 1994.）。

　『老子』や『荘子』の学派は道家と言われるが、それは窮極的なものを「道」として立てているからで、「天」は一段下ったものとなる。たとえば、『老子』の生成論では、「無」であり「一」でもある道から「有」であり「二」である天地が生まれ、その天地から万物が生まれたと、三段に説かれる（第一章・四十章）。天地は人間を含む万物に優越しているが、道よりは下位になる。そして、天地という言葉ではっきりするよう

に、天はおおむね自然としての意味であらわれることになる。天は非人格的なものとなり、人間的な道徳との関係を解消することになった。ただ、注意すべきことは、天は自然の存在ではあるが、また人間にとって模範とすべきものとして、価値的に見られているということである。老荘思想の本旨はそこにあるわけで、その点からすると、やはり天人関係は儒家の場合に劣らず、あるいはそれ以上に密接なものがある（金谷治：老荘．『中国思想を考える』．p202．中央公論社．1993.）。

道家 → 淮南子 → 神仙の系譜について

「道家思潮というものが、なおはっきりとまとまりを持たないで形成の過度期であった……さまざまなニュアンスでの派別があり、それらが次第に道家としてのまとまりを形成しつつあった……それが次第に統一へと向かいつつあったのである。そして、それが一応の完成を終えたのは、ほぼ『淮南子』のころであったかと思われる」（金谷治：『秦漢思想史研究』．p221．平楽寺書店．1960.）。

道家について、また淮南子と神仙との関係について、同様な意見を窪徳忠博士や武内義雄博士は次のようにいう。

「道家の思想は老子に始まり、列子などを経て荘周におよんで、さらに新しく発展して前漢におよぶといわれたが、最近の研究では、道家が学派としてはっきり意識されたのは前2世紀の前半、前漢のはじめ頃のことだが、その源はすでに孔子の頃、その言動を批判した人々に始まるというのである。そうして儒家から極端な個人主義者といわれた楊朱をはじめ、戦国時代に儒家とは異なった主張をした数名の学者・思想家達を道家とみなす。たとえば楊朱は自分を大切にした人で、儒家の説く仁義や礼楽、墨家のいう兼愛などを反人間的な主張だとして否定し、『性を全うして真を保ち、物でもって形をわづらわさない』という立場だったと考える。ここでいう『性を全うして真を保つ』とは『自分の本性をそのままに保つ』という意味で……」（窪徳忠：『道教史』p49．山川出版．1977.）。

「淮南門下には神仙術が盛んに講究されていたらしい。従って淮南門下の傾向は老荘から神仙へと進みつつあったものといえよう」（武内義雄：『中国思想史』．P154．岩波書店．1973.）。

では道家の歩み方はというと

「道家は人の精神を専一ならしめ、動いて無形に合い、静かにして万物に足る。その術たるや、陰陽の大順に因り、儒・墨の善をとり……その綜合的性格は、あたかも『淮南子』の内容ときわめてよく適合している。『淮南子』こそは、老荘折衷の道家の道を中心として諸派の思想を包摂統合したうえ、それを新しい統一政治の理論ともしようと企てたものだからである」（金谷 治：『秦漢思想史研究』．p222．平楽寺書店．1960.）。

2章　素問・霊枢医学の形成

○易

「易の本質というものは何であるかといへば……或る方法を用ひて戦とか田猟などで幸であるか否か、又病気が治るか否か、即ち吉凶禍福を神明に質した。筮即ち八卦ということも、其の起原は通説によると伏羲に始まったということになっている。……伏羲は天地間にある所有万事万物を観察し、その性質を能く考え極めて、複雑なるものを約して八卦なるものを作り之がシンボルとした。是が八卦の始めであるといふのである。一体、伏羲なる帝王が果して歴史的人物であるか否か、今之を明らかにすることは出来ない。又、果して一人でかかる発明をなしたか疑はしい。寧ろ古代の中国民族が持って居た思想と見るを可と考へられるが、確證は挙げ難い。……伏羲の八卦に次いで、夏・殷時代に連山・歸藏といへる易が行はれたということは、古書に由って徴することが出来るが……連山・歸藏には各卦に対し文字を備えたものであるらしい。

連山・歸藏から変化して出来たものが周易である。周とは朝代名で、夏・殷の易（即ち連山・歸藏）と区別する為に斯く名づけたものである。……周易の作者を文王とするは古来儒者の最も多く唱道する所である。即ち今日周易に於て見る六十四卦の順序は文王が排列したのであって、更に文王は各卦に対して彖辭を作り、次いで周公は之に爻辭を加へたのだという。

しかし、此に特に注意すべきは、周易に至ってその性質に変化を生じたといふことである。即ち、従来の易は唯卜筮の用にのみ供せられ他に目的を有たなかったが、周易に至っては従来の如く卜筮の用に供せられると同時に、道徳的意義が加わって来たことである。……周易に至って道徳的意義が加わったことは争ふべからざることと思う。

もう一つ易の思想として挙ぐべきは、中正を重んずるということである。易の六十四卦に就いて爻辭を検べ見るに、最も重んずるは中正を得るということである」（狩野直喜：易,『中国哲学史』, p.79～83, 岩波書店, 1973.）

○万物一体

・万物一体の思想というのは、なかなか多岐にわたる複雑な思想であって取扱いが厄介である。老荘思想の抱いていた"万物一体"だけに限っても、相当多数の異なったタイプの思想が存在しているようである。……ただ"彼れ"と"是れ"の"物"が相互に他を排除あるいは拒絶せず、それらを含む"万物"が連続もしくは調和していることだけをその主なメルクマールとするからである（池田知久：『老荘思想』. p.135. p.190～207. 日本放送出版協会. 1996.）。

・人の生は、気の聚まれるなり。聚まれば則ち生となり、散ずれば死となる。死生は徒となるがごときは、吾われまた何ぞ患えん。故に万物は一なり。……故に曰く"天

下を通じて一気あるのみ。聖人は故より一を貫ぶ"」(『荘子』知北遊篇)。(後に出てくる天地交合とあわせ考えると、後の経脈循環の原型が既に出来ているように感じる。)
・天地・万物は一人の身なり。これをこれ大同という(『呂氏春秋』有始篇)」。
・人と天地と也と同じ(人と天地と法則は同じである。万物の形は具っても実情は一本である」(楠山春樹:『呂氏春秋』、十二紀、第2巻仲春紀、(三) 情欲、p44〜45、明治書院、1996.)。
・天地・宇宙は一人の身なり……古の人は気を天地に同じくし、一世とともに優游す(『淮南子』本経篇)。
・万物は一府、死生は同状なればなり(『荘子』天地篇)。府という空間における「万物一体」であり、また恐らく「物化」・転生・輪廻を伴っている(『荘子』田子方篇)。
・それ天下なる者は、万物の一なる所なり。その一なる所を得てこれに同ずれば、則ち四支(肢)・百体は、まさに塵垢とならんとし、死生・終始は、まさに昼夜とならんとして、これを能く滑するもの莫し。

　天下の物は有より生じ、有は无より生ず。道は一を生じ、一は二を生じ、二は三を生じ、三は万物を生ず [万物は陰を負って陽を抱き]、中気以て和を為す。(馬王堆帛書甲本・乙本)
・天全ければ神和し、目明かに、耳聡に、鼻臭ぎ、口敏く、三百六十節(骨節) 皆通利する(『呂氏春秋』本性第1.)。

○天　天人合一思想
　天について明確に記録した文例に次のようなものがある。
　論語：陽貨「天何をか言うや。四時行なわれ。百物生ず。」
　先進「(顔淵死) 天われを喪ぼせり。天われを喪ぼせり。」
　為政「五十にして天命を知る。」
　孔子以前から中国には古来、天の信仰、霊魂不滅の思想があった。これが孔子の言葉にあらわれている。

天　天人合一思想について
　中国古典の中で天人合一を分かりやすく表現している文例をみると次のようにいう。
・夫れ形全く、精復すれば天と一たり。天地は万物の父母なり。合すれば則ち体を成し、散ずれば則ち始めを成す。形精虧けず、是を能く移る、という(『荘子』達生篇)。
・天と人との間には緊密な連係があって、両者は同じ法則のもとに動いていると、そのように考えるのが天人合一の思想というものです。中国ではそれこそが正統的な思想で、また一般に広く流行した思想でもありました(金谷治：『中国思想を考える』、

p.194, 中央公論社. 1993.）。
・この天人合一の思想では、天の宗教的、政治的な権威のために、人が圧迫されるという事態になることもあります。そこで、それを嫌って、天には天の法則（自然法則）があり、人には人の法則（社会規則）があるのだと、分けて考える立場も生まれています。戦国末の荀子に代表される『天人の分（別）』の思想がそれである（同上本p.194.）
・現実の王者は人民を愛護して、民意によってささえられる必要があるのです。してみると、王者は天によって権威を得るのと同時に、天によって規制されるということになります。天は専制支配を助けるように利用されることもありますが、それは儒者の本意ではない。むしろ現実の王権を制約して儒教倫理をつらぬくために、天はある、ということになります（同上本p.218～222,）。
・天は、このように、権力の側ないしは保守主義の正当化に役立つのと同様に、反権力の側ないしは革新主義の正当化にも役立つのです。そして、それがそうありうるのは、天こそが善悪正邪の窮極的な基準であったからです。この意味では、天の役割はヨーロッパでの「自然法」の機能と似たところがあるのです。ヨーロッパの自然法の観念は、近世に入ってからその漠然としたあいまいさのために強く批判され抹消されました。……天人合一の思想が示唆するもう一つのことは……自然と人との闘争を考えるよりは、協調を考えることの方が主になります。自然は万物を生み育て、人もまた自然の化育の働きを助けるというのが理想です。……天人合一の思想は、確かに自然科学の発達には必ずしも適合しません。自然を純粋な客体として対象化することには疎くて、ともすれば人間の主観をまじえたり人間との類推で自然を解釈したりしてきたからです（同上本p.223～227.）。

　この天人合一思想を表現した文章を『呂氏春秋』と素問・霊枢とで比べてみよう。
・天道は圓、地道は方（方形）なり。……何を以て天道の圓なるを説くや。精気一上一下し、圓周複雑して、稽留する所無し。故に天道は圓なりと曰う。何を以て地道の方なるを説くや。万物、類を殊にし形を殊にして、皆な分職有り、相為す能わず（それぞれに分職があって、交替することはできない）。故に地道は方なりと曰う。主は圓を執り、臣は方に處る（楠山春樹：『呂氏春秋』, 十二紀, 巻三,（五）圓道, p82, 84～85, 明治書院, 1996.）、とあるのに対して、
　天は圓く地は方（四角なり）、人の頭は圓く足は方にしてこれに應ずる。天に日月有り、人に両目有り、地に九州有り、人に九竅有り、天に風雨有り、人に喜怒有り、天雷電有り、人に音聲有り、天に四時有り、人に四肢有り、天に五音有り、人に五藏有り、天に六律有り、人に六府有り、天に冬夏有り、人に寒熱有り、天に十日有り、人に手十指有り、辰に十二有り、人に足十指莖垂有り、以て之に応ずる。女子は二節が不足し、以て人形を抱く。天に陰陽有り、人に夫妻有り、歳に三百六十五日有り、人に三百六十

節有り、地に高山有り、人に肩膝有り、地に深谷有り、人に腋膕有り、地に十二經水有り、人に十二經脉有り、地に泉脉有り、人に衞気有り、地に草蓂有り、人に毫毛有り、天に晝夜有り、人に臥起有り、天に列星有り、人に牙齒有り、地に小山有り、人に小節有り、地に山石有り、人に高骨有り、地に林木有り、人に募筋有り、地に聚邑有り、人に䐃肉有り、歳に十二月有り、人に十二節有り、地に四時に草を生ぜざる有り、人に子無きこと有り。此れ人と天地と相応ずるものなり（『霊枢』邪客篇第71）。

さらに次のようにも展開している。

「天地が温和なれば經水は安靜し、天寒く地凍れば經水は凝泣し、天暑く地熱すれば經水は沸溢し、卒風が暴起すれば經水は波涌して隴起す。それ、邪の脈に入るや、寒なれば血は凝泣し、暑なれば氣は淖澤す。虚邪が因りて入り、客すれば亦た經水の風を得るが如きなり。経の動脉が至るや、亦た時に隴起し、其の脉中に行するや循循然たり。その寸口に至り手に中るや、時に大、時に小、大なれば邪が至り、小なれば平、其の行には常處は無い」（『素問』 離合眞邪論篇 第二十七）。

「皆な陰陽、表裏、上下、雌雄、相い輸應するなり。而して道は、上は天文を知り、下は地理を知り、中は人事を知りて、以て長久なるべし、以て衆庶に教え、亦殆きこと疑わず」（『素問』 著至教論篇 第七十五）。

こうして天人合一思想を医学の中で表現したのである。

病気の局所を一つなるものの部分と考える世界観・自然良能の大切さ（養生にも関連する）。これも天人合一思想の現れである。

・天の我に在るは徳なり、地の我に在るは気なり、徳流れ気薄まりて生ずる者なり（『霊枢』 第八）。
・天地は我と同根、万物は我と一体（僧肇法師）。
・天地はすなわち大なる万物、万物はすなわち小なる天地。人はすなわち是れ一個の小天地（『朱子語類』）。
・陰陽は気なり、気はこれ形而下なるもの、道（理）はこれ形而上なるもの（『遺書』）。宇宙的な原理と共感しようとする情感を表している．

天
　　中国思想を貫く重要な概念。天という文字はもと人間の頭部を示し、それが天空を意味するようになった。西周時代には、天は、天上の最高神として崇敬され、上帝ともよばれて、地上の現象を支配すると考えられた。この信仰は、殷代の帝の信仰を原型とするとも、北方遊牧民族に起源をもつともいわれる。とくに、天が王朝に命を与えるとされ、周王が天意の代行者とされたことは、周の封建制を宗教的に支える役割を果たした。君主を天子といい、天の祭りを天子の特権とするのはこのことによる。春秋時代ごろには、最高神としての天の信仰は動揺し始める。春秋・戦国時代の思想家たちの天に対する見方には、孔子・孟子のようにこれを宇宙の理法に近いものと解し、道徳の根源をそこに求める立場、荘子のように万

物のなかに働く不可知な力とみる立場、墨家の一部の、意志をもつ人格神とする立場、荀子の、純粋な自然現象と考える立場などがある。前漢に至り、中央集権国家の確立のもとで、儒教が正統思想の地位を占めるが、当時の儒教では、董仲舒らにより、天子を中軸とした天人相関を設定して君主に超人間的権威を付与することが試みられた。漢以来、王充、柳宗元、劉禹錫、王安石ら、天を単なる自然とみる思想家もあり、また朱熹（朱子）は天とは理だとするなど、天は多義的に解釈されたが、天を普遍的・超越的存在とし、天命を受けた君主を天子とよび、それが天下を統治するという考え方は、旧中国の歴史を基本的に貫通しており、これが中国人の精神生活を強く規定した。〈内山俊彦：スーパーニッポニカ2003 DVD-ROM版（新沼杏二・和仁皓明）(C)小学館〉

天命思想の起り
　「殷の興隆と滅亡の真因は天命の向背にあった。小邦である周が大邦殷に代わって統治することは、天命の定めるところによってこれを執行するだけで周の直接意志ではない。もとはといえば開祖湯王から帝乙までに行われた善政を嗣がなかった後の王の罪であり、安逸に耽って貴族や民の諫めに耳をかさなかったその罪は罰せられる理由があった。というのが、殷周革命を遂行した当事者の論理である。また、成王のことばとされる大誥篇にも、
　　　予れ惟れ小子、敢て上帝の命を替ず、天は寧王（文王）を休して、我が小邦の周を
　　　興せり。
とあり、殷から周への政権の移行はまったく天の命令によるものであって、周はあえて天の意志に背くことをしなかった旨を明らかにし、殷周の政変を天が命を革したことに帰している。そのうえで、
　　　またこれ爾多士、もつて服して、奔走して我に臣たらば遜うること多からん。爾乃
　　　ちなお爾の土を有せよ。爾乃ち尚お幹の止に寧んぜよ。爾克く敬せば、天これ爾に昇
　　　衿せん。爾敬する克わざれば、爾啻に爾の土を有せざるのみならず、予もまた天の罰
　　　を爾の躬に致さん。（多士篇）
といい、周公は、殷の遺民に対して周に帰順することを勧め、服従するものは土地を有し、反抗するものにはさらなる天罰が下されるであろうことを告げた。かくて、殷の遺民の反抗を取り除き周の天下統治の正統性を根拠づけることが、天命思想を組織したひとつの理由であったとみられる。
　そして、殷王朝の天命得失の一事を鑑戒として、内（周人）に向かってはみずからの行いを鏡考して天命を保有せよというのが、天命思想を組織したいまひとつの意図であった。『史記』「周本紀」によれば多士篇と一連のものとして製作されたのが無逸篇であるが、そこには周公が成王に述べたとされる訓戒として、つぎのような一段を載せている。
　　　嗚呼、今より継ぐ嗣王は、則ちそれ観に、逸に、遊に、田に淫する無く、万民と以に
　　　これ正をこれ供せよ。今日耽楽せんと日うに皇ある無れ。乃ち民の訓る攸に非ず、天
　　　の若う攸に非ざれば、この人丕に則て愆有り。殷王受の迷乱し、酒徳に酗するが若く
　　　する無れ。
　すなわち、先王の後嗣としてこれから王位を嗣ぐものは、種々の遊興に耽ることなく、民の手本とならなければ天に嘉みされることはないから、くれぐれも殷王の如く錯乱して酒

に溺れてはならない、という。……。

　ごく概括的ではあるが、以上の考察を通していいうることは、その実際の成立事情ないし実態がどうあれ、周王朝の存在および王権は天命を代行するというかたちを取ることによって、論理的には、その正統性を保証されるということである。換言すれば、かかる天命思想は、周王朝という共同体における価値の根元を指示したものであり、そうすることによって、周王朝は単なる力による部族連合に留まることなく、王権を頂点とする人倫共同体としての存立を論理的に主張しえたのである。ここに古代天命思想が果たした思想史的役割があった。

　かくて、かかる天命思想は、合理的な思惟に基づいて形成された統治理論であったということができる。強いていえば、これこそ中国思想史における合理思想の萌芽として注視されるべき点であると思われるが、合理的思惟との関連については……。ここで注意したいことは、古代天命思想の理論の外に出てあらためてこれを眺めてみると、その主張するところの天命が、実は王権を超えてはおらず、ひたすら王権擁護に奉仕する理論であると考えられることである。この点こそ後述する合理的思惟が次第に顕在化してくる契機として重要なところであったと思われる」。（佐藤貢悦：『古代中国天命思想の展開』, p.25～28, 学文社, 1996.）より

○ 黄老説・術

　黄老説は戦国最末期に黄帝の名を利用した政治的道家によって生み出された政治理論をとく流派であった。やがて漢の統一とともに政治階級の信奉を得て漢初の思想界の主流を形成するようになった。しかし、漢の武帝の時に儒教一尊主義がとられて、これがきっかけになり衰退の道をとりはじめた。代りに道家の中の神仙をとく流派が台頭し、長生を求めるたんなる健康法としての養生説を吸収していった。神仙説は不死を求めている。そこで神仙説が道家の特徴となった（金谷　治：『秦漢思想史研究』. p.151. 平楽寺書店. 1960.）。

・黄老の術について

　「黄老」ということばは、現存の文献では『史記』にはじめてあらわれるのであるが、それが黄帝と老子とを結びつけたよび方で道家思想にもとづくものであることは、今日ではほぼ異論がなかろう。ただ、「黄老の術」の実態については、漠然と漢初に流行した道家思潮一般をさすものと考えられがちで、ともすれば道家という名称の前に起ったその総称ともみられているが、決してそうではない。それは、確かに漢初の道家思潮のなかでは最も有力に活動した一派には相違ないが、しかし、実はさまざまな派別の中の特殊な一派にすぎず、この他に黄老とはよばれない道家の諸派がいろいろのニュアンスを持って存在したと思われる。……卑見によれば、それは無為清静を標榜

する一種の政術として、道家思想の現実的実践的な一派であったと考えられる。……「黄老」の術が政治のための術であったことを、何よりも明白に示すものである。……「黄老の術」の発生した時期はいかに早くとも戦国最末にあるらしいことが、ほぼはっきりした。……漢初に栄えた「黄老の術」は、無為清静の政術を標榜するものとして、広い意味での道家思想のなかの一派であった。それは、戦国最末期の斉の国において、黄帝の名を利用して新しい装いをこらした政治的道家によって生み出されたもので、秦の政治の間は雄伏を余儀なくされたが、やがて漢の統一とともに政治階級の信奉を得て漢初の思想界の主流を形成することとなった。そのような情勢は、ほぼ孝恵、呂后の時代に確立して次の文景期にうけつがれ、武帝に至って消え去るのである。そして、そのことの理由は……道家思想一般の繁栄の土壌とかかわるのはいうまでもないが、特に政治技術ととしての性格からすれば、さきにもふれた漢初の特殊な経済事情による点が大きいであろう。

　個人的な「全生保身」を中心として政治に関心を持たない別派があり、またそのなかでも、処世のうえで、純粋に無為自然を守ろうとする立場や保身のためには積極的な行動を求めて時としては権謀をも辞せずとする立場や、さらには現実的な養生を主として神僊家への接近を示す立場などの存在が考えられた。それらについてここに共通していえることは、いずれもすこぶる現実的だということである。（金谷　治：『秦漢思想史研究』．p.151～201．平楽寺店．1960．）

・黄老——黄帝と老子

　黄老というのは黄帝と老子を合わせてよんだ名称である。後世では「老荘」という名称が一般的になるが、二世紀の後漢末までは黄老という呼び名が圧倒的に多い。……なぜ老荘といわないで黄老とよんだかといえば、老子と荘子の共通点よりも、老子と黄帝のそれが大きいと考えられたためである。

　黄帝の名は『詩経』『書経』などの古い文献にはもちろん、『論語』『孟子』などの戦国中期までの書にも見えず、戦国末の諸書になってから上古の皇帝として記されるうようになった。司馬遷の『史記』もこれを中国最古の帝王として、その巻頭においている。おそらく地方の伝説で神話的人物としてあがめられていたものが、戦国中期のころから中国古代の聖王に昇格したものと思われる。『易経』などでは、黄帝は始めて衣服を作って民に礼儀を教え、家屋や舟を作って民の生活を便利にし、文字を創始して文化の基をつくった。また弓矢を発明したが、このため漢代では兵法家の祖とされるようになり、『黄帝』十六篇なるものが『漢書』芸文志にのせられている。また薬草による医療の開祖ともされ、同じく『漢書』芸文志の医経の部に『黄帝内経』十巻がみえる。さらに重要なことは、黄帝が神仙術の祖とされていることで、『漢書』芸文志の神僊家の部に『黄帝雑子歩引』十二巻、『黄帝岐伯按摩』十巻、『黄帝雑子芝菌』八

巻などがみえている。これは黄老思想が神仙術に結びつく端緒を作ることになった（森三樹三郎：『老子・荘子』. p.288〜290. 講談社学術文庫，1996.）。

○ 養生思想、神仙
神仙説（不老不死への願望）

　神仙説というのは、不老不死の仙人となることを求める信仰である。そのためにはいろいろな技術を必要とするところから、神仙術ともいわれる。もともと中国人には死後の世界、来世の観念がきわめて乏しかった。儒教の開祖である孔子も「いまだ生を知らず、いずくんぞ死を知らんや」といっている。現に生きている人生のことさえよくわからないのだから、死後の世界などわかるはずがない、というのである。その言葉のうらには、人間にとって大切なことは、この人生をいかに生きるかということであって、死後の世界のことなどは考える必要もない、という主張がある。これは儒教が現実的、政治的で、非宗教的であることをしめしている。しかし儒教ばかりではなく、古代の中国人一般も来世にたいする観念が希薄であった。死後の世界などは、ほとんど考えられなかったといってよい。このように死後の生存を考えない中国人にとっては、現世の生活をできるだけ延長し、さらには無限につづけることが理想となった。いいかえれば不老不死の願望が強くなり、それが神仙説を生む母胎となったのである（森三樹三郎：『老子・荘子』. p.299〜309. 講談社学術文庫，1996.）。

神仙説の先駆としての養生説

　しかし、いきなり神仙説が生まれたのではなくて、これに先行する養生説ないし養生術があったと考えられる。これは神仙説のように不死をもとめるのではなく、長生を求めるものであり、たんなる健康法であるとも見られるものである。これらの養生術は、のちにすべて神仙術のうちに吸収されるようになった。その主要なものだけをあげると、導引、胎息、辟穀、房中術……（森三樹三郎：『老子・荘子』. p.299〜309. 講談社学術文庫，1996.）。

養生説から神仙説へ

　神仙説はおそらく養生説とは別の起源をもつものと思われるが、しかし長生を求めることでは共通するものがあるので、神仙説は養生説がもつ導引・胎息・辟穀・服薬などの技術をすべて吸収した。その意味では、神仙説は養生説を延長し発展させたものとみることができよう。ただし、神仙説が成立した後でも、これとは独立の養生法が依然として存続していたことは事実である。たとえば前漢の創業の功臣である張良は、導引や辟穀の術を行なってはいるけれども、これは必ずしも神仙術には結びつい

ていないようである。とくに後漢の王充などは、その『論衡』で神仙説が虚偽であることを激しく攻撃しながら、自伝では導引や服薬を実行していることを述べ、「これによって多少の寿命を延べ、老衰を防ぐことができることを希望している」といい……王充にとっては、導引や服薬はあくまでも健康法なのであって、不老不死を目的とする神仙説とは無関係であったことがわかる。このように養生術のすべてが神仙説に吸収されてしまったわけではないが、しかし全体からみれば神仙説の比重が圧倒的に優勢をしめるようになったといってよい（森三樹三郎：『老子・荘子』. p.299～309. 講談社学術文庫, 1996.）。

黄老思想と神仙説との結びつき

戦国末から前漢の初期にかけての、前三世紀から前二世紀にわたる時期において、黄帝をさまざまな思想や技術の開祖とする風潮が盛んであった。その結果、黄帝が老子の先輩とされ、ここにいわゆる黄老の道という観念が生まれて、これが前漢初期の流行思想となった。……漢の王朝はその前の秦の始皇帝の武断政治のあとを受けたために、自由放任の政治によって人心を集める必要があったからである。黄老思想というのは純粋の老子の思想ではなく、法家の要素を混入したものであったが、それでもなお全体としては自由放任の気分が強い。これが前漢初期に黄老思想の歓迎された理由である。ただし、前漢時代の黄老思想はすべて自由放任を唱える政治説ばかりであって、神仙説とは無関係であった。ところが、そののち黄老思想は前漢の武帝の儒教一尊の政策のあおりをうけて、しだいに衰退に向かった。これとともに、黄老の道は政治的な色彩を失い、あらたに神仙説との結合を強くするようになった。西暦紀元前後に始まる後漢時代に入ると、黄老の道といえば神仙説をさすといってよいほどの状態になる」（森三樹三郎：『老子・荘子』. p.299～309. 講談社学術文庫, 1996.）

養性思想・性

天性・天命から気についてみると、古代の中国人の精神生活は天の信仰がその中心の位置を占めていた。やがて人間に内在する天が考えられるようになり、これが性・天性である。性とは、人間のうちに宿る天にほかならぬ。しかし、天は半ば内在化しながらも半ばその超越性を残し、これを命・天命といい、天の命令というのがその本義とされる。後に命は運命の意味をもつようになり、『五十にして天命を知る』（『論語』）などの記録が書かれるに至った。性と命との対立関係を明らかにしたのは、孟子に始まるといってよい。性論の中心は孟子（性善説）から荀子（性悪説）へと儒家にあるような外観を呈していたが、『荘子外雑篇』『列子』『呂氏春秋』『淮南子』などの道家系の書が現れるに及んで、つまり戦国末から漢初にかけては性論の中心は道家に移った。儒家が性を道徳とするのに対して、道家では性は人間に内在する天ではあるが、

その天は心意のはからいなき自然であり、人間の本性もまた自然そのものでなければならない、とする。前漢の董仲舒が現れて以後は再び儒家の手に帰するようになった。董仲舒以後の性論は道家の性命説に代わって陰陽説を基礎理論に利用し、……天の陰陽の気のうちに悪なるものがある……悪の起原が天そのものの中にあることを認めざるを得なくなった。人性に仁貪・善悪が混在している……（森三樹三郎：『上古より漢代に至る性命観の展開』, p.317〜334, 創文社, 1971.）。

Ⅳ 讖緯思想
讖緯
　讖緯は讖緯説ともいわれ、天文暦数、自然、社会、人事諸現象を拠り所にして未来の出来事を予言した讖（讖類）と、経書を漢代流行の神秘思想（天人合一思想・災異祥瑞思想・神仙思想・陰陽五行思想など）をもって解釈した緯とに大別される（緯には河図、洛書や七経緯——易緯、書緯、詩緯、礼緯、楽緯、春秋緯、孝経緯——などがあり、これは各経書の経義の説明や字義解釈などの資料を云い、それらの釈義、釈経類を指す）。讖緯説は、その内容が神秘的呪術的な面が強く、また革命思想ともかかわることがあって、後漢末から魏晋にかけて批判と禁圧がしばしば行なわれた。緯書には讖とされる未来予言的内容と、緯とされる経と深い関係を持つ内容とが含まれているが、狭義に言えば讖に対する緯であり、広義にいえば讖と緯とを包括した緯書ということになる。天文占を中心とした未来予言は、すでに春秋戦国時代より流行しており、この種の緯書はすでに漢初に形成されたものもあるのではないかと考えられている。緯書の内容を讖類、緯類とに大別はするものの、讖緯説と言われているとおり極めて総括的な分類法である。また、その時代の処世上の問題としては、桓譚、尹敏、王充、張衡らのように緯書にたいして虚妄の言、神怪の書などと反発（緯書思想への反発）すると、下級役人か、終生役職にはつけなかった、という時代でもあった。

　　　　　　　　　　（安居香山：讖緯説,『中国思想辞典』, p.224〜225, 研文出版, 1984.）
　　　　　　　　　　（安居香山・中村璋八：『緯書の基礎的研究』, p.37, 国書刊行会, 1976.）
　　　　　　　　　　（安居香山：『緯書』, p.14, 26〜27, 28〜30. 明徳出版社. 1977再.）
　　　　　　　　　　（安居香山：『讖緯思想の総合的研究』, p.21, 国書刊行会, 1984.）

　狩野直喜氏も、「五行讖緯は後世の学者概して荒唐不稽にして取るに足らずとす。勿論其の説自身は誠に価値なきものなれども、能く之を弁へざるときは、漢儒若しくは漢代の思想を知ること能わず。……此の五行讖緯というものは、前漢より後漢にかけて一般に信奉され、かの鄭玄の如きは……其の説教には矢張り此の説を信じ、事に緯書を多く用ひたり」（狩野直喜：『春秋研究』, p.49, みすず書房, 1994.）と解説している。

緯書の重みについての意見

「中国思想や日本思想における緯書思想の比重はそれほど重いとは考えられない。然し、それ程に等閑視されるべきものではない」(安居香山・中村璋八：『緯書の基礎的研究』, p.98, 国書刊行会, 1976.) とあるが東洋医学について考えると、大変な遺産を残してくれた、という感じである。なにしろ東洋医学には陰陽五行思想がすっかり入り込んでいるのであるから。

讖緯思想と鍼灸医学との関係

讖緯思想が医学とどのような関わりがあったか、中村璋八氏によると「一般に『緯書』は、神秘的な思想であるとされて来た。しかし、そこには天文学・暦法・数学・物理学・医学・薬学・本草学など多くの高度な科学的思想も含まれており、漢代における漢民族の英知を結晶させた重要な断片的な資料といえる。……そこには漢代に流行していた陰陽五行説による多くの解釈が見えるのと同じように、医学や薬学も、その当時の陰陽五行説を始めとする民間思想の影響を色濃く反映していることも確かであり、それは、現代の中国医学や漢方薬の世界にも綿々として続いている。ここに中国医学や薬学の科学としての限界があるが、自然界と人間との関係を重視した事は、それはそれなりに評価すべきであろう」、(中村璋八編：『緯学研究論叢』p130. 平河出版社.) と説明される。

讖といえば、予言に死んだ始皇帝のことがすぐに思い浮かんでくる。始皇帝の即位32年（前215）、東方の海上から帰ってきた燕人の盧生が、鬼神のお告げと称して録図書を始皇帝に奉った。その中に、「秦を亡ぼす者は胡である」という語があった。……胡族を撃たせ……胡は胡でも胡族でなしに胡亥（二番目の子）であった。……秦国は録図書の予言通り亡んだわけである（安居香山：『緯書』, p.32～33. 明徳出版社, 1977.）。

讖緯と深い関係がある『五行大義』（巻第3の第4蔵府に配するを論ず）（中村璋八：『五行大義』上, p.291～294, 明治書院, 1998.) から引用すると次のようである。本文の訳と通釈を引用させていただく。

「五蔵とは肝心脾肺腎なり。六腑とは大腸・小腸・胆・胃・三焦・膀胱なり。肝は以って木に配し、心は以って火に配し、脾は以って土に配し、肺は以って金に配し、腎は以って水に配す。膀胱は陽と為し、小腸は陰と為し、胆は風と為し、大腸は雨と為し、三焦は晦と為し、胃は明と為す。故に杜子春秋に医和云ふ、陰の淫するは寒疾、陽の淫するは熱疾、風の淫するは末疾（末とは四支なり）、雨の淫するは腹疾、晦の淫するは惑疾、明の淫するは心疾なり、と。藏とは、その形態の内に藏するを以ての故に、称して藏と為す、亦は能く五気を藏受す、故に名づけて藏と為す。府とは、その伝流受納を以て、これをいいて府と曰う。白虎通義に云う、肝の言為る扞なり。肺の

言為る費なり。情動きて序を得るなり。心の言為る任なり。思に任ずればなり。腎の言為る賓なり。以て竅瀉す。脾の言為る辨なり。精の気を稟くる所以なり、と。元命苞に云う、脾は辨なり、心は之を得て貫く、肝は之を得て興り、肺は之を得て大きく、腎は之を得て以て化す、と。肝は仁、肺は義、心は礼、腎は智、脾は信なり。肝の仁なる所以は何ぞ。肝は木の精なり。仁は生を好む。東方は陽なり。萬物初めて生まる、故に肝は木を象る。色青くして柔なること有り。肺の義たる所以は何ぞ。肺は金の精なり。義は能く断つ。西方は万物を殺成す、故に肺は金に象る。色白くして剛なること有り。心の礼なる所以は何ぞ。心は火の精なり。南方は尊陽上に在り、卑陰下に在り。礼に尊卑有り、故に心は火に象る。色赤くして光りあり。腎の智たる所以は何ぞ。腎は水の精なり。智は進みて止まず、疑い惑う所無し。水も赤進みて惑わず。故に腎は水に象る。色黒くして水陰、故に腎は雙ぶ。脾の信たる所以は何ぞ。脾は土の精なり。土は信を主る。万物を任養し、之が象と為る。物を生ずるとき私する所無くして、信の至りなり。故に脾は土に象り、色は黄なり、と。翼奉云う。肝の性は静か、甲己これを主る。心の精は躁がし、丙辛これを主る。脾の性は力む、戊癸これを主る。肺の性は堅し。乙庚これを主る。腎の精は敬む。丁壬これを主る、と。」

この文章の通釈は次のようである。

「五蔵とは、肝臓・心臓・脾臓・肺臓・腎臓である。六府とは、大腸・小腸・胆嚢・胃・三焦・膀胱である。肝は（五行のうち）木に配当され、心は火に配当され、脾は土に配当され、肺は金に配当され、腎は水に配当される。膀胱は（六気では）陽であり、小腸は陰であり、胆のうは風であり、大腸は雨であり、三焦は晦であり、胃は明である。『春秋左氏伝』昭公元年の条には、医和が「陰の度が過ぎると風邪をひき、陽の度が過ぎると熱病にかかり、風の度が過ぎると末（両手と両足―杜預の注）の病気にかかり、雨の度が過ぎると腹の病気にかかり、晦の度が過ぎると心が惑乱する病気にかかり、明の度が過ぎると心の病気（一種の精神病）にかかる」と言ったとある。

蔵（臓）とは、身体の中におさめるということであるから、蔵と称するのである。また、五気をうちにたくわえることができるので、蔵と名づけるのである。府とは、受けいれ、それを伝え流すので、これを府と言うのである。『白虎通義』惰性篇には、「肝と言う字は、扞（干に通じ、幹、大事なところ）である。肺と言う字は、費（勃に通じ、興ること、盛んになること）である。（つまり）情が動いて正しい順序を得るということである。心とは、任（まかせる）である。（つまり）思いにゆだねるということである。腎とは、賓（『白虎通義』の現行本では「写」に作っているので写の誤りか。すると、そそぐ、もらすこと）である。（つまり）穴からもれるということ（腎臓から尿がでること）である。脾とは、弁（併に通じ、合わせるの意）である。（つまり）脾臓によって（他の臓が）精気を合わせ受けるということである」とある。『春秋元命苞』では、「脾は弁（合わさる、一緒になる）ということである。心は脾臓の働きによって

貴くなり、肝は脾臓の働きによって盛んになり、肺は脾臓の働きによって大きくなり、腎は脾臓の働きによって変化する」と言っている。

（『白虎通義』では続けて）「肝は（五常で言えば）仁であり、肺は義であり、心は礼であり、腎は智であり、脾は信である。肝が仁である理由は何か。それは、肝は木の精であり、仁は物が生ずることを好むからである。東の方向は陽であり、万物はこの方角に生じ始めるので、肝は木に象り、（仁なのである）肝の色は青く、性は柔軟である。肺が義である理由は何か。それは、肺は金の精であり、義はよく物を断つからである。西は万物を衰えさせる方角であるので、肺は金に象り、（義なのである）肺の色は白く、性は剛強である。心が礼である理由は何か。心は火の精であり、南は尊い陽が上にあり、卑しい陰が下にある方角であり、また礼にも尊卑があるので、心は火に象り、（礼なのである）心の色は赤く、光がある。腎が智である理由は何か。腎は水の精であり、智は前進してとどまらず、疑い惑うところがない。水もまた前進して惑わない。だから、腎は水に象り、（智なのである）腎の色は黒く、その性は水のように陰（北方に配され、色は黒、数では偶数）である。だから、腎は二つ並んでいるのである。脾が信である理由は何か。脾は土の精であり、土は信を主る。（脾臓は）万物を保ち養うので、土の象となるのである。また、天が物を生ずる時は、私するところがなく、公平であって信の極致である。だから、脾は土に象り、（信なのであり）、その色は黄色である」と言っている。

翼奉は、「肝の性質は静かであり、（十干では）甲己が主る。心の性質は躁く、丙辛が主る。脾の性質は力ることで、戊癸が主る。肺の性質は堅く、乙庚が主る。腎の性質は敬むことで、丁壬が主る」と言っている。

この『五行大義』は隋の蕭吉の撰で、先秦より隋に至る陰陽五行説を蒐集し、これを組織的に整理・分類したものであると、著者の中村璋八氏によって説明されている。これによって緯書の片鱗を垣間見ることができたわけであるが、陰陽五行説が前面に出ていることがよく判るし、前漢から後漢にかけてもほとんど変わらなかったものと考えられている。

こうした時代背景を考えると『難経』の成立が早くても後漢中期頃であるとして、一人の作者によって書かれた『難経』が、徹底して五行に縛られた作品となったわけが理解できる。その一方、素問・霊枢は多くの人の伝承によって形成されたので、むしろそうした弊害から少しは逃れられたのではないか、という考えが浮上してくる。

＊讖緯に関係して……天人相関説

主として漢代の儒者が説いたが、……これは天象と人事との対応・感応の関係の存在を説くものであって、『孟子』『荘子』や宋学の説くところの天道・天徳と人性・人徳の本質的一致を説く天人同一説。この一致から背離した人間がその人間の努力によ

る一致の回復を説く天人合一説とはちがう。さて前漢の董仲舒は儒教を王朝国家支配のイデオロギーに仕上げた人物であるが、天人相関説はその所説の重要な一面である。まず人間個人の天との相関関係、天は万物を生んだが人は天の全体を具体した小宇宙である。人の360骨骸は周天の360度にあたり、耳目は日月に、五臓は五行にあたる。そして人の仁義は天の陰陽に相応ずるごとし、という。……この説は天子の徳と行政行為が天子たるにふさわしく民生を保善するものであれば、天は紫雲や珍獣の祥瑞を降してこれを嘉賞する。民生を害ねる時は地震・旱天（かんてん）・霖雨などの災異を降して天子に警告し、なお政治を改めない時には、ついに天命を革めて（あらためて）その国を亡ぼす、とした。この説は天子の政治責任を天の権威によって責めるものであった。しかし、その反面では、この説がその後に転用されたように、現存体制が続いている限り現存の事実に基づいて逆に、天による是認であるといなおる根拠とされ、さらには現存体制の権力者たちの行為を正当化する説とされた。これは後漢の桓譚や王充によってそれぞれに、その非合理性が指摘されたところである（西　順蔵：天人相関説.『中国思想辞典』. p320. 研文出版. 1984.）。

＊讖緯に関係して……災異説（さいいせつ）

　自然災害や異常現象が天という人格神の降した忠告である、という思想。災異説は前漢の董仲舒によって唱えられ……董仲舒の災異説の土台となる世界感は天人相関論と呼ばれる。宗教的な天が地上の政治の乱れたありさまを批判する。天の政治批判はなんらかの意志現象をもとめる。彼は災異現象によって天がその意志をしめすのだと主張する。……董仲舒は、天の大宇宙に対して、君主を小宇宙とみなす。二つの宇宙は陰陽五行説によって関係付けられる（福田　殖：災異説.『中国思想辞典』. p.148. 研文出版. 1984.）。

V　心臓のこと

　「心は君主の官。神明出（いず）るなり」（『素問』霊蘭秘典論）は、心が大変重要な器官であるというのであるが、純粋に医学経験の産物ではなく、古い古典の引用であることがわかる。素問・霊枢に先だって次のような記載がみられる。
・「心の體に在るは、君の位なり。九竅（きゅうきょう）の職有るは、官の分なり。耳目は視聴の官なり。心にして視聴の事に與（あず）かること無ければ、則わち官、その分を守るを得。」（『管子』心術上）。
・「夫れ心は五臓の主、四肢を制使（せいし）し、血気を流行し、是非を境に馳騁（きょうてい）して、百事の門戸に出入する所以の者なり」（『淮南子』原道訓）。

128

「いったい、心は五臓の主であって、四肢を統御し、血気を流行させ、是と非を分別し、百事に関与するきっかけとなるものである」(楠山春樹:『淮南子 上』, p.72, 明治書院, 1979)。
・「心なる者は形の君にして、神明の主なり。令を出して令を受くる所無し」(『荀子』解蔽篇)。
心というものは肉体の君主であり精妙の主体である。自分自ら命令を出し、外部から命令を受けることがない (藤井専英:『荀子 下』, p.635, 明治書院, 1988.)。
・一国の君は猶一体の心のごときなり。深宮に隠居するは、心の胸に蔵せられて至貴なるが若し。……内に四輔あるは、心の肺肝脾腎あるが若し。外に百官あるは、心の形体孔竅あるが若し」(『春秋繁露』天地之行篇)。

これらの文例は統治理論であって医学理論といいきれるであろうか。もちろん当時の身体観察をバックに理論が生まれていることはわかるが、生体有機論を考える上で上手に引用されたものである。つまり君主と官僚機構を重ねて見るようである、といったら過言であろうか。

Ⅵ 標本、中和、邪、虚実、天文から医学へなどについて

○ 標本

医学で標本というときにはいろいろな用い方はあるが、基本的には沢山ある症状に対処するためにどのような手順で始めることが大切かという、そのための法則でもある。その事については後に触れるとして、以前の古典ではどのように記録されているのか調べてみよう。

『管子』覇言に、「本を大にして標を小にす」とあるが、わが国の勢いを大にして地方都市の力を小にする、ということをさしている。

『荘子』天地に、「至徳の世は賢を尚ばず、能を使わず。上は標枝の如く、民は野鹿の如し」とあり、理想的な世の中では、賢者を貴んだり能力ある者を用いたりはしない。上のものは梢の枝と同じで上部に自然にいるだけであり、民は野原の鹿と同じで自由に行動するだけで世はおさまっている、という。

『大学』に、「物に本末有り、事に終始有り、知に先後有り、則ち道に近づく」「徳は本なり、財は末なり」とあり、標本ではなく本末で説明している。

『淮南子』天文訓に、「鳥は動きて高く、魚は動きて下し。物類相動き、本標相応ず」とあり。万物のはたらきは、本と末が相応じている、という。

これらが医学の標本にバトンタッチされると次のようになる。

「先の病を本といい、後の病を標という」(『素問』標本病伝論)。

「経脈の起るところ（四肢）を本となし、行くところ（頭面・躯幹）を標となす」（『霊枢』衛気編）。

「下の病を本となし、上の病を標となす」（『素問』水熱穴論）。

「風、寒、暑、湿、燥、火の六気を本となし、三陰三陽を標となす」（『素問』至真要大論）。

「病者を本となし、医者を標となす」（『素問』湯液醪醴論）。

そのほか「邪を受けるを本となし、證を見わすを標となす」とか「五虚を本となし、五邪を標となす」などなど、と用いられている。

標本・本末はいずれも症状や病気や治療についての相対的な関係を把握し、これに対処するためのものとされる。治療に応用したものでは、沢山ある症状にまどわされないで、体制の本をととのえることが大切であるという意味になるし、どこから治療を始めるかという場合には、生命に危険がない限り先発（本）の症状から治療を加える、生命に危険のある場合には先発（本）、後発（標）に関わらず危険な症状から治療しなさいということになる。危険な症状とは古典には「中満」（腹中脹満）」・「小便大便利せず」などを指しているが、現代的にはもっと別な表現──生命徴候（バイタルサイン）に異常を表わしているとき──といった方がよいであろう。このように標本は臨床上、複雑で変化の多い病症に対して余裕がある症状か、緊急を要する症状かを判断し、治療の重点のおき方を決める時に用いられた。

しかし、現代では病気に対する認識の深さが違い、医学古典でははっきりと確立されていなかった疾患概念・疾患単位の考え方があり、標本を活用する余地が無くなったとはいえないまでも、使用する領域が狭くなっている。頚椎症性神経根症を例にすると、神経根部での炎症、ブラジキニンなど痛みに敏感にする物質の分泌などといった概念がなかった代わりに気の巡りを良くする事で対処していた。また、咳・痰を伴う慢性気管支炎（気管支の過度の粘液分泌があり、慢性、反復性に痰を伴う咳がみられ、これが3ヶ月以上あって、少なくとも2年以上持続する場合）を診断するためには肺結核、肺化膿症などの肺疾患、気管支拡張症などの気管支疾患、また、同様の症状を呈することがある心疾患など、慢性気管支炎の際に起こる症状には他の心肺疾患を伴うことがあるのでこれを除外しなければならない、という手続きが必要である。こうした中でどれだけ標本理論を用いることができるであろうか。

○中・和

中・和・過不及・虚実補瀉も、もともと医学から出たものではない。

病変を陰陽虚実（陽が多い・陰が多い・陰陽が共に多い・陰陽が共に少ない）と診て、これを調えるのに補瀉を加える。今日的にいえばバランスを取ることで健康を回復させようとする。この中・和という概念は全体治療には欠かせない。しかし、次の

文例を見ると少し頭をかしげたくなる。
・「過ぎたるは、なお及ばざるがごとし」(『論語』先進篇)。
・「過と不及とは、みな正にあらざるなり。正にあらざれば、国を傷ふこと一なり」(『管子』法法第十六外言七)。
・「中なる者は、天下の大本なり。和なる者は、天下の達道なり。中和を致して天地位し、万物育す」(『中庸』)。
・「天地の気は、和より大なるは莫し。和とは陰陽調い、日夜分るるなり。故に万物の春分にして生じ、秋分にして成なるや、生と成と、必ず和の精を得」(『淮南子』氾論訓)。
・「中をこれ得れば則ち五臓寧らかに、思慮は平かに、筋力は勁強（強い）に、耳目は聡明に、疏達して悖（逆らう）らず（おおらかであるが踏み外すことはなく）、堅強にして匱れず」(『淮南子』,原道訓)。
・「夫れ形は生の舎なり。気は生の充（実質）なり。神は生の制（統率者）なり。一つも位を失へば則ち二者傷る」(『淮南子』,原道訓)。

　これが『素問・霊枢』に導入されると次のようになる。
・「平気いかん…過無きなり」(『素問』六節臓象論篇)。
・「未だ至らずして至るはこれを大過といい…至りて至らざるはこれを不及という」(『素問』六節臓象論篇)。
・「その陰陽を調え、不足は補い、有餘は寫す」(『素問』第六十　骨空論篇)。

　『素問・霊枢』医学の中核をなす理論ではあるが、統治理論がそのまま巧みに導入されている。

○ 中・和に関係する文例として

・「胆は中正の官」(素問 第八)　→　素問 第九の「およそ十一臓は決を胆に取る」。
・「今、三陰三陽は陰陽に応ぜず‥‥陰陽はこれを数えて十とすべく、これを推して百とすべく、これを数えて千とすべく、これを推して萬とすべく、萬の大なることあげて数うべからず。然れどもその要は一なり」(素問 第六)。
・「診法は常に平旦を以てす、陰気未だ動ぜず、陽気未だ散ぜず……」(素問 第十七)。
・「夫れ肝は中の将なり、決を胆に取る」(素問 第四十七)。
・「胆は中精の府…三焦は中涜の府」(霊枢 第二)。
・「陰陽を和し、四時調う」(素問第一)。
・「聖人は陰脉を陳し、筋脉和同し、骨髄堅固で、氣血皆従う、この如きなれば内外調和し、邪は害すること能わず、耳目聰明にして、気立つこと故の如し」(素問第三)。
・「剛柔和せざれば，經気すなわち絶す」(素問第七)。

- 「正偃(せい)(正しくふす)すること能わざるは、胃中和せざるなり」(素問第三十三)。
- 「その虚實を調え、その逆順を和すれば……則ち病は已(い)ゆるなり」(素問第四十五)。
- 「その中外を和す」(素問第七十)
- 「鍼を発して疾くその痏(はりきず)を按じ、その血を出さしむることなく、もってその脉を和す」(霊枢第四)。
- 「喜怒を和して居處を安んじ、陰陽を節して剛柔を調えば、この如くなれば僻邪至らず、長生久視」(霊枢第八)。
- 「その血気は調い和し(和調(ととの))」(霊枢第三八)。

このような思考も実はより古典にその出所を求めることができる。

『論語』子路篇に「中行を得てこれに与(くみ)せざれば、必ずや狂(けん)・狷(けん)か。狂は進んで取り、狷は為さざる所あるなり、と」狂は古聖人の道を行なう志望ばかり大きくて、実行がこれに伴わない者。狷は一身を廉潔に保つに汲々として、他人を善導するには及び得ない者。孔子の中行は道を求めるものの徳行をいう。これに対して『中庸』の中は理論的整備を求めている。

『中庸』に「喜怒哀楽の未だ発せざる、これを中という。発して皆節に中る。これを和という。中なる者は、天下の大本(たいほん)なり。和なる者は、天下の達道なり。中和を致して天地位(くらい)し、万物育す」。人の行ないは物ごとにふれて、感情の動きとなることから始まるが、その感情が喜・怒・哀・楽となって外に表れる前に心の平静さがあるべきである。夫れを中という。この中が表れると、その行ないはすべて物ごとの節度に合致することになる。これを和という。だから中こそは、天下が秩序正しく治まるための大根本である。和こそは天下にあまねく実現すべき道である。このようにして中と和とを実現しつくせば人間世界ばかりでなく全宇宙の秩序がいささかのくるいもなくなり、ありとあらゆるものがその成長をとげて、全宇宙が繁栄するのである。『中庸』の成立は年代を下してみても、せいぜい始皇の天下統一の成立した27年が限度で、三十四年の私学の禁にまでは及ばないと思う (赤塚忠:『中庸』. p.160~169. 明治書院. 1967.)。

○邪

邪について柴崎保三氏の黄帝内経素問から引用してみよう。
- "語源より見たる邪の意義"より

病気の原因となる根本的なもの、それを邪又は邪気といっている。そして古典では、そういうことを基礎にして、生理も病理も亦治療法も書かれている。

邪とは、それが生体に接触して、喰い違いを起こすようなものを封じ入れているものということになるであろう。……生体に起こる喰い違いとは今日のコトバを以てすれば「ひずみ」であり「アンバランス」であり、又「ストレス」である。そういう状態を起

こさせるようなものを封じ入れているもの、それが邪というわけである（柴崎保三：『黄帝内経素問』，一巻，p.60, 雄渾社，1979.)。

＜素問・調経論篇　第六十二＞には「それ邪の生ずるや、或は陰より生じ、あるいは陽より生ず。その陽より生ずるものは、これを風雨寒暑より得るなり。その陰より生ずるものは、これを飲食居処陰陽喜怒より得るなり」とあるが……。

同論篇に於ては更に、

「それ風雨の人を傷るや、先ず皮膚に客し、伝わりて孫脈に入る。孫脈満つれば、伝わりて絡脈に入る。絡脈満つれば大経脈に輸る。血気と邪と分腠の間に併せ客するときは、その脈堅大なり。故に実という。寒湿の人に中るや、皮膚収せず、肌肉堅緊して栄血は泣し衛気は去る。故に虚と曰う」（同上, p.66）……。

又＜素問・刺論篇　第六十三＞には

「夫れ邪の形に客するや、必ず先ず皮毛に舎す。留して去らずんば、入りて孫脈に舎す。留して去らずんば、入りて絡脈に舎す。留して去らずんば、入りて経脈に舎す。内りて五蔵に連なり、腸胃に散ず。陰陽倶に感じ、五蔵乃ち傷る」。（同上, p.67,）。

「今、生命現象に有効に作用する刺激を適応刺激と名づけ、然らざるものを不適応刺激とするならば、東洋医学に於ける邪気とは結局不適応刺激ということになるのではあるまいか？

唯それが人間のからだに接触してこそ「ゆがみ」を起したときにその刺激を邪気と称するものであろう。

邪気の接触によってできた生体の変化には、虚と実という二つのものがあることは第五項に於て述べた通りであるが、それはいずれも生体の一部にできた「ひずみ」である。従って速かにその「ひずみ」をとるということが治療の眼目となるわけである。東洋医学に於ける病因観は、邪気によって作られた生体一部の「ひずみ」なのである。従って一本の鍼又は灸によってこの「ひずみ」を解消すれば病は治癒に向うというのが治療の根本観念となっているのである。

そこでその「ひずみ」のできたのは、何経に属するかを探究し、これと陰陽表裏の関係或は左右対象関係等を考慮して刺鍼すべき穴を決定するというのが、東洋医学特に鍼灸治療の根本原則なのである。かく子細に検討して見れば一本の鍼を以て病気を治療するということも、決してつじつまの合わぬ話ではないことが了解し得るであろう」（同上, p.71,）。

○ 邪の侵入

邪→形（身体）に客：先ず皮毛→孫脉→絡脉→経脉＝五蔵に連なり腸胃に散ずる。これが邪が皮毛から五蔵に至るまでの通常の次第である。

しかし、今時はそうではなく、酒を漿（飲料）とし、妄を常とし、酔って房に入り、欲によって大切な精を竭してしまい、眞気を耗散してしまい、満を持することも神を御することもできず、ただその心を快楽にのみ向かわせ、生樂に背き、起居に節無く、そこで半百で衰えてしまうのである。

　時を同じくして病を得、或いは此れを病み、或いは彼を病む、意に天が人の爲めに風を生ずるか。何ぞその異なるや。……天の風を生ずるは、百姓に私するに非ざるなり。その行は公平正直で、犯す者はこれを得、避ける者は殆きこと無きを得る。人に求めるに非ずして人が自から之を犯すなり（霊枢　五変　第四十六）。

○ 古代中国の天文学から医学に転用された知識

・「昔、共工は顓頊と帝爲らんことを争い、怒りて不周山に触る（山にぶつかった）。天柱（天を支える柱は）折れ、地維（地をつなぐ網）絶え（切れ）、天は西北に傾く。故に日月星辰移る。地は東南に満たず、故に水潦塵埃（雨水や塵埃は）帰す」（『淮南子』天文訓）、というのに対して、『素問』には次のように発展している。

・「天、西北に足らず、故に西北方は陰なり。而て人の右の耳目は左の明に如かず。地、東南に満たず、故に東南方は陽なり。而て人の左の手足は右の強きに如かず。……東方は陽なり。陽はその精、上に并す。上に并すれば、上明にして下虚す。故に耳目をして聰明ならしめ、而も手足便ならざるなり。西方は陰なり。陰はその精、下に并す。下に并すれば、下盛んにして、上虚す。故にその耳目聰明ならずして手足便なり」（『素問』陰陽応象大論）。つまり、古代中国の天文学から一歩すすめて、手足は右利きの人が多く、耳目は左の方が優勢であるという事を説明している。

○ 小国寡民

　「小国寡民……縄を結んでこれを用いしめ、その食を甘しとし、その服を美とし、その居に安んじ、その俗を楽しましむ。隣国相望み、鶏犬の声相聞こえて、民は老死に至るまで、相往来せず」（老子，80章）。B.C.510頃成立といわれる。1973年馬王堆より発掘された老子古写本と現行通行本と大差がないとされる。

　そのまま素問　上古天真論　第一の世界である。これからも如何に医学が道家思想と深い関係にあったかを知ることができよう。また農業を主体としていたところから桃源郷の世界に通じるものがある。

2章　素問・霊枢医学の形成

○ 経脈形成について

　東洋医学（鍼灸）にとって経脈は大きな柱である。人間を統合する系として、治療対象の系として重要な位置を占めている。それは次のような文例を見るとすぐに了解できる。
・血気精神は生を奉じて性命を周するものなり。経脈は血気を行らして陰陽を栄し、筋骨を濡し、関節を利するものなり（『霊枢』本蔵篇）。
・経脉は能く死生を決し、百病を處して虚実を調するものなり、通ぜざるべからず（『霊枢』経脉篇）。

　経脈は、まさしく純粋な医学経験から出発したものという印象を受ける。しかし素問・霊枢以前の中国古典を見ると、どうもそうではなさそうな雰囲気である。

　土が万物の中心であることはすでに了解事項であるが、水は万物に変化する基であり、それは大地の血気であり、流れる筋や脈のようなものであるという記載である。つまり河川や地下水脈のような印象を受けるし、それが経脈を想定した基なのかも知れない。
・水は材を具えるなり。万物の本原なり。諸生の宗室なり（『管子』水地篇）。
・水は地の血気にして、（その流れは）筋や脈の流通するが如きなり（『管子』水地篇）。

　もちろん単一な理由から大事なことを決することはなく、沢山の伏線があって、その伏線の中には有力な医学経験があり、そうした経験が遂に経脈系への発展となったと考えるのは当然である。

　経脈と関係深い水について「女子は二七（14歳）にして天癸（天干の水）至り、任脈が通じるようになり、太衝脈も盛んとなる。月事（月経）は定期的に下るようになり、そこで子を持つことができるようになる……。丈夫（男子）は二八（16歳）で腎気が盛んとなり、天癸が至り、精気が溢瀉するようになり、陰陽和す。故に能く子をもうけることができる」（『素問』上古天真論）とあって、天干の水（天癸）を受けた人間の女子は月経という形を取り、男子は精気という形を取るといい、また水の一般的な生理作用も次のようにいう。

　「腠理発泄して汗出ること溱溱たり、是を津という。穀入って気満ち淖沢して骨に注ぐ。骨属屈伸して沢を洩らす（関節を潤沢にす）。脳髄を補益し、皮を潤い膚を沢す。是を液という。津脱する者は腠理開き汗大いに泄す。液脱する者は骨属は屈伸利せず（関節が動かない）、色夭く、脳髄消え、脛がしびれいたみ、耳数々鳴る」（『霊枢』決気篇）。

　さらに「三焦は決瀆の官、水道出ず」（『素問』霊蘭秘典論）。なにも道のないところに道をつけ、水道出ずというのであるから、これも地下水脈からヒントを得たといってもよさそうである。

　そして「天に四時有りて、以て十二月を制す。人も亦た四肢有りて、以て十二節を

使う。天に十二月有りて、以て三百六十日を制す。人も亦た十二肢有りて、以て三百六十節を使う。故に事を挙げて天に順わざる者は、その生に逆う者なり」（『淮南子』天文訓）という文例に対応して「地有十二經水、人有十二經脉」（『霊枢』邪客篇）という記録も生まれ十二経脉への誘導となった。これらは「天と人との間には緊密な連係があって、両者は同じ法則のもとに動いていると、そのように考えるのが天人合一の思想というものです。中国ではそれこそが正統的な思想で、また一般に広く流行した思想でもありました」（金谷治：『中国思想を考える』，p.194，中央公論社．1993.）と解説される天人合一思想によって実在化されたものである。そして、経脈と関係する三陰三陽理論については三陰三陽の項目で改めて書くことになるが、「陽明・厥陰を以て、合して三陰三陽と称するは、医家の言なり」と多紀元簡はいい、丸山敏秋氏も医家の独創であると指摘する（丸山敏秋：『黄帝内経と中国古代医学』，p.291，東京美術，1988.）。双包山漢墓出土の鍼灸木人や長沙馬王堆漢墓出土の『足臂十一脈灸經』『陰陽十一脉灸経』、さらに『霊枢』経脈篇への発展をあわせ考えると、漢代に急速に進んだ理論であることに違いはない。

○ 望診の形成について

・脈を切し色を望み声を聴き形を写すを待たずして病の在る所を言い…病の応は大表に見わる（『史記』．史記列伝．扁鵲倉公列伝第四十五）。

ここに出てくる内容は医療を行なう人の理想像であろう。見てすぐにわかる。……その延長上に現代ではレントゲン撮影があり、CTやMRIが発達したわけである。

扁鵲について『史記』につぎのような記録が見られる。

「扁鵲以上=其言を=飲むこと=薬を=。三十日。視=見す垣の一方の人を=。以レ此を視ルレ病レ。盡ク見ル=五藏の癥結を=。特に以レ診するをレ脉を為すレ名と耳。為して医と或は在りレ齊に。或は在りレ趙に。在りてはレ趙に者名づく=扁鵲と=。」（『史記』扁鵲倉公列伝）

原文の意訳は次の通りである。

「扁鵲はいいつけられたとおりに、上池の水でこの薬を三十日間飲みつづけた。はたして効があらわれ、土塀（垣）の向こうに立っている人が見えるようになった。この透視法で（人の病を）視つめると、すっかり（尽）その人の五臓のしこり（癥結）が見った（病根の所在を知って相応の治療をした）。しかし、透視のことでなく、とくに脈をうかがって病を知る人だということで名声をはくした。それから扁鵲は医師となり、諸国をめぐり、斉にいるときもあり、あるいは趙にもいた。趙にいたとき、世間では彼を扁鵲と名づけた」（森田傳一郎：『史記』扁鵲倉公列伝訳注，p.27，雄山閣，1986.）。

同様の記録は古典をみると結構みつかる。

・夫れ内に病有る者は必ず外に色有り（『淮南子』俶真訓）。

・春秋左伝：成公10年（B.C.581）成公の病気が重くなり、緩という医者が来る前に夢を見た。

「緩は名医だから我らがやられそうだ、どこへ隠れよう」。

「肓の上、膏の下なら大丈夫だ」。

緩は診るなり

「この病気は治療できません。肓の上、膏の下の病位は灸も使えず、鍼も届かず、薬も利かぬので治療できません」といった。

・扁鵲が蔡（史記では斉）の桓候に目通りした時の話（『韓非子』）。

「扁鵲、蔡の桓候に見ゆ。立つこと間く有りて、扁鵲曰く、君に疾有り、腠理に在り、治せずば将に恐くは深からんとす、と。桓候曰く、寡人無し、と。扁鵲出ず。桓候曰く、医の好みて病ざるを治して以て功と為すなり、と。居ること十日、扁鵲復た見えて曰く、君の病は皮膚に在り、治せずば将に益々深からんとす、と。桓候応ず。扁鵲出ず。桓候又悦ばず。居ること十日、扁鵲復た見えて曰く、君の病は腸胃に在り、治せずば将に益々深からんとす、と。桓候復た応えず。扁鵲出ず。桓候又悦ばず。居ること十日、扁鵲桓候を望みて還り走る。桓候故に人をして之を問わしむ。扁鵲曰く、疾、腠理に在るは、湯熨（温石、懐炉の類）の及ぶ所なり、肌膚に在るは、鍼石の及ぶ所なり、腸胃に在るは、火斉（飲み薬）の及ぶ所なり、骨髄に在るは、司命の属する所、奈何ともすること無きなり、今は骨髄に在り、臣是を以て請う無きなり、と。居ること五日、桓候体痛む、人をして扁鵲を索めしむるに、已に秦に逃る。桓候遂に死せり。故に良医の病を治むるや、之を腠理に攻む」（竹内照夫：『韓非子』, p.1, 278〜279, 明治書院1995.）。

以下は同じ内容を別の訳者が訳したもの。

・「扁鵲が言う。病が肌のきめにあるものは湯熨で治療できます。肌肉の内にあるものは石鍼（？）で治療できます。腸や胃にあるものは火斉（湯）で治療できます。（けれども）骨髄にあるものは司命の神が知ることで、どうしようもありません」（本田済：『韓非子』, 喩老第二十一, p.124. 筑摩書房, 1984.）。（『韓非子』はB.C.100ごろの著作）。

・人相術としてはもっと古く、『春秋左氏伝』. 文公元年（前262）に

「魯国の大夫である公孫敖は、叔服が相術に優れていると聞いて2人の子を見させた。叔服占って言うには「穀（兄）は子（あなたを）を食う——祭祝を引き継いでくれるでしょう。難（弟）は子を収む——死んだ後に弔ってくれるでしょう」と。さらに人相について「穀は下（顔面の下方）が豊かであるから、魯国に子孫が栄えるであろう」とある。

・「[馬を鑑別する名人]伯楽は、馬を相するを学ぶや、見る所馬に非ざる者無し。馬に誠なればなり」（伯楽は、馬の見立て方を学ぶと、馬以外のものは目に入らなかった。それは馬を見立てることに真底打ち込んでいたからである）（楠山春樹：『呂氏春秋』, 十二紀, 第9巻季秋紀,）。（「数術略」の形法家のなかで『相人二十四巻』（佚）の名称がある）。

・王充『論衡』の「骨相篇」に「人は命を天から受けているから、その表候は身体にあらわれる。これを観察して人の命（運命）を知ることができる」とある。
　相術としては、人間の運命は決っていると考える定命論と、不老長生など——何か特別な修行をやれば長生できるという立場がある。このように定命論とこれを否定する立場は解決することなく歴史の中で続けられたようである。

　　定命論
　　　人間の境遇、行為、出来事などを含めて、世界のすべての事象は前もって先天的に定まっていて、人間の意志ではこれを変えることはできないとする説。……老子、儒教の天命説の類。運命論。宿命論。（スーパーニッポニカ2003　DVD-ROM版 (C)小学館, 2003.）

　　運命
　　　一般に，人間に与えられた逃れることのできないさだめを意味する語。宿命とほぼ同義。
　　定命　天から定められた運命。また、定まった命数。じょうみょう。じょうめい。（DVD-ROM《世界大百科事典 第2版》, 1999. 4.）

　　　「個人の行為（精神活動をも含む）の如何によって神仙になれるかどうかが決まる『神仙科学論』とでも呼ぶべき考え方は以後の道教に根付いて重要な役割を果たしている。しかし、その根幹部分と言うべき神仙の性格について、『抱朴子』では、一方で「仙命」なるものを唱え、人の努力によってはどうしようもない神仙の壁を想定している。（亀田勝見：葛洪における運命の問題，『中国思想史研究』，第十七号，p.57～83，京都大学中国哲学史研究会，1994.）

　　孔子の宿命論
　　　君子は天命を知ってこれを畏敬するのである。孔子も「五十にして天命を知る」「死生命あり、富貴天に在り」「命を知らざればもって君子と為すなきなり」「天、徳を予に生ぜり，桓魋それ予をいかんせん」（天から仁義道徳の道を以て天下を救済する使命とその徳をさずかっているわしだ。桓魋ごときが、わしをどうしようとするのか。どうしようもあるまい）（吉田賢抗：『論語』, p.40, 263, 438, 168, 講談社, 1980.）

　　宿命論　荘子は宿命観をもっております。「無為にして自然に任すべし」という老子の学説が一転して宿命論となるのは、必然の結果であると思います。徳充符篇の中に、「死生存亡、窮達貧富、賢と不肖と、毀誉饑渇寒暑は、これ事の変にして、命の行わるるなり」、大宗師篇にもまた、「死生は命なり。その夜旦の常あるは天なり」とある。日月照らさぬ隈なく、天地覆載せざるものはない。あるいは寿、あるいは夭、あるいは富貴、あるいは貧賎、賢愚一ならず、毀誉、所を異にするというのは、これ命であります。また、徳充符篇によると、譬えば、「昔の弓を能くする羿の矢先に立つようなものである。矢先の矢頭のまん中に立って当たらないということはないのですけれども、あるいは当たりあるいは当たらないというのは、命である」といっています。そこで大宗師篇にも、「われ夫のわれをしてこの極に至らしむる者を思うて得ざるなり。父母、豈わが貧を欲せんや。天に覆うなく地に私載なし。天地、豈われを貧しくせんや。そのこれをなす者を求むれども得ず。然り而してこの極に至る者は、命なるかな」と述べております。彼はついに一歩を進めて絶対的宿命観を成しております。（宇野哲人，小島祐馬：『中国の古代哲学』, p.204～205, 講談社, 2003., より）

　王充『論衡』の「骨相篇」に「人は命を天から受けているから、その表候は身体にあらわれる。これを観察して人の命（運命）を知ることができる」とある。また、「凡そ人の遇偶と及び累害に遭

うとは、皆命に由るなり。死生壽夭の命有り、亦貴賎貧富の命有り」(命禄)。

　孟子は凡人も聖人になれるという考え方をする―努力主義。
　歴史の中でこの2つ（定命論と）は絶えず揺れ動いていた。

・「痩せてしまったことは大変だが、血気はまだ変動していない」(春秋左伝 襄公21年)。
・「外形は心に勝てず、心は学術に勝てない。学術が妥当で心が正順であれば、たとい形相は醜悪でも心術が善美であるから、君子であることに障害はない。反対に、形相は善業でも心術が醜悪であれば、小人と呼ぶに支障はない。故に君子である姿を吉相と言い、小人である姿を凶相と言うのであって、顔や形の長短大小、あるいは美醜偏斉は吉凶と無関係である。古の人は問題にすることはなかったし、学ばうと努力している者は口にしない事である。」
　……「士たる者は、長さ・大きさ・重さをはかり考える要はなく、ただ心の姿を知ろうとするだけであって、顔や形の長短大小・美醜偏斉は、どうして論ずる必要があろうか。」(『荀子』, 非相編第五)
・『漢書』. 芸文志の「数術略」の形法家のなかで『相人二十四巻』(佚)の名称がある。
・「身体髪膚これを父母に受く、あえて毀傷せざるは孝の始めなり」(孝経, 開宗明義)。
・「身は父母の遺体なり……あえて敬せざらんや」(礼記, 祭義)

望診
・それ精明五色は気の華なり (素問 脉要精微論篇 第十七)。
・脉の動静を切して精明を見る (素問 脉要精微論篇 第十七)。
・諸陽の会は皆面に在り (霊枢 邪氣藏府病形 第四)。
・その色を見てその病を知る、命けて明と曰う。その脉を按じてその病を知る、命けて神と曰う。その病を問いてその處を知る、命けて工と曰う (霊枢 邪氣藏府病形 第四)
・望んでこれを知る、これを神という。(聞＝聖　問＝工　切脈＝巧) (難経十六難)。
・脉は気口に出で、色は明堂に見わる (霊枢 五閲五使 第三十七)。
・その外応を視て以てその内藏を知れば病む所を知るなり (霊枢 本藏 第四十七)。
・必ず先ずその形の肥痩を度り、以てその気の虚実を調う (素問 三部九候論篇 第二十)。
・その色を覩、その目を察し、その散復を知り、その形を一にし、その動静を聴し、その邪正を知る (霊枢 九針十二原 第一)。
・五藏の象（かたち）は類を以て推す可し。五藏の相音は意を以て識る可し。五色の微診は目を以て察っす可し。能く脉色を合っす可し、以て萬全たり (素問 五藏生成篇 第十)。
　望診は素問・霊枢では大変重要な位置を与えられている。患者の気を診る事が最も大切だからである。それ以外に患者の持つ局所症状も、全体の変調の部分症状として

扱うので、西洋医学的にはその局所症状（苦痛）と一見関係なさそうな所見でも、これを排除せずに取り上げる。その場合の最も特徴的な指標は胃の気、神気を診ることである。そしてこれらは顔面の色つや、舌、腹、目……色々なところに表出されると考えられた。

○ 治療
・「血脈はうっ滞無く、五臓は蔚気（ふさがりの気）無く…」（『淮南子』俶真訓）はある疾病の病態であると共に治療法の指針でもある。
・「良医は常に無病の病を治す。故に病無し。聖人は常に無患の患を治す。故に患無きなり」（『淮南子』説山訓）という文例は「聖人は已病（既に病になった）を治さず、未病を治す。已乱を治めず、未乱を治む。此れを謂うなり。夫れ病が已に成りて而る後に之に薬し、乱が已に成りて而るに後に之を治む。……」（『素問』四気調神大論）へと連なっている。

ところで素問・霊枢に出てくる治療によれば極論ではあるが、次の文章が見られる。
「鍼を用いんとするに必ず先ず脈を診て、気の劇易を視、すなわち治すべし」（『霊枢』邪気臓腑病形）。
「気が至ってこれを去るとは、補瀉して気が調いてこれを去るをいう」（『霊枢』小針解）。
「刺の道は気が調いて止む。……痛みが鍼に随わずと雖ども、病は必ず衰え去るなり」（『霊枢』終始）。

これはすごい気の医学の典型である。ひたすら病人の気を診て、これに虚実で対処し、もし、病気が治らなかったら、気が整っているのだから必ず後から治ってくる、というのである。

ところが一方では、かなり現実的な表現もある。参考までに引用してみよう。
「治は燔鍼劫刺に在り、知るを以て数と為し、痛みを以て輸と為す」（霊枢 経筋篇）。とか「焠刺は寒急を刺すなり。熱すれば筋は縦みて収まらず、燔鍼を用いること無し（霊枢 経筋篇）。とあり、これはわかりやすく表現すれば次のようになる。

経筋の治療は、東洋医学の鍼灸の中で一番手近に行なえる気楽な治療法である。反応部位を選び、そこへ効果が出るまで何回でも治療を行なうものである。凝り、痛み、痙攣、麻痺など運動器疾患の大半に応用できる。

経筋治療は幾つかその方法に段階がある。始めはこのような局所症状の方法でよいが、少し東洋医学の生理作用、病態生理などの理解が進むと衛気、栄血、経絡、臓腑、邪気の状況、虚実補瀉、経刺、体質（特に皮肉の状況）などを考慮した方法が大切となる。

Ⅶ 素問・霊枢・難経の成立について
○ 漢墓出土資料
　双包山漢墓から出土した鍼灸木人は「文物」（馬継興：双包山漢墓出土的鍼灸経脈漆木人形,「文物」, p.55～65, 文物出版社, 1996, 4.）によると、その墓は武帝の前で文帝と景帝の時期（前179～前141）に相当する。

　木人の高さは28.1cmで、縦方向に19条の脉が描かれ、その内の１条は正中線上にあり督脈に相当する。残りの18条は左右対称に９条ずつ描かれ、『霊枢』経脈篇を参考にすると手三陰脈、手三陽脈、足三陽脈と基本的に一致する。文字の表記はないがこの内の四条の脉から５つの支脈が分かれている。史上最古の経脈模型である。

　前188～180頃作られた湖北江陵張家山漢墓（1984年発掘）から竹簡に書かれた医書である『脈書』が出土した。この脈書は馬王堆出土の医書である陰陽十一脈灸経、脈法、陰陽脈死候までの三書を包括した形をしている。

　前168頃作られた湖南長沙馬王堆漢墓（1973年発掘）から帛書、竹簡に足臂十一脈灸経、陰陽十一脈灸経（甲本・乙本）、脈法、陰陽脈死候、五十二病方、却穀食気、導引図、養生方、雑療方、胎産書、十問、合陰陽、雑禁方、天下至道談などの医書が出土した。

　前104年よりも前に作られたであろうとされる河北省満城県漢墓（1968年発掘）から金鍼４本と銀鍼５本が出土したが銀鍼は腐蝕が甚だしい。

　これらにでてくる経脈は「脈」と云われていた。しかし、霊枢の経脈篇にある走行とは違い、走行はすべて求心性である。これらに見られるのは、灸が主である。鍼が前面に出てきたのは素問・霊枢が結集されてからであろう。さらに付け加えるならば、資料から見て、このあと技術的な面で本格的に鍼が論じられるのは金元代以後で『鍼経指南』（竇黙. 1295. 元.）などが書かれてからであろう。

　発掘資料から推測すると、東洋医学（鍼灸）が体系化されたのは紀元前100年代以降のことで、このことは『淮南子』の成立時期とかなり重複しながら、『淮南子』より若干あとという事になる。このような事情からも素問・霊枢と淮南子との関係は濃厚なものとなる。

○ 黄帝内経と淮南子との関係
　黄帝内経と淮南子との関係は以前から密接なものであることが推論されてきた（後から出てくるように楠山春樹、丸山昌朗、黒田源次、丸山敏秋諸氏の研究）。淮南子は道家思想の基に編纂されたものと考えられているが他の思想もまじわり、雑家的な感触も持つ書である。この点、素問・霊枢も道家思想に基づきつつも、鍼灸臨床や病理

的な推論から、臨床の実態に即した記録が見え、必ずしも道家思想に振り回されてはいない。

　黄帝内経と淮南子との関係で、一つは道家思想の影響下に内経が成立していること。特に淮南子とのかかわりが強いことが指摘されてきた。二つは東洋医学（鍼灸）の形成期と淮南子が編纂された時期が重複していること。三つは道家思想が政治の舞台から急速に神仙思想などへ方向転換を余儀なくされた時期とも重なること、などがあげられ、緊密な関係がうかがえる。

・『淮南子』には病理や臨床上のかなり進んだ記載が現われている。こういう点から『内経』の作者を淮南王にもって行こうとする説も現われてくる理由があるわけである（黒田源次：『気の研究』，p.48，東京美術，1977.）。
　『霊枢』に至っては王氷の素問序にその書名を現わしてはいるが、それが一部の成書として世に出るようになったのは南宋の中期であるから、勢い偽書説の唱えられたことも已むを得ない。しかしその本文は皇甫謐の『鍼灸甲乙経』や隋の楊上善の『内経太素』に存することなどから推して、後世の偽作でないことは明らかである。……（素問・霊枢）大部分『淮南子』や『史記』よりは後のもので、或いは原本の大部分は後漢中期頃に撰述せられたものではないかと思う（黒田源次：『気の研究』，p.73〜74，東京美術，1977.）。

・淮南子の成立年代について
　「胡適(こてき)氏の研究『淮南王書』では、それをほぼ紀元前140年、武帝が即位した年のこととはっきり定めている……。……内篇の著作はほぼ紀元前140年のことである」（金谷治：『老荘的世界』，p.97，平楽寺書店，1985.）

・淮南子を読むとあたかも素問・霊枢の世界にいるような錯覚を起こすくらいよく似ている。淮南子に影響されて素問・霊枢ができたといわれる所以でもあろう。淮南子について、金谷治博士の『老荘的世界──淮南子の思想』（金谷治『老荘的世界──淮南子の思想』，平楽寺書店，1985.）および『秦漢思想史研究』（第5章『淮南子』の研究，平楽寺書店，1992.）は素問・霊枢の成立に関する資料として大変役立つ。
　以下、『老荘的世界』（p.223〜252）より引用させて頂こう。
　『淮南子』は人間篇や修務篇で積極的な処世術を、原道篇では精神主義的な消極的処世法を挙げている。そして『淮南子』の重点は原道篇を中心とする精神主義的な立場にある。
　積極的な処世術について脩務(しゅうむ)篇では
　「名は務めて立つべく、功は彊(つと)めて成すべし」（名声は一事に専念してこそ成るものであり、功（功績）とは努力を重ねてこそ成るものである）として、人々の勉学をす

すめている。

「学は人の砥錫なり」「ただ自然の勢をたもつだけで外から受けることがなければ、力も竭きて功も沮まれる」。外のものをわが身につけて積み重ねていく「服習積貫」の努力によって、「物に通じ、道に喩（明）り、辞に察にして、形に審か」な人物にならねばならない、とある。

人間篇の処世のことばは修務篇の積極的な調子とは違って、人生に対する懐疑的な気分が強い。

事業を完成して名を顕ためには、言行をつつしんで、微細なことにも注意しなくければならない。あとのまつりの悔をくりかえすのでは、人生の成功はおぼつかない。が、人生はままならぬものである。善意に発した行為が悪意とみられ、利を求めたことがかえって害を招くのは、ありがちなことである。

「天のなす所を知りて人の行なう所を知らば、世に任ずることあり」。

こうして、人間篇は、現実への強い関心を示しながら、さらに現実を超えたものをも注視して、天人合一の立場を説くこととなった。

では原道篇はどうであろうか。

「天下の要は、彼に在らずして我れに在り、人に在らずして［わが］身に在り。身にこそ得らるれば万物も備わる。心術の論に徹（通）すれば嗜欲好憎は外（そと）らる。この故に喜ぶ所なくして怒る所もなく、楽しむ所なくして苦しむ所もなし。万物は玄同（妙合）して（万物は渾然一体となり）非もなく是もなし。化育は玄燿（妙光）して（生成変化の盛んなるさまは）、生ずるとも死すが如し（生じても死するがごとく平静である）」。世界の中心はわが一身である。ここに「身得」というのは「自得」であり、「全身」であり「道と一つになる」ことで、つまり内的な心性を中心とする立場にどっかりと腰をおろすことである。「心術の論」というのもそれをいう。その立場では、人間的な欲望や感情は消える。そして、善し悪しを分別する是非の判断や、生死の問題も超越されるのである。

われのいわゆる天下を有つとは、……自得するのみ。……いわゆる自得とはその身を全くするものなり。その身を全くすれば道と一つたり」（原道）。

天下を有つといえば、もとよりふつうでは天下の王者として政治的な実権をにぎることであろう。が、ここではそうではないという。わが存在の本質をつらぬいて道と合一すること、それこそが天下を有つことであった。こうして、天下の政治はもとよりのこと、もはや個人的な処世の術すらも問題ではなくなる。道と合一した者にとっては、世俗的な価値は完全に無視されるからである。

では、そうした意味での「天下を有つもの」になること、つまり道と合一する自得の立場になるためには、どうすればよいか。それは外界の事物に誘われて内的な本性を見失うことを戒るが、消極的には、わが智能や感情、欲望をできるだけ少なくして

心を平静に保つこと、積極的には、何よりもわが精神・情性を尊んで養ない育てること、それがその答えであった。

「情の欲に勝つ者は昌え、欲の情に勝つ者は亡ぶ」（繆称）。

「（五色・五声・五味・趣舎）この四者は天下の性を養なう所なり。然れどもみな人の累なり。故に曰く、嗜欲は人の気をして越（散）らさしめ、好憎は人の心をして労れしむ。疾に去らざれば志気は日々に耗る（耗、耗る）」（精神）。快楽を快楽として外に追うのは世俗の立場である。外にひかれる感情や欲望をできるだけ抑制して世俗的な喜びや楽しみを超越すれば、名誉や財産、そしてまたそれと結びついた地位のために、あくせくと思いわずらう必要はなかろう。……まことの楽しさ、それは世俗的な快楽を否定した無楽の境地、自得そのものだという。……わが一身のこと、さらにわが内的な心こそが重要だというのである。わが心にわれ自ずからをとらえること、それこそが人としての務めであった。

「形とは生（命）の舎、＜気は生の充なり＞、神とは生（命）の制なり」（原道）。形体と精神、それはともどもに生命を維持するものとして重要である。形を否定することは許されない。しかし、いずれかといえば、もとより精神こそが重要であった。

「［精神］は形［体］よりも貴し。故に神の形を制するときは従きも、形の神を制するときは窮す」（詮言）。

欲望と情性との関係もこれにひとしい。……。

以上はいいかえれば本性を中心とする主張である。「養性」性を養なうというのは、すべてそうした立場をめざすものであった。

ところで、性というのは、生と同じ意味でも使われているように、生命の本質、人としての自然素朴な生質をさすことばである。ふつうに考えると、そうした性は、もとより人間的な智慮や欲望をも含む活動的なものと思えるのであるが、『淮南子』ではそうは考えなかった。それは、欲望と対立する静かな世界であった。

「人の性は安静なもので、嗜欲がこれを乱すのだ」（俶真）。

こうした純粋な本性を重視して、それを失わないように外物の誘惑をしりぞけてゆくのを養性というが、『淮南子』ではそれはそのまま養生につながることであった。養生すなわち生命を重んじて長寿を得ようとする方法は、もとより、本能的なしわざとして古くからあった。不老不死を説く神仙思想も、もとより一面でその伝統を受けて生まれたのである。しかし、それらの伝統が、いずれも現実的技術的で実際の長生をめざしているのに、『淮南子』ではもはや実際に長生をきするのはあまり重要なことではなかった。単なる肉体の生命を維持すること、うつろな魂のぬけがらは、生ける屍である。生きるということは、存在の本質としての本性を維持することでなければならない。養生と養性はこうして一つのものとなった。

「かの吹呴し呼吸し、故を吐きて新しきを内れ、熊のごとく経（懸）り鳥のごとく伸

び、鳧のごとく浴し蝯のごとく躍み、鴟のごとく視、虎のごとく顧みるは、これ形を養なうの人なり。以って心を滑すに[足ら]ず」(精神)。これはすべて長生のための秘術である。辟穀(穀類を食わず)、導引、軽身(柔軟体操)などを指すが、『淮南子』はそうした伝統を単なる「養形」の術だとして軽蔑した。この精神篇とよく似たことばは『荘子』の刻意篇にもあるが、そのいずれが古いかにわかには定められないであろう。……。

　形を養なうだけでは、結局、破滅に終わる。では、「生のために為すことなき」境地はどうして得られるか。それは生命を問題としないこと、つまり死生の問題を超越したときに初めて可能である。

　「一体、自然が自分を[人間でなくて]土器に作りあげたところでどうしようもない。鍼や灸で生きのびようとするのが誤りではないと、どうして分かろう。くびをくくって死のうとするのが幸福でないと、どうして分かろう。……生きているときは七尺の体、死ねば一棺の土、有形の万物の中で生きているのは、死んで無形の世界の中に沈むのと、変わりはない。してみると、自分が生きているからといって万物がそれほど増えるわけでもなく、死んだからといって土がそれほど増えるわけでもない。どうして、死と生との間に喜憎利害の差のあることが分かろうか」(精神)。

　「性」と「生」の字が同じように使われているが、これはどちらの字に統一しても意味に変わりはない。重要なことは……養性を得て道と一つになった者は、血脈五臓の健康状態もよく、禍福や非誉にも超然として処世のうえでも成功するという。内的な自己の本性に沈潜することが、果たしてそれほどの効果をもたらすものかどうか。それはいうまでもなく疑わしい。しかし、まちがいのないことは、養性(生)の効果として期待されるものがその点にあったということである。

　もしこの立場だけをおしつめてゆけば、われわれは社会生活や現実の人生に目をつぶって、ひたすらに観念の世界に生きる消極的な精神主義にゆきつくはずである。そこには、現実からの逃避はあっても、現実をおしすすめる力はないであろう。しかし、『淮南子』の養性の思想は、その反面に積極的な処世の術を持つことによって、その危険からまぬがれていた。

　『淮南子』の理想とする最高の人格は、真人と聖人である。至人というのは、真人と聖人とにまたがる。このほか賢人もいる。

　真人が道の世界に入りきっているのに対して、聖人は道を守りながら現実の人事を忘れない。

　「聖人……恬愉虚静(安らかに静か)にしてその命を終う」(精神)。
　「聖人は、天に法りて情に順い、俗に拘わらず人に誘われず」(精神)。
　「聖人は、心は平らかにして志は易らぎ、精神は内に守られて、[外]物もこれを惑わすに足るなし」(氾論)。

『淮南子』の立場は道家の思想に本づくものであるが、とりわけて荘子の哲学から多くを学ぶものであった。こうして『老子』と『荘子』の思想を合同してそれを中心におくものであることは今まで述べてきたとおりである（金谷治『老荘的世界――淮南子の思想』，p223〜252．平楽寺書店，1985.）。

以上から、やや強引な感がないではないが『呂氏春秋』→『淮南子』→『素問・霊枢』といった流れを感じないわけにはいかない。

○ 呂氏春秋と淮南子と素問・霊枢の関係

「上古聖人が下を教えるに、皆これをいう。虚邪賊風，これを避けるに時有り。恬憺虚無なれば、眞気はこれに従う。精神が内を守れば、病は安から從ひ來るか。是をもって志閑にして欲少なく、心安くして懼ず、形労して倦まず。気從がい以て順に、各その欲に從がい、皆願う所を得、故にその食を美とし、その服に任え、その俗を樂しみ、高下相慕まず、その民故に朴と曰う。是を以て嗜欲その目を労すること能わず、淫邪その心を惑す能わず、愚・智・賢・不肖、物に懼ず、故に道に合う」（素問 上古天真論 第一）。

この文章をみて『老子』80章の小国寡民との関わりをすぐに感じる。すなわち「其の食を甘しとし，其の服を美とし，其の居に安んじ，其の俗を楽しむ。隣国相望み，鶏狗の声相聞ゆるも，民老死に至るまで，相往來せず」というものである。そのほか「恬憺虚無」、「志閑而少欲」、「心安」、「その食を美とし、その服に任え、その俗を樂しみ．高下相慕まず、その民故に朴と曰う」などの語句は道家思想を汲んだものであり、さらに真人、至人、聖人、賢人などのあり方が書いてあるが、まさしく道家思想の影響を受けていることは明らかである。

丸山昌朗氏は、素問の撰述意図は、淮南子に影響された撰述者が、当時の医学の集大成を図ったもので、各学派の所説中卓越した論述を撰出、加筆してまとめたものと推測される（丸山昌朗：『鍼灸医学と古典の研究』．p255．創元社．1977.）と解説している。

また、楠山春樹氏は、『淮南子』の構想に『呂氏春秋』よりする影響のあることは、まぎれもない事実である（楠山春樹：新訳漢文体系『淮南子・上』．P8．明治書院．1979.）と、ご専門の立場から説明している。

・「この書物（『淮南子』）より百年ほど前に、秦の呂不韋の賓客たちによって作られた『呂氏春秋』などがよい手本ともなったろうことは、内容的にも知れるのである……」（金谷治：『老荘的世界』，p.99，平楽寺書店，1985.）

・「劉安は、漢書によれば、始めて武帝に入朝した時に予め作った内篇を献じている。この年は史記によれば建元2年に当り、B.C.139である。即ちこの年には既に編集されていたものである。呂覧はB.C.239の作であれば、約百年の間があることとなる」（平岡

貞吉：『淮南子に現われた気の研究』．p.22．理想社．1968.）。

　丸山昌朗氏の素問・霊枢成立の推論や楠山春樹氏、金谷治氏の『淮南子』と『呂氏春秋』との関係についての意見、その他にも同様な研究があるが、それらを総合すると、『呂氏春秋』→『淮南子』→『素問・霊枢』という構想が浮かび上がってくる。もちろん筆者も『呂氏春秋』→『淮南子』→『素問・霊枢』といった流れを十分に感じる。

○ 素問・霊枢の成立年代

　素問・霊枢の成立年代に触れた発表を引用してみよう。
・黄帝内経素問：この書の各篇によって、秦（前221〜前202）を遥かに遡る時代の著述と考えられる部分や、後漢時代（前2〜後202）のもの、あるいは六朝時代のものと推量される著述が混在しており、成立時期についても不明である（山本徳子：『古典医学ダイジェスト』，p.10，医道の日本社，1996.）。
・素問は、同時代、一学派の医学を収録したものではない。……素問の大半以上は、B・C150年代以後の作と推測されてくるのである。……素問の最も古いものも、一応BC.104以降のものであり、更に五行説から考えれば、その大半はBC.150年代以後のものとなるのである。……陰陽応象大論は全く淮南子をふまえて展開している論説である。
　霊枢の完本は、中国では存していなかった。現存する霊枢は、宋の哲宗の時代（1093）に高麗から献納されたものを底本としているもののようである。原素問の製作年次を、後漢初期と考察したのに従うと、後漢中期と推察するのが最も妥当である。（丸山昌朗：『鍼灸医学と古典の研究』，p.250〜273，創元社，1977.）
　　・丸山昌朗氏は素問の多くの部分は紀元前104年をさかのぼるものでなく『淮南子』（B.C.22年頃成立）に範をとった陰陽応象大論の作者が全体の撰述者だとみなした。そして『霊枢』は『素問』とは別に後漢中期頃に成立したもので撰述者は終始篇の作者だとしている（丸山敏秋：『鍼灸古典入門』，p.75，思文閣出版，1987.）。
・黄帝時代の作
　南宋の朱熹は『古史余論』（『朱文公文集』巻七十二）の中で……戦国時代の作と見なし、方士との関係を指摘している点で注目すべきであるが、戦国時代の作と断定するだけの根拠が特に示されているわけではない。
　周〜秦時代の作と考えたものは多い。しかしいずれの場合も立論の根拠が乏しく、説得力はない。（著者は2つ例を上げているが略す。）
　秦漢時代の作とする説。（著者は『素問』が1時期の作でないことに明確な事例をあげて論じたものとして評価すべき姚際恒の説を紹介している。しかし姚氏が殷墟出土の甲骨文に接していなかったための誤解や、脈解篇の「正月寅也、寅太陽也」の正月

を寅と定めたのは前漢武帝の太初暦に始まることから本篇は漢代以後のものと言い得る、と紹介している。また、淮南王の作とする説を引用し、「しかし『素問』を淮南王の作と断定するに足る確証は、やはり全くない、という。」

六朝以後の偽託とする黄層雲の『古今偽書考補証』や、荻生徂徠の『素問評』をあげ、各篇の新旧に断を下しているものを引用し、後者では王氷の次註本の構成のみに依拠している点にも問題がある（丸山敏秋：『黄帝内経と中国古代医学』、p.372〜379, 394〜395, 403, 東京美術, 1988.）。

・『漢志』方技略医経の部には黄帝内経、扁鵲内経、白氏内経など七種の書名が著録されている。それらが黄帝、扁鵲、白氏という、ある特定の人物名を冠していることから、古代中国には彼らを始祖と仰ぐ医の学派があり、黄帝内経はいわば黄帝学派の論文集であると推測できる。さらに現行本の問答形式より、黄帝学派の中にもさらにいくつかの分派が存したと思われ、問答の答者の名を取って、黄帝派、岐伯派、伯高派、少兪派、少師派と呼ぶ。それらの中では黄帝派が最初に形成され、次に少師派が興り（初期2派）、やがて岐伯派、伯高派、少兪派（後期3派）に乗り越えられていった、という山田慶児氏の説を引用している。しかし脈診の実施法などの相違に例をあげ、学派形成説は極めてユニークな仮説ではあるが、定説と見なすことはできない。

『霊枢』はやや後出であるとしても、『素問』は武帝以後おそらくは『七略』以後から後漢にかけてではないかと思われる。

『霊枢』の存在を疑い王氷の偽託説について3例あげて、王氷の偽託とすることは明らかに誤りである。そして『霊枢』を『素問』より後出とする姚際恒や多紀元簡の説を上げ、しかし丸山昌朗説が最も説得力がある。丸山昌朗は『素問』に遅れる後漢中期頃と推定している（丸山敏秋：『黄帝内経と中国古代医学』、p.372〜379, 394〜395, 403, 東京美術, 1988.）。

・黄帝内経が……その医経が西漢末期に存在していたことも確かである。問題はその成書時期を西漢末期以前のどこにおくかであり、それについては従来、戦国期や漢代初期、中期など諸説紛々とし、定説はなかった。だが1973年12月、長沙の馬王堆の漢墓（前168葬）から一連の医学書が出土し、それら新出土資料が、『黄帝内経』の成立ひいては中国医学の成立について蓋然性の高い推定を可能にした。なかでも馬王堆医書の一つ『陰陽十一脉灸経』経脈理論が特に興味深い。『黄帝内経太素』経脈篇などにみえる伝統の十二経脈説は、『陰陽十一脉灸経』の十一経脈説に則りながら、手の厥陰脈を加えたものであり、十一経脈説の直接の発展段階を示しているからである。その点にもとづけば、『黄帝内経』の成書は確実に馬王堆医書成立の後であり、西漢の中期以降、末期以前にあると推定しなければならない（川原秀城：中国の自然科学,『中国の科学思想』, p.50, 創文社, 1996.）。

・「（『素問』は）大部分『淮南子』や『史記』よりは後のもので、或は現本の大部分は後

漢中期頃に撰述せられたものではないかと思う（黒田源次：『気の研究』, p.74, 東京美術, 1977.）。

○ 難経の成立年代

　『傷寒論』の序文に「難経」という記述があり、ついで『隋志』に「黄帝八十一難経」、さらに『旧唐志』に「黄帝八十一難　一巻　秦越人撰*」とある。内容からみても「経に言う……」という文章が目立ち、この「経」とは素問・霊枢をさしているから、『難経』が素問・霊枢より以降の作品であることは間違いなく、前五世紀に活躍した扁鵲の作ではない。

　　＊扁鵲の姓は秦、名は越人といい、幅ひろい医学知識を備え「天下の脉を言う者は扁鵲
　　による」と『史記』に書かれるくらいに脉法に精通して非常に名声があったと言われる。
　　『素問』、『霊枢』はその言が簡古で淵涵で通暁しにくいので、秦越人が発して八十一難を為
　　し、其の義を推し明らかにしたものであると『難経本義』に言う。

　鍼具について調べてみても、素問時代は刺絡が盛んであり、霊枢時代は刺絡と共に毫鍼が運用されている。『難経』では刺絡を行なうよりも精巧な毫鍼の運用が行なわれており、今日一般に行なわれる鍼具に近づいていることからも、『難経』が素問・霊枢より以降の作品であることが首肯される。

　ところで、丸山昌朗氏（『針灸医学と古典の研究』, 創元社, 1977.）はおもしろい推測をしている。すなわち「後漢書の方術列伝中に郭玉伝の一項がある。郭玉は和帝（89～105在位）の永元年間、大医丞であった。彼の父は浩翁と号し"針経診脉法"を著すと記されている。しかし、この書は佚されていてその内容は全く知られていない。……さて想像をたくましくすると"難経"は鍼経の"終始篇第9"中の人迎脈口診の法を駁し、69難の命題を提唱する目的で、郭玉が父の浩翁が著した"針経診脈法"の系譜を引いて、親交のあった王充（『論衡』の著者）の思想に同調し、真の実地医家のための臨床書をひそかに著したもののように思われる。これが後人によって公刊され、"八十一難"から"黄帝八十一難経"への名が冠せられるに至ったのではないかというひとつの物語の創作も必ずしも不可能なこととも言えまい」と。つまり難経の成立は後漢の中期以後と云うことになる（松本弘巳：難経,「現代東洋医学」, Vol.4, No.2, 医学出版センター, 1983.）。

Ⅷ 素問・霊枢の内容にかかわる思想
○気
気については次の章と項目で触れている。
- 一章——11）表面には出ない話題で日本の鍼灸を動かしたことがら——f）気についての考え方。
- 二章——Ⅷ 素問・霊枢の内容にかかわる思想——○気、○気の原義について、○先秦における道家、その他の気論、○理と気、○養生思想と気、○再び気、○『広辞苑』に出てくる気、○陰陽。
- 三章——○気について。
- 四章——2．日本人の経絡に対する意見——○日本人の経絡についての考え—1。

気に関する書物は多く出版され、どれも良い勉強になった。ここでは『気の比較文化』（前林清和，佐藤貢悦，小林寛共著，『気の比較文化』，昭和堂，2000.）から引用させていただく。

・中国と日本の気についての違い

「中国の気が天地万物すべての根源、現象とみなすような壮大な宇宙論の一環として理論づけられているのに対し、日本の気は、そのような宇宙論はあまり展開されず、もっと人間にとって身近に感じ取れる感覚的なものとして捉えられてきた。また、中国の気が物質的側面を強調するのに対し、日本では気を『雰囲気』というような主観的な場の問題や『気分』というような心理状態、あるいは心身の状態を表す場合に使うことが多いようである。現在でも……日本人の文化や精神性、身体観を表す主要な言葉のひとつといえよう。……『気』という語は……万葉仮名として『き』『け』の音に用いられ、そのなかでも『け』と発音されるのがほとんどであった。『け』は、もともと日本にあった言葉で、得体の知れない、あたりに漂う雰囲気や霊を表す言葉として使われてきたのであり、『気』をはじめ、『怪』や『化』、『顕』、『異』『疫』に移行したといわれる」（前林清和，佐藤貢悦，小林寛共著，『気の比較文化』，p.43～44，昭和堂，2000.）。

・ 気の意味するところの一部

「中国、韓国、日本における気論の比較という視点から……中国においては……宋学の理気論あたりが論議の中心となるであろう。そのばあい、『理』と対置される『気』は、ごく概括的にいえば、万物を構成する最小の物質的単位である。……のちにいう原子（atom）にも比定されるが、そうした説は中国では胡適、馮友蘭両氏あたりから始まったようである」（前林清和，佐藤貢悦，小林寛共著，『気の比較文化』，p.4，昭和堂，2000.）。

2章 素問・霊枢医学の形成

○気の原義について

「王力氏（1900-86）は、その『同源字典』（商務印書館、1991年）のなかで……以下のような説明を加えている。

『説文解字』（後漢の許慎の著作）に「气、雲气也」とある。（「气」）字は「氣」に通じる。『礼記』祭義篇に、「氣也者、神之盛也」（この「神」は生命エネルギーといった意味）という。（後漢の鄭玄）注に、「氣、謂嘘吸出入者也」（「嘘吸」は、いき＝息）という。『荘子』盗跖篇に「拠軾低頭、不能出氣」（孔子は車の前の横木に寄りかかって頭を垂れ、いきもつけない）とある。『荀子』王制篇には、「人有氣有生有知亦且有義」（人には、氣、生、知、義がそなわる。この「氣」もやはり生命エネルギーといった意味）といい、解蔽篇に「比至其家、失氣而死」（涓蜀梁という臆病な人物の故事。家にたどり着くころには氣を失って死んでいたという意味。この「氣」も前述の謂いにほぼ同じ）という。

しばらく王説に従うとして、まずいいうることは、今日われわれが用いている「気」という文字の原字が、「气」あるいは「氣」であったということである。ただし、『説文』には「氣、饋客之芻米也」とあって、このばあいの「氣」は、加藤常賢氏の解釈に従えば「給料としてもらう米、あるいは客に贈る米」であるから、『説文』は「气」、「氣」の二字を別字として解釈したことになる。この点については多少の議論は予想されるが、仮に『説文』に従うとしても、結果的には「氣」が「气」の意味において使用されてのち、『説文』にいう「氣」は後から作られた「餼」に置き換えられたとみなしてよさそうである（加藤氏前掲書、同前）。そもそも、「氣」は「气」に「米」を加えたわけであるから、藤堂明保氏が指摘するように「米をゆでた時にでる湯気」であったのかもしれない。

ここで、「気」の原義をごく大まかに整理すれば、およそつぎのようになろう。甲骨や青銅器に記された「三」の文字が「气」の原字であることはほぼ定説であり、この「气」から「氣」の字が作られ、その「氣」は「贈る米」もしくは「米をゆでる時の湯気」を意味した。のちに、米に関わる意味を表す文字として「餼」が新たに生み出され、「气」と「氣」が同義とされたと同時に、それらが「餼」とは区別されて用いられるようになった。このように解釈すれば、すくなくとも字形のうえからは判然とした系列があるように思われる。

そうすると、つぎなる問題は、そうした字形によって示唆されている意味である。字形からみるところ「气」字は甲骨文、金文にまで遡れそうであるが、その「三」は「乞い求める」、「訖（おわる）」、「迄（いたる）」といった意味であるから、上記の王力氏が説くところとの間に相当の開きがあることは明白で、われわれがここで求めているような「気」の原義に相当するような観念は、およそ甲骨文・金文からは見出すこ

151

とができないように思われる。この点について、白川静氏が、「乞」字について、その古い字体（篆書の頃まで「气」、「乞」は同一の字体）である「气」は雲気の流れる形に象ったものとみて「气」と同義としたうえで、のちに「气」は雲気、「乞」は求めるへと分化したと解し、「古くは雲気をみてトし、祈った」と述べている。この説明は、甲骨文・金文にはじまり先秦時期を経て『説文』に集約される、そうした気論の筋道が存在することを示唆するという意味において、きわめて興味深い指摘である。

ところで、こうした字形学的な解釈とは別に、音韻学的な視点からみた藤堂氏の語源解釈があることを併記しておきたい。同氏によれば、「气」、「乞」は、ともに息がせき止められ、さらに屈曲して出てくるさまを表す象形である。つまり、氏は「気」を雲気とみるよりはむしろ「湯気」と解釈すべきであるとする。そして、この二字ともに、本来「ものがいっぱいにつまる」というのがその本義であり、そこから「慨」、「嘅」（息がつまって嘆息を洩らす）、「氣」（米をゆでた時の湯気）、「餼」（湯気をたてて調理した食べ物）の語が派生的に生じ、さらにはこれと関連して、あるところまで行くとつまる（とどまる、おわる）という意味での「迄」、「訖」なる派生語が生み出されるにいたったという（『漢字語源辞典』704頁）。こうしてみると、上に引用した王力氏の解釈は、『説文』の字解を忠実に反映しているという意味において、藤堂説よりはむしろ白川説に近いというべきであろう。ここにわれわれはようやく王説の主意に到達したことになるが、より厳密に考察すれば「気は雲気である」とする許慎の案語が、いったい如何なる根拠によるものかという問題については、まったく議論の余地がないわけではない。ただし、この問題についてのさらなる考究は他日を期したい。

これまでに述べた内容を要約するならば、字源、語源（両者の差異については白川氏の『字統』6〜7頁に簡潔に記されている）双方の見地からなされた成果に依拠するところ、もともと雲気を意味したところの気（「气」）が、転じて雲気と似た現象のすべてを意味することばとなったことは、気概念の展開としてはおのずから帰趨するところであろうし、論理的にみてもきわめてすなおな理解であると考えられる。おそらくはこのような推移のなかで、王力氏の所説にあるように、「気」には人や動物の息と、これから連想されたと思われる生命エネルギーといった意味がおのずから付加されてきたであろう。さらにはそこに宇宙に充満して万物の構成にあずかる物質的要素という意味が付加されれば、その集散が生物においては生死となり（『荘子』知北遊篇 など）、広く万有にあっては事物の消長・生滅となる（前林清和、佐藤貢悦、小林寛共著、『気の比較文火』、p.4〜7、昭和堂、2000.）。

・気論と陰陽（ここでは陽との関係で）

「『国語』周語の宣王の時の記事とされる一節のなかに……。この陽を陽気と解することもあながち附会とはいえまい。……もともと『陰陽』ということばは、説文解字

によると、『山の北、南』であるから、その本義は『くらい、あかるい』もしくは『かげ、ひなた』であった。ここから派生的に寒暖、晦明、柔剛……さらには天気（陽）、地気（陰）へと拡大されて宇宙論的概念へと展開したものである」(前林清和，佐藤貢悦，小林寛共著，『気の比較文化』，p.8, 昭和堂，2000.)。

・気論の展開過程

「儒家説において『気』が思想的なキーワードとして重要な意味を帯びてくるのは、孔子から百年ほど経た戦国時代中期の孟子あたりにはじまる。その『孟子』公孫丑上には、孟子と弟子の公孫丑との間に交わされた修養論としての心を動かさない術すなわち『不動心』に関する問答のなかに、『それ志は気の帥なり、気、体の充なり』（心がある方向に動いた状態である志は、気を統御し、気は身体に充ちているもの）という一節がある。ここでは、心と志、気と身体が密接な関連をもちながら、かつ心が気（もしくは身体）を主宰するかのように語られている。……こうした思惟は人を精神と肉体の側面からとらえる一種の身体論であり、いうなれば気を媒介とする心身一元論と呼ぶべきものであろう。……孔子の『血気』の観念から……その気が身体という枠を超えて、さらに万有（宇宙）の領域へと連続し拡大する方向性をすでに示している点は、『論語』にはみられない『孟子』における新たな展開であった（前林清和，佐藤貢悦，小林寛共著，『気の比較文化』，p.11, 昭和堂，2000.)。

・気と宇宙論的気論

「孔孟の伝統から『血気』の観念を継承しつつ、道家的響きさえ感じられる『治気養神之術』を唱えた荀子は、戦国末を飾る大儒であったのみならず、およそ諸子百家の集大成者と呼ばれるに相応しく、その頃から宇宙論の基本概念として体系化されつつあった陰陽論を摂取し、それまでの儒家とは甚だ趣を異にする宇宙論的気論を展開した。注目されるのは『荀子』における陰陽論の存在である。

『星は巡り、日月はかわるがわる照らし、四季はうつり、陰陽は変化し、風雨はひろくいきわたる。これらの調和を得て万物は生成し、涵養を得て成長する』（天論篇）

『天地が合して万物を生み、陰陽が交わり循環することで変化が起こる』（礼論篇）

荀子のそれがはるかに高次の抽象概念に昇華されていることは一目瞭然であろう」(前林清和，佐藤貢悦，小林寛共著，『気の比較文化』，p.12〜13, 昭和堂，2000.)。

・気論と陰陽論の結合、そして宇宙論の大系へ

「荀子以後の儒家思想史にあって、その気論の展開過程のなかで座視できないのが『易伝』の存在である。……文言伝にいたって、

『潜龍勿用、陽気潜蔵』（地中に潜んでいる龍であり用いることはできない。陽気が潜み隠れているからである。）

とあって、『陽気』という述語が看取される。陰陽論と気論の結合を明瞭に示す用例はこの一例だけであるから、『易伝』において『陰陽論』がどの程度の深まりに到達していたのかという問題に関しては、実はこれを明確に論断するだけの確証に乏しいという見方もできよう。が、繋辞伝上・第四章（章分けは周易正義による）に、『精気為物』（純粋なる気が凝集して物を形作る）という。ここに看取される気論は、荀子のそれをさらに推し進めて万有の生成を気の運動と規定したものと推定される。……『易伝』の彖伝（咸卦）に、『柔上而剛下、二気感応以相与』（柔＝陰が上にあり、剛＝陽が下にあるのが咸卦のかたちであるから、二気が感応してまじわる）という一文である。ここに見える剛柔は『易伝』においては陰と陽に同義であって、したがってこの『剛柔二気』は、そのまま陰陽二気と同義であると看做されてよい。このような視角からみるならば、

『一陰一陽之謂道』（陰となり陽となる、これを道という。）

という一段は、陰陽二気の循環・交替を意味するととらえて差しつかえあるまい。と同時に、この二気つまり、陰〜消極と陽〜積極とは、宇宙における万有の存在・生成を対立相においてとらえてものである。換言すれば、相対（相待）的構造において存在し運動している宇宙の実相は、陰陽二気という細小の構成要素からなるとみなされると同時に、その運動・作用すなわち積極（陽）と消極（陰）の循環・交替が、そのまま宇宙の生成・変化を象徴するとみるのである。

これを要するに、儒家説における気論は、『易伝』にいたって、陰陽論とのより明瞭なる結合がはかられ、さらには宇宙論の大系における陰陽二気の概念へと展開されたといえよう」（前林清和，佐藤貢悦，小林寛共著，『気の比較文化』，p.14〜16，昭和堂，2000.）。

○ 先秦における道家、その他の気論

「先秦の諸子学にあって、儒家とならび称される道家は、その気論においても独自にこれを展開し、むしろ儒家の気論への影響が思量されるほどにその存在を座視できない重要な存在である。ただし、儒家思想においてかなり明瞭な継承関係が見出されるのとはやや様相が異なり……『老子』、『荘子』の前後関係にしても、通説では『老子』が『荘子』に先行するとみるのに対して、『荘子』に載せる老耼のことばを集めて戦国時代に編纂されたものが『老子』であるとみる説もあり、道家の気論を系統的に論じることにはかなり困難な点もおおい。……さて、『老子』には、『気』についての記載が三箇所にみえており、そのなかで、

『載営魄抱一能無離乎、専気致柔、能嬰兒乎。（十章）

（肉体に乗り一（道）を抱き、一時も離れない。肉体の精気を洩らさず、生まれたてのみどり子のようによく柔らかさを保つ）』

『心使気、日強。（五十五章）
（心が気を使うことを強という）』

とあるのは、いずれも人の身体に関わる気をいうものであり、とくに後者は『孟子』の『志は気の帥なり』とも相通じるであろう。そして、こうした身体に関わる気とは別に、『陰』、『陽』、『沖気』ということばを用いて、万物の生成プロセスを開陳している箇所があることも注目される。

『道生一、一生二、二生三、三生万物、万物負陰而抱陽、沖気以為和』
（道が一気となり、一気が陰陽二気となり、陰陽二気が混じり合って沖気となり、その沖気から万物が生じる。万物は陰気を背負い、陽気を抱えており、沖気によって調和している。）

ここでは、とりあえず『一』を一気、『二』を陰陽二気と解したが、この一段の解釈は、文献学的には『老子』の成書年代が前漢初期までずれ込む可能性もあって厄介な問題が含まれており、にわかには解決できない点が残る。ただし、『列子』天瑞篇に『一者、形変之始也、清軽者上為天、濁重者下為地、沖和気者為人』（一気は形変の始めであり、清く軽い気は昇って天となり、濁って重い気は沈んで地となり、陰陽中和した気は人となる）という一節がある。このばあいの『一』は陰陽二気に分かれる前の混沌（『列子』では『渾淪』）とした一気と解釈され、『老子』の上の一段を雛衍したものとみなされよう。前漢にいたると、天地、陰陽そして万物がそこから派生する根源なるものとしての『元気』の概念が成立する。……さらに、先秦における道家説の気論において看過しえないのは、『荘子』の気論である。外篇の中の知北遊篇に

『人之生、気之聚也、聚則為生、散則為死』
（人の生は気が集まったものである。気が集まれば生であり、気が散失すれば死となる。）

とあって、気の聚散がそのまま生死とされ、人の生死、物の生滅のすべてが気の聚散によって説明されていることである。ここにわれわれは宇宙論における気の運動と人における生死とが一貫した論理において統合されているのを認めることができる。こうした気論は、その後の中国思想史の展開のなかに深く定着することになるが、とりわけ宋代における気一元論の儒者に引き継がれ、より精緻な論理となって顕彰されたことはいうまでもない（前林清和，佐藤貢悦，小林寛共著，『気の比較文化』，p.17～20，昭和堂，2000．）。

○理と気

　「中国思想はいうまでもなく、中国の政治、宗教を含む文化史全般にわたって、「気」とならんできわめて重要な位置にあるのが「理」である。とくに宋代にいたると、あらゆる側面において理気論と関連性を有しない領域は存在しないといえるほどに、これから述べようとする気一元論、理気二元論を問わず、そのすみずみにまで、理気論は浸透している。理気論がその輪郭を鮮明にした宋代が本節での論述の中心となろう。ただし、本節は理と気をテーマとするとはいえ、あくまで論述の中心となるのは「気」であるから、まずはじめに、第一章、第二章での所論との関連から、これから述べようとする宋代の気論について、それが形成されてきたプロセスに関して、あらかじめ若干の内容を予備的に論述しておきたい。

　さきに、漢代において「元気」の概念が、『老子』の「沖気」や、『荘子』の「気之聚散即生死」説との密接な連関のもとに、董仲舒によって創出されたことは述べた。この「沖気」つまり陰陽の調和した気は、『春秋繁露』五行相生篇に「天地之気、合而為一、分為陰陽、判為四時、列為五行」（既出）とあるその「合して一なるもの」であり、別称して「元気」と呼ばれたものであった。この場合の「元」は、万物の生成と変化の始源という意味である。また、注目すべきことに、董仲舒においてかかる元気の規則性が明確に思議されており、それが「道」とされていたわけであり、また儒家の系列からいえば、秦漢の際から前漢初頭にかけて成立した『易伝』以降、天道と人道の一貫性つまり人を含めた万物を貫通する法則性を意味することになるわけであるから、さらにその延長線上に宇宙の法則性を「理」と捉える、いわば宋学の体系が構築されたとみることができる。そうした意味においては、後世（宋代）の理気論につながるモチーフが、すでに漢代において準備されていたとみることもあながち附会とはいえまい。

　そうした「元気」説が宋学へと継承される過程において、『太玄経』の著で有名な前漢の揚雄（前53－後18）、『玄図』・『霊憲』（清の厳可均が編纂した『全上古三代秦漢三国六朝文』巻五十五に収める）を著し、また渾天説で著名な後漢の張衡（78－139）、『潜夫論』において陰陽説を展開した王符（生没年不明）らの「元気論」は、明らかに董仲舒のそれからの展開である。同時に、三者に共通するのは元気説とあわせて、道（玄）－元気－万物の論理構成をそなえていることである。そこには道家思想からの影響関係もさることながら、万物の存在原理（天道的側面）と実践の原理（人道的側面）を備えた「理」と、万物の構成要素であり運動、変化する「気」との連関ということと、これら道家説を折衷した儒家の学説とが、すでにかなりの程度において近接していたと思われる。魏晋南北朝期になると、周知のように、老荘と仏教の全盛期となり、これらと儒教の経典である『周易』を加えたいわゆる三教鼎立の状態が出現し

た。その代表格のなかでも気論の展開史上注目されるのは、稽康(223-62)、王弼(226-49)、郭象(252頃-312頃)、『抱朴子』の葛洪(282-343)、張湛(東晋中期～後期)などの人物である。この時期の学問は、否定的にみれば、老荘を借りてうつろな観念にひたり、空理をもてあそぶ清談の学であったということもできようが、気論に関していえば、とくに道教の「行気」、「胎息」といった養生思想に発展する方向性が看取されることは、この時期の特色を示すものとして看過できないところであろう。

隋唐期になると三教鼎立の状況はなお続いたものの、隋代から官吏登用試験としての科挙制度が創設され、それにともなつて雑多な注釈を整理し経典解釈を統一する必要性から、儒家経典の標準的解釈としての『正義』が編纂された。そうした時代相を反映して、この時期の代表的学者である、王通(567-618)、韓愈(768-824)、劉禹錫(772-842)、柳宗元(773-819)らの気に関する言説には、道家的な元気説のほかにも、「和気」、「霊気」、「正気」といった術語を通じて、気の概念を儒家的な倫理道徳説のなかに展開するという傾向が認められる。こうした気論の思想史的な背景のもとで成立したのが宋代の理気論である(前林清和,佐藤貢悦,小林寛：『気の比較文化』,p.133～145, 昭和堂, 2000.)。

一、理

「念のため、『説文解字』からみてみよう。『説文』には、「理、治玉也」(理は玉を治めることである)とある。これだけではその意味が判然としないが、清の段玉裁(『説文解字注』一篇上「玉部」)は、

> 戦国策、鄭人謂、玉之未理者為璞、是理為剖析也、玉雖至堅、而治之得其䚡理以成器不難、謂之理、(『戦国策』に鄭の人の言として、まだ磨いていない玉を璞という、とある。これは「理」を磨く〈治める〉と解釈したものだ。玉はきわめて堅いものであるが、玉にはそれぞれに筋目があるから、その玉からどういった玉器を作ればよいかを判断し、その自然の筋目にそって削り、磨けば玉器にすることも難しくない。これを「理」という。)

とある。つまり、「理」のほんらいの意味は、玉の自然のままのすじめであり、そのすじめに即して玉を仕上げることも「理」であるとされ、この解釈はほぼ定説となつている。この「すじめ」(「䚡理」)が次第に敷衍されて、事物や事象の「条理」とされ、戦国から漢初にかけて天、地、人が万有の三大要素として意識されるにおよんで(このような観念は『易伝』に顕著である)、それぞれ天理、地理、事理(道理)なる概念として確立されていったとみてよい。

秦漢期になると「理」は「気」とも結合してくるが、そこにおいてとくに注目されるべき人物として、元気説を継承して徹底した気の思想体系を構築した『論衡』の著者である後漢の王充(27-100頃)がいる。その言毒篇に、「万物之生、皆稟元気」(万

物の生はすべて元気をうけたものだ）ということばは、いうまでもなく董仲舒以来の元気説を継承したものである。これに加えて、

> 天有日月星辰、謂之文、地有山川陵谷、謂之理、地理向上、天文向下、天地合気、而万物生焉、　　　（逸文、『全上古三代秦漢三国六朝文』所収）

（元気から生まれた天には日月星辰の運行に条理があり、元気が凝集して地に山川陵谷が形成されるのにも条理がある。地の気の条理として気は上に向かい、天の気の条理として気は下に向かおうとする。ここから天地〈陰陽〉の二気が合して万物が生まれるのだ。）

という一節から、すでに明瞭に看取されるように、元気の運動と生成、変化には気それ自体にそなわる条理、すなわち法則性があるというのが王充の思想体系の基調である。かかる観念は、董仲舒においてすでに認められるものの、王充の思想はそのさらなる発展であったわけで、気をもって理を説明したという意味において董仲舒の気論をより押し進めたものといえよう。こうした観念は、張載をはじめとする宋代の気一元論へと繋がり、以下に論じるように朱子学においては否定されたが、「理は気の条理」（『伝習録』）とする王陽明（1472-1592）によって再び顕彰された。その後も、主として反朱子学派を中心にこの説は受け入れられ（著名な人物として明の王廷相、清の戴震がいる）、朱子学者である明の羅整庵もこれに近い。日本においては山鹿素行（1622-85）伊藤仁斎（1627-1705）、などの古学派および反朱子学の立場に立つ儒者にもおよそ似通った思惟を認めることができる」（前林清和、佐藤貢悦、小林寛共著、『気の比較文化』, p.135〜137, 昭和堂, 2000.）。

二、気一元論

「漢代以来の元気説を体系的に摂取し、気一元論の大成者として知られるのがすでにふれた張載（1020-77）通称して横渠先生ともいう）であった。かれは、若くして兵法家に傾倒し、一時は儒学に飽きたらず老荘の書を玩読したが、やがて五経に返り、程顥（1032-85）・程頤（1033-1107）の二程子から易を学び、『周易』、『中庸』、『論語』、『孟子』をもってみずからの学の中心となした。こうした思想形成の一端からも示唆され、またつぎに述べるように、気の聚散をもって万物の生滅（生物にあっては生死）とする、すでに述べた『荘子』知北遊篇の思惟を受け継いでいることからも知られるとおり、かれの思想には道家思想が錯綜しつつ浸透している。その気論を特色づける思想は、何といっても「気」を「太虚」とみなすところにあろう。

太虚不能無気、気不能不聚而為万物、万物不能不散而為太虚、（『正蒙』太和篇）（太虚は気に充ちたものである。気は必ず聚まるから万物となり、万物において気はいつか離散することになり太虚となる。）

張載においては、「太虚者、気之体、……形聚為物、形潰反原」（〈『正蒙』乾称篇〉

太虚は気の本来の存在様態、……気が積聚して形すれば物となり、気が離散して形がなくなればもと〈虚〉にかえる）わけであるから、太虚＝気が離散した状態としての無形と、物＝気が積聚した状態としての有形とは、一方向性をもった移行ではなく互いに循環交替するとされる。また、万物がそこから生成してくる根元としての「太虚」は、何もない「無」なのではなくして、「気」が凝集していない状態ではあっても、むしろ「気」が充溢している状態であり、したがって「太虚」は「気」そのものだという。以上が、この一節を通じて知られる張載の思惟である。

　この論理は一見したところ、『老子』第四十章のみえる、「天下之物、生於有、有生於無」（通説では、〈万物は有から生まれ、有は無から生まれる〉と解釈される）の論理ときわめて似通っている。ただし、この一節を通説のように理解したばあい、無——有——万物という生成論の図式は、現実の世界を超えたところに「無」なる根元的な実在を設定しているかのようにみえる。いま、『老子』解釈にまで立ち入る余裕はないが、張載においては、確かに「虚能生気」（〈太和篇〉虚が気を生じる）という表現こそあれ、そのばあいの「虚」と「気」とは優位関係がないこと、したがってあくまで同一の次元にあることに留意する必要がある。より厳密にいえば、万物と太虚とは、いずれかがより根元的、超越的で、もう一方が副次的、具象的といった区別はない。要するに、両者はまったく同一の事態であって、価値的にはおろか論理的にさえ先後の区別はない。これを換言すれば、張載の論理にあっては、太虚は気であるから物質的であり、また同時に根元的でもある、ということになる。かれの論理体系が、気一元論と称される所以である。

　以上において述べてきた張載の気論に対しては、二程子と朱子に代表されるいわゆる理気二元論者が最大の批判者となった。たとえば、『河南程子粋言』巻一に収める「論道篇」においては、「陰陽、気也、形而下也、道、太虚也、形而上也」（陰陽は気であり形而下である。道は太虚であり、形而上である）という言辞が記されてあり、陰陽二気と太虚（道）との間には、形而上と形而下という明確な層位上の区別が設けられている。二程子においては、気はいかに微細な万有構成要素であり目にみえないとはいっても、物質性を有するかぎり時空に制約される個別者であるのに対し、太虚（道）は物質性をもたないが故に時空に制約されず、したがって万有に一般的な「理」とみなされるべきものであった。換言すれば、太虚（道）＝理と気とは、二程子においては、抽象的と具体的、理念的と物質的、普遍的と個別的、非制約的と制約的等々の境界を介して、形而上下の二つの異なる層位において捉えられるべきものであった。

　こうした思惟形式を継承した朱熹（1130－1200）は、宋学の大成者であることをもって同時に理気二元論の大成者ということにもなるが、かれは、張載の気論におおきな影響を受けながらも、ついにはこれを「却只是説得形而下者」（ただ形而下について説いたにすぎない）として批判しつつ、最終的に理気二元論の立場に立ったのである

(前林清和, 佐藤貢悦, 小林寛共著, 『気の比較文化』, p.138~140, 昭和堂, 2000.)。

三、理気二元論

「宋学はその集大成者である朱熹の名をもって朱子学とも呼ばれるが、その形成過程においては、仏教学の要素を除けば、周敦頤（1017-73）の『太極図説』を根幹として、これに邵康節（1011-77）の数理論、そしてさきに挙げた張載の気一元論、二程子の形而上・形而下の説および理気二元論を主たる構成要素として、これらを融合し体系化したものと考えられている。「太極」の術語は、もともと『周易』繋辞伝に「易有太極、是生両儀」（易に太極があり、この太極が陰陽を生じる）とあることに淵源しており、さきに述べてきたように『漢書』律歴志では、この太極が陰陽未分の元気とみなされ、唐代に孔穎達らによって撰定された『周易正義』においても、陰陽未分の一元気と解釈されている。『太極図説』は、一説に道士の間に伝えられてきた「太極図」をもとにしており、周敦頤によって、太極から陰陽、五行、乾坤（男女）、万物へと順次生成するプロセスとして再解釈されたものであった。

こうしてみると、周敦頤においては、「太極」がこの宇宙の究極の実在であることは明白であるが、ただその「太極」がはたして「気」であるのか、あるいは「理」であるのかが明らかでない。この問題に関して、「太極」を明確に「道」と規定したのが邵康節であった。この「道」を「理」と置き換えたならば、邵康節の解釈はほぼ朱子の『太極図説解』に等しいものとなる。ところで、邵康節の数理は、やはり『易伝』のそれをより厳密に展開したものであったから、かれの思想もまた『周易』との密接な関連を有している。こうした点に属目するならば、宋学の体系そのものが、『周易』の宇宙論を当時における陰陽五行論によって、より精緻に展開し体系化したものとみなすことができよう。

さて、さきに指摘したように二程子、とりわけ程頤においては、陰陽は気であり形而下なる存在とされるのに対して、理は陰陽する所以であった。これを継承した朱子は『太極図説解』において、「太極」を「理」と規定し、形而下なる陰陽の運動を超えて、しかもその陰陽の運動をそのようにあらしめる原因、もしくは法則性（ことわり、すじみちの謂い）と解釈したのである。したがって、『朱子語類』巻七十四において、「陰陽、気也」（陰陽は気である）、「一陰一陽、則是理矣」（陰となり陽となる、その陰陽の循環交替の型が理である）とあるように、朱子においても、理＝形而上、気＝形而下の区別は、当然のごとく明瞭に看取される。この点については、さらに以下の諸章に徴することができよう。

　　凡有形有象者、即器也、所以為是器之理者、則道也、(「与陸子静書」,『朱文公文集』巻三十六）（およそ形あり、象〈しょう〉あるものは器つまり存在一般である。存在一般をそのようにあらしめることわりが道である。）

天地之間、有理有気、理也者、形而上之道也、生物之本也、気也者、形而下之器也、生物之具也、　　　　　（「答黄道夫」、同上、巻五十八）

（天地の間には理があり気がある。理は形而上の道であり、物（存在一般）を生み出す根源である。気は形而下の存在であり、物を生み出す具体的な素材である。）

形而上者、無形無影、是此理、形而下者、有情有状、是此器、（『朱子語類』巻九十五）

（形而上なるものは形も影もない。それが理である。形而下なる者は情あり状もある。それが器である。）

これらの引用文から、位相を異にする理気の関係はほぼ明らかにされたものと思われるが、ここまでの説明からは、朱子の理気論の特色として、かれは「理」の方を「気」よりも根源的な存在と規定しているかのようにみうけられる。確かに、『朱子語類』巻一に、

未有天地之先、畢竟也只是理、有此理、便有此天地、若無此理、便亦無天地、無人無物、都無該載了、有理、便有気流行、発育万物、

（未だ天地が形成される以前においては、ただ理だけがあった。この理があって天地が生まれたのであり、理が無ければ、天地もなく人も物一般もないことはいうまでもない。理があるから気の運動があり、万物の生成もある。）

とあることなどを勘案しても、程頤の気論を継承した朱子が、理をより根源的な実在とする、いわゆる「理先気後論」を唱えたとみられるべき相応の理由はある。同所に、「有是理便有是気、但理是本」（理があれば気がある。ただし、理が本である）というのも、同様の主旨であろう。

ところが、現実世界の具体的事象に即していえば、理（もしくは気）の一方をもってその実在を説くわけにはいかないから、『語類』巻九十四においては、「既有理、便有気、既有気、則理また在乎気之中」（理があるからには気がある。すでに気があるからには、理もまたその気のなかにある）とあり、同書巻一にも「無是気、則是理亦無桂搭」（気がなければ理もまた乗るところがない）といったことがいわれている。このばあいの理気の関係は、いうまでもなく「理気相即」である。こうしてみると、存在論的には理と気の独立性が承認されているにもかかわらず、同時に現実世界における現象的もしくは具体的諸相にあっては、理気の相即性もしくは不可分性がむしろ強調されていること、こうした点もまた朱子の理気論に認められる明らかな要素であるといえる。

さらに問題とすべきは、上記の所論とは相容れないおよそ「気先理後」ともみえる理気論が、朱子の論説のなかに看取されることである。すなわち、

若論稟賦、則有是気而后理随以具、故有是気、則有是理、無是気、則無是理、是気多則是理多、是気少則是理少、（「答趙致道」、『朱文公文集』巻五十九）

（万物が陰陽の気をうけて生成するという点からいえば、気があって理はそれに
　　　従って万物にそなわる。気があれば理もあり、気がなければ理もまたない。気が
　　　おおければ理もおおく、気がすくなければ、理もまたすくない。）
　といった記述からみれば、たとえこれが、「万物の生成が陰陽二気を受けているとい
う角度から論じれば」という前提のもとではあっても、この内容はやはり、「気」に対
する「理」の主宰ということをまったく捨象している感さえ抱かせる。この問題に関
しては、朱子の理気論に対する張載の気一元論からの影響を指摘する向きもあるし、
あるいは朱子の論理体系における矛盾といえなくもない。すくなくともかれの理気二
元論における曖昧性を疑わないわけにはいかないであろう。こうした朱子の理気二元
論の曖昧性を鋭く衝いて理気論をさらに精緻に発展させたのが、朝鮮朱子学の伝統で
はなかったかと思われる」（前林清和、佐藤貢悦、小林寛共著、『気の比較文化』、p.141～145、
昭和堂、2000.）。

○ 養生思想と気
一　養生と医術

　養生について、まず医学古典である霊枢から見てみよう。
　「智者の生を養なうや、必ず四時に順いて寒暑に適し、喜怒を和して居處を安んじ、
陰陽を節めて剛柔を調う、是の如くすれば辟邪は至らず、長生久視す」（霊枢 本神 第
八）。
　　　故智者之養生也、必順四時而適寒暑、和喜怒而安居處、節陰陽而調剛柔、如是
　　　則辟邪不至、長生久視（霊枢 本神 第八）。
　これは文字通り病気にならないための、未病の医学である。そして道家思想の影響
を受けた長生久視が出てくる。

　「養生」について百科辞典（平凡社、1998.）ではつぎのようにいう。
　「中国で、生命を養って長生をはかることをいう。〈養性〉というのもおなじ。《荘子》
には〈養生主〉の1編があり、天理の自然にしたがうことが養生の秘訣であると説かれ
ている。魏の嵆康の《養生論》は、精神を養う〈養神〉と肉体を養う〈養形〉の両面
から養生を論じ、正しい養生の方法によって千年、数百年の寿命を得ることも可能だ
と考えた。〈養神〉の方法としては、老荘の哲学にもとづいて愛憎憂喜の感情を心にと
どめずに体気を和平ならしめること、〈養形〉の方法としては、神仙家の説にもとづい
て〈吐故納新〉とよばれる呼吸術や〈服食〉とよばれる仙薬の服用その他の食品法が
重視されている。養生は、単に健康法たるにとどまらず仙人となるための基礎的な過
程であったのであり、仙道にかんする書物である《抱朴子》内篇も、養生には金丹の

服用をはじめとするさまざまの仙術の兼習が必要であると説く。((c)吉川 忠夫：1998 Hitachi Digital Heibonsha.)

　性そのものについて哲学的な表現を見ると＜Ⅲ　素問・霊枢以前にみる儒家思想と道家思想＞の中の＜養性思想・性＞の項に引用した森三樹三郎氏の研究にしたがうと「人間に内在する天……、これが性・天性である。性論の中心は孟子（性善説）から荀子（性悪説）へと儒家にあるような外観を呈していたが、『荘子外雜篇』『列子』『呂氏春秋』『淮南子』などの道家系の書が現れるに及んで、……性論の中心は道家に移った。儒家が性を道徳とするのに対して、道家では性は人間に内在する天ではあるが、その天は心意のはからいなき自然であり、人間の本性もまた自然そのものでなければならない、とする。前漢の董仲舒が現れて以後は再び儒家の手に帰するようになった。董仲舒以後の性論は道家の性命説に代わって陰陽説を基礎理論に利用し、従来明確には区別されていなかった性情の概念を分析し、性を陽・善に、情を陰・悪に配した。これによって従来の性善説の難点とされていた悪の起源の問題に、一つの解答を與へることに成功したことになる。ただし、これによって天の陰陽の気のうちに悪なるものがあること、いいかえれば悪の起源が天そのものの中にあることを認めざるを得なくなった……」（森三樹三郎：『上古より漢代に至る性命観の展開』, p.317～321, 創文社, 1971.）とある。

　江戸時代の貝原益軒の『養生訓』は有名であるが内容は大体において上に書いた範疇にある。つまり、生命を養い、健康の維持・増進に努め、摂生することであり、また、病気の手当て、保養という意味である。

二　内丹と外丹

　「養生と医術とは一応は区別してとらえられねばならない。そして、坂出氏によれば、養生術と医術とを区別するもっとも重要な点は、養生術では、気を意志によってコントロールすることにあり、行気・胎息・導引・内観存思などのさまざまな養生術は、まさしく気を意志によって操作する「技法」であるという。いま、養生術の基本的な理解を容易にするために、ここに例示した養生術に即して、念のためより具体的に説明しておこう。「行気」はいうなれば呼吸法である。その別名を「吐故納新」（この述語は『荘子』刻意篇にみえる）ともいい、古い気を吐き出して新しい気を体内に入（納）れること、あるいは気を身体のすみずみにまでいきわたらせることである。その行気を推しきわめるところ、後世になるとしだいに母体のなかの胎児のように息をしないことが理想とされてきた。これが胎息である。導引は熊や猿などの禽獣の動きを真似た一種の柔軟体操であるといえる。これも行気、胎息などとともに戦国時代あた

りから存在したらしいが、のちの時代すなわち曹操の侍医として仕え、かれの怒りにふれて獄死した後漢末の名医である華陀によって「五禽戯」(五禽は虎、鹿、熊、猿、鳥の禽獣、『後漢書』方術伝・華陀伝)としてまとめられた。そして、内観・存思とは、後漢の頃にはすでに存在していたとされるある種の瞑想法であり、体内の神々を存思したり、気が体内の五臓を巡っていくのを内視するといった術である。

　こうしてみると、養生術は、気を媒介として身体と意志とは密接な関わりをもつということになり、あらかじめ指摘しておくと、この点で第五章に述べる「中国武術」ともつながっているが、いわば実践知もしくは体験知を出発点としていることが容易に理解されよう。とはいっても、養生術は意志による気の操作ばかりにかぎられるわけではなく、このほかにも辟穀(穀物を食べない)、房中術(一般的には、セックスのノウハウと理解されるが、れっきとした長生術である)などがあり、そしてなにより外丹とよばれる薬草(仙薬)や鉱物を服用する方法も含む。とくに外丹のなかでも有名な術に丹砂(硫化水銀)の服用があったことは知られている。『抱朴子』の著者として著名な葛洪なども、燃えて灰になる薬草を服用するより、丹砂など焼いても変化するのみで消滅することのない鉱物を体内に取り入れることが、死して朽ちずに仙人に化する道と信じていたようである(大形徹『不老不死』152頁)。

　しかしながら、猛毒の鉱物を服用することが危険このうえないことは、今日からみて誰の目にも明らかであり、事実また諸文献においても、皮肉なことに神仙を目指して命を落とした例はしばしばあったことが記されている。こうした外丹の術がともなう危険を避けるために、さきに述べた行気をはじめとする呼吸法などを内容とする養生術、つまり内丹(身体とくに丹田の部分のうちに丹薬をつくるという意味)の術が生まれ、そしてさらに展開したというのが定説である。確かにそうした側面は無視できないところである。ただし、また一方において、古代からの養生術が外丹、内丹に分類されたのは唐代あたりとされるが、水銀などを用いる鉱物薬のもたらす危険への自覚を契機として、古代から連綿と伝えられた行気をはじめとする諸々の呼吸法が整理、体系化されたのが内丹説であると考えることもできる(前林清和, 佐藤貢悦, 小林寛:『気の比較文化』, p.205〜207, 昭和堂, 2000.)。

○ 再び　気

　古来、気については沢山の研究があり、「生命現象としての気息や、自然の運行を象徴する大気は、戦国期に成立する諸文献に一斉に現われてくる」(『気の思想』)といわれる通り医学古典が成立した時代(前漢から後漢にかけての頃)には「気」はかなりのまとまりを見せていた。気について、再度、いくつかの意見を引用して参考に供したい。ただし経絡の項で再び取り上げる。

『気の思想』(小野澤精一ほか：序『気の研究』．p.iv～vii.3，東京大学出版会，1978.)から引用させていただく。

「中国文化の最古の文献資料は殷代の亀甲獣骨文字や殷代・西周期から春秋期にもおよぶ青銅器銘文と『尚書』の一部や『詩経』を中心とする。が、『気』に関するかぎり春秋期以後とはその文化的特質に大きい断層があるらしく、"気息"や"大気"を意味する文字を見ない。のちに「気」で書かれる文字は、乞取ないしは訖終、迄至の意味であり、「気」字の出現は戦国初期の銅器を待たねばならない。

　気息をあらわす間接的な表現は、「旡・既・嘅」や「愾」によってうかがわれるにすぎない。一方、のちの大気のもつ生命・物質の活源力は、農作物を生育させる風雨や土壌そのものと結びつけられ、信仰の対象となった風神や土地の精霊がその「気」のはたらきに相当したようである。

　生命現象としての気息や、自然の運行を象徴する大気は、戦国期に成立する諸文献に一斉に現われてくるのであるが、これらの考察には現在なお多くの困難を伴う。

　日本では「「気」の使われ方には、総じて、人間の側の主体としては情緒的な面の傾向が強く、人との関係もまじえた全体としては雰囲気的であるし、対象化、客観化したものにおいてさえ、流動的な性格が付きまとっていることが、特徴のように受け取られる」

「気は、歴史的にみると、中国においては、宋代から明代にかけて、朱熹（朱子）や王守仁（王陽明）を中心とした理気哲学において、体系的に存在論として取り上げられた際に主役を果たしたばかりでなく、戦国時代から漢代にかけて、万物の生成が考察の対象にされたときから始まり、人や物を実質的に作り上げているエネルギーのもととして、儒教、道教、あるいは仏教にまたがって中国の思想史を一貫して、取り上げられてきていることがみられる。それは狭い精神史の枠内においてだけでなく、人間の身体の面にもわたって、道教においては不老不死の方技に、漢方医学においては治療の処方に、最も原質的な基礎原理として説明にさえ使われているのである。また、「気」は、それだけではなく、さらに広く文学や芸術の面でも、詩文と書画の奥にひそむ生動を重んずる理論に使われていっていることが取り上げられる」

「「気」の思想概念は、全体としては、人間と自然を成り立たせている生命・物質の動的エネルギーとみられるのであるが、時代によりまた分野によって、そのあらわれ方と果たす役割とは必ずしも同じではなく、それぞれに異なっておることがみられる。殷周の甲骨文、金文資料には、気の字はほかの意味に使われているものの、後の「気」そのものの意味に当たるものはまだあらわれてきていず、風や大地のはたらきがそれに当たると想定されるだけである。『説文』には、「気」のもとになる气について、象形の義として雲気であるとしているが、自然界における動きのもとにもなるその雲気のことは、『荘子』などの頃になってからはじめて多くあらわれてくるものであり、一

方、その『荘子』には、人間の側の生命のもとになる呼吸としても気息の語が載せられていたり、また、大地と風のことについても、大塊の噫気は、その名を風と為すとして、精霊とも擬人化とも受け取られる形で載せられている」

「戦国諸子の儒家・道家では、はじめて、浩然の気など、血気がもとになって、治気養心といわれる術をともなった習俗の形をとってあらわれてくるが、道家において外物に対する人間の対応が、あるいは、事令的行事において自然の推移が、大きな関心事になってくるとともに、「気」は、生命や自然の解明を求める思考のなかで内容的にも進展し、自然哲学的概念としても高められていき、その集散によって万物の生成が説かれるようになっていった。兵家においては、勇気のもとにもなり、あるいは個人にかかわるものとしても、あるいは集団全体にかかわるものとしても使われていっている。漢代にかけては、万物生成論の発生とともに、精・神・形・質などを生み出すもととして、その大系のなかに組み込まれていき、さらに未分の道などの上位概念が立てられてくると、その下にある生気の大本の意味で、元気と呼ばれるものとなり、また、政治思想としての天人感応思想があらわれてくると、その間を媒介するものとして、陰陽・五行とも関連して用いられるようになるのである」

「そのような万物生成論のなかに組み込まれた「気」は、下って南北朝、唐の道教になると、天帝・神仙の至上信仰のもとにさらに深遠さを濃厚にし、神秘化と技術化の両者を兼ね備えた理論として具体化されるのである。古代から伝承されてきた医方においても、血気と五臓を主とした面に集中的に使われているのがみられる。また、その頃の仏教解釈には、「気」も他の伝統的用語と同じように使われているのが、漢代からの訓詁や南北朝道教の理論の影響の上に立っていて、それは真性から分かれた、働き的な意味を帯びていて、習気などは煩悩の面で使われている。しかし、その頃の「気」には体内化されたものと別に、外在化、客観化されたもののあらわれるのも特色である」

「宋代道学の先駆となるものは、はじめ唐を通った道教のなかで、太虚、太極とともに説かれていた「気」を中心として展開する。そして、その「気」の変化の原理として「理」が「気」とともに登場するようになり、「気」には質、「理」には性が結びつけられていって、朱熹に代表される現象と本体についての体系的な理気哲学は成立するのである。そして、明代にはいるとともに、王守仁を中心として、「理」と「気」は全体的に心としてとらえられ、その働きとしての良知が重視されて、比重は「気」のほうにかかっていき、清にかけて、「気」の哲学といわれるもののほうへの移行が進められていく。

「内外にわたる全国的な緊張が起こる清末になると、同じ「気」ではあるにしても、広くまとめての民気などという言葉が代わって唱えられ、道器論においても、宋代の哲学におけるものとは逆に道に対する器の優位が起こってきて、「気」の実体は、西洋思

想の影響のもとにエーテルと解されて物質へと転化し、長い歴史をもった「気」の哲学的な思考の面は終わりを告げるにいたるのである」

　気について、本多済氏は、「気の字の古い形は气、気体が立ち昇る形。気体といっても、古人が最も身近く体験しているのは呼吸であるから、気の原義は呼吸であったと考えられる。古代の人が、呼吸のなかに霊力を認め、呼吸を以て生命を支えるものと見なすことは、原始宗教学で一般に指摘するところである。

　それから一歩を進めると、人のvitalityバイタリティーを気とよぶ。血気（『論語』季氏）は血液の中の活力であり、浩然之気（『孟子』公孫丑上）とは道徳的な勇気である。これはひろげれば天地の間に充満するものとされる。

　天地の気という観念はどこから起こったのであろうか。人のvitalityの「観念を、自然界に擬人的に投射したとも言える。……天地は万物の父母であるから（『書経』泰誓）、その気は万物を生む元になる。荘子はいう。「天下を通じて一気のみ」（『荘子』知北遊篇）。されば人が生きているというのは気が凝集していること、気が散るのが死である。しかし散った気はまた集まるので、死は生の始めである。人の生は気の聚まれるなり。聚まれば則ち生と為り、散ずれば則ち死と為る」（『荘子』知北遊篇）。

　儒家の経典『易』の繋辞にも同様の考え方が見られる。すなわち森羅万象を陰陽の周流変化で説明する。「剛柔相い推して変化を生ず」「易は窮すれば変じ、変ずれば通ず」（『易』繋辞）。『易』では剛柔・陰陽の字を多く用いて、それが気だと明言はしないが、「清気は物となる」の語から推しても、陰陽が気の二面であることに間違いない」とある（本多濟：『東洋思想研究』, p.60〜61, 創文社, 1987.）。

・黒田源次氏は『気の研究』（黒田源次：『気の研究』, p.52〜53,, 東京美術, 1977.）で、気字を何回用いたかについて面白い表を挙げている。沢山の古典から引用し、大変有益な研究をされているが、一部を引用させていただこう。

「気——この文字が戦国の始め頃に使い出され、時代と共に流行して行ったことである。これは左表の数字によって証明することができる。

書経	0
詩経	0
論語	4
孟子	19
荀子	22
荘子	39
列子	37
呂氏春秋	85
管子	180

「淮南子　　　106　」

気については調べなおす必要があるが、ともあれ、素問・霊枢が作られた頃には気がかなり熟されてから用いられたようである。

では医学古典が気を最も重要視している証拠を調べてみよう。

一．気を生命の根本とする

「人の生は気の聚まれるなり。聚まれば則ち生と為り、散ずれば則ち死と為る」（『荘子』知北遊篇）。

「気有れば則ち生じ、気無ければ則ち死す。生くる者はその気を以てす」（『管子』枢言篇）。

「生は天下より尊きなり」（『淮南子』精神訓）。

「夫れ形は生の舎なり。気は生の充（実質）なり」（『淮南子』原道訓）。

・『呂氏春秋』：「天気下降し、地気上謄し、天地和同して、草木繁動す」（『呂氏春秋』孟春）。天の気は地上に下り、地の気は天上に昇って、天地が調和し、草木は芽を出し始める（楠山春樹：『呂氏春秋 上』，p.4，明治書院，1996.）。

・「血気は人の華なり。……夫れ血気は能く五臓に専らにして外に越らざれば、則ち胸腹充ちて嗜欲省かる」（『淮南子』精神訓）。

・「百病は気より生ずるなり。怒れば気上り、喜べば気緩み、悲しめば気消え、恐れば気下り、寒ずれば気収まり、炅すれば気泄れ、驚けば気乱れ、労すれば気耗り、思えば気結ぶ」（『素問』挙痛論第三九）。

二．気の変化

「物を生ずるや……陰陽の気相動かすなり」（『淮南子』泰族訓）

「道は一に始まるも、一にしては生ぜず。ゆえに分かれて陰陽となり、陰陽合和して万物生ず」（『淮南子』天文訓）（これで気の中に陰陽を含有していることがわかる）。

三．陰陽の循環

「天地は、以て分を設けて陰陽と為す。陽は陰に生じ、陰は陽に生ず。陰陽相錯わりて、四維乃ち通じ、或は死し、或は生じて、万物乃ち成る。樑行喙息、人より貴きは莫く、孔竅肢体、皆天に通ず。（『淮南子』天文訓）。

　　天地の間には、分かれて陰陽の二気がある。陽は陰によって生じ、陰は陽によって生じる。陰陽の二気が相交わって四隅が通じ合い、二気の消長によって万物が生ずる。生あるすべてのものの中で、最も貴いのは人である。されば、人のからだに具わる〔鼻口などの〕孔竅や肢体は、すべて天に通じている。（楠山春樹：『淮南子上』，P.192，明治書院，1979.）（樑行喙息あらゆる生物の意）。

「天気下り地気上り、万物交通す」(『管子』度地)。

　　天の気は地に下り、地の気は天へと上り、万物が交合します (遠藤哲夫:『管子 下』, p.946, 明治書院, 1992.)。

「天気下降し、地気上謄し、天地和同して、草木繁動す」(『呂氏春秋』孟春)。

　　天の気は地上に下り、地の気は天上に昇って、天地が調和し、草木は芽を出し始める (楠山春樹:『呂氏春秋 上』, p.4, 明治書院, 1996.)。

「天気始めて下り、地気始めて上り、陰陽錯合し、相與に宇宙の間に優游競暢し、徳を被り和を含み、物と接せんと欲す」(『淮南子』俶真訓)。

　　天気がくだり始め、地気がのぼり始め、陰と陽との二気が錯わり合い、それらが宇宙間にゆったりとゆきわたり、徳を包み和を含み盛んに集まり混じり合い、物と接合しようとしている (楠山春樹:『淮南子 上』, p.85, 明治書院, 1979)。

「天気下降し、地気上謄し、天地和同し、草木萌動す」(『礼記』月令)。

　　天の陽の気が下降し、地の陰の気が上昇して、陰陽が和合し、そのために草木が芽ばえて動く (竹内照夫:『礼記 上』, p.230, 明治書院, 1979.)。

四．陰陽の性質

「日は陽の主なり。……月は陰の宗なり。……月帰して万物死し、日至りて万物生ず」(『淮南子』天文訓)。これが医学に入ると次のようになった。

「陽気は天と日のごとし」(『素問』生気通天論　第三)。

「天は陽、地は陰。日は陽、月は陰となす」(『素問』陰陽離合論篇第六)。

「陰は眞藏なり……陽は胃脘の陽なり」(『素問』陰陽別論　第七)。

五．血気

「血気は人の華にして、五臓は人の精なり。夫の血気、能く五臓に専らにして外に越らざれば、則ち胸腹充ちて嗜欲省かるれば、則ち耳目清く聴視達す。耳目清く聴視達する、之を明と謂う……是の故に、憂患も入ること能わず、邪気も襲うこと能わず」(『淮南子』精神訓)。

　　血気は人の華、五臓は人の精である。血気が五臓に集まって外に散らないと、胸腹は充実して嗜欲は除かれる。胸腹が充実し嗜欲が除かれると耳目は澄んで聴視は冴える。耳目が澄んで聴視が冴えるのを明と言う。……かくなる上は、憂患が入り込むすきも邪気が襲いよるすきもありはしない (楠山春樹:『淮南子上』, P.325～326, 明治書院, 1979.)。

・礼記 楽記に「気が衰えると生物は遂わず」
・孟子 公孫丑上に「それ志は気の帥 (ひきいる) なり。気は体の充なり」とある。

六．気の虚実

「気の虚実有るは、明の必ず晦あるが若きなり。……善くする者は能く其の民の気を実にして、以て人の虚を待つなり。能くせざる者は、其の民の気を虚にして、以て人の実を待つなり。故に虚実の気は、兵の貴ぶ者なり」(『淮南子』兵略訓)。

　　気に虚と実があるのは、明所には必ず暗部があるようなもの。……〔用兵に〕長ずる者は、民の気を実にしておいて、相手の虚を待ち受けることができるが、それのできない者は、民の気を虚にしてしまって相手の実を待ち受けるのである。かくして虚と実の気〔を明察すること〕こそ、兵事の〔最も〕貴ぶものなのである（楠山春樹：『淮南子下』, P.885〜886, 明治書院, 1988.）。

「夫れ孔竅は精神の戸牖にして、気志は五臓の使候なり」(『淮南子』, 精神訓)。

　　耳目は精神の窓であり、気志は五臓の召使いである（楠山春樹：新訳漢文体系『淮南子・上』, 明治書院, 1979.）。

このように気を最も重要視していることが理解できる。

・「少き時は血気未だ定まらず……。壮なるに及びて血気方に剛なり……。老いるに及びて血気既に衰う」(『論語』季氏第十六)。

○『広辞苑』に出てくる気

（『広辞苑』（第五版 CD-ROM版））より気について引用させていただこう。

・気、「気」の呉音ケに由来するか
①実体を手にとることはできないが、その存在が感じられるもの。
②様子。けはい。
③心もち。ここち。
④気力。心身の力。
⑤病気。枕草子
⑥その味わい・匂いなどのあること。その成分を含むこと。
⑦生れつき持っているもの。持ちまえ。

・気を用いた用例
○気が合う——感じ方や考え方が似通っていて、親しみがもてる。
○気が改まる——気分が新しくなる。慣れてだれた気持がひきしまる。
○気がある——関心がある。また、恋い慕う心がある。
○気が多い——あれこれと気をひかれるものが多い。移り気である。

○気が大きい——ささいな事は問題にせず、心がゆったりしている。気が小さい
○気が置けない——気詰まりでない。気づかいしなくてよい。
　　　　　　　　近年誤って、気を許せない、油断できないの意で用いることがある。
○気が重い——悪い結果が予想されたり、負担に感じられたりして、気が晴れない。気が軽い
○気が軽い——そのことが負担に感じられず、気持が晴れ晴れとしている。
　　　　　　気が重い
○気が利く——その場に応じた適切な判断が素早くできる。心が行き届く。
　　　　　　しゃれている。「気が利いた服装」
○気が気でない——気にかかって落ちついていられない。
○気が差す——心にひっかかることがあって、素通りできない。うしろめたい感じになる。気が
　　　　　　咎める。
○気が知れない——その人の気持が理解できない。「これがいやとは—」
○気が進まない——そうしようという気にならない。気乗りがしない。「この縁談には—」
○気が済む——気がかりがなくなり落ち着く。気持がおさまる。
○気が急く——物事を早く行いたくていらいらする。気があせる。
○気がそがれる——何かをしようという意気込みがくじかれる。
○気が立つ——不満があっていらいらする。
○気が小さい——ささいな事を気にする性質である。小心である。気が大きい。
○気が散る——気持が1つのことに集中できない。散漫になる。「気が散って勉強できない」
○気がつきる——退屈する。くさくさする。狂〈独松茸〉「内に居れば気がつきて、悪う御座る
　　　　　　　が」
○気が付く——そのことに考えが及ぶ。気づく。
　　　　　　細かなところまで配慮が行き届く。よく気がまわる。「よく—お嬢さん」
　　　　　　ぼんやりした状態、意識を失った状態から正気に返る。
○気が詰まる
○気が遠くなる——意識が薄れて、ぼうっとなる。
○気が通る——察しがよい。粋である。
○気が咎める——自分の気持にやましさを感じる。気が差す。
○気が取り上す——逆上する。〈狂・伯母が酒〉「気が取り上してどうも堪忍がならぬ」
○気が無い——興味がない。好意を感じない。「権力には—」「彼女は君には—」
○気が長い——あせらず、ゆったりとしている。悠長である。
○気が抜ける——緊張していた状態がなくなってぼんやりする。
　　　　　　　アルコール類や炭酸飲料などに本来そなわっている匂いや味が失われる。
○気が乗る——ある物事に対して興味や関心がわき、積極的になる。乗り気になる。「その話に
　　　　　　は、あまり気が乗らない」。
○気が早い——先を急いで、せかせかする性質である。せっかちである。
○気が張る——気持を引きしめていなければならない状態である。緊張している。
○気が晴れる——明るくさわやかな気持になる。
○気が引ける——気おくれがする。遠慮したい気持になる。引け目を感ずる。

○気が触れる——気が変になる。発狂する。「気が違う」とも。
○気が滅る——気がもめる。やきもきする。気がめいる。
○気が紛れる——他に関心を向けることで、退屈・憂鬱な気持や緊張感がなくなる。
○気が回る——細かいところにまで配慮が及ぶ。
○気が短い——せっかちである。短気である。
○気が向く——ある事をしようという気持になる。その事に関心を持つようになる。
○気が揉める——どうなるだろうかと心配である。気になって落ち着かない。
○気が休まる——ほっとして、気持が落ち着く。「忙しくて―時がない」
○気が若い——年齢の割に考え方が前向きで若々しい。
○気で気を病む——その必要もないのに、心配しすぎて自ら苦しむ。
○気に入る——自分の好みや望みに合う。好きになる。
○気に掛かる——ある物事が心から離れず、心配である。「残してきた子供が―」
○気に食わない——自分の気持に合わず、不満である。気に入らない。
○気に障る——その事が不愉快に感じられる。
○気にする——悪い結果を恐れて、心配する。心にかける。
○気に留める——見落し聞き落しのないよう注意しておく。「新聞に出ているか気に留めておこう」
○気になる——その事が気がかりである。気にかかる。「試験の結果が―」
○気に病む——くよくよと思い悩む。「些細なことを―性格」
○気は心——少しでも気がすめば心が落ち着くこと。少しのことでもその人の真心の一端をあらわしうること。「こんな粗末な品ですが―と思ってお収め下さい」
○気は世を蓋う——［史記項羽本紀「力抜山兮気蓋世」］気力が雄大で世を圧倒すること。蓋世。
○気を入れる——物事に積極的に取りくもうとする。やる気を出す。「気を入れて練習する」
○気を失う——意気沮喪する。――意識がなくなる。失神する。
○気を奪われる——ある一つの事に気持がひかれ、他を一切考えなくなる。
○気を落とす——がっかりする。失望する。気落ちする。
○気を利かせる——そのときの状況を判断して適切に心を働かせ、行動する。「気を利かせて座をはずす」
○気を配る——手落ちがないよう、いろいろな事に注意する。配慮する。気を使う。
○気を使う——周囲の人や物事に、細かく心づかいをする。
○気を尽す——気疲れする。根気を使いつくす。退屈する。夢中になる。懸命になる。
○気を付け——直立不動の姿勢をとらせる時の号令。
○気を付ける——あやまりがないように気をくばる。「今後は気を付けます」「気を付けてお帰り下さい」。
○気を通す——気をきかす。粋をきかす。
○気を取られる——注意を他のものに奪われる。
○気を取り直す——気落ちした状態から、思い直して元気を出す。
○気を取る——機嫌を取る。＜天草本伊曾保物語＞「主人の―ものでござるほどに」
○気を抜く——張りつめていた状態から心をゆるめる。油断する。

○気を呑まれる——気持の上で圧倒される。
○気を吐く——さかんな意気を示す。威勢のよいところを示す。気炎を上げる。
○気を張る——気持を強く保つ。気持を引き締める。「慣れない外国で気を張って生きる」
○気を引き立てる——気持が沈んでいるのをはげまして、元気が出るようにする。
○気を引く——それとはなしに相手の心を探る。相手の関心をこちらへ向けさせる。
○気を触る——気にさわる。怒る。
○気を紛らわす——いやな思いをなくすよう、他に関心を向ける。
○気を回す——あれこれ余計なことを心配したり想像したりする。
○気を持たす——相手に或ることをする気持を起させる。思わせぶりをして相手の気をひく。また、期待をいだかせる。<浄・傾城八花がた>「十が九つ九分迄は、コリヤ行きさうなものぢやがと、気を持たせれば」
○気を揉む——あれこれと心配して悩む。
○気を許す——警戒心や緊張を解いて無防備の状態になる。
○気を緩める——心の緊張を解く。
○気を良くする——気分が良くなる。

・気（氣）　〔音〕漢音キ　呉音ケ
①天地の間にみなぎっているガス状の物質。「気体・大気・空気」
②いき。呼吸。「呼気・気息・気管」
③万物、特に自然現象の源泉をなすもの。「陰陽の二気」「気象・天気・電気」
④心のはたらき。
　ア．意識。感情。「気が利く」「気を静める」「病は気から」「気が気でない」「気分・気質・根気・平気」
　イ．生命の原動力。精神力。「万丈の気を吐く」「元気・精気・病気・脚気」
⑤それとなく感じられる様子。「血の気けが引く」「気品・気色・けしき・殺気・雰囲気」
⑥一年を二十四分した、その一期十五日間。「二十四節気・気候」

・気の字を用いた用例
安気・意気・一気・陰気・鬱気・運気・温気・雲気・英気・鋭気・快気・海気・外気・火気・客気・活気・脚気・勘気・換気・寒気・鬼気・義気・吸気・侠気・狂気・驕気・空気・景気・厥気・血気・元気・減気・衒気・口気・香気・豪気・呼気・語気・根気・才気・殺気・山気・産気・士気・志気・磁気・湿気・邪気・秋気・臭気・酒気・匠気・沼気・瘴気・笑気・上気・蒸気・正気・暑気・神気・辛気・蜃気楼・水気・瑞気・生気・精気・節気・疝気・増気・俗気・損気・大気・惰気・短気・暖気・地気・稚気・茶気・中気・通気・天気・電気・同気・怒気・毒

気・人気・熱気・排気・覇気・病気・気囲気・雰囲気・噴気・平気・本気・朦気・濛気・夜気・勇気・妖気・陽気・欲気・嵐気・乱痴気・涼気・凜気・悋気・冷気・霊気・和気・呆気(あっけ)・浮気(うわき)・呑気(のんき)・呑気(のんき)・暢気(のんき)

○ 陰陽

　陰陽については　　4章――3．陰陽循環の基――陰陽　にもある。

　陰陽について根本幸夫氏は「今では陰と陽とを1つの対立概念としてとらえているが、もともとはそれぞれ別個の概念として発生したものである。陰とは日陰を意味し、陽とは神が降臨する時、玉をもって迎える場であった。それが中国古代の歌謡を集めた『詩経』(春秋時代)になると日陰と日向と対の意味で用いられるようになるが、陰陽論という弁証法的思想にまで発展するのはずっと後のことである。

　今では陰陽といえば易というように陰陽論の発生は『易経』と思いがちであるが、その本文の「経」は東周(B.C.771-403)頃できたとされているが、そこで登場するのは陰一字のみで、意味はやはり日陰である。陰陽論への発展の萌芽は『易経』本文に対する説明部分の『十翼』あたりからである。しかもはじめは陰陽ではなく剛柔(「象伝」)の用語が用いられていたようだ。それが「説掛伝」になると「天の道を立てて陰と陽といい、地の道を立てて柔と剛といい、人の道を立てて仁と義という」というように柔剛と陰陽の使い分けが見られ、「繋辞伝」に至って「一陰一陽、道という」というようにやっと陰陽論ができあがってくるのである。しかしこれら『十翼』各篇の成立時期を考えると、「象伝」は戦国時代中期頃の成立といわれ、「説掛伝」や「繋辞伝」は秦代から前漢にかけての成立といわれるから『易経』における陰陽論の展開はかなり後世になってからといえる。他の古典を見ると『論語』、『孟子』、『書経』には一切記載がない。陰陽論の最も古い形が登場するのは『孫子』(孫武)であると思う。孫子は紀元前500年頃、活躍した兵家で、孔子とほぼ同時代の人である。その著書の中ではやはり陰陽という言葉はわずか四ヶ所しか用いられていないが、虚実の用語をもって、陰陽論の基本を示している。この『孫子』の虚実篇が『荀子』や『荘子』に影響して戦国時代中頃に陰陽論の大体ができあがったのではないかと考えられる。

　『荀子』礼論篇に曰く「天地合して万物生じ、陰陽接して変化起る」と。

　『荘子』則陽篇に曰く「天地は形の大なるものなり。陰陽は気の大なるものなり。道は之を公となす」(根本幸夫:『漢方-春夏秋冬、季節の病気と漢方療法』, p.80. 薬局新聞社, 1995.) と説明している。

陰陽交合について

・「地気は上って雲となり、天気は下って雨となる。雨は地気より出で、雲は天気

2章　素問・霊枢医学の形成

より出ず」とは『素問』陰陽応象大論に出てくるものであるが、これと似た文例はそれ以前の古典に沢山見つけることができる。

・「天気下り地気上り、万物交通す」(『管子』度地)。
　　天の気は地に下り、地の気は天へと上り、万物が交合します(遠藤哲夫:『管子 下』, p.946, 明治書院, 1992.)。
・「天地合して万物生じ、陰陽接して変化起る」(『荀子』礼論篇)。
・「天気下降し、地気上謄し、天地和同して、草木繁動す」(『呂氏春秋』孟春)。
　　天の気は地上に下り、地の気は天上に昇って、天地が調和し、草木は芽を出し始める(楠山春樹:『呂氏春秋 上』, p.4, 明治書院, 1996.)。
・「天気始めて下り、地気始めて上り、陰陽錯合し、相與に宇宙の間に優游競暢し、徳を被り和を含み、物と接せんと欲す」(『淮南子』俶真訓)。
　　天気がくだり始め、地気がのぼり始め、陰と陽との二気が錯わり合い、それらが宇宙間にゆったりとゆきわたり、徳を包み和を含み盛んに集まり混じり合い、物と接合しようとしている(楠山春樹:『淮南子 上』, p.85, 明治書院, 1979)。
・「陰気極まりて陽気萌す…陽気極まりて陰気萌す」(『淮南子』天文訓)。
・「天気下降し、地気上謄し、天地和同し、草木萌動す」(『礼記』月令)。
　　天の陽の気が下降し、地の陰の気が上昇して、陰陽が和合し、そのために草木が芽ばえて動く(竹内照夫:『礼記 上』, p.230, 明治書院, 1979.)。

このような調子で歴史は継承されてきた。後漢の王充でさえ「人が天地の間に生ずるのは……陰陽の気が凝りて人となる」(『論衡』論死)というくらいであるから陰陽論はすごい定着ぶりであった。

陰陽沖気

・「万物は陰を負いて陽を抱く。沖気以て和をなす」(老子. 四十二章)
「万物は内に陰と陽の二つの対立する力をふくみ、陰と陽は気の中で統一されている。」(任継愈訳注、坂出祥伸、ほか:『老子訳注』, p.133. 東方書店, 1994.)。
・殷代に成立したと考えられる牝牡観念を本にして生じ、戦国末期までに雌雄と陰陽の二つの潮流を形成し、やがて両者が統一されて、漢代にその完成盛行を見るに至ったものと考えられる(平岡禎吉:『淮南子に現れた気の研究』. p373. 理想社. 1968.)。
・漢代は陰陽思想全盛の時代であるが、史記や淮南子の陰陽は、雌雄概念と密接な関係にある(同上p374)。

　戦国末になって陰陽を中心とする道家思想が隆盛となり、之に伴って道家以外の学派も陰陽観念を自説に挿入し、陰陽思想は漢初の思想界を風靡し、五行説とともに中国思想界に君臨するに至ったのである(同上p.382)。

・陰陽　→　分別の絶対という考えはなく、すべて相対的にとらえる。従って絶対

175

な陰または陽あるいは中性というものはなく、いずれか陰または陽の性質を帯びていると考える。陰は求心性・圧縮性下降性の性質を持ち、陽は遠心性・拡散性・上昇性の性質を持つ。陰と陽の引き合う力は陰・陽の片寄りの大きさと強さに逆相関しているとも考える。

・「子之、南面して王の事を行う」（子之は南面して王としての業務を執り行った）（町田静隆編：『戦国策』、燕巻九, p.193, 明治書院, 1996）。

「指を詘して之に事え、北面して学を受けば、則ち己に百する者至る」（自らの驕りや誇りを捨てて仕え、自ら北面して臣下の礼をとって教えを受ければ、自分に百倍する才能を持った人物がやってきます）（町田静隆編：『戦国策』、燕巻九, p.196～197, 明治書院, 1996）。

「日は陽の主なり。……月は陰の宗なり。……月帰して万物死し、日至りて万物生ず」（『淮南子』天文訓）。これが医学に入ると次のようになった。

「陽気は天と日のごとし」（『素問』生気通天論　第三）。

「天は陽、地は陰。日は陽、月は陰となす」（『素問』陰陽離合論篇第六）。

「陰は眞藏なり……陽は胃脘の陽なり」（『素問』陰陽別論　第七）。

『背は陽、腹は陰（素問第四）』

『聖人は南面して立つ（素問第六）』

『背は胸中の腑・腰は腎の腑（素問第十七）』

○ 三陰三陽

三陰三陽については以下の章に分散している。

　　二章——Ⅷ　素問・霊枢の内容にかかわる思想——○三陰三陽。
　　三章——○三陰三陽。
　　四章—— 3．陰陽循環の基——三陰三陽。
　　五章——§3病気——三陰三陽の成立について。およびこの章のこれ以降の文章。

三陰三陽はどのようにして成立したものであろうか。多紀元簡（1755-1810）は『医賸』の中で「陽明・厥陰を以て、合して三陰三陽と称するは、医家の言なり」という。丸山敏秋氏も『黄帝内経と中国古代医学』（後記）で医家の独創であるという。

董仲舒（前170ころ-120ころ）の『春秋繁露』には二陰二陽の名が見える。太陽・少陽・太陰・少陰というように用いられた。陰陽の量的な観察からである。また『史記』司馬相如伝中の大人の賦の中に「少陽……太陰……」とある。このほか『老子』では老陰・老陽などがみられるがいずれも陰陽→2陰2陽である。この点、易経の太極→両義（陰陽）→四象→八卦→64爻という発展のさせ方の延長線上にあった。

近年では丸山敏秋氏は「陰陽各々を3分した三陰三陽の概念を案出して経脈の呼称とし、さらにその意義を拡大して気象現象や疾病の類型的把握に用いるようになったのである。太陽・少陽・陽明の三陽、太陰・少陰・厥陰の三陰の概念が、医家以外の古代の典籍に用いられている例を、筆者は寡聞ながら知らない。太陽と少陽、太陰と少陰は、陰陽の気の量的多寡を表した言葉として医書以外の古代の文献にも見えるのであるが、陽明及び厥陰の二語は医家の独創といってよいのではなかろうか」（丸山敏秋：『黄帝内経と中国古代医学』, p.291, 東京美術, 1988.）との見解である。
　三陰三陽について特に素問 熱論篇 第三十一と傷寒論との違いについては、＜5章 病気＞で「三陰三陽に関する説明」の項に書いた。3章では三陰三陽について素問のどこに書いてあるか、経絡の部位、身体での部位、開闔枢との関係、刺鍼での使われ方、三陰三陽の活用法に触れた。四章では素問の巨陽は太陽を指すことについて触れ、三陰三陽と経脈の走行について若干触れた。

○五行

　自然現象を説明する原理として五行は中国の科学思想に重要な位置をもっていた。
　五行は『書経』の洪範・甘誓に出てくるのが古く、次いで『呂氏春秋』十二紀および『礼記』月令にあらわれ、ここで初期的な五行配当が行なわれた。降って前漢の武帝のときに董仲舒が『春秋繁露』を書き、五行は完成された。
　五行の木・火・土・金・水の各々の性質については、五行は民生に必要な物資を指しているということで、左傳襄二十七年に「天は五材を生じ。民は並びに之を用う。一つも廃する可からず」といい、また対応する性質や味覚について、洪範には木の曲直、火の炎上、土の稼穡（かしょく）、金の従革（じゅうかく）、水の潤下とあり、さらに潤下は鹹（かん）を作し、炎上は苦を作し、曲直は酸を作し、従革は辛を作し、稼穡は甘を作す、と配当をしている。
　鄒衍（すうえん）は、五行思想を体系化した最初の人であり、五行説については彼の五徳終始説と陰陽主運説が大切である。
　このように、五行が宇宙の原理となり、万物を整理する概念となれば、あらゆるものを五項目にまとめ、それを五行にあてはめていった。
　こうして五行説ができあがった後で医学古典が成立したので、素問・霊枢の中には五行が入り込んでいるのであり、難経は特に五行が浸透している。素問・霊枢・難経医学を理解するには五行の評価は別として、この思想を抜きにすることはできない。このような理由から五行について、不明な点や難しい点があるので以下の事について調べる。
・五行の初出文献は
・五行配当の初期的完成と、その後の発展は

・相勝と相生について——鄒衍の五徳終始説と陰陽主運説（五徳主運説）について
・五行の各々の性について
・五行と素問・霊枢の医学との関係

≪五行の初出文献≫
・「五行の名が、中国の古典に現われるのは、『尚書』の甘誓・洪範の二篇に見えるものが、最も古いとせられている」（小島祐馬：『中国思想史』, p.167, 創文社, 1968.）。
・同様の意見を島邦男氏の『五行思想と礼記月令の研究』から引用してみる。
「五行の用語は尚書洪範・甘誓・墨子経下の用法が最も古く、次の如くである。
洪　範……初一、曰五行、……一曰水、二曰火、三曰木、四曰金、五曰土、
甘　誓……汝有扈氏威┐侮五行┘、怠┐棄三正┘、（汝、有扈氏、五行を威侮あなどりし、三正を怠棄すてさっているす）
墨子経下……五行母┐常勝┘、説在レ宜。（五行に常勝なし、説は宜しきに在り）。

洪範の成立に関する近時の研究には、周の康王から孔子に至る間に成立したという説。子思或は子思の後学に成るとする説、戦国以後から秦初皇統一以前に成るとする説が有り、洪範の成立をどの時期に位置づけるかは問題である。然し洪範の中心思想の「王道蕩蕩、不偏不党」は、墨子兼愛下篇では「周詩曰」、荀子修身及び天論篇では「書曰」、呂氏春秋貴公篇では「鴻範曰」とされている。
　墨子に在ってはその時代までに成立している尚書には篇名を記しているが、これには周詩としてゐるから、墨子の書が作られた墨子後学時には洪範が成立して居らず、荀子の時代に及んで尚書に属するものとされるようになり、呂不韋の時代に至って篇名ができたものと考えられるから、洪範の五行の成立は墨子の後学以前に溯ることができない。次の甘誓篇の文は……中略……この五行も亦墨子後学時を溯ることができない。次の墨子経篇は墨子後学の鄧陵一派の論弁上の用語集である。これから見れば五行の成立は墨子の後学以前に溯り得ないし、これは何等かの関連に於てこれと結びついてゐて、五行は墨子後学によって提唱されたものと見做さざるを得ない。　……
……中略……。
　これを要するに五行の出典は墨子後学と関連して居り、五行は民生必須の五材であって、五材の配当は説卦傳が最も早く、民生を重視する墨家はこれを五行として提唱し、洪範によって王道を説く治易者が、これを採り入れて第一疇としたものと考える。五行は民生を重視する墨家が、民生必須の五材を稱したことに始まるものに外ならない
（島邦男：『五行思想と礼記月令の研究』, p.2〜6, 汲古書院, 1984.）。
・甘誓篇は夏書の中の一篇として夏王の誓言を記録したものである。
　　　夏王は甘水で大いに戦おうとして、六卿を集めて言った。ああ、六事の人々よ。
　　　予は汝らに警言する。有扈氏は五行をあなどり乱し、三正をすてている。天はそ

こで有扈氏の命を絶った。今、予は天命により天罰を行なう。

この記載は「五行」という言葉が見られるので、これが五行説の起源であったのではないかと多くの研究者が注目しているものである（井上聡：『古代中国陰陽五行の研究』，p.200，翰林書房，1996.）。

≪五行配当の初期的完成と、その後の発展は≫

・すでに殷代には太陽の観察から東西南北の正しい方位を知っていた。方の字は方向を指すものではなく領土を中央と地方の二区域に分け、地方を四方と称した。→ 殷代に五方意識が確立された。殷代は四方帝の上に上帝が位置し、五帝は方位と関係しており、神と年雨とに関連することによって五方意識は強烈となり五の観念は次第に普遍性を確立した。

国語：鄭語「故に先王は土を金木水火に与え、まじわりて百物なる」（B.C.774）。この五物は五行と称された。魯語上「天の三辰……地の五行。生殖するゆえんなり」のように。

・「周末秦初に於きまして、五行説が盛んに行なわれて、あらゆる事物を五行に配当するということになり、それが完成されたのが礼記の月令であります。尤も漢になりますると益々配当が盛ん（筆者注：董仲舒の『春秋繁露』がそのよい例）になって居りますが、先ず周末秦初に於いて五行の配当された有様を見るのは礼記の月令が一番よろしいのでありまして……」（狩野直樹：『読書纂余』，p.70，みすず書房，1980.）。

・「五行配当の起原として最も信をおき得るのは、『呂氏春秋』十二紀および『礼記』月令である。『呂氏春秋』は、秦の始皇の時に呂不韋が天下の学者を集めて編纂せしめたものであって、……月令は、漢代に呂氏春秋からとって作ったものであり、この二者は本来同一のものと見ることができる。……。

五行の配当は秦漢の際にはこの程度のものであったと思われるが、前漢武帝の時の董仲舒の『春秋繁露』には、明かに五行の配当が宇宙の説明として見られる。そこには相勝相生の両形式を認め、これによってひとり政治上の事件のみならず、すべて人事界・自然界の現象を説明する。ただし董仲舒には五徳終始の説はなく、専ら五行を配当の方面から考え、これによって宇宙の原理を解明せんとする。彼においては王朝の交代は別の原理、すなわち後述の公羊家の革命説によって考えられており、それは五行説とは一致しないものであるから、彼はただ五行説を配当の方面に発展せしめたものである。従って五行相生説は、『春秋繁露』の本文に疑問をさしはさまないかぎり、董仲舒から始めて見えていることになるが、それを五徳終始の革命説に応用することは、そののち劉向に至り始めて見るところである。五行説本来の意味からは劉向の方を相生説の創始者ということができるが、単に五行相生の点から見れば、すでに董仲舒の書にその説を見ることができる。そして五行配当すなわち五行をもって宇宙を説

明する思想は、『呂氏春秋』月令などにその端緒が示されるが、これを宇宙論に導入したのは董仲舒をもって始めとすると解して不可はないであろう。この五行をもって宇宙を説明する考えは、董仲舒以後発展して、天人合一の思想の一説明方法となり、易とともに儒家の哲学思想の根底を形づくる有力な要素となったものである」（小島祐馬：『中国思想史』、p.173〜176、創文社、1968.）。
・「五行説は鄒衍に創まるとするのが通説であるが、この鄧陵（墨子後学の鄧陵一派──民生必須の五材の域を超えて五行の属性を抽象して相勝を考え……）の五行説は鄒衍の五行説の前駆をなすものである」（島邦男：『五行思想と礼記月令の研究』、p.9、汲古書院、1984.）。

≪相勝と相生について≫
　──鄒衍の五徳終始説と陰陽主運説（五徳主運説）について──
「相勝は鄒衍の唱えるところであって、その順序は火水土木金の順序に更代するとするのであり、相生の説は前漢の末に劉向らが唱えたところであって、木火土金水の順序に王朝が更代するとするのである。……。相勝は王朝の更代が武力によるという事実にもとづくものであるが、相生の方は禅譲にその基礎をおき、武力によらず、前朝の王者が後の王者にその位を譲るという形式に根拠をおく。前者は湯武の放伐を根拠にし、後者は堯舜の禅譲の形式によったものである。……。
　然るに水が火に勝つ、或いは木が火を生ずるというごときことは、きわめて卑近な実際生活の経験から出発するものであり、動かすべからざる原理があるのではない。要するに革命の事実を肯定するために、一の理論を構成せんとして、かかる理論が現われたものにほかならない」（小島祐馬：『中国思想史』、p.170〜172、創文社、1968.）。
・「鄒衍というものが五徳終始説というものを説きました。それが後に月令と相対立するようになって月令に見えた所の五帝も均しく五行の一を以て徳とし、これに依って天下を治めたものとなった」（狩野直樹：『読書纂余』、p.71、みすず書房、1980.）。
・「鄒衍は古の帝王が互いに五行の一つを其の徳として、相勝つ所の順序によって互いに、循環するものとしたのであります。之に対し、劉向劉歆父子は月令を本としてやはり鄒衍と同じような五徳終始を言ったものである。……。鄒衍が五徳終始のことを唱えましたことは……史記の封禅書に出て居ります。……。封禅書の本文の下の集解に如淳と云う人（三国から魏にかけて居た人で其の時代には鄒子の五徳終始という書が猶残って居ったと見えます）の注を出して居ります。此れは申すまでもなく同人の漢書の注を引用したもので、
　　今其書有五徳終始。五徳各以所勝為行。秦謂周為火徳。滅火者水。故自謂水徳。
とあって五徳終始の義を説明してあります。
　鄒衍が何故に周を火徳としたかと云うことであります。……鄒衍は先づ周を基準とし、之を火徳と定めまして、それから相勝順序で上に遡って行きますと、周は火であ

るから殷は金、夏は木……黄帝は土となる訳であります。

鄒衍は周末の人である」(狩野直樹：『読書纂余』，p.72〜75，みすず書房，1980.)。

鄒衍(すうえん)

・「斉国では国都臨淄(りんし)(山東省)の稷門(しょくもん)に所謂稷下の学士集団が出現していた。……。稷下先生の代表として筆頭に名を連ねる鄒衍は、斉の三鄒子の一人として有名であったらしい。……。鄒衍は孟子(前372－前289)の後で……。鄒衍の活躍した時代については研究者の間で多くの説があるが、ほぼB.C.300〜B.C.260年あたりに活動していたと考えられる。……帝制運動時代にあたり五徳終始が作られた動機の一つに政治的な帝制運動が求められたのかもしれない。」(井上聡：『古代中国陰陽五行の研究』，p.287〜288，翰林書房，1996.)。

・「従って鄒衍の活躍は宣王の晩年西紀前300年前後から250年前後までであったろう」(武内義雄：諸子概説，陰陽家，『武内義雄全集　第七巻』，p.74，角川書店，1979.)。

・近時の銭穆(せんぼく)の先秦諸子繋年の鄒子考には西紀前305〜240年の人と推定している」(島邦男：『五行思想と礼記月令の研究』，p.9，汲古書院，1984.)。

・主運説については次にあげる井上聡氏と島邦男氏とは見解が違う。しかし、不明な点が多いのでこのまま引用する。

・「主運説　主運が五行相生理論(木→火→土→金→水)によったものである」(井上聡：『古代中国陰陽五行の研究』，p.290，翰林書房，1996.)。

・「鄒衍は燕の碣石宮(けっせききゅう)に於いてこの説(五徳終始説)を更に発展させ、五徳を陰陽・方位に結合して陰陽主運説を成しているが、これが何如なる説であるかは今日まで明かにされていない。……中略……。

五行相次転用˪事、随˫方面˫為˪服也(漢書郊祀志注(こうしし))

とあって、この五行相次転は右の「因˪五勝˫」に当り、五行の運次は五勝即ち五徳相勝によっていて、この運次に従って事が定められて居り、五徳が方位と結合されていて、方位に随って事が規定されていたことが解る。これは月令や時則訓にも適応される説明であって、主運説は月令的なものと考えられる。

　以上を綜合せば主運篇を次の如きものと要約することができる。

一、五徳の運次は五行相勝による。
二、五徳が陰陽及び方位と結合されている。
三、尚徳・施奥の仁義の治の実現に意図されている。
四、月令的な叙述を成している。」(島邦男：『五行思想と礼記月令の研究』，p.36，汲古書院，1984.)。

・五徳主運説——従ってこの説は五徳が陰陽四時及び方位と結合されていて、仁義及び君臣上下の施恵の実現を目的としている説と謂うことができる」(島邦男：『五行思想と礼

記月令の研究』, p.13, 汲古書院, 1984.)。
・「劉歆は相生の五行を主張し、帝王の次序も相生によるものとして鄒衍以来の五徳相勝を排している」(島邦男:『五行思想と礼記月令の研究』, p.322, 汲古書院, 1984.)。
・「劉向・劉歆が五徳終始を五行相生説によって説くようになって以後、十二紀や月令の五帝にも相生関係を認める解釈が行われるが、もともとこれは……」(小島祐馬:『古代中国研究』, p.59, 筑摩書房, 1968.)。
・秦漢期を経て前漢の政治的安定期へとむかい、政権禅譲が行なわれると相生説(管子・五行篇)がうまれた。

≪五行の各々の性について≫

「中国古代の五行に関する思想を考へますには種々の問題が起って来ます。第一、一体五行について昔の中国人はどんな具合に考へて居たか、今謄写版で示した如く、左傳襄二十七年に

　　　天生五材。民並用之。廃一不可。

とある。五材は即ち五行の事であるが、此の意味より考ふれば、人が此の世に生活を遂ぐるに必要欠くべからざるものを五つ取って五行となし、又人間が之を用ひて生活をなすから五材とも言ったやうに思はるゝのである。後世でもそういふ風に五行を見た人には、我国でも伊藤東涯などが利用の点からそう解釈して居る（古今学變）。又た英儒ゼエームス・レッグの如きも英語尚書洪範の條に於いて五行をElementsと訳しながら、下段に注を附して、五行といへる語は寧ろ「五つの人生に必要なるもの」(The five essentials to human life) の意味に解すべきであると言って居る。併し先秦の古書には必ずしも、盡く東涯やレッグが言ったやうに五行を見て居ない。即ち万物が総べて五行から成立つといふやうな考方、即ち五行を以て原素の意味に用ひた例も亦古書に散見して居るが、両者の内孰れが先か後かといふ事を調べるのも亦興味多い。併し今は多岐に渉るを虞れて、之れには一切触れず、唯五行の排列といふ事に止めたいと思ひます」。(狩野直樹:『読書纂余』, p.50, みすず書房, 1980.)。

・五行は水火木金土の五材であって、この五材は秦の伏生の尚書大傳には次の如く、

　水火者、百姓所‿求飲食也、金木者、百姓之所⸗興作⸗也、土者万物之所⸗資生⸗也、是為⸗人用⸗（洪範　孔疏引）

と、水火は百姓の求める飲食に関するもの、金木は興作に用ゐるもの、土は万物が資って生ずるものとして居り、

　　　従って孔疏は

　　　　　五行即五材也（尚書洪範孔疏）

と結論している。これは次の諸篇と同一の考え方によるものであって、

　。地之五行、所⸗以生殖⸗也、（魯語上）

○水火金木土穀、謂_レ之六府_一、正徳利用厚生、謂_レ之三事_一、(左伝、文公七年)
○天地之生_レ財也、本不_レ過_レ五、(淮南子 本経訓)
○天生_レ五材_一、民並用_レ之、(左伝 襄公二十七年)
これらは五行を天地の生じた民生必須の五材とするものである。
この五材を五行と称する所以については、
管　　子——行者道_レ民之利害_一也、(山權數)
呂氏春秋——行也者行_レ其數_一也、行_レ其數_一、循_レ其理_一、(序意)
春秋繁露——行者行也、其行不_レ同、故謂_レ之五行_一、(五行相生)
白　虎　通——言_レ行者、欲_レ言_レ為_レ天行_レ気之義_一、(五行)
鄭　　玄——行者順_レ天行_レ気、(永楽大典　鑒字部)
孔　　疏——謂_レ之行_一者、若_レ在_レ天則五気流行、在_レ地世所_中行用_上也、(洪範　孔疏)
と説明されていて、管子は「民の利害を治むる」の意とし、呂氏春秋は「其數を行う」の意としているが、管子の方が原義を得ている(島邦男:『五行思想と礼記月令の研究』、p.1〜2, 汲古書院, 1984.)。

・五材は易説卦傳に於ては次の如く配されて居り、
　　乾(金)・坎(水)・離(火)・巽(木)・坤(土)(臨卦虞注　坤為土)
この説卦傳の五材の方位・配色は、五行説に於ける五材の方位、配色とは異るから、ここには五行説が成立していないばかりか、五行説の影響をも見ることができない(島邦男:『五行思想と礼記月令の研究』、p.3, 汲古書院, 1984.)。

・「洪範の五行は五材であって、水には潤下、火には炎上、木には曲直、金には從革、土には稼穡と僅かに属性が抽象されているが、五行の相互には相勝も相生も考えられていないのに較ぶれば……(五行の属性を抽象して相勝を考え、更にこれから「場合に応じて宜しきる」ことを説いている墨子後学の鄧陵一派の考えは著しく発展している……。鄧陵一派から後に惠施、公孫竜が名を顕わす……)。」(島邦男:『五行思想と礼記月令の研究』、p.8, 汲古書院, 1984.)。

≪五行と素問・霊枢の医学との関係≫
　文化の最高たる政治に定着した以上、医学へも影響を持たないはずがないのが当時の中国の成行きであったと考えられる。医学古典の中で最もその影響を強く被ったのが難経である。素問・霊枢ではむしろ使えるところは五行説を用いて説明し、できないところはそのまま五行説には触れないですましていた様に思われる。

　　五行配当
　　　古文尚書家(篆書)は　脾-木　肺-火　心-土　肝-金　腎-水
　　　今文尚書家(隷書)は　肝-木　心-火　脾-土　肺-金　腎-水。
　　　　(平岡禎吉:『淮南子に現れた気の研究』、p373. 理想社. 1968.)

なお、管子に見える　　脾－木　肝－火　心－土　腎－金　肺－水
という五行配当のあることを丸山昌朗氏は『素問の栞．参号』（p8．黄帝素問刊会．1964.）の中で紹介している。

○ 今文尚書家は素問・霊枢と五行配当が同じ

　五行説について「中国における陰陽五行思想は、梁啓超をして二千年来の迷信の大本営と慨嘆せしめた思想律である」。「すでに殷代には太陽の観察から東西南北の正しい方位を知っていた……殷代に五方意識が確立された……五方意識は強烈となり五の観念は次第に普遍性を確立した」。「『国語』の鄭語に、故に先王は土を金木水火に与え、まじわりて万物なる（BC774）。この五物は五行と称された」。「魯語上に、天の三辰……地の五行。生殖するゆえんなり」。「戦国時代（BC403－221）の雛衍（孟子より少し後の人）が五徳終始の説を出した（革命の理論）」。「さらに前漢の武帝（BC140－88）の代に董仲舒の建議により儒教一尊主義となり『春秋繁露』などで五行説が定着した」（平岡貞吉：『淮南子に現れた気の研究』．p373〜415．理想社．1968.）。

・木は金を得て伐たれ、火は水を得て滅じ、土は木を得て達し、金は火を得て欠け、水は土を得て絶す（素問 宝命全形論篇 第二十五）．
・五行は金、木、水、火、土なり（素問 蔵気法時論篇 第二十二）．
・天に五行有り、五位を御し、以て寒暑燥　湿風を生じ．人に五臓有り、五気を化し、以て喜怒思憂恐を生ず（素問 天元紀大論篇 第六十六）．
・その色を見てその脈を得ず、反ってその相勝の脈を得るときは死なり．その相生の脈を得るときは病已ゆるなり（霊枢 邪気臓腑病形篇 第四）．

○ 五行批判

　①「相生から相克への転換に関する原理がない．→世界解釈の原理にはならない」。「引経報使の失敗．これによって五行は世界解釈のための原理とはなりがたい」。（高橋晄正：『漢方の認識』．p.29〜31．日本放送出版協会．1979.）
　②「五行その物の性質に対し研究をなすことがなかったため真正科学の発達を見ることができなかった」（狩野直喜：『中国哲学史』．p.72〜76．岩波書店．1973.）
　③代田文誌氏は『鍼灸治療基礎学』の次に『鍼灸治療臨床学』（平凡社．1948.）を著わしたが、「前篇　鍼灸治療総論」「第五、診断法」の中の「望診」の項で「五臓の色体表における……」として、五臓の色体表を肯定している。ところが1973年に発行した『鍼灸臨床録』（p63〜64．創元社）では「鍼灸医学の古典を学び始めた頃は……五臓の色体をまる呑み込みにした頃なので、よくあてはまるように思われ、古典の記載は

すばらしいものだと思った。……だが、科学的な反省をするようになってからは疑いの雲が年と共に加わり、……はっきりした決め手がなくなってくる。そんなわけで、五臓の色をそのまま診断治療に結びつけることは、この頃は少なくなってしまったのである」と書いている。代田文誌氏は昭和中期にはすごい影響力をもった臨床家であっただけにこの発言は重要である。つまり五行配当は今日の医学には役に立たないというのである。

◯ アーユルヴェーダ医学と針による治療

インドのアーユルヴェーダ医学には既に針による治療法があった。その外科系のススルタ大医典の中にいくつか示されている。例えば、白内障の治療には眼球内へ刺してその粘液を搾り出して濁りを取り除いていた。ランセットとしての使用法である*。ススルタ大医典の成立は歴史的には中国より古いものと考えられている*。しかし、気の存在を根源とし、経脈を想定した治療体系は中国で生まれたのである。

医学大系は必ずしも純粋な治療経験から理論形成されたとは言い切れない側面を持ち合わせている。原始的な経験医術から魔法医学が生まれ、さらに幾多の時代を経て医学古典が形成されたのであろうから、それなりに民族的な色彩を持つのは当然でもある。こうしてその民族特有の伝統医学が作られてきた。

『素問』『霊枢』医学を考える場合にもこのことは明確で、医学に用いられる用語やそれらの概念は、それより古い経験から導き出されたものがかなり含まれている。こうしたことを具体的に調べるには素問・霊枢より古い中国古典を調べ、どのような用語や概念が使用せられていたかを調べるとかなりはっきりと浮き彫りにされる。

本章では医学以前の古典を通じて医学に導入された用語や概念を調べ、素問・霊枢医学の理解の便を計ろうとした。そして、鍼灸医学をさらに発展させるには、どのように考えればよいのかといった資料のための下地としたかった。

*内容の理解できない部分があるが、針治療を『ススルタ大医典』から紹介してみよう。

手もとに2種類の訳本があるが、ここに引用する『ススルタ大医典』（原訳，伊藤弥恵治：Ⅲ冊目，p.49～50，日本医史学会，1974．）と、もう1つは『スシュルタ本集』（大地原誠玄 訳，p.641，臨川書店，1979．）である。実は2つの本をてらし合わせて、内容を引用しようとしたが、2つの本の訳し方が違うので、てらし合わせに無理があり、従って前者から引用することにした。それでも中国以外の国で鍼を治療に用いた記録が残っていることに興味を感じる。

Kaphaja Linga-naśaの外科的処置：さあ我々は失調Kaphaによる（白内障にての瞳孔の閉塞する）Linga-naśaを治療するために行なわれる，（外科的）処置を述べよう。眼内の失調Dosha，すなわち眼の患部が、中央部において半円状にも、薄くも見えず、固定されて（堅

く）も，（形が）不規則にも見えず，多数の線条も色相の変化もなく，形が真珠状でも1滴の水状でもなく，痛みも発赤もない証にては，患者はその目的のため暑からず寒からずの季節に，先ずSnehaとSvedaの処置を受ける。次に患者の手その他は適当に縛って不動となし，座せしめて（その両眼にて）同時に鼻（の先）を見させる。次に賢明な医師は，眼球の白部の2つの部分をApanga（外眼角）の端から遠くに押し，また母指，示指および中指にて両眼瞼を十分に，慎重に引き離しておいて，Yava-Vaktra（針），Śalākā（銅製の棒）を，外眼角に近い自然開口部に似た点の側を通し，高からず低からず，また静脈を刺さないように注意して，刺し通す。左側の眼は右の手で，そして右側の眼は左の手にて穿孔する。手術（穿孔）の満足に行なわれたことは，独特の音信または音響，および穿孔（穿孔が満足に出来なかった時には血液が出てくる）に患部から水滴が引続き参出することで分る。

穿孔と共に直ちに患部には胸乳を注ぐ。Śalākāはその位置に止めておき，病的成生物また現症（白内障），それは固定されていても可動であってもそれを，外側からVayu征服性能力ある若葉にて適当に罨法する。そしてその後でDrishti-mandalaの領域を，Śalākā（の尖った）末端で擦過する。患眼に集積した粘液（Kapha）は，患者をして手術と反対側の鼻孔を閉じて鼻をかませて除去させる。穿孔が適当な場所に行われたならば，曇りない太陽の光輝が得られ，痛みがなくなる。患者が視力を回復し得たら，直ちにŚalākāを静かに引き抜き，患部には精製バタを注ぎ，リンネンの片にて包帯する。この期間中患者は気持のよい，（塵や烟のない）室に仰臥させ，おくび，咳，欠伸，排睡，くしゃみ等のすべての肉体機能をほしいままにすることを警しめる。その後の食餌と行為の摂生法は，Snehaの内服の処置の者の順守すべきもの（Chikitsita-Sthana）と同一である。

包帯は4日毎に取除き，Vayu 征服性薬物の煎剤にて患部を洗浄して，新しい包帯をする。眼は前の如く4日毎に（軽度に）罨法して，身体のVayuの悪化しないようにする。この規則は10日間守る。それは視力を新しく強化するからである。次に（嗅剤，洗鼻剤，Tarpana等の如き）後処置を施し，食餌は軽い食品より作り，また中程度の量に与えるだけにする。

（伊藤弥恵治，鈴木正夫：『ススルタ大医典』III，p.49～50，日本医史学会，1974.）より。
もう1つの訳本は，大地原誠玄 訳：『スシュルタ本集』，p.641，臨川書店，1979.である。
* アーユルヴェーダというひとつの大系としてまとめられ，伝達可能な知識となったのは，それほど古いことではなく，おそらく最初に自由思想家たちが現れ旧来の祭式至上主義をうちやぶろうとした頃——ゴータマブッダやマハーヴィーラあるいはウパニシャッドの哲人たちが活躍した紀元前五，六世紀のことであろう。

アーユルヴェーダ文献のうち最古の二つである『スシュルタ・サンヒター』と『チャラカ・サンヒター』は互いに他を言及せず引用もしないので，両者の前後関係さえ決定することはむずかしい。……スシュルタに至っては，紀元前六世紀に置く説があるかと思えば，紀元後400年頃とみなす人もある——ちょうど先に述べた10世紀間の初期と末期のどこにでも置き得るということになってしまう。（矢野道雄：2アーユルヴェーダの原典，『インド伝統医学入門』，p.25～26，東方出版，1994.）

* インド医学の起源は古い。バラモン教の聖典『ヴェーダ』にまで遡る。バラモン教とは，紀元前一五〇〇年ごろ，インド亜大陸に侵入したインド・アーリア民族の宗教である。『ヴェーダ』は，その祭式のために成立した文献群で，祭式を行う祭官の役割に応じて　『リ

グ・ヴェーダ』、『サーマ・ヴェーダ』、『ヤジェル・ヴェーダ』、『アタルヴァ・ヴェーダ』の四種に分けられる。

　当初は『ヤジュル』までが正統の聖典として三ヴェーダと呼ばれたが、後に通俗信仰とともに成立した『アタルヴァ』も第四のヴェーダとして聖典の列に加えられた。

　「ヴェーダ」は、「知る」という動詞から生まれた言葉で「知識」を意味する。最初に成立した『リグ・ヴェーダ』には、すでに病気や薬草に関するマントラ、すなわち祭式で唱えられる讃歌、歌詞、呪文があり、ある神々は病気を起こし、あるものは治療をする神として歌われている。紀元前一二〇〇年ごろに成立したといわれる『アタルヴァ・ヴェーダ』に出てくる医学は、ほとんどが病気治療に関する呪文だが、次第に経験医学が加わって体系化され、成立したのが『アーユル・ヴェーダ』（生命の書）であった。これがインド古典医学の本源とされ、後のインド二大古典医学書『スシュルタ・サンヒター』『チャラカ・サンヒター』へと発展することになる。サンヒターとは、マントラを集録した文献集のこと。『スシュルタ・サンヒター』は、紀元前五世紀前後から数百年の年月をかけて編纂されたといわれる。インド医学が呪術から独立し、知の体系へとまとめられて学問となるためには、ウパニシャッド哲学が出現し、お釈迦さまやジャイナ教の開祖・マハービーラが活躍する時代を待たねばならなかったのだ。（川端真一：『京の医学』、p.20〜21, 人文書院, 2003.）

3章

素問・霊枢医学の理解

【この章の概要】

■素問・霊枢医学の理解
○どんな雰囲気で医学古典が成立したのか、その雰囲気を見てみよう

「上古の人、道を知る者は陰陽にのっとり、術數に和す。食飲に節あり、起居に常あり、妄りに作労せず。故に形と神と倶にその天年を尽くし盡く終り、百歳を度りて去る」（『素問』上古天真論篇）。

「天覆い地載せ、万物悉く備わり、人より貴きは莫し。人は天地之気を以て生じ、四時の法成る」（素問 宝命全形論篇）。

・健全な身体は健全な精神に宿るといわれるが、その健全な精神は天地自然と一体になることで初めて育まれる。

「人は地に生まれ、命を天に懸く。天地気を合する、これを命けて人という。人能く四時に応ずる者は、天地これが父母となる。万物を知る者は、これを天子と謂う。天に陰陽有り、人に十二節（十二経）有り。天に寒暑有り、人に虚実有り。能く天地陰陽の化を経める者は、四時を失わず。十二節の理を知る者は、聖智も欺くこと能わざるなり」（素問 宝命全形論篇）。

・病気においてもこのような考え方を基本にする。人間は自然から独立した存在ではないので、自然と人間を対立するものとは見ず、人間と自然は一体であり調和した一つの世界をつくっている。東洋医学の形成期にこうした思考が流れていた。健康・病気について考える時にも、ここを出発点にしなくては東洋医学の理解はできない。

「天の邪気を感ずるときは人の五藏を害し、水穀の寒熱を感ずるときは六府を害し、地の湿気を感ずるときは皮肉筋脉を害す」（素問 陰陽應象大論篇）。

「平気いかん……過無きなり」（素問 六節臓象論篇）。

「未だ至らずして至るはこれを大過といい……至りて至らざるはこれを不及という」（素問 六節臓象論篇）。

「その陰陽を調え、不足は補い、有餘は寫す」（素問 骨空論篇）。

・素問・霊枢に見る医学体系と中について

「過ぎたるはなお及ばざるがごとし」（論語 先進篇）。

「天地の気は、和より大なるは莫し。和とは陰陽調い、日夜分るなり。故に万物の春分にして生じ、秋分にして成るや、生と成と、必ず和の精を得」（淮南子 氾論訓）。

「天の道は有餘を損して不足を補う」（老子 七十七章）。

これが素問・霊枢に導入されると次のようになる。

「胆は中精の府……三焦は中涜の府」（霊枢 本輸篇 第二）。

「肝は中の将なり、決を胆に取る」（素問 奇病論 第四十七）。
「診法は常に平旦を以てす、陰気未だ動ぜず、陽気未だ散ぜず…」（素問 脈要精微論 第十七）。

・気については次のような取り扱いである
「鍼を用いんとするに必ず先ず脉を診て気の劇易を視、乃ち治す可し」（霊枢 邪気臓腑病形 第四）。
「気至てこれを去るとは補寫して気調いてこれを去るをいう」（霊枢 小鍼解 第三）。
「気の虚実を知り、謹んで之を調うなり」（霊枢 本神 第八）。
「刺の道は気が調いて止む。……痛みが鍼に随わずと雖ども、病は必ず衰え去るなり」（霊枢 終始 第九）。

・虚実
（1）虚実の位置づけ
「補寫とはいかん……これ邪を攻めるなり」（素問 合眞邪論 第二十七）。

（2）虚実の起き方
「実とは気が入るなり。虚とは気が出るなり。気実は熱なり。気虚は寒なり」（素問 刺志論篇 第五十三）。
「邪気が盛んなれば実じ、精気が奪すれば虚す」（素問 通評虚實論 第二十八）。

（3）虚実の病態
「陽虚なれば外寒し、陰虚なれば内熱す、陽盛なれば外熱し、陰盛なれば内寒す」（素問 調経論篇 第六十二）。
「血気が邪と并せて、分腠の間に客すれば、その脉は堅大、故に実と日ふ。実は外堅く充満し、これを按ずべからず。これを按ずれば痛む。……寒湿の人に中るや、皮膚収まらず、肌肉は堅緊し、栄血は泣り、衛気は去る。故に虚と日ふ。虚は聶辟し、気は不足し、これを按ずれば気は以ってこれを温むるに足る。故に快然として痛まず」（素問 調経論篇 第六十二）。

（4）陰陽が原因の虚実
「それ邪の生ずるや、或いは陰に生じ、或いは陽に生ずる。その陽に生ずる者は、これを風雨寒暑に得、その陰に生ずる者は、これを飲食居處、陰陽喜怒に得る」（素問 調経論篇 第六十二）。

（5）寒厥・熱厥・上虚下実

「陽気が下に衰えるときは寒厥と爲り、陰気が下に衰えるときは熱厥と為る。……熱厥の熱を為すや、必らず足下より起る者は何ぞや。……寒厥の寒を為すや、必らず五指より膝に上る者は何ぞや」（素問 厥論篇 第四十五）。

「年が六十なれば陰痿え、気は大いに衰え、九竅は利せず、下虚上実し、涕泣は俱に出ずる」（素問 陰陽應象大論 第五）。

次のような例外もある

「胃が満つれば腸は虚し、腸が満つれば胃は虚す、更(こもごも)虚し更(こもごも)満つ、故に気は上下することを得る」（霊枢 平人絶穀篇 第三十二）。

・三陰三陽

三陰三陽は既に丸山敏秋氏（『黄帝内経と中国古代医学』、p.291、東京美術、1988.）も指摘しているように医家の独創と考えられる。

「陰陽は、これを数えて十とすべく、これを推して百とすべく……これを推して萬なるべし……然るにその要は一つなり」（素問 陰陽離合論 第六）。

「陰陽の気、各々多少有り、故に三陰三陽というなり」（素問 天元紀大論 第六十六）。

「陰陽の三……気の多少、用(はたらき)を異にする」（素問 至真要大論 第七十四）。

三陰三陽の活用法

　足太陽と少陰は表裏と為す（素問 血気形志篇 第二十四）。

　身体区分（素問 陰陽離合論 第六）。

　経脈の三陰三陽（霊枢 経脈篇 第十）。

　熱論と傷寒論（素問 熱論 第三十一）、（霊枢 全般的）。

　人迎脈口診（霊枢 終始篇 第九、禁服篇 第四十八など）。

　三陽の体質分類（霊枢 陰陽二十五人篇 第六十四）。

　症状から（太陰陽明論 第二十九、陽明脈解篇 第三十）。

三陰三陽は時に陰陽の量から、時に作用から、時に部位から、時に病状から展開されている。（素問 陰陽別論、太陰陽明論、経脈別論などから）「素問では、一応、太陽を三陽、陽明を二陽、少陽を一陽とし、太陰を三陰、少陰を二陰、厥陰を一陰としているもののようである」（丸山昌朗：「経絡治療」、6号、経絡治療研究会、1966.）（筆者注：霊枢では学派的なまとまりを見せていて、ここでは人迎脈が用いられており、人迎脈によると胃之気の量で陰陽を決めている。陽の多い方から陰の方へ並べると、陽明、太陽、少陽、厥陰、少陰、太陰の順に推移している）。

○基本的な生理の説明──精、気、津、液、血、脉──

「両神相い搏り、合して形を成す。常に身に先だちて生ずる、これを精という。上焦開発して五穀の味を宣き、膚を薫じくすぶる、身を充し毛を澤おす、霧露の漑ぐが若し、これを気と謂う。腠理発泄して、汗出ること湊湊これを津と謂う。穀入りて気満ち、淖澤して骨に注ぐ、骨属屈伸して澤を洩らし、脳髄を補益し、皮膚を潤澤す、これを液と謂う。中焦気を受け汁を取り、変化して赤き、これを血と謂う。営気を壅遏し、避くる所を無からしむ、これを脉と謂う」(霊枢 決気篇 第三十)。

・血気精神、経脉、衛気、志意、寒温和について
「人の血気精神は、生を奉て性命を周すゆえんの者なり。
経脉は血気を行らして、陰陽を栄し、筋骨を濡し、関節を利するゆえんの者なり。
衛気は分肉を温ため、皮膚を充し、腠理を肥し、開闔を司どるゆえんの者なり。
志意は精神を御し、魂魄を収め、寒温に適い、喜怒を和するゆえんの者なり。
この故に、血和すれば経脉は流行し、陰陽を栄覆し、筋骨は勁強で、関節は清利す。
衛気和すれば分肉解利し、皮膚は調柔し、腠理は緻密す。
志意和すれば精神は専直し（もっぱらでなおく）、魂魄は散ぜず、悔怒は起らず、五藏は邪を受けない。
寒温和すれば六府は穀を化し、風痺は作らず、経脉は通利し、肢節は安を得る。これ人の常平なり」(霊枢 本藏篇 第四十七)。

・生理学的な観察
「腸胃は穀を受け、上焦は気を出し、以て分肉を温ためて骨節を養い、腠理を通ず。……津液和調して、変化して赤く血と為る。血和すれば孫脉は先づ満溢し、乃ち絡脉に注いで皆な盈ち、乃ち経脉に注ぎ、陰陽已に張り、息に因て乃ち行る……休止することをえず」(霊枢 癰疽篇 第八十一)。

「陰陽均平し、その形を充し、九候一のごとし、なずけて平人という」(素問 調経論篇第六十二)。

・胃気の活用（恒常性の大切さ）
「平人の常の気は胃に受く。胃は平人の常の気なり。人は胃気無きを逆という。逆は死す。……人は水穀を以て本となす。人が水穀を絶すれば死す。脉に胃気がないのもまた死なり。胃気がないというのは、ただ真蔵の脉だけをあらわして胃気を含んだ脉状を呈していないのをいう」(素問 平人気象論篇第十八)。

　　　　平人之常気禀於胃．胃者．平人之常気也．人無胃気曰逆．逆者死．……人以水
　　　穀爲本．故人絶水穀則死．脉無胃気亦死．所謂無胃気者．但得眞藏脉．不得胃
　　　気也．所謂脉不得胃気者．肝不弦．腎不石也．(素問 平人気象論篇第十八)。

「五臓はみな気を胃に受く、胃は五臓の本なり。臓気は自ら動くことはできない。必ず

胃気によって経脈を流れることができる」(素問玉機真蔵論篇 第十九)。

　　　五藏者．皆稟気於胃．胃者五藏之本也．藏気者．不能自致於手太陰．必因於胃
　　　気．乃至於手太陰也．（素問玉機真蔵論篇 第十九）。

「脈が弱で以て滑、これ胃気あり、命けて治し易しという」(素問 玉機真蔵論 第十九)。

　　　脉弱以滑．是有胃気．命曰易治．（素問 玉機真蔵論 第十九）。

「春の胃は微弦を平と曰う。弦多く胃少きを肝が病むと曰う。但弦にして胃無きを死と
曰う。胃にして毛有るを秋に病むと曰う。毛甚だしきを今病むと曰う。藏眞は肝に散
ず。肝は筋膜の気を藏するなり」(素問 平人気象論 第十八)。

　　　春胃微弦曰平．弦多胃少曰肝病．但弦無胃曰死．胃而有毛曰秋病．毛甚曰今病．
　　　藏眞散於肝．肝藏筋膜之気也　　（素問 平人気象論 第十八）。

「胃の大絡を名ずけて虚里と曰う。鬲を貫き、肺を絡い左乳下に出ずる。その動の衣に
応ずるは脉の宗気なり。盛喘、數絶する者は病が中に在り。結して横なるは積有り。
絶して至らずを死と曰う。乳の下、その動の衣に応ずるは宗気の泄るなり」(素問 平人
気象論 第十八)。

　　　胃之大絡．名曰虚里．貫鬲絡肺．出於左乳下．其動應衣．脉宗気也．盛喘數絶
　　　者．則病在中．結而横．有積矣．絶不至曰死．乳之下．其動應衣．宗気泄也．
　　　（素問 平人気象論 第十八）。

　つまり胃之気は神経系・ホルモン系・免疫系の３つが軸になり生理を運営して恒常性
を保っている、と考えられている。胃之気があるのは生命力が強く、無いのは弱いと
いうことである。

・脉

「正常な人の脉は一呼に二拍動、一吸に二拍動する。これによって呼吸は安定してい
る。一呼吸に五拍動するときは大きな息を１つして、その余分を調整している。これ
を平人という。平人は健康であって病気をしない。このような健康な人の脈状を標準
にして病人の脈拍を調べる。医師は病気にはならない。そこで病人のために息をとと
のえて診察を行ない基準にするのである」(素問 平人気象論 第十八)。

・呼吸

「五臓は堅固で血脈は和調し、肌肉は解利し、皮膚は緻密で栄衛のめぐりはその常を失
わず、呼吸は微徐で、気は度を以て行り、六腑は穀を化し、津液は布揚すること各々
その常の如し。故に能く長久する」(霊枢 天年篇 第五十四)。

「津液和調して変化して赤くなり血となる。……血和すれば孫脈先ず満溢し、乃ち絡脈
に注して皆盈ち、乃ち経脈に注する。陰陽すでに張り（充盛）、息によって乃ち行る」
(霊枢 癰疽篇 八十一)。

・外見からの観察
「明堂は鼻なり、闕は眉間なり、庭は顔（額）なり、蕃は頬側なり、蔽は耳門なり。その間は方大にしてこれを去ること十歩にしてみな外にあらわることを欲す。この如き者は寿し、必ず百歳に中る」（霊枢 五色変篇 第四十九）。
「皮と肉と相果れば則ち寿し。相果らざれば則ち夭し」（霊枢 壽夭剛柔篇 第六）。

・食物
「人は水穀を以て本となす。故に人は水穀を絶するときは死す」（素問 平人気象論 第十八）。
「気味の辛甘は発散して陽と爲し、酸苦は涌泄して陰と爲す」（素問 陰陽應象大論篇 第五）。
「五穀は養を爲し、五果は助けを爲し、五畜は益を爲し、五菜は充を爲す。気味を合してこれを服し、以て精を補い気を益すなり。この五つは辛酸甘苦鹹有り、各々利する所有り」（素問 藏気法時論篇 第二十二）。

・五臓六腑
「心は君主の官、神明出ず。　　肺は相傳の官、治節出ず。
　肝は將軍の官、謀慮出ず。　　膽は中正の官、決斷出ず。
　膻中は臣使の官、喜樂出ず。　脾胃は倉廩の官、五味出ず。
　大腸は伝道の官、変化出ず。　小腸は受盛の官、化物出ず。
　腎は作強の官、伎巧出ず。　　三焦は決涜の官、水道出ず。
　膀胱は州都の官、津液藏す。気化すれば能く出ず。
……およそ十二官は、相い失うことを得ざるなり。故に主が明らかなれば下は安んず。
……主が明らかならざれば十二官は危し」（素問 霊蘭秘典論 第八）。

・身形支節は藏府の蓋
「肺、これが蓋と為す。肩巨きく咽陥む、その外に見われるを候うなり。
心、これが主と為す。缺盆、これが道と為す。骷骨あまり有り、以て髑骬（剣状突起）を候う。
肝は將となすことを主どり、これを外に候わしめるに、堅固を知らんと欲するには、目の小大を視る。
脾は衛となすことを主どり、これに糧を迎えしむ。唇舌の好悪を視、以て吉凶を知る。
腎は外たることを主どり、これに遠く聴かしめ、耳の好悪を視てその性を知る。
胃、これが海となす。広骸（骨格が大きい）で大頸（頸が太い）で張胸（むねがはる）なるは、五穀すなわち容れる。
鼻隧の長さで大腸を候う。

唇厚く人中長きは、小腸を候う。
目の下の果が大なるは、その胆すなわち横たわる。
鼻孔が外に在るのは、膀胱が漏泄するなり。（注：この条文には二つの解釈があって、鼻孔が外に開いているので鼻息がよく出ることができて小便の出が良いとするものと、鼻孔が外に見えるような状態は膀胱機能が悪いのだとするものがある）。
鼻柱の中央が起こるは、三焦すなわち約す。これ六府を候うゆえんなり。
上下三等分すれば、臓安じかつ良し」（霊枢 師伝篇 第二十九）。

・**皮肉脈筋骨について**——刺鍼に際しての基本的な考え方——

「願わくば刺すことの浅深の分を聞きたい。岐伯こたえて曰う。
　骨を刺す者は筋を傷る無かれ。筋を刺す者は肉を傷る無かれ。肉を刺す者は脈を傷る無かれ。脈を刺す者は皮を傷る無かれ。（注：もっと深刺しなくてはいけない）
　皮を刺す者は肉を傷る無かれ。肉を刺す者は筋を傷る無かれ。筋を刺す者は骨を傷る無かれ。（注：もっと浅刺しなくてはいけない）
　帝曰く余は未だそのいうところを知らざるなり。願わくはその解を聞きたい。
岐伯曰く。
骨を刺すに筋を傷る無かれとは、鍼が筋に至り、而して去り、骨に及ばざるなり。
筋を刺すに肉を傷る無かれとは、肉に至り、而して去り、筋に及ばざるなり。
肉を刺すに脈を傷る無かれとは、脈に至り、而して去り、肉に及ばざるなり。
脈を刺すに皮を傷る無かれとは、皮に至り、而して去り、脈に及ばざるなり。
いう所の皮を刺すに肉を傷る無かれとは、病が皮中に在って、鍼を皮中に入れ、肉を傷る無かれ。
肉を刺すに筋を傷る無かれとは、肉を過ぎて筋に中るなり。
筋を刺すに骨を傷る無かれとは、筋を過ぎて骨に中るなり。
これをこれ反といふなり」（素問 刺齊論篇 第五十一）。

○証と症候

　「証」を鍼灸医学では病名としてではなく症候として用いている。次のようである。
「気に高下あり、病に遠近あり、証に中外あり、治に軽重あり」（素問 至真要大論 第七十四）。
「其病、内外の証あり……肝脈を得て、其の外証は潔を善み、面青く、善く怒る。其の内証は臍の左に動気あり…」（難経 十六難）。
傷寒論でも熱証、裏証、表証など「症候」と同義に使う場合もある。
　一方、証を病名として用いる場合は次のようである。

「證に隨がい之を治す」（随證治之）（辨太陽病脉證并治上）。
「太陽病、頭痛発熱、汗出で、惡風する者は桂枝湯之を主どる」（辨太陽病脉證并治上）。
「太陽病、項背強ること几几、汗無く惡風するは葛根湯之を主どる」（辨太陽病脉證并治中）。
この場合の証は分類された疾病の病像を表わす概念であり、この病像は特定の治療法が適応する、ということをあらわしている。つまり、診察し、診断すれば、治療法も決まるという形式である。証は病名ではあるが、一般的には病名には、特定の治療法の適応条件という規定はない。このことから、証は、この特徴によって病名と区別される。証は特定の治療法の適応条件、として認識された病像である。

・病気の起り　基本的には病人個人の体勢に在るとする。
『論語』為政に「思い邪なし」（心に邪念がない）、生体が変調した状態に邪という語句を用いた。さらに生体に変調を起こす外来のものにも邪という語句を用いた。完成された病気には病名を付けた。
「（邪が）輸に在る時は六経通ぜず、四肢はすなわち肢節痛み、腰背すなわち強し」（霊枢　百病始生篇　第六十六）。
「寒有れば痛む……痛みは寒気多きなり。寒有り故に痛むなり」（素問　痺論　第四十三）。
「その筋骨の間に留して寒多きときは筋攣つり骨痛む」（素問　皮部論　第五十六）。
「風寒湿の三気が雑わり至り、合して痺と為るなり。その風気が勝つ者は行痺と為す、寒気が勝つ者は痛痺と為す、湿気が勝つ者は著痺と為すなり」（素問　痺論　第四十三）。

○疾病の発生と邪

「それ天の風を生ずるは、以て百姓に私するにあらず、その行は公平正直にして犯す者はこれを得、避ける者は殆きこと無きを得る。人に求めるに非ずして人が自からこれを犯す」（霊枢　五変篇　第四十六）。
　養生を道（生）を究める方法と考えるなら、その養生の失敗にあるという。

・邪と病気の進展
「それ邪の生ずるや、或は陰より生じ、あるいは陽より生ず。その陽より生ずるものは、これを風雨寒暑より得るなり。その陰より生ずるものは、これを飲食居処陰喜怒より得るなり」（素問　調経論篇　第六十二）。
「それ風雨の人を傷るや、先ず皮膚に客し、伝わりて孫脈に入る。孫脈満つれば、伝わりて絡脈に入る。絡脈満つれば大経脈に輸る。血気と邪と分腠の間に併せ客するときは、その脈堅大なり。故に実という‥‥。寒湿の人に中るや、皮膚収せず、肌肉堅緊

して栄血は泣り衛気は去る。故に虚と曰う」(素問 調経論篇 第六十二)。
「それ邪の形に客するや、必ず先づ皮毛に舎り、留りて去らざれば、入りて孫脈に舎し、留りて去らざれば、入りて絡脈に舎し、留りて去らざれば、入りて経脈に舎し、内の五藏に連なり、腸胃に散ず。陰陽倶に感じて、五藏は乃ち傷らる。これ邪が皮毛から入りて、五藏に極まるの次なり」(素問 繆刺論篇 第六十三)。

○治療について

・「良医は常に無病の病を治す。故に病無し。聖人は常に無患の患を治す。故に患無きなり」(『淮南子』説山訓)という文例は「聖人は已病を治さず、未病を治す。已乱を治めず、未乱を治む。此を謂うなり。それ病が已に成りて而る後に之に薬し、乱が已に成りて而る後に之を治む」(素問 四気調神大論 第二)に連なっている。

○刺鍼の痛みとその感受性

「人の骨強く筋弱く(軟)、肉緩く皮膚厚きは痛みに耐える。……堅肉薄皮は鍼石の痛みに耐えず」(霊枢 論痛篇 第五十三)。
「黒色で粗理は……その治は砭石に宜し。致理で赤色は……その治は微鍼に宜し」(素問 異法方宜論篇 第十二)。
「痛みを忍ぶ、痛みを忍ばざるとは皮膚の薄厚、肌肉の堅脆緩急の分なり」(霊枢 論痛篇 第五十)。

3章　素問・霊枢医学の理解

はじめに

　どんな雰囲気で医学古典である素問・霊枢が出来ているかを見よう。
・「上古の人、その道を知る者は陰陽にのっとり、術数に和し、飲食に節あり、起居に常あり、妄に労をなさず。故に能く形と神を俱にして尽き、その天年を終わり、百才を渡りて乃ち去る」(素問 上古天真論 第一)。

　　　　上古之人．其知道者．法於陰陽．和於術數．食飲有節．起居有常．不妄作勞．故能形與神俱．而盡終其天年．度百歲乃去（素問 上古天真論篇 第一）．

・「天は覆い地は載せ、万物悉く備わり、人より貴きは莫し。人は天地の気を以て生じ、四時の法成る（素問 宝命全形論篇 第二十五）。

　　　　天覆地載．萬物悉備．莫貴於人．人以天地之気生．四時之法成（素問 宝命全形論篇 第二十五）．

・「人は地に生まれ、命を天に懸く。天地気を合する、これを命けて人という。人能く四時に応ずる者は、天地これが父母となる。万物を知る者は、これを天子と謂う。天に陰陽有り、人に十二節（十二経）有り。天に寒暑有り、人に虚実有り。能く天地陰陽の化を経める者は、四時を失わず。十二節の理を知る者は、聖智も欺くこと能わざるなり」(素問 宝命全形論篇 第二十五)。

　　　　夫人生於地．懸命於天．天地合氣．命之曰人．人能應四時者．天地爲之父母．知萬物者．謂之天子．天有陰陽．人有十二節．天有寒暑．人有虛實．能經天地陰陽之化者．不失四時．知十二節之理者．聖智不能欺也（素問 宝命全形論篇 第二十五）．

・「天の邪気を感ずるときは人の五藏を害す。水穀の寒熱を感ずるときは六府を害す。地の湿気を感ずるときは皮肉筋脉を害す」（素問 陰陽應象大論篇 第五）。

　　　　天之邪気感則害人五藏．水穀之寒熱感則害於六府．地之湿気感則害皮肉筋脉．（素問 陰陽應象大論篇 第五）．

　健全な身体は健全な精神に宿るといわれるが、その健全な精神は天地自然と一体になることで初めて育まれる。

　病気においてもこのような考え方を基本にする。このような思想はそれ以前の古典にもすでに現われている。人間は自然から独立した存在ではないので、自然と人間を対立するものとは見ず、人間と自然は一体であり調和した一つの世界をつくっている。しかも、人間は万物のうちもっとも優れたものという見方である。東洋医学の形成期

にこうした思考が流れていた。健康について考える時、ここを出発点にしなくては東洋医学の理解はできない。つまり漠然とした表現ではあるが、内科的な発想を基本にするのだ。

・「これ天地は万物の父母にして、これ人は万物の霊なり」(書経)。
・「万物我と一つ」(荘子 斉物論)。
・「生は死の徒、死は生の始め、たれかその紀を知らん。人の生は気の聚なり。聚まれば生じ、散ずれば死となす」(荘子 知北遊篇)。
・「気が衰えると生物は遂わず」(礼記 楽記)。
・「それ志は気の帥（ひきいる）なり。気は体の充なり」(孟子 公孫丑上)。
・「血気は人の華にして、五臓は人の精なり。その血気は能く五臓に専にして外にちらざれば胸腹充て嗜欲省く……すなわち耳目清く、聴視達する、……これを明という。五臓能く心に属してそむくことなければ……行い僻ならず……則ち精神盛んにして気散らず……憂患も入ること能わず、邪気も襲うこと能わず」(淮南子 精神訓)。

などとあって天地自然の気が人間の健康や病気について深く関わりのあることが判る。次に出てくる陰陽も気と同じ扱いでよいであろう。
・「人生まれて形あり、陰陽を離れず」(素問 宝命全形論 第二十五)。

前・後漢までは気についてそれほど細かな論議はなかったようである。気について論議された大きな山は宋学の理気哲学の台頭する前後からのことといわれる。少なくとも素問・霊枢やその後の鍼灸古典では気について儒学者の行なったような議論はなく、我々のこれからの勉強にも支障はないが、気についての心得は大切である。

素問・霊枢に見る医学体系と中について

「天地の気は、和より大なるは莫し。和とは陰陽調い、日夜分るるなり。故に万物の春分にして生じ、秋分にして成るや、生と成と、必ず和の精を得」(『淮南子』氾論訓)

これが素問・霊枢に導入されると次のようになる。

「平気いかん……過無きなり」(素問 六節臓象論篇 第九)。

「未だ至らずして至るはこれを大過といい……至りて至らざるはこれを不及という」(素問 六節臓象論篇 第九)。

「その陰陽を調え、不足は補い、有餘は寫す」(素問 骨空論篇 第六十)。

これらは素問・霊枢医学の中核をなす理論ではあるが、統治理論がそのまま巧みに導入されている。

病変を陰陽虚実（陽が多い・陰が多い・陰陽が共に多い・陰陽が共に少ない）と診て、これを調えるのに補寫を加える。今日的にいうとバランスを取ることで健康を回復させようとする。これが中という概念であるが、東洋医学における全体治療には欠

かせない。

関係する文例として
・「胆は中正の官」（素問 第八）なる文章がある。→「およそ十一臓は決を胆に取る」（素問 第九）と同じ内容である。
・「今、三陰三陽は陰陽に応ぜず……陰陽はこれを数えて十とすべく、これを推して百とすべく、これを数えて千とすべく、これを推して萬とすべく、萬の大なることあげて数うべからず。然れどもその要は一なり」（素問 陰陽離合論 第六）。
・「診法は常に平旦を以てす、陰気未だ動ぜず、陽気未だ散ぜず……」（素問 脈要精微論 第十七）。
・「肝は中の将なり、決を胆に取る」（素問 奇病論 第四十七）。
・「胆は中精の府……三焦は中瀆の府」（霊枢 本輸篇 第二）。
このような思考も実はより古い古典にその出所を求めることができる。
・「過ぎたるはなお及ばざるがごとし」（『論語』先進篇）。
・「中行を得てこれに与せざれば、必ずや狂・狷か。狂は進んで取り、狷は為さざる所あるなり、と」（『論語』子路篇）。

狂は古聖人の道を行なう志望ばかり大きくて、実行がこれに伴わない者。
狷は一身を廉潔に保つに汲々として、他人を善導するには及び得ない者。
孔子の中行は道を求めるものの徳行をいう。これに対して『中庸』の中は理論的整備を求めている。
・「喜怒哀楽の未だ発せざる、これを中という。発して皆節に中る。これを和という。中なる者は、天下の大本なり。和なる者は、天下の達道なり。中和を致して天地位し、万物育む」（『中庸』）。
・「正は、過ぎたるを止め、及ばざるを逮ぼすゆゑんなり。過と不及とは、みな正にあらざるなり。正にあらざれば、国を傷ふこと一なり」（『管子』法法第十六外言七）。

人の行ないは物ごとにふれて、感情の動きとなることから始まるが、その感情が喜・怒・哀・楽となって外に表れる前に心の平静さがあるべきである。夫れを中という。この中が表れると、その行ないはすべて物ごとの節度に合致することになる。これを和という。だから中こそは、天下が秩序正しく治まるための大根本である。和こそは天下にあまねく実現すべき道である。このようにして中と和とを実現しつくせば人間世界ばかりでなく全宇宙の秩序がいささかのくるいもなくなり、ありとあらゆるものがその成長をとげて、全宇宙が繁栄するのである、と考えた。

『中庸』の成立は年代を下してみても、せいぜい始皇の天下統一の成立した二十七年が限度で、三十四年の私学の禁にまでは及ばないと思う（赤塚忠：『中庸』. p.160〜169. 明治書院. 1967.）。

・中について中国思想・哲学者の研究書から引用してみよう。

「もう一つ易の思想として挙ぐべきは、中正を重んずるということである。易の六十四卦に就いて爻辞を檢べ見るに、最も重んずるは中正を得るということである」（狩野直喜：易,『中国哲学史』, 87, 岩波書店, 1973.）。

「儒教では孔子以来、中ということを重視する。この中というのは仲々難しいことであるが、結局、良識的判断ということのように思う。それはつまり主観的判断にならざるを得ないが、その主観的判断が常に客観的妥当性を認められる時、それが真の中を得たということになるのである。だから中、あるいは中庸ともいわれるが、それは聖人でなければ能くなし得ない訳である」（宇野精一：儒家思想の本質,『講座東洋思想. 2. 中国思想Ⅰ』p.24～25. 東京大学出版会, 1975.）。

気について

　　気は影響力が強く、多くの問題を含んでおり慎重に扱わなくてはならないが、
　　一章――11）表面には出ない話題で日本の鍼灸を動かしたことがら――f）気についての考え方。
　　二章――Ⅷ　素問・霊枢の内容にかかわる思想――○気、○気の原義について、○先秦における道家、その他の気論、○理と気、○養生思想と気、○再び気、○『広辞苑』に出てくる気、○陰陽。
　　三章――この章はこの項目で。
　　四章――2．日本人の経絡に対する意見――○日本人の経絡についての考え-1。
　　で触れた。

「天の道は有余を損して不足を補う」（『老子』七十七章）。

「気の虚実有るは明（明所）は必ず晦（暗部）あるがごときなり。……善くする者はその民の気を実にして、以て人の虚を待つなり」（『淮南子』兵略訓）。

医学古典に文例を求めると

「鍼を用いんとするに必ず先ず脉を診て気の劇易を視、乃ち治す可し」（霊枢　邪気臓腑病形篇　第四）。

「気至てこれを去るとは補寫して気調いてこれを去るをいう」（霊枢　小鍼解篇　第三）。

「気の虚実を知り、謹んで之を調うなり」（霊枢　本神篇　第八）。

「刺の道は気が調いて止む。……痛みが鍼に随わずと雖ども、病は必ず衰え去るなり」（『霊枢』終始篇　第九）。

　こうして、気と経脈を絶対視する医学が見えてくる。

・本多濟先生は『東洋思想研究』の中で、「気の字の古い形は气、気体が立ち昇る形。気体といっても、古人が最も身近く体験しているのは呼吸であるから、気の原義は呼吸であったと考えられる。古代の人が、呼吸のなかに霊力を認め、呼吸を以て生命を

支えるものと見なすことは、原始宗教学で一般に指摘するところである。

それから一歩を進めると、人のvitalityバイタリティーを気とよぶ。血気（『論語』季氏）は血液の中の活力であり、浩然之気（『孟子』公孫丑上）とは道徳的な勇気である。これはひろげれば天地の間に充満するものとされる。

天地の気という観念はどこから起こったのであろうか。人のvitalityの「観念を、自然界に擬人的に投射したとも言える。……天地は万物の父母であるから（『書経』泰誓）、その気は万物を生む元になる。荘子はいう。「天下を通じて一気のみ」（『荘子』知北遊篇）。されば人が生きているというのは気が凝集していること、気が散るのが死である。しかし散った気はまた集まるので、死は生の始めである。人の生は気の聚まれるなり。聚まれば則ち生と為り、散ずれば則ち死と為る」（『荘子』知北遊篇）。

儒家の経典『易』の繋辞にも同様の考え方が見られる。すなわち森羅万象を陰陽の周流変化で説明する。「剛柔相い推して変化を生ず」「易は窮すれば変じ、変ずれば通ず」（『易』繋辞）。『易』では剛柔・陰陽の字を多く用いて、それが気だと明言はしないが、「清気は物となる」の語から推しても、陰陽が気の二面であることに間違いない」（本多濟：『東洋思想研究』，p.60～61，創文社，1987.）と解説する。

・「少き時は血気未だ定まらず……。壮なるに及びて血気方に剛なり……。老いるに及びて血気既に衰う」（『論語』季氏第十六）。
・「天地は形の大なるもの。陰陽は気の大なるもの」（『荘子』則陽篇）。
・「天地を通じて一気のみ」（『荘子』知北遊篇）。
・「陰陽を官（調節）して群生（多くの民の生活）を遂げ（円滑に）しめん」（『荘子』在宥篇）。
・「人の生は気の聚まれるなり。聚まれば則ち生と為り、散ずれば則ち死と為る」（『荘子』知北遊篇）。
・「天気下降し、地気上謄し、天地和同して、草木繁動す」（『呂氏春秋』孟春）。天の気は地上に下り、地の気は天上に昇って、天地が調和し、草木は芽を出し始める（楠山春樹：『呂氏春秋 上』，p.4，明治書院，1996.）。
・「気有れば則ち生じ、気無ければ則ち死す。生くる者はその気を以てす」（『管子』枢言篇）。
・「血気は人の華なり。……夫れ血気は能く五臓に専らにして外に越ざれば、則ち胸腹充ちて嗜欲省る」（『淮南子』精神訓）。
・「夫れ形は生の舎なり。気は生の充（実質）なり。」（『淮南子』原道訓）。
・「百病は気より生ずるなり。怒れば気上り、喜べば気緩む．悲しめば気消え、恐れば気下り、寒ずれば気収まり、炅すれば気泄れ、驚けば気乱れ、労すれば気耗り、思えば気結ぶ」（『素問』挙痛論三十九）。

気についてはすでに一章11)、二章のⅧに2回記され、若干、四章の1－2にも書かれ

204

ている。以上で気についてはなんとなく理解したような感じである。

虚　実
（1）虚実の位置づけ
　虚実と関連する古典の記載は次のようである。
・「補寫いかん。……此れ邪を攻めるなり」（素問 離合眞邪論篇 第二十七）。
つまり虚実を整える手段は補寫ということになり、その虚実は邪であるということになる。
・「神を守るとは、人の血気の有餘不足を守り、補寫すべきなり。神と客とは正邪共に会するなり。神とは正気なり。客とは邪気なり……気盛んなるは補すべからず……気虚するは寫すべからず。……気口虚してこれを補すべし。気口盛んにしてこれを寫すべし。……諸経に盛んなる者有るは皆その邪を寫するなり。徐にして疾きときは実するとは、徐に内れて疾く出すなり。疾くして徐なれば虚するとは、疾く内れて徐に出すなり」（霊枢 小針解 第三）。つまり虚実は邪気であり、虚実にあわせて補寫すべきであるという考えである。

（2）虚実の起き方
・「実は気有り、虚は気無きなり」（霊枢 小針解 第三）。
・「邪の湊る所、その気必ず虚す」（素問 評熱病論篇 第三十三）。
・「気実して形実し、気虚して形虚す、これその常なり。これに反するものは病む。穀盛んにして気盛ん、穀虚して気虚す、これその常なり。これに反するものは病む。脉実して血実し、脉虚して血虚す、これその常なり。これに反するものは病む」（素問 刺志論篇 第五十三）。
・「気盛んで身は寒えるは、これを反というなり。気虚して身熱するは、これを反というなり。穀入ること多くして気少すくなき、これを反というなり。穀入らずして気多き、これを反というなり。脉盛んで血少なき、これを反というなり。脉少なくして血多き、これを反というなり。
気盛んで身は寒えるは、これを傷寒に得るとなす。気虚して身熱するは、これを傷暑に得るとなす。穀入ること多くして気少なき、これを脱血する所有りて湿が下に居するに得る。穀入ること少なくして気多きは、邪が胃および肺とに在るなり。脉小にして血多きは飲みて中熱するなり。脉大にして血少なきは、脉に風気有り、水漿入らずとは、これを謂うなり。
それ実は気が入るなり。虚は気が出ずるなり。気実は熱するなり。気虚は寒るなり」
（素問 刺志論篇 第五十三）。

・「邪気盛なれば実し、精気奪すれば虚す。……気虚は肺虚なり、気逆は足寒るなり。……重実とは大熱病で、気熱して、脉満つるを言い、これを重実という」（素問 通評虚實論篇 第二十八）。
・「気の盛衰、左右の傾移、上を以って下を調え、左を以って右を調のう。有餘不足は営衛を補瀉す……此れ皆な営衛の傾移、虚実の生ずる所、邪気が外より経に入るに非ざるなり」（素問 離合眞邪論篇 第二十七）。
・「邪気が人に中や、いかん。……身半已上は邪が之に中るなり。身半以下は湿が之に中るるなり。……邪の人に中るや常有ること無し。陰に中れば府に溜れ、陽に中れば経に溜れる。……。
方に虚する時に乗じ、及び新たに力を用い、若くは飲食して汗出で、腠理が開いて邪に中る、面に中れば陽明に下り、項に中れば太陽に下り、頬に中れば少陽に下り、その膺背兩脇に中るも、またその経に中る。……。
陰に中るものは常に臂脛（前腕やすね）従り始まる。それ臂と脛とはその陰の皮が薄く、その肉は淖澤たり。故に倶に風を受け、獨りその陰を傷る」（霊枢 邪気藏府病形 第四）。
・「数 風寒に中り、血気は虚し、脉は通ぜず、真と邪は相い攻め、乱て相い引く、故に壽中にして盡なり」（霊枢 天年 第五十四）。

（3）虚実の病態

・「経脉は常には見る可からざるなり。その虚実は気口を以ってこれを知るなり。脉の見わるるはみな絡脉なり」（霊枢 経脉 第十）。
・「虚実の在る所を候うものは能く病の高下を得るなり。……下が虚すれば厥し、下が盛なれば熱し、上が虚すれば眩し、上が盛なれば熱痛す」（霊枢 衛気 第五十二）。
・「気虚は肺虚なり。……重実は大熱病で気熱し、脉は満つるをいう。……虚実はみなその物類に従いて始まる」（素問 通評虚實論篇 第二十八）。
・「熱して煩満するのはなぜか。……陰気が少くて陽気が勝なり故に熱して煩満するなり。……寒が中より生ずるのはなぜか。……人に痺気が多く、陽気が少く陰気が多い故に身が寒て水中より出ずる如きなり」（素問 逆調論篇 第三十四）。
・「陽が虚すると外寒じ、陰が虚すると内熱す。陽が盛なれば外熱し、陰が盛なれば内寒ゆ」（素問 調経論篇 第六十二）。
・「五実は死し、五虚は死す。……脉が盛、皮熱し、腹脹し、前後が通ぜず、悶瞀（心がうつうつとして、目もかすむ）する、これを五実という。脉が細く、皮が寒え、気が少なく、前後を泄利し、飲食は入らず、これを五虚という。……その時に生きる者は、漿粥（飲食）が胃に入り、泄注が止めば虚する者は活く。身に汗し後利を得れば実する者は活く」（素問 玉機眞藏論篇 第十九）。

・「血気と邪と併せて分腠の間に客すれば、その脉は堅大なり、故に実と曰う、実は外堅く充満し、これを按ずるべからず、これを按ずれば痛む。……寒湿の人に中るや皮膚収まらず、肌肉は堅緊し栄血は泣り、衛気は去る、故に虚と曰う、虚は聶辟（引っ込む）し、気は不足す、これを按ずると気はこれを温むるに足る、故に快然として痛まず」（素問　調経論篇　第六十二）。

関連した内容について『国訳呂氏春秋』に次のようにある。

・季春紀第3盡数「流水は腐らず……形動かざれば精流れず。精流れざれば気欝す……欝が腹にあれば張をなし……」（p41.）。

仲春紀第2「情欲」「……身盡く府腫（浮腫）し、筋骨沈滞（活気を欠く）し、血脈壅塞（循環不良）し、九竅蓼々（耳目口鼻はうつろになる）、つぶさにその宜しきを失う」。（藤田剣峯訳注：『国訳呂氏春秋』, p.41, 国民文庫刊行会, 1925.）。

（4）陰陽が原因の虚実

・「それ邪の生ずるや、或は陰より生じ、あるいは陽より生ず。その陽より生ずるものは、これを風雨寒暑より得るなり。その陰より生ずるものは、これを飲食居処陰陽喜怒より得るなり。……それ風雨の人を傷るや、先ず皮膚に客し、伝わりて孫脈に入る。孫脈満つれば、伝わりて絡脈に入る。絡脈満つれば大経脈に輸る」（素問　調経論篇　第六十二）。

・「夫れ邪の形に客するや、必ず先ず皮毛に舎す。留して去らずんば、入りて孫脈に舎す。留して去らずんば、入りて絡脈に舎す。留して去らずんば、入りて経脈に舎す。内りて五蔵に連なり、腸胃に散ず。陰陽倶に感じ、五蔵乃ち傷る」（素問　刺論篇　第六十三）。

・「陰の実を生ずることいかん。……喜怒が節ならざれば陰気は上逆す、上逆すれば下虚する、下虚すれば陽気がこれに走る、故に実と曰うなり。

陰の虚を生ずることいかん。……喜べば気は下り、悲めば気は消る、消れば脉は虚空し、寒飲食に因って、寒気が薫満すれば血は泣り気去る、故に虚と曰いう。

陽が虚すれば外寒し、陰が虚すれば内熱す、陽が盛なれば外熱し、陰が盛なれば内寒す……。

陽は気を上焦に受け、以て皮膚分肉の間を温む、もし寒気が外に在れば上焦は通ぜず、上焦が通ぜざれば寒気は独り外に留まりて寒慄する。

陰虚が内熱を生ずることいかん……労倦する所有りて、形気衰少し、穀気が盛ならず、上焦は行ず、下脘は通ぜず、胃気は熱す。熱気が胸中を薫ず、ゆえに内熱す。

陽盛が外熱を生ずることいかん……上焦が通利せざれば皮膚は緻密し、腠理は閉塞し、玄府が通ぜず。衛気は泄越することを得ず、ゆえに外熱す。

陰盛が内寒を生ずることいかん……厥気が上逆し、寒気が胸中に積て寫せず、寫せ

ざれば温気は去り、寒が独り留まりて血は凝泣す。凝まれば脉は通ぜず、その脉は盛大で濇る、ゆえに中寒す」(素問 調經論篇 第六十二)。

　　(＊凝泣について『黄帝内経素問校注語訳』(郭靄春編：天津科学技術出版社、1981.) の語訳では凝濇と訳している。

　　＊脉盛大以濇について同本に、素問識に"厥気上逆故盛大、血凝泣故脉濇"であると引用している。難しい解釈である。)

・「百病の始て生ずるや、必ず皮毛から先にす。邪がこれに中れば腠理開く。開けば入りて絡脉に客す。留まりて去ざれば傳えて経に入る、留まりて去ざれば傳えて府に入り、腸胃に廩る。

　邪の始めて皮に入るや泝然として毫毛を起して腠理を開く。その絡に入るときは絡脉が盛になりて色を変ず。その入りて経に客するときは虚に感じて陷下す。その筋骨の間に留まり、寒多ければ筋攣り骨痛む。熱多ければ筋弛まり骨消＊し、肉が爍け䐃破る、毛直にして敗れる」(素問 皮部論篇 第五十六)。

　　(＊筋弛骨消について『黄帝内経素問校注語訳』(郭靄春編：天津科学技術出版社、1981.) では筋骨が萎緩すると語訳している。また肉爍䐃破については、肩肘などの処の肌肉が敗壊すると語訳し、毛直而敗を皮毛焦枯と語訳している。)

・「皮は脉の部なり。邪が皮に客すれば腠理は開く。開けば邪は入りて絡脉に客す。絡満れば経脉に注ぐ。経脉に満れば入りて府藏に舎るなり。ゆえに皮は分部有り、與にせずして大病を生ずるなり＊」(素問 皮部論篇第 五十六)。

　　(＊皮者有分部．不與而生大病也について、『意釈黄帝内経素問』(小曽戸文夫、浜田善利：p.200、築地書館、1971.) では、皮には十二の分部があって、この皮の機能を最善の状態に保っておかないと、大病にかかるおそれがございます、と訳している。)

(5) 寒厥・熱厥・上虚下実

・「陽気が下に衰えるときは寒厥と為し、陰気が下に衰えるときは熱厥と為す。……熱厥の熱を為すや、必ず足下より起るのはなんぞや。岐伯いわく、陽気はの五指の表より起こる、陰脉は足下に集り足心に聚る、故に陽気が勝てば足下が熱するなり。

　寒厥の寒を為すや、必ず五指より膝に上るのはなにか。岐伯曰……陰気は五指の裏に起こり、膝下に集り膝上に聚る。故に陰気が勝てば五指より膝上に至り寒える。その寒ずるや外よりせず、皆な内よりするなり」(素問 厥論篇 第四十五)。

　　足が冷えてつま先からひざ頭まで辛いというようなタイプと、反対に足底がほてって冬でも足を布団の外へ出すような例を指している。

・「年六十、陰痿え、気大いに衰え、九竅利せず、下虚上実し、涕泣俱に出ずるなり。東方は陽なり、陽はその精は上に并る、上に并れば上明にして下虚す、故に耳目は

聡明にして手足は不便なり。
　西方は陰なり、陰はその精は下に并る、下に并れば下盛さかんにして上虚す、故に耳目は聡明ならずして手足は便なり」（素問 陰陽應象大論篇 第五）。

虚実の活用法で特殊な用例

　虚実は病態生理的な用法が通常であるが、形態に及んだ例もある。しかし体質の虚実を言うことはない。「あのヒトは実証体型だ」とは古典ではいわない。
・「……これ腸胃が水穀を受る所の数なり。平人は然ず、胃が満れば腸は虚す、腸が満れば胃は虚す、更　虚し更　満なるなり、故に気が上下することを得、五藏は安定す。血脉が和すれば精神は乃ち居る、故に神は水穀の精気なり。故に腸胃の中に常に留こと穀二斗、水一斗五升、故に平人は日に再び後便する、後すること二升半、一日の中に五升、七日で五七で三斗五升にして留る水穀は盡るなり。故に平人は食飲せざること七日にして死するとは水穀、精気、津液が皆盡る故なり」（霊枢 平人絶穀 第三十二）。
　次の例もどちらかというと珍しい用い方であろう。「虚」「実」とはいわずに「衰え」「盛ん」という。
・「女子は七歳にして腎気盛ん、歯は更り髪長し。二七にして天癸至り任脉通じ太衝脉は盛んにして月事は時をもって下る、故に子有り。……五七で陽明脉は衰え面は始て焦れ髪は始て墮る。六七で三陽の脉は上に衰え面は皆焦れ髪は始て白い。七七で任脉虚し太衝脉は衰少し天癸竭き地道は通ぜず、故に形壊れて子無きなり。
　丈夫は八歳で腎気が実し髪長く歯更る。二八で腎気は盛んにして天癸至り精気は溢寫あふれそそぎし陰陽和す故に能く子有り。三八で腎気は平均し筋骨は勁強す、故に眞牙永久歯生じて長極す。四八で筋骨隆盛にして肌肉満壯す。五八で腎気衰え髪墮ち歯槁る。六八で陽気は上に衰竭し面焦れ髪鬢もみあげ頒白す。七八で肝気衰え筋は動ずることあたわず天癸竭き精は少なく腎臓は衰え形體は皆極まる。八八で歯髪去る。腎は水を主さどり五藏六府の精を受けてこれを藏す、故に五藏盛にして及ち能く寫す。今五藏皆衰え筋骨は解墮し天癸盡く、故に髪鬢もみあげ白く身體は重く行歩は正からず、而して子無き」（素問 上古天真論 第一）。

虚実

「胃実腸虚→胃虚腸実」（素問 五藏別論篇 第十一）のような生理的な応用法も無くはないがやはり虚実の問い方は全般的には病態の把握に用いられる。
例　外邪によって虚実を生ずる　→　素問43、62、
　　邪気と精気の強さで　→　素問28、33に
　　加齢とともに下虚上実　→　素問1，5，霊枢52に

209

病的な上実下虚　→　霊枢17、52、75に
　　　特殊な例──婦人の鬚と血の虚→霊枢65

婦人に鬚(あごひげ)が無いのは血気が無いからか。
　岐伯曰(ぎはくいわ)く、衝脉任脉は皆な胞中に起り、上りて背の裏を循り、經絡の海と爲す。其の浮いて外なる者は、腹の右を循りし上行し、咽喉に会し、別れて脣口を絡う。血気が盛(さかん)なれば則わち膚(はだ)充ち肉熱す。血が獨り盛なれば、則ち皮膚に滲滲(たんしん)して毫毛(ごうもう)を生ず。今婦人の生は気に有余で血に足ず。其の數(しばしば)脱血するを以てなり。衝任の脉は口脣を栄せず、故に鬚(あごひげ)は生えず（霊枢　五音五味　第六十五）。

三陰三陽

　　　三陰三陽については以下の章に分散している。
　　　二章──Ⅷ　素問・霊枢の内容にかかわる思想──○三陰三陽。
　　　三章──○三陰三陽。
　　　四章──３．陰陽循環の基──三陰三陽。
　　　五章──§3病気──三陰三陽の成立について。およびこの章のこれ以降の文章。

三陰三陽の性質

　陰陽を細分すればいくらでも分けることができるが、陰陽の気に多少があるように象(かたち)、用(はたら)きにおのずと違いがあるところから三陰三陽とする（図３-１）、とあり。
「陰陽の気、各々多少有り、故に三陰三陽というなり」（『素問』天元紀大論第六十六）。
「陰陽の三……気の多少、用を異にする（『素問』至真要大論第七十四）」。「いま、三陰三陽は陰陽に応ぜず、その故は何ぞや。陰陽はこれを数えて十とすべく、これを推して百とすべく、これを数えて千とすべく、これを推して万、万の大なること数えて勝るべからず。しかれどもその要は一つなり」（『素問』陰陽離合論第六）。

三陰三陽の部位

　文字どおり経絡の走行部位がこれで、
　太陽は足の太陽膀胱経、手の太陽小腸経の部位であり、立位で気を付け姿勢をとった背面にあたる。
　陽明は足の陽明胃経、手の陽明大腸経の部位であり、立位で気を付け姿勢をとった前面にあたる。
　少陽は足の少陽胆経、手の少陽三焦経の部位をさしていて、立位で気を付け姿勢をとった側面にあたる。
　東洋医学の立位で前面は陽明・太陰、後面は太陽・少陰、側面は少陽・厥陰である

ところから、頭、顔面、胸部の疾患は陽明に属していることが理解される。

体内での部位は「聖人は南面して立つ、前を広明といい後ろを太衝という。太衝の地を少陰という。少陰の上を太陽という。中身（腰）而上を広明といい、広明の下は太陰という。太陰の前を陽明という。厥陰の表を少陽という」（素問・陰陽離合論篇 第六）とあり、図にしないと判り難いが、次のようになっている。（図3-2）、（図3-3）、（図3-4）

「聖人は南面して而立つ。前に廣明、後に太衝と曰う。太衝の地を、名づけて少陰と曰う。少陰の上は、名づけて太陽と曰ふ。……中身より上を、名づけて廣明と曰う。廣明の下を、名づけて太陰と曰う。太陰の前を、名づけて陽明と曰う。……厥陰の表を、名づけて少陽と曰う。……是の故に三陽の離合や、太陽爲ㇾ開、陽明爲ㇾ闔、少陽爲ㇾ樞。三經者不ㇾ得二相失一也。……命けて一陽と曰う。

願わくば三陰を聞きかん。岐伯曰。外は爲ㇾ陽。内者爲ㇾ陰。然れば則ち中爲ㇾ陰。其の衝は在ㇾ下、名づけて太陰と曰う。……太陰の後は、名づけて少陰と曰ふ。……、名づけて厥陰と曰う。……是の故に、三陰の離合なるや、太陰爲ㇾ開、厥陰爲ㇾ闔、少陰爲ㇾ樞。三經者相い失うことを不ㇾ得也。……名づけて一陰と曰う」（素問　陰陽離合論篇　第六）。

三陰三陽の腹診部位としては……『東医宝鑑』外形、巻之三"胸"の項に、上腹部——陽明と太陰　中腹部——太陽と少陰　下腹部——少陽と厥陰という配当を示唆する説明がある。

◇ 三陰三陽の症状：

三陰三陽の症状は経脈篇（霊枢・12）、経筋篇（霊枢・13）、臓府の症状、熱病熱論篇（素問・31）、陽明脈解篇（素問・30）、太陰陽明論篇（素問・29）、脈解篇（素問・49）などに見られる。

筆者が学生の時に故小椋道益先生（近代での人迎脈口診の創始者）からうかがいメモしておいたもので、今でも少し役立つ部分があるので転載しよう。人迎脈診に基づく三陰三陽の症状であるから次のようにいう。

○陽明の症状：胃之気が多い脈で、この脈を得る時はその肥痩にかかわらず総ての条件に強く耐える。相当の重症と診断された病状でも治療の結果がよく、病状を知る人達を驚かせる。

3-1　霊枢の陰陽離合論の三陰三陽

211

ぞくぞく寒い、欠伸、人の気と火気を嫌う、木の撃ち合う音を聞くとおどろいて心気が動揺する。戸や窓を閉めて独居を欲する。冷え、睡眠不足、栄養、運動不足に弱い。消化力は亢進と減退がある。

○太陽の症状：色白で、肉はやわらかく、肥満型が多く、一見健康そうだけれど風邪に侵されやすく、疲労感が強く、少し歩けば人より先に疲れて足の内外顆の周囲が腫れ痛む。1日の中でも体調・気分の変化がはげしい。肥満して肉がやわらかければ、病弱の体質のものが多い。

頭を衝くような痛み、眼の痛み、頭項背痛、腰痛、鼻水、尿閉、膀胱炎、眩仆、癲疾（精神病）、歩行難、太陽経の分布部に異常を多く認める。

○少陽の症状：胃之気が少なく、重病の後遺症、心身過労、睡眠不足が続いたとき（嫁が舅や姑につかえて神経を使い、主人の浮気があったり、大きなショックがあったときなど）、

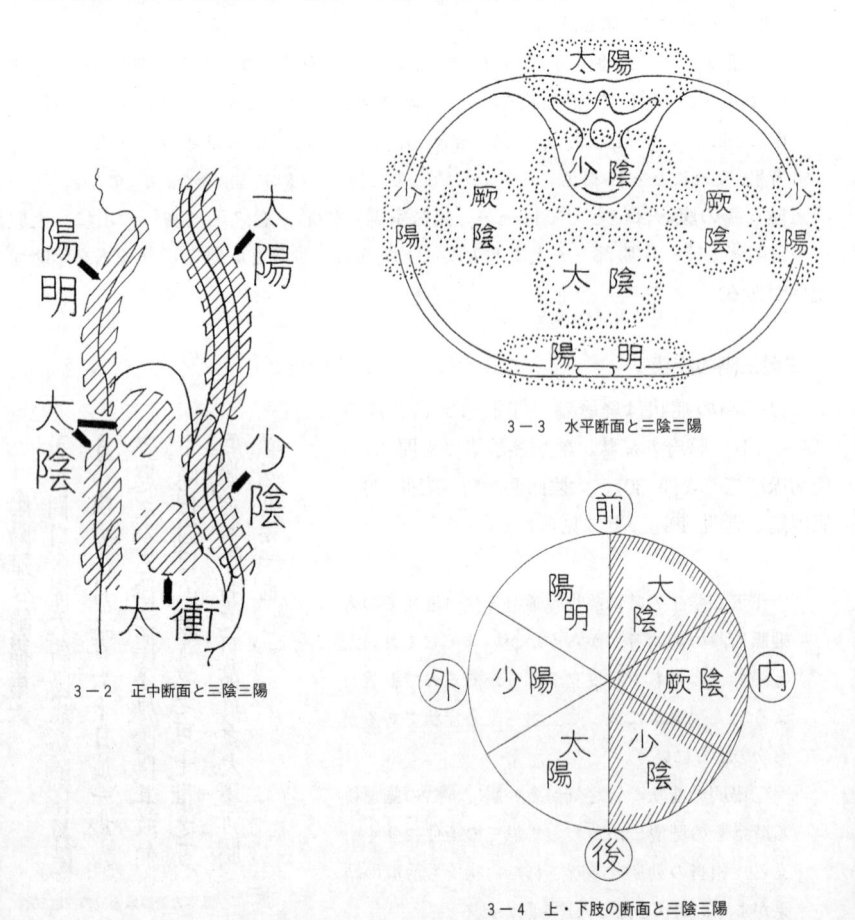

3-2　正中断面と三陰三陽

3-3　水平断面と三陰三陽

3-4　上・下肢の断面と三陰三陽

肥満型でこの脈を得れば神経を使いやすく、運動不足なので運動と栄養の調整が必要。虚脈の場合は少しのことで非常に疲労感が強い。

皮膚の色が悪く、青く、冷え症（足の冷え）、慢性病持ち、口が苦い、咽喉が乾く、目眩、胸肋部に痛み、足が萎えて立てない、耳聾する。

少陽経にあたって痛み、筋肉の変化などが特に目立つ。

○厥陰の症状：のど乾き、顔垢がついたようで艶がない、腰痛み屈伸難、陰嚢収縮、煩満、女子は少腹が腫れる、頭眩、遺溺、尿閉、両脇下痛んで小腸に引く、筋が萎えて久しく立てない、小便の変化が多い、寝返りが困難。

○少陰の症状：顔色が漆の木のように薄黒い、飢えが気になるが食べられない、咳唾して血がまじる、座して立つことを嫌う、尿閉、腰が痛む、嚥下難、咽腫、心痛、口熱、舌乾く、脊股内が痛む、臥すことを好む、少陰経にあたって痛みや筋肉の変化がある。

○太陰の症状：食すれば嘔し、胃の中脘が痛む、腹脹、よく噫す、大便と放屁がでると気分が良い、全身が重い、腹中鳴る。

これらの三陰三陽のうち、三陽は常に遭遇しやすいが、三陰は少ない。またこれらの症状に傷寒論の症状を加えれば、鍼灸臨床の面では日常臨床にはほぼ間に合う。

これとは別に霊枢 根結篇 第五に開・闔・枢という概念が有るのでこれを引用してみる。

「太陽を開と為し、陽明を闔と為し、少陽を枢と為す。開折れれば肉節涜して暴病起こる。……涜とは皮肉宛睢して弱まるなり」。

太陽の開の作用が損傷されて機能しなくなると、体の肉も節も皆痩せくぼみ衰えて急病が起こる、という。

「闔折れれば気が止息する所無く痿疾起こる。止息する所無きとは真気稽留して邪気これに居すなり」。

陽明が犯されると真気が内部に閉じ込められて手足にまで行かず、手足には邪気が入り込んでくるので萎えてしまう。

「枢折れれば骨うごいて地に安んぜず。節緩まりて収まらず」。

少陽の枢が傷害されると関節が緩んで安定せず、揺らぐようになる。

「太陰を開と為し、厥陰を闔と為し、少陰を枢と為す。
開折れれば倉廩輸す所無く、膈洞す。……気不足して病を生ずるなり」。

太陰の開が犯されると脾の機能がこわれて上からは食物が入らず、下からは下痢が起こり、脾気が不足して病気になる。

「闔折れれば気絶してこのんで悲しむ」。

肝気が途絶えてそのために悲しむようになる。

「枢折れれば脈に結ぼれる所有って通ぜず」。
腎経の脈が結ぼれて下焦が通じなくなる。

◇ 三陰三陽の活用法、使われ方、鍼灸臨床としては

・経脈の走行──身体部位（経脈の三陰三陽『霊枢』経脈篇 第十）
　この延長線上に「足太陽と少陰は表裏と為す」という類の三陰三陽の組み合わせと治療（『素問』血気形志篇）もある。
・三陽の体質分類（霊枢 陰陽二十五人 第六十四）は最新情報を得るために
　すぐ後の「三陽と体質」にも簡単に触れているが、詳しくは五章・病気、七章・望診にある。
・内臓および体壁での考え方に（身体区分）（素問 陰陽離合論 第六）　→　五章
・経脈の走行──身体部位に若干ある。
　「聖人は南面して立つ、前を広明といい後ろを太衝という。太衝の地を少陰という。少陰の上を太陽という。中身（腰）而上を広明といい、広明の下は太陰という。太陰の前を陽明という。厥陰の表を少陽という」（『素問』陰陽離合論 六）。
・人迎脈口診に（胃之気の多寡から三陰三陽に分けている）（『霊枢』終始篇 第九、禁服篇 第四十九が代表）。
　外格→陽明→太陽→少陽→厥陰→少陰→太陰→内関　このほか関格、平等の十型に分類する。
　六章−(3)−「人迎脈口診を霊枢終始第九から引用する」にはこの脈診の実際の行ない方が書いてある。
・傷寒熱病の考え方に（病位として）。熱論と傷寒論、『素問』『霊枢』全般的。
　　　　太陽→少陽→陽明→太陰→少陰→厥陰
・経脈治療の刺鍼に当たってその深さに──置鍼時間と刺鍼深度
　刺鍼深度と置鍼時間について次のように指示している。
　　足陽明……6分、留ること十呼、　　足太陽……5分、留ること七呼、
　　足少陽……4分、留ること五呼、　　足太陰……3分、留こと四呼、
　　足少陰……2分、留ること三呼、　　足厥陰……1分、留こと二呼、
　手の陰陽は刺す深さは二分、留ること一呼を過ぎることなかれ。その少長、大小、肥痩は心を以てこれを推し測れ、という。此処で言う一分は凡そ2.25㎜、つまり足陽明の6分は13.5㎜でしかない。十呼は凡そ1分間強と思って差し支えない。
・三陰三陽と気血の多少が刺絡の際に用いられた（今は使用されてはいない。）（素問 血気形志篇 第二十四）。
・三陰三陽と開闔枢という用い方（これは今日十分に活用されてはいないようだ）。三章（ここから1〜2頁前）で三陰三陽と開闔枢に触れた。（霊枢 根結篇 第五）。

・陰陽の気の量と機能とからは陽明→太陽→少陽→厥陰→少陰→太陰となる。胃気の量から人迎脈診が行なわれた。
・足太陽と少陰は表裏と為す──(『素問』血気形志篇 第二十四)

　三陰三陽は時に陰陽の量から、時に作用から、時に部位から、時に病状から展開されている。そんなわけで、三陰三陽ははじめ経脈の走行に用いられ、次に熱論のような展開を示し、遂に傷寒論として発展した、という考え方がわかりやすい。

　三陰三陽について、素問と傷寒論との違いについては、＜5章　病気＞で「三陰三陽に関する説明」の項に書いた。

三陽と体質 (第7章、三陽と体質に図あり、7-5-1、7-5-2、7-5-3)

　肉付きとその寒温、毛髪の状態から三陰三陽・気血の多少を診る方法である。
＜足太陽膀胱経の上部の状態──足太陽──足太陽膀胱経の下部の状態＞

　　　眉毛・顔のしわ─────────足太陽──キビスの肉付き・踵の堅さ・肉付き
　　　頬ひげ、口の周囲のしわ──足陽明──陰毛・胸毛・足指の肉付きとその寒温
　　　もみあげ〜顎へのひげ───足少陽──すね毛・外顆の皮と肉
　　　口ひげ（鼻の下）─────足陽明──腋下毛、母指球の肉と寒温
　　　あごひげ・顔面の肉────手太陽──掌肉とその寒温
　　　眉毛・耳の色艶──────手少陽──手背の肉付きとその寒温

　毛の疎密は血に、長さは気に、艶は血に、肉付きは気に、寒温は気に関係する。
　原典にはキチッとこのように書かれているわけではないが、筆者は諸本を参考にした上でこのように理解して用いている（霊枢 陰陽二十五人篇 第六十四）。

生　理

　精、気、津、液、血、脈などの基本的な生理作用をまとめているので引用する。
「両神相搏り、合して形を成す。常に身に先だちて生ずる、これを精という。
　上焦開発して五穀の味を宣べ、膚を薫じ（くすぶる）、身を充たし毛を澤す、霧露の漑ぐが若し、これを気と謂う。
　……腠理発泄して、汗出ること湊湊たり、これを津と謂う。
　穀入りて気満ち、淖澤して骨に注ぐ、骨属屈伸して澤を洩し、脳髄を補益し、皮膚を潤澤す、これを液と謂う。
　中焦気を受け汁を取り、変化して赤き、これを血と謂う。
　……営気を壅遏（ふさぎとどめ）し、避ける所を無からしむ、これを脉と謂う」（霊枢 決気篇 第三十）。

おなじく、次の文例も気、血、衛、栄、津、液についてわかりやすい説明をしているので引用しよう。

「人の血気精神は、生を奉て性命を周すゆえんの者なり。
経脉は血気を行らして、陰陽を栄し、筋骨を濡し、関節を利するゆえんの者なり。
衛気は分肉を温ため、皮膚を充し、腠理を肥し、開闔を司どるゆえんの者なり。
志意は精神を御し、魂魄を収め、寒温に適い、喜怒を和するゆえんの者なり。
この故に、血和すれば経脉は流行し、陰陽を栄覆し、筋骨は勁強で、関節は清利す。
衛気和すれば分肉解利し、皮膚は調柔し、腠理は緻密す。
志意和すれば精神は専直 もっぱらでなおくし、魂魄は散ぜず、悔怒起らず、五藏は邪を受けない。
寒温和すれば六府は穀を化し、風痺は作こらず、経脉は通利し、肢節は安を得る。これ人の常平なり」（霊枢 本藏篇 第四十七）。

衛・気

衛または衛気について「衛には防衛と保護の意味がある。また、人体の保衛作用をする一種の物質である。衛は営と同様に飲食の水穀が脾胃に消化吸収されて生成されるものである。しかし、衛と営とはその運行経路は同じではない」と説明される（南京中医学院：中医学概論邦訳委員会訳編、『中国漢方医学概論』、p.76、中国漢方医学概論刊行会、1965.）。

小椋道益先生は衛気の作用を次のようにまとめている。
1．皮膚・筋肉の間を自由に循る。
2．体温の調節は衛気の強さにより行なわれる。
3．手足の末梢で実する。
4．呼吸・脈拍について衛気はこれと深い関わりを持つ。
5．古典医学の生理、病理への認識で、衛気は非常に大きな役割を持っている。従って鍼灸治療を加える上で衛気に治療目標を定めることは大切である。
6．衛気の循環は昼は陽経を25周、夜は陰経を25周、計50周する。（陰経→心→肺→肝→脾→腎）。性は慓悍 滑利である、とまとめている（小椋道益：三焦論について、「漢方の臨床」、20巻-6号、東亜医学協会、1973.）。

では、衛気に関係する原文はどうであろうか、引用してみよう。
衛気：「陽は上って外を衛るなり。……陰は精を蔵して亟を起こすなり。陽は外を衛して固めを為すなり」（素問 生気通天論篇 第三）。
「衛気は分肉を温め、皮膚を充たし、腠理を肥し、開闔を司どるゆえんなり。衛気和

するときは分肉解利し、皮膚調柔し、腠理緻密す」(霊枢 本蔵篇 第四十七)。

「上焦開発して五穀の味を宣き、膚を薫じ、身を充たし、毛を沢すこと霧露の漑ぐがごとし、是を気という」(霊枢 決気篇 第三十)。

「衛は水穀の悍気なり、其の気は慓疾滑利にして脈に入ること能わざるなり。故に皮膚の中、分肉の間に循って肓膜に薫じ、胸腹に散ず」(素問 痺論篇 第四十三)。

「陽気衰（おとろえ）るときは其の経絡を滲栄する能（あた）わず。陽気が日に損じて陰気独り在り、故に手足之（これ）がために寒ゆる（ひ）なり」(素問 厥論篇 第四十五)。

「衛気の発するところ、必ず其の腠理に開く」(素問 瘧論篇 第三十五)。

「四肢は諸陽の本なり」(素問 陽明脈解篇 第三十)。

「百病は気より生ず」(素問 挙痛論篇 第三十九)。

「衛気は其の悍気の慓疾に出て先ず四肢分肉、皮膚の間に行きて休まざるなり。昼は陽に行き、夜は陰に行く。常に足の少陰の分間より五臓六腑に行く」(霊枢 邪客篇 第七十一)。

「腸胃は穀を受け、上焦は気を出し以て分肉を温めて骨節を養い、腠理に通ず」(霊枢 癰疽篇 第八十一)。

営・血

営について「営には運営と栄養の意があり、人体の栄養作用をもつ一種の物質である。飲食の水穀が脾胃で消化され、その中の精微な部分（精）が吸収されることによって生じるのである。だから営の本体は水穀の中の精気である。それは胃より肺に伝わり、肺より血脈の中に運ばれて分布され、全身を運行循環してやまないのである」(南京中医学院、中医学概論邦訳委員会訳編：『中国漢方医学概論』, p.76, 中国漢方医学概論刊行会, 1965.)と説明する。

小椋道益先生は「営気の作用を、
1．経脈の中を1日50周する。その途上で五味を五臓六腑五体に配分する。
2．胸中で行なわれる生理作用により赤い血がつくられる。
3．経脈の一周は16丈2尺（12経脈、任、督、蹻の合計）
　16丈2尺×50周＝810丈　一日13500息
　1息に経脈は6寸進む　1息に4拍動　太息で5動」(小椋道益：三焦論について、「漢方の臨床」20巻-6号、東亜医学協会, 1973.)とまとめている。

では、営血に関係する原文を引用してみよう。

営血：「血和すれば経脈流行し、陰陽を栄覆す。筋骨を勁強にし、関節を清利する」(霊枢 本蔵篇 第四十七)。

「中焦……此れ気を受くる所の者は糟粕を泌し、津液を蒸て、其の精微を化し、上って肺脈に注ぐ。乃ち化して血となす。以て生身を奉ずる。此より貴はなし。故に独り経隧を行くを得る。命けて営気という（霊枢 営衛生会篇 第十八）。

「栄は水穀の精気なり、五臓を和調し、六腑を麗陳し、乃ち能く脈に入るなり。故に脈を循って上下し五臓を貫き、六腑を絡う」（素問 痺論篇 第四十三）。

「五穀の胃に入るや其の糟粕、津液、宗気分かれて三隧となす。……営気は其の津液を泌して之を脈に注ぐ。化して以て血となし、以て四末を栄し、内は五臓六腑に注ぎ以て刻数に応ず」（霊枢 邪客篇 第七十一）。

「中焦は気を受け汁を取り変化して赤き、これを血という」（霊枢 決気篇 第三十）。

「人臥するときは血は肝に帰す、肝は血を受けて能く視、足は血を受けて能く歩み、掌は血を受けて能く握り、指は血を受けて能く摂む」（素問 五蔵生成論 第十）。

「諸血は皆心に属す」（素問 五蔵別論篇 第十一）。

「夫れ脈は血の府なり」（素問 脈要精微論篇 第十七）。

衛気・営血の失調

　鍼灸臨床をおこなう上で衛気・営血は非常に大切な項目の１つである。

　いま衛気・営血の両方を扱う文例を原文にみると次のようにある。

「血気は人の神、謹て養わざるべからず」（素問 診要経終論篇 第十六）。

「血気已に和し、営衛已に通じ、五蔵已に成るときは神気は心に舎り、魂魄ことごとく具わり乃ち成りて人となる」（霊枢 天年篇 第五十四）。

「嬰児はその肉脆く、血少なく、気弱し」（霊枢 逆順肥痩篇 第三十八）。

「気血……陰陽已に張り、息に因って乃ち行く……血気已に調わば形気乃ち持す（霊枢 癰疽篇 第八十一）。

「その肥て沢（つやある）なる者は血気有余、肥て沢ならざる者は気有余・血不足す。痩せて沢なき者は気血ともに不足す」（霊枢 陰陽二十五人篇 第六十四）。

「人の気を受ける所は穀なり、穀の注ぐ所は胃なり。胃は水穀気血の海なり……胃の気血を出す所は経隧なり。経隧は五臓六腑の大絡なり」（霊枢 玉版篇 第六十）。

「天 温く日 明なときは人の血は淖液して衛気は浮く。故に血は寫し易く、気は行き易し。天寒く日陰る時は人の血は凝泣して衛気沈む」（素問 八正神明論篇 第二十六）。

「血気は温を喜で寒を悪む。寒なるときは泣して流れること能わず。温なるときは消して之を去る」（素問 調経論篇 第六十二）。

　これらの引用文は局所治療よりも全体治療を考えるときに参考となる。

津液

　管子（水地篇）に「水者何也。万物之本源也。諸生之宗室也。」という文例がある。

218

文字通り"水"が万物の大本であるというのである。これと対をなすような文例が素問にもみられる。

素問 上古天真論 第一「女子は二七（14才）にして天癸（天干の水）至り、任脈が通じるようになり、太衝脈も盛んとなる。月事（月経）は定期的に下るようになり、そこで子を持つことができるようになる‥‥。丈夫（男子）は二八（16才）で腎気が盛んとなり、天癸が至り、精気が溢寫するようになり、陰陽和す。故に能く子をもうけることができる」と。水は総てのもとであり、天干の水を受けた人間の女子は月経という形を取り、男子は精気という形を取るという。ここに 水 → 精気+血 という設定が生まれてくる。一方、水は体内では津液という形をとって生理作用を担当している。ここではその意味から津液を扱う。

大まかな表現をすると、栄養分を多く含んだ大切な水分（髄液・関節液・腸管にある消化中の液体など）を液といい、生理作用を終えて排泄される水分（古典では汗・泣・唾・涎・小便など）を津といっている。

先ず、津液に関連する原文を引用してみよう。

「水穀は口に入り腸胃に輸し、其の液は別れて五つとなす。天寒く衣薄いときは溺（小便）と気（放屁）となる。天熱く衣厚いときは汗となる。悲哀の気が合わさると泣となる。中熱して胃が緩むと唾となる。邪気が内逆して気が閉塞し行らなくなると水脹（むくみ）となる。……三焦は気を出し以て肌肉を温め、皮膚を充し、その津（汗）となる。その流れて行かざる者は液となす。……五穀の精液が和合して膏となる者は内に滲みて骨空に入り、脳髄を補益し、下って陰股に流れる。陰陽和せざるときは液溢れて下り陰に流れ、髄液は皆減って下ってしまう。下ること過度なれば虚す。虚する故に腰背痛み脛（すね）いたむ。……水谷（穀）は皆口に入り、其の味は五つある。各々その海に注ぎ、津液は各々その道に走る」（霊枢 五癃津液別論篇 第三十六）。

「腠理発泄して汗出ること津々たり、是を津という。穀入って気満ち淖沢して骨に注ぐ。骨属屈伸して沢を洩らす（関節を潤沢にす）。脳髄を補益し、皮を潤い膚を沢（つや）す。是を液という。津脱する者は腠理開き汗大いに泄す。液脱する者は骨属屈伸利せず（関節が動かない）、色夭く、脳髄消え、脛がしびれいたみ、耳数々鳴る（霊枢 結気篇 第三十）。

「人の哀みて泣・涕（鼻水）出ずるは、何の気が然しむるか？ 液は精に潅いで空竅を濡すゆえんの者なり。故に上液（目）の道が開くときは泣あり。泣止まざれば液渇き、液渇くときは精に潅がず」（霊枢 口問篇 第二十八）。

「五藏は液を化す。心は汗と為し、肺は涕と為し、肝は涙と為し、脾は涎と為し、腎は唾と為なす。是を五液と曰う」（素問 宣明五気篇 第二十三）。

「人の臥すこと多き者は何れの気がしからしむるや。此の人は腸胃大にして皮膚湿て

分肉解せず、腸胃大なれば衛気久しく留まり、皮膚湿て分肉解せず、その行は遅し。それ衛気は昼日は常に陽に行り、夜は陰を行る。故に陽気尽れば臥し、陰気尽れば寤める。故に腸胃が大なれば衛気の行りは久しく留まる。皮膚湿りて分肉解せざれば行りは遅し。陰に留まること久しければその気は精からずして瞑ことを欲す、故に多く臥る。その腸胃が小さく、皮膚は滑にして緩く、分肉解利せば衛気の陽に留まること久し、故に少し瞑る。

　その常経に非ずして卒然として多く臥する者は何れの気がしからしむるや。邪気が上焦に留まり、上焦閉じて通ぜず。すでに食しもしくは湯を飲み、衛気が久しく陰に留まりて行らず。故に卒然として多く臥するなり。帝曰く善し。此の諸邪を治すること奈何。岐伯曰く。其の藏府を先にし、其の小過を誅て後其の気を調える。盛なるは之を寫し、虚するものは之を補なう。必ず先ず明に其の形志の苦楽を知り、定て乃ち之を取る」（霊枢 大惑論篇 第八十）。

　　　人之多臥者．何気使然．岐伯曰．此人腸胃大而皮膚湿．而分肉不解焉．腸胃大．則衞気留久．皮膚湿．則分肉不解．其行遅．夫衞気者．晝日常行於陽．夜行於陰．故陽気盡則臥．陰気盡則寤．故腸胃大．則衞気行留久．皮膚濕．分肉不解．則行遅．留於陰也久．其気不精．則欲瞑．故多臥矣．其腸胃小．皮膚滑以緩．分肉解利．衞気之留於陽也久．故少瞑焉．

　　　黄帝曰．其非常經也．卒然多臥者．何気使然．岐伯曰．邪気留於上焦．上焦閉而不通．已食若飲湯．衞気留久於陰而不行．故卒然多臥矣．黄帝曰．善．治此諸邪奈何．岐伯曰．先其藏府．誅其小過．後調其気．盛者寫之．虚者補之．必先明知其形志之苦樂．定乃取之　（霊枢 大惑論篇 第八十）

◇ 胃気の活用（恒常性の大切さ）

気——胃気は恒常性保持機能を指し、針灸治療を考えるときには病人の回復力の程度を表わす大変重要な存在である。それは自律神経系を窓口とするホルモンや免疫系の作用をまとめたような機能体を胃気と呼び、それが同時に経脈循環の原動力にもなっているというのである。素問と難経とでは胃気の扱い方に若干の違いは見られるが、その重さは変わらない。今、素問から引用すると次のようである。

・「五臓は皆気を胃に稟く。胃は五臓の本。臓気は自ら手太陰に致すこと能わず。必ず胃気によって乃ち手太陰に至るなり」（素問 玉機真蔵論篇 第十九）。
・「平人の常の気は胃に受く。胃は平人の常の気なり。人は胃気無きを逆という。逆は死す。……人は水穀を以て本となす。故に人は水穀を絶するときは死す。脈に胃気無きもまた死す」（素問 平人気象論篇 第十八）。
・「春の胃は微弦なるを平と曰う。弦多く胃少なきを肝病と曰う。但弦だけで胃無は死と曰う。胃にして毛（毛脈）有を秋病と曰う。毛甚しきを今病と曰う。藏眞は肝に散

じ、肝は筋膜の気を藏するなり」(素問 平人気象論篇 第十八)。
・「胃気の無きものは但だ眞藏の脉を得て、胃気を得ざるなり。所謂脉に胃気を得ざるとは、肝は弦ならず、腎は石ならず」(素問 平人気象論篇 第十八)。
・「胃の大絡、名ずけて虛里と曰う。鬲を貫ぬき肺を絡い、左乳下に出づ、その動が衣に応ずる、という事は、脉の宗気なり。盛喘して数絶する者は則ち病中に在り(盛んに疾い息をして、しばしば息が絶えるのは病が腹中に在る)。結而横有積矣(拍動がつまったり拡がったりして一定のリズムを失い、めちゃめちゃな拍動をするのは積つまり腹中に塊がある徴である)、絶して至らざるは死と曰ふ。乳の下で其の動が衣に応るは宗気の泄るなり」(素問 平人気象論篇 第十八)。

　胃之気(胃気)は人の恒常性を保つ機能を指しているが、現今でいう神経系・ホルモン系・免疫系の3つが軸になり生理を運営して恒常性を保っているということと、これが同時に経脉循環の母体にもなっていると考えられている。診察にあたりこの胃之気の重要性が書かれている訳である。

気の調整と神経——液性機構

　気を調整するために経脉が発展したが、気なる未知数に何を代入するかによって現実味を増してくる。自律神経機能、循環血液量、筋の緊張程度、被刺激性の程度……。また、虚実にもその程度は沢山ある。次の意見もそうした一つである。すなわち、鍼灸治療によって身体の調子が良くなるといわれるが、体の調子の良し悪しは日常的に重要なことであり、生体自身がもつ恒常性保持機能が鍼灸刺激によってどのように活動するかというところが研究の対象となる。生体の恒常性を保つ調節機構としての神経機構と液性機構はともに主要なものであるけれど、これらは単独に機能するのではなく密接に関連している。現状で特に必要とされることは、鍼灸刺激と神経・液性調節との関係を直接的な目標とする研究であり、大切な研究テーマである。
・　胃之気に絡んで、鍼灸と自律神経の関係
「四肢への刺激では脳幹を介する全身性の体性——自律神経反射が起こりやすく、体幹部の刺激では脊髄を介する分節性の反射が起こりやすい」(佐藤優子:体性-自律神経反射, Clin Neurosci, p.15-14, p.64-66, 中外医学社, 1997. 4.)という研究や、内分泌系と神経と免疫、その三つの軸の上に生体の恒常性が保たれている、という意見は鍼灸を考えるときに参考となる。

○ 食　物
・「人は水穀を以て本となす。故に人は水穀を絶するときは死す」(素問 平人気象論篇 第

十八)。

「人以水穀爲本、故人絶水穀則死」(『素問』平人気象論)

　穀物の大切さは十分認識していた。だから大切な部分では穀物（水穀）といい、どっちでも良いときには飲食といっている。

・「気味の辛甘は発散して陽と爲し、酸苦は涌泄して陰と爲す」(素問 陰陽應象大論篇 第五)。

「気味辛甘發散爲陽、酸苦涌泄爲陰。陰勝則陽病、陽勝則陰病」(『素問』 陰陽應象大論篇 第五)。

　辛甘の気味をしている食物は陽で、酸苦は涌泄して陰と爲す。
「五穀は養を爲し、五果は助けを爲し。五畜は益を爲し、五菜は充を爲す。気味を合してこれを服し、以て精を補い気を益すなり。この五つは辛酸甘苦鹹有り、各々利する所有り」(素問 藏気法時論篇 第二十二)。

「五穀爲養、五果爲助。五畜爲益、五菜爲充。気味合而服之、以補精益気。此五者有辛酸甘苦鹹、各有所利」(『素問』藏気法時論篇 第二十二)

　五穀は人間に栄養をつけ、五果は補助になり、五畜は補益となり、五菜は補充となる。これらの気味を調節して服すれば精を補い気を益するなり。

　「腸胃は穀を受く、上焦は気を出し、以て分肉を温めて骨節を養い、腠理を通ず。中焦は気を出すこと露の如く上は谿谷に注ぎて孫脈に滲み、津液は和調して変化して赤く血と爲る。血和すれば則ち孫脈先ず満溢し、乃ち絡脈に注ぎ、皆盈つ乃ち經脈に注ぎ、陰陽已に張り、息に因て乃ち行る……休止するを得ず」(『霊枢』癰疽 第八十一)。

　「陰陽均平し、その形を充し、九候一のごとし、なづけて平人という」(『素問』調経論篇 第六十二)。

　腸胃から穀気を受け、上中下三焦の働きが整っていれば経脈はととのい、陰陽調って呼吸と共にめぐり休まない。

○生理学的な観察
・脉

　「正常な人の脈は一呼に二拍動、一吸に二拍動する。これによって呼吸は安定している。一呼吸に五拍動するときは大きな息を１つして、その余分を調整している。これを平人という。平人は健康であって病気をしない。このような健康な人の脈状を標準にして病人の脈拍を調べる。医師は病気にはならない。そこで病人のために息をととのえて診察を行ない基準にするのである」(素問 平人気象論篇 第十八)。

- **呼吸**（4章 経絡経穴経筋 4．陰陽循環の基 呼吸を参照）

「五藏堅固にして、血脉は和調し、肌肉は解利し、皮膚は緻密し、榮衛の行は、その常を失わず、呼吸は微徐で、気は度を以って行り、六府は穀を化し、津液は布揚すること、各々その常の如し、故に能く長久す」（霊枢 天年篇 第五十四）。

「津液和調して変化して赤くなり血となる。……血和すれば孫脈先ず満溢し、乃ち絡脈に注して皆盈ち、乃ち経脈に注する。陰陽すでに張り（充盛）、息によって乃ち行る」（霊枢 癰疽篇 第八十一）。

- **外見からの観察**（7章 望診、顔面と頚肩胸部で臓器をみるを参照）
- 「明堂は鼻なり、闕は眉間なり、庭は顔（額）なり、蕃は頬側なり、蔽は耳門なり。その間は方大にしてこれを去ること十歩にしてみな外にあらわれることを欲す。この如き者は寿し、必ず百歳に中る」（蕃・蔽は頬側から耳門にかけての事）（『霊枢』五色篇 四十九）。
- 「明堂の骨高く以て起り、平にして以て直く、五藏は中央に次し、六府はその両側を挟む。首面の上は闕庭なり。王宮は下極に在り。五藏は胸中に安んじ、眞色を以て致し、病色は見れず。明堂は潤澤で以て清なるは五官は悪に弁無きを得るや。……五色の見るるや各その色部に出ず．部の骨が陥る者は必ず病を免れず。その色部が乘襲する者は病が甚しと雖も死せず」（霊枢 五色篇 第四十九）。
- 「皮と肉と相果ば則ち寿。相果ざれば則ち夭」（霊枢 壽夭剛柔篇 第六）

五藏六腑

- **五藏と九竅**

「五藏は常に内にして上は七竅を閲るなり、故に
肺気は鼻に通ず、肺和すれば鼻は能く臭香を知るなり。
心気は舌に通ず、心和すれば舌は能く五味を知るなり。
肝気は目に通ず、肝和すれば目は能く五色を弁ずるなり。
脾気は口に通ず、脾和すれば口は能く五穀を知るなり。
腎気は耳に通ず、腎和すれば耳は能く五音を聞くなり矣。
五藏が和せざれば七竅は通ぜず、六府が和せざれば留まりて癰を為す。
故に邪が府に在れば陽脉和せず、陽脉が和せざれば気がこれに留まる」（霊枢 脉度篇 第十七）。

- **五藏六腑**

心は君主の官、神明出ず。

肺は相傅の官、治節出ず。
肝は將軍の官、謀慮出ず。
膽は中正の官、決断出ず。
膻中は臣使の官、喜楽出ず。
脾胃は倉廩の官、五味出ず。
大腸は傳道の官、変化出ず。
小腸は受盛の官、化物出ず。
腎は作強の官、伎巧出ず。
三焦は決涜の官、水道出ず。
膀胱は州都の官、津液藏る、気化すれば則ち能く出ず。
……凡そ十二官は、相失うことを得ざるなり。故に主明かなれば則ち下安ず……。
(『素問』 霊蘭秘典論 第八)。

・五臓六腑と体質
　　――心・肝を例に霊枢 本蔵篇 第四十七より引用
　五藏……小大、高下、堅脆、端正偏傾有り。
　六府……小大、長短、厚薄、結直緩急有り。
　骨格・肉付き・皮膚のキメ・色沢から内臓を診る方法が挙げられているが、肝について紹介する。臓ごとに大、小、高、下、堅、脆、端正、偏傾を診るようになっている。腑は厚、薄、長、短、直、結について診るようになっている。

◎・両目の間のキメが細かく赤色をおびている人は心が小さい。
　心が小さいと心気が安定して外邪に犯されにくいが、憂などの精神の動揺で傷られやすい。
　　　赤色小理者心小：心小則安、邪弗能傷、易傷以憂。
・両目の間のキメが粗く赤色をおびている人は心が大きい。
　心が大きいと精神の動揺には強いが、外邪に犯されやすい。
　　　粗理者心大：心大則憂不能傷、易傷于邪。
・剣状突起の無い人は心の位置が高い。
　心の位置が高いと肺を圧排し、そのため煩悶、健忘しやすく、精神的に頑迷で他人の言葉で悟らせ難い。
　　　無𩩲骬者心高：心高則満于肺中、悗而善忘、難開以言。
・剣状突起が小・短・突出しているのは心の位置が低い。
　心の位置が低いと、心が外に露出していて寒に傷られやすく、他人の言葉で恐れを抱きやすい。

髑骬小短擧者心下：心下則藏外、易傷于寒、易恐以言。
・剣状突起の長い人は心が堅固である。
　心が堅固な人は心気安定し守りが堅い。
　　　髑骬長者心下堅：心堅則藏安守固。
・剣状突起が弱小で薄い人は心が軟弱である。
　心が軟弱な人は内熱し消耗する疾患にかかりやすい。
　　　髑骬弱小以薄者心脆：心脆則善病消癉熱中。
・剣状突起がまっすぐ伸びている人は心が端正である。
　心が端正な人は心気が調和し、機能が十分で犯されにくい。
　　　髑骬直下不擧者心端正：心端正則和利難傷。
・剣状突起が一方に片寄っている人は心が偏傾している。
　心が偏傾していると心気が統一しないで散漫し、機能を正しく維持することができない。
　　　髑骬倚一方者心偏傾也：心偏傾則操持不一、無守司也（霊枢 本蔵篇 四十七）。
　　　─

◎肝──顔面・肝部の青色とキメ、胸郭下部・季肋部の形状などから診ている。
・肝──顔面で肝部（鼻根部の皮膚）が青味を帯び、皮膚のキメの粗・密で肝の大小を診る。
・青色で小理は肝が小、青色で粗理は肝が大きい。肝が小さいと肝気が安定して脇下の病にかからない。肝が大きいと胃に迫り咽に迫る（胃と食道を圧迫する）。咽に迫るときは膈中苦しみ（食道の通りが悪く）、かつ脇下が痛む（脇の下の痛みを起しやすい）。
・広胸で骸が反る（胸巾が広く、脇骨が張っている）ものは肝が高い。肝高きときは（肝の位置が高いと）上支え貫切し（噴門部を突っ張り）、脇悗し（脇が苦しく）、息賁（喘息ようの症状）をなす。
・合脇兎骸(ごうきょうとこう)（両脇の巾が狭く、脇骨が低く肋骨角が小さい）は肝が下い。肝が下いときは胃に迫り脇下が空となる（胃を圧迫し、脇下が空虚となり、邪が入りやすい）。
・胸脇好き（胸肋の均整が取れて形の好い）ものは肝堅し。肝堅きときは臓安んじて傷られ難し（機能が安定して傷害されにくい）。
・脇骨弱き（肋骨の貧弱な）ものは肝危うし（軟弱である）。肝脆なるときはよく消癉(しょうたん)（内熱して消耗）を病みて傷られ（邪を受け）やすい。
・膺腹好く相得る（胸と腹の均整がとれている）ものは肝が端正なり。肝が端正なるときは和利して（肝気が調和して）傷れ難し（傷害されにくい）。
・脇骨偏挙する（肋骨の片一方が飛び出す）ものは肝が偏傾するなり。肝が偏傾なるときは脇下が痛むなり（肋下が痛む病になりやすい）。

◎肝は胆と合す。胆は筋がその応なり（合は合同・共同の意、応は受け止めて反応をあらわす意）。
・肝（肝＝胆）の応は爪なり
爪厚く色黄なるは胆厚し（爪が厚く黄味を帯びているときは胆の作用も厚い）。
爪薄く色紅なるは胆薄し（爪が薄く赤味を帯びているのは胆の作用も薄い）。
爪堅く色青なるは胆急なり（爪が堅く青色を帯びているのは胆が緊張＝情緒不安や緊張症している）。
爪濡し、色赤きは胆緩む（爪が軟らかく赤味を帯びているのは胆が緩んでいる）。
爪直にして色白く約無きは胆直なり（爪が真っ直ぐ伸び、爪本来の色をしていて、しわがないのは胆汁の通りがよい、作用が正常である）。
爪悪色にして黒く、紋多きは胆結するなり（爪が冴えないで黒く、しわが多いのは胆汁の通り＝作用が悪い）」（霊枢 本蔵篇 第四十七）。

なお、この篇の他の四臓の大まかな診方は次のようである。

　　小腸——皮の厚さで診る
　　肺——眉間の白色とキメ、胸郭上部の形状で診る。
　　大腸——皮の厚さで診る。
　　脾——鼻頭の黄色とキメ、唇の形・堅さで診る。
　　胃——肉付きで診る。
　　腎——顔面・腎部の黒色とキメ、耳の形・位置で診る。
　　三焦・膀胱——毫毛・腠理で診る。

なお、五行配当（素問 第二十三などにある）も一部参考になる。

　　　五蔵六腑の小大高下堅脆端正偏傾など
　　　・心——眼と眼の間の皮膚の赤色とキメ
　　剣状突起の有無と形状から診る。
　　小腸——皮と脈とは連携しているので　皮の状態から小腸を診る。
　　　・肺——眉間の皮膚の白色とキメ、
　　胸郭上部の形状などから診る。
　　大腸——皮の厚さなどから診る。
　　　・肝——顔面・肝部の青色とキメ、
　　胸郭下部・季肋部の形状から診る。
　　胆——爪の性状などから診る。
　　　・脾——鼻頭の黄色とキメ、
　　唇の形・堅さなどから診る。
　　胃——肉付きなどから診る。
　　　・腎——顔面・腎部の黒色とキメ、

耳の位置・形状などから診る。

三焦・膀胱──毫毛・腠理から診る。(霊枢 本臓篇 第四十七)

- **身形支節は藏府の蓋について**　　(霊枢 師伝篇 第二十九より引用)

「本藏（篇名＝霊枢 第四十七のこと）に身形支節䐃肉（肉付き）を以て五藏六府の小大を候う、と……身形支節は藏府の蓋なり、面部の閲（みる、しらべる、望診）にあらざるなり。

…肺は、蓋となす。肩がおおきく咽が陥む様子から候う。

…心は、主（君主）と為す。缺盆は、これが道（脈気の通路）と為す。骬骨（肩端骨のことで肩峰あたりのこと、か）余り有り、以て䯏骬（剣状突起）を候う。

…肝は將（将軍）たることを主どり、これを外に候わしめる。堅固を知らんと欲するに、目の小大を視る。

…脾は衛（運化や護衛）たることを主どり、これに糧を迎えしむ。唇舌の好悪を視、以て吉凶を知る。

…腎は水（津液）たることを主どり、これに遠く聴かしめ、耳の好悪を視てその性を知る。

…六府は、胃、これが海となす。広骸（骨格が大きい）で大頸（頸が太い）で張胸（むねがはる）なるは、五穀すなわち容れる。

鼻隧の長さで大腸を候う、

唇厚く人中長きは、小腸を候う。

目の下の果（目の下のふくらみ）が大なるは、その胆が横たわる（剛強）。

鼻孔が外に在るのは、膀胱が（固からずして）漏泄（もれる）するなり。

　この条文には二つの解釈があって、鼻孔が外に開いているので鼻息がよく出ることができて小便の出が良いとするものと、鼻孔が外に見えるような状態は膀胱機能が悪いだとするものがある。今後の検討を要する。

鼻柱の中央が起こるは、三焦すなわち約す（正常に機能する）。

これ六府を候うゆえんなり。

上下三等分（眉と鼻頭で顔面を上中下に3等分）であれば、臓安んじ、かつ良し」(霊枢 師伝篇 第二十九)。(第7章　顔面と頚肩胸部で臓腑をみるに図あり。7-10)

生殖と男女の成長　(素問 上古天真論篇 第一より)

「女子は7歳にして腎気が盛んになり、歯は更り髪は長ず。

二七－14歳にして天癸至り、任脉は通じ、太衝の脉は盛となり、月事は時を以て下うになり、故に子有り。

三七-21歳にして腎気は平均す、故に眞牙生じて長く極る。
四七-28歳にして筋骨は堅く、髪は長く極り、身體は盛壯なり。
五七-35歳にして陽明脉が衰え、面は始て焦れ、髪は始て墮つ。
六七-42歳にして三陽の脉が上に衰え、面は皆焦れ、髪は始て白い。
七七-49歳にして任脉は虚り、太衝脉は衰少し、天癸は竭き、地道は通ぜず、故に形壞て子無なり。
丈夫は8歳にして腎気実し、髪は長じ歯は更る。
二八-16歳にして腎気は盛んになり、天癸至り、精気は溢れ寫ぎ、陰陽は和す、故に能く子有り。
三八-24歳にして腎気は平均し、筋骨は勁強となり、故に眞牙生じて長く極る。
四八-32歳にして筋骨は隆盛となり、肌肉は満ち壯ん。
五八-40歳にして腎気は衰え、髪は墮ち歯は槁る。
六八-48歳にして陽気は上に衰竭し、面焦れ、髪鬢頒白し。
七八-56歳にして肝気衰え、筋は動こと能ず、天癸竭き、精は少なく、腎藏も衰え、形體は皆極る。
八八-64歳にして則ち歯髪去る。腎は水を主どり、五藏六府の精を受けて之を藏す、故に五藏盛なれば乃ち能く寫ぐ。
五藏皆衰え、筋骨解墮し、天癸盡く。故に髪鬢白く、身體は重く行歩は正からずして子無し」(素問 上古天眞論篇 第一)。

  女子七歲．腎気盛、齒更髮長、
  二七而天癸至、任脉通、太衝脉盛、月事以時下、故有子、
  三七腎気平均、故眞牙生而長極、
  四七筋骨堅、髮長極、身體盛壯、
  五七陽明脉衰、面始焦、髮始墮、
  六七三陽脉衰於上、面皆焦、髮始白、
  七七任脉虚、太衝脉衰少、天癸竭、地道不通、故形壞而無子也、
  丈夫八歲、腎気實、髮長齒更、
  二八腎気盛、天癸至、精気溢寫、陰陽和、故能有子、
  三八腎気平均、筋骨勁強、故眞牙生而長極、
  四八筋骨隆盛、肌肉滿壯、
  五八腎気衰、髮墮齒槁、
  六八陽気衰竭於上、面焦、髮鬢頒白、
  七八肝気衰、筋不能動、天癸竭、精少、腎藏衰、形體皆極、
  八八則齒髮去、腎者主水、受五藏六府之精而藏之、故五藏盛乃能寫、

五藏皆衰、筋骨解墮、天癸盡矣、故髮鬢白、身體重行歩不正而無子耳（素問 上古天真論篇 第一）。

生から死まで

「人生れて、十歳にして五藏始て定り、血気已に通じ、その気は下に在り、故に好で走る。
二十歳にして血気始て盛ん、肌肉は方に長ず、故に好で趨る。
三十歳にして五藏大に定り、肌肉は堅固で、血脉は盛に満る、故に好で歩む。
四十歳にして五藏六府、十二經脉、皆大に盛にして以て平に定る。腠理は始めて疏になり、榮華頽落し、髪は頗る班白し、平盛に揺ず、故に好で坐す。
五十歳にして肝気始て衰え、肝葉始めて薄く、膽汁始めて減じ、目始めて明ならず。
六十歳にして心気はじめて衰え、苦で憂悲し、血気懈惰し、故に好で臥す。
七十歳にして脾気虚し、皮膚枯る。
八十歳にして肺気衰え、魄離れ、故に言こと善く愩る。
九十歳にして腎気焦れ、四藏の経脉は空虚す。
百歳にして五藏皆みな虚し、神気皆去る、形骸獨り居て終る。
黄帝曰く、其の壽を終こと能わずして死するものは何如。岐伯曰く、其の五藏は皆堅ず、……故に中壽にして盡る（『霊枢』天年篇 第五十四）。

　　人生十歳、五藏始定、血気已通、其気在下、故好走。

　　二十歳、血気始盛、肌肉方長、故好趨。

　　三十歳、五藏大定、肌肉堅固、血脉盛満、故好歩、

　　四十歳、五藏六府、十二經脉、皆大盛以平定、腠理始疏、榮華頽落、髪頗班白、平盛不揺、故好坐、

　　五十歳、肝気始衰、肝葉始薄、膽汁始減、目始不明、

　　六十歳、心気始衰、善憂悲、血気懈惰、故好臥、

　　七十歳、脾気虚、皮膚枯、

　　八十歳、肺気衰、魄離、故言善愩、

　　九十歳、腎気焦、四藏經脉空虚、百歳、五藏皆虚神気皆去、形骸獨居而終矣。

　　黄帝曰、其不能終壽而死者、何如、岐伯曰、其五藏皆不堅、……故中壽而盡也．

　　（『霊枢』天年篇 第五十四）

五主（皮肉脈筋骨）について
——五主の基本的な対応の仕方——

　局所治療の刺鍼深度を古典に求めると、まず一番目につくのが素問五十・五十一篇にみられるもので、病気はいろいろあって皮・肉・脉・筋・骨の病気にはその深さまで刺入することが大事であると記載されている。素問の刺要論五十では「病に浮沈あり、刺に浅深あり、各々その理に至り、その道を過まるなかれ。これを過まれば内傷し、およばざれば外に壅を生ず……浅深を得ざればかえって大賊をなす。内は五臓を動じ、後に大病を生ず」として、皮、肉、脉、筋、骨への刺入注意と、深く刺し過ぎて失敗した場合の変化をあげている。同じく素問の刺齊論五十一ではそれらより浅く刺入して失敗する例をあげ、いずれも病気のある各組織に刺入することの大切さを明記している。筋の病気には筋まで、骨の病気には骨まで……というように。臨床の実際では、解剖学的にあるいは経験的に深さの目安をつけた後、また、刺鍼反応を診ながら決めることになる。

「毫毛腠理を刺すに皮を傷うこと無れ……皮を刺して肉を傷うこと無れ……肉を刺して脉を傷うこと無れ……脉を刺して筋を傷うこと無れ……筋を刺して骨を傷うこと無れ……骨を刺して髄を傷うこと無れ」（素問 刺要論篇 第五十）。

反対に足りない失敗もある。

「願わくば刺の浅深の分を聞かん。岐伯對て曰く．
骨を刺すものは筋を傷うこと無れ。筋を刺すものは肉を傷うこと無れ。
肉を刺すものは脉を傷うこと無れ。脉を刺すものは皮を傷うこと無れ。
皮を刺すものは肉を傷うこと無れ。
肉を刺すものは筋を傷うこと無れ。
筋を刺すものは骨を傷うこと無れ。……。
願わくばその解を聞かん。岐伯曰く、
骨を刺して筋を傷う無れとは鍼が筋に至たら去さり、骨に及ばざるなり。
筋を刺して肉を傷う無れとは、肉に至たら去さり、筋に及ばざるなり。
肉を刺して脉を傷う無れとは、脉に至たら去さり、肉に及ばざるなり。
脉を刺して皮を傷う無れとは、皮に至たら去さり、脉に及ばざるなり。
謂う所は皮を刺して肉を傷う無れとは、病が皮中に在り、鍼を皮中に入れて、肉を傷うこと無きなり。
肉を刺して筋を傷う無れとは、肉を過ぎて筋に中るなり。
筋を刺して骨を傷う無れとは、筋を過ぎて骨に中るなり。
此を之反と謂なり」（『素問』，刺齊論篇 第五十一）。

・三陰三陽の経脈から深さを決めることもある。
「足陽明…その脉は大、血は多く、気は盛んで熱壮なり。これを刺すには深からざれば散せず、留めざれば寫せざるなり。
足陽明の深さは六分、留めること十呼
足太陽の深さは五分、留めること七呼
足少陽の深さは四分、留めること五呼
足太陰の深さは三分、留めること四呼
足少陰の深さは二分、留めること三呼
足厥陰の深さは一分、留めること二呼
手の陰陽（経脈）はその気を受くる道が近く、その気の来ることはやし。その刺す深さは皆二分を過ぐることなく、その留めるものは皆一呼を過ぐることなかれ。その少長、大小、肥痩は心をもってこれを撩れ」(霊枢十二)。

刺鍼技術の章に出てくるが陽明でもせいぜい1分間強くらいの留鍼だし、深さも1.25cm位である。

病名と証と症候との関係

証には病気としての用い方と、症候としての用い方がある。
先ず病名としての用い方の例に大塚敬節氏の本から引用させていただこう。

　病名の今昔 (大塚敬節：『新版　漢方医学』, p.72〜74, 創元社, 1978.)
「漢方では、病気の症状をとって、そのまま病名としたものが多い。たとえば、胃癌のことを、膈噎と言い、糖尿病のことを消渇と言い、扁桃腺炎のことを喉痺と言い、腸カタルを泄瀉と言い、陰嚢ヘルニヤを陰狐疝気という類である。

漢方の蔵躁はヒステリーにあたり、心風はノイローゼにあたり、歴節風は多発性関節炎にあたるが、驚風といった病気は脳膜ならびにこれに類する疾病の総称である。

近代医学では一つの病気にすぎないものも、漢方では、その発病の部位によって、それぞれ名称を異にしている。たとえば癰疽の如きものも、背にできれば発背と言い、臀部にできれば臀癰と言い、顔にできれば面疔という。

漢方には今の医学の常識では理解がむつかしい「疝」という病気がある。また今日の瘭疽は指が腫れて化膿する疾患であるが、漢方の瘭疽はこれと全く別個のものである。また、漢方でいう結核は、淋巴腺炎の如く核を結ぶ疾患のことであって、肺結核の結核とは別個のものである。

漢方医学は自然科学発達以前に完成したので、理化学を応用した精密な診察を行なうことはできなかった。だから、膈噎といった病気の中には、胃癌や食道癌ではない、これに類似の症状を呈する病気が混在していたことが想像できる。また消渇と呼んだ

病気のなかに尿崩症がまじっていたことも考えられる。
　こんな状態だから、漢方の病名によって治療法をきめるのはすこぶる危険であり、さらに漢方の病名を近代医学の病名にあてはめて治療法をきめるのは、もっともっと危険である。
　ところが、都合のよいことには、漢方では、「証」を診断して、証によって治療法をきめるから、病名の診断がまちがっていても、正しい治療を行なうことができる。ここに漢方の長所がある。

証

　それでは、証とは何か。処方の末尾に証の字をつけて葛根湯証とか小柴胡湯証という場合の証とは、葛根湯の適応症、小柴胡湯の適応症であるという意味で、葛根湯をあたえると治る徴候がそろっている、小柴胡湯でよくなる症状が完備している、ということである。このような葛根湯証や小柴胡湯証を診断するのが漢方の診断である。この点について、いま少し詳しく述べてみよう。
　近代医学では、たとえば、胃潰瘍にはこれこれの徴候があるから、これこれの徴候があれば胃潰瘍だと診断するが、漢方では、たとえば、葛根湯証にはこれこれの症状があるから、これこれの症状があれば葛根湯証だと診断する。何々病と診断する代りに何々湯証と診断する。処方が病名の代りとなるのである。こんな調子だから、漢方の診断は治療法の診断だということができる。
　葛根湯証では、脈が浮いて力がある。そして項部から背にかけて凝る、その時によく頭痛がする。また熱のある場合には、同時に悪風または悪寒がある。しかし汗が自然に出ることがない。以上の症状があれば、病名が何であろうとも、葛根湯の適応症であるから、葛根湯証と診断して、感冒でも、神経痛でも、フルンケルでも、結膜炎でも、副鼻腔炎でも、中耳炎でも、病名のつかない場合でも、葛根湯を用いる。この場合に、扁桃腺炎を感冒と誤診し、筋肉リウマチを神経痛と誤診しても、やはり葛根湯で奏効することに変りはない。
　次に、虚証、実証、陰証、陽証という場合の証は、虚、実、陰、陽を診断するに必要な徴候の意であり、脈証、腹証、舌証という場合の証は、脈診、腹診、舌診にさいして、それぞれの脈、腹、舌を特徴づける徴候をさしている。表証、裏証、半外半裏証の場合も、これと同じことがいえる。……」（『新版　漢方医学』）。
「漢方の診断は治療法の診断である」（大塚敬節：『漢方の特質』、p.55, 創元社. 1971.）。
以上から、証（葛根湯証──脈浮頭項強痛而悪寒）は病名であり、また、特定の治療法（葛根湯など）の適応条件ということで締めくくられる。

　証にはもう一つの用い方があって、それは症候としてである。

232

症候「気に高下あり、病に遠近あり、証に中外あり、治に軽重あり」(素問 至真要大論篇 第七十四)。
「其の病、内外の証あり……肝脈を得て、其の外証は潔を善み、面青く、善く怒る。其の内証は臍の左に動気あり……」(難経 １６難)。
傷寒論でも熱証、裏証、表証など症候と同義に使う場合もある。

　証はある基準にもとづいて分類された疾病の病像を表わす概念であり、そして、この病像は特定の治療法の適応条件でもある。つまり、診察し、診断すれば治療法も決まるという形式である。

疾病の発生と邪　基本的には病人個人の体勢に在るとする

　『論語』為政「思い邪なし」(心に邪念がない)、生体が変調した状態に邪という語句を用いた。さらに生体に変調を起こす外来のものにも邪という語句を用いた。完成された病気には病名を付けた。
　「それ天の風を生ずるは、以て百姓に私するにあらず、その行は公平正直にして犯す者はこれを得、避ける者は殆きこと無きを得る。人に求めるに非ずして人が自からこれを犯す」(霊枢 五変篇 第四十六)。
　養生を道(生)を究る方法と考えるなら、その養生の失敗にあるという。
　「(邪が)輸に在る時は六経通ぜず、四肢はすなわち肢節痛み、腰背すなわち強し」(霊枢 百病始生篇 第六十六)。
　「寒有れば痛む……痛みは寒気多きなり。寒有り故に痛むなり」(素問 痺論 第四十三)。
　「その筋骨の間に留して寒多きときは筋攣つり骨痛む」(素問 皮部論 第五十六)。
　「風寒湿の三気が雑り至り、合して痺と為るなり。其の風気が勝つものは行痺と為し、寒気が勝つものは痛痺と為し、湿気が勝つものは著痺と為すなり」(素問 痺論篇 第四十三)。
　「今時の人は然らざるなり。酒を以て漿(飲みもの)と為し、妄を以て常と為し、酔うて以て房に入り、欲を以て其の精を竭し、以て其の眞を耗散す。……起居に節無く、故に半百にして衰るなり」(素問 上古天真論篇 第一)。
「肝悲哀中を動ずれば則ち魂を傷り、魂傷れれば則ち狂忘して精からず。精からざれば則ち人を正しとせず、陰縮まりて攣筋し、兩脇の骨挙がらず、毛悴れ色夭く、秋に死す。
肺喜樂極り無ければ則ち魄を傷る。魄傷れば則ち狂す。狂する者は意が人に存せず。皮革焦がれ、毛悴れ色夭く、夏に死す。
腎盛に怒りて止ざれば則ち志を傷る。志が傷れば則ち喜て其の前言を忘る。腰脊以て俛仰屈伸すべからず。毛悴色夭く、季夏に死す。恐懼して解せざれば、則ち精を傷る。

精傷れれば則ち骨痠れ痿厥し、精時に自ら下る。是故に五藏は精を藏するを主どるなり。傷る可からず。傷れば則ち守を失って陰虚す。陰虚すれば則ち気無し。気無ければ則ち死すなり」（霊枢 本神篇 第八）。

　外感について「外感病の基本病因は外邪なり、外部から人体を侵襲するにより発病の病邪を導びき致す。……外感病の発病の後の病理産物は水・湿・痰・飲と瘀血である」（『中医外感病弁治』, p.9, 人民衛生出版社, 1993.）。

邪から病気への進展

　邪にはいろいろなタイプがあることになる。原文から引用してみよう。
　「それ邪の生ずるや、或は陰より生じ、あるいは陽より生ず。その陽より生ずるものは、これを風雨寒暑より得るなり。その陰より生ずるものは、これを飲食居処陰陽喜怒より得るなり」（素問 調経論篇 第六十二）。
　「それ風雨の人を傷るや、先ず皮膚に客し、伝わりて孫脈に入る。孫脈満つれば、伝わりて絡脈に入る。絡脈満つれば大経脈に輸す。血気と邪と分腠の間に併せ客するときは、その脈堅大なり。故に実という。寒湿の人に中るや、皮膚収せず、肌肉堅緊して栄血は泣し衛気は去る。故に虚と曰う」（素問 調経論篇 第六十二）。
　「夫れ邪の形に客するや、必ず先ず皮毛に舎す。留て去ざれば入て孫脉に舎す。留て去ざれば入て絡脉に舎す。留て去ざれば入て経脉に舎す。内は五藏に運り、腸胃に散じ、陰陽倶に感じ、五藏乃ち傷る。此れ邪の皮毛より従て入り、五藏に極るの次なり」（素問 繆刺論篇 第六十三）。

症状から病気へ

　西洋医学における疾患概念がはっきり認識されていなかった中国の古典時代でも、種々の症状をどのようにとらえたら良いかいろいろ工夫がなされた。その表れが基本的な古典理論による整理方法であった。陰陽、三陰三陽、標本理論、蔵府、経脉、五主（皮脈肉筋骨）……。もちろん後（おもに明、清以後）になって八綱弁証、衛気栄血弁証、三焦弁証……なども現われた。

・陰陽の変調：陰陽の変調という整理方法は優れている。どのように現実を受け止めるかということについて、陰陽と虚実をあわせて把握するというのは便利であったし、今日でもなお便利である。
・三陰三陽の変調：三陰三陽を用いて症状を整理するには経絡、経筋、人迎脈診という形式の認識方法が便利である。素問の熱論（第三十一）に見る方法は、これを薬物

治療でさらに発展させて傷寒論となり、後世、傷寒論が基で温病論へと飛躍した。

　少しの変調の際には症状として扱われているが、まとまってくると病名としての扱いを受けたように受け取られる。古典時代においては特に鍼灸の分野においては、症候と病気との違いはそれほど隔たってはいなかったように見られる。もっとも病名の決め方を考えるとそれは当然の事でもあったであろうことは想像できる。
・気の虚実（陰陽・表裏の盛衰、上虚下実、熱厥・寒厥など）
　十二奇邪——欠、噦、噫、嚔、太息、耳鳴、自齧舌、善忘、振寒、癉など。
　その他、頭痛、腰痛、膝痛、心痛、風、厥、熱、痿、痺、瘧、癘、癎、癰、癲、腹瀉、積聚、癲疾、……。

治療について

・「良医は常に無病の病を治す。故に病無し。聖人は常に無患の患を治す。故に患無きなり」（『淮南子』説山訓）という文例は「聖人は已病を治さず、未病を治す。已乱を治ず、未乱を治む。此を謂うなり。それ病が已に成りて而る後に之に薬し、乱が已に成りて而る後に之を治む」（『素問』四気調神大論篇 第二）に連なっている。
　もちろん具体的な内容については後に出てくるのでここでは略す。

○治療に直接関連することとして、刺鍼の痛みとその感受性についてもその大綱としては次の様である。
　「人の骨強く筋弱く（軟）、肉緩く皮膚厚きは痛みに耐ゆる。……堅肉薄皮は鍼石の痛みに耐えず」（霊枢 論痛篇 第五十三）。
　「黒色粗理は……其の治は砭石に宜し。……致理赤色は……其の治は微鍼に宜し」（素問 異法方宜論篇 第十二）。
　「痛みを忍ぶ、痛みを忍ばざるとは皮膚の薄厚、肌肉の堅脆緩急の分なり」（霊枢 論勇篇 第五十）。
　取穴の数などについてもあとの章（刺鍼技術）に出てくるのでここでは略す。

刺鍼感覚——刺す手の下感覚

　「これを刺して気が至らざれば其の数を問うことなかれ。これを刺して気が至れば、すなわちこれを去って、復た鍼することなかれ」（霊枢 九鍼十二原篇 第一）。
　具体的な手の下感覚は、どのように受け取られたのであろうか。
　「虚を刺し、これを実するとは鍼下熱するなり。気実すなわち熱なり」（素問 鍼解篇

第五十四)。
「熱気が鍼に因るときは、すなわち鍼熱す。熱するときは肉が鍼に着く、故に堅し」(霊枢 血絡篇 第三十九)。
「満にしてこれを泄するとは鍼下寒なり。気虚すなわち寒なり」(素問 鍼解篇 第五十四)。
「実・牢は得ると為し、濡・虚は失なうと為す」(難経 七十九難)。
「邪気の来るや緊にして疾く、穀気の来るや徐にして和す」(霊枢 終始篇 第九)。
これらはいずれも手の下感覚を指していて、術者の鍼を持つ手の感覚であり、気が至ると「熱するときは肉が鍼に着く、故に堅し」とあるように鍼が絞ってくるというのである。

経脈の基本的な生理作用

宇宙の気が集まって一定の基準の下に循環している状態に生を見ているので、気のめぐりが大切であった。気の循環ルートが経脈である。そこで次のような表現になる。
「経脈は血気を行らし陰陽を栄し筋骨を濡し関節を利する所以のものなり」(霊枢 本臓篇 第四十七)。
「五藏の道は、みな経隧(経脈)に出でて血気を行らす。血気和せざれば百病すなわち変化して生ず。このゆえに経隧を守るなり」(素問 調経論篇 六十二)。
「その浮気の経を循ざるものは衛気と為す。その精気の経を行ものは栄気と為す。陰陽相随がい、外内相貫ぬき、環の端無き如し」(霊枢 衛気篇 第五十二)。
衛気は経脈に沿って素早く走るものであり、栄気は経脈に随って循環するものであるという。

栄衛の循行と呼吸と脉拍動の関係

「人一呼に脉再動し、一吸に脉また再動す……命づけて平人という。平人は病まざるなり」(素問 平人気象論、五十栄篇、動輸篇)といい、
十二経脈と任脈・督脈・蹻脉を一周するのに十六丈二尺かかり、これを一日五十周(合計八百十丈)する。
呼吸は一日一万三千五百息、一息に脉は四動、経脈は六寸進む。
経脈循環のあり方は「天地温和ならば経水は安静、天寒く地凍れば経水も凝泣する。天暑く地熱すれば経水は沸溢し、卒風が暴起すれば経水も波涌して隴起す」(素問 離合眞邪論篇 第二十七)。

・経脈は邪の進入路である

「邪が形に客するや必ず先づ皮毛に舎る……入りて孫脈に舎り……入りて絡脈に舎り

……入りて経脈に舎り、内の五臓に連なり、腸胃に散ず」(素問 繆刺論篇 第六十三)。
　これに対する治療は
「盛なれば之を寫し、虚なれば之を補し、熱すれば之を疾くし、寒なれば之を留め、陥下すれば之を灸す、不盛不虚ならば経を以て之を取る」(霊枢 経脈篇 第十)。

局所治療

『素問・霊枢』には全体治療と共に対症治療の膨大な集積がある。
「大風で頸項を痛ませば風府を刺す……。大風で汗出ずれば譩譆に灸す……。風に従て風を憎むは眉頭を刺す。……腰痛して転揺すべからず、急に陰卵を引くは八髎と痛の上とを刺す…。蹇膝（説文に蹇は跛＝あしなえのこと。馬蒔は、伸びたまま曲がらない）で伸びて屈せざるはその楗（楗は股骨。陽明経の髀関などの穴）を治す。坐して膝が痛むはその機（環跳穴？）を治す」(素問 骨空論篇 第六十)。
「五体が病む所の皮・肉・脈・筋・骨へ直接刺鍼する」(素問 刺要論篇 第五十、刺齊論篇 第五十一)。
「痛みを以て兪と為す」（症状のあるところを治療点にする）という経筋の治療は「知るを以て数と爲す」（良くなればそれを限度にする）ということで今日の運動器疾患には調度良い治療法である (霊枢 経筋篇 第十三)。
　これらの記録は、目的が違うからではあるが対症的な治療には経脈だけでは役に立っていなかったことの証明でもある。つまり人間の気を整えるために経脈を調整する治療を加え、それ以外の症状に対しては対症的な局所治療が必要であった、ということでもある。もちろん経脈の調整を全体の調整をする目的で用いる以外に症状の改善にも用いた事実もある。
　今日でも筋骨格系の疾患や体壁を治療対象にできる疾患は、経脈なしでも治療効果が期待できる。そして、個々の対症治療の経験があまりにも膨大になって歌や賦が造られることになったが、それらの対症治療は現代医学に置き換えても治療の指針を得ることができよう。
　現代医学の基礎疾患を忘れたり、不適応疾患を忘れてはならないが、経脈の治療と対症治療との比重は術者の学識、経験、治療に取り組む姿勢などにより優先のされ方が違うのが現状である。

・経脈（気・全体）治療と対症治療

　経脈の全体調整と対症治療の適応範囲をどこに求めるかということは大変むずかしい。古くは『史記』扁鵲倉公列伝にも経脈の調整と対症治療が併存していたことが書かれている。現在は経験的に、筋骨格系の疾患や筋骨格系を治療の対象にできる疾患

には対症治療が行えるので頚肩腕痛、肩こり、五十肩、腰痛、坐骨神経痛、膝関節痛、一部の頭痛などは対症治療が活用されやすい。また、内科的な要因が働きやすい腹痛でも腹壁筋を治療すれば症状緩解できる場合があり、同様に、冷え性や喘息などの内科疾患や一部の精神障害にも対症的な治療を加えて役立つことができる。

瘀血について

　瘀血の概念、発症機序、診断基準、重症度、鍼灸手技療法からのアプローチについての質問である。もともと瘀血は鍼灸関係では話題に上りにくい用語であるが、鍼灸手技療法からのアプローチという事で質問を受けた。現代漢方界で活躍されている高名な先生方の瘀血に関する論文、著書などを参考にしつつ書きあげたので、誤解を生じた場合には筆者の稚拙なゆえ、ご容赦いただきたい。

　瘀血は傷寒・金匱を拠り所に臨床する場合にも、温病を拠り所に衛気栄血弁証を行う場合にも、また、日本の古方派や後世派や折衷派の立場から臨床する場合にも重要な関心事である。瘀血は漢方薬の薬理作用の特性から臨床に便利なように導き出された特有な概念である。

　傷寒論では、陰陽、虚実、表裏、寒熱を体力と病毒の関係から病気の位置や強さを推定する尺度にしており、さらに病状を修飾する要因として気・血・水を加えている。気については、気の上衝、気のうっ滞など。水（後世いわれる水毒）については痰飲、懸飲、溢飲、支飲、裏水、溜飲など。血については瘀血がある。漢方では瘀血を抜きに臨床することは出来ない。しかし、瘀血の理解は時代とともに少しずつ変化している。

　一方、鍼灸臨床では、鍼灸の作用や奏効機序を考える際に、気（または衛気）一本槍（やり）の感が強く、現代医学でいう局所作用[1]や、筋骨格系[2]への作用を考える際にも、また、臓器の疾患や精神科の領域を考える際にも体性－自律神経[3]・神経－液生機構[4]を介する作用を用いた治療法であるという研究の将来展望が行われている。こうして鍼灸と漢方との臨床にはかなりの違いがある。

　薬物治療における「これが瘀血の症状だ」という状態を見付けても、鍼灸ではそれに直接働きかけることが難しい上に、その処置を行なう意義も薄いようである。古代の医学では用いる医療器具の違いからそれぞれの臨床理論が生まれた。しかし、その反面、同じ生活圏で用いられる用語なので瘀血にまつわる理解の仕方にはかなり共通した側面があることも想像される。瘀血と鍼灸との関連でもそのことがいえよう。「これが瘀血の症状」ということが分れば下腹部や腰部の穴、さらに血に関係した経穴を用いて対処するたぐいの事が行われるし、「鍼灸手技療法からのアプローチ」の項で紹介する藤平健博士の、瘀血の腹証は病巣感染の根源のようなものではないかという推論は鍼灸にも活用できそうである。それから漢方の瘀血とは少々視点が異なるけれど

刺絡治療との関係もありそうである。

一．概念
　瘀血については沢山語られているのが現状で、ここでは瘀血の症状を藤平健博士・小倉重成博士の『漢方概論』より引用させていただき、その次に瘀血についての見解を少し紹介しよう。
　「瘀とは停滞の意で、すなわち瘀血とは、血液が停滞することによって起こる諸種の病的状態と考えてよい。瘀血がある場合には、種々の自他覚症状が出現する。

二．瘀血の自覚症状
　月経の異常、便秘、頭痛、頭重、眩暈（めまい）、健忘、のぼせ、手足の冷えまたはほてり、出血傾向、腹部の膨満感、皮膚の荒れ（術語では肌膚甲錯と言う）などが、瘀血のある場合の主な自覚症状である。しかし、これらの症状があるからといって必ずしも瘀血があるとはかぎらない。

三．瘀血の他覚的症状
（a）外部症状
　瘀血が存在する場合の皮膚の色、特に顔面の色は、浅黒いかあるいはやや黒みを帯びた黄色を呈することがしばしばある。とは言っても、普通の皮膚の色であることの方が、むしろ多いのであるが。
　口唇もまた黒味を帯びているとか、暗赤色であることがある。また逆に、口唇が異常に新鮮紅色であるのも、瘀血の外候の一つだと指摘する人もある。
　また、皮膚の表在性の鬱血がまだらに存在するものや、皮内で毛細血管が部分的に拡張して網状に透けて見える（これを細絡と言う。現代医学的には蜘蛛状血管腫、vascular Spiderと言い、肝疾患などのさいに表れることがあると言われている）のも、瘀血の外候の一つと考えられている。

（b）腹部症状
　瘀血が存在するときに現われる反応のなかで最も重要なのが、この腹部症状である。この腹候如何で、薬方がほぼ確定することもあるほどに、その重要性は高いのである。……指頭をもって、その部分を腹底に向かって圧迫を加えると、上または下に、ビーンとひびくような圧痛を自覚する。……圧痛点は、臍の周囲と回盲部に出現することが多い。……

（1）臍傍圧痛点
　臍の周囲、殊に臍を中心として、左右それぞれ斜下または斜上二～三横指の付近に、種々の程度の抵抗と、上方または下方にひびく圧痛がある。このなかでも臍の左斜下にみとめられる場合が最も多い。……

（2）回盲部圧痛点

回盲部付近に、抵抗ならびに上方または下方にひびく圧痛がある場合[7]」。

次ぎに、瘀血についての見解はたくさん有るが、少しだけ引用してみよう。

矢数道明博士は日本東洋医学会誌で大正・昭和期における漢方医家の瘀血解釈を十四種挙げている[5]。

寺澤捷年先生は「瘀血の病態で出現する臍傍部の圧痛点が如何なる機序で生じるかは現在のところ不明である。……直腸部が骨盤腔内の底面にあり、屈曲と回転のみられる所見と臍傍の圧痛点との出現に有意の相関がみられた[6]」と発表している。

瘀血患者の疫学的研究があり、この論文によると、

「瘀血群は女性、中年層、軽度肥満群に多く、若年層・ヤセ群に少なく、手術歴(特に婦人科手術)・人工中絶、異常出産の既往歴保有者、慢性疾患・婦人科的疾病が多かった。……四十一～五十四歳の中年層に多くが集中していた。これが瘀血年齢層の特性と言えよう[8]」とある。

大塚敬節先生は『傷寒論解説』で「下腹の硬く膨満している者でも、……小便の自利する者は、蓄血のためである……瘀血は血と熱とが結ぶものである[9]」。

有地滋先生らは次のように発表している。

「瘀血は微小循環の障害であり、血管内皮細胞障害、組織間のフィブリノイド変性、結合組織炎など器質的病変が組織にみられる状態と考えられる。……また血液レオロジーの面では、血液粘度が亢進している。粘度亢進の原因はいろいろあるが赤血球の変形能の悪化、脂質とくに中性脂肪の増加が主たるものであるように思われる[10]」。

四．発症機序・重症度判定

発症機序について、藤平博士の「瘀血の成因」を引用させていただこう。

「瘀血の成因にはいろいろな説がある。

溶血、遺伝、月経の異常などが原因となるとする説（湯本求真氏）。

血室とは肝臓を指しているものと考えられ、熱が血室に入ることが瘀血成因の1つになるのではないかとする説（大塚敬節氏）。

現代医学で気づかれはじめた泥状血液と瘀血とが関係あるのではないかとする説（矢数道明氏）。

種々の原因で起きた肝毛細管の血液抵抗増加が、門脈系の鬱血を来たすのが原因となるとする説（間中喜雄氏）。

病巣感染が一役買う場合があるとする説（藤平健氏）。

……いずれも推論の域を出ていない。おそらく単一な原因ではなく、諸種の要因が絡み合って起きてくるものであろう[11]」。

重症度については、傷寒論の場合には陰陽、虚実、表裏・寒熱で診ることになり、温病論では衛気栄血弁証で診ることになり、さらに瘀血の症状がそれらを修飾することになる。

五．診断基準

「瘀血については寺澤捷年の診断基準が有名である[12]」とあるので、寺澤捷年先生発表の診断基準を引用させていただこう。

〔瘀血の診断基準〕　　　　　　　　　　　　〔瘀血スコアー〕

	男	女
眼輪部の色素沈着	10	10
顔面の色素沈着	2	2
皮膚の甲錯（荒れ、ザラツキ、皸裂（あかぎれ））	2	5
口唇の暗赤化	2	2
歯肉の暗赤化	10	5
舌の暗赤紫化	10	10
細絡（毛細血管の拡張、くも状血管腫など）	5	5
皮下溢血	2	10
手掌紅斑	2	5
臍傍圧痛抵抗　左	5	5
臍傍圧痛抵抗　右	10	10
臍傍圧痛抵抗　正中	5	5
回盲部圧痛・抵抗	5	2
S状部圧痛・抵抗	5	5
季肋部圧痛・抵抗	5	5
痔　疾	10	5
月経異常		10

（科学技術庁・研究班）

〔判定基準〕20点以下　非瘀血病態、21点以上　瘀血病態、40点以上　重症の瘀血病態。スコアーはいずれも明らかに認められるものに当該のスコアーを与え、軽度な者には1/2を与える。臍傍の圧痛は図（略）の通り[13]。

六．鍼灸手技療法からのアプローチ

鍼灸の治療では、天枢や大巨などに緊張・圧痛・抵抗があり、時に上腹部や左季肋部にも抵抗があって、さらに三陰交や蠡溝、血海およびそれより少し上方にも圧痛を伴うことが多く認められ、しかも左側に強く現れることが観察されている。これらの圧痛点に鍼灸の処置を加え、さらに腰仙臀部にも鍼灸を施すと症状の好転をもたらす場合がしばしばある。

代田文誌先生は瘀血について次のように書いている。
「臍の左の腹直筋の圧痛の強い場合は、やはり腸疾患の場合が多いが、湯液家の方では瘀血となし、桃核承気湯などの駆瘀血剤が用いられる。
左腹直筋の圧痛が右のそれよりも大なる時は血毒に因することが多いとされている。
小腹急結……鍼灸の方では腹結や大腸兪などに鍼灸して、これを緩めることができる。また上肢の外関、下肢の三里・陽陵泉などの鍼灸によって、これを緩解せしめ得る場合もある[14]」。
藤平健博士は瘀血の腹証は病巣感染の根源のようなものではないかと推論しているが、これは鍼灸にも活用できそうなので引用させていただこう。
「病巣感染とは、身体のどこかに小化膿巣があって、それ自体は微々たる症状か、またはほとんど無症状であるにもかかわらず、その病巣（これを「フォーカス(focus)」という）が原因になって、病巣から遠隔の、眼とか関節とか、その他の器官に、顕著な症状を示す疾病を惹き起こすことをいうのである。……症例Ⅰ、Ⅱ、Ⅲ、（略）……。さて、以上の自験三例は……東洋医学的には、三例共に瘀血の腹証ならびに外証等を有し、しかもこれらは随証の駆瘀血剤によって、さしもの難症がいずれも完治または良転しているのである。……病巣感染に因ると思われる疾患の中には、実際には「フォーカス」が存在しなくて、実はそれが瘀血によるものであるという場合も相当にあるのではないかということを想像せしめるものである[15]」。
瘀血と刺絡との関係について諸家の発表を引用すると次ぎのようである。
○「結絡の脈を索して……その血を出せ」（素問二十）。
「留血、血絡、悪血」（素問六十二）。
○刺絡名家と題する工藤訓正医師の論文[16]および「瘀血をめぐって」と題する矢数道明博士の論文[17]によると、歴代の刺絡家を挙げ、例えば、山脇東門が行なった脳卒中に相当する治療について「これは外来の毒ではなく、一身にある瘀血が上逆して頸、項、肩背に凝り、心気を塞げ精神昏冒するなり。それ故この療治は尺沢、委中に限らず、天項、額上、舌下の青筋、唇、肩背なども刺して、紫黒血を取らばその効神の如く速かなり」と紹介している。
○最後に、米山博久先生が書かれた「毫鍼と三稜鍼[18]」の一部を引用させていただこう。
「ポンプまで買い込んで細絡瀉血や肢端瀉血を時々やってみた。だが、ぜひともやってみたいと思う症例にはめったに出合ったことがなかった。臨床で三稜鍼を用いる事や瀉血後の処置も面倒であるし、それ程のメリットも認められないのでいつとはなしに使わなくなった。
最近、三稜鍼に関する論議がやかましく行われて鍼灸治療のレパートリーを拡大する意味でも三稜鍼の使用を堅持すべきだと云う。私もその論に反対はしない。しかし、何でもかんでも手当り次第いろんな治療を行う事に対しては甚だ批判的である。鍼灸

治療のオーソドックスなやり方は毫鍼と艾灸をフルに駆使することである」。

　鍼灸による感染の安全性がきびしく問われている現代、米山博久先生の発表は大変重い意味を持っているように思われる。

参考文献
1) 東洋医学の科学的解明に関する調査 p.121〜122，昭和63年度成果報告書，科学技術庁研究開発局，(財) ライフサイエンス振興財団　複製発行，1989.
2) 同上本 p.175.
3) 同上本 p.85，174〜177.
4) 同上本 p.137〜142.
5) 矢数道明：瘀血をめぐって，日本東洋医学会誌，25-4，日本東洋医学会，1975.
6) 寺澤捷年：『和漢診療学』，p.47〜52，医学書院，1990.
7) 藤平健, 小倉重成：『漢方概論』，p.89〜91，創元社，1979.
8) 三浦於菟, 筒井末春：瘀血患者の疫学的研究, 日本東洋医学会誌, 44巻3号, p.55〜69, 1994.
9) 大塚敬節：『傷寒論解説』，p291，創元社，1966.
10) 有地滋, 谿忠人：瘀血と血液粘度，『瘀血研究 (第2回)』，p.199，自然社，1983.
11) 藤平健、小倉重成：『漢方概論』，p91〜92，創元社，1979.
12) 花輪寿彦：漢方医学の基礎知識，からだの科学 (増刊)，p.13，日本評論社，1995.
13) 寺澤捷年：『和漢診療学』，p.47，医学書院，1990.
14) 代田文誌：『鍼灸治療の実際 (上)』，p.166, 168〜169，創元社，1966.
15) 藤平健：『漢方臨床ノート 論考篇』，p.264〜268，創元社，1986.
16) 工藤訓正：刺絡名家，「漢方の臨床」，P.379〜397，東亜医学協会，1962.
17) 矢数道明：瘀血をめぐって，日本東洋医学会誌，25-4，日本東洋医学会，1975.
18) 米山博久：毫鍼と三稜鍼，医道の日本，35-5，医道の日本社，1976.

痛みについて

・「人の五藏が卒に痛むは何れの気が使しむるや。……経脉は流行して止まらず。環周して休まず。寒気が経に入りて稽遅（とどまり遅くなる）し、泣て行く。脉外に客すれば血少く、脉中に客すれば則ち気は通ぜず、故に卒然として痛む。……。凡そ此の諸痛は各々形を同じくせず、これを別つこといかん」（素問 挙痛論篇 第三十九）。
・「寒有れば痛む……痛みは寒気多きなり。寒有り故に痛むなり」（素問 痺論篇 第四十三）。
・「その筋骨の間に留して寒多きときは筋攣つり骨痛む」（素問 皮部論 第五十六）。
・「風寒湿の気が外の分肉の間に客し、迫切して沫を為す。寒を得れば聚まり、聚まれば分肉を排して分裂するなり。分裂すれば痛む」（霊枢 周痺篇 第二十七）。

◇痛みの原因を陰陽論から考えると、下に引用する通り原典の文例では陰性な因子で

発症しており、陽性な因子で発症することは少ない。この理由を考えてみると、鍼灸治療の対象が貴族階級であって、あまり労働をしない生活状況のもとでは陰性にならざるをえない。反対に下層階級では労働や飢餓などによる陽性な因子が働くであろうと考えられる。

また人間は本質的に陽性なので、陰性な植物を求めることになり、教育しなければ猿のように生食や野菜ばかりを食べることになりやすい。その結果、陰性に片寄りやすくなり、結果として陰性の痛みの症状を伴いやすくなる。

寒気が経脈や腸胃の間、膜原の下に客したり、脊を侠む脉（督脉・膀胱経）に客したり、五臓に客したりして、その結果、経に入りて稽遅（とどまり遅くなる）し、泣りて行ず。脉外に客れば則ち血少く、脉中に客れば則ち気は通ぜず、故に卒然として痛む、ということになる（素問 挙痛論篇 第三十九）。もちろん（素問 痺論篇 第四十三）や（素問 皮部論篇 第五十六）や（霊枢 百病始生篇 第六十六 虚邪が中る）にも記載されているように五体（皮、肉、筋、骨）にも客して痛みの原因となるが、この場合にはやや説明が必要のようだ。

◇痛みについてのまとまった記載は素問 挙痛論篇 第三十九にあるので引用してみると次のようである。

「人の五藏が卒に痛むは何の気が使からしむるや。……経脉は流行して止まらず。環周して休まず。寒気が経に入りて稽遅（とどまり遅くなる）し、泣りて行ず。脉外に客すれば則ち血少く、脉中に客れば則ち気は通ぜず、故に卒然として痛む。……。凡そ此の諸痛は各々形を同じくせず、これを別つこといかん。……
・その痛み或いは卒然として止む者、……寒気が脉外に客すれば則ち脉は寒える。脉寒えれば則ち縮踡（ちぢまる）す、縮踡すれば則ち脉は紬急（屈曲拘縮）す。紬急すれば外は小絡に引く。故に卒然として痛み、炅（熱）を得れば則ち痛みは立どころに止む。因て重ねて寒に中れば則ち痛み久し。
・或いは痛みが甚だしくして休まざる者、……欠文 ?
・或いは痛みが甚しく按ずべからざる者、……寒気が經脉の中に客し、炅気と相薄れば則ち脉満つ、満つれば痛みて按ず可からず。
・痛み甚だしくして按ずべからず、……寒気稽留（渋り留まる）し、炅気上に従えば則ち脉が充大にして血気乱れる。故に痛甚しくして按ずべからず。
・或はこれを按じて痛みが止む者、……寒気が腸胃の間、膜原の下（腹膜或いは腸間膜？）に客すれば、血は散ずることを得ず、小絡は急に引く、故に痛む、これを按ずれば則ち血気は散ず、故にこれを按じて痛み止む。
・或いはこれを按じて益無き者、……寒気が脊を侠む脉（督脉・膀胱経）に客すれば則ち深くこれを按ずるも及ぶこと能わず。故にこれを按じて益無きなり。

・或いは喘動して手に応じる者、……寒気が衝脉に客せば、衝脉は関元に起り、腹に隨いて直ちに上る。寒気が客すれば脉は通ぜず。脉が通ぜざれば気はこれに因る、故に喘動して手に応ず（跳動して手に応ずる）。
・或は心と背と相引きて痛む者、……寒気が背兪の脉（背兪穴）に客すれば則ち脉は泣る。脉が泣れば血虚す、血が虚すれば則ち痛む、その兪は心に注ぐ、故に相引て痛み、これを按ずれば則ち熱気が至る。熱気が至れば痛み止む。
・或いは脇肋と少腹と相い引きて痛む者、……寒気が厥陰の脉に客する、厥陰の脉は、陰器を絡い肝に繋ぐ、寒気が脉中に客すれば血泣て脉が急になる、故に脇肋と少腹と相引きて痛む。
・或いは腹痛して陰股に引く者、……厥気（寒厥の気・陽気が不足して陰気による寒えの気）が陰股に客し、寒気は上りて少腹に及び、血は泣り下に在て相い引く、故に腹痛して陰股に引く。
・或いは痛み宿昔して積を成す者、……寒気が小腸・膜原の間（腸間膜？）、絡血の中に客すれば、血は泣り大経に注ぐことを得ず、血気が稽留して行くことを得ず、故に宿昔（日久しく持続）して積を成す。
・或いは卒然として痛み、死して人を知らず、少間有って復た生くる者、……寒気が五藏に客すれば、厥逆して上に泄す（五臓の気が上行して上越外泄し）。陰気は竭き、陽気は未だ入らず（五臓の陰気が内に竭し、陽気は入ることができない）、故に卒然として痛み、死して人を知らず、気が復た反れば生く。
・或いは痛みて嘔す者、……寒気が腸胃に客すれば、厥逆し、上に出で（腸胃の気が逆して上向する）、故に痛みて嘔する。
・或いは腹痛して後泄する者、……寒気が小腸に客して、小腸は聚を成すことを得ず、故に後泄して腹痛す。
・或いは痛み閉じて通ぜざる者、……熱気が小腸に留まれば、腸中痛み、癉熱（内熱・傷津）して焦渇（口唇は焦れて口渇す）すれば堅く乾いて（糞便堅硬）出だすことを得ず、故に痛みて閉じて通ぜず。」（素問 挙痛論篇 第三十九）

◇ 痛み——痺病
「風寒湿の三気が雑り至り、合して痺と為るなり。その風気勝つ者は行痺（症状が移動しやすい）と為す。寒気勝つ者は痛痺（痛みを主とする痺）と為す。湿気勝つ者は著痺（頑固な痺）と為す。冬を以て此に遇う者は骨痺を為し、春を以て此に遇う者は筋痺を為し、夏を以て此に遇う者は脉痺を為し、至陰（戊己の月）を以て此に遇う者は肌痺を為し、秋を以て此に遇う者は皮痺を為す。……内りて五藏六府に舎するは…………五藏は皆合有り、病久しくして去らざる者は内りてその合に舎するなり。故に骨痺巳まず復た邪に感ずれば内りて腎に舎す。筋痺巳まず復た邪に感ずれば内りて肝に

舎す。脉痺已まず復た邪に感ずれば内りて心に舎す。肌痺已まず復た邪に感ずれば内りて脾に舎す。皮痺已まず復た邪に感ずれば内りて肺に舎す。いわゆる痺は各々その時を以て風寒湿の気に重感するなり」……。

「痺……その藏に入る者は死し、その筋骨の間に留連するものは疼久し、その皮膚の間に留まるものは已へ易し。……。

痺或は痛み、或は痛まず、或は不仁し、或は寒じ、或は熱し、或は燥し、或は湿す。その故は何ぞや。……。

痛みは寒気が多きなり。寒有り故に痛むなり。

その不痛・不仁は病久しく入ること深く、栄衛の行は濇り、経絡は時に疎となる。故に通ぜず。皮膚を栄せず、故に不仁を為す。

その寒ずるものは陽気少く陰気多く、病と相並ぶ故に寒ずるなり。

その熱するものは陽気多く陰気少く、病気が勝ちて陽は陰に遭い（陽が陰に乗ずる）故に熱を為す。

その多汗で濡する者は、此れその湿に逢うこと甚なり。陽気少く陰気盛ん、両気は相感じ、故に汗出て濡するなり。……。

それ、痺の病で痛まざるは何ぞや……。痺が骨に在れば重し、脉に在れば血が凝して流れず、筋に在れば屈して伸びず、肉に在れば不仁し、皮に在れば寒ず。故に具に此の五つは痛まざるなり。

およそ痺の類は寒に逢えば急り、熱に逢えば縦む」（素問 痺論篇 第四十三）。

◇「陽明……其の色青多ときは痛み、黒多ときは痺、黄赤のときは熱、白多ときは寒、五色が皆見るときは寒熱するなり。……

・百病の始て生ずるや、必ず皮毛から先にす。邪がこれに中れば腠理開く。開けば入りて絡脉に客す。留まりて去ざれば傳えて経に入る、留まりて去ざれば傳えて府に入り、腸胃に稟る。

邪の始めて皮に入るや泝然として毫毛を起して腠理を開く。その絡に入るときは絡脉が盛になりて色を変ず。その入りて経に客するときは虚に感じて陥下す。その筋骨の間に留まり、寒多ければ筋攣り骨痛む。熱多ければ筋弛まり骨消*し、肉が爍り䐃破る、毛直にして敗れる（*『意釈黄帝内経素問』では"骨髄が燃え尽くされ"と訳している〈小曽戸丈夫、浜田善利：『意釈黄帝内経素問』、P.200，築地書館，1971．〉）。（素問 皮部論篇 第五十六）。

◇「風寒湿の気が外の分肉の間に客し、迫切して沫を為す。寒を得れば聚まり、聚まれば分肉を排して分裂するなり。分裂すれば痛む」（霊枢 周痺篇 第二十七）。

・「是の故に虚邪の人に中るや皮膚に始まる。皮膚が緩なれば腠理開く。開くときは

邪が毛髪従り入る。入るときは深に抵る。深きときは毛髪は立ち、毛髪が立つときは浙然たり。故に皮膚痛む。留まりて去ざれば伝えて絡脉に舎す。絡に在る時は肌肉に痛み、その痛の時に息ば（痛みが出たり引っ込んだりするようなのは）大経乃ち代る（邪が絡脉から経脉へ入ろうとしている）。留まりて去ざれば伝えて経に舎す。経に在る時は洒淅として喜驚す。留まりて去ざれば伝えて輸に舎す。輸に在る時は六経が通ぜず、四肢はすなわち肢節が痛み、腰脊は乃ち強ばる。留まりて去ざれば伝えて伏衝之脉に舎す。伏衝に在る時は体重く身は痛む。留まりて去ざれば伝えて腸胃に舎す。腸胃に在る時は賁響り腹脹するなり。寒多ければ腸鳴り飱泄し食を化せず。熱多ければ溏し糜を出だすなり。留まりて去ざれば伝えて腸胃之外、募原之間に舎すなり。留まりて脉に着き、稽留して去ざれば息して（積って）積を成す。

或いは孫脉に着き、或いは絡脉に着き、或いは經脉に著き、或いは輸脉に著き、或いは伏衝之脉に著き、或いは膂筋に著き、或いは腸胃之募原に著き、上は緩筋に連なり。邪気淫泆するさまは、勝て論ずる可からず（いろいろな変化を詳論することはできない）」（霊枢 百病始生 第六十六）。

邪について

邪について柴崎保三氏の黄帝内経素問から引用させていただこう（柴崎保三：『黄帝内経素問』、一巻, p.59〜71, 雄渾社, 1979.）。

"語源より見たる邪の意義" より

「病気の原因となる根本的なもの、それを邪又は邪気といっている。そして古典では、そういうことを基礎にして、生理も病理も亦治療法も書かれている」（p.60）

「邪とは、それが生体に接触して、喰い違いを起こすようなものを封じ入れているものということになるであろう。……生体に起こる喰い違いとは今日のコトバを以てすれば「ひずみ」であり「アンバランス」であり、又「ストレス」である。そういう状態を起こさせるようなものを封じ入れているもの、それが邪というわけである」。

＜素問・調経論篇 第六十二＞には「それ邪の生ずるや、或は陰より生じ、あるいは陽より生ず。その陽より生ずるものは、これを風雨寒暑より得るなり。その陰より生ずるものは、これを飲食居処陰陽喜怒より得るなり」とあるが……。同論篇に於ては更に、（p.66）

「それ風雨の人を傷るや、先ず皮膚に客し、伝わりて孫脈に入る。孫脈満つれば、伝わりて絡脈に入る。絡脈満つれば大経脈に輸る。血気と邪と分腠の間に併せ客するときは、その脈堅大なり。故に実という。寒湿の人に中るや、皮膚収せず、肌肉堅緊して栄血は泣し衛気は去る。故に虚と曰う」……。（p.66）

又＜素問・刺論篇 第六十三＞には

「夫れ邪の形に客するや、必ず先ず皮毛に舎す。留して去らずんば、入りて孫脈に舎す。留して去らずんば、入りて絡脈に舎す。留して去らずんば、入りて経脈に舎す。内りて五蔵に連なり、腸胃に散ず。陰陽倶に感じ、五蔵乃ち傷る」……。(p.67)

「今、生命現象に有効に作用する刺激を適応刺激と名づけ、然らざるものを不適応刺激とするならば、東洋医学に於ける邪気とは結局不適応刺激ということになるのではあるまいか？

唯それが人間のからだに接触してこそ「ゆがみ」を起したときにその刺激を邪気と称するものであろう。

邪気の接触によってできた生体の変化には、虚と実という二つのものがあることは第五項に於て述べた通りであるが、それはいずれも生体の一部にできた「ひずみ」である。従って速かにその「ひずみ」をとるということが治療の眼目となるわけである。東洋医学に於ける病因観は、邪気によって作られた生体一部の「ひずみ」なのである。従って一本の鍼又は灸によってこの「ひずみ」を解消すれば病は治癒に向うというのが治療の根本観念となっているのである。

そこでその「ひずみ」のできたのは、何経に属するかを探究し、これと陰陽表裏の関係或は左右対象関係等を考慮して刺鍼すべき穴を決定するというのが、東洋医学特に鍼灸治療の根本原則なのである。かく子細に検討して見れば一本の鍼を以て病気を治療するということも、決してつじつまの合わぬ話ではないことが了解し得るであろう」(p.71) とあるが参考になる文章である。

邪

邪に関連した文例を引用してみよう。次のようである。

「夫れ邪の形に客するや、必ず先ず皮毛に舎す。留して去らずんば、入りて孫脈に舎す。留して去らずんば、入りて絡脈に舎す。留して去らずんば、入りて経脈に舎す。内りて五蔵に連なり、腸胃に散ず。陰陽倶に感じ、五蔵乃ち傷る。此れ邪が皮毛より入りて、五藏に極まるの次なり」(『素問』繆刺論篇 第六十三)。

「今時の人は然ざるなり。酒を以て漿と為し、妄を以て常と為し、酔て以て房に入り、以て欲してその精を竭っす。耗を以てその眞を散ず。満を持することを知らず、神を御するに時ならず。務めて其の心を快し、生楽に逆い、起居に節無く、故に半百にして衰うなり」(素問 上古天真論篇 第一)。

邪→形（身体）に客：先ず皮毛→孫脉→絡脉→経脉＝五藏に連なり腸胃に散ずる。これが邪が皮毛から五藏に至るまでの通常の次第である。しかし、今時はそうではなく、酒を漿とし、妄を常とし、酔って房に入り、欲によって大切な精を竭してしまい、眞気を耗散してしまい、満を持することも神を御することもできず、ただその心を快

楽にのみ向かわせ、生樂に背き、起居に節無く、そこで半百で衰えてしまうのである。
「時を同じくして病を得、或いは此れを病み、或いは彼を病む、意うに天が人の爲めに風を生ずるか。何ぞその異なるや。……天の風を生ずるは、百姓に私するに非ざるなり。その行は公平正直で、犯す者はこれを得、避ける者は殆きこと無きを得る。人に求めるに非ずして人が自から之を犯すなり」(霊枢 五変 第四十六)。

十二邪

幾つかの病態生理について引用してみよう。まず霊枢 口問篇 第二十八から「十二邪」を見てみよう。(くわしくは第5章、特殊な病態生理(奇邪)について、にある)

・欠 あくび：陰陽が互いに引き合うのでちょいちょいあくびをすることになる。

・噦 しゃくり：何かの理由で故い寒気と新しい穀が胃に入ると両者が乱れて真気と邪気が抗争して、また胃に出てくる。そこで噦となる。

・唏 かなしみなく すすりむせぶ：陰気が盛んで陽気が虚す。陰は盛んで陽は衰えると、かなしみですすりなくことになる。

・振寒：寒気が皮膚に客(いそうろう)すると陰気が盛んになり、陽気が虚すので振寒寒慄する。諸陽を補せ。

・噫 げっぷ：(古い)寒気が胃に客していて(それが)厥逆として下から上がり、散じて胃から再び出て行く。そこでおくびとなる。

・嚔 くしゃみ：陽気がすらすらと入り込み、心胸に満ちて鼻より出る。(陽気＝寒湿に対する風熱の気を指す)。

・嚲 疲労困憊して全身無力になり肢体がだらりと垂れ下がる：筋脈が懈惰しているのに陰(房事)を行なって力を出すと、もはや復することが出来なくなる。そこで嚲となる。

・哀而泣涕出 かなしみて涙(泣涕)が出る：悲哀愁憂するときは心動ず。心動ずるときは則ち五臓六腑皆揺らぐ。揺らぐときは則ち宗脈感ず。宗脈感ずる時は則ち液道開く。液道開くが故に泣涕(なみだ)いずるなり。

・太息(大きく息をもらす)：憂思すると心の系は急る。心系が急すると気道が約(しめつけられる)す。約するときは利せず(つうじない)。故に太息してこれを伸出す。

・涎下 よだれがくだる：飲食は皆胃に入る。胃中に熱あれば虫が動く。虫が動くと胃が緩まる。胃が緩まれば廉泉が開く。故に涎を下す。

・耳中鳴：耳は宗脈(すべての脈)のあつまる所なり。故に胃中が空なるときは宗脈虚す。虚するときは(陽気が)下に溜まり、脈に渇する所あるものなり。故に耳鳴る。

・自から舌を齧む(齧 かじる)自分で自分の舌を噛む：厥逆の気が上行して各々の経脈に至るもので、少陰経に行くと舌を齧み、少陽経に行くと頬を齧み、陽明経に行くと唇を齧む。

凡そこの十二邪は皆奇邪の空竅に走る者なり。故に邪の在る所は皆不足となす。(霊枢 口問篇 第二十八)。

病態生理に関する記載は＜霊枢 大惑論 第八十＞などにも見られる。
・目は心の使なり、心は神の舎なり。故に神精乱れて轉ぜず、卒然として非常の處を見る。精神魂魄散じて相得ず。故に惑という。
・人のよく忘るる者は何の気がしからしむるや。……上気不足し下気有余し、腸胃実して心肺虚す。虚すれば営衛は下に留る。久して時を以て上らず、故によく忘るなり。
・人のよく飢えて食を嗜まざる者は、何れの気がしからしむるや。精気は脾に并せ、熱気は胃に留る。胃熱すれば穀を消じ、穀を消ず故によく飢ゆ。胃気逆上すれば胃脘は寒ず。故に食を嗜まず。
・病みて臥することを得ざる者は、何の気がしからしむるや。衛気が陰に入ることを得ず、常に陽に留まる。陽に留まれば陽気満つ、陽気満つれば陽蹻盛んで陰に入ることを得ず、則ち陰気虚す故に目は瞑ざるなり。
・目を病みて視ことを得ざる者は、何れの気がしからしむるや。……衛気が陰に留て陽に行くことを得ず、陰に留まれば陰気盛ん、陰気盛なれば陰蹻満ちて、陽に入ることを得ず。則ち陽気虚す、故に目は閉ざるなり。
・人の臥すこと多き者は、何れの気がしからしむるや。此の人は腸胃大にして皮膚湿て分肉解せず、腸胃大なれば衛気久しく留まり、皮膚湿は則ち分肉解せず、その行は遅し。陰に留まること久しければその気は精からずして瞑と欲す、故に多く臥る。
・その常経に非ず、卒然として臥すること多き者は何れの気がしからしむるや。……邪気が上焦に留まり、上焦閉じて通ぜず。已に食しもしくは湯を飲めば、衛気が久し

250

く陰に留まりて行ず。故に卒然として臥すこと多なり」(霊枢 大惑論 第八十)。

局所治療と全体治療

　素問・霊枢にはすでに次の体系ができあがっている。

◇　一つは対症療法のための方法──
　　反応のある悪いところに刺鍼する経筋治療がその代表である。
・「知を以て数と為し、痛を以て輸と為す、名けて仲春痺という。経筋の病は……焠刺は寒急を刺すなり。熱すれば筋縦て収らず、燔鍼を用いる無かれ」(霊枢 経筋篇 第十三)。
・さらに、この反応点治療に合わせて素問五十、五十一に記載された皮、肉、筋、骨の病気のある所まで刺入するという、病気に対する実体的な認識が見られる。
・「風は百病の始めなり、鍼を以てこれを治することいかん。……風が外より入り、人を振寒せしむ、汗出で頭痛し、身重く悪寒す。治は風府に在り……」(素問 骨空論篇 第六十)。
・「大風で頸項痛むは風府を刺す。
　大風で汗出るは、譩譆に灸す、譩譆は背下で脊を侠さむ傍ら三寸の所に在り、これを圧して病者に譩譆と呼ばせると譩譆として手に応ず。
　風により風を憎むは眉頭を刺す」(素問 骨空論篇 第六十)。
・「失枕(寝違い)は肩の上の横骨の間に在り」(素問 骨空論 第六十)。

◇　もう一つは、陰陽をととのえ、天地と道を一つにして健康になり幸せになる、という認識である。具体的には気を整えるべく経絡や臓腑を調える事にあった。例を幾つか引用すると次の通りである。
・「陰陽は天地の道なり。万物の綱紀。変化の父母。生殺の本始。神明の府なり。病を治するに必ず本を求む」(素問 陰陽應象大論篇 第五)。
・「陰陽四時は万物の終始、死生の本、これに逆えば災害生じ、これに従えば苛疾起らず、これを道を得たりという……陰陽に従えば生じ、これに逆らえば死す。これに従えば治まり、これに逆えば乱れる」(素問 四気調神大論篇 第二)。
・「古より天に通ずる者は、生の本、陰陽に本づく」(素問 第三・第九)。
・「諸々の陰陽を刺すこといかん。……その寸口と人迎を按じ、以て陰陽を調える」(霊枢 陰陽二十五人 第六十四)。
・「十二経脉は人の生ずるゆえん、病の成るゆえん、人の治するゆえん、病の起るゆえん(二義あり)ゆえん、学の始ところ、工の止ところなり、粗の易とするところ、上の難とするところなり」(霊枢 經別 第十一)。

・「経脈は血気を行らせて陰陽を栄し、筋骨を濡し、関節を利するゆえんのものなり」(霊枢 本臓篇 第四十七)。
・「経脈は能く死生を決し、百病を処し、虚実を調え、天に通ぜざるべからず」(霊枢 経脈篇 第十)。

4章

経絡経穴経筋

【この章の概要】

　経絡系は、はじめ灸による治療点の系統が双包山漢墓出土の鍼灸木人によると十本並列されて存在していたが、後になって、これに気、陰陽、三陰三陽、五行、五臓六腑が付加されて十二経脈、奇経八脈に再構成された。しかも循環系としての重要な役割が与えられ、霊枢が始めて結集された時点で、すでに今日見られる経脈系が完成していた。このような経過が判ったのは、紀元前の漢墓から出土した竹簡、帛書、黒色重漆的小型木質人形（簡称は鍼灸木人）が発掘されてからである。

　日本においては十二経、奇経八脈ではなく十四経といわれるが、用いたテキストが『十四経発揮』（滑白仁．1341．元．）のためであろう。中国では経絡系のテキストに『甲乙経』（皇甫謐．282．西晋．）や『銅人兪穴鍼灸図経』（王惟一．1027．宋．）が用いられた。

　経絡の有用性について、中国では循経感伝現象を取り上げ、中枢内での興奮の拡散および、ある種の実質的な物質が経脈に従って循行する、などを通じて経絡作用が発現するものと認識されており、この故に経絡系が臨床上で重要な位置づけが与えられている。日本では伝承仮説として何がしかの意義が有るものと受け取れているのが実状である。

　ともあれ、経絡系は「気」と「形」の両方に作用し、人間を一つの全体としてその恒常性を保つ唯一の重要な系と受け取られていることは昔と変わらない。この故に経絡系が大切にされる所以である。

§1　経　絡

　経絡系を理解するために次のような内容を知る必要がある。
（本文の【経絡付録】（本章の321頁参照）に関係原文を引用した。）
1．経絡系統があって一個の完全な有機体が存在するということ。
2．経絡系統の上手な運用が人を健全に導くと考えられた。
3．経脈の基本的生理作用を知る——特に気血衛栄の作用や経脈循環のこと。
4．経穴を含めて、経絡系は邪の侵入路でもある。
5．経絡と病気の関係——陰陽・三陰三陽・虚実——を通じて理解が深まる。
6．経絡の実態に迫る意味で、構造を知る必要がある。まず経絡系統表から。
7．問診、診察を通じて病人を評価する。望診や脈診から陰陽虚実を知る。
8．経絡を通じて病人の気を整え、健康を回復させることが治療の原則である。
9．経絡系のこのような発想を理解するためには、そうさせた歴史を理解する必要がある。

　この内容を理解するために、以下いろいろな項目を設定した。

☐ 陰陽循環の基

「清陽は天と爲し、濁陰は地と爲す。地気は上て雲と爲り、天気は下て雨と爲す。雨は地気より出で、雲は天気より出ず」（素問 陰陽應象大論 第五）。

呼吸と脉の関係

「人は一呼に脉は再動し、一吸に脉はまた再動し、呼吸定息して、脉は五動す。閏ずるに太息を以てす。命けて平人と曰う。……人が一呼に脉一動、一吸に脉一動なるを少気と曰う。人が一呼に脉三動、一吸に脉三動し而して躁、……。人が一呼に脉が四動以上を死と曰う。脉が絶して至らざるを死と曰う」（素問 平人気象論 第十八）。

経脈の一周は16丈2尺×50周
<12経脈・任脈・督脈・蹻脈（男性は陽蹻脈、女性は陰蹻脈）>
→810丈→13500息。一息に6寸、一息に4動、太息の時は5動。

☐ 経脈の基本的生理作用

「経脈は血気を行らして陰陽を栄し、筋骨を濡し、関節を利する所以のものなり」（霊枢 本臓篇 第四十七）。

「五藏の道は、皆経隧に出で以て血気を行らす。血気和せざれば、百病は乃ち変化して生ず。この故に経隧を守るなり」（素問 調経論篇 第六十二）。

「五藏は精神魂魄を藏する所以の者なり。六府は水穀を受けて化して物を行らす所以の者なり。その気は、五藏に内りて外は肢節を絡う。その浮気の経を循らざる者は衛気と爲す。その精気の経を行る者は栄気と爲す。陰陽相い隨い、外内相い貫ぬき、環の端が無き如く……能く陰陽十二経を別つ者は病の生ずる所を知る。虚實の在る所を候う者は能く病の高下を得……」（霊枢 衛気篇 第五十二）。

☐ 衛気の行り

・「衛気は……昼日は陽に行き、夜は陰に行く、常に足少陰の分間より五藏六府に行る」（霊枢 邪客篇 第七十一）。

・「衛気の行り、……平旦（夜明け）に陰は盡き、陽気は目に出づ、目が張れば気は頭に上行して、項を循り足太陽に下る、……目の鋭眥から別れ、手太陽に下る、……その散ずる者は、目鋭眥から別れて、足少陽に下り、……別なる者は以て上て耳前に至り、頷脉（頷部の経脈）に合して、足陽明に注ぐ、……その散ずる者は、耳から下て手陽明に下る。……

その足に至るや、足心に入り、内踝に出で、下て陰分に行き、復た目に合す、故に一周を爲す。……その始めて陰に入るは、常に足少陰より腎に注ぎ、腎より心に注ぎ、心より肺に注ぎ、肺より肝に注ぎ、肝より脾に注ぎ、脾より復た腎に注ぎ周を爲す。このゆえに夜行くこと一舎、人気は陰藏に一周と十分藏の八行く、また陽に行くこと

二十五周の如し。而して復た目に合す」(霊枢 衛気行篇 第七十六)。

□ 気・栄衛と経絡の運行

「その浮気の経を循らざる者は衛気と為す。その精気の経を行る者は栄気と為す。陰陽相い隨い、外内相い貫ぬき、環の端が無き如し……」(霊枢 衛気篇 第五十二)。

「人の受ける所の気は穀なり。穀の注ぐ所は胃なり。胃は水穀気血の海なり。海の雲気を行らす所は天下なり。胃の気血を出す所は経隧(経脈)なり。経隧は五藏六府の大絡なり」(霊枢 玉版篇 第六十)。

「五藏の道は、皆経隧に出で以て血気を行らす。血気が和せざれば、百病は乃ち変化して生ず、この故に経隧を守るなり」(素問 調経論篇 第六十二)。

「三十難に曰く、栄気の行は常に衛気と相い隨うや、然るざるや。経に言く。人は気を穀に受く、穀が胃に入り、乃ち五藏六府に伝える。五藏六府は皆気を受く。その清なる者は栄と爲し、濁なる者は衛と爲す。栄は脉中を行り、衛は脉外を行り、栄周して息まず。五十にして復た大いに会す。陰陽相い貫き、環の端無きが如し。故に栄衛は相い隨うを知るなり」。

□「経脉十二は、分肉の間に伏行し、深くして見えざるなり。その常に見わるる者は足太陰が外踝の上を過ぎ、隠れる所が無い故なり。諸脉の浮いて常に見わるる者は皆な絡脉なり」(霊枢 経脈篇 第十)。

「手太陰の別は、名づけて列缺と曰う。腕上の分間に起こり……別れて陽明に走るなり。手少陰の別は、名づけて通里と曰う。腕を去ること一寸半、別れて上行し……別れて太陽に走るなり」(霊枢 経脈篇 第十)。

「経脉は裏と爲す。支にして横なる者は絡と爲す。絡の別るる者は孫と爲す。盛にして血ある者は疾くこれを誅(きり除く)せ。盛なる者はこれを寫し、虚なる者は飲藥にて以てこれを補せ」(霊枢 脉度篇 第十七)。

□ 衛気の作用

1. 皮膚・筋肉の間を自由に循る。
2. 体温の調節は衛気の強さにより行なわれる。
3. 手足の末梢で実する。性は慓悍滑利である。
4. 呼吸・脈拍について衛気はこれと深い関わりを持つ。
5. 古典医学の生理、病理への認識で、衛気は非常に大きな役割を持っている。従って鍼灸治療を加える上で衛気に治療目標を定めることは大切である。
6. 衛気の循環は昼は陽経を25周、夜は陰経を25周、計50周する。

(陰経→心→肺→肝→脾→腎)

□ 営気の作用

1．経脈の中を1日50周する。
　その途上で五味を五臓六腑・五体に配分する。
2．胸中で行われる生理作用により赤い血がつくられる。
3．経脈の一周は16丈2尺（12経脈、任、督、蹻脈の合計）
　16丈2尺×50周　=　810丈　　一日13500息
　1息に経脈は6寸進む　1息に4拍動　太息で5動
　目覚め　→　三陽へ散る→腎経から陰へ、内臓をめぐる。

□ 十五絡脈

絡脈には短い支脈と長い支脈があり、短い支脈はとなりの経脈に合流し、長い支脈は本経から分かれて内臓にめぐっている。
「手の少陰の別は名付けて通里といい、腕を去ること一寸半、別れて上行し経を循り、心中に入り、舌本に繋がり、目系に属す。…これを掌後一寸に取る」（霊枢 経脈篇 第十）。
「およそ此の十五絡は、実すれば必ず見われ、虚すれば必ず下る、これを視れども見われず。これを上下に求む。人の経は同からず、絡脈も別れる所を異にす」（霊枢 経脈篇 第十）。

□ 経　別

「足太陽の正は別れて膕中に入り……ふたたび太陽に属す。此れを一經と為すなり。足少陰の正は膕中に至って、別れて太陽に走り、而して合する……大陽と合す。これ一合と爲す」（霊枢 経別篇 第十一）。
十二経脈の外に「十二経別」があり、陽経の経別は肢体から胸腹部の内臓に入った後、その多くは再び頸項部に浮上し、別れた陽経と合わさる。陰経の経別は本経から別れ出た後、その経脈と表裏する陽経の経別と並行もしくは会合し、最後に表裏関係にある陽経の経脈に合流する。
　そこで経別の六合関係が形成する。
　十二経別の作用
・十二経脈の表裏、属絡の関係を強化する。表経に属する疾患に裏経のツボをとるなど。
　頭部顔面の経脈の重要性を鮮明にする。足の三陰経の経別も、陽経の経別に合流した後、頭部に至り、手の三陰経の経別も、すべて腋窩部から内臓に進入した後、喉を経て頭部・顔面で会合している。

□ 奇経

　奇経はあたかも河の水があふれたときに、水だめになる湖に流し込むための溝渠のようなものである。十二経脈のように、常に脈気がめぐっている訳ではない。
二十七難曰。脈に奇経八脈有り。十二経に拘らざるなり。……およそ此の八脈は。皆な経には拘わらず。故に奇経八脈と曰うなり。……聖人は溝渠を図り設け。水道を通利し。以て不然に備う。天雨降下し、溝渠は溢満し……。
二十八難曰…聖人は溝渠を図り設け、〔溝渠が〕満溢したるときは深湖に流すが故に、聖人も拘ること能わずして……。而して人の脈が隆盛なれば、八脈に入りて環周せず。故に十二経も亦これに拘ること能はず。それ邪気を受け、畜すれば腫熱す、砭にてこれを射すなり。

§2　経　筋

1．経筋の特徴——それは運動器系であり、内臓や経絡系と密接な関係を持つ。
2．経筋の病気は痺病とされ、風寒湿によって経絡のめぐりが悪くなって発症し、運動器系と一部の神経系疾患の症状を主とする。
3．経筋の治療法は対症療法であるが、背後に全体との関係がある。

□ **経筋の特徴**（これは筆者が学んだ小椋道益先生の経筋のまとめである）

1. 始発が手足の末端にある。
2. 走行（分布）は上行性で、下行性の経筋はない。
3. 経脈と経筋とは、同様の名称でいながら走行が逆行することがある。例えば、足の陽明の経筋と足の陽明胃経のように。
4. 五臓六腑や内部と連絡する経筋はない。
5. 経筋と経筋の流注関係や左右の関係がない。各個が独立している。
6. 独自の穴がない。
7. 経筋の治療法は経絡や経穴を必要としない代りに、「痛みを以て兪となし、知るを以て数となす」とあり、反応点治療である。
8. 経筋の症状は運動器疾患と一部の末梢神経疾患、および関節リウマチなどである。

□ **経筋の病態**

・経筋の病気は痺病であり、風寒湿によって経絡のめぐりが悪くなって発症する運動器系の症状を主とする。
・経筋の名目は二通りあり、経筋・筋脈といい、関節運動を司るものと、宗筋といい、

男子生殖器および若干の筋腱の集合個所（寛骨部や膝など）を指す場合がある。
・「胃実せざれば諸脉は虚す。諸脉が虚すれば筋脉は懈惰す」（素問 口問篇 第二十八）とあって、経筋が脾胃・経脈系と深い関係があることを説明している。
・「肝は身の筋膜を主る。……肝気熱すれば膽は泄し口苦く筋膜乾く、筋膜乾けば筋急にして攣を発し筋痿と爲す」（素問 痿論篇 第四十四）。五藏の色体表に従えば肝と筋は同類であり、この筋は経筋のことである。従って肝と経筋との関係の深さがわかる。
・「陽明は五藏六府の海なり、宗筋を閏すを主る。宗筋は骨を束ねて機関を利することを主る」（素問 痿論篇 第四十四）。同じく経筋と陽明との関係の深さを表している。
・「衝脉は経脉の海なり。豁谷を滲灌するを主り。陽明と宗筋に合す。……陽明はこれが長たり。皆帯脉に属して督脉に絡う。故に陽明が虚すれば宗筋は縦まり帯脉は引かず。故に足は痿えて用いられず」（素問 痿論篇 第四十四）。
・「足太陽の筋は、足小指に起こり、上て踝に結ぼれ、ななめに上て膝に結ぼれ、……その病は小指に支え、跟が腫痛し、膕は攣り、脊は反折し、項筋は急つり、肩は挙らず、腋に支えて、缺盆の中は紐痛して、左右に揺がす可からず。治は燔鍼劫刺に在り、知るを以て数と爲し、痛みを以て輸と爲す。名けて仲春痺と曰う」（霊枢 経筋篇 第十三）。
・主として運動器疾患それに神経痛、麻痺などの末梢神経疾患の一部や関節リウマチなどが関わる。
・仲・孟・季の痺ということで四季が配置される。
　　足太陽之筋……仲春痺、足少陽之筋……孟春痺、足陽明之筋……季春痺（霊枢 経筋篇 第十三）。
・「経筋の病は、寒ずれば反折して筋急し、熱すれば筋弛縦して収まらず、陰は痿えて用いられず、陽急なれば反折し、陰急なれば俛して伸びず。焠刺は寒急を刺すなり。熱すれば筋は縦みて収まらず、燔鍼を用いること無し、名つけて季冬痺と曰う也」（霊枢 経筋篇 第十三）。
・「太陽は目の上網と爲し、陽明は目の下網と爲す」（霊枢 経筋篇 第十三）。
・経筋は胃・陽明・肝・衝脈・帯脈・諸経脈・太陰などとも深く関わっている。
・「前陰は宗筋の聚まる所なり、太陰陽明の合する所なり」（素問 厥論篇 第四十五）。

□ 経筋の治療法

　経筋の治療は、東洋医学の鍼灸の中で一番手近に行なえる気楽な治療法である。反応部位を選び、そこへ何回でも効果が出るまで治療を加えるものである。凝り、痛み、痙攣、麻痺など運動器疾患の大半に応用できる。
　経筋治療は幾つかその方法に段階がある。始めはこのような局所療法の方法でよいが、少し東洋医学の生理作用、病態生理などの理解が進むと脾胃、衛気、栄血、経絡、臓腑、邪気の状況、虚実補瀉、経刺、体質（特に皮肉の状況）などを考慮した方法が

大切となる。
・「治は燔鍼劫刺に在り、知るを以て数と爲し、痛みを以て輸と爲す」(霊枢 経筋篇 第十三)。経筋の治療法は対症的な反応点治療(「痛みを以て輸と爲す」)で、しかも経過観察の複雑さもいらない単純な観察法(「知るを以て数と爲す」つまり治ればそれでおしまい)である。こうした上でさらに治療法を有機的な全体との関連の中で進めるのである。

§3　経　穴

経穴の理解には次のような内容が必要であろう。

1　ツボの種類
2　鍼灸──その医療器具
3　ツボについての古い記載
4　『痛みを以て輸と為す』はツボの初期的な姿を表現している。
5　要穴という概念
6　経穴の主治作用
7　ツボの名称
8　ツボの取り方、記載文例（原典からの模索）
9　注意：取穴の慎重さ、および日本で見られた取穴の特異性。
10　取り方
11　近年の穴についての考え方。
12　まとめ

□ 経　穴

　穴の種類を、①経穴　②経外奇穴（一時的ではあるが、中国で1900年以後新たに発見された穴を新穴と称した事がある）　③阿是穴（天応穴）　④私方穴の四つに分けている。
　配穴：症状改善のための局所治療と健康管理の治療とは配穴が自ずと異なり、また、病気の局所に直接刺鍼を加える場合と、反応をあらかじめ予知しながら対処する場合がある。
　局所治療の例では
「五体の病む所の皮脈肉筋骨へ直接刺鍼する」(素問五十、五十一)方法や、「病候が上部にあるものに下部の六府の兪穴を刺鍼する方法（遠道刺）」(霊枢 七)がある。また"脈診・腹診・虚実に対する補寫"などは健康管理的にも用いられる。

□ ツボの初期的な姿とは

「痛みを以て輸と為す」（反応点が治療点）はツボの初期的な姿を表現している。
「実は外堅く充満し、これを按ずべからず。これを按ずれば痛む。……虚は臏辟し、気は足りず、これを按ずれば、気足り、以てこれを温む。故に快然として痛まず」（素問 調経論篇 第六十二）という表現は少し複雑である。

このほか 膨隆、陥下、冷たい、皮膚の変化……いろいろな反応が記されている。

□ ツボについての古い記載

・史記（B.C.90頃）扁鵲倉公列伝にはすでに"五臓の輸、三陽・五会"の記載が見られる。
・長沙馬王堆3号漢墓（B.C.168年築造）から出土した帛書に、現行の委中・環跳に相当するツボの記載が見られる。
・素問にも「気血発する所各々処名有り」とある（素問 陰陽応象大論 第五）。

□ ツボの取り方

取り方：孫絡、骨空、陥下、反応点、皮の寒熱盛衰、動脈の上、委して取る
構造：肉の大・小会、皮肉脈筋骨、壮士真骨の人。
機能：衛気の留止する所、邪気の客する所。
名称：気血発する所各々処名有り
刺鍼反応：気至るを以て故と為す

・理論から取穴するもの

「病が上に在る者は下にこれを取り、病が下に在る者は高くこれを取る」（霊枢 終始篇 第九）……記載例は沢山ある。

・取穴の慎重さ、および日本で見られた取穴の特異性

「五穴を取り一穴を用いて必ず端し、三経を取り一経を使いて正すべし」（竇傑：鍼経標幽賦.『鍼経指南』. 金. 1295.）

・「治療のはじめは20〜30穴使い 慣れてくると140〜150穴用いる」『鍼術秘要』（坂井豊作：1864）． → 使用穴の数＝少ないものは1穴。 多いものは150穴。

具体的な穴の取り方
1 反応－痛みを以て輸と為す
2 症状－腰痛－八髎穴
3 病態－腰は腎の腑 転揺すること能わず、腎将に憊れんとす

□ 対症療法的な局所治療：

『素問』・『霊枢』・『甲乙経』・『千金方』……沢山の例が出てくる
「風が外より入り、人をして振寒・汗出で・頭痛・身重く・悪寒せしむるものの治は風府に在り。
　大風で頸項痛むは風府を刺せ。風府は上椎に在り。
　大風で汗出づるは譩譆に灸する。譩譆は背の下で脊をはさむ傍ら三寸ばかりに在り。ここを厭え病者に譩譆と呼ばせると、譩譆として手に応ず。
　風があると風を憎むは眉頭を刺せ。腰痛み、転揺すべからず、急に陰卵に引くものは八髎と痛む上を刺せ。八髎は腰尻の分間に在り」（素問 骨空論 第六十）。

§4　漢墓発掘資料

河北省満城県漢墓（1968年）（B.C.104より前）から金鍼4本と銀鍼5本が出土したが銀鍼は腐蝕が甚だしく原形を留めていない。
　湖北江陵張家山漢墓（1984年）（B.C.188-180）。竹簡に脈書あり。
　湖南長沙馬王堆漢墓（1973年）（B.C.168）。帛書に足臂十一脈灸経、陰陽十一脈灸経が書かれていた。
　双包山漢墓（1993）（武帝の前、文帝と景帝時期-B.C.179-141年）から黒色重漆的小型木質人形（簡称は鍼灸木人）が発掘された。
　このほか、居延漢簡、敦煌漢簡など西域辺境の砂漠地帯で発見されたものもある。

第4章　経絡経穴経筋

【　経絡系――――――経絡　】

1．経絡系統　一覧
○ 経絡系統表

経脈の系統を分類して表にすると次のようになる。
- 経脈　　十二経脈――内は臓腑に属し、外は四肢関節に連なる。
　　　　　十二経別――経脈から別れ出て、また経脈に合する。
　　　　　奇経八脈――別の道を奇に行く経脈の分支。
- 絡脈　　十五絡脈――主たる絡脈（大絡）。
　　　　　絡脈――――経・絡脈から別れて横や斜めに走る分支。
　　　　　孫絡――――絡脈の細かく小さい分支。
　　　　　浮絡――――体表に浮き出している絡脈。

内属外連
- 内属　　臓腑――――経脈および一部の絡脈と連続する。
- 外連　　十二経筋――体表に分布し、臓腑には入らない。
　　　　　十二皮部――皮膚における経絡分布領域。

　　　　　　　　　（上海中医学院編：『鍼灸学』．p5．人民衛生出版社．1974．）

○ 関連する原文

- 「経脈十二は、分肉の間に伏行し、深くして見れざるなり。その常に見わるる者は足太陰が外踝の上を過ぎ、隠る所が無い故なり。諸脈の浮いて常に見わるる者は皆な絡脈なり」(霊枢 経脈篇 第十)。
- 「手太陰の別は、名づけて列缺と曰う。腕上の分間に起こり……別れて陽明に走るなり。手少陰の別は、名づけて通里と曰う。腕を去ること一寸半、別れて上行し……別れて太陽に走るなり」(霊枢 経脈篇 第十)。
- 「足太陽の正は、別れて膕中に入り……復た太陽に屬す、此れを一經と爲す也。足少陰の正は、膕中に至り、別れて太陽に走りて合す……大陽と合して、此れを一合と爲す……」(霊枢 經別篇 第十一)。
- 「経脈は裏と爲す。支にして横なる者は絡と爲す。絡の別るる者は孫と爲す。盛にして血ある者は疾くこれを誅（きり除く）せ。盛なる者はこれを寫し、虚なる者は飲薬

にて以てこれを補せ」(霊枢 脉度篇 第十七)。

2．日本人の経絡に対する意見
○ 日本人の経絡についての考え──1

　経絡に関して日本ではこれに固執せず、肯定と否定あるいは無視することについて、自由な意見が出されてきたように思われる。気がそれほど大切であるなら、そうは行かなかったであろう。ところが日本における鍼灸治療の現実は、一口に全体治療といってもいろいろな方法が生まれ、それぞれが支持されてきた。

　何時ごろからそのような気運が生まれていたのか、鍼灸の歴史の中でざっと眺めてみよう。オランダ医学の影響はあまり考えなくとも良いと思われるので、そのような動きは多分「気」についての認識の違い（世界観の違い）がそうさせたのであろうと思われる。そこで、末尾で中国と日本との気についての違いに触れよう。
気については次の章と項目で触れている。
　　　　一章──11）表面には出ない話題で日本の鍼灸を動かしたことがら── f）気についての考え方。
　　　　二章──Ⅷ　素問・霊枢の内容にかかわる思想──○気、気の原義について、○先秦における道家、その他の気論、○理と気、○養生思想と気、○再び気、○『広辞苑』に出てくる気、○陰陽。
　　　　三章──○気について。
　　　　四章──2．日本人の経絡に対する意見──○日本人の経絡についての考え－1（本項のこと）。

　日本で、鍼灸臨床の分野で経絡にこだわらない歴史を見るとそれはかなり古いことがわかる。まず打鍼の鍼道秘訣集から調べてみよう。

　『鍼道秘訣集』（夢分流）は御園夢分或いは御園夢分斎によって著された。彼は16世紀初期の頃の人（藤本蓮風：鍼道秘訣集，『鍼灸医学典籍大系・総論』，p.172，出版科学総合研究所，1978.）。特異な腹診法と打鍼法が行われた。この打鍼法の開発はそれまでの日本の鍼灸に大きな変化をもたらした。いくつか特異な点をあげてみよう。
・中国医学古典の『素問・霊枢』以来、臓象学説（内臓の変調を体表の変化から類推する方法）があったが、これをすべて腹部の変化で観察するという形に発展させた。
・腹部の異常を診てそこへ打鍼を行なう方法はそれまでの経穴の取り方と大きな違いがある。穴を腹部に集約させ、365穴十二経絡はいらなくなった。
・古典の医学理論を排して、ひたすら腹診を行ない、悪いところへ打鍼を行なう姿勢はその後の日本の鍼灸医学に大きな影響を与えた。
このように『鍼道秘訣集』は中国から伝わった鍼灸医学とは大変違った体系へと変化

させる第一歩になった。

■ 名古屋玄医 ■

名古屋玄医（1628－1696）は古医方を唱導した最初の医家と目されている。
当時、中国では明が衰え、新しく清が北方に興っていた。明朝の政治的不安をさけてわが国に亡命する明人も多かった。その人々にまじって明の医家も……明代中国の医経・方論・本草などの新著がこれらの人々の手によってもたらされた。

その中で明末順治五年（1646）に上梓された喩嘉言（喩昌）の『傷寒尚論篇』があった。玄医はこの尚論を読んで感動した。もともと彼は曲直瀬玄朔の唱導した李朱医学にあきたらず不満をもっていた。わが国では、それまでは金元時代の李東垣・朱丹渓の医学が広く行なわれていた。曲直瀬道三・玄朔らの門流が主流を占めていたのである。その尚論を読んで初めて「古医方」を唱導することとなった。

尚論によると、中国においては『傷寒論』が医方の根本であったことは宋代より始まっており、仲景の原著に混じっている後人の説をきびしく排除し、病因として傷寒を重視し……。従来の『傷寒論』の校註者のおかしている体系上のあやまりを難じた。……。

玄医は万病の原因として「万病は皆風・寒・湿より生ぜざるはなし。之を細かく分てば、則ち風・寒・湿の三気なれども総言すれば即ち一箇の寒気のみ。ゆえに百病は皆寒に傷らるるに由りて生ずと言うべし」と書き、あらゆる病因を傷寒の一元に集約するとともに、疾病の現象は衛気（身体の外表を防衛する機能）の衰えることによって発生するとして「衛気衰うるときは、則ち百病生ず、故に薬は必ず衛気を助くるを以て主となす、然るに人但、脾腎虚し、元気弱きときは即ち病むことを知って衛気の百病の母たることを知らず」と主張した。

当時の後世派の医家の医方は温補といい、療治にもっぱら甘温剤を用い腸胃をととのえればすべて疾病は治るとしていた。

玄医はこの李朱派の温補説を姑息であるとし、『傷寒論』すなわち東漢（後漢）時代の張仲景の説にさかのぼり、温補に対して熱補と称し、風寒の邪気を去ることをもっぱらとしたのである。……。

玄医の如き市井の医師の古方学派の唱導は当時の医家に強い刺激を与え、この実証精神はのちヨーロッパの近代医学を受容するにいたる段階となった。当時、儒学にも古学の勃興が始まっている。先駆者は山鹿素行（1633－1685）である。素行についで京都の伊藤仁斎であった。玄医の所説は仁斎より12年ほど前に述べられている（京都府医師会医学史編集室編：第三章古医方の医家,『京都の医学史』, p.425～426, 思文閣, 1980.）。

4章　経絡経穴経筋

名古屋玄医について、以上の記載とは異なった山本巌先生のご意見があるので引用しよう。大変興味のあるところである。

名古屋玄医は、喩昌の『傷寒尚論篇』『医門法律』を読んで、李朱医学を廃し張仲景の古に還らねばならないと唱えたとして、一応は玄医を嚆矢とするとされて、古方を唱道した最初の医家と目されていますが、しかし玄医の書いた書を読むと、彼は後世派であって、古方派だとは思われないのです。

どうしてそのようになったかについて、私は次のように推察しています。つまり第一に、玄医は、その門下に並河天民、その弟子に松原一閑斎、さらにその弟子に吉益東洞というように続いたから、それで古方派の元祖と目されることになったと思われるのです。

第二に、喩昌の『傷寒尚論篇』を読んで、傷寒の原因が、寒によって傷られることを重視したといわれる。玄医は「……百病は皆寒に傷らるるによって生ず」と言って、病因を寒によるとしています。

第三に、玄医はさらに、衛気（身体の外表を防衛する機能）の衰えることによって病が発生する、と考えた。「衛気衰ふるときは、則ち百病生ず、故に薬は必ず衛気を助くるを以て主となす……」と言い、そして桂枝湯を使った。

以上の三つのことから、古方派の元祖とされるようになったと思うが、彼自身は後世派であって決して古方ではない。……。

あの人は『傷寒論』そのものは、どっちでもよかった人だと思います。彼の『医方問余』を見ても、後世家だということは一目にしてわかる。(鶴田光敏：『山本巌の漢方療法』, p.34～37, 東洋医学舎, 1994.)。

■ 後藤艮山 ■

名古屋玄医によって口火を切られた古方派は後藤艮山（1659-1733）によって集大成せられたという。……艮山は「一気留滞説」を唱えた。

治方では運気説、蔵府経絡配当説を否定した。

温泉療法を医学的に取り上げたのは艮山がはじめてである。

杉田玄白（1733-1817）の『形影夜話』（原本は1802）に後藤艮山のことが出てくる。「わが国で後藤艮山氏は一つの意見を立てて、『内経』の欠点をみやぶって、いまいったような、あやしい説を反撃するためか、経絡は無用なものだと断言された」（緒方富雄訳，『日本の名著』22, p.309, 中央公論社, 1971.)（京都府医師会医学史編集室編：第三章古医方の医家,『京都の医学史』, p.427～429, 思文閣, 1980.）。

後藤艮山ですが、彼も古方の魁とされるが、これも名古屋玄医と同様に、傷寒医学を推奨したのではありません。彼の弟子にも香川修徳のような『傷寒論』を勉強した

者もいたし、なるほど弟子に『傷寒論』をすすめた一文もあったように思うけれど、彼の医法は実用的なもので、むしろ民間療法をやっていたと思います。そして、実用民間療法を推奨したと考えています。彼は「湯熊灸庵」といわれ、灸・栄養・民間薬を使った。

彼は、「医というのは病を治すことを言う。業（金儲けの手段）にするのは良くない……」と主張しているのです。

艮山は、髪を蓄え束ねて、いわゆる〝くわい頭〟にして、縫掖を服しましたから、門人たちはこれにならって、それが後藤流といわれるようになったんです。昨今のテレビを見ると、医者といえば〝くわい頭〟の後藤流ですが、あれはおかしい。江戸時代、医者（官医）は山脇東洋や浅田宗伯、杉田玄白の像に見るような僧形の坊主だったんですね。

私は艮山が最も嫌ったのは、この坊主医者だと思うんです。一般に言われるように、後世派の医学を嫌って、『傷寒論』や『金匱要略』の医学、古方をすすめたというのではないと思います。（鶴田光敏：『山本巖の漢方療法』, p.37, 東洋医学舎, 1994.）。

曲直瀬道三　→　後藤艮山の一気留滞説　→　吉益東洞の万病一毒説の関係

艮山の一気留滞論の先駆をなす説がすでに道三の治療の中にみられ、そのことについても、艮山は香蘇散と順気剤との差異をのべながら、道三が気のめぐりをよくすることを重視したとのべている。一渓道三が気を重視したことは‥‥「切紙」に「四証四治之祕授」という項目があって、病気をなす原因に、気・血・痰（水）があって、気の条に「心志苦しめば、気結んで百病起る。気の証は昼甚し」の語があるのは注目に値する。更につづいて、「三証之外有＝鬱之一証＝」と題して、「仮令ば、気・血・痰の三病、久しくして鬱を兼ね、或は鬱久しくして気・血・痰病を生ず。之を治するの法は、気・血・痰を治する薬中に、解鬱剤を加へ、或は治鬱の剤中に、気・血・痰の薬を加ふるのみ」として、六鬱をあげて治療を述べている。艮山が積気、気鬱の治を重んじて順気剤を創製した。その芽が一渓道三の医説の中にみられる点を指摘しておく‥‥。（大塚敬節：近世前期の医学，『近世科学思想　下』, p.516, 岩波書店, 1977.）。

東洞の万病唯一毒説は後藤艮山の一気留滞論にヒントを得たものと推測するが、このことについては、東洞は一言もふれていない。東洞の遺稿に家約という著述があり、その中で芸州から京に出て、五条天神に祈願をこめている時、ある日、忽然として万病一毒の理を悟ったとあり、医事或問では、万病唯一毒ということを医断に書いたのは、二十年ばかり前のことで、この理をほんとうに自得したのは、この八、九年来のことで、呂氏春秋の鬱毒論をよんでからだとある。艮山の一気留滞論もおそらくは呂氏春秋にヒントを得たものであろうと私は推測している。東洞によれば、すべての病気は、体内にある毒が動いて発病するから、その毒さえとりのぞけば、病気は根治す

るというのである。（大塚敬節：補註 医事或問、『近世科学思想 下』, p.437, 岩波書店, 1977.）

医事或問　巻下　一　又問曰　道を得る事、得て聞べきか。

答曰、言がたし、然れども余が執行したる事をいふべし。夫万病唯一毒という事、医断に著したるは既二十年ばかり以前のの事なり。然るに万病の唯一毒なる事を自得したるは、漸此八九年このかたなり。其もとは呂氏春秋に鬱毒の論あり。扁鵲の伝に……是によりて万病皆一毒という事を覚悟し、医断に記したれども其術を得ず……病の能治するに随て一毒の術を心に得たり。（大塚敬節：医事或問　巻下,『近世科学思想 下』, p.371, 岩波書店, 1977.）

■ 吉益東洞（1702－1773）■

東洞の文章を読むとすごく徹底している。
「医の学や方のみ。方無く証有りても果して何の益有らん」という徹底ぶりである。

先ず文章を見てみよう。思いきり切り捨ててしまうので、三陰三陽までいらなくなる、という。ひたすら証に従って処方するだけである。陰陽医のように三陰三陽などといっていると臆測になり正確を期せない、疾医にはいらないことであるという。（吉益東洞, 監修 横田観風：『輯光傷寒論』, 吉益東洞大全集, 第二巻, p10～13, たにぐち書店, 1996.）より。

「　弁太陽病脈証并治上　第五

此の書は六経を以って大綱と為す。各々を其の巻首に置き、以って病証を分かち、治例を異にす。是れは、規矩に悖き、医事を害すこと、最も其の大なる者なり。疾医の取る所に非ざるなり。而して後の此の書を読む者は、皆其の理に迷いて、其の非を知らず、以って六経を標準と為し、以って其の病証を論じ、其の治例を推す。是れ異同の論を以って蜂起して、群疑並び生ず。漁者は淵を走り、木者は山を走り、玉石を分たず、多岐にて愈々迷う。豈に亦た悲しからずや。今而、其の偽を択び、其の真を取らんと欲す。而して扁鵲の遺訓に従いて、病応、大表に見わるる者を以って、その病証を察し、其の治例を推し、其の論を臆せずして、其の言を一に帰す。然る後、玉石に分つこと有りて、群疑氷解す。豈に亦た愉快ならずや。

或いは曰く「夫れ六経なる者は、医の標準と為すなり。知らざるべからず。此れに由りて治療し、投薬するも、亦た異同有るなり。故に其の病、陽に在るや、法当に之れを汗すべし。陰に在るや、法当に之れを下すべし。之れに差こと毫厘なるも、謬こと千里を以ってす。故に古人の六経を立つるは、猶お網に綱在るごとく、條の紊ざること有るなり。謹しまざるべからず、而るに子の之れを取らざるは何ぞや」と。

対えて曰く「六経の疾医の道に益無きは、茲に在るなり。子、其れを詳察せよ。夫れ六経の邪は、証に顕われざれば何を以って之れを推し、何を以って之れを知らん。然るに推して之れを知らば、則ち是れ臆なり。臆にて薬を投ずれば、則ち是れ方、中ら

ざるなり。然るに六経の規矩と為すべからずして、証は之れ以って機要と為すべきなり。証に随って方を処せば、則ち須く汗吐下の法を立てずして、終に誤治の患有ること無きなり。陰陽医は、然る所以を知らざるなり。六経を以って本と為し、証を以って末と為す故に、其の言、臆なり。而して其の論は一ならざるなり。徒らに益無きのみならず、治療に大いに害す。知らざるべからず。

〇太陽の病為る。脈浮、頭項強痛して悪寒す。云云。
　此の章は、証有りて方無く、其の論も亦た古義に反す。其の帰を正すも、則ち亦た無用の弁なり。夫れ医の学や方のみ。方無く証有りても果して何の益有らんか。後世医人は、其の証を論じ、而して其の方を処す。何ぞ其れ思わざるの甚だしき。夫れ方を処して当らざれば、則ち後に胎禍す。……」（同上 p.12〜13.）。
　同じく『医断』から引用してみよう。これも言い切っている。治には用いること無く、そして、妄説なり、というのである。
　「十二経十五絡は人身気脈の道路をいう。医家の重んずる所なり。然れども治には用いること無し。是を以て取らざるなり。鍼灸法の如き一つも灸すべからざる穴は無く、一つも刺すべからざるの経は無し。謂う所の所生、是動、井栄兪経合など、亦、妄説なり。従うべからず」（『医断』より）。

　吉益東洞の"一毒"とは梅毒のこと‐‐という見解には大変興味がる。山本巌先生の見解から引用させていただこう。
　吉益東洞の"一毒"とは梅毒のこと
　‥‥その吉益東洞、後世方がだめだと言い出した一番の先鋒なんですね。それはね、対抗する病気が違う。あれは梅毒なんだ。‥‥梅毒というやつはね、過去の中国の医学では治らん。15世紀以前に東洋には梅毒はなかったから、中国には梅毒に対する治療法などなかった。それで後世方は何にも役に立たん。だけど、曲直瀬道三の医学も、梅毒には何の役にも立たなかった。だから東洞は、空理空論じゃと言ったんです、中国の医学すべてが。‥‥。
　梅毒というものに歯が立つものがなかったんです。昔はね、サンキライというような解毒剤と、それから病変のある局所の処置（治療）だけだったんですね。‥‥‥‥。
　19歳の時に初めて医を志したんです。「良相たらずんば、良医たれ」というような言葉で方向変換をやったと言われるわけですね。その時に、その一族に吉益というのがいた。彼は、その畠山の名を汚すのを嫌がって、京都へ出て来た時でも吉益を通したんですけれどもね、前に吉益半笑斉というのがいて、それが吉益流の金瘡……。金瘡産科と言ってね。金瘡医っていうのは、軍陣外科医なんです。だから、外傷専門なんですよ。それで、おじいさんの弟子の人について、その吉益流金瘡産科の術を習う

ことになった。産科をなぜやるかといえば、平和な時代には戦争をやらんから外傷は少ないんですね。槍で突かれた、弓で討たれたというのはないからね。

‥‥ただ、出血を止められるなら産科もやれるというのでやったわけですね。それが金瘡産科の外科、外科医者なんです。だから外傷の治療ばっかりやったんです、19歳から。

‥‥それに、治療には梅毒患者ばっかり来たわけですよ、梅瘡は局所の処置が主だから、恐らく。内科（本道）ではなく、瘍医、金瘡医の外科に受診したのだろうと、私はそう判断しています。

‥‥そうね、独嘯庵の言うように、十中八、九はもう梅毒だったでしょう。外傷なんて、あんまり医者にはかからんでしょう、よっぽどでないとね。今の病人は、くしゃみ三つしても病院へ行きますけれども、昔はそりゃあ、なかなか医者になんて行かんですよ。医者にかからん、金が要るから。‥‥‥‥。

当時その梅毒の狷狭とか流行とかいうのはものすごかったから、それに対応して、あの吉益東洞がいろいろ医学を勉強したけれども、結局、それに対抗して治療できるものは、中国の医学にはないんです。なぜなら、過去に梅毒はなかったからです。しかし、そういうことはわからない。それで、陰陽・五行で組み立ててある医学、あんなもんインチキじゃということに東洞は結論を下したんです。しかしその彼でも、その梅毒が新しい病気で、スピロヘーターがおって、それをやっつける薬をやらなければ駄目だというような考えはなかった。それはもう当然ですけれども。

‥‥しかも、初めは下疳、便毒――便毒って、ヨコネですね、それから始まって、潜伏期をおいて今度は皮疹が出る、第二期の梅毒に入ってね。それから第三期に入ってくると、骨、軟骨で、鼻は落ちるは、目はつぶれるは、頭の髪は抜けるは、体の骨にグンマ（ゴム腫。第Ⅲ期梅毒の特徴）が出来るというふうなので、脊髄癆になるわね。それから、中枢梅毒になる。血管梅毒、肝臓梅毒、肺梅毒、胃梅毒と、そうなると全身病なんです。だから、梅毒こそは万病なんです。

（‥‥なるほど。全身に出てきてしまいますからね。）

‥‥その病状をずっと見ておれば、万病は一毒なんです。その一毒を治さなければ万病は治らんということで、万病一毒説を立てたんです。相手が梅毒ですからね。瘡ができても、頑が禿げても、眼がつぶれても、鼻が落ちても、進行麻痺（気違い）になってもすべて、梅毒という一毒なんです。

（‥‥東洞の「万病一毒説」の淵源はそれなんですか。）

‥‥東洞がどういう病気をどんなに治療していたかも考えずに、ただ、その『傷寒論』だ、古方だと言うのはおかしなものですよ。

（‥‥本当にそうですね。それで万病一毒説。しかも、それが駆梅療法をやっていくわけだから……。）

‥‥その駆梅療法を、誰が一番最初に成功させたのだろうか。それはよくわからないが、東洞の師匠であった野津祐順なのかな、それとも東洞自身かなと、そういう先生についたわけですから。それはもう、おじいさんの弟子ということです。
　(‥‥駆梅療法をその先生について習うんですか？) (鶴田光敏：『山本巌の漢方療法』、p.44〜64、東洋医学舎、1994.)

　京都に出てきたのが37歳のときですから、まあ40〜70歳の間ですね。それで、病名とか、陰陽五行で作ったようなものは要らないんだと。証というものがあって、それに対する方剤というものを合わせてやれば病気は治ると。
　(鶴田　だから、今の日本の漢方の淵源というか基が、そこら辺にあるわけですね。)
　山本　そうなんですね。その万病一毒論が梅毒からさらに飛躍して、ほかの病もすべて万病一毒でいけるという……。
　(鶴田　そこが最大の弱点というか、欠点であると。)
　山本　そうではあるけれども、あれだけの梅毒の名手、私は日本一だと思うんですが、彼は「梅毒」という言葉を一切使っていないんです。吉益東洞は独嘯庵を、「あいつは、わしが死んだら日本の漢方のトップにせい」(「あいつは治療がうまい」)、「一大敵国を見るが如し」という言葉を使っていますね。独嘯庵のことを指して朝陽と言っているんですけれども、とにかくあの人はまた『黴瘡口訣』という本を書いていますけれども、東洞は「梅毒」という言葉は使わなかったから、だからあれだけの人が土肥慶蔵の書いた『世界梅毒史』という、著書の中に出てこないんですね。
　(鶴田　自分が「梅毒」という言葉を使っていないから……。)
　山本　そうです。あの「万病一毒」だから。
　山本　梅毒から一般の内科の病気に移る時に、万病一毒を捨てるか捨てざるべきかに悩んだと思うんですね。そこでその『傷寒論』を得て、ああ、なるほど、これだということで、万病一毒論を拡大解釈することが出来たと、私は踏んでいるんです。それで、万病一毒・排毒療法というのを、すべての病気に拡大解釈できる原因を作ったのが『傷寒論』なんです。(鶴田光敏：『山本巌の漢方療法』、p.57〜64、東洋医学舎、1994.)

■ 菅沼周佳 ■

　菅沼周佳(1706-1764)とその著である『鍼灸則』(1766)が問題になる。広瀬日出治氏の『鍼灸の歴史』(p.191、サンプリント社、1967.)によると「菅沼周佳は始め杉山流の鍼術を学んでいた」ということである。
　『鍼灸則』の最後の跋の中で門人　阿州　菅義則　玄愼なる人物が「吾が菅先生著わす所の鍼灸則では十二経、十五絡、所生、是動、井栄兪経合、八会等を取らず、僅かに経穴許多を以て鍼すべきは即ち鍼す。灸すべきは即ち灸す」と書いている。

『鍼灸則』の本文の内容は次のようである。

凡例の中で

「鍼灸に功要の経穴有り。故に予がつねに用ゆる所は僅かに70穴のみ。此の70穴を以てして諸病を療し、復た他の経穴を求めざること、もとより旧説と違う。然れども久しく用いて人に施すに毎々効を奏し以て余り有り。

旧本に十二経、十五絡、所生、是動、井栄兪経合、八会、或いは刺して心に中れば一日に死す。その動は噫と為す。刺して肝に中れば五日に死す。その動は語と為すの類。或いは瘂門を刺して瘂と成るの説一切取らず。故に太陽太陰の経と云わず、別ちて頭面の経穴は頭面の部、手足の経穴は手足の部となしてこれをあつめる。……」。

次に本文は沢山の項目からなっているが鍼灸院へ来院する頻度の多い頭痛と腰痛について読んでみると次のようである。

「頭痛

偏頭痛　雷頭痛　大頭痛　眉稜骨痛　真頭痛　頭重　頭揺　一切の頭痛の証類を統治する。

鍼——百会　風池　阿是　頭維　三里

灸——列缺　関元　瘂門

出血——頭維　百会」

「腰痛

丹渓曰く、腎が病を受けると腰滞て痛む

鍼——腰眼　三里　陽陵泉　阿是

灸——腎兪　陰陵泉

出血——委中」

と記載され、表現が簡単である。しかし、鍼の太さや灸の大きさは不明である。

■ 石坂宗哲 ■

東洋医学の伝統的な医学と西洋医学との狭間にあって、今日とは違った立場からもがき苦しみ、ついに彼一流の医法、医術を編み出した石坂宗哲は経絡無用論であったことについては、すでに＜第１章.（6）石坂宗哲は東・西両医学の狭間で葛藤した＞に上げた通りである。

以上、経絡否定の歴史を見てきたように日本では歴史的に経絡にあまり執着せずにきた感じがある。もちろんその一方では経絡を大切にしてきた歴史もある。こうした現象は現在でも見られる。

中国医学を導入した日本で、なぜこれほど経絡に対する考え方が違ってくるのであろうか。何がそうさせるのであろうか。多分それは「気」に対する考え方が違うから

ではないだろうか。つまり経絡が否定される大きな理由の一つには、中国での気と日本での気のとらえ方が違う、という点があるのではないだろうかということである。この点について少し調べてみよう。経絡否定の考え方とオランダ医学との関係は希薄なものと思われるので略す。

　中国で考えられた気はその裏付けとしての現実的な何かの存在を必要としている。それに反して日本での気は雰囲気、気配といった感触で受け取られる。

・中国的な気は、次のようである。
・「天地は、以て分を設けて陰陽と為す。陽は陰に生じ、陰は陽に生ず。陰陽相錯わりて、四維乃ち通じ、或は死し、或は生じて、万物乃ち成る。蚑行喙息、人より貴きは莫く、孔竅肢体、皆天に通ず」(『淮南子』天文訓)。

「天地の間には、分かれて陰陽の二気がある。陽は陰によって生じ、陰は陽によって生じる。陰陽の二気が相交わって四隅が通じ合い、二気の消長によって万物が生ずる。生あるすべてのものの中で、最も貴いのは人である。されば、人のからだに具わる〔鼻口などの〕孔竅や肢体は、すべて天に通じている」(楠山春樹『淮南子上』、P.192, 明治書院、1979.) (蚑行喙息は、あらゆる生物の意)。

・「気有れば則ち生じ、気無ければ則ち死す。生くる者はその気を以てす」(『管子』枢言篇)。

「人の生は気の聚まれるなり。聚まれば則ち生と為り、散ずれば則ち死と為る」(『荘子』知北遊篇)。

「生は天下より尊きなり」(『淮南子』精神訓)。

「夫れ形は生の舎なり。気は生の充(実質)なり」(『淮南子』原道訓)。

・日本的な気について調べると次のようである。
「日本人は、気という言葉を非常によく使う。もしかすると本家の中国より日常において気を多用し、気をよりどころとした生活をしているかもしれない。しかし、その意味するところは、中国における気の捉え方とだいぶ違っているといってよい。結論的にいえば、中国の気が天地万物すべての根源、現象とみなすような壮大な宇宙論の一環として理論づけられているのに対し、日本の気は、そのような宇宙論はあまり展開されず、もっと人間にとって身近に感じ取れる感覚的なものとして捉えられてきた。また、中国の気が物質的側面を強調するのに対し、日本では気を「雰囲気」というような主観的な場の問題や「気分」というような心理状態、あるいは心身の状態を表す場合に使うことが多いようである。現在でも気という語は、単独で、あるいは熟語として我々の生活の中で頻繁に使われており、日本人の文化や精神性、身体観を表す主要な言葉のひとつといえよう」。

「気の思想は、いうまでもなく中国からもたらされた。それがいつかは特定できないが、六世紀には、すでに中国から陰陽説や五行説が入ってきていたといわれる。ちなみに、陰陽説や五行説が……わが国の陰陽道の基礎となったのである。

言葉としてみた場合、「気」という語は、次にみるように『日本書紀』などでは「いき」や「こころばえ」など訓読される場合もあるが、万葉仮名として「き」「け」の音に用いられ、そのなかでも「け」と発音されるのがほとんどであった。「け」は、もともと日本にあった言葉で、得体の知れない、あたりに漂う雰囲気や霊を表す言葉として使われてきたのであり、「気」をはじめ、「怪」や「化」、「顕」「異」「疫」に移行したといわれる。

時代が降るに従い、中世、近世になるに従って「ケ」ではなく「キ」と読まれることが次第に多くなってきた経緯もある。……ただ、全体的にみて中国にみられるような気の宇宙論の追求や物理的作用を求める傾向はあまり盛んではなく、日本の場合、自然と人間の関係でいえば人間の側に近い所、心と身体の関係でいえば心の側に近い所の気を重視する傾向があったといえよう。

(前林清和, 佐藤貢悦, 小林寛: 『気の比較文化』, p.43〜44, 60, 昭和堂, 2000.)。

・別の角度からとらえた日本における気について、次のような文例が見られる。
「ケ」
　　伊勢志摩の海人の刀禰らが焼く火の気磯良が崎にかをりあふ（神楽歌、湯立歌）
右の「火の気」は煙のことで、煙の語源は「ケ・振り」である。

　　神風の伊勢の国は　奥つ藻も靡みたる波に　汐気のみかをれる国に……（万2、一六二）

は、海面に水蒸気が立ちこめている光景で、海人が塩を焼く煙を「火の気」といい、海面に立ちこめる水蒸気を「汐気」というのは、火や汐が発散する「気」と見ているわけであり、太陽が発散する日光は「日の気」（万16、三八八六）という。「ケ」は霊気の意である。

これに対して「神の気」は、神が発する悪い霊気に用いられることが多い。崇神天皇の御代天下に疫病が流行した時、天皇が心配して神牀に伏していると、大物主神が現れて疫病の流行は「我が御心」によることで、大田田根子を自分の神主にしたら「神の気起らず、国平らぎなむ」と告げた（『古事記』）。
日本武尊が蝦夷平定の帰途信濃国に入った時、山の神が白い鹿に化って尊の前に立ったので、一本の蒜（野びる？）でその白鹿を弾くと、それが目に当たって死んだ（「蒜」の霊力による）。それまで信濃の坂を越えるものは、多く「神の気」に当たって病気になったが、この後山を越える者は蒜を噛んで人や牛馬の身体に塗ると、神の気に当たることはなくなったという（「景行紀」四十年条）。

平安朝に活躍する「物の気」も、元来は「鬼の気」だったはずである。(土橋寛:『日本語に探る古代信仰』, p.160～161, 中央公論社, 2000.)。

　経絡にたいして、これを肯定するのと無視あるいは否定するとの違いは一体何処から生まれた考えなのであろうか。ここでは一応気に対する態度の違いがそうさせたのではないかという疑いの眼で調べてみた。
　中国と日本の気に関する文例を引用したが、この違いが片や経絡を肯定し、片や無視ないし否定する方向に進んだのではないだろうか。
　そして要は気候の違いがそうさせたという以外に説明は無さそうである。

○ 日本人の経絡についての考え──2

　近年、経絡について特集的に書かれた書物をあまり見かけない。治療法のグループ内の雑誌にはこのような討論もあるやに聞いているが、半ばおおやけの雑誌類では次の『医道の日本』誌位のものであろう。
　経絡は古典時代の医学者の創造した偉大な産物としての評価はあるが、今日の鍼灸臨床からみて、経絡を肯定するという西洋医学的な研究は未だ出ていない。経絡は未だ証明されないし、積極的に否定もされていない。刺鍼による鍼響現象が多分経絡を想定させたのではないかという意見がある。これは臨床家からみた経絡に対する好意的な意見である。経絡を否定する者は体勢内臓反射など自律神経反射や高位中枢でのからくりが全く新しく再構築されるべきであるという。そしてたとえそれが昔の経絡のように観察されたとしても、全くあたらしい経絡であって古典に記された通りのものではない。ともあれ特定の穴と特定の症候または治療作用との関係については多く経験されているが検討十分な段階ではない。
　経絡について考える際に「気」、「陰陽」、「三陰三陽」、「五行説」などについての検討も重要なことである。これらを切り離してもなお経絡が存在するかという問いかけはずっと昔からあったものである。経絡と強く結び付いた陰陽五行説に対しては今日かなり批判的である。

　次の文章は1949年11月(昭和24年)ころから『医道の日本』誌に掲載された、いわゆる経絡論争から藤田六朗氏が著書の中で引用している文章である。
　米山博久(否):経絡否定論(抄)〜まず米山の把握する経絡説および経絡治療について述べ、
1) 経絡説は多少の事実に基づいているであろうが、その理論体系は別に発生した陰陽五行説を支柱として成立している。従って陰陽五行説と関連ある経絡説を承認するや

否やということになる。陰陽五行説の人体適用は，方法論としても事実としても全く妥当性を欠いていると断定せざるをえない。
2) 経絡中を気血が循行するというのであるが，仮に気血を血液としても，経絡は脈管系と一部一致するが全般に一致しない。また経絡を他のもの例えば神経と結びつけ考えると，気血と経絡とは矛盾している。
3) 経絡の走行は平面的である。生命現象がこのように単純なものであれば，三部九侯の脈診で補瀉を行なえば治療は成立するという結論が出てくるであろうが，生命現象はもっと立体的な統一と関連とを有していることは明らかである。
4) 虚実は見方としては面白いが，かくかくの所見は虚であり，かくかくの所見は実であるということはなく，全く直観的なものである。補寫についても同様なことが言える。
5) 気血を血脈と見れば脈診によって虚実を知るということは一応理が通る。しかし，全身の虚実を三部九侯の脈で弁別しうるということは何としても解しがたい。経絡の変動以外に病気の徴候を考えないということも少し偏見だし，脈状の変化すなわち虚実と経絡の変化すなわち虚実とが常に一致するかは疑問であり，一つの経絡中にも虚実があることも注意せねばならぬ。

　経絡治療は本治法のほかに現代医学の対症療法のような標治法がある。これを併用する場合が多いから，経絡治療は本来の経絡治療になっているか甚だ疑わしいことになる。
　補寫についても，鍼をした後に抑えば補であり，そのままにしておけば寫であり，灸を燃やし切れば補で，途中で消して寫であるとか，五行の相生相剋の理を案じて補穴・寫穴を定めるとか全く他愛ないものである。
　しかし次のようなことがよく起る。すなわち背部の刺激で浅く刺した場合は上下に，深く刺した場合は帯状に鍼響が起る。しかもこれは比較的高い確率に出てくる。これなどは前者は胸神経後枝，後者は肋間神経で説明できる。
　結論的に鍼灸は特殊作用物質を起すのではなく，微量な物理的刺激であるとしている。(藤田六朗：『經絡学入門（基礎篇）』，p.25〜26，創元社，1985.)

　もう一つは米山博久氏が整理したものであるという (藤田六朗：『經絡現象』，P.62，医道の日本社，1964) (藤田六朗：『經絡学入門』，P.30〜31，創元社，1980.)。
1) 肯定論者は鍼灸医学にとって，経路説は絶対唯一のものと考えているのに対して，否定論者は経絡説に拘束されているところに鍼灸医学の停滞があるから，それからの解放こそ鍼灸研究にとって先決問題と考えている。
2) 肯定論者は治療上の便利主義によっているのに対し，否定論者は科学的立場に立っている。

3) 肯定論者は経絡に自分からの要請や創意をよみこんでいるのに対して，否定論者はありのままの経絡説を問題にしている。

4) 肯定論者は，鍼灸治療の独自性は経絡によらねば維持しがたいと考えている。否定論者は鍼灸治療の確実な進歩のためには自由な立場からなる臨床研究を行なわねばならぬと考えている。

5) 肯定論者は鍼灸古典について経絡は古人の直観による経験的なものが，本質をなすもので，その表現の素朴な形式は非本質的と見ているのに対して，否定論者はその観念性・思弁性こそ経絡の本質であって，陰陽五行説との不可分関係を指摘している。

6) 肯定論者は本治法をもって経絡治療の本質としているのに対して，否定論者は本治法は観念的操作にすぎず，標治法は実質的には現代医学的対症療法と見ている。従って経絡治療の治効は専ら標治法によるもので，本治法のみでは治効は上がらないと考えている。

7) 肯定論者は虚実と補寫は直観的現象把握とそれに対する具体的な処置法と考えているのに対し，否定論者は理論的には面白いが，複雑な生体現象をこのような形式で把握することは困難で，それは主として診者の主観に基づく決定となって結局思い込みにすぎないものと考えている。

8) 肯定論者は経絡は既知の知見とは異なった第4刺激伝導系だと主張しているのに対して，否定論者は鍼灸現象は現代医学の範疇で充分理解できると考えている。

　出典が明らかでないのが残念であるが，代田文誌氏の著述として藤田六朗氏は次の文章も引用している。影響力の大きかった先生の文章だけにすごい発表である。

　　代田文誌　：　従来は経絡経穴説を肯定して，これを臨床的に応用してみて極めてすぐれた臨床的価値を有することを認め，そこに伏在する科学性のあることを知り，その実際と合う方面を取り上げて経絡経穴説の真実性を力調してきたのであるが，研究を進めるにつれて，実際と合わぬところが多いことがわかるようになり，このごろでは，実際と合わぬ方に特に力を入れて研究しているのであります。

　　私は経絡経穴説の中に伏在する古人の経験的事実は大いに尊重するものでありますが，実証的であり，普遍妥当性を持つものでなければならないと思います。私はこういう立場に立つが故に経絡説は一応否定すべきだと主張します。

　　間中先生がヘッド帯は脊髄断区として横の系統として現われるが，経絡は内臓反射の縦に現われる系統であって，石川説による内臓皮膚連関では経絡は説明できないというが，石川教室での研究では，内臓皮膚連関は，脊髄断区に現れるばかりでなく，脳神経の方へも連関するのであり，迷走神経領域や三叉神経領域にも連関が現れることを指摘し，それから，私どもの臨床的観察によれば，内臓の異和に際して現われる体表の過敏点は必ずしも経絡説によるように一経のみに現れず，いくつかの経絡上に

現れるのである。　　　　　　　　　（藤田六朗：『経絡現象』，P.62，医道の日本社，1964）

（藤田六朗：『経絡学入門』，P.12，創元社，1980.）

　その後、『医道の日本』誌（創刊300号記念特集．1969-5.）に記録された経絡に対する考えを次に引用してみよう。
近藤久美氏―――私の30年に及ぶ臨床経験から推論を下すならば、最初に治療点が発見されたのはおそらく神経痛や凝りのような疾病を対象としたものであったろうと思う。……「先生あまり肩が凝ってたまらないときは、自分でキリでも刺してやろうかと思うくらいです」……このような場合に鍼をしてみるようになったのが鍼術の始まりだったろうと思う。このような点が記憶され、さらに増加して行き、一連の系統を持つようになったことは容易に想像されるのである。そのうちこのような治療の応用範囲が広くなり、内臓の疾病範囲に際して現れる連関痛のようなものにまで及ぶようになり、ちょうどその頃、宇宙を支配している根本的な法則はこのようなものである。といわれ出したものが陰陽説であり、また五行説であったのである。

　その説は医学の中にも取り入れられ、人間は小宇宙なり、との立場から、この陰陽五行説をそのまま人間に当てはめがっちりした一つの法則の中にしばり付けてしまったものであろうと思われる。そうでなければこの説の中にこれほど多くの不合理と矛盾があるはずがないからである。この説がある人達によって支持されている理由は、この説の母体になった治療点そのものが経験から割り出された貴い事実を持っているからである。

　いつの世においても、事実は大切である。しかしこれに対する理論付けは陰陽五行説のようなマカ不思議なものであってはならないと思う。……解剖学、生理学の知識のなかった彼らが作り上げた経絡なるものはおそらく血管系と、神経系を混合したようなものであったに違いない。脈内を流れるものが栄血（血液）で脈外を流れるものが衛気（神経）である。

　私は経穴なるものはあるものではなく現れるものだと思っている。何故ならば、経穴を発見した端緒となったものがおそらく圧痛点であり、硬結点であり、凝りの中心点であったはずであるからである。このように考えるならば、古代人がこれらの治療点およびその治療点の相互関係を、当時一世を風靡していた陰陽五行説で説明しようとしたのに対して、二十世紀に生存し、医学が長足の進歩を遂げた現代においては、これを説明するにはどうしても現代医学的なものでなければならないと思う。しかもこれを解明するものはなんといっても人間を機能的に支配し、統括している神経系統、なかんずくその反射機構によらなければならないと思う。

　古典派が経絡は神経系と全然違うのだ、という大きな理由は、経絡は縦に走っているが、体幹の神経は横に走っているではないか、というのである。私はこの縦とか横

とかは一体何を基準にして決めたのかと反問したい。人間は足で立って歩く例外的な哺乳動物である。従ってこの際は人間も四つんばいになった状態、すなわち他の哺乳動物並みの状態で理論を進めて行くのが妥当である。この本来の姿でものを考えるならば理論は至極簡単である。すなわち脊柱管の中を通っている脊髄の方向を仮に縦とするならば、そこから出て、手や足に行く神経はすべて横ということになるが、これは手足に循る経絡の方行と一致することになる。体幹においても、兪穴と募穴の関係は殆ど同一脊髄神経の支配下にあり（たとえば肝兪と期門）臨床上重要な意義を持っている。胃を支配している脊髄断区がTh5〜12位であれば、その反応点が心兪、膈兪、肝兪、胆兪、脾兪、胃兪という具合にいわゆる縦に現れてもなんら不思議はないのである。膀胱経という名称を与えながら、その背部第一側線には総ての五臓六腑の兪穴を配したこと一つの中にも形式主義の大きな矛盾と苦しさが現れている。

　これら幾多の矛盾に目を覆ってまでこの説を支持し、さらに後進に対しても大いなるエネルギーを注入してまでもこの説に対する勉学をさせなければならないのだろうか。……鍼灸における陰陽五行説なるものは一日も早く過去の歴史の中に繰り入れて、それに代る現代医学的理論を組み立てなければならない……と。それには何よりもまず人体の中で営まれている反射機構の研究が第一であると思う。すなわち内臓体壁反射、内臓内臓反射など甚だ複雑である。……これらのからくりを研究して系統立てて見た結果、あるいは経絡と同じものが得られるかも分からない。しかし新しく理論付けられた経絡の持つ意義は、在来の経絡とは雲泥の差があるはずである。

倉島宗二氏―――中国上代の多数の医術師達は、これらの現象を忠実に観察し、記憶し、記録し、整理し、整頓し、集大成して図表化したものが霊枢経脈篇の叙述となり、滑伯仁の『十四経発揮』の表現のように完璧な形でメークアップされる。

　驚くべき努力の結晶である。尊敬すべき立派な業績である。立派なものであるが、それはあくまでも中国の上代の医術師達がその当時の頭脳で作り上げたものである。

　すなわち経絡的現象は、昔も今も実在するが、十四経発揮に記された経絡図そのままの形の経絡なるものが実在すると考えることはできない。解剖学的にはもちろんのこと、病態機能的にもいわゆる経絡そのものが、実際に存在すると考えることは理性が許さない。……中谷義雄氏は京都大学で良導絡なるものを発見し、良導絡は十四経発揮（1341）に記された経絡図に近似した電気良導点の一連の系統であるとして学位をもらった。中谷氏の論文記載の良導絡なるものを見て驚いた。それは代田文誌著『鍼灸読本』『鍼灸治療基礎学』に記載されている経絡図そのものの引写しである。この経絡図は筆者（倉島）が半年の日夜をかけて衝山幸珉箋註十四経発揮の一語一語を忠実に翻案して作り上げたものである。……その間違っている部分も間違ったまま、引写した図を中谷氏は御自分のアルバイトとして学位論文にしているのである。皮膚

の電気抵抗低下点を精細に調べたら倉島作図の経絡図と全く一致したルートを発見し、これを良導絡と命名したというのである。……

　2500年前の疾病観、治療観が今なお一部の人々にそのまま承認され、何の検討も経ずに引き継がれているということは実に奇妙なことであるが、それはまたそれなりの理由がある。人間の体は形態的にも、病理的にも、2500年前も今日も格別とり立てるほどの変化があるわけではない。したがって2500年前の疾病観に準拠して、経絡のみを唯一つの手掛りとした治療手技であっても、今日なおある程度の効果を発揮できるのである。

　しかし鍼灸が効いたという事実と、経絡の存在を直接結び付けることはできない。鍼灸は経絡の存在を全く無視しても効くのである。経絡のケの字も知らぬ素人が行なっても、驚くほどの効果を発揮する場合があることを否定できない。無資格業者が後を絶たないという現実も、この間の消息を物語っている証左であろう。……

　我々は経穴を重要な施術点として理解する。甲の疾病にはいずれの経穴が一層有効であるか、乙の疾病には、いずれの経穴がより有効であるかと探索し、加除し、経絡は僅かに参考として顧慮するに止める。……

　金沢大学石川大刀雄教授によって皮電計が開発されて以来、肺疾患（肺結核でも肺癌でも、その他どんな肺疾患でも）の皮電点は、古典の記す肺経に集中的にあらわれることが確認された。ただしそれは肺の犯されたセグメント（部位）に照応してあらわれる。あるセグメントでは肺経に、またあるセグメントでは大腸経に、あるいは三焦経に、また小腸経に集中的に皮電点があらわれる。逆に皮電点の出現する部位から、肺のどの部分が、どの程度に、軽くまたはひどく犯されているかを推定することが可能となった。それが結核であるか、癌であるか、あるいはその他の肺疾患であるかの鑑別はまた別の手段で容易である。同様な研究が……その他の内臓疾患についてもまぎれる心配のない皮電図が確認されている。

　古典の経絡はここに換骨奪胎して新しい生きた生命として生まれ変わるべきである。真玉混淆の十四経は、新しく画がきかえ、面目を一新しなければならない。

木下晴都氏———そこで私は、経絡を治療的な立場から定義して、
　経絡とは治療の対象となる病態像に対応した体壁反応経、と解しておきたい。

高嶋美成氏———内臓の盛衰をきわめて忠実に反映し、また、それに加えられた鍼灸手段が、直接間接に内臓に影響を与える経絡ではあるが、そのような状態をもって存在しているために、医学者の多くや、中には自ら鍼灸師でありながら敢えてその存在を否定する者もいるのである。また、広範な鍼灸の医療効果の中には、経絡を無視してもある程度の治効をあげ得る要素もあるので、経絡を否定する者は、そのような面

にのみ鍼灸の価値を置いて、あえて経絡の存在を否定するのではあるまいかと考えられるのである。

出端昭男氏―――内経には経絡ということばのほかに経脈という語が記載されているが、この両者は同義概念と推定される。……そこで経絡とは、「生体の一定部位を走行する循環路で、あらゆる病的状態を反映して変動し、またこの変動を矯正することによって、疾病の治癒を可能ならしめる器官である」と要約することができよう。……

　古典的な診断と治療が可能であるという仮定の上でこの問題を検討してきたのであるが、……経絡の証明を試みるための出発点となった「正しい古典的診断はいかにして可能であるか」という問題をふりかえってみよう。

　古典的な診断が可能であるためには、まず重要な一つの条件が必要である。それは古典に記るされている病態像が、事実に即して観察された実在的なものであるという条件である。つまり、それが頭の中だけで考え出された空しい思弁の所産であったならば、もはやいかなる研究も不要であろう。この体系は、はたして現実的な意義をもつものか、それとも全くの虚構であるのか、もしそれが真実を記載したものであるとすれば、どのような方法で証明することが可能であるのか、紙数の関係で詳細に述べることができないのは残念であるが、因子分析、および尤度比法という統計的な手法の導入によって、少なくとも原理的にはさしてむずかしい問題は残らない。

　経絡は存在するのかどうか、かりに存在しても、それは鍼灸にとって欠くことのできないものなのか、よく考えてみると気が遠くなるほど前途瞭遠なテーマであった。

小椋道益氏―――「経絡の実体」は、人身の生命と同じである。すなわち、誰もが人身に生命現象のあることは認めるが、しかしその生命の実体は視ることもできないし、また証明することもできない。……虹を知らない人に、大空を指して、あそこに七色の虹があったと説明してみても、事実、何も見えないのであるから、はたして素直にそれが信じられるかどうか。

塩沢幸吉氏―――現代医学的診断のもとに患者の体力と病気の現象をよく観察しつつ症状に合わせて鍼灸の治療を行なっているが、鍼灸はよく効く。恐らく、経絡的概念を完全に捨て去っても鍼灸治療は立派に成立すると思う。

関野光雄氏―――しかし、私は長年の経験によって、築きあげられた貴重な文化遺産をすべて捨て去るべしと言うのではない。……現代人が理解し納得する事ができるよう、現代医学的に理論づけ解明する必要があると思うのである。

森秀太郎氏―――しかし、経絡の基本的発想のなかに経験的なものが多分に加味されているので、この経験的なものを科学的にとり出す必要がある。

滝野憲照氏―――経穴に治療的応用価値を認めて、刺激点としてこれを用うるというのであれば、経穴を統絡する経絡説も、あながちに等閑視すべきではないと思う。……
　徳川期の名医石坂宗哲も「孔穴を十二経に付するが如きは児戯に近しと雖も、経絡の説は尚を講ぜざるべからず」と論じているのも、この間の消息を物語るものといえよう。

黒須幸男氏―――経絡は鍼響による現象であるという意味では、感覚的に存在するようである。しかしこの走行が古典で体系化された経絡の典型的パターンと、どのような場合にも符合するのかが問題である。
　これについて1949年に長浜、丸山の両氏は千葉医大で、刺鍼に敏感な患者の12の原穴を用いて実験した結果、総体的にみるとき、全く昔の医書に出ている経絡パターンに一致するとの報告があり、その後、丸山氏は3例刺鍼に敏感な患者に遭遇し、その研究の成果を東洋医学会誌に発表した。これらは小数例であるけれども、それなりの意義があると考えられる。
　しかしながら、かかる現象が見出されたから、等しくこのようなパターンが、すべての人間に共通してあらわれるというものではなく、事実鍼響の現われかたに、局部的ではあるが、典型のパターンくずれが多くみられ、これが十二経絡のそれぞれの走行とかなりのくい違いが生ずるもので、現在のところ十二経絡の走行が古典の記載通りであるということは無理であると思う。……
　結論として私は、経絡は鍼響による現象として、感覚的にとらえられたもので、刺激に対する反応系と考える。また、その実体は分からない。したがって、肯定も否定もできない仮説としておくべきである。さらに臨床としての実用的実証もなされていない将来の課題である。

増田スミエ氏―――経絡は鍼灸治療においては診断の場であると共に治療の場であると考えるので、経絡を否定した鍼灸治療はあり得ないと考えている。
　経絡はその実在を現代医学的に証明することは未だ困難の段階にあると思うが、唯臨床において「経絡は気血の循行するところである」という古典の語を実際に知ることができると思う。
　体の異常は経絡の上に現われこれを診断の上において正確に把握し、陰陽五行の法則にしたがって正しい取穴と補瀉の手法が施された場合、全体の調和が得られ、治療の目的は達せられると考えている。

診断の際、切経によりその虚実を確かめ、その病證を何の経に属するかを考え、さらに六部定位の脈診により證の決定をすることができる。そして證に随った治療を施すところも経絡にある経穴である。こうして臨床の面から見た鍼灸治療は経絡をはなれては成り立たないことになると思う。以上のように考えてみると、古典の中にある正しい経絡経穴の見方、考え方についてつねに怠ることなく追試を重ねてゆき度く考えている。そしてその経絡の存在に精通し正確な手技手法の運用に臨床家としての努力をいたし度いと念願しているものである。

　経絡否定について間中喜雄先生は＜間中喜雄：『鍼灸の理論と考え方』, p.163, 創元社, 1971. ＞の中で面白い意見を書いているので引用してみよう。
　「以上のように考察してみると、鍼灸の効果のうち刺激的要素はたいへん重要で、その刺激作用のうちには、古典の「経絡を中心とした生理観」を無視して応用しても、言葉を換えて言えば西洋医学的な刺激理論を頭において、経絡などというカテゴリーを無視して行なっても治療できる部分もかなりある。だから日本の鍼灸家に「経絡無用論」が起こるのも不思議はない。それでも立派に治療業として患者を扱いうるからである。ある場合にはかなりの流行家となることさえできる。だが私の意見では、せっかく治療に応用できる伝統的なパターンがあり、それを利用すれば西洋医学的には不可解な不思議な効果が得られるというのに、現代医学でうまく説明できないから利用しないというのは愚なことである。まして、それを馬鹿にするなどということは、とんでもない半可通というものである。」

○1993年12月に中国の青島出版社から刊行された『中国経絡文献通鑒』は経絡について大変参考になる。この本に王雪苔氏が次のような内容の序文を載せている。「経絡学説は中医基本理論の中で非常に重要な地位を占めている。今後中医理論の研究で重大な進展を要求されるが、その突破口は経絡研究にある。経絡研究は古代文献研究と現代科学研究の両方面を包括しており、古代文献研究はこれが前提である……」。
　この序文から大変な肝の入れようが想像される。

3．経絡形成史
漢墓出土資料 ──▶ 霊枢経脈篇へ
　経絡系は、はじめ灸による治療点の系統が双包山漢墓出土の鍼灸木人によると十本並列されて存在していたが、後になって、これに気、陰陽、三陰三陽、五行、五臓六腑が付加されて十二経脈、奇経八脈に再構成された。しかも循環系としての重要な役割が与えられ、霊枢が始めて結集された時点で、すでに今日見られる経脈系が完成し

ていた。このような経過が判ったのは、紀元前の漢墓から出土した竹簡、帛書に記述されていたからである。

・東洋医学の形成期は秦・前漢時代と考えられる、漢墓出土資料から明らかになった。
　　湖北江陵張家山漢墓　B.C.188～B.C.180か、それより少し後。1984年発掘。
　　双包山漢墓　B.C.179～B.C.141、史上最古の経脈模型がある。
　　湖南長沙馬王堆漢墓　主は長沙王であった軑侯利蒼の息子で、その死は文帝の12年（前168）であるから、張家山漢墓の方がやや古い。1973発掘。
　　河北省満城県漢墓　B.C.104年よりも前である。1968年発掘。

・張家山漢墓の『脈書』（竹簡）には鉅陽之脉、少陽之脉、陽明之脉、肩脉、耳脉、歯脉、泰陰之脉、蹶陰之脉（足厥陰脉）、少陰之脉、臂鉅陰之脉、臂少陰之脉の名がみられる。次に出てくる馬王堆漢墓出土の『陰陽十一脉灸経』『脉法』『陰陽脈死侯』三書を包括した内容である。

　「張家山漢墓の主は前漢の恵帝元年（前194）に官を辞し、その死は呂太后の時代（前188～前180）か、それより少し後といわれる。……張家山漢墓の方が馬王堆漢墓よりやや古い」[1]と石田秀実氏はいう。

[1] 石田秀実：『中国医学思想史』，p.37～38，東京大学出版会，1992．

・双包山漢墓から鍼灸木人が出土した。この経脈模型と張家山漢墓の『脈書』、馬王堆漢墓の『足臂十一脉灸經』・『陰陽十一脉灸経』は「脈」と云われ、『霊枢』経脈篇に書かれている十二経脈の原型であり、前漢から後漢初期にかけて急速に形成された。しかし、霊枢の経脈篇にある走行とは違い、走行はすべて求心性である（『新編中国鍼灸学』，p.6，上海科学技術出版社，1992．）。

　鍼灸木人は「文物」[2]によると、その墓は武帝の前で文帝と景帝の時期（前179～前141）に相当する。木人の高さは28.1cmで、縦方向に19條の脉が描かれ、その内の一条は正中線上にあり督脈に相当する。残りの18条は左右対称に9條ずつ描かれ、『霊枢』経脈篇を参考にすると手三陰脉、手三陽脉、足三陽脉と基本的に一致する。文字の表記はないがこの内の4條の脉から5つの支脈が分かれている。史上最古の経脈模型であるという。

[2] 馬継興：双包山漢墓出土的鍼灸経脈漆木人形，「文物」，p.55～65，文物出版社，1996，4．

・馬王堆漢墓出土の帛書に『足臂十一脉灸經』、『陰陽十一脉灸経』（甲本・乙本）、『脉法』『陰陽脈死侯』『五二病方』『却穀食気』『導引図』『養生方』『雑療方』『胎産方』『十問』『合陰陽』『雑禁方』『天下至道談』などの医書が出土した。「馬王堆漢墓の主は長沙王であった軑侯利蒼の息子で、その死は文帝の12年（B.C.168）である」[1]という。

・河北省満城県漢墓　「前漢中期、武帝時代の墓ということができる」[3]。また「前104

年よりも前のことであるといえよう。寶綰墓の下限をきめる有力な資料である」[3]（同本のp.244）ともある。1968年発掘。金鍼が出土した。

　[3] 樋口隆康：『古代中国を発掘する』, p.238, 新潮社, 1982.

ところで『脈書』の中に経脈のあり方を表現した文がある。脈書・三に「夫れ骨は柱なり、筋は束ねなり、血は濡（うるおい）なり、脉は瀆（溝）なり、肉は附（つくも）なり、気は胸（＝呴）（あたためる・燻蒸[4]）なり」とあって経脈は溝であるという。これは「水は地の血気にして、筋や脈の流通するが如きなり」（『管子』水地篇）という記録とも通ずる。さらに「人が生ずるに先づ精ができる。精から発育して脳髄が生じ、骨をもととなし、脉は養をなし、筋は身体を補強し、肉はこれを取り囲み、皮膚がしっかりして毛髪が長ずる。穀物を胃で消化吸収し、脉道は通じ、血気が運行するようになる」（『霊枢』経脉篇）という文にも連なるし、「経脉は、病人の死生を判断し、百病を対処するには、虚実を調えることである。精通しなくてはならない」（『霊枢』経脉篇）ということで、こうして経脈の原型ができ上がった。

　[4] 『難経解説』, 南京中医学院医経研組編, 戸川芳郎監訳：p.143, 東洋学術出版社』, 1987.

経脈をより緻密にする作業

鍼灸木人には片側に9条、正中に1条あり、合計10条の脉が描かれていた。張家山漢墓や馬王堆漢墓出土の漢簡には11経脉あり、さらに『霊枢』経脉篇では十二経脉となり、『素問・霊枢』にも書かれてはいるが難経二十七難、二十八難にみる奇経八脉が加わった。しかもこれらは気の循環系としての重要な役割が与えられ、今日みられる経脈系が完成した。

・これらに見られるのは、灸が主である。鍼が表面に出てきたのは、素問・霊枢が結集されてからであろう。三国・六朝以後、隋・唐時代は『肘後備急方』（肘後方ともいう。晋、葛洪撰。3世紀頃.）にも見られる通り、救急に用いられた方剤や灸が記述されている。隋唐医書から引用した『医心方』（丹波康頼撰. 982.）の鍼灸関連文例もその9割は灸についてであり、この傾向は宋時代まで続いた。金元時代になってようやく鍼の記述が表面に出てきた。その代表は『鍼経指南』（竇黙. 1295. 金.）であり、現在は『鍼灸四書』（竇桂芳. 1311. 元.）に収められている。『鍼経指南』には14の手技をはじめ鍼の色々な注意が述べられている。

・このような流れは、日本においても見られる。筆者は始め日本人が中国から医学を学び取ってきたときに、脈診や刺鍼技術はむずかしいので修得に時間がかかるからであろうと想像していた。しかし、中国においてもそのような状況にあったためであることが判った（第1章　p.32　外台秘要について書いてある所に理由がある）。単に日本で宗教を広める手段として灸の方が取り入れやすいばかりではなかったことになる。

○ 日本においては十四経といわれるが、多分、日本で用いたテキストが『十四経発揮』（滑白仁．1341．元．）であり、この影響であろう。中国においては経絡系のテキストに『甲乙経』（皇甫謐．282．西晋．）や『銅人兪穴鍼灸図経』（王惟一．1027．宋．）が用いられ、この点が相違している。

脈の名称（『馬王堆漢墓帛書——五十二病方』，p.143，文物出版社，1979．）（図4－1）

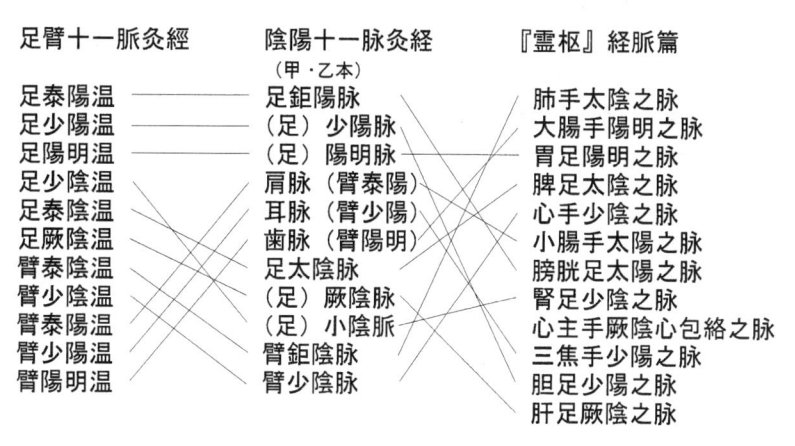

足臂十一脈灸經	陰陽十一脉灸経 （甲・乙本）	『霊枢』経脈篇
足泰陽温	足鉅陽脉	肺手太陰之脉
足少陽温	（足）少陽脉	大腸手陽明之脉
足陽明温	（足）陽明脉	胃足陽明之脉
足少陰温	肩脉（臂泰陽）	脾足太陰之脉
足泰陰温	耳脉（臂少陽）	心手少陰之脉
足厥陰温	歯脉（臂陽明）	小腸手太陽之脉
臂泰陰温	足太陰脉	膀胱足太陽之脉
臂少陰温	（足）厥陰脉	腎足少陰之脉
臂泰陽温	（足）少陰脉	心主手厥陰心包絡之脉
臂少陽温	臂鉅陰脉	三焦手少陽之脉
臂陽明温	臂少陰脉	胆足少陽之脉
		肝足厥陰之脉

4－1　脈の名称
（馬王堆漢墓帛書整理小組編，『五十二病方』，p.143，文物出版社，1979．）

是動、所生病の数

歴史から見た経絡の症状数の比較

（『馬王堆漢墓帛書——五十二病方』，p.168，文物出版社，1979．）

手の太陰脈の病候を例にすると次のようである。

```
    ＜足臂十一脈灸経＞――――――――― 3
    ＜陰陽十一脈灸経甲本＞――是動病―― 4
    同じ　　　　　　　　　――所産病―― 5
    ＜霊枢経脈篇＞―――――――是動病―― 5
    同じ　　　　　　　　　――所産病――13
```

4．陰陽循環の基

陰陽

　陰陽は相対的な考え方をする方法で、陽は遠心、拡散、上昇の性を持ち、陰は求心、

圧縮、下降の性を持つ。陰陽はともに絶対的な陰或いは絶対的な陽はなく、すべて相対的・相補的である、といった内容をもっている。古典的には次のような表現になる。
「陰陽は天地の道なり、万物の綱紀なり、変化の父母なり、生殺の本始なり、神明の府なり。病を治するには必ず本を求めよ。故に陽を積みて天となし、陰を積みて地と為す。陰は静なり、陽は躁なり。陽は生、陰は長、陽は殺、陰は臧なり。陽は気を化し、陰は形を成す。寒極まって熱を生じ、熱極まって寒を生じ、寒気は濁を生じ、熱気は清を生ず。……故に清陽は天と為し、濁陰は地と為す。地気は上て雲と為り、天気は下て雨と為す。雨は地気より出で、雲は天気より出ず。故に清陽は上竅に出で、濁陰は下竅に出ず。清陽は腠理に発し、濁陰は五藏に走る。清陽は四支に実し、濁陰は六腑に帰す。水は陰なり、火は陽なり。陽は気を為し、陰は味を為す。味は形に帰し、形は気に帰す。気は精に帰し、精は化に帰す。精は気を食み、形は味を食む。化は精を生じ、気は形を生ず」(『素問』陰陽應象大論)。

なお、陰陽については
　2章──Ⅷ　素問・霊枢の内容にかかわる思想──陰陽　にある。

三陰三陽

　　　三陰三陽については以下の章に分散している。
　　　二章──Ⅷ　素問・霊枢の内容にかかわる思想──○三陰三陽。
　　　三章──○三陰三陽。
　　　四章──3．陰陽循環の基──三陰三陽（本項）。
　　　五章──§3病気──三陰三陽の成立について。およびこの章のこれ以降の文章。

三陰三陽（図4-2）
　丸山昌朗先生は（『素問』陰陽別論、太陰陽明論、経脈別論などから）「素問では、一応、太陽を三陽、陽明を二陽、少陽を一陽とし、太陰を三陰、少陰を二陰、厥陰を一陰としているもののようである」[8]という。三陰三陽は、時に陰陽の量から、時に作用から、時に部位から、時に病状から応用・展開されている。

　[8] 丸山昌朗：「経絡治療」（6号，経絡治療研究会，1966.）

　経脈は人体を前面・後面・側面と縦に分割して生体有機論に則って展開し、結果的にそれが経脈の走行ということになった。

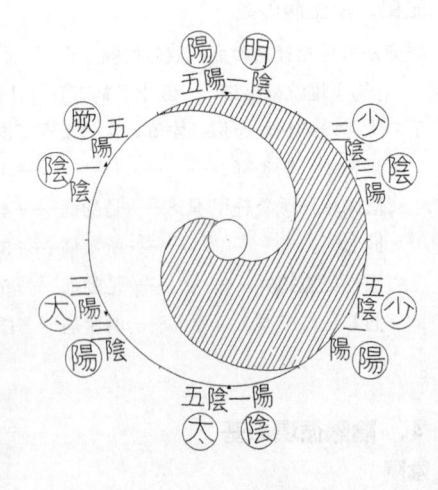

4-2　巴の図

歴史的には双包山漢墓の10本の経脈、馬王堆漢墓の11本の経脈、霊枢の12本の経脈という発展経過が調に進んだわけでは決してないことが推測される。

例えば古い経脈名が歯之脉、臂之脉、肩之脉などとあるし、『素問・霊枢』の中で巨陽、泰陽、三陽、陽明、太陽などが統一して使用されていないことから、前面・後面・側面という単純な発想から経脈が生まれたとは考えにくい。『足臂十一脈灸経』から『陰陽十一脉灸経』へ、そして経脈篇ができ上がるまでに三陰三陽が決まったのであるから、前漢後期から後漢初期にかけて一応の完成を見たと思われる。傷寒論の成立が後漢後期であるといわれることから、三陰三陽は初め鍼灸系で考えられ、後に薬物系に転用されたということになる。

三陰三陽について素問と傷寒論との違いは、＜五章 病気＞ 「三陰三陽に関する説明」の項にある。

○三陰三陽の活用法、使われ方、鍼灸臨床としては

三陰三陽の活用法については三章でふれたが、ここにも採録しておこう。
- 経脈の走行——身体部位（経脈の三陰三陽→霊枢 経脈篇 第十）
  この延長線上に「足太陽と少陰は表裏と為す」という類の三陰三陽の組み合わせと治療（素問 血気形志篇 第二十四）もある。
- 三陽の体質分類（霊枢 陰陽二十五人 第六十四）については、この後の「三陽と体質」にも簡単に触れているが、詳しくは五章・病気、七章・望診にある。
- 内臓および体壁での三陰三陽の身体区分は（素問 陰陽離合論 第六）にあり → 五章に
- 経脈の走行——身体部位に若干ある。
  「聖人は南面して立つ、前を広明といい後ろを太衝という。太衝の地を少陰という。少陰の上を太陽という。中身（腰）而上を広明といい、広明の下は太陰という。太陰の前を陽明という。厥陰の表を少陽という」（『素問』陰陽離合論 六）。
- 人迎脈口診では胃之気の多寡から三陰三陽に分けている（霊枢 終始篇 第九、禁服篇 第四十九が代表）。
  外格→陽明→太陽→少陽→厥陰→少陰→太陰→内関　このほか関格、平等の十型に分類する。
  六章-(3)-「人迎脈口診を霊枢終始第九から引用する」ではこの脈診の実際の行ない方が書いてある。
- 傷寒熱病の考え方に（病位として）。熱論と傷寒論、『素問』『霊枢』全般的。
  　　太陽→少陽→陽明→太陰→少陰→厥陰
- 経脈治療の刺鍼に当たってその深さに——置鍼時間と刺鍼深度
  刺鍼深度と置鍼時間について次のように指示している（霊枢 経水篇 第十二）。

足陽明……6分、留(とど)ること十呼、　　足太陽……5分、留(とど)ること七呼、
　　足少陽……4分、留(とど)ること五呼、　　足太陰……3分、留(とど)ること四呼、
　　足少陰……2分、留(とど)ること三呼、　　足厥陰……1分、留(とど)ること二呼、
手の陰陽は刺す深さは二分 留ること一呼を過ぎることなかれ。その少長、大小、肥痩は心を以てこれを推し測れ、という。此処で言う一分は凡そ2.25㎜、つまり足陽明の6分は13.5㎜でしかない。10呼は凡そ1分間強と思って差し支えない。

- 三陰三陽と気血の多少が刺絡の際に用いられた。しかし、今は使用されてはいない（素問 血気形志篇 第二十四）。

「夫人之常數.

太陽常多血少気.

少陽常少血多気.

陽明常多気多血.

少陰常少血多気.

厥陰常多血少気.

太陰常多気少血. 此天之常數.

足太陽與少陰爲表裏. 少陽與厥陰爲表裏. 陽明與太陰爲表裏. 是爲足陰陽也.

手太陽與少陰爲表裏. 少陽與心主爲表裏. 陽明與太陰爲表裏. 是爲手之陰陽也.

……

刺陽明. 出血気.

刺太陽. 出血悪気.

刺少陽. 出気悪血.

刺太陰. 出気悪血.

刺少陰. 出気悪血.

刺厥陰. 出血悪気也」.

- 三陰三陽と開闔枢という用い方

（これは今日十分に活用されてはいないようだ）。

三章で三陰三陽と開闔枢に触れた（霊枢 根結篇 第五）。

- 陰陽の気の量と機能とからは陽明→太陽→少陽→厥陰→少陰→太陰となる。胃気の量から人迎脈診が行なわれた。

- 足太陽と少陰は表裏と為す――『素問』血気形志篇 第二十四

三陰三陽は時に陰陽の量から、時に作用から、時に部位から、時に病状から展開されている。そんなわけで、三陰三陽ははじめ経脈の走行に用いられ、次に熱論のような展開を示し、遂に傷寒論として発展した、という考え方がわかりやすい。

三陰三陽について、素問と傷寒論との違いについては、＜五章　病気＞で「三陰三陽に関する説明」の項に書いた。

○少々硬い内容であるが、三陰三陽の内の太陽の名称を調べると次のようである
太陽について調べたところ、素問では太陽を巨陽とよんでいる。巨陽は太陽のことを曰ふ。霊枢には巨は用いられていない。
以下、例文を素問から引用してみよう。原文をそのまま引用した。
・素問 五藏生成論篇第十．――頭痛巓疾．下虛上實．過在足少陰巨陽．
・素問 五藏生成論篇第十．――心煩頭痛．病在鬲中．過在手巨陽少陰．
・熱論篇第三十一．――傷寒一日巨陽受之．故頭項痛腰脊強．……於寒者．七日巨陽病衰．頭痛少愈．八日陽明……．
・熱論篇第三十一．――兩感於寒者．病一日則巨陽與少陰俱病．則頭痛．口乾而煩滿．二日則陽明與太陰俱病．則腹滿．身熱．不欲食．譫言．三日則少陽與厥陰俱病．則耳聾．囊縮而厥．水漿
・評熱病論篇第三十三．――巨陽主氣．故先受邪．少陰與其爲表裏也．得熱則上從之．從之則厥也．帝曰．治之
・評熱病論篇第三十三．――巨陽引精者三日．中年者五日．不精者七日．
・瘧論篇第三十五．――陰陽上下交爭．虛實更作．陰陽相移也．陽并於陰．則陰實而陽虛．陽明虛．則寒慄鼓頷也．巨陽虛．則腰背頭項痛．三陽俱虛．則陰氣勝．陰氣勝．則骨寒而痛．寒生於内．故中外皆寒．陽盛則外熱．陰虛則内熱．外内皆熱．則喘而渇．故欲冷飲也．此皆得之
・厥論篇第四十五．――巨陽之厥．則腫首頭重．足不能行．發爲眴仆．陽明之厥．則癲疾欲走呼．腹滿不得臥．面赤而熱．妄見而妄言．少陽之厥．則暴
・病能論篇第四十六．――陽明者常動．巨陽少陽不動．不動而動大疾．此其候也．帝曰．治之奈何．岐伯曰．奪其食即已．夫食入於陰．長氣於陽．故奪其食即已．
・骨空論篇第六十．――別繞臀．至少陰．與巨陽中絡者合．少陰上股内後廉．貫脊屬腎．與太陽起於目内眥．上額交巓上．入絡腦還出別下項．循肩髆
・骨空論篇第六十．――連骱若折．治陽明中兪髎．若別．治巨陽少陰滎．
・水熱穴論篇第六十一．――巨陽伏沈．陽脉乃去．故取井以下陰逆．取滎以實陽氣．故曰．冬取井滎．春不鼽衄．此之謂也．帝曰．夫子言治
・水熱穴論篇第六十一．――冬取井滎．何也．岐伯曰．冬者水始治．腎方閉．陽氣衰少．陰氣堅盛．巨陽伏沈．陽脉乃去．故取井以下陰逆．取滎以實陽氣．
なお、馬王堆帛書の『『足臂十一脈灸經』では太陽経脈は泰陽温に。そして『陰陽十一脉灸経』では「鉅陽」に作っている。

呼吸・経脈・脈拍の関係

呼吸と脈の関係

「人は一呼に脉は再動し、一吸に脉はまた再動し、呼吸定息して、脉は五動す。閏ずるに太息を以てす。命けて平人と曰う。……人が一呼に脉一動、一吸に脉一動なるを少気と曰う。人が一呼に脉三動、一吸に脉三動し而して躁、……。人が一呼に脉が四動以上を死と曰う。脉が絶して至らざるを死と曰う」（素問 平人気象論 第十八）。

　　　参考　経脈循環

　経脈の一周は16丈2尺　×50周＜12経脈　任脈　督脈　蹻脈＞→810丈＝13500息。一息に6寸、一息に4動。太息5動。

　　　参考文献

　一難に曰く…人一呼に脉は行くこと三寸、一吸に脉は行くこと三寸、呼吸は定息して、脉行くこと六寸、人は一日一夜、凡そ一萬三千五百息、脉行くこと五十度にして身を周る、漏水下ること百刻にして、栄衛は陽を行くこと二十五度、陰を行くこと赤た二十五度、一周を為なす也、故に五十度にして、復た手太陰に会す、寸口は五藏六府の終始する所なり、故に法を寸口に取なり。

根結　根留注入

根結は主として、経気が循行する両極の相関関係を説明している。

（『鍼灸学』, p.52, 上海中医学院, 人民衛生出版社, 1974.）

　　　太陽根于至陰、結于命門、命門者目也。
　　　陽明根于厲兌、結于顙大、顙大者鉗耳也。
　　　少陽根于竅陰、結于窓籠、窓籠者耳中也。
　　　……太陰根于隠白、結于大倉。
　　　少陰根于湧泉、結于廉泉。
　　　厥陰根于大敦、結于玉英、絡于膻中。…　　　　（霊枢 根結 第五）

　　　根・溜・注・入

「足太陽根于至陰、溜于京骨、注于崑崙、入于天柱、飛揚也。
　足少陽根于竅陰、溜于丘墟、注于陽輔、入于天容（天衝）、光明也。
　足陽明根于厲兌、溜于衝陽、注于解谿、入于人迎、豊隆也。
　手太陽根于少澤、溜于陽谷、注于小海、入于天聰、支正也。
　手少陽根于関衝、溜于陽池、注于支溝、入于天牖、外関也。
　手陽明根于商陽、溜于合谷、注于陽谿、入于扶突、偏歴也。
　此所謂十二経者、盛絡皆當取之」（霊枢 根結 第五）。
邪気が外に客して経絡が盛んになった時には、これらの穴を用いて治療する、という。

標本

標本は主として、経気が弥漫散布（広がる）する影響を説明している。

（『鍼灸学』，p.52，上海中医学院，人民衛生出版社，1974.）。

　　足太陽之本、在跟以上五寸中、標在兩絡命門、命門者目也。
　　足少陽之本、在竅陰之間、標在窓籠之前、窓籠者耳也。
　　足少陰之本、在內踝下上三寸中、標在背腧與舌下兩脉也。
　　足厥陰之本、在行間上五寸所、標在背腧也。
　　足陽明之本、在厲兌、標在人迎、頰挾頏顙也。
　　足太陰之本、在中封前上四寸之中、標在背腧與舌本也。
　　手太陽之本、在外踝之後、標在命門之上一寸也。
　　手少陽之本、在小指次指之間上二寸、標在耳後上角下外眥也。
　　手陽明之本、在肘骨中、上至別陽、標在顏下、合鉗上也。
　　手太陰之本、在寸口之中、標在腋內之動也。
　　手少陰之本、在銳骨之端、標在背腧也。
　　手心主之本、在掌後兩筋之間二寸中、標在腋下下三寸也（霊枢 衛気篇 第五十二）。

気街（きがい）

　十二経脈の脈気は躯幹と四肢に密に分布しており、頭部、胸部、腹部、背部は経気が集中して流れる部位である。……経脈の気が循行する共通の道であり、そのために「街」と呼ばれる（『鍼灸学』，p.52，上海中医学院，人民衛生出版社，1974.）。

　気街は、頭部、胸部、腹部（背部をふくむ）、脛部の四つに分けられる。
「胸気に街有り、腹気に街有り、頭気に街有り、脛気に街有り。
故に気が頭に在る者は、之を脳に止（とど）む、
気が胸に在る者は、これを膺と背腧に止（とど）む、
気が腹に在る者は、これを背腧と衝脉の臍の左右の動脈なる者に止（とど）む、
気が脛に在る者は、これを気街と承山と踝の上と下に止（とど）む。此れを取る者は毫鍼を用う。必ず先ず按じて久しく手に應じて在り、乃ち刺して之（これ）に予（あたえ）る。
治する所の者は頭痛、眩仆、腹痛、中滿、暴脹、及び新たな積有り、痛が移る可き者は已（い）え易く、積で痛まざるは已（い）え難（がた）し」（霊枢 衛気篇 第五十二）。

5．経絡の構造　　（図4-3）（図4-4）

　　経絡の構造は、経脈（本管）→絡脈→孫脈→毛脈＝浮絡、別に十五絡脈という図4-3の通り今日の脈管系の模型を連想させる記録がみられる。
　　経脈についてもうすこし細かく調べると「経脉十二は分肉の間に伏行し、深くて見

293

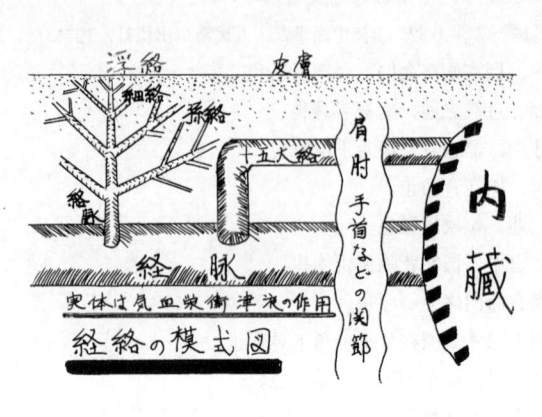

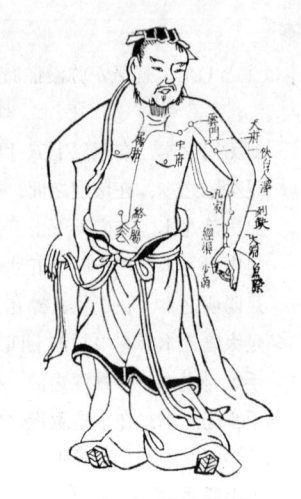

4－3　経絡の模式図　　　　　　　　　4－4　手の太陰肺経

ることができない。その常に見るものは足の太陰が内踝の上を過ぎ、隠れる所が無い故なり。諸脉の浮いて常に見るものはみな絡脉なり」(『霊枢』 経脈篇)とあって経脈は常に深いところを走行している。経脈と絡脈の違いは「経脉は裏となす。支にして横なるものは絡と為す。絡の別れるものは孫と為す」(『霊枢』 脉度)という。経脈から別れる絡脈には短い支脈と長い支脈があり、短い支脈はとなりの経脈に連絡し、長い支脈は本経から分かれて内臓にまでめぐっている (十五絡)。普通の短い絡脈は関節から関節の間に分布して終わり、経脈の及ばない所をカバーしている。

　経絡の深さについては8項で触れる。また、刺鍼との関係で経脈の深さをいうときには構造には違いないものの刺鍼技術で触れるのでそちらを参照していただきたい。

6．経別

　十二経脈は、「内は臓腑に属し、外は肢節に絡す」分布経路の外に、それぞれ体腔内に深く入る「経別」という別行する分支をもっている。陽経の経別は、本経から別れて胸腹部の内臓に入り、再び頸項部に浮上し、かって別かれた本経と合流する。陰経の経別は本経から別れ出た後、表裏関係にある陽経の経別と並行したり会合し、最後にその陽経の経脈に合流する。十二経別は陰経、陽経いずれの経別も、その本経の経脈から別れ出て、最後に陽経の経脈と合流するので、経別の六合関係が形成されている。

　この経別があるから表経に属する疾患に裏経のツボを取穴したり、裏経に属する疾患に表経のツボをとることができる。足の三陰経の経別も陽経の経別に合流して頭部

に至り、手の三陰経の経別も腋窩部から内臓に進入した後、喉を経て頭部・顔面に上り会合する。こうして十二経別の分布と循行によって十二経脈の分布、関係部位を緊密にしている。

十二経別の作用

　十二経脈の表裏、属絡の関係を強化する。——鍼灸の臨床でツボを選択する場合、表裏、属絡の理論は非常に重視されている。例えば、頭痛に列缺を取り、肺経が邪を受けて発熱した時に合谷、曲池を取るなど、表経に属する疾患に裏経のツボを、裏経に属する疾患に表経のツボをとることがよく行なわれる。また、臓腑の疾患についても同様のことが行なわれる。例えば、脾が虚して運化が変調をきたし腹部膨満や下痢などの症状があらわれた場合に、足の三里を用いたりなど、腑病に臓に属する経穴を取り、臓病に腑に属する経穴を取るなどの例である。

　頭部顔面の経脈の重要性を鮮明にする。——十二経脈中、頭部・顔面に循行しているものは、主に陽経であり、陰経は足の厥陰肝経が頭頂に達し、手の少陰心経が上で目系に連なっている他は、頭部を循行していない。しかし、経別の循行では、陽経の循行が、頭部に達しているだけでなく、足の三陰経の経別も、陽経の経別に合流した後、頭部に至り、手の三陰経の経別も、すべて腋窩部から内臓に進入した後、喉を経て頭部・顔面で会合している。このようにして、経別は奇経などの関係経脈の多種多様なつながりともあわせて、体内の経気を頭部、脳、顔面および五官〔目、耳、鼻、喉、口〕に集中させている。気街学説では「頭は気の街」として、頭部が最も重要な地位をしめているが、その理由もここにある。「十二経脈、三百六十五絡、その血気は皆、面に上りて、空竅に走る。そのうち、精なる陽の気は上りて目に走き晴るをなす。その別れた気が耳に走き聴くをなす。また、宗気は上りて鼻に出で、嗅ぐをなす。また、濁なる気は胃より出でて唇舌に走き、味わうをなす。其、気も津液も皆、上りて、面に薫ず」（霊枢 邪気臓腑病形編篇 第四）

　十二経脈の分布、関係部位を緊密にさせる——経脈と肢体や内臓各部分とのつながりは、十二経別の分布と循行によって、さらに緊密なものとなっている。十二経脈の分布していない一部の部位や臓器には、経別が連係している。このように、経別は生体の連係経路を増加させ、人体各部分の関係を緊密化させている。例えば、心・腎二臓の間の関係を視ると、足の少陰腎経は、「心に絡す」循行経脈をもっているが、手の少陰心経の経脈は、腎には分布していない。しかし、足の太陽経の経別が膀胱に属し、腎に散じて絡い、再び心に分布し、散じるという循行によって、心と腎の関係にもう一つの連係をつくり、両者の関係を緊密にしている。

　これらのことから、経絡学説では十二経脈を主体にしながらも、その他各部の縦横に交叉する多種多様な連係によって、経絡が人体に対し、緊密な連絡網の役割を果た

していることが理解される。(上海中医学院編、井垣清明ら共訳：『鍼灸学』、p.122～124、刊々堂出版社、1977．より)

参考文献（経別）
「○足太陽の正は、別れて膕中に入る。其の一道は尻を下ること五寸、別れて肛に入り、膀胱に屬し、散じて腎に之き、脊を循り心に當り入りて散ずる。直なる者は脊從り上って項に出で、復たび太陽に屬す。此れを一經と爲す也。
　足少陰の正は、膕中に至り、別れて太陽に走って合し、上って腎に至り、十四顀に當って出でて帶脉に屬す。直なる者は舌本に繋り、復たび項に出で、大陽に合す、此れを一合と爲す、成に諸陰の別なるを以て、皆な正と爲す也。
○足少陽の正は、髀を繞り毛際に入り、厥陰に合す。別れる者は季脇の間に入り、胸裏を循り、膽に屬し、散じて上の肝に之き、心を貫いて以て上て咽を挾み、頤頷（あご・ほほ？）の中に出で、面に散じて、目系と繋がり、少陽と外眥で合する也。
　足厥陰の正は、跗上で別れて、上りて毛際に至り、少陽と合す。別と俱に行く。此れを二合と爲す。
○足陽明の正は、上って髀に至り、腹の裏に入り、胃に屬し、散じて脾に之き、上て心に通ず、上って咽を循り、口に出て、䪼頔に上り、還て目系に繋り、陽明に合す也。
　足太陰の正は、上りて髀に至り、陽明と合し、別と俱に行く、上て咽に結り、舌中を貫く、此れを三合と爲す。
○手太陽の正は、地を指し（下降性）肩解で別れて、腋に入り、心に走り、小腸に繋る。
　手少陰の正は、別れて淵腋（淵液穴）の兩筋之間に入り、心に屬し、上て喉嚨に走り、面に出で、目の内眥に合す、此れを四合と爲す。
○手少陽の正は、天を指し、巓に別れ、缺盆に入り、下って三焦に走り、胸中に散ずるなり。
　手心主の正は、別れて淵腋を下ること三寸、胸中に入り、別れて三焦に屬し、出て喉嚨を循り、耳後に出て、少陽と完骨の下で合す、此れを五合と爲す。
○手陽明の正は、手從り膺乳を循り、肩髃に別れて、柱骨に入り、下って大腸に走り、肺に屬し、上って喉嚨を循り、缺盆に出で、陽明に合する也。
　手太陰の正は、別れて淵腋で少陰之前に入り、入りて肺に走り、散じて太腸に之き、上りて缺盆に出て、喉嚨を循り、復た陽明に合す、此れ六合なり。(霊枢 経別篇 第十一)

7．絡脈

　絡脈には短い支脈と長い支脈（十五大絡）があり、短い支脈はとなりの経脈に合流し、長い支脈は本経から分かれて内臓にめぐっている。長い支脈の例を挙げると、

「手の少陰の別は名付けて通里といい、腕を去ること一寸半、別れて上行し経を循り、心中に入り、舌本に繋がり、目系に属す。……これを掌後一寸に取る」(霊枢十)。という文例から想像できる。主要な絡脈は十五絡あり、絡穴を配穴する条件にはその絡脈の反応および穴の反応などが尺度になるとされている。

十二經脉の絡脈と任督脾経の絡脈、合わせて十五絡があり、これを大絡といい、十二經と十五絡脈で合わせて二十七気が上下して身体を運営しているともいわれる。一方、小さい絡脈はとなりの経脈に連接して経脈循環の道筋をつけている。

十五絡の参考文例

手の太陰の別は名つけて列缺といい、腕上の分間より起る、……之これを腕を去ること一寸半に取る、別れて陽明に走る。

手の少陰の別は名つけて通里といい、……腕を去ること一寸半、別れて上行し経を循り、心中に入り、舌本に繋がり、目系に属す。……これを掌後一寸に取る。別れて太陽に走る。

手の心主の別は名つけて内関といい、腕を去ること二寸、両筋之間に出で、經を循りて上って心包に繋げ心系を絡う……。

手の太陽の別は名つけて支正といい、腕を上ること五寸、……上りて肘に走り、肩湊を絡う……之これを別れる所に取る。

手の陽明の別は名つけて偏歴といい、腕を去ること三寸、別れて太陰に入る、その別なるものは上って臂を循り、肩髃に乗じ、曲頬偏歯に上る……之これを別れる所に取る。

手の少陽の別は名てけて外関といい、腕を去ること二寸、……胸中に注ぎ心主に合す……之これを別れる所に取る。

足の太陽の別は名つけて飛陽といい、踝を去ること七寸、別れて少陰に走る。……之これを別れる所に取る。

足の少陽の別は名つけて光明といい、踝を去ること五寸、別れて厥陰に走る。……之これを別れる所に取る。

足の陽明の別は名つけて豊隆といい、踝を去ること八寸、太陰に走る。……之を別れる所に取る。

足の太陰の別は名つけて公孫といい、本節の後を去こと一寸、別れて陽明に走る、……入りて腸胃を絡う……之を別れる所に取る。

足の少陰の別は名つけて大鐘といい、踝の後に當り、跟を繞り別れて太陽に走る。……上って心包に走り、下って腰脊を貫く……之を別れる所に取る。

足の厥陰の別は名つけて蠡溝といい、内踝を去ること五寸、……脛を循り、睾に上り、茎に結まる……之を別れる所に取る。

任脉の別は名つけて尾翳（鳩尾穴）といい、……之を別れる所に取る。

督脉の別は名つけて長強といい、脊を挾み項を上り、頭上に散ずる、……之を別れる

297

所に取る。
脾の大絡は名つけて大包といい、淵腋の下三寸に出で、胸脇に布く……之を取る。脾の大絡脈なり。
およそこの十五絡は実すれば必ず見れ、虚すれば必ず下る、……絡脉は別れる所を異にす（霊枢 経脈篇 第十）。

絡脈——節から節までのもの

絡脈の変化とその対応の仕方については次のようである。参考文例
「諸の絡脉は皆な大節之間を経ること能わず、必ず絶道（経脈が至らない部分）を行りて出入し、復た皮中に合す、その会は皆外に見る。
故に諸の絡脉を刺す者は、必らずその結上（血液が滞っている所）を刺す。甚だ血ある者は結が無いと雖ども、急に之これを取り、以てその邪を瀉してその血を出す、之を留れば痺を発するなり。
凡そ絡脉を診るに、脉の色が青ければ寒且つ痛み、赤ければ熱有り、胃中の寒えは手魚之絡に青が多い、胃中に熱有るは魚際の絡は赤い、その黒を暴すものは久しき痺の留なり、その赤有り黒有り青有るものは寒熱の気なり、その青く短い者は気が少ない（少気）」（霊枢 経脈篇 第十）。

同じ絡という文字を使用しているが十五絡などとは意味の違う「胃の大絡」がある。
「胃の大絡は名つけて虚里という。鬲を貫き肺を絡う、左乳下に出で、その動は衣に応ずる、脉の宗気なり。盛喘数絶する者は則ち病が中に在り。結して横なるは積有り、絶して至ざるは死という。乳の下、その動が衣に応ずるは宗気の泄るなり（素問 平人気象論 第十八）。

奇経

奇経はあたかも河の水があふれたときに、水だめになる湖に流し込むための溝渠のようなものである。人の経脈を循行する脈気が異常に旺盛過ぎる時には、この奇経八脈に流れ込むようになっているので、十二経脈のように、常に脈気がめぐっている訳ではない。

参考文例
二十七難は機能、二十八難は経路、二十九難は病症を扱っている。
・二十七難に曰く。脉に奇経八脉が有り、十二経に拘ざるとは、何を謂や。然なり。陽維有り、陰維有り、陽蹻有り、陰蹻有り、衝有り、督有り、任有り、帯之脉有り。凡そ此の八脉は、皆な経に拘ざるなり。故に奇経八脉と曰うなり。経に十二有り、

絡に十五有り。凡およそ二十七気、相い隨いて上下す。何ぞ獨り経に拘らざるなり。然なり。聖人は溝渠を圖り設け、水道を通利し、以って不然に備う。天雨降下し、溝渠溢満し、當に此の時、霧霈（大雨の情景を形容）妄行すれば。聖人も復た図こと能ざるなり（聖人もこうなってはどうすることもできない）。此れ絡脉（奇経を指している＝難経本義）が満溢すると、諸経は復た拘ること能ざるなり（奇経八脈を十二經脉の範疇に入れることはできない）。

・二十八難に曰く。その奇経八脉は既に十二経には拘らざれば、皆な何に起り何に継や。然なり。督脉は下極之兪（会陰穴）に起り、脊裏に並び、上て風府に至り、入りて脳に屬す。

任脉は中極（穴名）の下に起り、以て毛際に上り、腹裏を循る、関元に上り、咽喉に至る。

衝脉は気衝に起り、足陽明之経に並び、齊を夾んで上行し、胸中に至って而て散ずる也。

帯脈は季脇に起り、身を廻て一周す。

陽蹻脉は跟中に起こり、外踝を循り、上行して風池に入る。

陰蹻脉は亦た跟中に起り、内踝を循て上行し咽喉に至り、衝脉と交り貫く。

陽維・陰維は、身を維ぎ絡い溢畜（蓄積）し、諸経に環流灌漑すること能ざるなり、故に陽維は諸陽の会に起なり。陰維は諸陰の交に起るなり。

聖人は溝渠を圖り設け、〔溝渠が〕満溢したるときは深湖に流すが故に、聖人も拘ること能わず。而して人の脉が隆盛なれば、八脉に入りて環周せず。故に十二経も亦之に拘ること能はず。その邪気を受け、畜（たくわえれば）すれば腫熱す。砭にて之を射すなり。

（奇経はあたかも河の水があふれたときに、水だめになる湖に流し込むための溝渠のようなものである。人の経脈を循行する脈気が旺盛なときには、この奇経八脈に流れ込むようになっているので、十二経脈のように、常に脈気がめぐっている訳ではない。）

「奇経八脉は……不測の事態にそなえるように溝渠を設けているが、溝渠が一杯になると氾濫してしまい、聖人も拘ることができなくなる。……そこで十二経と奇経を連動させることはできないのだ」（二十八難）とある。

・二十九難に曰く。奇経の病となすや何如。然なり。

陽維は陽を維ぎ。陰維は陰を維ぎ。陰陽自から相い維ぐこと能ず。則ち悵然（鬱々として伸びやかではない）として志を失い、溶溶（無力の様相）として自ら収持すること能ず。陽維の病たるや寒熱を苦しむ。陰維の病たるや心痛を苦しむ。陰蹻の病たるや陽緩にして陰急なり。陽蹻の病たるや陰緩にして陽急なり。衝の病たるや逆気して裏急す。督の病たるや脊強して厥。任の病たるやその内は結に苦しみ、男子は七疝となり、女子は瘕聚となる。帯の病たるや腹満し腰は溶溶として水中に坐するが若し。此れ奇経八脉の病となすなり。

299

8．衛気、栄血の作用
・衛気の作用
1．皮膚・筋肉の間を自由に循る。
2．体温の調節は衛気の強さにより行なわれる。
3．手足の末梢で実する。
4．呼吸・脈拍について衛気はこれと深い関わりを持つ。
5．古典医学の生理、病理への認識で、衛気は非常に大きな役割を持っている。従って鍼灸治療を加える上で衛気に治療目標を定めることは大切である。
6．衛気の循環は昼は陽経を25周、夜は陰経を25周、計50周する。
　　（陰経→心→肺→肝→脾→腎）。性は慓悍滑利である（小椋道益：三焦論について，「漢方の臨床」，20巻−6号，東亜医学協会，1973.）。

・営気の作用
1．経脈の中を1日50周する。
　　その途上で五味を五臓六腑・五体に配分する。
2．胸中で行なわれる生理作用により赤い血がつくられる。
3．経脈の一周は16丈2尺（12経脈、任、督、の合計）
　　16丈2尺×50周　＝　810丈
　　一日13500息　1息に経脈は6寸進む　1息に4拍動
　　太息で5動（小椋道益：三焦論について，「漢方の臨床」，20巻−6号，東亜医学協会，1973.）

　　参考文例
・人は気を穀より受く、穀が胃に入り、以て肺に伝え、五藏六府は、皆な以て気を受く。その濁なるものは栄と為し、清なるものは衛と為し、栄は脉中に在り、衛は脉外に在り、栄周して休まず、五十にして復た大いに会す。陰陽相い貫き、環の端が無き如し、衛気は陰に行くこと二十五度、陽に行くこと二十五度、分けて昼夜となす。故に気は陽に至って起き、陰に至って止む。
……壮者の気血は盛ん、その肌肉は滑か、気道は通じ、栄衛の行は、その常を失なわず、故に昼精しくして夜瞑る。老者の気血は衰う、その肌肉は枯れ、気道は渋り、五藏の気は相い搏まり、その栄気は衰少して衛気は内に伐つ、故に昼精しからずして、夜は眠られず。
……血の気と、異名同類とは何と謂ぞ。岐伯答えて曰く、栄衛は精気なり、血は神気なり、故に血の気と異名同類なり。故に血を奪するものは汗無く、汗を奪するものは血無し、故に人生両死有って両生無し（霊枢 栄衛生會 第十八）

・五穀の胃に入るや、その糟粕、津液、宗気は分れて三隧と為す。故に宗気は胸中に積み、喉嚨に出で、以って心脉を貫ぬきて呼吸を行うなり。栄気はその津液を泌して、之を脉に注ぐ、化して以て血と為し、以て四末を栄し、内の五藏六府に注ぐ、以って刻數に応ず。衛気はその捍気の慓疾に出で、しかして先ず四末分肉皮膚の間に行きて休まざるものなり。晝日は陽に行き、夜は陰に行く。常に足少陰の分間従り、五藏六府を行る（霊枢 邪客篇 第七十一）。

目覚め → 三陽へ散る
──▶ 腎経から陰へ、内臓をめぐる

目覚めると衛気（陽気）は目から三陽に散り、夜は五藏を順にめぐっている。衛気が陽をめぐるので起きて居ることができるが、夜は陰を循るので寝ることができる。栄気とはめぐり方が基本的に異なっていて、それによって人間の生理作用が円滑に行なわれている。一方、栄血は文字通り肺経から肝経へと順に循っている。

参考文例

・衛気の行は、一日一夜で身を五十周する。昼日は陽に行こと二十五周、夜は陰に行くこと二十五周。……平旦には陰が盡き、陽気が目より出づ、目張るときは気は頭に上行し、項を循り足の太陽に下る。背を循り下って小指の端に至る。その散ずる者は、目の鋭眥に別れて、手の太陽に下る、下って手小指の間の外側に至る。その散ずる者は、目の鋭眥に別れて、足の少陽に下る。小指次指の間に注ぎ、以って上り手少陽の分側を循り、下って小指の間に至る。別るる者は以って上り耳前に至り、頷脉に合す。足の陽明に注ぎ、以って下行して跗上に至り、五指の間に入る。その散ずる者は、耳より下って手の陽明に下り、大指の間に入り、掌中に入る。その足に至るや、足心に入り、内踝に出で、陰分に下行して、復た目に合す、故に一周と為す。
この故に日が行こと一舎、人の気が行こと一周と十分身の八。日が行くこと二舎、人の気が行こと身に三周と十分身の六。日が行こと三舎、人の気が身に行こと五周と十分身の四。日が行こと四舎、人の気が身に行こと七周と十分身の二。日が行こと五舎、人の気が身に行こと九周。日が行こと六舎、人の気が身に行こと十周と十分身の八。日が行こと七舎、人の気が行こと十二周と、身に在りて十分身の六。日が行こと十四舎、人の気は身に二十五周して十分身の四の奇分有り。陽は陰に盡き、陰は気を受く。
その始めて陰に入るは、常に足の少陰より腎に注ぐ、腎から心に注ぎ、心から肺に注ぎ、肺から肝に注ぎ、肝から脾に注ぎ、脾から復た腎に注いで周と為す。是の故に夜に行こと一舎、人気は陰藏に行こと一周と十分藏之八。また陽行の二十五周の如くにして、復た目に合す。陰陽一日一夜、奇分である十分身の四と十分藏の二と有るのを

合す。この故に人の臥起の時に所以早晏なる者有り、竒分盡ざる故なり（霊枢 衛気行 第七十六）。
・衛気は……晝日は陽に行り、夜は陰に行る。常に足少陰の分間より五藏六府に行る（霊枢 邪客篇 第七十一）。

9．経絡の深さ

・「その死するや解剖してこれを視るべし。その藏の堅脆、府の大小、穀の多少、脉の長短、血の清濁、気の多少、十二経の多血少気とその少血多気とその皆な多血気とその皆な少血気と、皆な大数有り」（霊枢 経水篇 第十二）。
・「足陽明は五藏六府の海なり。その脉は大にして血多く、気盛んにして熱壯なり。これを刺す者は、深からざれば散ぜず、留ざれば寫せざるなり。
足の陽明は刺すこと深さ六分、留めること十呼。
足の太陽は、深さ五分、留めること七呼。
足の少陽は、深さ四分、留めること五呼。
足の太陰は、深さ三分、留めること四呼。
足の少陰は、深さ二分、留めること三呼。
足の厥陰は、深さ一分、留めること二呼。
手の陰陽は、その気を受ける道が近く、その気の來や疾し、その刺す深さは皆な二分を過ぎること無く、その留めること皆な一呼を過ぎること無かれ。……之に灸するも赤然り、灸して此れに過ぐる者は、悪火を得るとは骨枯れ、脉濇る。刺して此れに過ぐる者、則ち気を脱す」（霊枢 経水 第十二）。
・「それ経脉の小大、血の多少、膚の厚薄、肉の堅脆、及び膕の大小、度量を爲すべきや。答えて曰く、その度量を爲す可き者は、その中度を取るなり。甚だ脱肉せずして血気衰えざればなり。……度る人（病人）が瘠痩して形肉脱する者は悪れを以て度量して刺す可きなり。審に切し、循捫し、按じてその寒温盛衰を視て之を調えよ、是を因適（宜しきに適う）と謂い、これを真と為すなり」（霊枢 経水 第十二）。
・少陰は冬の脉なり、伏行して骨髄を濡す者なり。（霊枢 経脉 第十）
・五体と五臓の合同作業の関係から、皮→肉→脈→筋→骨の順に経絡も深くなるという考え方がある。
　例、「その病の居るところ、隨てこれを調よ。病が脉に在れば之を血に調よ。病が血に在れば之を絡に調えよ。病が気に在れば之を衛に調のえよ。病が肉に在れば之を分肉に調えよ。病が筋に在れば之を筋に調えよ。病が骨に在れば之を骨に調えよ」（素問 調経論 六十二）。

経絡の作用

参考文例

- 「刺の理は経脈を始と爲す。その行くところを栄し、その度量を制し、内は五藏を次し、外は六府を別つ」(霊枢 経脈 第十)。
- 「人が始めて生ずるに先ず精を成なす。精成て脳髄が生じ、骨を幹と爲し、脉を栄と爲し、筋を剛と爲し、肉を墻と爲し、皮膚堅くして毛髪が長じ、穀が胃に入りて、脉道は以て通じ、血気は乃ち行る」(霊枢 経脈 第十)。
- 「経脈は能く死生を決し、百病を處し、虚実を調える所以にして、通ぜざるべからず」(霊枢 経脈 第十)。
- 「経脈は常に見るべからざるなり。その虚実は気口を以て之を知るなり、脉の見る者は皆な絡脈なり」(霊枢 経脈 第十)。
- 「十二経脈は人の生ずる所以、病の成る所以、人の治る所以、病の起る所以、学の始る所、工の止所なり、粗の易とする所、上の難とする所なり」(霊枢 経別 第十一)。
- 「五藏は皆な気を胃に稟く、胃は五藏の本なり。藏気は自ら手の太陰に致すこと能ざるなり、必ず胃気に因て乃ち手の太陰に至るなり」(素問 玉機眞藏論篇 第十九)。
- 「経脈は血気を行して陰陽を栄い筋骨を濡し関節を利する所以のものなり」(霊枢 本臓篇 第四十七)。
- 「刺の理は経脈を始と爲し、その行く所を栄し、その度量を知り、内は五藏を刺し、外は六府を刺し、審かに衛氣を察し、百病の母たり、その虚実を調えれば虚実乃ち止む。その血絡を寫すれば血盡て殆からず」(霊枢 禁服 第四十八)。

　　(刺鍼の道理は經脉をよく知ることに始まる。走行やその長短や血気の多少を知り、内なる病気には五藏の經脉を刺し、外なる病気には六腑の經脉を刺し、慎重に衛気の動きを察すればすべての病気は治療できる。經脉の虚實を整えれば五藏六腑の虛實も調和できるし、經脉上の血絡を瀉血すれば病が重篤にならない。と『意釈黄帝内経霊枢』にある (小曽戸丈夫, 浜田善利：『意釈黄帝内経霊枢』, p.170, 築地書館, 1972.)。

- 「五藏は精神魂魄を藏する所以の者なり。六府は水穀を受け化して物を行す所以のものなり。その気は五藏に内て外は肢節を絡う。その浮気の経を循ざる者を衛気と爲し、その精気の経を行る者を栄気と爲す。陰陽は相隨い、外内相い貫き、環の端無き如し……能く陰陽十二経を別ものは病の生ずる所を知り、虚実の在る所を候う者は能く病の高下を得なり……」(霊枢 衛氣 第五十二)。
- 「人の受る所の気は穀なり。穀の注ぐ所は胃なり。胃は水穀気血の海なり。海の雲気を行す所は天下なり。胃の気血を出す所の者は経隧なり。経隧は五藏六府の大絡なり」(霊枢 玉版 第六十)。
- 「五藏の道は皆な経隧に出で以て血気を行す。血気が和せざれば百病は乃ち変化して生ずるなり。この故に経隧を守るなり」(素問 調経論篇 第六十二)。

・「三十難に曰く．栄気の行は．常に衛気と相隨うやいなや。然なり。経に言う、人は気を穀に受く、穀が胃に入り、乃ち五藏六府に伝わる。五藏六府は皆な気を受け、その清なるものは栄と為し。濁なるものは衛と為し、栄は脉中を行り、衛は脉外を行る。栄周して息まず、五十にして復た大会す。陰陽相い貫き、環の端無き如し、故に栄衛は相い隨うを知るなり。」

１０．気候と経水の変化

　人は天地自然と一体であるというところから、自然現象と人間の生理作用も共通するところがあるという考えがあった。その典型的な表現が次の文章となっている。

・「月が始て生れば則ち血気は始て精して、衛気始て行る。月の郭が満れば則ち血気は実し、肌肉は堅し。月の郭が空ければ則ち肌肉は減じ、経絡は虚し衛気は去り、形獨居る。これを以て天の時に因て而して血気を調るなり。是を以て天が寒して刺す無れ。天が温にして疑う無れ。月が生じて寫う無れ。月が満ちて補す無れ。月の郭が空なるに治す無れ。是時を得て之を調うと謂う」（素問　八正神明論　第二十六）。

・「天地が温和なれば則ち経水は安靜なり。天寒く地凍れば則ち経水は凝泣（渋滞？）する。天暑く地熱すれば則ち経水は沸溢する。卒風が暴に起これば則ち経水は波涌して隴起す。夫れ邪が脉に入るや、寒なれば則ち血は凝泣し、暑なれば則ち気は淖澤し、虚邪が因て入りて客すること赤経水の風を得る如きなり。経の動脉がその至るや、赤た時に隴起す。その脉中を行こと循循然。その寸口に至り手中や、時に大、時に小、大なれば邪が至り、小なれば平なり、その行は常の處無し」（素問　離合眞邪論篇　第二十七）。

１１．近代の日本での経絡研究および最近の中国での経絡研究成果
★ 日本での経絡研究
○ 藤田六朗博士の研究

　間中喜雄：『鍼灸の理論と考え方』，p.60～63，創元社，1971．より引用

　「藤田六朗博士は昭和二十七年に、原穴または、その他の経絡に施灸・刺鍼した後に、経絡に沿って氏のいう『電気敏速反応点』『皮膚潜在丘疹点』、さらに時間の経過と共に『可視丘疹』の発生する現象を報告した。氏は爾来この種の現象に非常に興味を持ち、しばしば臨床的観察を報告して来た。その初期には南義成氏の電気的測定による観察に重点をおいて来たが、後に小松市に住む鍼灸家、岸勤氏が触診法において異常に敏感なので、岸氏の触診所見に基準をおいて、種々の実験・考察を行なった。そして経絡現象は、全身の筋肉系の運動系としての統一によって起こるという独自の仮説

を立て、これを『筋運動主因性脈管外流体波動通路系』であると命名した。すなわち、人体の深部筋肉間には相互の機能的連絡路があり、その間に脈管外流通路が形成され、全身を『タテ』の方向に連絡して『経絡主線』をなすのであるという説をなしておるのである。……

　氏は各方面の考察をもとにして、
（イ）経水
（ロ）経筋
（ハ）経脈
（ニ）内臓における経絡の流注
（ホ）経絡と神経の関係
（ヘ）経絡と管腔
（ト）経絡と筋膜の関連
（チ）経絡と経穴の関連
について明快な解釈を提出し、その結論として次の通り述べている。

　ヘッド氏帯は人体の頭尾軸に対し、横の神経分画（体性知覚）である。反射機構に関与するから神経中枢で統一される。

　『経絡』は人体の縦の『筋因性流動通路膜系統』である。体液循環機構であるから、主として『ホルモン』『ビタミン』その他の体液成分の調整に関与する。この両系統の交点にある各経穴は、臨床的には、著者の発見した『丘疹点』として把握される。

　したがって、この点は、一方ヘッド氏帯を介して、さらに石川日出鶴丸教授の広義内臓体壁反射により、特異的な各内臓と神経線維により関連し、他方『主経絡線』を介して、すなわち筋膜とそのうちの管腔（神経管を含む）との間において『ノルメルギー』並びに『アレルギー』の結果変化した管腔外結合組織の系統的な場を通じて、特異的な内臓と『運動力学的』に関連する。内臓と体壁とのこのような経絡的関連については、かつてモルレーが、漿膜皮膚ラジエーション、漿膜筋肉反射の第一階程として述べているところである。

　著者（藤田）は、内臓漿膜と体壁漿膜との関連は、その運動力学的接点・接線あるいは接面において、生理的には機能的に、病的にはさらに著明に結合織癒着という形態的変化により、起こることを強調する。

　藤田説は広範に、古典的「経絡説」をそのすべての面から、現代医学的に合理的に解釈することを精力的に試みた点で、鍼灸研究者として独特の特長をもっている。日本には、ドイツにおけるように、一つの学問を概説的に総括して理解しようという理論家的学者が少ない。氏はこの点でその思考傾向がゲルマン的でスケールが大である」。

○ 石井陶白氏の経絡の本体についての考察

間中喜雄：『鍼灸の理論と考え方』，p.63～69，創元社，1971. より引用。

石井陶白氏はかねてから，経絡の本体を発生学的に説明すべきであるという見解を発表してきた。1965年の東京の国際鍼灸学会で，氏はその持論を次の如く要約して発表した。

＜　経絡の本体　＞

（1）経絡は生物の体制

人間は神経系による統制的機能をもつが，神経支配は一般に遠心性・求心性をもって理解される。経絡系統は神経系の構制下にあるが，知覚・運動両神経終末の分布する器官・組織ならびに自律神経を走路とし，おもに末梢相互間（筋節間）伝導にて生理、病理作用を営む。

神経系統は神経鞘およびシュワン氏鞘にて経絡系統と絶縁する。

神経系中，神経単位は体制単位だが，神経形質および神経支持質は適応形質すなわち経絡の一部である。神経管よりも神経冠の方が下等にて経絡的形質多し。神経ワナは支配区域を異にする一組織の経絡的走行を円滑にする。

十二経絡は上下肢間を上皮、皮下、筋の各組織、直皮間をおもに極性に従いめぐるが筋接続は経絡の中心とする。脳とは任督にて鼻胞、眼胞、脳下垂体により接続する。

（2）陰陽両経の昇降は胚表の移動

生物の極性＝プラナリアの前端を切ると頭が、後端を切ると尾が再生する。これは動物体中に相対する根本的異質の極があるからで、胞胚末期になると動物極の方から植物極の原口に向かい外表の胚が移動し始め、胚表下半は原口内を上に向かい逆行し、後に外表に残る胚は皮膚と神経板（ともに外胚葉）陥入部は内胚葉（後に腸管系＝肺、大腸、胃、膵が分化）および中胚葉（後に骨格・筋・循環・排出・生殖の各系に分化）となる。かくて球状胚下半は陥入し、外胚葉は陽経の主力・中内胚葉は陰経の主力となる。三胚葉は後混交するが、陰陽両経には膚・筋、人体陽側は皮膚勢力が勝ち、陰側は筋・貴要器官優れて、陽経下行、陰経上行の原形となる。

（3）十二経の原形は三胚葉

人体は三面より成り、十二経は三面の代表縦線にして原形は三胚葉である。

三胚葉	三形質	三面	十二経絡
内胚葉＝	栄養形質	前画	肺・大腸・胃・膵
外胚葉＝	体制形質	後面	心・小腸・膀胱・腎
中胚葉＝	適応形質	側面	心包・三焦・胆・肝

次に三面の特徴を示す代表器官は
前面＝乳堤（腋下－鼠径間）
後面＝胚腺野（第六頸節－第二仙節間）
　　　腎節（前・原（中）・後の三腎および膀胱）
　　　神経系（神経管・神経冠）
　　　体節・主静脈・脊索
側面＝側線器官（両棲・魚類の頭尾間）

（4）経絡の環状接続
　生物は単純より複雑へ、等体節制より不等体節制へと進化す。ゆえに不等体節制（人間）の原形は等体節制である。＝環形動物
　脊椎動物には極性および背腹性あり。体節は極性に基いて頭尾に配列し、背腹性に基いて背方より腹正中に到りてやむ。以上、陰陽両極は頭尾間を相接続して昇降をくりかえし、背腹の全体側をめぐり終ればふたたび始めにつながる。卵の分割は自己発展のためにして他力による切断ではないから接続する。
　不等体節制では体節の不等分化に応じ硬節も最初より遊離し、かつ側板の分化もこれに応じ、人体では筋が破格発生して経絡構成筋相互の接続に遺漏なし。
（5）経絡は分化と進化の累積
　経絡は生体の構制だから生物は皆経絡がある。生物の進化に連れ経絡も進化する。
　例、環形動物の等体節制は人にては腸管に残り、植物の向日性は人にては前面経の皮筋（表情筋・広頸筋・大胸筋膜上の乳堤）に残り、手足の陽明は気血過多となり、また環形動物の体節ごとの胚腺は人では進化して第六頸節以下の胚腺野に残り、前中後腎の発生も腎節による後面経の概念を明確にする。近くは出生により退化せる臍血管、キュービェー氏管は、卵黄血管とともに胸腹部腎経となる。
（6）任督脈は経絡を統べ脳に接続する
　人体は左右相称ゆえ、背腹軸の背腹正中縦線（背＝督、腹＝任）にて統一される。発生初期の神経板（外胚葉）は管となり神経腸管にて腸管（内胚葉）に交通し神経管前端また閉じて後、眼胞を出す。
　左右十二経は手足頭尾間をめぐるが、正しい脳との接続は任脈が眼胞と承泣穴、鼻胞と齦交穴、および任督二脈が合一して脳下垂体前葉となり、脳性の下垂体後葉と接続する。
　任脈は尿膜管・臍血管および卵黄血管・督脈また胚腺腎節・主静脈の勢力を受け、すなわちともに腎経の勢力を受ける。
（7）一経絡内接続と自他経絡間接続
　一経絡内接続は筋の起始と停止による接続が主で同系筋を第一とし、異常筋・筋

膜・脈管によるものこれに次ぐ。筋接続を裏付けるものに神経吻合、動脈分布がある。
　起始・停止間接続＝筬交（きんこう）・筋線維放散・融着・小筋独立・過剰線維・血管穿通・筋分離・副筋停止、および起始停止の過剰と移動等。任督は同胚葉接続。
　また筋経絡の方向は皮膚、筋膜にて調整す。
　自他経絡間接続＝陽経・陰経間接続は四肢端の指背腱膜（骨間・蟲様二筋＝陰経、および伸筋＝陽経）で行なわる。
　　顔面＝内眥（手足の太陽＝外胚葉）接続
　　　鼻側（手足の陽明＝内胚葉）接続
　　　外眥（手足の少陽＝中胚葉）接続
　内臓＝胸腹膜（内外側板）の間膜接続。
（8）大椎への陽経集合
　手足の陽経は下行の際頸部を擁する僧帽筋・胸鎖乳突筋（副神経）に移り大椎から星状神経節の介入を得て所属内臓に至る。副神経は迷走神経の運動技。鎖骨下筋また副神経を介し横隔膜筋（同系筋）から内臓へ走る路がある。」（以上）

○ 長濱善夫博士の研究

　長濱善夫博士の研究は避けて通れないので著書から引用すると次のようである。少し長いがそのまま引用する。（長濱善夫：『鍼灸の医学』、p.155～175，創元社，1959.）
・経絡現象
　経絡というものを近代医学のこれまでの常識で考えると、神経か血管にあたるものであろうという以外に考えようがない。ところが、東洋で古来から知られている経絡の走行をたどってみると、部分的には神経の通り方などとほぼ一致しているようなところもあるが、総体的にみると、まったくちがうものになるので、そうなると経絡の存在ということも、むしろ否定的になってしまう。
　一方、鍼灸を実際に行ってみると、刺激の対象が経絡・経穴であることはよくわかる。そこで結局、経絡というものは理窟のうえでとやかく論議する以前に、機能的現象としてはすでにその存在がみとめられていたのである。つまり、経絡の存在は鍼灸治療を行うことによって、実用的に機能的連絡路として認識されていた。しかし、これは、次に経絡現象を客観的につかまえることによって、さらにたしかめられたのである。そして、今日では、古来からいわれている経絡にほとんど近い機能的現象が存在するということだけは、ほぼ常識化されるようになってきた。
臨床的に認められる経絡
〔皮膚の変化として〕　経絡の異常は、経穴によって知られる。そして経穴の異常は、ふつうは皮膚面より指圧によって特殊な状態を調査することでみとめられている。と

ころが、時にはすでに皮膚面に肉眼でわかる、ある種の変化があらわれていることがある。すなわち、経穴に相当する皮膚の小部分に、古い色素沈着や、ほくろ、血まめなどが見られることがあるし、虫に刺されたあとの発赤や丘疹が、ちょうど灸のあとのように残っていることがある。そして、これらが、点状にいくつもばらまかれたようにできているのをたどって行くと、それらが、ちょうど経絡に沿ってできているようなことがよくある。

　圧痛点に圧痛がなくなったさいに、そこに丘疹が発生することがあるのを発見した藤田博士は、肺疾患の患者の肺経の全経絡に沿って丘疹ができている症例および心臓病の患者の心経に沿って丘疹ができている症例を経験したと言い、さらに膀胱経の全経絡に沿って黒あざ（ほくろ）のある患者、脾経の全経絡に沿って血管腫のある患者があったことを報告している。

　ヘッド氏帯の皮膚分劃図は、帯状ヘルペスという皮膚の一部を限って水疱があらわれて痛みをともなう皮膚病の形状からつくられたといわれているが、腹部の側面にあらわれた帯状ヘルペスが、われわれが調査（後述）した背部の兪穴（腎兪）から募穴（京門(けいもん)）に向う経絡の帯状走行とまったく一致していた症例に出あった。そこで、これに関連した経絡（腎経）の末端である足先に治療点を求めて鍼による強刺激を試みたところ、その痛みがほとんど消失した。こういうことは、ヘッド氏帯が経絡の一部（横の連絡路）を意味するものであろうということを推定させることにもなるが、また一方では単に脊髄神経節の病変によるものと考えられている帯状ヘルペスのなりたちに、経絡が関係しているということをも示唆しているようである。

　異常のある経穴の皮膚には、また皮膚温の異常や、知覚異常もある。このことを利用して、経絡の異常状態を判定することもできるくらいである。前に述べたように、手足の指の末端の感熱度の異常によって経絡の異常を判定する赤羽氏法（感熱試験）というものがすでに実用化されて普及している。

〔遠隔部よりの治療〕　頭や肩のあたりの異常を、手や足に治療（鍼、灸）して治すことができる。肩がこっているとき、足の跟(かかと)の外側のあたりの経穴に鍼を刺すと治ることがある。くびすじが痛むときでも、また腰に痛みがあるときでも、同じような方法で治すことができる。そして患部付近の圧痛点もなくなる。

　歯の痛みを、手や足の治療で治すことができることも、すでに述べたとおりである。

　また、胃の痛みや胆石の痛みなど背中の反応の出ている兪(ゆ)穴(けつ)（胃兪、胆兪であることが多い）の治療で治すことができるし、手や足で治すこともできる。

　このような事実は、経絡という機能的な連絡路があるということを想像させるに足るものであろう。というよりも、実際にはそういう前提で治療点をきめて、治療に成功しているくらいなのである。

〔自発性の放散感〕　不意に打たれたり、からだのある部分を掻いたときなど、そこか

らずっとはなれたところに異常な感覚が流れて行くように感ずることがある。心理的なショックのさいに、背すじを冷水が流れるような感じがする。こういうときの感覚の流れをよく注意すると経絡の走行路と似ていることが多い。

神経痛を持病とする人などで、痛みが起る前に、ピリピリした感じや、蟻のはうような感じがおこる。こういう放散性の異常感覚は、鍼の響と同じように、経絡に沿っておこっていることがよくある。狭心症発作のさいにおこる放散痛も、経絡（心経）の経路とほとんど一致している。

鍼の響による観察

鍼を刺して、ある深さまで進むと、徐々にまたは突然に、しびれるような電気に当てられたような感覚がおこる。そして、時にはそれがあるきまった方向に流れて行く。この瞬間的な鍼の響きが経絡を示唆しているのだということは古くから知られていた。しかし、こういう感覚は、長く広い範囲にあらわれることは稀であってたいていは一時的で消えてしまうので、それをくわしく調査することはできなかった。

ところが、昭和二十四年の春、筆者は千葉医大眼科で偶然、鍼の響に実に鋭敏で、一度刺すと全身的にいつまでも放散している珍しい患者に遭遇した。視神経萎縮という、どんどん視力がなくなる悪性の眼病にかかっていた患者で、子供の時に落雷に感電した経歴のある人であった。この人について、ヒビキを丹念にとらえて、調査する機会が得られた。

各経絡を一つ一つ調査するために、手くびと足くびに近いところにある十二の原穴に、それぞれ鍼をごく浅く刺して置鍼しておいて、ヒビキのはっきり感じられているところを皮膚の上からたどって調べて行った。一つ一つを記録して、総体的にみると、まったく昔の医書に出ている図や解説と一致していた。それは、むしろ予想を裏切るほどの符合であった。

背部の臓腑の名のついた兪穴について調べてみると、胸腹部を帯のようにつたわって行って、前面に出て、それぞれの募穴に強い感じがあらわれ、さらに同じ臓腑の名のついた手や足の経絡に連なって末端までつづいて行くこともみとめられた。募穴に鍼を刺すと、やはり同じように手足の末端まで連絡していた。

奇経についても、だいたい、それに近い形のものがあらわれたが、背部の経穴を調べているうちに、古典には出ていない二～三の連絡経路を見つけることができた。

これ以来、一般に注意されるようになったせいか、こういう特殊な過敏体質の人がつづいて発見されるようになり、鍼だけでなく、灸や指圧などの刺激によってつぎつぎと追試されて報告されるようになったので今日ではこういう経絡現象については常に注意深く観察されて記録されるようになっている。

皮膚の電気抵抗による検索

〔健康者にあらわれる経絡現象〕　経穴にあたる部位の皮膚は電気抵抗が減弱している。

経穴の電気探索器というのはこのことを利用したものであるが、藤田博士らは、多くの健康者について、原穴その他に灸または鍼刺激をあたえておいて、以後長時間にわたって、皮膚の電気敏速反応を検査した。その結果、反応点や丘疹などの消長が、刺激点の経絡に相当してあらわれてくることをみとめた。また時には、表裏関係にある対側の経絡にも一緒にそういう現象があらわれることもあった。

そこで、経絡現象は、病的な場合ばかりでなく、生理的にも存在するということがたしかめられるようになった。

〔十二の良導絡〕 中谷義雄博士（京大化研）は、腎臓炎で浮腫のある人について、皮膚の通電抵抗を測定してみたところ、足に電流の通りやすい絡状のものを見つけた。そして、これを経絡の走行図と比較してみると、腎経とほとんど一致していた。

そこで、さらにいろいろの臓器の病気について調査してみた結果、それぞれ一定の形状をした電流のよく通る絡状のものが見つかった。そこで、これらを皮膚通電良導絡と名づけた。結局、手に六本、足に六本の良導絡が、ちょうど十二経絡に相当したように存在していることがわかった。

・経絡の解明

これまで述べてきたように、経絡現象は、近代医学がまだつかみえていない生体の妙機ともいうべきものなのであるが、かつて神秘な謎に包まれていた経絡も、最近になって次第に解明される機運に向い、ようやくそのヴェールはがされようとしているのである。

経絡現象発現の本態　経絡を現象として最もよくあらわしたものは、放散する鍼の響(ひびき)である。そこで、鍼の響(ひびき)というものを中心として、経絡現象がどうしておこるかということを、まず考えてみよう。

鍼の響というものは、痛いという感じとはちがった異常感覚の流れである。ごく弱い電流が流れているような、あるいは風が吹きとおるような、水が流れるような感じとして受けとられる。流れて行く速さは一様ではないが、ともかく、だんだん放散して行くのがわかる程度である。もちろん神経に鍼が直接ぶつかった場合はちがう。必ずしも経絡現象をあらわさない。

神経を鍼で直接刺激した場合は、ビリッとした強烈な感じがおこる。しかもその刺激がつたわる速度は一秒間に数十米というほとんど瞬間的なものであるから、意識的にその流れていることをつかまえることはできない。また、筋の収縮のつたわる速度にしても、同じように速い。

これに反して、鍼の響のつたわる速度は、一秒間に1～2センチから早くても数10センチである。神経の中でも無髄神経の伝導速度がこれと似ている。

次に鍼の響ではなく、電気探索器によって経絡現象があらわれてくる速さを調べると、一分間に数センチから十数センチという、まことにゆっくりしたものとなってい

る。ところが、リンパ流の速さは、一分間に3センチといわれているので、ちょうど、これとよく似ていることになる。

そこで、経絡現象の発現には、神経、筋肉などが、そのものとして直接関与しているのではないということが、まずわかる。

しかし、鍼の響は知覚の異常として感知されるのであるから、知覚神経が関係しているということは考えなければならない。

探索器による経絡現象のつたわる速さは、リンパ流の速さと似たものであるということと考え合わせると、結局、鍼を刺した皮下の組織液に変化がおこって、これが知覚神経に感知されているのではないかと考えられてくる。そして、そのさい知覚神経ばかりでなく、植物神経にも影響をおよぼすことになって、内臓の機能、血液循環、内分泌機能などにも変化をあたえることになるのではないかと考えられるようになった。

筋運動主因説 皮下の組織液に変化がおこって、経絡現象があらわれるということは、ひとまず説明されたとしても、それではこういう体液的な変化をおこさせる原動力は何かということが次に問題になる。

鍼を皮下に刺しこんで行くと、ある深さになってはじめてはっきりしたヒビキがおこるが、ちょうど筋をとりまいている筋膜のあたりに達したときに最も強くあらわれるということが少なくないことは、前にも述べたように、経験的にも知られている。また鍼を刺したとき、その刺鍼部から少しはなれた部分の筋肉がとつぜん軽い攣縮（れんしゅく）をおこすこともある。経絡の異常と考えられている現象の一種に、皮下の深部筋間にスジのような硬結あるいは、経絡に沿ってもり上ったようになった筋肉の凝りがある。また、特殊過敏者の放散する鍼の響を皮膚に投影させて記録したわれわれの成績では、線状になっているところもあるが、部位によっては巾広く帯状をなしていて、中にはだいたいその部位の筋肉の巾と似たようなものもあった。

こういうことを総合して考えると、経絡の異常や経絡現象の発現には、筋が少なからず関与しているのであろうということが予想されてくる。考えようによっては、むしろ第一義的のものであるのかも知れない

ところで、経穴に鍼を刺していって、筋に到達しかかると、筋に軽度の損傷または刺激があたえられることになるのだが、こういう場合には筋線維の表面に電気的な変動（放電現象）がおこってくる。すなわち、負傷流または働作流などがおこる。もし、すでに筋とその周囲とが病的な異常状態にあるならば、刺鍼によって、病的な電位差がにわかに調整されようとする急激な変動がおこるであろう。これが組織液につたえられて鍼の響となって感知されるのではあるまいかということも考えられる。

それでは、刺鍼というような刺激操作が加えられない生理的な経絡現象はどうしてなりたっているかということになるが、生理的にも手足の運動、歩行、咀嚼、顔の表情、呼吸などによって筋肉運動の協調作業がつねに行われているのであるから、その

さいに働作流もおこり、また組織液の移動も行われて、一定の体液の循環路がつねになりたっているわけである。そしてこれが機能的な刺激伝導体系としての経絡になっているのであろうということで、ひとまず理解されることになる。皮膚通電良導絡（中谷）の本態も、あるいは電導体である体液の慣行路であるのかもしれない。

経水と経筋（体液と電気）　このように経絡現象を筋運動主因性体液路系（藤田）として理解しようとする考えの根底は、すでに東洋医学の古典（霊枢）にも見られる。

経脈（絡）を「分肉の間を伏行してあらわれぬもの」（経脈篇）と定義しているほか、経水および経筋という比喩的な見解が表明されている（経水篇、経筋篇）。

経水というのは、十二経脈を中国の河川・湖水などにたとえ、気血の流注の状態を説明しようとしているのであって、また経筋というのは、十二経筋という手足の指に起る筋肉の縦の系列をグループ別に想定して、これを十二経脈にあてはめているのである。

経水思想は、経絡を気血の流通路と規定しているかぎり当然のことであるが、経筋に関しては、実際に筋肉の凝りが経絡に沿ってあらわれ、また鍼によって解消することなどから一応理解されるばかりでなく、断続的に電流を通ずるある種の電療器によって縦に連なる一定の筋肉群に人為的に律動をおこすことができるのであるから、現象的には認識できる見解である。

そして、こういう思想からわりだしてみても、血は体液的なもの、そして気とは筋を主因とした電気的なものという解釈がなりたちそうである。

鍼の響は、被術者にとって、軽い電気にかけられたような感じとなってあらわれるが、施術者の指先にも軽い電撃様感覚となって感知されることがある。そして、施術者が鍼の柄をもっている間は被術者に強く感ずるが、指を放して置鍼するとわりあいに弱くなる。

このことに関して、われわれは特殊過敏者について、興味ある実験を試みた。

>　鍼の響の検査をくり返しているうちに、この被検者はさらにいっそう過敏になって、鍼先をやや強目に皮膚におしつけるだけでも、鍼の響をあらわすようになってきた。そこで、左手の合谷（母指と示指とのつけ根の間にある経穴、大腸経の原穴）に銀鍼の鍼先をおしつけて、まず大腸経に相当する鍼響をおこさせておいて、次に被検者自身の右手の母指と示指でその鍼の柄をつままさせてみた。すると、こんどは柄をつまんでいる右手の方に肺経（母指が末端）と大腸経（示指が末端）とが合併したような鍼響があらわれてきた。

こういうことは、金属鍼を媒体として、皮膚の内外に電気的な流れがおこってくるのではないかと想像させられる。

フランスのモラン氏は、かつて鍼の現象について、術者と患者との体内におこる電力と、空気中の電力との相互関係を考えた。そして、両足の三里（経穴）を銅線で連結して、特殊装置によって電気の存在を証明し、その強さは健康者では一ミリアンペアの八千分の一、疲労した人では少なく、神経質の人、足に攣縮のあるような人では十五倍であったと発表している。

　さて、すべての筋肉が経絡現象に関係するという前提で考えを進めて行くと、多くの縦走する筋肉群と、少数の横に走る筋肉との関係が問題になってくる。そして、これに関しては、横に走る筋肉は、深部にあって、縦に走る筋肉群にそれぞれ連絡する役割を果しているのではないかと想像されている。つまり、ヘッド氏帯（または背部の兪穴と胸腹部の募穴などを結びつける帯状の経絡現象）に見られるような、からだの分節的な横の現象に関連しているのではないかというのである。

　また筋肉には、伸筋と屈筋という二つの作用を異にしたものがある。ところが、経絡には陽の経絡と、陰の経絡とがあって、陽の経絡は胃、小腸、大腸、胆、膀胱、三焦というような「腑」の臓器と関係して表在的であるといわれ、陰の経絡は心、肺、脾、肝、腎、心包というような「臓」の臓器と関係して深在的であるといわれている。この関係を解剖的に調査してみた結果では、だいたいにおいて伸筋群が腑（陽）に関係し、屈筋群が臓（陰）に関係しているらしいといわれている。

結合織と組織液　皮下組織というのは、皮膚と筋（筋膜）とを結びつける目の荒い網のような線維の結合織からなりたっていて、その間隙は組織腔といわれ、組織液が充満している。ここが、鍼の刺激の対象である経穴の主体である。

　ところで、結合織というものは、発生学的には中胚葉（内外両胚葉の間にできる一対の腔胞）系の組織であって、からだの中心的な位置にある。そこで、からだ中のすべての細胞や組織の間にゆきわたっていて、脳や胃腸その他あらゆる重要な臓器、器官の細胞を安定状態に結びつけて、組織液とともに組織の緊張状態を一定に保つ役割をなしている。皮下組織はもとより、上皮との間の真皮、筋の周囲や間、筋膜、血管壁などにもゆきわたっている。この組織が同じ中胚葉系の網内皮細胞系とともに健康維持に欠くことのできないものであるということが、近年にわかに着目されるようになった。ソ連のボゴモレッツは、この機能が減退することが老衰の原因であると考えて、老化を防止するため抗結合織血清（網内皮細胞系の組織で動物を免疫してつくった血清）がつくられ、また結合織のはたらきをよくすることを目的としたコンドロイチン硫酸療法も生まれた。

　ボゴモレッツの学説によれば、結合織は生体の一大栄養系であると説かれているが、炎症などのさいにおこる防衛反応（細菌と白血球とのたたかい）にも積極的に参与するものであるということが最近知られるようになった。

結合織の機能の減退は、また組織液の浸透、流通の異常となってあらわれる。

さて、経穴のあるところは、前にも述べたように、多くは筋肉の間であったり、筋肉に神経や血管の出入する部位になっているといわれ、こういうところは、結合織も特によくゆきわたっていて、特別な感受性をもつようになっていることがうかがわれる。そして、また組織の緊張状態も変りやすく組織液の流通に故障をおこしやすい部位にもなっている。

組織液の流通と経絡・経穴との関係を調査するため、筆者はかつて多くの健康人体について一つの試みを行ってみた。

> ツベルクリン反応が試みられる手のひら側の前腕の皮膚で、経穴にあたる部位と経絡の主流線上になっていて経穴でないところ、および経絡の主流線をはずれた経穴でない点などについて、それぞれ生理的食塩水を皮内に注入して、それが完全に皮下に吸収されて行く時間を調べてみた。すると、経絡主流線上では経絡外の点よりも早く、経穴部ではややおそくなっているのがわかった。

すなわち経絡主流部では早く吸収されるのであるから、これによって皮下の組織液がよく動くところが経絡になっているらしいということがわかったし、経穴は、どちらかといえば流れが悪く停滞しがちなところであるということも、だいたい予想どおりであった。

また、藤田・南氏（金沢）らは金大病理の宮田教授のもとで、動物（家兎）の皮下に人工的に硬結とこれにともなう経絡線（スジのような硬結）をつくり、その部分の組織片をとって染色して顕微鏡で調べてみると、それらは、予想どおり筋の間にできていて、しかも神経・血管をとりまいている結合織線維の増生がその変化の本態であることがわかった。つまり、このような経絡・経穴の異常現象は結合織の変化が主体になっているということが明らかにされた。

結合織の間隙を流れる組織液は、末梢の毛細血管と毛細リンパ管から漏出してきたものであるが、時にはまた、管内液とも交流している。そこで経絡の絡が、時には細い脈管の意味にも使われて、機能的な関連があるものとされている古典の説も、こういうことから一応説明できそうである。

ともかく、このように結合織を中心として、内循環系ともいわれる脈管外の通液路系というものを考えると、気・血（栄・衛）の流れるという経絡と、経穴の意義が、いっそうよく理解されてくる。そして鍼灸の作用も、結合織の機能を回復させるものであるということで説明できるようになる。鍼灸を組織療法と考えるのは、この意味で当っているし、同時に経絡の機能をよくするという広義の作用も理解される。

鍼の響による経絡現象の発現は、筋を主因とする説でひとまず説明されているが、

実際には筋まで達しないで、単に皮下の結合織に達した深度で鍼響がおこる場合も決して少なくないのである。また、稀にはやっと真皮に達したくらいの深さでもおこる。こういう場合は、体液的な変化で間接的に筋が刺激されるためであろうと説明（藤田）されている。しかし、こう考えたのでは、体液が何によって変化をうけるのかという点が不明になってくる。そうなると、結合織線維そのものが直接関与して、またある程度刺激を感受してこれをつたえる役目をも果すのではないか、ということも考えなくてはならなくなる。

もし結合織線維が刺激感受の主体になるものとすれば、全身の結合織系が形態的に経絡系の実体になるという想定が、いよいよたしかめられてくる。といっても、もちろん経絡の走行を解剖的に規定するものとして、また機能的な関連において、筋の意義が重大であることには変りはない。

○ 高島文一博士の研究　　経絡の気血と自律神経

（日本鍼灸治療学会：第五回国際鍼灸学会特集号，Vol.27, No.2, p.267～268, 医道の日本社, 1979.) より引用

素問，甲乙経という最も基本的な古典の中で各経絡には気血が流れていると説いている。気はその働きからすると交感神経的であり、血は副交感神経的であると考えられる。

ところが素問と甲乙経とで気血の多少が少しばかり異なる所がある。これを自律神経学の立場から考察を加えたい。素問には太陽、多血少気、少陽、少血多気、陽明、多気多血、少陰、少血多気、厥陰、多血少気、太陰、多気少血とあるが、甲乙経では、太陽、多血多気、太陰、多血少気という点が異なっている。甲乙経の方が合理的であると思われるのでこれを説明したい。

自律神経学説は，主として，久留勝，木村忠司両氏の説によるものである。ヘッド氏帯は、脊髄分節に従って横に現われるが、焦点となる所は躯幹に多く配列し経穴の部位と一致する所が多く四肢には少く末梢部にはほとんど見ない。脊髄交感神経細胞はT1～L2にのみ存在するから、その有髄軸索突起でつくられている白色交通枝は、これ以外の部位では見られない。内臓知覚は内臓求心系を経て脊髄に入るが、これの関連痛はT1～L2の間は同じ分節に侵入する体壁知覚神経にいたみを感じさせる。

これは反射の定義からすると変則的なものであり、Davis, Pollock等によると、内臓知覚は脊髄において同一分節から出発する体壁運動神経の興奮を誘起し、体壁の筋収縮がおこり、それが体壁の知覚終末を興奮させて体壁性疼痛を誘発するという。

四肢に現われる関連痛は、この内臓運動反射として四肢の骨格筋緊張を介する場合と、血管や立毛筋のような自律性運動を介する場合とで、痛みの現われ方がちがって

くる。前者ほ四肢の基始部に主として現れる。これはC5～T1 L2～S2には白色交通枝を欠き境界部のT1 L2の分節に現われるからである。急性疾患に多い。後者は四肢の全般に影響されるが，末梢は自律神経性緊張度がもっとも高く，慢性疾患の時に指趾の冷感，立毛筋の収縮，汗腺の活動などとして現れる，C5～T1は上肢の知覚支配を，L2～S2は下肢の知覚支配を受持つ。しかも，この間には白色交通技を欠くので，その境界分節にのみ関連痛は出現する。

C5は迷走神経，横隔膜神経などの内臓性求心線維の入る部分で，関連痛は肩から上腕外側の部分へ放散の形で現れる。これは肺臓からの関連痛の一部となり太陰肺経の筋緊張と鈍痛を思わしめるものがある。

T1では上胸部交感神経を経て脊髄に達する内臓求心線維により腋窩から上腕内側に関連痛が現れる。これは心臓からの関連痛に相当し，少陰心経の筋緊張と鈍痛を思わしめるものがある。

L2では大腿前面に関連痛が現れる。これは放散はしないが胃経，肝経の筋緊張と鈍痛を思わしめるものがある。S2からは骨盤内臓器からの副交感性関連痛が大腿後面に現れ，坐骨神経に沿って放散する。これは太陽膀胱経の筋緊張と鈍痛を思わしめるものがある。

これらの関連痛の発現の模様から見ると四肢のそれは上肢では交感神経性のT1からのものが小指側に，C5の副交感神経性のものが拇指側に現れ，下肢では交感神経性のL2からのものが大腿前面に副交感神経性のS2からのものが大腿後面にあらわれるものと考えることができる。

これと経絡の気血を考え合わせると上肢の外面の少陽三焦経が多気少血であり，内側の厥陰心包経が多血少気であり，陽明大腸経は，その中間にあって多気多血であり太陰肺経は多血少気であることとよく一致する。

また下肢の前面の少陽胆経が多気少血であり，内面の厥陰肝経が多血少気であることも推察できるが，上肢のように，はっきりと関連痛は，現れていない，陽明胃経は中間にあり多気多血である。陽明経は，最もしばしば用いられる経穴が属しており，脚気八所の穴はすべて陽明胃経に属している。

これは交感，副交感のいずれの神経にも効果が及び，両者の調整がゆるやかに行われることを意味するものではないかと考えられる。

結　語　経絡の気血が何を意味するかは推察の域を出ないが，気を交感神経性，血を副交感神経性優位と考えると，四肢の関連痛の発現と関係があるのではないかと考えられる。

また治療点としては，逆に体壁内臓反射として働くものと考えられる。

中国での経絡研究

経絡の有用性について、中国では循経感伝現象が、中枢内での興奮の拡散(中枢視点)、感伝に際してある種の実質的な物質が経に循て進行する(外周視点)などの研究があり、これを通じて経絡作用が発現するものと認識されており、この故に経絡系が臨床上で重要な位置づけが与えられている。日本では伝承仮説として何がしかの意義が有るものと受け取られているのが実状であろう。

循経感伝形成機理的両種視点と題して中枢興奮拡散(中枢視点)と外周動因激発(外周視点)という意見がある。いずれも確証はないこともつけ加えられている(図4－5)(胡翔龍ほか:『中医経絡現代研究』. p159. 人民衛生出版社. 1990.)。

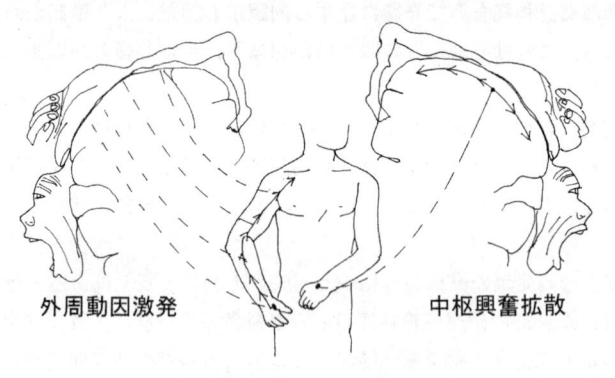

4－5　循経感伝現象の機序に関する2種の視点
(『中医経絡現代研究』, 人民衛生出版社, 1990.)

ともあれ、経絡系は「気」と「形」の両方に作用し、人間を一つの全体としてその恒常性を保つ唯一の重要な系と受け取られていることは昔と変わらない。この故に経絡系が大切にされる所以である。

12．経絡付録

1．経絡系統があって一個の完全な有機体が存在する、と考える。

「人に精気、津液、四支、九竅、五藏、十六部、三百六十五節有り、乃ち百病を生ず。百病の生ずるや皆な虚実有り……皆な五藏に生ずるなり……五藏の道は皆な経隧に出で以て血気を行す。血気が和せざれば百病は乃ち変化して生ずるなり。この故に経隧を守るなり」(素問 調経論篇 第六十二)。

2．経絡系統の上手な運用が人を健全に導く、と考える。
「十二経脉は人の生ずる所以、病の成る所以、人の治る所以、病の起る所以、学の始る所、工の止所なり、粗の易とする所、上の難とする所なり」(霊枢 経別 第十一)

3．経脈の基本的生理作用
・「経脈は血気を行して陰陽を栄い筋骨を濡し関節を利する所以のものなり」(霊枢 本臟篇 第四十七)。
・「五藏の道は皆な経隧に出で以て血気を行す。血気が和せざれば百病は乃ち変化して生ずるなり。この故に経隧を守るなり」(素問 調経論篇 第六十二)。
・「五藏は精神魂魄を藏する所以の者なり。六府は水穀を受け化して物を行す所以のものなり。その気は五藏に内れて外は肢節を絡う。その浮気の経を循ざる者を衛気と為し、その精気の経を行る者を栄気と為す。陰陽は相隨い、外内相い貫き、環の端無きが如し……能く陰陽十二経を別ものは病の生ずる所を知り、虚実の在る所を候う者は能く病の高下を得なり……」(霊枢 衛氣 第五十二)。
・「人の受る所の気は穀なり。穀の注ぐ所は胃なり。胃は水穀気血の海なり。海の雲気を行す所は天下なり。胃の気血を出す所の者は経隧なり。経隧は五藏六府の大絡なり」(霊枢 玉版 第六十)。

4．邪の侵入経路でもある
・「邪の形に客するや、必ず先づ皮毛に舎す——入りて孫脈に舎し——入りて絡脈に舎し——入りて経脈に舎し、内の五臟に連なり、腸胃に散ず」(素問 繆刺論篇 第六十三)。

5．経絡と病気の関係
・「皮毛は肺の合なり。皮毛が先ず邪気を受く、邪気は以てその合に従なり。その寒飲食が胃に入り、肺の脈従い上り肺に至れば肺は寒る。肺が寒れば則ち外と内の邪が合し、因て之に客すれば肺欬と為る」(素問 欬論篇 第三十八)。
・「凡そ絡脈を診るに、脈の色が青ければ寒え且つ痛み、赤ければ熱有り、胃中の寒は手魚之絡に青が多い、胃中に熱有るは魚際の絡は赤い、その黒を暴すものは久しき痺の留なり、その赤有り黒有り青有るものは寒熱の気なり、その青く短い者は気が少ない(少気)」(霊枢 経脈篇 第十)。
・「何を以て経脈と絡脈と異なることを知るや。……経脈は常に見るべからざるなり。その虚実は気口を以て之を知るなり、脈の見る者は皆な絡脈なり」(霊枢 経脈 第十)。
・「此の諸病を為す……盛なるものは寸口が大いなること人迎に三倍す。虚するものは則ち寸口が反て人迎より小なり」(霊枢 経脈篇 第十)。

6．構造を見る＜経絡系統表＞
・「経脈十二は分肉の間を伏行して深くして見ず、その常に見るものは足の太陰が外踝の上を過ぎるのに、隠る所が無き故なり。諸脈の浮いて常に見えるものは皆絡脈なり」(霊枢 経脈篇 第十)。

・「手の太陰の別は名つけて列缺といい、腕上の分間より起る、……之を腕を去ること一寸半に取る、別れて陽明に走る。
手の少陰の別は名つけて通里といい、……腕を去ること一寸半、別れて上行し経を循り、心中に入り、舌本に繋がり、目系に属す。……これを掌後一寸に取る。別れて太陽に走る。」(霊枢 経脈篇 第十)。
・「足太陽の正は、別れて膕中に入る。其の一道は尻を下ること五寸、別れて肛に入り、膀胱に属し、散じて腎に之き、膂を循り心に當り入りて散ずる。直なる者は膂從り上って項に出で、復たび于太陽に属す。此れを一經と爲す也。
足少陰の正は、膕中に至り、別れて太陽に走って合し、上って腎に至り、十四顀に當って出で帶脈に属す。直なる者は舌本に繋り、復たび項に出で、大陽に合す、此れを一合と爲す、成に諸陰の別なるを以て、皆な正と爲す也」(霊枢 経別 第十一)。
・「経脈は裏と爲す。支にして横なるものは絡と爲す。絡の別なるものを孫と爲す。盛にして血あるものは疾く之を誅き、盛なる者は之を瀉し、虚なる者は薬を飲み以て之を補う」(霊枢 脈度 第十七)。

7．診察
・「経脈は常に見るべからざるなり。その虚実は気口を以て之を知るなり、脈の見る者は皆な絡脈なり」(霊枢 経脈 第十)。
・「諸の絡脈は皆な大節之間を経る不能ず、必ず絶道(経脈が至らない部分)を行りて出入し、復た皮中に合す、その会は皆みな外に見る。
故に諸の絡脈を刺す者は、必らずその結上(血液が滞っている所)を刺す。甚だ血ある者は結が無いと雖ども、急に之を取り、以てその邪を寫してその血を出す、之を留れば痺を発するなり。
凡そ絡脈を診るに、脈の色が青ければ寒え且つ痛み、赤ければ熱有り、胃中の寒は手魚之絡に青が多い、胃中に熱有るは魚際の絡は赤い、その黒を暴すものは久しき痺の留なり、その赤有り黒有り青有るものは寒熱の気なり、その青く短い者は気が少ない(少気)」(霊枢 経脈篇 第十)。

8．治療について
・「此の諸病を爲す、盛なれば之を寫し、虚すれば之を補し、熱あれば之を疾し、寒あれば之を留め、陷下すれば之に灸し、不盛不虚は経を以て之を取る。盛なるものは寸口が大こと人迎に三倍し、虚するものは寸口が反て人迎より小なり」(霊枢 経脈篇 第十)。

9．虚実補寫の歴史を見ると次のようである。
霊枢 九鍼十二原では「凡そ鍼を用いる者は、虚には則ちこれを実し、満には則ちこれを泄す」とあるが、管子 小称篇に「満つる者はこれを漏し(洫)、虚なる者はこれを実す」とある。(「洫」字はむなしくする意で、漏らし減ずること。一説に「洫」は溢

に作るべきであるとし，また泄の誤りであるとする══遠藤哲夫：『管子』中，p.589〜591，明治書院，1991.）とあり、湖北江陵張家山の漢墓より発掘された脈書には「病を治するには有餘は取りて不足は益す」（治病者取有餘而益不足）とある。虚実補寫については変化なく伝承されたことがわかる。

【　経絡系――――経穴　】

1．ツボの種類
経穴の古典的な分類として次の4種類に分けることが行なわれてきた。
　・経穴
　・経外奇穴（1900年以後、中国で新穴ともいはれた）
　・阿是穴（天応穴）
　・私方穴
・古典的な穴の種類と共に、病気に対する認識の方法が違ってきている現代にあっては、現代なりの穴のあり方についても再考されて良い。頭痛、頸肩腕痛、五十肩、腰痛、坐骨神経痛、膝関節痛などへの治療穴の開発はかなり進んできた。この場合のツボは阿是穴ではないし経穴でもないが、かなり恒常的な使用法と意義を持つツボとしての性格を持っている。ということで現代なりに穴の開発はずっと続けられている。

2．鍼灸――その医療器具
○砭石（石鍼）→獣骨鍼（山頂洞人時代、約1万年前）　→　陶鍼（仰韶文化、7〜8千年前。新石器時代のはじまり・彩陶）（竹鍼の使用については記載はあるが現物の出土は現在のところではない）。
　→青銅による鍼（B.C.11cy〜青銅器時代）
　→鉄による鍼（B.C.8cy〜鉄器時代）
　→九鍼→毫鍼
　という区分が行なわれることが多いが、この点については新しい出土品の発現と共に塗り変えられてくることと思われる。

○B.C.104以前に造られた満城漢墓から金鍼4本　銀鍼5本が出土した。（今日の毫鍼鍉鍼　三稜鍼にあたるものであった。しかし銀鍼は腐蝕が進み原型を保ってはいない）。

○"艾"……『孟子』離婁章句上（B.C.280ころ成立）
「7年の長患いに対して、3年もかわかした艾を急に求めて、灸をすえ、治そうとす

るようなものだ。すぐの間には合わない。しかし、間に合わないからといって、この艾を蓄えることをしないなら、身を終わるまで手に入れることはできない」(「猶七年之病求₌三年之艾₋也. 苟為ᴸ不ᴸ畜、終身不ᴸ得」)。
「私はいわば病気でもないのに灸をすえたようなものだ」(「丘所謂無ᴸ病而自灸也」『荘子』盗跖篇)

　　　　"灸"……『荘子』盗跖編第二十九（B.C.290ころ成立）
　この２つの文献から艾灸がすでにBC３世紀には存在していたことがわかる。

3．ツボに関する古い記載

　史記（B.C.90頃）扁鵲倉公列伝にはすでに"五臓の輸、三陽・五会"の記載が見られる。

　木下晴都氏は（木下晴都/代田文彦：『図説　東洋医学　経穴篇』, p.14〜15, 学習研究社, 1990.)「長沙馬王堆３号漢墓（B.C.168年築造）から出土した帛書に、現行の委中・環跳に相当するツボの記載が見られる」という。

4．「痛みを以て輸と為す」はツボの初期的な姿を表現している

・経筋の治療法は経絡や経穴を必要としない代りに、「痛みを以て腧となし、知るを以て数となす」（霊枢 経筋篇 第十三）とあり、反応点治療である。痛みのある所を治療点とし、症状が回復したらそれを治療の限度にしなさい、という記録は今日でも行なわれている。
・次に出てくるのが「実は外堅く充満し、これを按ずべからず。これを按ずれば痛む。……虚は聶辟し（ひっこむ）、気は足りず、これを按ずれば、気足り、以てこれを温あたたむ。故に快然として痛まず」（実者外堅充満、不可按按之則痛。……虚者聶辟、気不足、按之則気足以温之、故快然而不痛）（素問 調経論篇 第六十二）。という取穴方法であろう。このほか 膨隆 陥下 冷たい ……いろいろな反応が記されている。
・こうした集積が穴名について
「気血の発する所、各々処名有り」（『素問』陰陽応象大論 第五）
という考えとなり、これは後のツボに対する姿勢を明確にしたものである。

5．ツボの名称

・穴名について「気血の発する所、各々処名有り」（『素問』陰陽応象大論 第五）
という考えは後のツボに対する姿勢を明確にしたものである。
　・穴名について（孫思邈.『千金翼方』. 巻２８第９）より）
「凡そ諸の孔穴は徒らに設るに不ず。皆深意有り。故に穴名の木に近きものは肝に属す。穴名の神に近きものは心にす。穴名の金玉に近きものは肺に属す。穴名の水に近きも

のは腎に属す。是を以て神の臓する所亦各々所属穴名有り。腑は神の集まる所。穴名の門戸は神の出入する所。穴名の舎宅は神の安ずる所。穴名の台は神の遊観する所なり。穴名の主どる所、皆況する所有り。以て百方を推すに庶事皆然り。凡そ孔穴は是経絡の行きて往来する所の処なり。気を遠くに引き病人から病を抽き出すなり」。

・五臓六腑に宿る精神を基調にしたもの
　　神道、神堂、神門、神封——心
　　魄戸——肺
　　志室——腎
　水流、山谷にちなんだ名称：曲池、尺沢、支溝、後渓、合谷、丘墟。
　生物、器具にちなんだ名称：魚際、鳩尾、伏兎、頬車、天鼎。
　建築、居処にちなんだ名称：神門、膺窓、曲垣、志室、歩廊。
　天文、気象にちなんだ名称：日月、上星、太乙、風池、雲門。
　解剖名称にちなんだ名称：中完、横骨、肩髎、臂臑、腕骨。
　治療作用にちなんだ名称：肺兪、気海、晴明、迎香、血海。

（付録）経穴の記載手順の違い
　経穴の記載には色々な方法がある。
・人体3面による分類
　　『明堂孔穴図三巻』
　　『明堂孔穴図五巻』　　→『新撰明堂』→『千金方』『翼方』
　　『黄帝明堂経三巻』
・十二経脈による分類
　　『十二人図一巻』　　　―――――→『外台秘要』王燾
　　『黄帝明堂偃人図十二巻』
・十二経脈と奇経による分類
　　『黄帝内経明堂十三巻』
　　『黄帝内経明堂類成十三巻』　――→ 第一巻のみ現存
・人体各部位別による分類
　　『　？　』　　　―――――――→『医心方』
・部位別、経脈別の混合
　　『明堂孔穴鍼灸治要』―――――→『黄帝鍼灸甲乙経』
　　　　　　　　『経穴学の古代体系』（桑原陽二．績文堂．1991．p12．）による

6．要穴

　沢山あるツボの中で特に臨床的に大切な地位を与えられている一群があり、これらは次のようなグループである。

○ 五兪穴

肘・膝から末端にかけて設けられたツボは今日でも使用法に特殊性がある。五行との結びつきは難経からはじまる。次のようである。

・「五藏五臓、五五二十五臓、六府六臓、六六三十六臓、經脉十二、絡脉十五、凡二十七気、以上下。所出爲井、所溜爲滎（栄）、所注爲臓、所行爲經、所入爲合、二十七気所行、皆在五臓也」（霊枢　九鍼十二原篇　第一）。

・「六十二難に曰く。藏に井栄の五つ有り、府は独り六つ有るは何を謂うや。然なり。府は陽なり。三焦は諸陽に行く、故に一兪を置いて名づけて原と曰う。府に六つ有るは、亦た三焦と共に一気なればなり」。

・「六十三難に曰く。十変に言く。五藏六府の栄合は皆な井を以て始めと爲すとは何ぞや。然なり。井は東方の春なり、万物の始めて生じ、諸の蚑行喘息し、蜎飛蠕動す、當に生ずべきの物、春を以て生ぜざる莫し。故に歳の数は春に始まり、日の数は甲に始まるなり。故に井を以って始と爲すなり」。（蚑行は虫が頭をもたげて這いまわること、喘息は呼吸が荒いことである。要は春になって生き物が活発に動き回ることを指している。同じく蜎飛、蠕動も虫が飛び、虫が這いまわっている状態をいう）。

・「六十四難に曰く。十変に又言う。陰井は木。陽井は金。陰栄は火。陽栄は水。陰兪は土。陽兪は木。陰経は金。陽経は火。陰合は水。陽合は土なり。陰陽は皆同じからず。その意は何ぞや。然なり。これは剛柔の事なり。陰井は乙木。陽井は庚金。陽井は庚、庚は乙の剛なり。陰井は乙。乙は庚の柔なり。乙は木と爲す。故に陰井は木と言なり。庚は金と爲す。故に陽井は金と言なり。余は皆此に倣え」。

・「六十五難に曰く。経に言く。出る所を井と爲し。入る所を合と爲す、とは、その法は奈何。然なり。出る所を井と爲す、とは、井は東方の春なり、万物の始めて生ずる、故に出る所を井と爲すと言うなり。入る所を合と爲すとは、合は北方の冬なり、陽気は藏に入るなり。故に入る所を合と爲すと言うなり」。

・「六十八難に曰く。五藏六府に各々井栄兪経合有り。皆な何を主どる所か。然なり。経に言く。出づる所を井と爲し、流する所を栄と爲し、注する所を兪と爲し、行する所を経と爲し、入る所を合と爲す。井は心下満を主り、栄は身熱を主どり、兪は体重節痛を主どり、経は喘欬寒熱を主どり、合は逆気して泄するを主どる。此れ五藏六府のその井栄兪経合の主どる所の病なり」。

○ 原穴

霊枢第一・九鍼十二原篇に「五臓に六腑あり、六腑に十二原あり、十二原は四関より

出づ、四関は五臓を主治す、五臓に疾有るときは當にこれを十二原に取る。十二原は五臓の三百六十五節の気味を稟るゆえんなり。五臓に疾有るときは応は十二原に出づ」とあり、ここでは原穴が陽経にしか無いことになる。

　ところが難経六十六難には総ての経に原穴があるという。「十二経皆輸を以て原と為す」とあり、さらに「五臓の輸は三焦の行く所、気の留止する所」とか「臍下腎間の動気は人の生命なり、十二経の根本なり、故に名づけて原という、三焦は元気の別使なり、三気を通行し五臓六腑に経歴することを主どる、原とは三焦の尊号なり、故に止る所を原となし、五臓六腑の病ある者は、皆その原を取るなり」とあり、原穴の位置付けがかなり重くなっている。

・三十一難に曰く、三焦は何に稟け何に生ずるや。何に始まり何に終るや。その治は常に何許に在や。暁るべきやいなや。

　然なり。三焦は水穀の道路、気の終始する所なり。

　上焦は、心下の下膈に在り、胃の上口に在り、内ことを主どりて出さず、その治は膻中に在り。玉堂の下一寸六分で直ちに両乳の間の陥なるもの、是なり。

　中焦は、胃の中脘に在り、上らず下らず、水穀を腐熟することを主どり、その治は臍傍に在り。

　下焦は、膀胱の上口に当り、清濁を分別することを主どり、出すことを主どりて内れず、以て伝導するなり。その治は臍下一寸に在り。故に名づけて三焦と曰う。その府は気街に在あり。一本に衝と曰う。

・五藏に六府有り、六府に十二原有り、十二原は四関に出づ、四関は五藏を主治す。五藏に疾有ればまさにこれを十二原に取る。十二原は五藏の三百六十五節の気味をうけるゆえんなり。五藏に疾有るや、応は十二原に出づ。十二原は各々出ずる所有り、明かにその原を知り、その応を視て、五藏の害を知る。

陽中の少陰は肺なり、その原は大淵に出ず、大淵は二つ。
陽中の太陽は心なり、その原は大陵に出ず、大陵は二つ。
陰中の少陽は肝なり、その原は太衝に出ず、太衝は二つ。
陰中の至陰は脾なり、その原は太白に出ず、太白は二つ。
陰中の太陰は腎なり、その原は太谿に出ず、太谿は二つ。
膏の原は鳩尾に出ず、鳩尾は一つ。
肓の原は脖胦（気海）に出ず、脖胦は一つ。
およそこの十二原は五藏六府の疾有るものを主治するなり（霊枢一）。

　霊枢の記述と少し違う内容が難経にあって、霊枢では五臓の原穴が左右で十穴、これに膏の原と肓の原が加わって十二穴になっているが、難経では五臓六腑と少陰を加えて十二穴とし、原穴には三焦の気の行く所の兪という意味を持たせ、これは十二経の根本であり、原とは三焦の尊号であるという説明が加えられている。

六十六難に曰く。経に言う。肺の原は太淵に出で、心の原は太陵に出で、肝の原は太衝に出で、脾の原は太白に出で、腎の原は太谿に出で、少陰の原は兌骨に出で、膽の原は丘墟に出で、胃の原は衝陽に出で、三焦の原は陽池に出で、膀胱の原は京骨に出で、大腸の原は合谷に出で、小腸の原は腕骨に出ず。十二経は皆な兪を以って原と爲すとは何ぞや。

然なり。五藏の兪は三焦の行く所、気の留止する所なり。

三焦の行く所の兪を原と爲なすとは何なんぞや。

然なり。臍下の腎間の動気は人の生命なり。十二経の根本なり。故に名けて原と曰うなり。三焦は原気の別使なり。三気を通行することを主どり、五藏六府を経歴す。原は三焦の尊号なり。故に止まる所を輙ち原と爲なり。五藏六府の病有るものは皆その原を取なり。

霊枢一では「十二原は五臓の三百六十五節の気味をうけるゆえん」というのに対して難経では五臓六腑と少陰の原を挙げている。難経では腎間の動気は生命のもと、十二経の根本であるから原というのだ。三焦は原気の別使で、この三気（上中下三焦）を通行させ五臓六腑に運ばせる。原とは三焦に与えられた尊称であるから三焦の気が止まる所を原穴としている、という。

・柴崎保三先生によると「＜原は、説文には水泉の本なり。泉の厂の下より出ずるに従う。会意＞と解説している如く、厂と泉との組み合わせになる会意文字で、後世の源の原字であり、水の湧き出ずる水源のいずみを表わしている。原は亦元と通じ＜始め＞＜もと＞の意を表わすものである」という（柴崎保三：『黄帝内経霊枢』、14巻、p.269、雄渾社、1979.)。

○ 背腧穴

「深く専らなものは大臓を刺せ。臓に迫るには背を刺せ、背腧なり。これを刺して臓に迫るは臓会なればなり。腹中の寒熱は去りて止む」（素問 長刺節論第五十五）。

「その處を按ずるに、応が中に在って而ち痛み解す、乃ちその輸なり」（霊枢 背腧篇 第五十一）。

素問 挙痛論 第三九篇の王氷の注に「夫れ兪はみな内は臓に通ずる」（「寒気客_於背兪之脉_則脉泣。脉泣則血虚‥‥」という原文の条下に在り）とあるのも参考になる。

五藏の背腧の部位、反応点であるという理解は上記の霊枢五十一に記録されていてその内容は今日と同じである（甲乙経巻三にも同文がある）。甲乙経巻三には全部の背兪穴が書かれている。刺鍼の深さについては素問五十五篇などに見られるがこのことについては項を改めて調べよう。一方、背兪穴について特殊な取穴法が素問二十四篇、三十二篇に見られる。

特殊な取穴法の例で、素問二十四には「背兪を知るには、まず両乳の間を度り、これを二つに折り、さらに他の草で度り、その半分を棄て、前に度った草と合わせて三

角形を作り、三角の一点を大椎にあてる。下の両隅に当たる部位は肺之兪である。また一度を下せば心之兪である。また一度を下せば左角は肝之兪で右角は脾之兪である。また一度を下せば腎之兪である」。この兪穴の部位は現在の取穴法とはかなり違っている。岡本一抱の『素問諺解』では「この法は今用いる所と大いに異なり、今用いるは霊枢背兪篇の法式なり。往古はこの篇の法も有るべきなり。これを草度法という」とあっさり流している。丹波元簡も『素問識』で同様の意見を書いているが、岡本一抱の『素問諺解』ではさらに「背兪篇では灸を加えて良いが鍼はいけない。臓に近いからである、という」と、この篇との違いに触れている。

　もう一つ特殊な取穴法の例で、素問三十二には「熱病の気穴は、三椎の下の間は胸中の熱を主どる。四椎の下の間は膈中の熱を主どる。五椎の下の間は肝の熱を主どる。六椎の下の間は脾の熱を主どる。七椎の下の間は腎の熱を主どる。」という記述があり、これに対して王冰は「五臓の兪ではない、意味未詳」であるとし、馬玄台は『素問註証発微』(1586)で「督脈上の穴であるが、四椎の下には穴がない」といい、張介浜は『類経』(1624)巻十五の四十四の注に「義は明かにしがたい、水熱穴論でいう五臓の熱を取る方法とも違う」と書き、「およそ五臓の兪の傍らの穴は、三椎の下は魄戸、四椎の下は膏肓、五椎の下は神堂、六椎の下の傍らは譩譆なり。七椎の下は膈関なり」と書き、三者の意見はともにまとまらない。

　六十七難に曰く、五藏の募は皆陰に在り、而して兪は陽に在るは、何を謂うか。
　然なり。陰病は陽に行き、陽病は陰に行く。故に募をして陰に在らしめ、兪は陽に在らしむ。

○ 募穴

　王冰は素問四十七の注で「胸腹を募といい、背脊を兪という」として募穴と兪穴の部位を胸腹と背脊とに指定している。

　問題の募字について、素問 奇病論 第四十七の註で丹波元簡は素問識（丹波元簡：『素問識』，巻四，瘧論篇第三十五，1837.）の中で、横連募原の項で「簡按ずるに、挙痛論及び全元起本、太素経、諸病源候論では（募原を）膜原に作る。……幕は肉に従い膜に作る。その募に作るは幕の誤り（訛）なり。太陰陽明論に脾と胃と膜を以て相連なる」とあり。臓腑を包んでいる膜が付く処であるという。
「腹が膨満しこれを按じて下らず……胃の募なり（素問二十八）」。
「胆が虚し、気は上に溢れ、口が苦くなる、これを治するには胆の募と兪を以てせよ」（素問四十七）。と言うことで募穴については理解できる。

　ところが「募」について王冰は素問三十五の註の中で「募原は膈募の原系をいう」と記し、新校正には「全元起本を按ずるに募を膜に作る。太素経、巣元方も同じ。挙痛論もまた膜原に作る」としている。その挙痛論（素問三十九）をみると「寒気が腸胃の間、膜原の下に客し、血が散ずることを得ず、小絡が急に引く故に痛む。之を按

327

ずれば、血気が散ずる故に之を按じて痛み止む」とある。この文章の「膜原」について王氷は「膜は鬲間の膜を謂う。原は鬲肓の原を謂う」とあって理解するのがむずかしい。『意釈黄帝内経素問』（小曽戸丈夫、浜田善利共著、p.144、築地書館、1971.）では素問三十五の募原でも素問三十九の膜原でもいずれも腹膜と解している。

募字を用いて別の説明をしているものに、邪の侵入経過を挙げて「虚邪→皮膚→絡脈→経→輸→伏衝の脈→腸胃→腸胃の外、募原の間（霊枢六十六）」というのがある。この募原について馬玄台は『霊枢註証発微』で「皮の裏で膜の外なり」とし、張介浜は『類経』（巻十三の二）で馬玄台の注釈を受け、さらに「これは皆隠蔽され曲折する所で気血が流通しにくい所である」とし、張隠庵は『霊枢集註』（1672）で「腸胃の外の膏膜」「腸胃の脂膜なり」としている。『黄帝内経霊枢校注語訳』（郭靄春編：『黄帝内経素問校注語訳』、p.436～437、天津科学技術出版社、1981.）でも「腸外の脂膜を指す」とし、『意釈黄帝内経霊枢』（小曽戸丈夫、浜田善利共著、p.222、築地書館、1972.）でも「邪気は胃腸の募原とよばれている胃腸の外の膏膜に宿ります」と腹膜とあっさり片付けない。

募穴を全部挙げているのは『甲乙経』巻三（282）が最初ではないかと思われる。しかし、心包の募穴がなく、そこで素問八に「膻中は臣使の官」、また霊枢三十五に「膻中は心主の宮城なり」とあり、さらに難経三十一・四十五に三焦・気会と膻中の治療が記載されていて、ここから心包と膻中の関係が推測されている。さらに昭和に入ってから代田文誌先生が『鍼灸治療基礎学』のなかで膻中が心包の募穴であると解説している。

腎の募穴は京門となっているが、その代用に肓兪穴（臍の直側で腎経上）を用いたのは小椋道益先生が初めてであろうか。はっきりしたことは分からないが、同様の意見を聞いたことがない。これは腎経の走行から考えると理解できる。筆者もこれを便利に用いている。

〇 郄穴

甲乙経巻三に出てくるが、ツボの説明の後でいきなり郄なりとあって、郄穴である理由、郄穴の郄の意味は何も書いてはいない。

これ以後は歌、賦（例えば標幽賦、百証賦、八会穴歌、四総穴歌など）として伝えられている。そして、一般的には急性疾患に効果を発揮するといった解説を多く見るが、慢性疾患にも効果があることは周知のことである。

〇 八会

四十五難に曰く。経に言う。八会とは何ぞや。然なり。府会は大倉（中脘）。藏会は季肋（章門）。筋会は陽陵泉。髓会は絶骨（陽輔・懸鍾）。血会は膈腧。骨会は大杼。脉会は大淵。気会は三焦の外、一筋、両乳の内に直る（膻中）。熱病が内に在るはその会の気穴を取るなり。

これらは経験的な取穴であった。

328

○ 絡穴

　二十六難に曰く。経に十二有り。絡に十五有り。余りの三絡は何等なる絡なるや。然なり。陽絡有り。陰絡有り。脾の大絡有り。陽絡は陽蹻の絡なり。陰絡は陰蹻の絡なり。故に絡に十五有るなり。

　霊枢 経脈篇 第十にある十五絡は陰絡、陽絡ではなく、任脈の尾翳と督脈の長強になっている。脾の大絡（大包）は変わらない。

　絡脈には短い支脈と長い支脈があり、短い支脈はとなりの経脈に合流し、長い支脈は本経から分かれて内臓をめぐっている。ここに出てくる絡脈は大きな絡脈なので関節をまたいで末梢から内臓まで通じている。そして経脈とほぼ同じような生理的な作用をしている。そこで二十七気が上下する、ともいわれることがある。例を挙げると「手の少陰の別は名付けて通里といい、腕を去ること一寸半、別れて上行し経を循り、心中に入り、舌本に繋がり、目系に属す。……これを掌後一寸に取る」（霊枢十）という文例から想像できる。

　これとは別に一般的な絡脈はもっと小さな枝分かれで、そのため関節を通り抜けることはできず、例えば前腕なら前腕部だけに分布して終っている。もっとも小さな絡脈は細絡・浮絡などといわれ、表面から見ることができて、その色から赤ければ熱が在り、青ければ冷えがあるなどと判断される材料ともなっている。

○ 下合穴

　「内腑を治するには合穴を取りなさい……。合には各々名がありや……胃は三里……大腸は巨虚上廉……小腸は巨虚下廉……三焦は委中……膀胱は委中……胆は陽陵泉……（霊枢四）」という指示がある。

　「臓を治するにはその兪を治し、腑を治するにはその合を取る（霊枢四）」とあり、兪穴は五兪穴の兪穴をさし、合穴はこの下合穴をさしている。

　一方、兪と合について、王氷は「脈の注する所を兪となす。入る所を合となす（素問 第三十八）」とも書いている。

　以上、原穴、背兪穴、募穴、下合穴などについてスケッチしたが、この外にも三陰三陽に関係した霊枢 根結 第五にある根・溜・注・入に分類された穴もある。

○ 盛絡穴

　根・溜・注・入──と区分されている。

　「足太陽根于至陰、溜于京骨、注于崑崙、入于天柱、飛揚也。

　足少陽根于竅陰、溜于丘墟、注于陽輔、入于天容（天衝）、光明也。

　足陽明根于厲兌、溜于衝陽、注于解谿、入于人迎、豊隆也。

　手太陽根于少澤、溜于陽谷、注于小海、入于天聰、支正也。

　手少陽根于関衝、溜于陽池、注于支溝、入于天牖、外関也。

手陽明根于商陽、溜于合谷、注于陽谿、入于扶突、偏歴也。
　　此所謂十二経者、盛絡皆當取之」(霊枢 根結 第五)。
　　邪気が外に客して経絡が盛んになった時には、これらの穴を用いて治療する、という。

○ 水腧

　素問 水熱穴論 第六十一には水兪五十七處が記載されていて、岡本一抱(『黄帝内経素問諺解』)はこの篇を水腫を治する兪穴を論ずる、という。穴名は次のようである。
腰部では脊中・懸枢・命門・腰兪・長強、
　　(足の太陽の2行) 大腸兪・小腸兪・膀胱兪・中膂内兪・白環兪、
　　(足の太陽の3行) 胃倉・肓門・志室・胞肓・秩辺の二十五穴。
腹部では(腎経) 中注・四満・気穴・大赫・横骨、
　　(胃経) 外陵・大巨・水道・帰来・気衝の二十穴、
足では(腎経の) 太衝・復溜・陰谷・照海・交信・築賓の十二穴、
　あわせて五十七穴が記載されている。

○ 脹の治療穴

　鍼灸甲乙経巻八の五臓六腑脹第三に脹の治療が書かれている。「心脹は心兪と列缺、肺脹は肺兪と太淵、肝脹は肝兪と太衝、脾脹は脾兪と太白、腎脹は腎兪と太谿、胃脹は中脘と章門、大腸脹は天枢、小腸脹は中脘、膀胱脹は曲骨、三焦脹は石門、胆脹は陽陵泉、五臓六腑の脹はみな三里に取る」と。脹を起こす病気は沢山あり、それぞれ対処の仕方に違いがあることを示している。もちろん霊枢にも多い病気であったらしく、次のように記載されている。
　霊枢 脹論第三十五に「五藏六府は各々畔界有り。その病は各々形状有り。営気は脉を循り、衛気が逆すれば脉脹を爲す。衛気が脉に並び分を循て膚脹を爲す。三里にして寫す。近き者は一下し、遠き者は三下す。虚実を問うこと無し。工は疾く寫するに在り」とあり、脹(むくみ)にはともかく足三里を寫しなさい、と経験的な説明である。

○ 熱病

　素問 水熱穴論篇 第六十一に、熱病五九兪があり、次のようである。
頭上5行、上星、顖会、前頂、百会、後頂
次の両旁、五処、承光、通天、絡却、玉沈。
又次の両旁、臨泣、目窓、正営、承霊、脳空
大杼・膺兪(中腑)・缺盆・背兪(風門)、この八つは以て胸中の熱を瀉す。
気街・三里・巨虚上下廉、この八つは以て胃中の熱を瀉す。
雲門・髃骨(肩髃)・委中・髄空(腰兪)、この八つは以て四支の熱を瀉す。
五臓の兪の傍ら五つ。この十は以て五藏の熱を瀉す。

およそ、この五九穴は、みな熱の左右なり。……人が寒に傷られ、伝えて熱を為す。……夫れ寒盛んなれば熱を生ずるなり。

○ 気街

十二経脈の脈気は躯幹と四肢に密に分布しており、頭部、胸部、腹部、背部は経気が集中して流れる部位である。……経脈の気が循行する共通の道であり、そのために「街」と呼ばれる（『鍼灸学』, p.52, 上海中医学院, 人民衛生出版社, 1974.）。
気街は、頭部、胸部、腹部（背部をふくむ）、脛部の四つに分けられる。

参考文献

「胸気に街（みち）有り、腹気に街有り、頭気に街有り、脛気に街有り。
故に気が頭に在れば、これを脳に止めよ。
気が胸に在れば、これを膺と背腧に止めよ。
気が腹に在れば、これを背腧と、衝脈で臍の左右の動脈に止めよ。
気が脛に在れば、これを気街と承山、踝の上と下とに止めよ。
これを取るには毫鍼を用い、必ず先ず按じて久しく手に応ずるに在りて、乃ち刺してこれに予え（補寫しなさい）よ。治する所は頭痛、眩仆、腹痛、中満、暴脹、及び新積の有るもので、痛みの移る可きものは巳え易きなり。積の痛まざるは巳え難きなり」
（霊枢 衛気篇 第五十二）。

まだまだ沢山あるが略す。

（付録）　経絡病証の数は時代が進むほど増えてきた

○ 手の太陰脈の病候を例に

```
　　＜足臂十一脈灸経＞────────── 3
　　＜陰陽十一脈灸経甲本＞──是動病── 4
　　　　同じ　　　　　　　──所産病── 5
　　＜霊枢経脈編＞──────是動病── 5
　　　　同じ　　　　　　　──所産病── 1 3
```

○ 経穴の数の変遷

歴代文献穴数対照表

```
内経────正中部の単穴── 2 5
　　　　両側の双穴──── 1 3 5
　　　　総穴名────── 1 6 0
　　　　総穴数────── 2 9 5
甲乙────正中部の単穴── 4 9
　　　　両側の双穴──── 3 0 0
```

　　　　　総穴名————349
　　　　　　　総穴数————649
銅人・発揮—正中部の単穴—（＋2）51
　　　　　両側の双穴———（＋3）303
　　　　　総穴名————354
　　　　　　　総穴数————657
鍼灸大成——正中部の単穴——51
　　　　両側の双穴———（＋5）308
　　　　　総穴名————359
　　　　　　　総穴数————667

（中医学院鍼灸教研組：『鍼灸学講義』．p.103．香港医林書局出版．1970．より）

7．経穴の主治作用

　局所部位に対する作用＝＝眼窩部の穴→眼疾患、中脘は胃疾患。
　近隣部位に対する作用＝＝印堂は鼻疾患、膻中は乳汁分泌不全。
　遠隔部位に対する作用＝＝肘膝より末梢穴で胸腹部、頭顔面部。
　全体への作用＝＝例＝三里は強壮、大椎は解熱、神厥の灸は虚脱。
大まかな経脈の主治症について、
　　　　［『鍼灸配穴』（天津中医学院編．浅川要訳．刊々堂出版社．）から］
　『経絡の主治作用には次のような共通性がある。
手・足の三陽経は発熱疾患を、
手の三陰経は胸部疾患を、
足の三陰経は泌尿・生殖器疾患を、
足の三陰経と手の厥陰経・少陰経は精神科疾患を、
手・足の三陽経は頭部疾患を治療する作用がある。
　また、経絡の主治作用には次のような特殊性がある。
手・足の陽明経は口・歯の疾患を、
手・足の少陽経は脇肋部の疾患を、
足の厥陰経は前陰（漢＝外生殖器及び尿道）部の疾患を、
手の太陽経は肩甲部の疾患を、
足の太陽経は腰背部の疾患を治療する作用があり、
任脈は回陽固脱（漢＝陽気の衰弱をとめショックや虚脱状態を救うこと）の作用が、
督脈には救急法がある。
　また、どの経も、対応する臓腑の疾患を治療することができる。

8．ツボの取り方　　記載文例

基本的な態度
- 取り方　皮の寒熱盛衰（霊枢 第十二）．孫絡．骨空．陥下．反応点．
　　　　　動脈の上－委して取る（霊枢 第二）
- 構造　肉の大会・小会（霊枢 第十二）．皮肉脈筋骨（素問 第五十、五十八）
- 機能　衛気の留止する所、邪気の客する所（素問 第十）
- 名称　気血発する所、各々処名有り（素問 第五）
- 刺鍼反応　気至るを以て故（ゆえ）と為す（霊枢 第一）

そのほか次のようである。
：謂う所の節は神気の遊行出入する所なり、皮肉筋骨に非ざるなり（霊枢 一）。
：委中……委中央……屈してこれを取る（霊枢 二）。
　解谿……衝陽を上がること一寸半、陥者の中なり。
　経渠……寸口の中なり、動じて居まらず。
：衛気の留止する所、邪気の客する所（素問 十）。
：その皮部を視て血絡有るものは悉（ことごと）くこれを取れ（素問 六十三）。
：指を以てこれを按じ、痛むは乃ちこれを刺す（素問 六十三）。
：按じて其の寒温盛衰を視、而してこれを調える（霊枢 十二）。
：経筋……痛みを以て兪と為す（霊枢 十三）。
：脈の陥下するをみてこれに灸す（霊枢 四）。

〇取穴の基本的な方法は以上のようであるが、臨床の実際では後記するように若干様子が違ってくる。例えば、理論から取穴するものの例を挙げると、
：病が上に在るものは下に之（これ）を取り、病が下に在るものは高く之を取る（霊枢 九）。
……記載例は沢山あり。詳細は次の10項に出てくる。

9．取穴の慎重さ、中国および日本で見られた取穴の特異性

・「五穴を取り一穴を用いて必ず端し、三経を取り一経を使って正すべし」（竇傑：鍼経標幽賦．『鍼経指南』．金．1295.）
・「治療のはじめは20～30穴使い慣れてくると140～150穴用いる」
　　　　　　　　　　　　（『鍼術秘要』（坂井豊作：1864））。
　使用穴の数＝少ないものは1穴。多いものは150穴。

10．取り方

1　反応・圧痛－痛みを以て兪と為す

2　症状－腰痛──八髎穴
　3　病態－腰は腎の腑、転揺すること能わざるは、腎が将に憊とす。

・配穴：症状改善のための局所治療と健康管理的な治療とは配穴が自ずと異なり、また、病気の局所に直接刺鍼を加える場合と、反応をあらかじめ予知しながら対処する場合がある。
局所治療の例では"五体の病む所の皮・脈・肉・筋・骨へ直接刺鍼する（素問50. 51。）"方法や"病候が上部にあるものに下部の六府の兪穴を刺鍼する方法（遠道刺）"（霊枢7）がある。また"脈診・腹診・虚実に対する補寫"などは健康管理的にも用いられる。
・対症療法的な局所治療：素問・霊枢・甲乙経・千金方……などに沢山の例が出てくるが略すが、若干文例を引用すると次のようである。
　『素問・霊枢』には気の調節とはまったく異なる治療法がある。対症治療の膨大な集積である。
「風が外より入り、人をして振寒・汗出で・頭痛・身重く・悪寒せしむるものの治は風府に在り。……大風で頸項が痛むのは風府を刺せ。風府は上椎に在り。大風で汗出ずれば譩譆に灸す。譩譆は背の下で脊をはさむ傍ら三寸ばかりに在り。ここを厭え病者に阿是（ア！ハ！＝柴崎保三：『黄帝内経素問⑧』. p.4024. 雄渾社. 1979. による）と呼ばせると、譩譆として手に応ずる。
　風にあうのを嫌がるときは眉頭を刺す。
　……腰痛して転揺できず、急に陰卵に引くときは八髎と痛みの上を刺す。八髎は腰尻の分間に在り。
　膝が痛み屈伸できないときは大腿部の筋に取穴する。坐して膝が痛むときは環跳を取る」（『素問』骨空論）とか、「皮肉筋骨の病気は、その皮・肉・脈・筋・骨へ直接刺鍼する」（『素問』刺要論、刺斉論）とか、経筋（『霊枢』経筋篇）の反応点治療がそれである。
　これらの記録は経脈だけでは治療が上手にできなかったことを意味し、おそらく経脈はあまり役には立っていない場面に遭遇したことであろう。今日でも筋骨格系の疾患や体壁を治療対象にできる疾患は、経脈なしでも治療効果が期待できる。そして、個々の対症治療の経験があまりにも膨大になって歌や賦が造られることになったが、それらの対症治療は現代医学に置き換えても治療の刺針を得ることができよう。

全体（気、経脈）治療と局所治療について

　経脈を整えて気の調節を行い病気を治したが、はみ出した病気は対症治療を加えなければならなかった。この経脈の調整と対症治療の適応範囲をどこに求めるかということは大変むずかしい。古くは『史記』扁鵲倉公列伝にも経脈の調整と対症治療が併存している。現在は経験的に、筋骨格系の疾患や筋骨格系を治療の対象にできる疾患

には対症治療が行えるので、頚肩腕痛、五十肩、腰痛、坐骨神経痛、膝関節痛、絞扼性神経障害、頭痛の一部などは対症治療が活用されやすい。腹痛でも腹壁筋を治療すれば症状緩解する場合があり、また、冷え性や喘息など内科疾患や一部の精神障害にも対症的な治療を加えて役立つことができる。もちろん現代医学の基礎疾患を忘れたり、不適応疾患を忘れてはならない。結局、経脈の治療と対症治療との比重は術者の学識、経験、治療に取り組む姿勢などにより優先のされ方が違うのが現状である。

11．近年のツボについての考え方

近年、穴についての考え方の変化は多様であり幾つかを紹介する。
(1)『穴位圧痛弁病診断法』(中国科学技術情報研究所．科学技術文献出版社．1978.)には、「以穴位圧痛為依据診断疾病的一種方法」ということで、肺癌には新大郄と肺兪を、胃癌には新大郄と中脘・左承満を、肝癌には新大郄と肝兪を、子宮癌には新大郄と次髎をそれぞれ挙げている。ここでいう新大郄の部位は臀皺壁と膝窩の皺壁との中点から外下方へ5分の所である、という。
(2) 郡山七二氏は、従来の経穴にはこだわらず、デルマトーム（脊髄・交感）を用いた刺鍼法を提唱した。さらに、内臓直刺を目的とした刺鍼法も提唱し、かなりの成績を収めている。これは経絡・経穴には全くこだわらない方法である。
(3) 木下晴都氏の傍神経刺は、神経が筋肉により絞扼された部位を治療点にする方法で鍼灸界に普及している。これによって坐骨神経痛や各種の絞扼性神経障害に有効な治療法を開発した。
(4) 近年のペインクリニックの手法を用いた刺鍼法が案出されている。解剖学的な方法や、病態学的な方法でその局所に刺鍼することによって所期の目的を達しようとするものである。

時代の変化に伴って、病態の捉え方も変り、それにつれて刺鍼する穴の取り方も変化するが、それはそれで良いことであろう。しかしそれだからといって以前の方法は古くて使いものではならないと言うことはない。今日でも従来の経絡・経穴はまだ生きているのである。

12．日本でのツボに対する態度の変化

『鍼道秘訣集』——日本独特の反応点治療（穴の概念、治療結果の引きだし方、実践的）、殊に内科疾患への態度の違いがあらわれた。→ 腹部への刺鍼で間に合う。経絡経穴がいらない。ただし技術的には訓練が必要になり難しい。

杉山和一と管鍼法——鍼管によって無痛の鍼を修得しやすくなった。→ 細い鍼が普及した。

石坂宗哲は宗（神経系）・営（静脉血）・衛（動脉血）の考え方を導入して経絡無用論であった。しかし啓蒙を主としたような『鍼灸説約』などの本では古典や経絡を出しつつ説明している。これは便法としてであったろう。そして大巨、関元などの説明では避妊をしたかったが失敗した話などもあり、こうした虚実挟雑の表現は時代の要請、表現の限界でもあったろう。
　大久保適斎と交感神経手術──西洋医学と鍼灸が結び付いた
　鍼と体性・自律神経──鍼灸古典に「鍼を用いるの類は調気に在り……鍼を用いる者は必ず先づ其の経絡の実虚を察す」（霊枢 刺節真邪 第七十五）とあるようなところから西洋医学の神経生理学的な理解がしやすくなった。

１３．まとめ

　『ツボは気血栄衛の注するところ、邪気の客するところ、反応の出現するところ、治療に用いるところ』
　穴とは生体反応が発現し、疾病の出入りする門戸であり、治療のために鍼灸の行われる体壁の特定点である。

【　経絡系────経筋　】

１．経筋の特徴

1. 始発が手足の末端にある。
2. 走行（分布）は上行性で、下行性の経筋はない。
3. 経脈と経筋とは、同様の名称でいながら走行が逆行することがある。例えば、足の陽明の経筋と足の陽明胃経のように。
4. 五臓六腑や内部と連絡する経筋はない。
5. 経筋と経筋の流注関係や左右の関係がない。各個が独立している。
6. 独自の穴がない。
7. 経筋の治療法は経絡や経穴を必要としない代りに、「痛みを以て兪となし、知るを以て数となす」とあり、反応点治療である。
8. 経筋の症状は運動器疾患と一部の末梢神経疾患、および関節リウマチなどである。
（小椋道益先生のまとめより）

２．経筋の病気は痺病

　経筋の病態

・経筋の病気は痺病とされ、風寒湿によって経絡のめぐりが悪くなって発症する運動器系の症状を主とする。

　（風気勝つときは行痺、寒気勝つときは痛痺、湿気勝つときは着痺）
・経筋の名目は二通りあり、経筋・筋脈といい、関節運動を司るものと、宗筋といい、男子生殖器および若干の筋腱の集合箇所（寛骨部や膝など）を指す場合がある。
・胃が実っせざれば諸脉は虚す。諸脉が虚せば筋脈は懈惰す（素問 口問篇 第二十八）
・肺は身の皮毛を主どる、心は身の血脉を主どる、肝は身の筋膜を主どる、脾は身の肌肉を主どる、腎は身の骨髄を主どる。……肝気が熱するときは膽は泄し、口は苦く筋膜は乾く。筋膜が乾けば筋は急にして攣し、発して筋痿と為す（素問 四十四）。
・陽明は五藏六府の海にして、宗筋を閏ことを主どる。宗筋は骨を束ねること主どり、機関を利することを主どる（素問 第四十四）。
・衝脉は経脉の海なり。谿谷を滲灌することを主どり、陽明と宗筋に合す。陰陽と宗筋の会とを総じて（摠）気街に会し、陽明は之が長たり。皆帶脉に属して督脉を絡すなり。故に陽明が虚すれば宗筋は縦まり帶脉は引かず、故に足痿して用いられず（素問 痿論篇 第四十四）。
・足の太陽の筋は足の小指から起こり、上て踝に結し、邪に上て膝に結する、……その病は小指支え（ひきつり）、跟が腫れ痛み、膕（膝窩）が攣つり、脊は反折し（そりかえり）、項筋は急（ひきつり）、肩は挙がらず、腋窩から缺盆の中まで支えて紐痛（引っ張られる痛み）し、左右に揺りうごかすことができない。治は燔鍼（焼鍼）劫刺（速刺速抜）に在り。知（反応）を以て数（限度）と爲し、痛みを以て輸（つぼ）と爲す、名けて仲春痺と日いう（霊枢　経筋篇 第十三）。
・主として運動器疾患、それに神経痛・麻痺などの末梢神経疾患の一部や関節リウマチなどが関わってくる。
・仲・孟・季の痺ということで四季が配置される。

　足太陽之筋……仲春痺

　足少陽之筋……孟春痺

　足陽明之筋……季春痺　このようにして手足各2あるので、計12ということになる（霊枢 経筋篇 第十三）。
・経筋の病は寒ずれば反折して筋は急なり、熱すれば筋は弛縦して収まらず、陰痿して用いられず。陽（背部）が急なれば反折し、陰（腹部）が急なれば俛して（前かがみになって）伸びず、焠刺で刺すものは寒急を刺すなり。熱して筋が縦まりて収まらざるには燔鍼（焼鍼）を用いる毋れ、名けて季冬痺と日う（霊枢 経筋篇 第十三）。
・太陽は目の上網を制し、陽明は目の下網を制す（霊枢 経筋篇 第十三）という記載も経筋の範囲である。
・経筋は胃・陽明・肝・衝脉・帶脉・諸経脉・太陰などとも深く関わっている。

・前陰は宗筋の聚まる所、太陰と陽明の合する所なり（素問 厥論篇 第四十五）。

3．経筋の治療法

　経筋の治療は、東洋医学の鍼灸の中で一番手近に行なえる気楽な治療法である。反応部位を選び、そこへ何回でも効果が出るまで治療を行なうものである。今まで鍼が生き残ってこられたのは理論的に難しくない経筋の治療法があったからではないかとさえ感じられる。

　凝り、痛み、痙攣、麻痺など運動器疾患の大半に応用できる。

　経筋治療は幾つかその方法に段階がある。始めはこのような局所症状の方法でよいが、少し東洋医学の生理作用、病態生理などの理解が進むと衛気、栄血、経絡、臓腑、邪気の状況、虚実補瀉、経刺、体質（特に皮肉の状況）などを考慮した方法が大切となる。

・治は燔鍼劫刺に在り、知を以て数と為し、痛を以て輸と爲す（霊枢 経筋 第十三）。
・焠刺（焼鍼）は寒えて急つるを刺し。熱すれば筋は縦んで収まらず、燔鍼を用いる無れ（霊枢 経筋 第十三）。

5章

病　気

【この章の概要】

5章 病　気

はじめに：
　病気といえば病的な条件下における生命現象をさしているわけであるが、東洋医学における病気について考えると時代や医籍、各家学説、疾病史などと深く拘わり、一筋縄で簡明な結論に至ることはできない。ここでは西洋医学における疾病や診断などの考え方を参考にしながら、鍼灸という特性に照らし合わせて調べてみよう。

§1　疾病に対する鍼灸での対処法

　東洋医学（鍼灸）における病気の考え方は治療手段との関わりが深く関与しており、漢方薬は気血水との関わりがあり、現代医学は沢山の治療手段があるので病気を見る時も沢山の関わり方がある。これに対して鍼灸は気血に働きかけることができるとはいえ、むしろ気（気・衛気）一本槍の観があるので、これで総てに対処しなくてはならなかった。そこで鍼灸臨床を考える際にも比較的得意な分野とそうでない分野が生まれることになった反面、厚薄はあるものの応用範囲をひろげることが可能であった。この点では漢方薬よりも現代医学に通ずる疾病観を持つことが許された。
　病気に対する認識も歴史の中では『蔵府経絡論』、『三因極一病證方論』（病因論の改革）、『脾胃論』（李東垣の脾胃を大切にする病因論）、『格致余論』（朱震亨の陽有余陰不足説）など時代と共に変化が見られる。（注：李東垣の『脾胃論』では、脾胃が内傷すると気虚となり衛気が外部の固めをしなくなる。元気を滋養できなくなると脾胃の違和が生じて生命活動の根本の気の機能である昇降失調を起し逆乱してしまう。脾胃が傷れると満・脹・腫・濁・粘膩などを起す痰瘀を内生し、さらに病気があると五臓に波及してしまい、種々の病気が発症する、というものである）。
　今日では治療に際して、漢方薬では現代医学における疾患単位の考え方に合わせて、疾患ごとに薬物を対応させるといった方式を取り入れているし、鍼灸も五藏六腑、経絡経穴に捕らわれず、現代医学の病気や症状に対応した観察と施術方法を取り入れている。日本の鍼灸は、このように病気に対する認識、受容、治療法に変化をとげつつあるのが現状である。しかし、どんなささいな部分でも、たえず全体とのかかわりの中にあるという東洋医学の思考は忘れない。

§2　東洋医学（鍼灸）における病気の成因、発展、治療法との関係

（1）病気の起りは、基本的には病人個人の体勢に在るとする考え方を取る。

　「それ天の風を生ずるは、以て百姓に私するにあらず、その行は公平正直にして犯す者はこれを得、避ける者は殆きこと無きを得る。人に求めるに非ずして人が自からこれを犯す」（霊枢 五変篇 第四十六）。養生を道（生）を究める方法と考えるなら、その養生の失敗が病気につながると考えた。

〇 **内因**：「人生れて巓疾を病む者あり……病名を胎病となす。これ母の腹中に在る時にその母大いに驚く所有り、気が上りて下らず、精気并居す、故に子に巓疾を発せしむを得る」（素問 奇病論篇 第四十七）。今日では遺伝による病気は立派な内因性の疾患である。ここに素問 奇病論の奇病は奇怪な病気という奇病ではない。

・「邪の生ずるや或いは陰に生じ、或いは陽に生じ、……その陰に生ずる者はこれを飲食居處、陰陽喜怒に得る」（素問 調經論篇 第六十二）。これも内因と考えた。

〇 **外因**：「人に頭痛を病むもの有り、数歳を以て已へず……まさに大寒に犯される所有り、骨髄まで至る、髄は脳を以て主と為す、脳が逆す、故に頭痛し歯もまた痛ましむ。病名を厥逆という」（素問 奇病論篇 第四十七）。

・「頭痛して臉に取るべからざる者は、撃墮する所有り、惡血が内に在り」（霊枢 厥病篇 第二十四）。この2種はいずれも外因による病気である。

〇 **原因不明な病気**：現在でも不明熱、原因不明肝硬変、原因不明不妊（機能性不妊）などの言葉があるように、まったくわからないといったほどの不明さではないものの、手の施しようがない病気も存在している。医学古典が書かれた時代ではなおさらである。例えば「聖人はこれに従う、故に身に奇病無し」（素問 四氣調神大論篇 第二）などの語句があって、奇病はここでは"重病"ほどの意味で用いられているが、素問 繆刺論 第六十三に見られる奇病は病が絡脉にあって經脉に及ばない病気といった扱われ方や、素問 奇病論 第四十七にあるように、普通の病気とは異なる病で、妊娠中の瘖、息積、疹筋など尋常ではない病気を指していたようである。

〇 **内傷外感**：内傷は『内外傷弁惑論』（1247. 李東垣）の"弁陰證陽證"項で「内経の中に説く所の変化百病を観るに、其の源は皆喜怒過度、飲食失節、寒温不適、労役傷る所に由る。……既に脾胃傷るところ有れば則ち中気不足す。中気不足すれば則ち六腑の陽気は皆外に絶す」とあって内傷外感の考えが伺われる。

・李東垣の『脾胃論』に至り「脾胃を内傷すると百病がよって生ずる」という提唱がなされた。この考え方によると、脾胃が内傷すると気虚となり衛気が外部の固めをしなくなる。元気を滋養できなくなる。脾胃の違和が生ずると生命活動の根本の気の機能である昇降失調を起し逆乱してしまう。脾胃が傷れると満・脹・腫・濁・粘膩など

を起す痰瘀を内生してしまう。脾胃に病気があると五臓に波及してしまう。ということで種々の病気が発症するとされた（王其飛ほか：『脾胃学』. p.81〜89. 科学技術文献出版社. 1989.）。

○ 陽有余陰不足：『格致余論』（朱震亨．1347．元．）では飲食と色欲を戒めた後で陽有余陰不足論を設け「人は天地の気を受けて生ず。天の陽気は気となり。地の陰気は血となる。故に気は常に有余し、血は常に不足す。何を以てこれを言えば、天地は万物の父母たり。天は大なり。陽と為して地の外を運る。地は天の中に居て、陰と為して天の大気これを挙る。日は実なり。また陽に属して月の外を運る。月は欠なり。陰に属して日の光を稟て以て明と為すものなり。人身の陰気はその消長を月の盈欠に視よ。……陽は天気なり。外を主る。陰は地気なり。内を主る。故に陽道は実し、陰道は虚す」として陽有余陰不足の説を提唱した。

（2）病気の発展

邪が皮毛－孫脈－絡脈－經脈－内連五藏（素問 繆刺論篇 第六十三）という考えは代表的である。一方、臓腑の病気についてみると「五藏は気をその生ずる所に受け、之をその勝つ所に伝える。気はその生ずるところに舎し、その勝たざる所に死す。……必ず先ずその勝たざる所に伝え行き至り、病は乃ち死す。これ気之逆行を言うなり、故に死す。肝は気を心に受け、これを脾に伝え、気を腎に舎し、肺に至りて死す」（素問 六節臓象論篇 第九）とあり、また、別の発展形式によれば「この故に風は百病の長なり」（素問 玉機真蔵論篇 第十九）というのもある。そして傷寒論や人迎脈口診（霊枢九．同四十八）では三陰三陽と病気の観察や対処の方法にかなりの関心が示された。

（3）病気の例

「邪が肺に在れば皮膚痛み、寒熱し上気して喘し、汗出ず。欬すれば肩背を動ずることを病む。これを膺中の外腧に取る。背の三節五節の傍ら、手を以て疾にこれを按じ快然たり。乃ちこれを刺す。これを欠盆の中に取り、肺の邪を散越せよ」（霊枢 五邪篇 第二十）。

「胃の病は腹が䐜脹し、胃脘が心にあたりて痛み、上の両脇を支え、膈咽通ぜず、飲食下らず、これを三里に取る」（霊枢 邪気蔵府病形篇 第四）。

（4）五臓六腑、五体、経絡、経筋の病気をはじめ、頭痛、心痛、腰痛、膝痛、風、厥、熱、痿、痺、癰、瘧、積聚なども症候論的ではあるが名を連ねている。もちろん病気の認識の深さ、限られた治療法との関係からしからしめたものであることにかわりはない。

□ 診断

　診断は「第一に、診断によって病変の部位と性質を明らかにするためのもの。第二には治療の設計の基礎を与えるもの、第三に経過の観察と予後の推定のためのもの」（高橋晄正：『現代医学概論』，p.125，東京大学出版会，1968.）である。

　症状は自覚であれ他覚であれ病気の属性であって実体ではない。病気そのものを把握するための標徴として役立つものだし、診断は治療法へと媒介する工程である。病因（病気の原因）はその条件が起これば起こり、原因がなければその病気も起こらない。病気は、その認識の深さによって、症候論的、病理学的、病態生理学的に表現される。

□ 邪とは

・「思い邪なし（心に邪念がない）」（『論語』為政）。この反対が邪心である。
・生体が変調した状態に邪。生体に変調を起こす外来のものにも邪（完成した病気には病名をつけた）。
・「病気の原因となる根本的なものを邪又は邪気。そういうことを基礎にして、生理も病理も亦治療法も書かれている」。

　「邪とは、それが生体に接触して、喰い違いを起こすようなものを封じ入れているものということになるであろう。……生体に起こる喰い違いとは今日のコトバを以てすれば「ひずみ」であり「アンバランス」であり、又「ストレス」である。そういう状態を起こさせるようなものを封じ入れているもの、それが邪というわけである」（柴崎保三：『黄帝内経素問』，一巻，p.60，雄渾社，1979.）。

□ 痛み

「（邪が）輸にある時は六経通ぜず、四肢はすなわち肢節痛み、腰背すなわち強し」（霊枢 百病始生篇 第六十六）。
「寒有れば痛む……痛みは寒気多きなり。寒有り故に痛むなり」（素問 痺論 第四十三）。
「その筋骨の間に留して寒多きときは筋攣つり骨痛む」（素問 皮部論篇 第五十六）。
「風寒湿の気が外の分肉の間に客し、迫切して沫を為す。寒を得れば聚まり、聚まれば分肉を排して分裂するなり。分裂すれば痛む」（霊枢 周痺篇 第二十七）。
「病んで形有りて痛まざるものは陽の類なり。形無くして痛むものは陰の類なり」（霊枢 寿夭剛柔篇 第六）。
「その痛み甚だしく、但、心に在りて手足清えるは即ち真心痛なり。その真心痛は旦に発して夕に死し、夕に発して旦に死す」（難経 六十難）。
「熱気が小腸に留す。腸中痛み単熱（内熱、傷津）して焦渇（口渇す）すれば、堅乾

(糞便堅硬)して出すことを得ず。故に痛み閉じて通ぜず」(素問 挙痛論 第三十九)。

　痛みの原因を陰陽論から考えると、陰性な原因で発症しており、陽性な原因で発症することは少ない。人間は本質的に陽性なので、陰性な養分を求めることになる。
　内科的な痛みについては、寒気が経脈や腸胃の間、募原の下に客したり、脊を侠む脈(督脈・膀胱経)に客したり、五臓に客したりして、その結果、経に入りて稽遅(とどまり遅くなる)し、泣て行く。脉外に客すれば血少く、脉中に客すれば則ち気は通ぜず、故に卒然として痛む、ということになる(素問 挙痛論篇 第三十九)。

○ 十二邪──病態生理
　(十二邪──霊枢 口問篇 第二十八及び霊枢 大惑論 第八十より)
- 欠(あくび):衛気は昼は陽にめぐり、夜半は陰に行く。陰は夜をつかさどり、夜は寝るときである。陽は上ることをつかさどり、陰は下ることをつかさどる。そこで眠たくなると陰気は下に積もり、陽気はまだ尽きていないので、陰分に入ろうとはしているが上昇作用をあらわそうとする。一方、陰気は下降作用をおこす。そこで陰陽が互いに引き合うのでちょいちょいあくびをすることになる。
- 噦(しゃくり):穀物が胃に入ると消化されて精となり肺に上がって全身に分配される。もし何かの理由でふるい寒気(ふるい殻?)と新しい穀が胃に入ると両者が乱れて真気と邪気が抗争して、また胃に出てくる。そこで噦となる。
- 唏(なげく、かなしみなく、すすりむせぶ):陰気が盛んで陽気が虚す。陰は盛んで陽は衰えると、かなしみですすりなくことになる
- (振寒)寒慄:寒気が皮膚に客(いそうろう)すると陰気が盛んになり、陽気が虚すので振寒寒慄する。諸陽を補せ。
- 噫(おくび、げっぷ):(古い)寒気が胃に客していて(それが)厥逆として下から上がり、散じて胃から再び出て行く。そこでおくびとなる。
- 嚔(くしゃみ):陽気がすらすらと入り込み、心胸に満ちて鼻より出る。(陽気=寒湿に対する風熱の気を指す)。
- 軃(疲労困憊して全身無力になり肢体がだらりと垂れ下がる):胃が実せざれば諸脈は虚し、諸脈が虚すれば筋脈は懈惰(弛緩)し、筋脈が懈惰しているのに陰(房事)を行なって力を出すと、もはや復することが出来なくなる。そこで軃となる。
- 哀しみて泣涕が出ずる(かなしみて涙が出る):心は五臓六腑の主なり。目は宗脈のあつまる所なり、上にある液の道なり。口鼻は気の門戸なり。故に悲哀愁憂するときは心動ず。心動ずるときは則ち五臓六腑皆揺らぐ。揺らぐときは則ち宗脈感ず。宗脈感ずる時は則ち液道開く。液道開くが故に泣涕(なみだ)いずるなり。液は精を潅し、空竅(あな)を濡すゆえんなり。故に上液の道が開くときは則ち泣す。泣止まざるときは則ち液渇く、液渇くときは則ち精は潅(そそぐ)せず。精潅せざるときは則ち目

見る所なし。故に命じて奪精という。
・太息(ためいき、大きく息をもらす)：憂思すると心系は急る。心系が急ると気道が約(しめつけられる)す。約すときは利せず(つうじない)。故に太息してこれを伸出す。
・涎下(よだれをたらす)：飲食は皆胃に入る。胃中に熱あれば虫が動く。虫が動くと胃が緩まる。胃が緩まれば廉泉が開く。故に涎を下す。
・耳中鳴(耳なり)：耳は宗脈(すべての脈)のあつまる所なり。故に胃中が空なるときは宗脈虚す。虚するときは(陽気が)下に溜まり、脈に渇する所あるものなり。故に耳鳴る。(病気の回復力や消化作用や生活全般のもとを胃ということがある。ここではこのような意味での「胃」が空っぽであるという)。
・自ら舌を齧む、(齧かじる)(自分で自分の舌を噛む)：厥逆の気が上行して各々の経脈に至るもので、少陰経に行くと舌を齧み、少陽経に行くと頬を齧み、陽明経に行くと唇を齧む。

「凡そこの十二邪は皆奇邪の空竅に走る者なり。故に邪の在る所は皆不足となす。故に上気不足するときは脳これがために精潅し満たず。耳これがために苦鳴し、頭これがために苦傾し、目これがために眩す。中気不足すれば溲便(二便)これがために変じ、腸これがために苦鳴す。下気不足するときは乃ち痿厥(下肢厥冷して力が抜ける)をなし心悗す(心がぼんやりして気が抜けた気持ち)。足の外果の下を補し、これを留めよ」(霊枢 口問篇 第二十八)。

「・目は心の使なり、心は神の舎なり。故に神精乱れて轉ぜず、卒然として非常の處を見る。精神魂魄散じて相得ず。故に惑という。
・人のよく忘る者は何れの気がしからしむるや。上気不足し下気有余し、腸胃実して心肺虚す。虚すれば營衛は下に留る。久して時を以て上らず、故によく忘るなり。
・人のよく飢えて食を嗜まざる者は、何れの気がしからしむるや。精気は脾に并せ、熱気は胃に留る。胃熱すれば穀を消じ、穀を消ず故によく飢ゆ。胃気逆上すれば胃脘は寒す。故に食を嗜まず。
・病みて臥することを得ざる者は、何れの気がしからしむるや。衛気が陰に入ることを得ず、常に陽に留まる。陽に留まれば陽気満つ、陽気満つれば陽蹻盛ん。陰に入ることを得ざれば陰気虚す。故に目は瞑せざるなり。
・目を病みて視ることを得ざる者は、何れの気がしからしむるや。衛気が陰に留まりて陽に行くとこを得ず、陰に留まれば陰気盛ん、陰気盛なれば陰蹻満つ。陽に入ることを得ざれば陽気虚す、故に目閉ずるなり。
・人の臥すこと多き者は、何れの気がしからしむるや。此の人は腸胃大にして皮膚湿りて分肉解せず、腸胃大なれば衛気久しく留まり、皮膚湿りて分肉解せず、その行は

遅し。それ衛気は、昼日は常に陽に行り、夜は陰を行る。故に陽気尽きれば臥し、陰気尽きれば寤める。故に腸胃が大なれば衛気の行りは久しく留まる。皮膚湿りて分肉解せざれば行りは遅し。陰に留まること久しければその気は精からずして瞑こと欲す、故に多く臥る。その腸胃が小さく、皮膚は滑にして緩く、分肉解利せば衛気の陽に留まること久し、故に少し瞑る。
・その常経に非ずして卒然として多く臥する者は、何れの気がしからしむるや。邪気が上焦に留まり、上焦閉じて通ぜず。已に食し、もしくは湯を飲み、衛気が久しく陰に留まりて行らず。故に卒然として多く臥するなり」（霊枢 大惑論 第八十）。

§3 病気と予後推定

五臓六腑、五体、経絡、経筋の病気、頭痛、心痛、腰痛、膝痛、風、厥、熱、痿、痺、癰、瘧、積聚などかなりの量がある

○ **五体の病気**　　「膝は筋の府なり。屈伸能わず。行するときに僂附（身を曲げ下にうつむく）するは筋まさに憊れんとす」（素問 脈要精微論 第十七）。
「風が気に客淫し（風邪が侵入し）、因って飽食すれば筋脈横解（筋が解けて集まらない）す」（素問 生気通天論 第三）。
「陽明は五臓六腑の海。宗筋を潤すことを主さどる。宗筋は骨を束ねて機関を利するなり」（素問 痿論篇 第四十四）。
「病・筋に在れば筋攣つり関節痛みて行くべからず」（素問 長刺節論 第五十五）。
「骨は髄の腑、久しく立てず、行うとすると足がガクガクとして立っていられないのは骨が疲労の極にある」（素問 脈要精微論篇 第十七）。
「病が骨に在れば骨重く挙げるべからず。骨髄は酸痛し……骨痺という」（素問　長刺節論 第五十五）。
「筋骨の間に留して寒多ければ筋攣つり骨痛む」（素問 刺要論 第五十）。
「手が屈して伸びざるものは病が筋に在り、伸びて屈せざるものは病が骨に在り」（霊枢 終始 第九）。

○ **五体の病気と治療**　　「痺、或いは痛み。或いは痛まず。或いは不仁す。或いは寒え。或いは熱す。或いは燥し。或いは湿す。その故何ぞや。岐伯曰く。痛みは寒気が多きなり。寒有り故に痛むなり。その痛まずして不仁する者は、病久しく入ること深く、営衛の行は濇り、經絡は時に疏（まばら、空虚）、故に通ぜず、皮膚を栄せず、故に不仁を為す。その寒ずる者は、陽気少く、陰気多く、病と相い益す、故に寒ずるなり。その熱する者は、陽気多く、陰気少く、病気勝ち、陽が陰に乗かかり、故に痺

熱を為す。その汗多くして濡る者は、これその湿に逢うこと甚だしく、陽気少く、陰気盛んで、両気が相い感じ、故に汗出でて濡るなり。
　痺の病で痛まざるは何ぞや。岐伯曰く、痺が骨に在るときは重く、脉に在るときは血凝りて流れず、筋に在るときは屈して伸びず、肉に在るときは不仁（しびれ、麻痺）す、皮に在るときは寒える、故にこの五を具る者は痛まざるなり」(素問 痺論 第四十三)。
「その病の居る所、隨いてこれを調えよ。病が脉に在れば、これを血に調えよ。病が血に在れば、これを絡に調えよ。病が気に在れば、これを衛に調えよ。病が肉に在れば、これを分肉に調えよ。病が筋に在れば、これを筋に調えよ。病が骨に在れば、これを骨に調えよ」(素問 調経論 第六十二)。

○ **予後の推定**　・「痺……臓に入る者は死し、筋骨の間に留連する者は疼み久し、皮膚の間に留まる者は已へ易い」(素問 痺論 第四十三)。
・「病みて九日なるは三たび刺して已ゆ。病みて一月なるは十たび刺して已ゆ。多少遠近は此を以て之を衰えよ」(霊枢 壽夭剛柔篇 第六)。
・「形先ず病み、未だ臓に入らざる者はこれを刺すに其の日を半ばにする。臓先ず病み、形すなわち応ずるものは、これを刺すに其の日を倍にす。これ外内難易の応なり」(霊枢 壽夭剛柔篇 第六)。
・「形と気と相得るは、これを治すべしという。
色と澤が浮く、これを已え易しという。
脉が四時に従う、これを治すべしという。
脉が弱で滑はこれ気有り、命けて治し易しという。
形気が相い失うは、これを治し難しという。
色夭く澤せずは、これを已え難しという」(素問 玉機真蔵論 第 十九)。

第5章 病　気

§1　疾病に対する鍼灸での対処法

　自覚症状や他覚症状は病気の属性であって実体ではなく、病気を把握するための標徴として役立つ。病因（病気の原因）はその条件が起これはその病気が起こり、原因がなければその病気も起こらない。病気の原因を分類すると主因（病気を引き起こす原因）と誘因（主因の作用をたすけ、病気になりやすくさせる間接原因・遠因・予備的原因）という以外に、内因、外因、原因が明らかでない病気に分けられる（原因が明らかでない病気については、診断学がさらに発展し、医学の専門化が進み、医学を援助する他の自然科学が発達するにつれて、しだいに明かにされていくであろうと、『系統看護学講座』（日野原重明、『系統看護学講座　医学概論』、p.71、医学書院、1996.）に記載されている）。一方、病気に対する生体の反応という問題もある。診断は治療に繋げるための媒介作業で、病変の部位と性質、治療の設計のための基礎、経過の観察と予後の推定などが内包されている。さらに病気は、その認識の深さによって症候論的、病理学的、病態生理学的に表現されてきた。

　　症候論的＝＝胃がん、糖尿病、喘息、躁鬱病、扁桃炎、……
　　病理解剖学的＝＝肝硬変、無顆粒球症、サルコイドーシス、……
　　病態生理学的＝＝脊柱管狭窄症、バージャー病、逆流性食道炎、……

　　「病名はその名のつけ方がいかにも気ままな、便利主義的のものであるという点である。病因を（アルコール中毒、インフルエンザ）、あるものは病変の所在とその大まかな性質を（胃潰瘍）、あるものは生物学的特質を（癌、食餌性アレルギー）、あるものは単に症状（高血圧症）、あるものは人名や地名を（バセドウ病、水俣病）示しているし、さらには略語が（スモン）、俗語が（イタイイタイ病）、そのまま、病名になるといった具合で、その間に一定の方針なり文法なりは到底みつかりそうもない」（川喜多愛郎：『病気とは何か』、p.171、筑摩書房、1970.）。

　東洋医学（鍼灸）における病気の考え方は治療手段との関わりが深く関与しており、漢方薬は気血水との関わりがあり、現代医学は沢山の治療手段があるので病気を見る時も沢山の関わり方がある。しかし、鍼灸は気血に働きかけることができるとはいえ、むしろ気（気・衛気）一本槍の観があるので、これで総てに対処しなくてはならなかった。そこで鍼灸臨床を考える際にも比較的得意な分野とそうでない分野が生まれることになった反面、厚薄はあるものの応用範囲をひろげることが可能であった。この

点では漢方薬よりも現代医学に通ずる疾病観を持つことが許された。

　病気に対する認識も歴史の中では「蔵府経絡論」、『三因極一病證方論』(病因論の改革)、『脾胃論』(李東垣の脾胃を大切にする病因論)、『格致余論』(朱震亨の陽有余陰不足説) など時代と共に変化が見られる。(注：李東垣の『脾胃論』では、脾胃が内傷すると気虚となり衛気が外部の固めをしなくなる。元気を滋養できなくなると脾胃の違和が生じて生命活動の根本の気の機能である昇降失調を起し逆乱してしまう。脾胃が傷れると満・脹・腫・濁（小便混濁）・粘膩（ねんじ　ねばりつく）などを起す痰瘀（水分停留）を内生し、さらに病気があると五臓に波及してしまい、種々の病気が発症する、というものである)。

　今日では治療に関して、漢方薬では現代医学における疾患単位の考え方に合わせて、疾患ごとに薬物を対応させるといった方式を取り入れているし、鍼灸も五藏六腑、経絡経穴に捕らわれず、現代医学の病気や症状に対応した観察と施術方法を取り入れている。日本においては、このように病気に対する認識、受容、治療法に変化をとげつつあるのが現状である。しかし、身体のいかなる部分といえども、たえず全体とのかかわりの中で存在している、という思考ははずせない。

□診断
　「第一に診断によって病変の部位と性質を明らかにするためのもの。第二には治療の設計の基礎を与えるもの、第三に経過の観察と予後の推定のためのもの」。
　　　　　　　　　　　　　　(高橋晄正：『現代医学概論』, p.125, 東京大学出版会, 1968.)
　症状は自覚であれ他覚であれ病気の属性であって実体ではない。病気そのものを把握するための標徴として役立つものだし、診断は治療法へと媒介する工程である。病因（病気の原因）はその条件が起こればその病気が起こり、原因がなければその病気も起こらない。病気は、その認識の深さによって、症候論的、病理学的、病態生理学的に表現される。
　　　　　　　　　　　　　　(高橋晄正：『現代医学概論』, p.125, 東京大学出版会, 1968.)

○疾患単位の考え方が東洋医学では希薄である。
　疾患概念が明白でないと、病態把握、治療のための大まかな指針、予後の推定、経過の観察、患者への対応、適応の判定などが十分できなくて、臨床がしにくい。病名を決めることは大切である。疾患概念が明らかでないと診断することができない。東洋医学（鍼灸）はあまりに「気」に力を入れすぎたのではなかろうか。
　そうした事情から今日では一般的には共通用語は現代医学にある。そうでないと患者さんへの対応ができなくなる。社会・経済・肉体的に対応が必要になるからだ。
○病名にからんで、証について。
　　　葛根湯の証　　　　——　　脈浮、頭項強痛而悪寒（太陽の表証で実証）
　　　証の治療法　　　　——　　葛根湯の服用と決定
　　（脈浮、頭項強痛而悪寒という症候複合は葛根湯の適応条件をみたしている）。

これはある分類基準に従って決められた広義の病名である。

桂枝湯証というものをとりあげてみよう。この病像、すなわち太陽病で頭痛、発熱、汗出、悪風という症候複合は一体何を意味しているだろうか。いうまでもなくこの病像は、桂枝湯という処方がよく奏効する、という意味をもっている。このことから、証は特定の治療法の適応条件という形で構成された病像ということである。

なんらかの分類基準に従って分類された病名であり、名称である、とすれば桂枝湯証や小柴胡湯証も病名といえる。

しかしその証は、病名であると共に治療法も含まれている。

○証には症候の意味もある。

『素問』「至真要大論」に「気に高下あり、病に遠近あり、証に中外あり、治に軽重あり……」

難経 16難に「其の病、内外の証あり……肝脈を得て、其の外証は潔を善み、面青く、善く怒る。其の内証は臍の左に動気あり……」

鍼灸臨床では湯液系の証ではなく、症候としての証である。

沢山ある症候を疾患単位の考え方が希薄な時代にどのようにして、受け止め、整理し、臨床するかが大切なことであった。これを整理するにあたり標本理論が生まれたのである。もちろん標本という考え方はそれ以前の中国古典にはあるのだが、それを引用して医学に用いたのである。

標本理論——生命に危険がある症候を優先させる。生命に危険がない症候だけなら原発症候を優先する、というものである。

○共通用語は現代医学であるから、患者への説明には西洋医学をもちいるが、その症候のよって成立した背後には病人の全体像に迫る必要がある。従ってここには西洋医学が適応されないので、臨床の実際面では東洋医学を用いる、ということになる。

§2 東洋医学（鍼灸）における病気の成因、発展、治療法との関係

（1）病気の起り

「それ天の風を生ずるは、以て百姓に私するにあらず、その行は公平正直にして犯す者はこれを得、避ける者は殆きこと無きを得る。人に求めるに非ずして人が自からこれを犯す」（霊枢 五変篇 第四十六）。

養性を道（生・性）を究める方法と考えるなら、その養性の失敗にあるという。

東洋医学（鍼灸）は古い医学であるから、限られた治療手段との関係から病気を診て、より有効な治療法へと導くための医学理論が必要であった。今日のような疾患概念もなく、いろいろの診察法、各種の検査法、沢山の治療手段、これらに基づいた各種の集積データなどがなく、つまり医学上の幅がない状況で医療が行われるのである。このような限られた治療手段（鍼灸・按摩・漢方薬など）で処置しなくてはならないので、それを有効にする方便としての理論が必要であった。

目前にいる病人を治療するに当たり、手持ちの医療手段から見て、どのように病気や病人を捕らえ、対処すべきかである。その作業の背景になった理論が当時の自然哲学といわれる天人合一、陰陽、陰陽の発展した三陰三陽、五行、それらの気の盛衰であり、具体的には五藏六腑、皮脈肉筋骨、経絡系統、気血衛栄津液の過不及（虚実）であった。幸いこれらの手法が今日から見て、理論的にも身体に都合よく構成されていたわけである。

○ **内因**：・「人生れて巓疾を病む者あり……病名を胎病となす。これ母の腹中に在る時にその母大いに驚く所有り、気が上りて下らず、精気が并せ居す、故に子に巓疾を発せしむを得る」（素問 奇病論 第四十七）。

・「邪の生ずるや或いは陰に生じ、或いは陽に生じ、……その陰に生ずる者はこれを飲食居處陰陽喜怒に得る」（素問 調經論篇 第六十二）。

外因と対になる内因という概念は、往々きわめてあいまいに用いられている憾みがある。一つにはそれは、前世紀末の細菌学のもたらした断乎たる病因論の衝撃に狼狽した当時の病理学者たちが、外因の判明しない病気の成り立ちをすべて内因の中に押し込めてしまおうとしたためとみるべきふしもあるのだが、病因がすべて外因か内因かでなければならないかどうかの詮議は後に回して、今日厳格に考えて内因病の名にふさわしいものに、近年研究の目覚ましく進みつつある諸種の遺伝病がある（川喜田愛郎：『医学概論』p.173〜175, 真興交易医書出版部, 1989.）。

○ **外因**：・「百病の始めて生ずるや、必ず先ず皮毛よりす。邪がこれに中れば膝理が開く。開けば入りて絡脉に客す。留りて去ざれば、伝えて経に入る。留りて去ざれば伝えて府に入り、腸胃に稟る。邪の始めて皮に入るや泝然として毫毛を起こし膝理は開く。その絡に入るや、絡脉盛んにして色を変ずる。その入りて經に客するや虚に感じて乃ち陷下す。その筋骨の間に留まるや寒が多きときは筋攣し骨痛む。熱多きときは筋弛まり骨消え、肉爍け䐃破れ、毛直して敗れる」（素問 皮部論篇 第五十六）。

・「是の故に虚邪の人に中るや皮膚に始まる。皮膚が緩なれば膝理開く。開くときは邪が毛髪從り入る。入るときは深に抵る。深きときは毛髪は立ち、毛髪が立つときは淅然たり。故に皮膚痛む。留まりて去ざれば伝えて絡脉に舎す。絡に在る時は肌肉が痛み、その痛の時に息ば（痛みが出たり引っ込んだりするようなのは）大経乃ち代る（邪が絡脉から経脉へ入ろうとしている）。留まりて去ざれば伝えて経に舎す。経に在る時は洒淅として喜で驚す。留まりて去ざれば伝えて輸に舎す。輸に在る時は六経が通ぜず、四肢はすなわち肢節が痛み、腰脊は乃ち強ばる。留まりて去ざれば伝えて伏衝之脉に舎す。伏衝に在る時は体重く身は痛む。留まりて去ざれば伝えて腸胃に舎す。腸胃に在る時は賁響し腹脹するなり。寒多ければ腸鳴り飧泄し食を化せず。熱多けれ

ば溏し糜（糜）を出だすなり。留まりて去ざれば伝えて腸胃之外、募原之間に舎すなり。留まりて脉に着き、稽留して去ざれば息して（積って）積を成す。
　或いは孫脉に着き、或いは絡脉に着き、或いは經脉に著き、或いは輸脉に著き、或いは伏衝之脉に著き、或いは膂筋に著き、或いは腸胃之募原に著き、上は緩筋に連なり。邪気淫泆するさまは、勝て論ずる可からず（いろいろな変化を詳論することはできない）」（霊枢 百病始生篇 第六十六）。
・「人に頭痛を病むもの有り、数歳を以て已えず……まさに大寒に犯される所有り、骨髄まで至る、髄は脳を以て主と為す、脳が逆す、故に頭痛し歯もまた痛ましむ。病名を厥逆という」（素問 奇病論 第四十七）。
・「頭痛して腧に取るべからざる者は、撃墮する所有り、惡血が内に在り」（霊枢 厥病篇 第二十四）。

○ **原因不明な病気**：現在でも特定疾患をはじめに、不明熱、原因不明肝硬変、原因不明不妊（機能性不妊）などの言葉があるように、まったくわからないといったほどの不明さではないものの、手の施しようがない病気も存在している。医学古典が書かれた時代ではなおさらである。例えば「聖人はこれに従う、故に身に奇病無し」（素問 四氣調神大論篇 第二）（外邪→皮毛→絡脉→経脈→内臓という進み方が当たり前で、これに対する語句として奇病が出てきている）などの語句があって、ここでは"重病"ほどの意味で用いられているが、素問 繆刺論 第六十三に見られる奇病は病が絡脉にあって經脉に及ばない病気といった扱われ方をしている。さらに、素問 奇病論 第四十七にあるように、普通の病気とは異なる病で、妊娠中の瘖、息積、疹筋など尋常ではない病気も存在していた。素問 奇病論 第四十七に書かれている病気については、この後の<（3）病気の例○奇邪>に引用してある。

○ **内傷外感・陽有余陰不足・病気の三因**
・内傷：『内外傷弁惑論』（1247．李東垣）の"弁陰證陽證"項で「内経の中に説く所の変化百病を観るに、其の源は皆喜怒過度、飲食失節、寒温不適、労役傷る所に由る。……既に脾胃傷るところ有れば則ち中気不足。中気不足すれば則ち六腑の陽気は皆外に絶す」とあって内傷外感の考えが伺われる。
・『脾胃論』（李東垣）に至り「脾胃を内傷すると百病がよって生ずる」という提唱がなされた。この考え方によると、脾胃が内傷すると気虚となり衛気が外部の固めをしなくなる。元気を滋養できなくなる。脾胃の違和が生ずると生命活動の根本の気の機能である昇降失調を起し逆乱してしまう。脾胃が傷れると満・脹・腫・濁・粘膩などを起す痰瘀を内生してしまう。脾胃に病気があると五臓に波及してしまう。ということで種々の病気が発症するとされた*。（*王其飛ほか：『脾胃学』．p.81～89．科学技術

文献出版社．1989．）
・陽有余陰不足：『格致余論』（朱震亨．1347．元．）は飲食と色欲を戒めた後で陽有余陰不足論を設け「人は天地の気を受けて生ず。天の陽気は気となり。地の陰気は血となる。故に気は常に有余し、血は常に不足す。何を以てこれを言えば、天地は万物の父母たり。天は大なり。陽と為して地の外を運る。地は天の中に居て、陰と為して天の大気これを挙る。日は実なり。また陽に属して月の外を運る。月は欠なり。陰に属して日の光を稟て以て明と為すものなり。人身の陰気はその消長を月の盈欠に視よ。……陽は天気なり。外を主る。陰は地気なり。内を主る。故に陽道は実し、陰道は虚す。」として陽有余陰不足の説を提唱した。
・病気の三因：出典は＜宋，陳言撰，『三因極一病証方論』，1174．＞である。病証と三因とを密接に結合させて、外因・内因・不内外因をあげている。

（2）病気の発展

　鍼灸・漢方薬・按摩などの治療手段から、病気を観察してより有効な治療法を導き出すことに関心が向けられていたので、予後に関する知識は重要であったと考えられるが、"この病気"ではなく、病気の一般論としての予後経過を推定するといったことには関心が薄かったように受け取れる。個人のこの病気がどのように成長してきたか、今はどうすれば対処できるかに関心があったように思われる。この意味で、邪がそのまま成長して病気になった。或いは外傷などで発病した。或いは邪が皮毛－孫脉－絡脉－經脉－内連五藏（素問繆刺論）と進展した。或いは邪が絡脉にあって經脉に及ばないで発症している。或いは、臓腑の病気で「五藏は気をその生ずる所に受け、これをその勝つ所に伝える。気はその生ずるところに舎し、その勝たざる所に死す。……必ず先ずその勝たざる所に伝え行き至り、病は乃ち死す。これ気の逆行を言うなり、故に死す。肝は気を心に受け、これを脾に伝え、気を腎に舎し、肺に至りて死す」（素問　六節臓象論　第九）。或いは「この故に風は百病の長なり」（素問　玉機真蔵論　第十九）（"風"からいろいろな病気が続発して行くと捕らえる）。或いは傷寒論や人迎脈口診（霊枢九．同四十八）では三陰三陽で病気を観察する、などといった方面に関心が示された。

（3）邪から病気までのいろいろ

　邪（病的）の状態から五臓六腑、五体、経絡、経筋の病気をはじめ、頭痛、心痛、腰痛、膝痛、風、厥、熱、痿、痺、癰、瘧、積聚まで、症候論的ではあるが名を連ねている。もちろん病気の認識の深さ、限られた治療法との関係からしからしめたものであることにかわりはない。

邪については後でふれることにして、今、肺と胃の症候について引用してみよう。

「邪が肺に在れば皮膚痛み、寒熱し上気して喘し、汗出ず。欬すれば肩背を動ずることを病む。これを膺中の外腧に取る。背の三節五節の傍ら、手を以て疾かにこれを按じ快然たり。乃ちこれを刺す。これを欠盆の中に取り、肺の邪を散越せよ」(霊枢 五邪篇 第二十)。

「胃の病は腹が䐜脹し、胃脘が心にあたりて痛み、上の両脇を支え、膈咽通ぜず、飲食下らず、これを三里に取る」(霊枢 邪気蔵府病形篇 第四)。

□病気に対する回復力については、次のような考えが基本にある。
　治療の場合にも胃気についての理解はぜひ必要になる。
「胃気」についての理解は是非必要で、その理由は少々漠然としているものの、胃腸の機能が病気の回復力に関わっていることを経験的に熟知していたからである。原文から引用すると「平人の常の気は胃に受く。胃は平人の常の気なり。人は胃気無きを逆という。逆は死す。……人は水穀を以て本となす。故に人は水穀を絶するときは死す。脈に胃気無きもまた死す(素問 平人気象論 第十八)」とか、「五臓はみな、気を胃に受く。胃は五臓の本なり。臓気はみずから手太陰にいたること能わず。必ず胃気によって手太陰に至るなり」(素問 玉機真蔵論 第十九)とある。この考えを進めて李東垣の『脾胃論』に至り「脾胃を内傷すると百病がよって生ずる」という提唱がなされたし、この考え方によると、脾胃が内傷すると気虚となり衛気が外部の固めをしなくなる。元気を滋養できなくなる。脾胃の違和が生ずると生命活動の根本の気の機能である昇降失調を起し逆乱してしまう。脾胃が傷れると満・脹・腫・濁・粘膩などを起す痰淤を内生してしまう。脾胃に病気があると五臓に波及してしまう。ということで種々の病気が発症するとされた*。(＊王其飛ほか：『脾胃学』. p.81〜89. 科学技術文献出版社.)

○ 邪とは

邪についてはすでに第2章に出てきたので、ここではまとめ位に触れておこう。
・「思い邪なし(心に邪念がない)」『論語』為政——反対が邪心である。
・生体が変調した状態に邪——生体に変調を起こす外来のものにも邪(完成した病気には病名をつけた)。
・病気の原因となる根本的なものを邪又は邪気。そういうことを基礎にして、生理も病理も亦治療法も書かれている。
「邪とは、それが生体に接触して、喰い違いを起こすようなものを封じ入れているものということになるであろう。……生体に起こる喰い違いとは今日のコトバを以てすれば「ひずみ」であり「アンバランス」であり、又「ストレス」である。そういう状態を起こさせるようなものを封じ入れているもの、それが邪というわけである」(柴崎保三：『黄帝内経素問』、一巻, p.60, 雄渾社, 1979.)。

○ 奇邪

　奇邪というと邪気が大絡にあって発する症状をいい、「今、邪の皮毛に客し、入りて孫絡に舎し、留まりて去らざれば閉塞して通ぜず。経に入ることを得ず、大絡に流溢して奇病を生ず」（素問 繆刺論篇 第六十三）とか「経病はその経を治し、孫絡の病はその孫絡の血あるを治す。血病で身に痛み有るはその経絡を治す。その病は奇邪にあり、奇邪の脉はすなわちこれを繆刺す」（素問 三部九候論篇 第二十）とあって、ここでは病気に奇邪、奇病と使い、奇病も奇邪も同じ意味である。

　奇邪といっても霊枢第二十八（十二邪としてこの後に記す）に書かれているような特殊な邪気といったほどの意味の内容もある。

　奇病論（素問第四十七）にでてくる奇病は普通の病気とは違った病気という意味で使われる"奇病"である。例はこの後に続く。

　玉版論要篇（素問 第十五）に「揆度は病の浅深を度るなり。奇恒は奇病をいうなり」とあり、ここでいう奇病もやはり普通の状態とは異なった病気、ほどの意味であろう。

　四気調神大論（素問 第二）に「天地四時相い保たず、道と相い失えば、未央（いまだ、なかばならざるに）絶滅、唯聖人は之に従がう、故に身に奇病無し」は、聖人は養生を良くするので重病にならない、といったほどの意味であり、奇病はここでは重病をさすようだ。

　病能論篇（素問 第四十六）にある「奇恒は奇病を言うなり。いわゆる奇は奇病で、四時の気候の影響を得ずに死すものなり。恒は四時の気候の影響を得て死する尋常の病である」と、奇病の特徴を挙げている。

　奇病は一方では奇邪と同じく使用し、一方では特殊な病気や重病をさして用いられている。

素問　奇病論　第四十七：
・人が重身（妊娠）九ヵ月にして瘖（声が出ない）有り。……胞の絡脉が絶也。……。胞の絡は腎に繋がる、少陰の脉は貫き腎を舌本に繋がる。故に言うことができなくなる。……治療法は無い。十ヶ月に当たり復するなり。
・脇下満、気逆を病んで二～三歳で已まず。……。これ息積と言う。此れ食をさまたげず。灸刺す可からず、積は導引服薬を為す。薬だけで治すことは難しい。
・人に身体の髀、股、䯒が皆腫れ、臍を環って痛む者が有る。……。病名を伏梁と曰う。これ風根（風邪が体内に留まる）なり。その気は大腸に溢れて肓に著くなり。肓の原は臍下に在り、故に臍を環って痛むなり……。
・人の尺脉が数で甚しく、筋が急れて〔外に〕見れること有あり……。此れ所謂疹筋といい、この人は腹が必ず急れている。もし、白色や黒色が見われるときは病が甚しくなる。（疹は病のことで、疹筋は筋の病のこと）。

　　　この文章について甲乙経には次のようである。

「人の尺膚が甚だ緩く、その筋は急れて〔外に〕見えること有あり……。此れ所謂狐筋という。狐筋の人は腹が必ず急れている。これに加えて顔面に白色、黒色が見れるのは病が甚し」（『鍼灸甲乙経』巻四，病形脈診，第二）。狐筋についての詳しいことは不明である。しかし、疹筋も狐筋も病名である）。

・人に頭痛を病むもの有り、数歳以て已えず。此れ安からこれを得るや……。まさに大寒に犯される所有り、内て骨髄に至り、髄は脳を以て主と爲す。脳が逆す故に頭痛し歯もまた痛ましむ。病名を厥逆と曰いう。

・口甘きを病む者有り。此れ五気の溢なり。名を脾癉と曰う。夫れ五味は口より入り、胃に藏され、脾はこれが爲めに行らす。その精気、津液は脾に在り、故に人の口を甘からしむなり。此れ肥美の発する所なり。此の人は必ず数々甘美にして多肥を食するなり。肥は人を内熱させ、甘は人を中満せしむ、故にその気は上溢し、轉じて消渇と爲す……。

・口が苦きを病むもの有り、陽陵泉を取る。口苦は病名を胆癉と曰う。……。咽はこれが使と爲す。此の人は数々謀慮して決せず、故に胆虚し、気は上溢して口はこれが苦を爲す。これを治するには胆の募穴と背兪穴を以てするなり……。

・癃（小便頻数）する者有り。一日に数十溲す。此れ不足なり。身は熱すること炭の如く、頸膺は格（通じない）の如く、人迎は躁盛で、喘息し気逆す。此れ有余なり。太陰脉は微細で髪の如きは此れ不足なり。その病は安に在り、名は何病と爲すか……。病は太陰に在り、その盛（過盛）は胃に在り、頗り（片よる）は肺に在り、病名を厥と曰い、死して治せず。此れ所謂五有餘二不足を得るなり……。

・人生れて巓疾を病むもの有り。病名を何と曰うのか。安にこれを得るや……。病名は胎病と爲し、此れ母の腹中に在る時に得たり。その母が大いに驚く所有り。気は上って下らず、精気と并せ居り、故に子をして巓疾を発せしむ。

・疕然として水有る状の如き、その脈を切して大緊、身に痛無し。形は痩せずして食すること能わず、食するも少なし。名つけて何病と爲すや……。病は生じて腎に在り、名つけて腎風と爲す。腎風で食する能わず善く驚ろき、驚き已て心気が痿える者は死す。

○ 特殊な病態生理（奇邪）について

十二邪——霊枢二十八より引用する。

・欠（あくび）：衛気は昼は陽にめぐり、夜半は陰に行る。陰は夜をつかさどり、夜は寝るときである。陽は上がることをつかさどり、陰は下ることをつかさどる。そこで眠たくなると陰気は下に積もり、陽気はまだ尽きていないので、陰分に入ろうとはしているが上昇作用をあらわそうとする。一方陰気は下降作用をおこす。そこで陰陽が互いに引き合うのでちょいちょいあくびをすることになる。

・噦（しゃくり）：穀物が胃に入ると消化されて精となり肺に上がって全身に分配される。もし何かの理でふるい寒気と新しい穀が胃に入ると両者が乱れて真気と邪気が抗争して、また胃に出てくる。そこで噦となる。
・唏（なげく、かなしみなく、すすりむせぶ）：陰気が盛んで陽気が虚す。陰は盛んで陽は衰えると、かなしみですすりなくことになる
・（振寒）寒慄：寒気が皮膚に客（いそうろう）すると陰気が盛んになり、陽気が虚すので振寒寒慄する。諸陽を補せ。
・噫（おくび、げっぷ）：（古い）寒気が胃に客していて（それが）厥逆として下から上がり、散じて胃から再び出て行く。そこでおくびとなる。
・嚏（くしゃみ）：陽気がすらすらと入り込み、心胸に満ちて鼻より出る。（陽気＝寒湿に対する風熱の気を指す）。
・軃（疲労困憊して全身無力になり肢体がだらりと垂れ下がる）：胃が実せざれば諸脈は虚し、諸脈が虚すれば筋脈は懈惰（弛緩）し、筋脈が懈惰しているのに陰（房事）を行なって力を出すと、もはや復することが出来なくなる。そこで軃となる。
・哀しみて泣涕が出づる（かなしみて涙が出る）：心は五臓六腑の主なり。目は宗脈のあつまる所なり、上にある液の道なり。口鼻は気の門戸なり。故に悲哀愁憂するときは心動ず。心動ずるときは則ち五臓六腑皆揺らぐ。揺らぐときは則ち宗脈感ず。宗脈感ずる時は則ち液道開く。液道開くが故に泣涕（なみだ）いずるなり。液は精を潅し、空竅（あな）を濡すゆえんなり。故に上液の道が開くときは則ち泣す。泣止まざるときは則ち液渇く、液渇くときは則ち精潅せず。精潅せざるときは則ち目見る所なし。故に命じて奪精という。
・太息（ためいき、大きく息をもらす）：憂思すると心の系は急る。心系が急すると気道が約（しめつけられる）す。約すときは利せず（つうじない）。故に太息してこれを伸出す。
・涎下（よだれをたらす）：飲食は皆胃に入る。胃中に熱あれば虫が動く。虫が動くと胃が緩まる。胃が緩まれば廉泉が開く。故に涎を下す。
・耳中鳴（耳なり）：耳は宗脈（すべての脈）のあつまる所なり。故に胃中が空なるときは宗脈虚す。虚するときは（陽気が）下に溜まり、脈に渇する所あるものなり。故に耳鳴る。（病気の回復力や消化作用や生活全般のもとを胃ということがある。ここではこのような意味での「胃」が空っぽであるという）。
・自ら舌を齧む、（齧かじる）（自分で自分の舌を噛む）：厥逆の気が上行して各々の経脈に至るもので、少陰経に行くと舌を齧み、少陽経に行くと頬を齧み、陽明経に行くと唇を齧む。

「凡そこの十二邪は皆奇邪の空竅に走る者なり。故に邪の在る所は皆不足となす。故に上気不足するときは脳これがために精潅し満たず。耳これがために苦鳴し、頭これが

ために苦傾し、目これがために眩す。中気不足すれば溲便（二便）これがために変じ、腸これがために苦鳴す。下気不足するときは乃ち痿厥（下肢厥冷して力が抜ける）をなし心悗す（心がぼんやりして気が抜けた気持ち）。足の外果の下を補し、これを留めよ（霊枢二十八）」。

同様な内容が霊枢 大惑論 第八十にもあり、これも引用してみよう。
「五藏六府の精気は皆上りて目に注ぐ。そしてこれが精を爲す。精の窠を眼となし、骨の精を瞳子と爲し、筋の精を黒眼と爲し、血の精を絡と爲し、その窠気の精は白眼と爲し、肌肉の精は約束と爲す。筋骨血気の精を裹撮（包括）して、脉と并て系と爲す。上は脳に属し、後は項中に出ず。故に邪が項に中り、因てその身の虚に逢い、その入ること深ければ眼系に隨がい以て脳に入る。脳に入れば則わち脳轉す。脳轉ずれば則ち目系に引くこと急なり。目系急なれば則ち目眩し以て轉ず。その精を邪にし、その精の中る所が相い比せざれば、則ち精散ず。精散ずれば視ること岐す。視岐て両物を見る。目は五藏六府の精なり。栄衛魂魄の常に栄する所なり。神気の生ずる所なり。故に神労すれば則ち魂魄散じ、志意乱る。この故に瞳子黒眼は陰に法っとり、白眼と赤脉は陽に法っとるなり。故に陰陽合せ傳けて精明かなり。
・目は心の使なり、心は神の舎なり。故に神精乱れて轉ぜず、卒然として非常の處を見る。精神魂魄散じて相得ず。故に惑という。
・人のよく忘る者は何れの気がしからしむるや。上気不足し下気有余し、腸胃実して心肺虚す。虚すれば栄衛は下に留る。久して時を以て上らず、故によく忘るなり。
・人のよく飢えて食を嗜まざる者は、何れの気がしからしむるや。精気は脾に并せ、熱気は胃に留る。胃熱すれば穀を消じ、穀を消ず故によく飢ゆ。胃気逆上すれば胃脘は寒ず。故に食を嗜まず。
・病みて臥することを得ざる者は、何れの気がしからしむるや。衛気が陰に入ることを得ず、常に陽に留まる。陽に留まれば陽気満つ、陽気満つれば陽蹻盛ん。陰に入ることを得ざれば陰気虚す。故に目は瞑せざるなり。
・目を病みて視ることを得ざる者は、何れの気がしからしむるや。衛気が陰に留まりて陽に行くとこを得ず、陰に留まれば陰気盛ん、陰気盛なれば陰蹻満つ。陽に入ることを得ざれば陽気虚す、故に目閉ずるなり。
・人の臥すこと多き者は、何れの気がしからしむるや。此の人は腸胃大にして皮膚湿りて分肉解せず、腸胃大なれば衛気久しく留まり、皮膚湿りて分肉解せず、その行は遅し。それ衛気は、昼日は常に陽に行き、夜は陰を行る。故に陽気尽きれば臥し、陰気尽きれば寤める。故に腸胃が大なれば衛気の行りは久しく留まる。皮膚湿りて分肉解せざれば行りは遅し。陰に留まること久しければその気は精からずして瞑こと欲す、故に多く臥る。その腸胃が小さく、皮膚は滑にして緩く、分肉解利せば衛気の陽に留

まること久し、故に少し瞑る。
・その常経に非ずして卒然として多く臥する者は、何れの気がしからしむるや。邪気が上焦に留まり、上焦閉じて通ぜず。已に食しもしくは湯を飲み、衛気が久しく陰に留まりて行らず。故に卒然として多く臥するなり」(霊枢 大惑論 第八十)。

○「痛み」について

九鍼の中から毫鍼が抜きん出て後世に伝えられたのは、毫鍼が痛みに対処する方法であったからであり、痛みは病気の中にあって特異な存在であった。このことは今でも変わらない。我慢強い患者さんでも一たび痛みが始まると、その痛みに耐えられずに医療を受けるようになる。(図5-1)

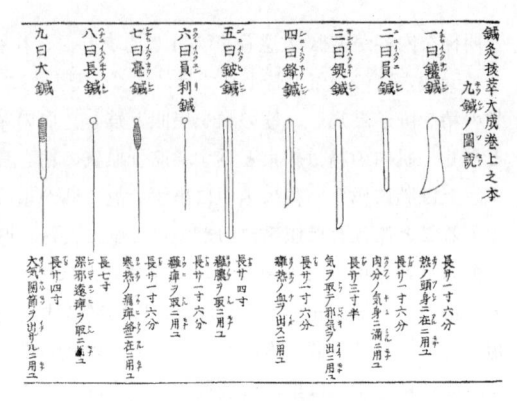

5-1 九鍼の図

毫鍼の出現について

霊枢は霊枢学派を想定させるくらい全体が一貫した、目的をもった編集方針でつらぬかれていて、その九鍼十二原第一の冒頭から「砭石を用いることなく、微鍼を以て其の経脈を通じ、其の血気を調のえ、其の逆順出入の会をやしなうことを欲す」とあって微鍼つまり九鍼を主軸にした治療体系を打ち出している。次に九鍼のうちから毫鍼が頻繁に用いられるようになったが、その理由については「毫鍼は、蚊虻(か、あぶ)の喙の尖の如く、静に以て徐に往き、微に以て久く之を留め而て養い、以て痛痺を取る」(霊枢 九鍼十二原篇 第一)とある。毫鍼は痛痺(痛み)の治療に効果が大きいということである。同じく「痺気を病み、痛みて去ざるものは、取に毫鍼を以てする」(霊枢 官鍼篇 第七)とあって、ここでも毫鍼が痛みの治療に優れていることを示している。ちなみに難経はその大半を毫鍼の治療法にあてている。現代の日本ではもちろん毫鍼が主流である。

痛みの原因を陰陽論から考えると、典籍に見る限り、陰性な原因で発症しており、陽性な原因で発症することは少ない。人間は本質的に陽性なので、陰性な養分を求めることになるからであろう。

寒気が経脈や腸胃の間、募原の下に客したり、脊を侠む脉(督脈・膀胱経)に客したり、五臓に客したりして、その結果、経に入りて稽遅(とどまり遅くなる)し、泣て行ず。脉外に客すれば血少く、脉中に客すれば則ち気は通ぜず、故に卒然として痛む、ということになる(素問 挙痛論篇 第三十九)。もちろん(素問 痺論篇 第四十三)や(素問 皮部論篇 第五十六)や(霊枢 百病始生篇 第六十六 虚邪が中る)にも記載され

ているように五体（皮、肉、筋、骨）にも客して痛みの原因ともなるが、この場合にはやや説明が必要である。

「(邪が) 輸に在る時は六経通ぜず、四肢はすなわち肢節痛み、腰背すなわち強(こわ)し」(霊枢 百病始生篇 第六十六)。
「寒有れば痛む……痛みは寒気多きなり。寒有り故に痛むなり」(素問 痺論 第四十三)。
「その筋骨の間に留して寒多きときは筋攣(かが)つり骨痛む」(素問 皮部論 第五十六)。
「風寒湿の気が外の分肉の間に客し、迫切して沫(あわしぶき)を為す。寒を得れば聚まり、聚まれば分肉を排して分裂するなり。分裂すれば痛む」(霊枢 周痺篇 第二十七)。
「病んで形有りて痛まざるものは陽の類なり。形無くして痛むものは陰の類なり」(霊枢 寿夭剛柔篇 第六)。
「其の痛み甚だしく、但、心に在りて手足清えるは即ち真心痛なり。その真心痛は旦(あした)に発して夕に死し、夕に発して旦に死す」(難経 六十難)。
「熱気が小腸に留る。腸中痛み単熱（内熱、傷津）して焦渇（口渇す）すれば、堅乾（糞便堅硬）して出すことを得ず。故に痛み閉じて通ぜず」(素問 挙痛論 第三十九)。
　「(邪が) 輸に在る時は六経通ぜず。四肢はすなわち肢節痛み、腰背すなわち強し」(霊枢 第六十六)。

　以上に文例を引用したが、痛みの原因を陰陽論から考えると、上記の古典から引用した文例では陰性な原因で発症しており、陽性な原因は少ない。陽性な原因で痛みを起こすことが少ない理由を考えると、古典ができた時代は鍼灸の対象が貴族階級であってあまり労働をしない生活状況で発病したのであろう。一方、下層階級には労働、飢餓などがあり、飛躍するがこのような陽性な原因も有ったのではないか、という考え方と、もうひとつの考え方は、人間は植物に比べて陽性（植物の根にあたる部分を胃腸として腹部に収めて移動する）であるから、本質的に人は陰を求める生活傾向があり、その結果、陰に偏りすぎて痛みを発症すると考えるのであろうか。

○ 風(ふう)

　風についてどのように考えたらよいであろうか。
柴崎保三先生は、風なる字は生き物の総称としての〝虫〟に対して、〝凡(ぼん)〟という字が覆(おお)っているのだという。然らば、虫を覆うもの、つまりこの世の生き物を覆っている何かということで、これに犯されると起る病気を指している。ということになる。つまり、軽ければ普通の風邪(かぜ)があり、重ければインフルエンザがあり、卒中や顔面神経麻痺なども風によると考えられた。さらに癲病もその範疇だし、精神的な異常なども風(ふう)の中に入れられる。従ってその範囲は広いので、とてもつかみにくい。
「病の陽に在る者は命けて風と曰い、陰に在る者は命けて痺と曰い、病陰陽倶に病む

は命けて風痺と曰う」(霊枢 寿夭剛柔篇 第六)。

　風は病因六淫の一つで風気ともいう。陽邪に属し、外寒疾病の先導であるから外感病には多く風証がみられる。常に風以外の病邪と結合して病を致すので風寒、風熱、風湿、風燥などとなるといわれる。風邪も半身不随も癩病その他いろいろな病気がこの風といわれる原因によるというので、いろいろな目に見えない作用を持つものであることは分かるが、今日からみて病源微生物や内因性の特定の原因などと規定することができない不明瞭さがある。

　一説に、風は凡という字と虫という字の組み合わせであり、凡はこの世を覆っている何かを意味し、虫は動物（例えば、鱗の虫すなわち鱗虫は魚のこと）をさすから、人間を含めて動物界を覆っている何かに犯されるのを風に犯される、ということになるという。『漢字源』(藤堂:『漢字源』、システムソフト社)によると「風はのち「虫（動物の代表）＋音符凡（ほん）」。凡は広く張った帆の象形。はためきゆれる帆のようにゆれ動いて、動物に刺激を与えるかぜをあらわす」ともある。

　素問　風論篇第四十二に次のようにある。

　「風の人を傷るや、或いは寒熱と為り、或いは熱中と為り、或いは寒中と為り、或いは癘風（ライ病）と為り、或いは偏枯と為り、或いは風と為。その病は各々異なり、その名は同じからず。或いは内て五藏六府に至る。その解（理由）を知らず。……風気が皮膚の間に藏れて内に通ずることを得ず、外に泄ることを得ず。風は善く行きて数々変ず。腠理が開くときは洒然として寒じ、閉るときは熱して悶す。その寒ずるときは食飲を衰しめ、その熱するときは肌肉を消ず。故に人を怢慄（味の感覚を失う）させて食すること能ざらしむ。名ずけて寒熱と曰う。

　風氣が陽明とともに胃に入り、脉を循て上り目の内眥に至る。その人が肥ているときは風気が外に泄ことを得ずして熱中となり、目を黄ばませる。人が痩（痩せている）なるときは外に泄て寒え、寒中となり泣が出る。

　風気が太陽と俱に入り、諸脉の兪に行り、分肉の間に散じて衛気と相い干せば（ぶつかりあう）、その道は利せず、故に肌肉を憤䐜して瘍（ふくらませて癰疽などの瘍）有らしむ。衛気凝る（一ヶ所にあつまる）所有りて行らず、故にその肉が不仁することと有るなり。

　癘は、栄衛が（はげしく）熱っして（肌肉が壊れ）、その気は精ならず、故にその鼻柱を壊して色は敗れ皮膚を傷潰せしむ。（これは）風寒が脉に客して去らず、名けて癘風と曰い、或いは名けて寒熱と曰う（太素経、聖済総録などによる）。

　春の甲乙を以て風に傷らるる者は肝風と為す。
　夏の丙丁を以て風に傷らるる者は心風と為す。
　季夏の戊己を以て邪に傷らるる者は脾風と為す。
　秋の庚辛を以て邪に中るる者は肺風と為す。

冬の壬癸を以て邪に中らるる者は腎風と爲す。
　風が五藏六府の兪に中れば、亦た藏府の風と爲る。
　各々その門戸の中る所に入れば偏風となる。
風気が風府に循り上るときは、脳風となる。
風が入りて頭に係るときは目風となり眼寒す。
飲酒して風に中れば、漏風となる。
房に入りて汗出て風に中るときは内風となる。
新に沐して風に中るときは首風となる。
久風が入りて中るときは腸風となり飧泄す。外の腠理に在るときは泄風となる。
　故に風は百病の長なり。その変化するに至りて乃ち他病となるなり。
……肺風の状は多汗、悪風、色は餠然（うすい白色）として白し、時に欬し、短気（呼吸短促し、とぎれとぎれになる）し、晝日（昼日）は差え（楽になっている）、暮には甚し。診法は眉上に在って、その色は白い。
　心風の状は多汗、悪風、焦絶（唇が焦げたようでその粘膜がはげる）し、善く怒りて（人を）嚇おどす。（顔は）赤色で、病が甚しければ（ひどくなれば）言が快なるべからず（順調に話せない）。診法は口に在りて、その色は赤い。
　肝風の状は多汗、悪風、善く悲しみ、（顔の）色は微蒼（少し青味を帯びる）、嗌は乾き、善く怒る。時に女子を憎む（性欲減退）、診法は目の下に在りて、その色は青し。
　脾風の状は多汗、悪風、身體は怠墮し、四支は動くことを欲せず、（顔の）色は薄い微黄（うすく黄味を帯び）、食を嗜まず、診法は鼻上に在り、その色は黄なり。
　腎風の状は多汗、悪風、面は痝然（はれる）として浮腫し、脊（脊柱）は痛み、正しく立つことができない。その色は炲け、隠曲して利せず（生殖機能が衰退して通利しない）、診法は肌上（頤部の皮膚）に在り、その色は黒い。
　胃風の状は、頸に多汗、悪風、食飲下らず、鬲塞して通ぜず、腹は善く満ち、失衣（うすぎ）では䐜脹（腹がふくれ）し、寒を食すれば泄す。診法は形が痩せて腹が大きい。
　首風の状は、頭面に多汗、悪風、先ず風に中ると一日は病は甚だしく、頭痛して以て内（部屋）より出るべからず。［体より外へ］その風が至ると（出ると）病は少し愈ゆ。
　漏風の状は、或は多汗、常に單衣（薄着）するべからず、食すれば汗出で、甚だしきときは身汗して喘息（息をあえぐ）し、悪風し、衣は常に濡れ、口乾いて善く渇し、事を労すること能わず。
　泄風の状は、多汗し、汗出て衣上に泄れ、口中乾き、上漬（身半以上は汗で濡れる）し、その風［にあたるものは］事を労すること能わず、身体盡く痛みて則ち寒ず（素問第四十二）。
　以上から、風によっていろいろな症状が起こることを説明している。

○ 痹

痹は血気が凝渋して行らない病気で、多くは風・寒・湿の三気がまじわり至って経絡をふさぎ閉じてなるものである。整形外科に属する運動器系の多くの病気がこの範疇に含まれる。そして経筋の病気はすべて痹病であるから、霊枢の経筋篇は参考になる。もちろん経筋病以外にもたくさんあって、それについてもここで扱おう。

「風寒湿の三気が雑り至り、合して痹と爲なり」（素問 痹論篇第四十三）。

「風気勝つ者は行痹（症状が移動しやすい）と爲す。寒気勝つ者は痛痹（痛みを主とする痹）と爲す。湿気勝つ者は著痹（頑固な痹）（着痹ともいわれる）と爲す。冬を以て此に遇う者は骨痹を爲し、春を以て此に遇う者は筋痹を爲し、夏を以て此に遇う者は脉痹を爲し、至陰（戊己の月）を以て此に遇う者は肌痹を爲し、秋を以て此に遇う者は皮痹を爲す。……内りて五藏六府に舎するは……五藏は皆合有り、病久しくして去らざる者は内りてその合に舎するなり。故に骨痹已まず復た邪に感ずれば内りて腎に舎す。筋痹已まず復た邪に感ずれば内りて肝に舎す。脉痹已まず復た邪に感ずれば内いりて心に舎す。肌痹已まず復た邪に感ずれば内りて脾に舎す。皮痹已まず復た邪に感ずれば内いりて肺に舎す。いわゆる痹は各々その時を以て風寒湿の気に重感するなり。……。

凡そ痹の五藏に客する者は、

肺痹は、〔胸背痛み甚だしく、上気し〕煩満し喘して嘔す（肺気が降らずに上逆するので胸部に一杯になり、息をあえぎ、嘔吐する）。

心痹は、脈通ぜず、煩（胸苦しい）すれば心下鼓し（心窩で拍動を感じ）、暴かに上気して喘し（急に気がつきあげて息をあえぎ）、嗌乾いて善く噫し（げっぷ）、厥気（手足から冷えあがる）上ると恐る。

肝痹は、夜に臥せて驚き（肝の魂が安んじないので安眠できない）、多く飲みて数小便し、上は引きて懐（懐妊）の如し（引は盈満の意味があり、下は小便頻数で、上は腹部膨満ということ）。

腎痹は、善く脹し、尻は踵に代わり、脊は頭に代わる（"むくみ"がとてもつよくて尻から踵まで、脊より頭まで区別が無い）。

脾痹は、四肢解堕（だるい）し、欬を発して汁を嘔し、上は大塞（咽がつまる）をなす。

腸痹は、数々飲みて出すことを得ず、中気喘争（腸胃の気が肺に迫り喘息気急す）して、時に飱泄（下すときは不消化便で下す）を発す。

胞痹は、少腹・膀胱を按じて内が痛み、湯を以て沃ぐ若し。小便は渋り、上は清涕（はなみず）を爲す。……。

その風気勝つものは、その人已え易し。……

痹……その藏に入る者は死し、その筋骨の間に留連するものは疼久し、その皮膚の間

に留まるものは已え易し。……。

その六府に客するものは何ぞや。……これ亦その食飲居處とその病の本と為すなり。六府は亦各々兪有り、風寒湿の気がその兪に中り、食飲がこれに応じ、兪を循りて入り、各々その府に舎するなり。……。

栄衛の気は、亦人を痺せしむるか……。痺を爲さず。

痺或痛み、或は痛まず、或は不仁し、或は寒じ、或は熱し、或は燥し、或は湿す。その故は何ぞや。……。

痛みは寒気が多きなり。寒有り故に痛むなり。

その不痛・不仁は病久しく入ること深く、栄衛の行は濇り、経絡は時に疎となる。故に通ぜず。皮膚を栄せず、故に不仁を為す。

その寒ずるものは陽気少く陰気多く、病と相並ぶ故に寒ずるなり。

その熱するものは陽気多く陰気少く、病気が勝ちて陽は陰に遭い（陽が陰に乗ずる）故に熱を為す。

その多汗で濡する者は、此れその湿に逢うこと甚なり。陽気少く陰気盛ん、両気は相い感じ、故に汗出て濡するなり。……。

それ、痺の病で痛まざるは何ぞや……。痺が骨に在れば重し、脉に在れば血が凝して流れず、筋に在れば屈して伸びず、肉に在れば不仁し、皮に在れば寒ず。故に其に此の五つは痛まざるなり（素問 痺論篇 第四十三）。

以上から五十肩、変形性膝関節症なども痺であることが分かる

○ 厥

厥は厥証をさしている。厥について中国医学大辞典によれば「気が上逆して陰陽失調となり軽ければ四肢寒冷となり、重ければ人事不省になる……人身の血気は経脈を灌注して昼夜分たず流行し、綿々として絶えない。もし外感六淫、内傷七情となると運行の機を阻遏して陰陽二気が相い接続しないようになって蹶をなす……」という。（武進謝：『中国医学大辞典』、商務印書館、1921.）。

さらに中医大辞典・基礎理論分冊によると厥証について「病証名で簡称として厥という。素問の厥論等の篇がある。①一般的には突然昏倒し人事不省になることをさす。しかし多くはしばらくしてもとにもどる一類の病証である。素問の厥論に六経（三陰三陽）の証で名を立て、巨陽（太陽）、陽明、少陽、太陰、少陰、厥陰の厥などとしている。歴代文献によれば尸厥、薄厥、煎厥、痰厥、食厥、気厥、血厥などの名称がある。②四肢寒冷をさす。傷寒論の弁厥陰病脈証并治で、厥は手足逆冷これなり、と。③癲証の危重なものをさす。素問の奇病論に、癲あるは一日数十溲、これ不足なり……病名は厥という」という。厥逆というように用いたり、厥病というようにも用いる。（中医大辞典編修委員会、『中医大辞典』、人民衛生出版社、1982.）。

厥病について同じく中医大辞典・基礎分冊によれば「①厥気上逆して厥頭痛と厥心痛を引き起こすという。厥心痛は心痛類型の１つであり、厥頭痛も同じくして起こる頭痛類型の１つである。
　以上が厥についての大まかな見方であるが、かつて故　藤木俊郎氏は『素問医学の世界』で「経脈の病の原因を当時の人々は、急に経脈の状態が正常と異なり気が逆流したり、一方に偏ってしまう"厥"もしくは"厥逆"と考えた」という。この考えは一面を云い得ているとは思うが、では経筋病はすべて痺病で、経脈病は同じくすべて厥病であると言い切ることができるだろうか。むしろ、ある経脈が何かの理由で病気になったとすると、しかじかの症状を発症したり、他の系に異常を起こさせる（例えば経筋などへ）。そして特定な症状の発症原因を考えるときに、これは痺病だ、厥病だ、風病だというように考えた。それも漠然と分類したのではないだろうか。
　次に素問 厥論 第四十五より厥について引用してみよう。
　ここに出てくる寒厥は足から膝に冷え上がってくる寒がりのひどいことであり、熱厥は足が異常にほてりやすい人を想像すればわかり易いであろう。また、冷えて腹満（腹が張ってくる）になったり、人事不省になったりする。
　「厥の寒熱とは何ぞや。陽気が下に衰えれば寒厥となり、陰気が下に衰えれば熱厥となる。……熱厥の熱となるは必ず足下より起こるのは何ぞや。……陽気は足の五指の表に起こり、陰脉は足下に集って足心に聚まる、故に陽気が勝つときは足下が熱するなり。……寒厥の寒となるは必ず五指より膝に上るとは何ぞや。……陰気は五指の裏に起こり、膝下に集まりて膝上に聚まる、故に陰気が勝てば五指より膝上に至るまで寒ず。その寒ずるや、外よりせず皆内よりするなり……。
　寒厥は何を失って然るや。……陽気が衰えてその経絡を滲営すること能わず、陽気は日に損じ、陰気は独り在り、故に手足はこれがために寒ずるなり。
　熱厥は何如にして然るや。……（酔ったり、飽食して房に入ったり）……熱が中に盛ん、故に熱が身に偏し、内熱して溺赤し。それ酒気盛にして慓悍なり、腎気が衰えること有り、陽気が独り勝つ故に手足はこれがために熱するなり。
　厥、或いは人を腹満せしめ、或いは人をして暴かに人を知らしめず、或いは半日に至り、遠くは一日に至りて乃ち人を知るのは何ぞや。……陰気が上に盛なれば下虚し、下虚すれば腹は脹満す。陽気が上に盛なれば下気は重ねて上りて邪気は逆す。逆すれば陽気は乱れ、陽気が乱れれば人を知らざるなり。
　六經脉の厥状と病能を聞きたい。
巨陽（太陽）の厥するや首が腫れ頭は重く、足は行すること能わず、発して眴仆となる。
陽明の厥するや癲疾して走呼（走ったり叫んだり）を欲し、腹満して臥することを得ず、面赤くして熱し、妄りに見て妄りに言う。

少陽の厥するや暴かに聾（難聴）し、頬腫れて熱し、脇痛み、䯒は以って運ぶ可からず（足を運べない）。
太陰の厥するや腹満して䐜脹し、後（大便）は利せず、食を欲せず、食すれば嘔き、臥することを得ず（眠ることができない）。
少陰の厥するや、口乾き、溺（小便）赤く、腹満して心痛す。
厥陰の厥するや、少腹は腫痛し、腹が脹て涇溲（小便）が利せず。好んで臥して膝を屈し、陰は縮まり腫れ（ちぢみ上がって腫れる？）、䯒下腨の内が熱っす（足の内側が熱い）」（素問 厥論篇 第四十五）。

○ 熱病

　熱病または傷寒といわれる中に中風、傷寒、湿温、熱病、温病の五つが含まれる、ということが五十八難に書かれてある。熱病を取り扱った内経の篇目としては素問の熱論、刺熱論、評熱病論と霊枢の熱病篇があり、後世の古典にも熱病を扱ったものはたくさんある。ここでは素問・霊枢における熱病を調べてみよう。素問の熱論は傷寒論と通ずるものがあり、刺熱論は五藏の熱病を扱い、評熱病論は陰陽交、風厥、労風、腎風、風水などについて書いているが、これらのうち陰陽交だけが熱病であって、ほかは風に関係しているように考えられる。霊枢の熱病篇では熱病の種類──皮、膚肉、筋、脈、骨、骨髄などを治療する熱病や厥熱病──とそれへの対応が書いてあり、さらに熱病で刺すことのできない九つの死徴が書いてある。
　これらの篇目から皮・肉・脈・筋・骨の五体の熱病、五藏の熱病、三陰三陽の熱病のあることが察せられ、さらに素問 気厥論第三十七によれば臓から臓へ、府から府へ熱病を移した時の病状が出てくる。
　三陰三陽の熱病は傷寒論に詳しく出ているが、五藏の熱病はあまり紹介されていない。
　以下篇目ごとに取り上げてみよう。

≪素問 熱論篇第三十一≫
　「夫れ熱病は皆傷寒の類なり。或いは愈え、或いは死す。その死するは皆六・七日の間を以てし、その愈るは皆十日以上を以てす、とは何ぞや。……。人の寒に傷らるるや、病熱と為す。熱甚しと雖も死せず。その寒に両感して病む者は、必ず死を免がれず。……。
傷寒一日、巨陽これを受く。故に頭項痛、腰脊強し。
二日、陽明これを受く。陽明は肉を主どり、その脉は鼻を侠み、目を絡う、故に身熱し、目疼みて鼻乾き、臥するを得ず。
三日、少陽これを受く。少陽は胆を主どり、その脉は脇を循り耳を絡う。故に胸脇痛

みて耳聾す。
三陽の経絡は皆その病を受け、未だ藏に入らざるは、故に汗すべくして已ゆ。
四日、太陰これを受く。太陰脉は胃中に布き嗌を絡う。故に腹満して嗌乾く。
五日、少陰これを受く。少陰脉は腎を貫き肺を絡い、舌本に繋く。故に口燥き舌乾いて渇す。
六日、厥陰これを受く。厥陰脉は陰器を循りて肝を絡う。故に煩満して囊縮まる。

　三陰三陽、五藏六府皆病を受け、栄衛行らず、五藏通ぜざれば死す。その寒に両感せざるは、
七日、巨陽の病衰え、頭痛は少し愈ゆ。
八日、陽明の病衰え、身熱少し、愈ゆ。
九日、少陽の病衰え、耳聾は微し聞こゆ。
十日、太陰の病衰え、腹減ずること故（もと）の如し。則ち飲食を思う。
十一日、少陰の病衰え、渇止み満たさず（ガブガブ飲まなくなる）。舌乾は已えて嚏す。
十二日、厥陰の病衰え、囊は縦まり、少腹は微し下る、
大気皆去り、病は日に已ゆ。……。
　その病が寒に両感するものは、
一日にして巨陽と少陰と俱に病む、則ち頭痛し、口乾して煩満す。
二日にして陽明と太陰と俱に病む、則ち腹満し身熱し、食を欲せず、譫言す。
三日にして少陽と厥陰と俱に病む、則ち耳聾し囊縮まりて厥し、水漿が入らず、人を知らず、六日に死す。
　五藏已に傷れ、六府通ぜず、栄衛行らず、この如きの後、三日にして乃ち死すとは何ぞや。……。陽明は十二経脉の長なり、その血気は盛ん、故に人を知らず、三日でその気を盡くす、故に死するなり」（素問 熱論篇第三十一）。
　わきにそれるが、この熱論には参考になることが書いてある。すなわち熱が下がったのにぶり返すことがあるが、それは発熱している時に無理に食を取ったからで、下がった熱は潜んでいて、これと穀気がぶつかるためにぶり返すのだといい、さらに熱が下っても肉食や多食をするとぶり返すことがあるので注意しなさいという。

≪素問 刺熱論篇 第三十二≫
「肝熱病は小便が先ず黄ばみ、腹痛し、臥すこと多く（肝は筋を主どるが、いま筋が熱で萎えて動けないのでゴロゴロ横になりたがる）、身熱す。熱が争うときは（熱が経脉より臓に入ろうとして正と邪があらそうと）狂言し、及び驚き（ビクビクする）、脇満して痛み、手足が躁がしく（おちつかず）、安臥することを得ず……。足の厥陰・少陽を刺せ。その気が逆するときは頭痛して員員（ふらつき）、頭の中を脈が衝るようである。

368

心熱病は先ず樂しまざること数日してから乃ち熱す（発熱）。熱が争うときは卒に心痛（突然に心痛を起こす）し、煩悶（もだえ苦しみ）、善く嘔き、頭痛し、面（顔）は赤く、汗は無い……。手の少陰・太陽を刺せ。
　脾熱病は先づ頭重し、頰痛み、煩心（心部が熱を帯びてやすらかではない）し、顔は青く、嘔せんと欲し、身熱す。熱が争うときは腰痛して用うるに俛仰（屈伸）すべからず、腹満（腹が一杯）して泄し、両頷（両方の顎）が痛む……。足の太陰・陽明を刺せ。
　肺熱病は先ず淅然として厥し（体がゾクゾクして冷え）、毫毛は起き、風寒を悪み（嫌い）、舌上は黄ばみ、身熱す。熱が争うときは喘欬して痛みが胸膺背に走り（息が荒く喘いで欬を出し、このとき胸・膺や背が痛む）、大息することを得ず、頭痛して堪えられず、汗は出て寒けがする……。手の太陰・陽明を刺し、血を出すこと大豆の如き（大豆大の出血）は立どころに已ゆ。
　腎熱病は先ず腰痛して骭痠み（すねがだるい）、渇を苦しんで数々飲み、身熱す。熱が争うときは項が痛んで強ばり、骭寒え且つ痠み（すねがひえ、だるい）、足下熱し（足底が熱し）、言を欲せず（ものを言いたがらない）。その逆するときは項痛してふらつき重苦しくなる……。足の少陰・太陽を刺せ……。
　肝熱病は左の頰が先ず赤し。心熱病は顔（ひたい）が先ず赤し。脾熱病は鼻先が先ず赤し。肺熱病は右の頰が先ず赤し。腎熱病は頤が先づ赤し……。
　熱病で先ず胸脇が痛み、手足が躁（おちつかない）なるは、足少陽を刺し足太陰を補せ。病が甚だしきは五十九刺を為す。
　熱病で手臂の痛みに始まるものは手の陽明・太陰を刺して汗が出て止む。
　熱病で頭首に始まるものは項の太陽を刺して汗が出て止む。
　熱病で足脛に始まるものは足の陽明を刺して汗が出て止む。
　熱病で先ず身重く、骨痛み、耳聾し、好んで瞑（ねむる）するは、足少陰を刺せ。病が甚だしきは五十九刺を為す。
　熱病で先ず眩冒して熱し（めまいして、見えなくなり、熱を持つ）、胸脇が満つる（胸脇がいっぱいになる）は足の少陰・少陽を刺せ。
　太陽の脉で色が顴に栄する（頰骨部に発色する）は骨の熱病なり……。
　少陽の脉で色が頰前（顴の内下方）に栄するは筋の熱病なり……」（素問 刺熱論篇 第三十二）。
　この篇の最後に腹中の病を知る視診法が出てくる。頰の下部に現れた色が顴骨（頰骨：ほほ骨）の方に逆上するのは大瘕、あごの方へ下がるのは腹満、顴骨の後方に現れるのは脇痛、頰の上部に現れるのは心肺の病（鬲上）であるという。
　また「熱病の気穴で、三椎下の間は胸中の熱を主どる。四椎下の間は鬲中の熱を主どる。

五椎下の間は肝の熱を主どる。
六椎下の間は脾の熱を主どる。
七椎下の間は腎の熱を主どる……」（素問 刺熱論篇 第三十二）という記載も見られる。

熱病を扱った素問の三十一とこの三十二篇との間には無理に関係をつけずに、このまま受け取るほうが良さそうであり、その昔、別の流派があって、それぞれの経験をまとめた物と考えておこう。

≪素問 評熱病論篇 第三十三≫
「温を病もの有り、汗出て輙ち復た熱して、脉は躁疾（さわがしい脈）し、汗しても衰えず、狂言して食すること能わず、……病名を陰陽交となずく……。人の汗が出るゆえんは皆穀より生じ、穀は精を生ず。今、邪気が骨肉に交争して汗を得る。これは邪が却いて精が勝つなり。精が勝てばまさに能く食して熱を復せず。復熱するは邪気なり。汗は精気なり。今、汗出でて輙ち復熱するものは是れ邪が勝つなり。食すること能わざるは精が俾（継続して補益する力）が無きなり……。熱論に曰く、汗が出でて脉がなお躁盛なるは死す……。今、脉が汗と相い応ぜず、これその病に勝たざるなり。其の死は明かなり。狂言する者は是れ志を失う、志を失う者は死す。今ま三死を見わして、一生を見わさず（3例とも死して1例も助からない）、愈と雖ども必ず死するなり。……。

身熱、汗出、煩満を病もの有り。煩満して汗をなすも解けず。此れを何病と為すか。……汗出でて身熱するは風なり。汗出でて煩満が解けざるは厥なり。病名を風厥と曰いう。……」（素問 評熱病論篇 第三十三）。

この篇には熱病の陰陽交と風厥、労風、腎風が出てくるが、陰陽交のみが熱病であろう。そして汗についての考えかたがうかがわれるので文例を引用しておいた。

≪霊枢 熱病 第二十三≫
「熱病して三日で気口は静、人迎は躁（さわがしい脈。数脈に不規則さを伴う脈）は、これを諸陽に取り、五十九刺してその熱を瀉してその汗を出し、その陰を実してその不足を補う。身が熱すること甚だしく、陰陽（気口、人迎の脈）皆静かなるは刺すこと勿れ。その刺す可きは急にこれを取り、汗が出でざるときは泄（下す）せよ。いわゆる刺すこと勿れとは死徴有ればなり。

熱病して七日八日、脉口が動じ（脈動がはげしく）、喘して弦（息を喘ぎ、めまいがある）なるは急にこれを刺す。汗が自から出でんとするに淺く手の大指の間（少商穴？）を刺せ。

熱病して七日八日、脉は微小で病者は溲血（小便に血が混じる）し、口中が乾くは一日半にして死す。脉が代（欠代脈）なるは一日に死す。

熱病で已に汗出ずるを得て脉がなお躁（さわがしい脉）で喘（息を喘ぐ）、かつまた熱するものは膚を刺す勿れ。喘甚だしきは死す。

熱病して七日八日、脉が躁ならず。躁であっても散ぜず数なるは（少し躁脉でも、散らずに数脉ならば）、後の三日の中に汗有り。三日で汗せざるは四日に死す。未だ曽て汗せざるは腠に刺す勿れ。

熱病で先ず膚痛み、鼻が窒り、面が充する（顔が腫れる）は、これを皮に取る……。

熱病で先ず身が濇倚（身動きが円滑にできず常に何かに寄りかからねばならない状態）し、熱し、煩悗（心中煩悶、心中がいらいらする）し、唇口嗌が乾くは、これを皮に取る。……。膚脹（むくみ）して口乾き、寒汗が出るは脉を心に索む、（心経のことか血脉に求めることか不明）……。

熱病で嗌乾き、多飲し善く驚き（緊張する）、臥して起きること能わず（邪が肌肉に客して四肢の力が抜けるため）は、これを膚肉に取る……。目眥の青き（目の角が青い）は肉を脾に索む……（脾経土で治療するように）。

熱病で、面青く脳痛み手足が躁なるはこれを筋間に取る。……筋躄（なえて歩けない）し、目浸（涙が出て止まらない）するは筋を肝に索む（肝経に求める）（肝経上で筋を治療するようにする）。

熱病で数々驚ろき瘈瘲（ひきつけ）して狂するは、これを脉に取る。……急に有餘を寫す。癲疾したり毛髪が去るときは血を心に索む（心経の血脉を取る）……。

熱病で身重く骨痛み耳聾して好んで瞑（ねむる）するはこれを骨に取る。……骨病みて食せず（腎経の病気は食を欲しない）、齒を齘み（歯をくいしばる）耳青きは（耳に青色が出る）骨を腎に索む（腎経上で骨を治療するようにする）……。

熱病で痛む所を知らず（痛みの部位が自分でも分からない）、耳聾し、自から収むること能わず（四肢懈惰して制御できない）、口乾き、陽熱甚だしく陰頗る寒有る（陽気偏盛のときは高熱となり、陰気偏盛のときは発冷する病証）は、熱が髄に在り、死して治すべからず。

熱病で頭痛し、顳顬（こめかみ）と目が瘈れ、脉痛み善く衄（はなぢ）するは厥熱病（厥熱にはいろんな解釈があり、①熱が上に逆する病、②厥気上逆して熱病を為す、③熱邪が陰経に入った病などが主である）なり……。

熱病で体重く腸中熱する（熱病で邪が脾に入ると体重、邪が胃に入ると腸中熱する。大腸小腸はみな胃に属するからである）は……その臉及び下の諸間に取る。（脾胃二経の兪穴の大白、陷谷や下の指間の厲兌、内庭などであろう）、気を胃の絡（豊隆）に索め、気を得るなり（ここでは補寫を云わないが多分寫法であろう）。

熱病で臍を挟で急に痛み、胸脇満するは、これを湧泉と陰陵泉とに取る。……嗌裏（廉泉穴のことで脾腎二経は咽嗌をまとうからである）を鍼す。

熱病で汗がまさに出でんとし、および脉も順にして汗すべきは、これを魚際、大淵、

大都、大白に取る。これを寫すれば熱去り。これを補せば汗出ず。汗出ずること太甚なるときは内踝の上の黄脉（三陰交？）を取り、もってこれを止む。

　熱病已に汗を得て脉が尚躁盛なるは此れ陰脉の極なり、死す。その汗を得て脉が靜なるは生く。

　熱病の者で脉が尚盛躁で汗を得ざるものは此れ陽脉の極なり、死。脉が盛躁で汗を得て靜なるは生く。

　熱病で刺すべからざる（刺すことができない）ものに九つ有り、

一に曰く汗出でず大顴（頰骨の部）に発赤し噦するものは死す。
二に曰く泄（下痢）して腹満（脾気の衰え）甚しきは死す。
三に曰く目が明らかならず（熱のために目が明らかならず）、熱已まざるは死す。
四に曰く老人、嬰兒が熱して腹満するは死す。
五に曰く汗出でず嘔いて下血するは死す（外熱が盛んで陰に入る）。
六に曰く舌本（舌根）が爛れ熱が已まざるは死す（内熱が盛んのため）。
七に曰く欬して衂し（鼻出血）、汗出でず、出ずるも足に至らざるは死す（気が上にも下にも絶えるため）。
八に曰く髓熱するは死す（熱邪が深く髓まで入る）。
九に曰く熱して痙するは死す（熱して痙攣を起こす）。腰折れ（腰脊反張）、瘈瘲（ひきつけ）、齒噤齘（歯を食いしばる）（これらは痙病である）するなり。

　凡そ此の九つは刺すべからざるなり」（霊枢 熱病 第二十三）。

　ところでこの霊枢 熱病の五十九刺と素問 水熱穴論五十九刺とは穴が全部一致しているわけではなく、一部に同じものがあるのみである。いずれも熱を寫するためのものである

　　江戸時代後期の石坂宗哲が書いた『鍼灸広狭神具集』に熱の治療（「大熱の穴」）が出てくるので引用してみよう。
　「いずれの病によらず、よろず熱気の甚だしきには、まず鍼を刺して、その熱を去るべし。三間は熱気を去る正穴なり。手の母指と次指との間、合谷の通りの手先の肉はずれなり。肉をつまみ寄せて、下に指をあてて、下の指に、針先のおぼゆるほどに、両手を刺すべし。
　さてその上に、懸鐘に刺して、てばやく鍼をとるべし。
　按ずるに、熱あるときに、鍼を忌むという事、いまの世の俗医、よく言うことなれども、『素問』にも、刺熱、評熱とて、熱の病に鍼刺すること、精しく説きてあり。『霊枢』にも、熱病篇、寒熱病篇とて、熱に鍼刺すこと説きてあり。
　『傷寒論』にも、傷寒に鍼さす事を、処々に説きてあるに、意つかぬと見えたり。あさましきことなり。さて、手足の十邪の穴とて十指の間に刺すが第一、熱を解すの鍼なり。そのほか頭上五行、行ごとに五穴、もって諸陽の熱逆を越すとなり。
　大杼、中府、缺盆、風門の穴、胸中の熱を瀉すとなり。

気衝、三里、上廉、下廉の穴、胃中の熱を瀉すとなり。
　雲門、肩髃、委中、腰兪の穴、四支の熱を瀉す。
　背の五臓の兪のかたわら五穴は、五臓の熱を寫すとあれば、熱あるときは、右の穴所は、鍼刺さねばならぬ事なり。そのうえに、百会、顖会、神庭、唖門、風池、天柱、廉泉、聴宮、完骨、承漿、風府等、および期門、大椎の諸穴、みな熱を去り、汗を出だすの穴にて、古書にも精しく説き示し有ることなるに、悪ししといい、忌むという、人は『内経』、『傷寒論』を見し事はなきと見えたり。
　もしまた、唐以後の人達の、忌むの、悪ししのと、申しのこせし事もあるか、これは予が見聞き及ばざるところなり。」
　　　　　　　　　　『鍼灸広狭神具集』（柳谷清逸校訂，石山針灸医学社，1996.）より

○ 寒熱

　寒熱はいくつかの意味に使われる。
　『中医大辞典』（中医大辞典編修委員会，人民衛生出版社，1982.）によれば、①八綱の一つで素問第五に「陽勝つときは熱、陰勝つときは寒」とか、医学心悟の寒熱虚実表裏陰陽弁に「一病の寒熱は口渇と渇しない。渇して水を必要とするのと水を必要としない。飲食で熱を喜こぶのと寒を喜こぶもの。煩躁と厥逆。溺（小便）の長短赤白。便の溏と結（水分の多い流動性の便とかたい便）。脈の遅数でこれを分けるにあり」とある。寒証、熱証が参考になる。
　②発熱の総称で悪寒発熱の統称であり寒熱往来、寒熱時作がこれである。
　③霊枢の寒熱病篇第七十は瘰癧の成因、治療方法、予後の推測を述べたもので寒熱の毒気が経脈に留まって去らないものであるところから名づけられた」という。

○ 痿

　痿は今日の麻痺に相当し、痿論に出てくる筋は霊枢に出てくる経筋の病態の一部をさしているわけでもある。筋の麻痺に対して痿というのであるが、霊枢の経筋篇では「熱すれば筋は弛縦して収まらず」（霊枢 経筋篇第十三）とあって、ここでは一過性の筋弛緩の症状も含んでいる。そこで、当たり前のことではあるが、麻痺の病態としては、単なる筋肉の弛緩から完全な麻痺まで、そのレベルにはいろいろあるという認識もあったということになる。
　一方、経筋の病気に対して霊枢では痺病としての扱いをしている。痺は風寒湿の気が交わりいたって犯すものであり、症状は運動器系のこり、神経痛、痛み、引きつれ、轉筋などをあげている。こうした記載の方法が痿論と経筋の痺病との関係を稀薄に見せている理由でもあろう。
　痿について重広補注黄帝内経素問で王氷は「痿は痿弱を云い、以て運動するに無力」

といい、中国医学大辞典は「手足痿軟で無力、百節緩縦して収まらざるなり」といい、柴崎保三氏は黄帝内経素問の注釈で痿の字の意義について「手足がぐったり垂れてその用をなさない状態」という。

素問 痿論篇第四十四から引用すると次のようである。

「五藏が人を痿せしめるは何ぞや。肺は身の皮毛を主どる、心は身の血脉を主どる、肝は身の筋膜を主どる、脾は身の肌肉を主どる、腎は身の骨髄を主どる。

故に肺熱し葉（肺の葉）焦れれば皮毛は虚弱し（皮の張りがなくなり）、急薄して著す（病邪がぴったり引っ付いて離れない）ときは痿躄（足腰が利かない、あしなえ病）を生ず。

心気が熱すれば下脉（下半身の脉）が厥して上る。上るときは下脉虚す。虚すれば脉痿を生ず。樞折挈（膝や腕を動かすための中心になっている紐の如きもの、引っ張る作用が途中で切断される）し、脛縦に地に任ざるなり。

肝気熱すれば胆は泄し、口苦く筋膜は乾く。筋膜が乾くときは筋急つり攣し（ひきつり、筋が拘急攣縮す）、発して筋痿を為す。

脾気熱すれば胃は乾いて渇し、肌肉は不仁して（四肢痿弱して弾力性を失う）、発して肉痿を為す。

腎気熱すれば腰脊挙がらず（腰脊がきかなくなる）、骨は枯れて髄は減じ（精髄不足し、骨は養うところを失う）、発して骨痿を為す。……。

……五藏は肺熱し葉焦に因りて発して痿躄と為る。……。
大經が空虚なれば、発して肌痺となり、伝わりて脉痿となる。……。
筋痿は肝に生じ內使むる（房事などで体内の力を使い果たす）。……。
肉痿はこれを湿地に得るなり。……。

骨痿は大熱に生ずるなり。……。

陽明は五藏六府の海なり、宗筋を閏ことを主どる。宗筋は骨を束ることを主どりて機関（関節）を利するなり。衝脉は經脉の海なり、谿谷を滲灌することを主どり、陽明と宗筋に合する。陰陽は宗筋の会に総して、気街に会して（すべての陰経と陽経が宗筋に会合し、さらに気街でも会合している）、陽明はこれが長たり。皆帯脉に属して督脉に絡す。故に陽明が虚すれば宗筋は縱まりて帯脉は引かず、故に足は痿て用いられざるなり」（素問 痿論篇第四十四）。

○ 欬

欬について『中国医学大辞典』（武進謝：商務印書館，1921.）によると「声有りて痰なきを欬という。一説に欬は痰なきに非ず、出しやすからざるなり。病は肺に在り、肺は声を主どる。故に声先にして痰は後にす」とある。素問に欬論としてまとまっているからには、昔からセキをする病気も日常多かったのであろう。素問の欬論篇第三十

5章 病気

八を引用すると次のようである。

「肺の人を欬せしむるは何ぞや。……五藏六府は皆人を欬せしむ。ひとり肺のみにあらざるなり。……。皮毛は肺の合なり。皮毛が先ず邪気を受く。邪気（寒気）はその合に従うなり。寒飲食が胃に入り、肺脉に従って上って肺に至れば肺寒ず。肺寒ずれば外内（寒気と寒飲食）合し、邪は因りてこれに客すれば肺欬をなす。

五藏は各々その時に病を受ける。その時に非ざれば各々伝えてこれを與う（春は邪気にあたって肝が先ず病み、夏は心というように臓には各々司る時がある。そうでない時に邪を受けるとそのときに旺じている臓へまわす）。……時に寒に感ずれば病を受く。微なれば欬を為し、甚だしければ泄を為し痛を為す。

……肺欬の状は欬して喘息（あえぐ息つかいをして）して音有り（ゼーゼーと音があり）。甚だしくなると唾血（唾に血が混じる）。

心欬の状は欬するときに心痛し、喉中が介介として梗る状の如し（喉中になにかあって欬をすると刺されるような塞がるような感じがする）。甚だしきときは咽腫て喉痺す（のどが腫れ、喉中がせまくなり呼吸が苦しくなる）。

肝欬の状は欬して両脇下が痛み、甚だしきときは轉ずる可からず。轉ずれば両胠下が満つ（寝返りもできなくなり、無理に寝返りをすると両脇の下が張ってくる）。

脾欬の状は欬すれば右の脇下が痛み、陰陰として肩背に引く（どことなく中にこもって肩背に引く）。甚だしきときは動ずべからず（動けない）。動ずれば欬劇す（欬はますます激しくなる）。

腎欬の状は欬すれば腰と背が相引きて痛み、甚だしきときは欬して涎（よだれ）す。……。

五藏の久欬は乃ち六府に移す。
脾欬が已ざれば則ち胃がこれを受く。胃欬の状は欬して嘔（はきけ、または吐く）す。嘔甚だしきときは〔腸気逆上して〕長蟲を出す。
肝欬が已ざれば則ち胆がこれを受く。胆欬の状は欬して胆汁を嘔す。
肺欬が已ざれば則ち大腸がこれを受く。大腸の欬状は欬して遺失（大便をもらす）す。
心欬が已ざれば則ち小腸がこれを受く。小腸の欬状は欬して失気（放屁）す。気と欬と俱に失う（セキとともに放屁も出る）。
腎欬が已ざれば則ち膀胱がこれを受く。膀胱の欬状は欬して遺溺（小便をもらす）……。
久欬が已ざれば則ち三焦がこれを受く。三焦の欬状は欬して腹満し、食飲を欲せず。

これ皆胃に聚まり、肺に関わり、人を多く涕唾させ（胃に聚まり肺に関係するので鼻水や唾が多くなり）、面は浮腫し、気逆させる（顔がむくんで、気が逆上して欬となる）（素問 欬論篇第三十八）。

375

○ 脹

　脹は簡単には"むくみ"をさすが、同時に"むくみ"とその関連症状を暗に含む病証としても使われる。

　『中国医学大辞典』(武進謝：商務印書館，1921.) によると「皮肉が膨脹（ぼうちょう）するなり……この証は多く脾胃虚弱に因（よ）り、精微を運化することあたわず、水穀が集まって散ぜず、脹満をなすに至る。飲食不節や調養するあたわざれば清気下降し濁気が胸腹に填満（てんまん）し（うずまり一杯になる）、湿熱が相い蒸（む）して遂（つい）にこの疾を成す」といい、文例を挙げて、

「胃脉が実すれば脹し、虚すれば泄す」(素問 脉要精微論 第十七)。

「形有餘なれば腹脹して涇溲（王氷は涇は大便、溲は小便という）利せず」(素問 調経論 第六十二)。

「濁気上昇すれば䐜脹（しんちょう）（腹がふくれる）を生ず」(素問 陰陽応象大論 第五)。

「腹満、䐜脹し、膈肬脇を支（ささ）え、下は厥し、上は冒す。過は足の太陰陽明に在り」(素問 五蔵生成論 第十)。

「太陰の厥は腹満䐜脹し（腹がはり、ふくれ）、後利せず（大便が出ない）、食を欲せず、食すれば嘔し（吐く）、臥することを得ず」(素問 厥論 第四十五)。

「胃風は鬲が塞がり通ぜず、腹は善く満ち、失衣（うす着）すれば䐜脹す（腹がふくれる）」(素問 風論 第四十二)

　という。

脹はこれらの文例から見る限りでは脾胃・太陰陽明と深いかかわりを持つことがわかる。霊枢の脹論第三十五は脹をそのタイトルにしているので引用すると次のようである。

「脹は皆藏府の外に在り、藏府を排し（押し除けて）、胸脇を郭（胸腹部を拡げ）し、皮膚に脹す（張り出る）。故に命（なづ）けて脹と曰う。……営気は脉を循り、衛気逆すれば脉脹を為す。衛気は血脉に並び、分肉の間を循り、膚脹を為す（ただし本篇の始めのほうで血脉の中や蔵府の内は脹の舎ではない、としている）。

　三里にして寫す。近きものは一下、遠きものは三下す。虚実を問うこと無かれ。エは疾（はや）く寫すに在り（脹は足三里を寫すが、発病後間もなければ一回、長引いたものは三回寫せ。虚実を問うな。一刻も早く寫せ）。

　心脹は煩心短気（心部の煩乱、呼吸短促）し、臥して安んずるを得ず。

　肺脹は虚満して喘欬す（胸中虚満、息づかいはあえぎ、欬がある）。

　肝脹は脇下が満して（脇の下の脹れ）、痛みは小腹に引く。

　脾脹は善く噦（しゃっくり）し、四肢は煩悗し（手足がだるくてやるせない）、体は重くて衣に勝（た）こと能わず（着物さえ重くて耐えられない）、臥して安んぜざるなり。

　腎脹は腹満して背に引き（腹がふくれて背にひっぱられ）、央央然として腰髀が痛む（腰や髀の部分が押しつぶされるような重苦しい痛みを持つ）。

胃脹は腹満し（腹が張り）、胃脘痛（胃部の痛み）、鼻に焦臭を聞き、食を妨げ、大便難となる。

大腸脹は腸が鳴って痛むこと濯濯たり．冬の日に重ねて寒に感ずると、飱泄して化せず（消化不良の下痢）。

小腸の脹は少腹䐜脹し（下腹部が脹れ）、腰に引いて痛む。

膀胱の脹は少腹が満し（下腹部が満ち）、気癃（膀胱の気は閉じ、尿閉す）。

三焦の脹は気が皮膚の中に満ち、輕輕然（ブヨブヨして）として堅からず。

胆脹は脇下が痛み脹れ、口中は苦く、善く大息す。……。

四時に序有り（そしてめぐり）、五穀乃ち化す。然る後に厥気は下に在り、栄衛留止し、寒気逆上すれば眞と邪が相い攻め、両気は相い搏つ。乃ち合して脹を為す」（霊枢脹論第三十五）。

○ 瘧（おこり、マラリア、瘧病）

瘧はマラリアおよびマラリアに類似するその他の熱病を含む病気を指しており、瘧疾ともいう。発症状況によりいろいろの名がつく。『中国漢方医語辞典』（中医研究院ほか，中医学基本用語邦訳委員会訳編：中国漢方1980．）より少し引用すると「発熱があり汗が自然に出るものは風瘧。壮熱、煩渇のあるものは暑瘧。……悪寒があってから発熱があり、悪寒が重く発熱の軽いものは寒瘧。発熱があってから悪寒があり、発熱が重く悪寒の軽いものは温瘧。……日に一度起こるものは単日瘧。二日に一度起こるものは間日瘧。……疲労によって起こるものは労瘧。……流行を引き起こすものは疫瘧という……」とある。

素問の瘧論、刺瘧論の中には癉瘧。三陰三陽の各々の瘧。五藏各々の瘧。胃瘧、風瘧、温虐などの名が見える。

瘧について興味あるのは、瘧論の中で「風と瘧とは相い似て類を同じくす。風は常にあり、瘧は時にあり而して休むことを得る」といい、鑑別をしていることである。

○ 心痛＜厥心痛　真心痛　心痺＞

心痛にはいろいろあり、厥心痛は中国医学大辞典によれば「邪気が心を干す病気である……五藏の気が相い干すものを厥心痛と名づく」とあり、真心痛について中医大辞典では原文の「真心痛は手足清えて節（肘・膝）に至り、心痛甚だしく、旦に発して夕に死し、夕に発して旦に死す」を引用して、心筋梗塞であるという。心臓自体に直接邪が侵入して起こる心痛である。

心痺については素問　第四十三に「心痺は脉が通ぜず、煩（胸苦しい）すれば心下鼓

し（心窩で拍動を感じ）、暴に上気し而して喘し（急に気が突き上げて息を喘ぎ）、嗌乾いて善く噫（げっぷ）す。厥気（手足からひえあがる）上ると恐す」とあり、霊枢第七の十二節の一番始め、偶刺が心痺の刺法であるといい、胸部と背部に痛む所をはさむように地平鍼を行うという方法が出ている。

厥心痛について霊枢 第二十四を引用すると次のようである。

「厥心痛（厥の状態が原因となって起こる心痛）、背と相い控し（心痛が背に引かれ）、善く瘈し（ひきつれ）、後よりその心に触るが如く、傴僂する（背が曲がる）は腎の心痛なり。まず京骨、崑崙を取り、鍼を発して（抜針して）已ざれば然谷を取る。

厥心痛、腹脹り胸満ち、心尤て痛み甚しき（とりわけ心の部分の痛みがひどい）は胃の心痛なり。これを大都、大白に取る。

厥心痛、痛みが錐・鍼でその心を刺す如く心痛甚しきは、脾の心痛なり。これを然谷、大谿に取る。

厥心痛、色が蒼蒼（血の気を失った顔色）として死せる状の如く、終日（一日中）大息することを得ざるは肝の心痛なり。これを行間、大衝に取る。

厥心痛、臥して徒居（何も行動せずに静かにしている）の若く、心痛に間（軽くなっている）あり。動作するときは痛み益々甚だしく、色を変ぜざるは肺の心痛なり。これを魚際、大淵を取る」（霊枢 厥病 第二十四）。

○ 頭痛 ＜厥頭痛　真頭痛＞

厥頭痛を『中国医学大辞典』（武進謝：商務印書館、1921.）は「厥逆頭痛である」といい。難経六十難に「頭・心の病に厥痛有り眞痛有り。……手の三陽の脈が寒風を受けて伏留してさらざればすなわち厥頭痛と名づく。入りて脳に連なる者を真頭痛と名づく。その五藏の気の相干すを厥心痛と名づけ、その痛み甚だしく、但、心に在りて手足清えるは即ち真心痛なり。その真心痛は旦に発して夕に死し、夕に発して旦に死す……。」とある。

素問 奇病論 四十七に出てくる頭痛も厥冷による頭痛であろう。すなわち「人に頭痛有りて数歳も云えず……まさに大寒に犯される所有り、内の骨髄に至る。髄は脳を以て主と為す。脳逆す、故に頭痛し歯もまた痛ましむ」というのである。

眞頭痛について、霊枢厥病篇 第二十四に「頭痛甚だしく、脳は盡く痛み、手足の寒さが節（肘、膝）に至るは、死して治せず」とあり、『漢方医語辞典』（西山英雄編：創元社、1975.）によると、「脳膜炎または脳炎を指す。脳出血、脳腫瘍などで予後不良の激しい頭痛のこと」（厥病篇 第二十四）という。

厥頭痛について霊枢 第二十四より引用すると次のようである。

「厥頭痛で面は腫起（浮腫）して煩心（心中がいらいらする）するがごときは、これ

を足の陽明、太陰を取る。

　厥頭痛で頭脉痛み（頭の脉がズキンズキン痛む）、心悲しみ善く泣するは、頭の動脉の反て盛んなる者を視て（診法）、刺して盡く血を去り、後に足の厥陰を調う。

　厥頭痛で貞々として（貞々を甲乙に従って改める。員々は眩暈の形容）、頭重く痛む（目がまわるような重苦しい痛み）は頭上の五行、行に五つずつを寫す（合計２５穴）。先ず手の少陰を取り、後に足の少陰を取る。

　厥頭痛で意は善く忘れ（物事を忘れやすくなる）、これ（頭痛部）を按じて得ざる（痛みの部位が不明）は、頭面の左右の動脉を取り、後に足の太陰を取る。

　厥頭痛で項が先ず痛み、腰脊応ずること（痛みが腰脊部まで及ぶ）を爲すは、先づ天柱を取り、後に足の太陽を取る。

　厥頭痛で頭痛甚だしく、耳の前後の脉が湧いて熱有る（怒張して熱有る）ものは、寫してその血を出し、後に足の少陽を取る……（注：側頭動脈炎か？　こわい病気も観察されていたようだ）。

　頭痛して臉を取る可からざるものは撃墮する所有り、惡血が内に在り、肉傷れて痛み未だ已ざるごときは刺（すぐそばへ刺鍼する）すべし。遠くを取る可からず。

　頭痛して刺す可からざるものは（効果がないものは）、大痺（甚だしい痺疾）で惡を爲す（悪化する）。日に作るもの（毎日起こる頭痛）は少し愈む可きも、已む可からず（少しは良くなるが全治できない）。

　頭半、寒痛する（頭の半分、寒冷の加わる痛み）は、先ず手の少陽、陽明を取り、後に足の少陽、陽明を取る」。

頭痛に関係深い文例

　霊枢・厥病篇にみられる厥頭痛は慢性頭痛を、真頭痛は急性頭痛をあらわしている。霊枢・経脈篇、経筋篇にみられる頭痛も慢性頭痛を扱っている。しかし、厥病篇の厥頭痛の記載例にも見られるとおり側頭動脈炎なども観察しているところから厳密には必ずしも慢性頭痛ばかりと言い切るわけにはいかない。

　以下に上記の文例と少し重なるが頭痛について古典から引用してみた。

○ 頭痛で上方に登ってしまったタイプ（内傷，実に近い）
・頭痛、癲疾して下虚上実す、過は足少陰、巨陽に在り、甚だしいときは腎に入る（素問 第十）。
・肝病……気逆すれば頭痛し、耳聾してあきらかならず、頬腫れる（肝陽上亢……）（素問 第二十二）。
・陽明が上に併せるとき、上るものは其の孫絡は太陰なり、故に頭痛し鼻つまり、腹腫れるなり（素問 第四十九）。

・気が上って下らず頭痛し癲疾す（素問 第八十）。

○ 上方に充分に生理作用が行なわれないもの（内傷　虚に近い）。
・頭痛し耳鳴し九竅利せず、腸胃の生ずるところなり（素問 第二十八）。
・陽が陰に入る、故に病は頭と腹とに在り、乃ち瞋脹して頭痛するなり（素問 第四十）。

○ 外感によるもの
・頭痛を病み、以て数才已へず……まさに大寒に犯すところあり、内は骨髄に至る、髄は脳を以て主と為し脳逆す、故に頭痛し歯また痛む、名ずけて厥逆という（素問 第四十七）。
・風は百病の始めなり……風が外より入る、人をして振寒、汗出、頭痛、身重、悪寒せしむ。治は風府に在り（素問 第六十）。

○ 外力によるもの
・頭痛があって輸に取るべからざるものは撃堕する所有り、悪血が内に在り、もしくは肉傷れて未だ已へず、可なれば刺し、不可なれば遠く取るなり……（霊枢 第二十四）。

○ 全体の失調に伴う頭痛
・痛みは寒気多きなり、寒有り故に痛むなり（素問 第四十三）。
・邪の在るところ皆不足をなす、故に上気不足し脳はこの為に満たず……頭はこの為に傾くことを苦しむ（苦傾）……（霊枢 第二十八）。

○ 病気の付随症状
・熱病で頭痛、顳顬、目瘈つり，脈痛み，善く衄するは厥熱病なり（霊枢 第二十三）。

○ 傷寒論に出てくる頭痛
・大陽の病となす脈浮、頭項強痛、而悪寒（表証で邪熱が上行したもの）。
・大陽病、頭痛、発熱、汗出、悪風するは桂枝湯これを主どる。
・陽明病、反無汗而小便利、二三日嘔而嗽、手足厥者、必苦頭痛。
・厥陰病、乾嘔、吐涎沫、頭痛者、呉茱萸湯主之。

○ 頭痛　予後の推定を行なう
・病みて九日なる者は三たび刺して已ゆ（霊枢 第六）。
・真頭痛は間もなく死亡する（霊枢 第二十四）。

○ 頭痛の発症原因を記載する

・人、頭痛を病むこと有り、以て数歳でも已えず。此れ安れより得たるか、この名を何病と為すか。……まさに大寒に犯される所有り、内の骨髄に至る、髄は脳を以て主と為す。脳、逆す故に頭痛して歯も亦痛ましむ。病名を厥逆と曰う（素問 奇病論 第四十七）。

・頭痛癲疾、下虚上実、過在足少陰巨陽。
　心煩頭痛、病在膈中、過在手巨陽少陰（素問 五臓生成論 第十）。

・気上りて下らず、頭痛し癲疾す（素問 方盛衰論 第八十一）。

・肝熱病は気逆すれば頭痛す（素問 蔵気法時論 第二十二）。

・肝熱病……其逆則頭痛員員、脈引衝頭
　心熱病……熱争則卒心痛、煩悶、善吐、頭痛。
　肺熱病……熱争則喘咳、痛走胸膺背、不得太息、頭痛不堪（素問 刺熱論 第三十二）。

○ 部分症状としての頭痛が記載されている

・頭痛不可取於兪者、有所撃堕、悪血於内……。
・頭半寒痛、先取手少陽陽明、後取足少陽陽明（霊枢 厥病編 第二十四）。

○ 鍼灸治療からみた頭痛

・鍼を用いるの要は陰と陽とを調うるを知るに在り。陰と陽とを調うるときは精気乃ち光り、形と気と合し神をして内に臓せしむ（霊枢 第五）。

・人に頭痛、筋攣、骨重、怯然少気……年長則求之於腑、年少則求之於経、年壮則求之於臓（素問 第七十六）。

・病が頭に在るものは、これを足に取れ（霊枢 第九）。

・陽逆頭痛は胸満ち息することを得ず。これを人迎に取れ（霊枢 第二十一）。

・厥が脊を挟んで痛むものは項頭に至り沈沈然（おもい）……足の大陽の膕中で血絡を取れ（霊枢 第二十六）。

・足の大陽で脳に入り項に通ずるものあり正に目本に属す、名を眼系という。頭目苦痛するに之を取るは項中の両筋の間に在り（霊枢 第二十一）。

・営気順脈、衛気逆行、清濁相干……頭に乱れるときは厥逆となし、頭重眩仆……
　→　気が頭に在るものは之を天柱、大杼に取れ。知らざれば足の大陽の栄輸に取れ（霊枢 第三十四）。

・頭痛及び重は先ず頭上及び両額、両眉間を刺し血を出せ（素問 第三十六）。

○ めずらしい刺法

・玉龍歌の中で「偏正頭風痛は医し難い。糸竹（糸竹空）に金鍼を施すべし。皮に沿

って後ろに向け率谷に透す。一鍼で両穴とは世間に希なり」（鍼灸大成 明 1601）。
・一般的には蔵府、経絡に基づく方法と、経筋篇に見られる治療方法があり、そのほかは経験的な治療である。

○ 千金方 巻三十　頭病
神庭、水溝、主寒熱頭痛喘渇目不可視。
崑崙、解谿、曲泉、飛陽、前谷、少沢、通里、主頭眩痛。
竅陰、強間、主頭痛如錐刺、不可以動。
脳戸、通天、脳空、主頭重痛。
消濼、主寒熱痺頭痛。
上星、主風頭眩顔清。
顖会、主風頭眩頭痛顔清。
前頂、後頂、頷厭主、風眩偏頭痛。

○ 新刊万病回春　巻之5　頭痛
　頭は諸陽の首なり。其の痛みは各経同じからざることあり。因って治法も亦異なることあり。
気虚の頭痛は耳鳴し、九竅利せず。
湿熱の頭痛は頭重きこと石の如し。湿に属する。
風寒の頭痛は身重く、悪寒す、寒邪外より入る。宜しく之を汗すべし。
偏頭痛は手の少陽、陽明の経、症を受ける。左の半辺は火に属し風に属し血虚に属す。右の半辺は痰に属し熱に属す。
真頭痛は脳ことごとく疼み、手足冷えて節に至るは治せず。
少陽の頭痛は往来寒熱す。
陽明の頭痛は自汗、発熱し、悪寒す。
太陰の頭痛は痰あって重し、或は腹痛して之痰癖を為す。
少陰の頭痛は三陰三陽の経流行して足冷え気逆して寒を為す。
厥陰の頭痛は或は痰多くして厥冷す。
血虚の頭痛は夜作り苦しむ者是なり。
眉輪骨痛むは痰火の徴なり。又云わく、風熱と痰、と。
肝虚して明を羞じ、眉痛む者あり。亦痰火の徴なり。
肥人の頭痛は多くは是れ気虚、湿痰なり。
痩人の頭痛は多くは是れ血虚、痰火なり。
頭痛、左に偏なるは風と血虚とに属す。
頭痛、右に偏なるは痰と気虚とに属す。

382

頭痛、左右俱に疼むは気血両虚なり。
頭旋り眼黒く悪心するは痰厥の頭痛なり。
偏正頭痛は風邪上り攻む。
熱厥の頭痛は寒を見て暫く止む。
頚項強り痛むは風邪の干すところなり………。

○ 癲・狂

　癲狂は精神障害をさし、素問十七、二十三、二十八、四十五、四十七、五十五、七十九、霊枢四、二十二などに記載され、とくに素問 脈要精微論 第十七に「神明の乱」とか、素問 宣明五気篇第二十三に「五邪の乱れる所、邪が陽に入れば狂し、邪が陰に入れば痺し、陽を搏ときは癲を為し、陰を搏ときは瘖を為す」といい、邪が陽脈を搏つ（急激に迫りぶちあける）と癲となり、邪が陽脈に入れば狂になるという。ところで難経二十難によれば「重陽のものは狂し、重陰のものは癲す。脱陽のものは鬼を見、脱陰のものは目盲す」とか、五十九難によれば、「狂癲の病、何を以てこれを別たん……狂の始めて発するや臥すこと少なくして饑ず、自から賢を高ぶり、自ら智を弁じ、自ら貴に居るなり。妄りに笑い、歌楽を好み、妄りに行って休まざるなり……。癲疾の始めて発するや、意楽しまず、直視し僵仆（痙攣して倒れる）す。その脈三部陰陽俱に盛んなること、是なり」と。これらからみると陽証は狂、陰証は癲ということであろうか。

　霊枢 第二十二の癲疾の中には癲癇も含まれるようである。骨癲疾や筋癲疾や脈癲疾は五主（五体＝皮脈肉筋骨）の深さのように病の深さを読むことができるからであろう。

　≪霊枢 癲狂第二十二≫より引用すると次のようである。
　癲疾始めて生ずるに先ず楽まず、頭重く痛み、上方（視挙）を視み、目は赤く、甚だ作ること極れば已にして（重い発作が起きるようになると）煩心（心乱れて落ち着かず）し、〔治療者は〕これを顔に候い、手の太陽、陽明、太陰を取り、血〔血色〕が変〔正常になって〕じて止める。
　癲疾が始めて作るに、口に引き（発作が始まる時に口角がひきつれゆがみ）、啼呼（啼くような声を挙げ）し喘悸（呼吸促迫し動悸がたかぶり）する者は、手の陽明・太陽を候がい、左に強く〔ひきつれが〕ある者はその右を攻め、右に強く〔ひきつれが〕ある者はその左を攻め、血〔血色〕が変〔正常になって〕じて止める。
　癲疾が始めて作るに、先づ反僵（後弓反張）し、因りて（このような時に）脊（脊背）が痛むは、足の太陽・陽明・太陰、手太陽を候がい、血〔血色〕が変〔正常になって〕じて止める。……。

骨癲疾（重く深く骨まで達する癲疾）は、顑齒（顎の歯）のところの諸腧分肉（腧穴や肌肉）が皆満ち（脹満し）て〔身体は〕骨のみ居り（骨ばかりになり）、汗出でて煩悗（胸部苦悶）し、嘔して沫涎多く、気は下に泄（しまり無くいつも放屁）すれば、治せず。

筋癲疾（筋まで達する癲疾）は、身は倦き攣急（身曲不伸）し、脈は大である。項の大経の大杼を刺せ。嘔して沫涎多く、気は下に泄（しまり無くいつも放屁）すれば、治せず。

脉癲疾（脈まで達する癲疾）は、暴に仆（発作時に急に倒）れ、四肢の脉が皆脹りて縱まり（脹満して弛緩す？）、脉の満つるは盡くこれを刺して血を出す、満ざるは項の太陽を挾む腧穴に灸す、帯脉の腰から相い去る三寸のところや、諸分肉や本輸に灸す。嘔して沫涎多く、気は下に泄（しまり無くいつも放屁）すれば、治せず。

癲疾は疾の発するときに狂なる如きは死して治せず。

狂が始めて生ずるや、先ず自から悲しむなり。喜んで忘れ、喜んで怒り、善く恐るは、これを憂と飢に得るなり。これを治するに手の太陰・陽明を取り、血〔血色〕が変〔正常になって〕じて止める。及び足の太陰・陽明を取る。

狂の始めて発するや、臥すこと少なく、飢えず、自から高賢なりとし、自から弁智なりとし、自から尊貴なりとし、善く罵詈し、日夜休まず、これを治するに手の陽明・太陽・太陰・舌下の少陰を取る。これを視て盛なる者は皆これを取り、盛ならざるはこれを釋く（取穴する）なり。

狂言し驚き善く笑ひ、好んで歌楽し、妄に行きて休まざる者は、これを大いに恐るるに得たり。これを治するに手の陽明・太陽・太陰を取る。

狂して目は妄りに見、耳は妄りに聞き、善く呼ぶ（おおごえをだす）者は、少気の生ずる所（神気の衰え）なり。これを治するに手の太陽・太陰・陽明、足の太陰、頭の両顑（両あご）を取る。

狂者の多く食し、善く鬼神を見、善く笑いて外に発せざる者は、これ、大いに喜ぶ所有に得たり、これを治するに足の太陰・太陽・陽明を取り、後に手の太陰・太陽・陽明を取る。

狂して新に発し、未だ此の如くに応ぜざる（始めての狂証で、上記のような諸症状が現れない）者は、先ず曲泉の左右の動脉を取り、及び盛なる者は血を見わし、頃く有りて已ゆ。已ざれば、法を以てこれを取る。灸を骨骶に二十壮せよ（霊枢 癲狂 第二十二）。

○ 夢

夢については素問 方盛衰論篇 第八十、素問 脈要精微論 第十七、霊枢 淫邪発夢 第

四十三を主として数篇に散在するが、いづれも正常な現象とは考えなかったようだ。『中国医学大辞典』（武進謝：商務印書館，1921.）では夢を「脳髄病なり」としている。
　ここでは霊枢 淫邪發夢第四十三を引用してみよう。
　「淫邪（邪が浸淫蔓延するもの）泮衍（分散蔓延）するときはいかになるか……。正邪は外より内を襲い、未だ定舎する所有らず。反って藏に淫して定處を得ず、栄衛と俱に行きて、魂魄と飛揚し、人は臥して安んずることを得ずして、喜んで夢せしむ。気が府に淫すれば外に有余して内に不足し、気が藏に淫すれば、内に有余して外に不足す。……有余・不足に形有りや……陰気盛なれば夢に大水を渉って恐懼し、陽気盛なれば夢に大火に燔焫するを夢見る（大火で火の粉が飛び散って焼かれる）。陰陽俱に盛んなれば夢に相い殺す（殺し合い）。上盛なれば飛ぶことを夢みる。下甚しきは墮ることを夢みる。盛んに飢えれば取ることを夢みる。甚だ飽けば予ることを夢みる。肝気盛んなれば怒ることを夢みる。肺気盛んなれば恐懼（おそれてびくびくする）し哭泣（大声で泣き叫ぶ）し飛揚（飛び上がる）する夢をみる。心気盛んなれば善く笑い、恐畏（おそれ、威圧される）する夢をみる。脾気盛んなれば歌楽し、身體が重く挙がらざるを夢みる。腎気盛んなれば腰脊両解（腰・脊がバラバラになって）して属せざる（ひっつかない）を夢みる。
　凡そ此の十二盛なる者は至ってこれを寫せば立どころに已ゆ。
　厥気が心に客せば夢に丘山の煙火（丘や山でのろしが上がる）を見る。
　肺に客せば夢に飛揚し、金鉄の奇物を見る。肝に客せば山林樹木を夢みる。脾に客せば夢に丘陵、大澤、壊れた屋、風雨（丘陵、大沢、こわれた家屋、風雨）を見る。腎に客せば淵に臨み、水中に没居するを夢みる。膀胱に客せば夢に遊行（ふらふら散歩する）す。胃に客せば飲食するを夢みる。大腸に客せば田野を夢みる。小腸に客せば聚邑衝衢（都市の市街地）を夢みる。胆に客せば闘訟自から刎する夢をみる。陰器に客せば内に接する（房事）を夢みる。項に客せば斬首（首切り）されることを夢みる。脛に客せば行走しても前むこと能わず、及び深地の窌苑（深い花園）の中に居するを夢みる。股肱（うちまた、肘の出っ張り）に客せば夢に礼節拝起（礼拝）す。胞䐈（膀胱・直腸）に客せば夢に洩便す。
　凡そ此の十五は不足するものなり。至りてこれを補せば、立どころに已るなり（霊枢淫邪發夢第四十三）。

≪素問　第十七≫
　陰盛んなれば大水を渉り恐懼するを夢みる。陽盛んなれば大火燔灼するを夢みる。陰陽俱に盛んなれば相い殺し毀傷するを夢みる。上盛んなれば飛ぶことを夢みる。下盛んなれば墮ることを夢みる。甚だしく飽けば予えることを夢みる。甚だしく飢えれば取ることを夢みる。肝氣盛んなれば怒ることを夢みる。肺氣盛んなれば哭ことを夢

みる。短蟲が多ければ衆を聚ることを夢みる。長蟲が多ければ相い撃ち毀傷することを夢みる。

≪素問　方盛衰論篇第八十≫
　少気の厥は人をして妄りに夢をみせしむ……。肺氣虚すれば使人をして夢に白物を見、人の斬血藉藉たるを見せ、その時を得れば夢に兵戦を見る。腎氣虚すれば使人をして夢に舟舩人を溺らすことを見せ、その時を得れば夢に水中に伏し、若くは畏恐すること有り。肝氣虚すれば夢に菌香生草を見る。その時を得れば夢に樹下に伏して敢て起きず。心氣虚すれば火を救い陽物を夢みる。その時を得れば燔灼を夢みる。脾氣虚すれば飲食して足らざることを夢みる。その時を得れば垣を築き屋を蓋ことを夢みる。

○ 癰疽
　癰疽について『中医大辞典』(中医大辞典編修委員会，人民衛生出版社，1982.) では「瘡面が浅くて大きいものを癰とし、瘡面が深くて悪いものを疽となす」といい、癰については素問三、七、二十八、霊枢七十五、八十一にあり、"癰腫" とも書かれている。霊枢八十一より癰疽の成因と鑑別について引用しよう。本篇の始めの方では癰腫の成因、中間では癰疽の種類と対策、最後に癰疽の成因と鑑別が出てくる。

≪霊枢 癰疽第八十一≫
・本篇の始めの方では癰腫の成因が次のように書かれている
　寒邪が経絡の中に客すると血のめぐりが泣る。そうすると衛気のめぐりが悪くなって癰腫が起こる。寒気が変化して熱となり、熱が勝つと肉を腐蝕して化膿し、膿が排出されないと筋を腐爛し、さらに骨を傷つけ、髄を消耗させる。……ついに筋骨肌肉を営養できなくなって五藏が傷つき、死する。
・中間では癰疽の種類と対策が書かれているが種類だけ引用すると癰が咽喉部に発すると猛疽という。
頸に発すると夭疽という。
脳を消し、項に留まると脳爍という。
肩や臑 (上腕) に発すると疵癰という。
腋下に発して赤く堅いのを米疽という。……その癰が堅くて潰れないものを馬刀挾纓という。
胸に発すると井疽という。
膺に発すると甘疽という。

脇に発すると敗疵という。
股脛に発すると股脛疽という。
尻に発すると鋭疽という。
股陰（大腿の内側）に発すると赤施という。
膝に発すると疵癰という。
諸々の癰疽で関節の上下左右に対照的に発したものは治らない。
脛に発すると兎齧という。
内踝に発すると走緩という。
足上下に発すると四淫という。
足傍に発すると厲癰という。
足指に発すると脱癰という。

・本篇の最後に癰疽の成因と鑑別が書かれている

　「癰疽、何を以てこれを別つのか……。栄衛が経脈の中に稽留すれば、血は泣りて行らず、行らざれば衛気はこれに從がいて通ぜず。壅遏（押し込められて）して行くことを得ず、故に熱す。大熱が止まずして熱が勝つときは肉が腐る。肉が腐れば膿を為す。然るに陥する（下るような陥所）こと能わざれば、骨髄は焦枯と爲らず、五藏に傷を爲さず。故に命じて癰と曰うなり。

　何を疽というか。……熱気淳盛にして肌膚に下陥し、筋髄枯れ、内は五藏に連なり、血気は竭す（熱気が癰より強く皮肉筋骨と犯され、内は五藏に及び、血も気もやられてしまう）。その癰の下に当るは筋骨良肉の皆余すこと無し（癰の下が全部やられて良いところが無くなる）。故に命じて疽と曰うなり。疽は上の皮は夭で堅く（妖しい色沢で堅く）、上は牛領（牛の首すじ）の皮の如し。癰はその上の皮が薄くて沢なり」（霊枢 癰疽第八十一）。

〇癰疽について（この項すべて霊枢 癰疽篇 第八十一による）
・寒邪が經絡の中に客すれば血は泣る。血が泣れば通ぜず、通ぜざれば衛気はこれに帰し、復た反ることを得ず、故に癰腫す。

　寒気は化して熱と爲る。熱勝てば肉を腐らす、肉が腐れば膿と爲し、膿を寫せざれば筋を爛らす、筋が爛れれば骨が傷つき、骨が傷つくと髄は消え、骨空に当らず、泄寫し得ず。血枯れ空虚すれば則ち筋骨肌肉相榮せず、經脉は敗漏し、五藏を熏じ、藏傷る故に死す。

・癰……栄衛が經脉の中に稽留すれば血は泣りて行ず、行ざれば衛気は之に從いて通ぜず、壅遏して行くことを得ず、故に熱す。大熱止まず、熱勝ば肉腐る、肉腐れば膿と爲る、然も骨に陥こと能ず、髄は焦枯を爲さず、五藏は傷を爲さず、故に命て癰と曰う。

387

・疽……熱気は淳盛（熱気が癰よりも盛ん）にして下の肌膚に陥り，筋髄は枯れて，内の五藏に連り，血気も竭く．其の癰に當る下の筋骨良肉は皆餘り無し，故に命て疽と曰う．
（癰よりも熱気が強くて肌膚に陥り，筋髄も枯れ，内の五藏まで連り，しかも血気までも竭きてしまう．そこで筋骨良肉まで皆餘り無く腐ってしまう）．
・疽は上の皮は夭い色つやをしていて，牛の領の皮の如く堅い．
・癰は其の皮は薄て澤おい，此れ其の候なり（霊枢 癰疽篇 第八十一）．

癰疽について古典での概念がつかみにくいので「鈴木 肇：南山堂医学大辞典，CD-ROM，プロメディカ，Ver.2，(C) 2002．」から引用し，参考にさせていただこう．

・癰（よう）
隣接するせつが集合性に生じたものをいう．黄色ブドウ球菌による多毛包性の急性細菌性疾患である．せつよりも病変は深部におよび発赤，腫脹，硬結，疼痛などの症状も一般に激しい．中・壮年男子の背部，臀部，頂部など皮膚の厚い部分に好発する．複数の毛孔一致性の膿疱，潮紅を含む腫脹や板状硬結がみられ，自発痛や圧痛を伴い局所熱感も強く発熱をみることも多い．リンパ管炎もしばしばみられ，所属リンパ節の有痛性腫脹も認められる．浸潤性局面には蜂巣状の膿栓がみられ，化膿性変化は真皮深層から皮下組織にかけて膿瘍化し壊死を生じて軟化する．病変は側方へも進展する．膿栓の排出とともに膿ないし血栓が排出されて炎症は消退に向かい2～4週の経過で瘢痕治癒する．治療はせつに準ずるが，せつに比し症状が激しいため抗生物質の全身投与が主体となる．予後は良好であるが全身状態が強いときは注意する．せつ腫症と同じく糖尿病など基礎疾患の検索も必要である．

・せつ
同義語：フルンケル furuncle
黄色ブドウ球菌を主体とする化膿球菌による毛包性膿皮症で毛孔からの菌の侵入により壊死性変化の強い化膿性炎症を生じたものである．症状は毛孔一致性の紅色小丘疹で比較的速やかに硬結性腫脹となり発赤，圧痛，局所熱感が著明となり疼痛も伴う．腫脹の大きさは指頭大から鶏卵大までのものが多く，膿疱は壊死化して膿栓を形成する．数日後には中心部が壊死・融解し波動をふれ，膿栓は皮表に破れて膿汁は排出される．排膿後は発赤，腫脹，熱感などの炎症症状は急速に改善され，大体1～2週で小瘢痕を残して治癒する．発生部位と大きさによりリンパ管炎や所属リンパ節の有痛性腫大，また発熱，悪寒，倦怠感などの全身症状をみる．顔面中心部の鼻口唇部，内眼角部に生じたせつは解剖学的関係から血流により頭蓋内感染の併発を起こす危険があり，とくに面疔（めんちょう）とも呼ばれる．組織学的には多核白血球，リンパ球を主体とする稠密な細胞浸潤が毛包壁，毛包周囲にみられ，炎症中心部は壊死性変化が強い．誘因として発汗，搔破などの外的因子および糖尿病，免疫不全など皮膚そう痒症を起こす内的因子の関与も考えられるので必要に応じてそれらの臨床検査を行う．せつが長期間にわたって反復して発生または同時に多発するものをせつ腫症という．

この場合は基礎疾患の有無を精査する．局所の安静に留意し圧迫，摩擦をさけ適宜切開排膿を行う．菌に対し感受性のある抗生物質を投与する．必要に応じて薬剤感受性試験を行う．

・壊疽
同義語：脱疽
　疾患あるいは血行障害によって壊死に陥った組織が腐敗性変化を起こし汚穢褐色，ないしは黒色に変色した状態をいう．〔病態〕　壊死組織に感染を起こさなければ乾燥した状態でミイラ化し，分界線を形成して自然脱落するが，細菌感染を起こすと分泌物が増加して湿性となり疼痛が強い．前者を乾性壊疽，後者を湿性壊疽と呼ぶ．バクテロイデス，クロストリジウムなどの嫌気性感染を起こすと，高度の紫藍色腫脹をきたし，水様分泌物が増加し悪臭が強い．ガス壊疽菌の感染では組織内でのガス産生が強く，患部を圧迫すると捻髪音を発し，ガス壊疽と呼ぶ．これは筋膜下組織，筋，腱を伝わって急速に進展し敗血症を併発して予後不良となる．〔原因〕　汚穢な外傷，四肢絞扼性挫滅，火傷，血行障害などがあげられる．〔治療〕　乾性壊疽は放置して自然脱落を待ってよい．嫌気性感染を起こしたものでは壊死組織を大きく切開して開放性とし，抗生物質を強力に投与する．多価抗毒素血清も有効である．

○ 積（癪）と聚

　積聚について分かりやすい文章が難経にあるので先ずそちらから引用しよう．
五十五難に次のように書かれている．
「・積は陰なり、聚は陽なり——陰は沈みて伏し、陽は浮みて動す——積は五臓の生ずる所、聚は六腑の成る所なり。
・積は陰気なり、其の始めて発するに常処あり．其の痛みは其の部を離れず、上下に終始する所あり、左右に窮まる所の処有り。
・聚は陽気なり、其の始めて発するに根本無く、上下に留止する所無し、其の痛みに常処なし、これを聚という．是をもって積聚を別ち知るなり」（五十五難　積聚）というものである．
　積は子宮筋腫や肥大した肝硬変、また脾腫大、さらには膵膿胞など、"常処"があって、"痛みは其の部を離れず"で、"上下に終始する所あり、左右に窮まる所の処有り"つまりその輪郭が明瞭な腹部の腫瘍などを指している。これに対して聚は筋性防御と同じように"浮みて動す"表在性で、"根本無く"根がなく、"上下に留止する所無し"輪郭がはっきりしない、"痛みに常処なし"日によって変化する、などから腹壁の変調を表している、と考えられよう。
　そこで中国の医学古典を見ると、腹部内臓の異常について触れる場合には積聚に及ばないわけにはいかないので、必ず積聚に及んでいる。
　というわけで素問・霊枢から積聚について引用してみよう。

・霊枢 百病始生篇 第六十六に見られる積の発症原因：「積の始めて生ずるは、寒を得てすなわち生ず、厥してすなわち積を成すなり。……厥気は足の悗（運動失調と疼痛）を生じ、悗は脛の寒を生ず。脛が寒ければ血脈は凝濇し、血脈が凝濇すれば寒気は上って腸胃に入る。腸胃に入るときは䐜脹す。䐜脹すれば腸外の汁沫は聚まり迫って散ずることを得ず、日に以て積を成す」（霊枢 百病始生篇 第六十六）。
・素問 奇病論第四十七：「脇下満ち、氣逆すること二三歳にして已えざるを病む。これ何病と為すか。……病名を息積と曰う。これ食を妨げず……。
　伏梁：人の身体の髀、股、胻が皆腫れ、臍を環りて痛むもの有り……病名を伏梁という。此れ風根（風根は寒気。寒気を得て厥逆して積を為す）なり。その気は大腸に溢れて肓(*)に著く、肓の原は臍下に在り（霊枢 九鍼十二原篇 第一に肓の原は脖胦に出ずとあり、呉崑は腹中論の註で臍下の気海なりと）、故に臍を環りて痛むなり。これを動ずるべからず、これを動ずれば水と為し、溺の濇る病と為す」（素問 腹中論篇 第四十にも同文がある）。

　*肓について素問 痺論 第四十五に「衛は水穀の悍気なり。その気は慓疾滑利なり、脉に入ること能わざるなり。故に皮膚の中、分肉の間を循り、肓膜に熏じ、胸腹に散ず」とあり、肓膜を指している。そして、その源は臍下（気海）に在りということらしい。

　　［素問　奇病論篇第四十七］に「帝曰．人有身體髀股胻皆腫環齊而痛．是爲何病．岐伯曰．病名曰伏梁．此風根也．其気溢於大腸．而著於肓．肓之原在齊下．故環齊而痛也．不可動之．動之爲水溺圊之病也」とあり、また、
　　［素問　腹中論篇第四十］に「帝曰．病有少腹盛．上下左右皆有根．此爲何病．可治不．岐伯曰．病名曰伏梁．帝曰．伏梁何因而得之．岐伯曰．裹大膿血．居腸胃之外．不可治．治之毎切按之致死．帝曰．何以然．岐伯曰．此下則因陰．必下膿血．上則迫胃脘．生鬲．俠胃脘内癰．此久病也．難治．居齊上爲逆．居齊下爲從．勿動亟奪．論在刺法中．
　　帝曰．人有身體髀股胻皆腫．環齊而痛．是爲何病．岐伯曰．病名伏梁．此風根也．其氣溢於大腸．而著於肓．肓之原在齊下．故環齊而痛也．不可動之．動之爲水溺圊之病」ともある。
・素問　腹中論篇　第四十：「鼓脹：心腹満を病む者有り、旦に食して暮に食すること能わず、……名づけて鼓脹と為す。……復び発する者有り、何ぞや。……これ飲食が節ならず、故に時に病むこと有るなり。……気が腹に聚まるなり。
　血枯：胸脇支満を病む者有り、食を妨げ、病が至るときは先ず腥臊（せいそう＝なまぐさく、けがらわしい匂い）の臭を聞ぐ、清液*を出し、先ず血を唾し、四支清え、目眩み、時々前後に血あり、……病名を血枯という。これを年少の時に大脱血する所有るに得、若くは酔いて房中に入り、中気は竭き肝を傷る。故に月事は衰少して来たらず。

　*＜清液を出し＞を石田秀実監訳『黄帝内経素問』2巻（p.120）では「口に清水がたまる」とし、小曽戸丈夫訳『意釈黄帝内経太素』第3巻（p.897）では「精液を下から

出す？　清液を上から出す？　未詳」とし、柴崎保三訳『黄帝内経素問⑥』（p.2972）では「ミズバナをだすこと」とし、王氷は次註の中で「清液は清水で清涕をいう」とある。

　伏梁*：少腹が盛あがる病が有り、上下左右に皆根が有る、……病名を伏梁と曰う。……大膿血を裏み、腸胃の外に居り……切する毎にこれを按ずる*と死を致す。……何を以て然りや。……これ下るときは陰に因て必ず膿血を下し、上るときは胃脘に迫り、鬲を生じ、胃脘を侠んて内に癰をなす。これ久病なり、治し難し。臍上に居るは逆と爲し、臍下に居おるは従と爲す、動ずること勿れ、亟やかに奪せよ。

　*＜切する毎に之を按ずる＞　たびたび按じてはいけない、という。

　*＜伏梁＞　王氷は次註の中で「その上下堅盛を以て潛梁有るが如し。故に病名を伏梁と曰う」という。

　厥逆：膚腫れ、頭痛み、胸満し、腹脹るを病むこと有り、……これ何病と爲す……厥逆と名づく。……これを治することいかん。……その気の并（バランスがとれる。陰陽の気が交流）するを須ちてこれを治せば、全からしむるなり。

　䐜脹して頭痛：熱して痛む者あり、何ぞや。……熱を病むは陽脉なり、三陽の動ずるを以てなり。……陽明が陰に入るなり。それ陽が陰に入る、故に病が頭と腹に在り、すなわち䐜脹して頭痛するなり。

　積聚に関する記載で『黄帝内経概論』（龍伯堅著、丸山敏秋訳，p.67～69，東洋学術出版社，1985.）に、腹部腫脹について霊枢　水脹篇　第五十七にある疾患について次のような記載がみられる。

　水——心臓衰弱による水腫
　膚脹——皮膚の浮腫
　鼓脹——門静脈の鬱血によって発生した腹水
　腸覃——卵巣囊腫
　石瘕　——　子宮筋腫

○ 腰痛

　腰痛は今日と変わらず昔もよほど多かったらしい。いろいろな古典に腰痛は書かれており、その書き方は『素問』"刺腰痛論"や『諸病源候論』（巣元方．明．610．）巻五"腰痛候"、および『聖済総録』巻八十五"腰痛門"などのように独立して詳しく扱っているものや、経絡病、経筋病、経穴の主治症、腎の病證などの中で取り上げるものなど、いろいろな方法を取っており、鍼灸医学の中で腰痛はかなり扱う頻度の高い症状であったことを印象付けてくれる。

素問の刺腰痛論では足の三陰三陽脉の腰痛や解脉、同陰脉、衡絡之脉、会陰之脉、飛陽之脉、昌陽之脉、散脉、肉里之脉などといわれる絡脉（王氷による）の腰痛や陽維脉の腰痛が記載されている。素問 脈要精微論 第十七では「腰は腎の府なり。転揺するあたわざるは腎がまさに憊(つか)れんとす」という文例があって、腰痛と内臓との関係を示している。素問・霊枢を通じていろいろな病証を書いている中で腰痛を扱う頻度がかなり多かったことを印象づけている。

・『諸病源候論』から若干引用すると次のようである。

『諸病源候論』巻五"腰痛候"の中から5つ引用してみると、

「腎は腰脚を主る。腎経虚損すれば風冷がこれに乗じ、故に腰痛するなり」。

腰痛して俛仰するを得ざる項では「腎は腰脚を主どりて三陰三陽十二経、八脈が腎を貫き腰脊を絡(まと)う者あり。労すれば腎を損じ、動けば経絡を傷る。……陽病は俛ずるあたわず。陰病は仰するあたわず。陰陽倶に邪気を受けるものあり。故に腰痛せしめて俛仰する能(あた)ざるなり」。

卒腰痛候では「それ労傷の人で腎経虚損し、しかして腎は腰脚を主る。その経は腎を貫ぬき脊を絡う。風邪が虚に乗じて卒に腎経に入る。故に卒然として腰痛を患う」。

久腰痛候では「腎虚して風邪を受く。風邪は腎経に停積し、血気と相い撃(う)つこと久しくして散ぜず。故に久腰痛す」。

腰脚疼痛候では「腎虚せば風冷を受く。風冷と真気と交わり争う。故に腰脚疼痛す」。

外台秘要　巻三十九より谿穴の主治症を拾ってみると次の通りである。

「陽輔——腰痛してその中に小錐の居る如く、沸然として腫れ、欬するべからず。欬すれば筋縮急し諸節痛む」。

「承山——腰背痛み、脚踹は酸重して戦慄し、久しく立つこと能わず。踹は裂ける如く……」。

「委陽——腰痛して俛仰するを得ず」。

千金方　巻三十　腰脊病では「腰脊急強し。腰痛脊急す。腰痛して顧(かえ)りみるべからず。腰痛折れる如く。腰脚重痛。腰痛して俛仰するべからず。腰脊尻臀股陰寒痛するもの……」などとある。

聖済総録　巻八十五　腰痛門より一部引用すると次のようである。

「腰痛統論——腰痛に五つあり。一つは陽気不足し、足少陰の気が衰え、人を腰痛せしむ。二つは風寒が腰に著き風痺腰痛す。三つは腎虚労役し、腎を傷ない腰痛す。四つは墜堕して腰を傷(そこ)なう……。五つは湿地に寝臥して腰痛す。凡そこれ皆腎を傷なうに本づく。けだし腎は腰脚を主どり、腎が傷なえば腰痛するなり。内経にいわく、腰は腎の府なり、搖転する能わずは腎まさに憊(つか)れんとす」。

「腰痛——論にいわく、腰は一身の要にして屈伸俯仰はこれによらざること無し。或は風寒の客する所、或は腎気損傷して筋脈を拘急させ。動揺転側することを得ず。故

に腰痛するなり……。久患の腰痛はみな腎冷の致す所による。……。久しく冷気を積ねて腰痛して行歩に力なし。……。停水して腰痛す。……。多年腰痛す。……。腎虚腰痛す」。

中国および日本の古典を一通り腰痛について調べた未発表の私の資料が手本にあるが、以上に引用した類の文章が2千年の歴史の中で伝え書かれて来た。しかし、今日扱われる現代医学の腰痛の各々に該当するような表現は見られず、腰痛については多く書かれている割に古い古典の引用にとどまっている。これは医工の怠慢のためではなく、医工と著述の両方を兼ねることが、なされにくかった政治社会事情のためであろうと考えられる。

治療の実際面では、臓腑や経絡を用いる場合と、経筋病として瘁病の概念の下に治療を行なう場合がある。経筋病として扱う場合には、今日の西洋医学と同じ態度で腰痛を処することができる。この方法が一番解りやすい。しかし、"夏ばて"などのような治療の場合には臓腑、経絡の概念が入り込んでくる。例えば、風邪や寒邪の考えを応用することができるからである。

腰痛については、次のような分類のほうが現代では用いやすい。
（分かりやすさの点で腰下肢痛を分けて書いてある）

腰痛
1. 椎間関節性腰痛
2. 変形性脊椎症
3. 筋・筋膜性腰痛
4. 椎体圧迫骨折
5. 姿勢性腰痛
6. 仙腸関節障害
7. スプラングバック
8. 内臓性腰痛
9. 癌転移による腰痛

腰下肢痛
1. 脊椎分離・すべり症
2. 腰椎椎間板ヘルニア
3. 変形性脊椎症
4. 梨状筋症候群
5. 脊柱管狭窄症

○ 膝関節痛

膝の痛みは昔からあったのであろう。素問 骨空論篇 第六十に次のような記載が見られる。

「蹇膝(けんしつ)し伸びて屈せざるはその楗(けん)を治す。
　　蹇膝——（あしなえ・伸びて曲がらない）
　　楗　——（股骨の経穴・膝の輔骨の上、前陰部の横骨の下をいい、
　　　　　　　多分股中の足陽明の髀関穴などを指す＝張景岳）
坐して膝痛むはその機を治す。（機——張景岳は環跳穴という）

立ちて暑解するはその骸関を治す。

　膝が痛み、立つと膝部の骨解（骨逢）中が熱するものは骸関（立つと痛みが骨解の中まで引いて伝わる所）を治す。暑は熱の意味。

膝痛み、痛みが拇指に及ぶはその膕を治す。

坐して膝痛み物の隠れる如きはその関を治す。

　膝の中で物が内部に隠れているように感ぜられる、関？→承扶穴→臀部下のしわの蔭にあるから？

膝痛み屈伸すべからざるはその背の内を治す。背の内→背兪。

骱に連なり折るが若きは陽明の中ち兪髎を治す」（素問 骨空論 篇第六十）。王氷は兪髎を足三里穴としている。

「膝は筋の腑」（素問 脈要精微論篇 第十七）という記載が有り、臨床する上で大切なヒントを提供してくれる。筋は経筋のことであり、経筋病は局所的には痛みや圧痛点への治療を行うことになるが、経筋の生理を考えると慢性病や高齢者の治療にはもっと別な角度から、つまり全身的な関係、ことに脾胃（消化器疾患関連の常見病）、肝臓、一部の神経系疾患、泌尿生殖器の異常などへの配慮も必要となる。また、もっと簡略に考えて、筋の緊張が低下し、筋力がなくなると膝が痛くなる、ととらえるのもわかりやすい。

膝関節痛について今日では次のような名称のほうが分かりやすい。

- ・前十字靱帯損傷
- ・後十字靱帯損傷
- ・内側側副靱帯損傷
- ・外側側副靱帯損傷
- ・半月板損傷
- ・離断性骨軟骨炎
- ・滑膜タナ障害
- ・膝蓋軟骨軟化症
- ・Osgood Schlatter病
- ・有痛性分裂膝蓋骨
- ・腸脛靱帯炎
- ・鵞足炎
- ・ジャンパー膝
- ・ランナー膝
- ・伏在神経絞扼性神経症
- ・膝窩筋腱炎
- ・Sinding-Larsen-Johansson病

○ 中国の古代医術と外科

『淮南子』兵略訓に「楚の兵隊はきわめて勇敢で蛟（龍の一種）や犀や水牛の革で甲冑をつくり、長い剣と短い矛をつかい、斉い馬が前を行き、弩を連ねて後に従い、多くの車が横をかため、疾こと錐矢の如く、合すること雷電の如く、解ば風雨のごとし」とあり、当たり前のことではあるが春秋戦国時代いらい武器が用いられていたことが

わかる。したがって戦陣医学があったことが推察される。

　周礼の天官篇に医師、食医、疾医、瘍医、獣医の別が記載されている。瘍医は外科である。
　素問には石鍼、九鍼があり、排膿に用いた鍼がある。
　霊枢には外科に属する癰疽篇がある。
　史記、三国志や後漢書の華佗伝には手術の実際が書かれている、……

　『中医外科学』. p.1～3.（顧伯康主編：人民衛生出版. 1987.）によれば西漢前後（前漢）に『金瘡瘛瘲』という外科の書があったらしい。素問・霊枢に外科関連の記載があることは癰疽以外にも九鍼の種類と説明からも想像されよう。次いで後漢書の華佗伝には外科の記載がある。手術と共に麻沸散を用いたことで有名である。南北朝代に『劉涓子鬼遺方』があり、現存する外科学専門書である。この後はいろいろな外科書が出現している。『肘後備急方』（晋代）、『諸病源候論』（巣元方 隋 610）、『千金方』（唐代）、『外台秘要』（唐代）、『聖済総録』（宋代）、『魏氏家蔵方』（1227．痔核の治療）、この後外科書は徐々に多くなり、『外科精要発揮』（元．朱震亨）、『外科精義』（斎徳之．元代．外科では最大の著作）、『外科枢要』『外科発揮』『癧癰機要』『正体類要』『口歯類要』（いずれも明代の薛己著）、『証治准繩・瘍医』（明．王肯堂）など沢山の成書が書かれた。
・素問十四に「毒薬はその中を攻め、砭石・鍼艾はその外を治さむ」とあって、鍼灸は極端にいえば基本的には外科の領域で活用したらしい。しかし今日ではもちろん内科にも有用である。
　インドではすごく外科が発展したのに、なぜ中国では外科があまり表立っては来なかったのであろうか。インドは支配者がバラモンであり宗教家でもある。これからだと内科系が発展しても良さそうに考えられる。しかし、刑罰に鼻や耳を削いだので、その修復に外科が必要であったなどとも言われるが、それが本当のことか否か不明である。ともかく外科用のメス類は種類が多く整備されていた。一方、中国ではずっと戦乱が続き、戦争負傷者が多く出たであろうから、外科は必要なはずであった。しかし、その記載は少ない。あるいは文章の記述者は専門家ではないので外科系の文章は書き難かったのであろうか。日本でも外科といえばオランダ医学が入ってきてから本格的な発展に繋がったと考えられやすい。鍼灸をとりまく医療事情の違いによるためであろうか。
　（少し視点がずれるが西洋医学の外科の発展は診断学、麻酔法、消毒法、手術器具などに支えられて今日の発展に至っているといわれる。）

中国の外科について その参考資料として"華佗"の事を引用しよう。
　外科の話———『三国志』より華佗の話を引用
　——曹仁(そうじん)は関羽のその姿をみるや、五百人の射手にあいずし、いっせいに射かけさせた。関羽は急いで馬をかえそうとしたが、右のひじに石弓の矢をうけ、どっと落馬した。
　関平(かんぺい)が父をすくって陣に帰り、ひじの矢をぬきとったが、矢じりに塗ってあった毒がすでに骨にまでしみこんで、右ひじは青くはれあがり、動かすこともできなくなった。……
　ある日、江東から小船でやってきたものがある。四角の頭巾をかぶり、ゆったりした服を着て、腕に青いふくろをかけ、みずから姓は華(か)、名は佗(だ)と名のった。関平は大いによろこび、華佗を本陣へ案内した。……
　あいさつがすみ、茶が出ると、華佗はひじを拝見しようという。関羽ははだぬぎになり、ひじをさしのべた。華佗はそれを見て、
　「これは石弓の矢きずですが、とりかぶとの毒を用いたとみえ、毒が骨までしみこんでおります。すぐに療治しなければ、このひじはだめになりますぞ。」
　療治の方法をきけば、奥まった場所に柱を立て、柱に大きな輪を打ちつけ、ひじをその輪に通し、縄でしばり、夜具で顔をかくしていただく。そして、するどい小刀で肉を切り開らき、骨についた毒をけずりとって、薬をぬり、糸でぬいあわせれば、だいじょうぶだという。
　「それはたやすいこと、柱も無用じゃ。」
　関羽はそういって笑い、酒を五、六ぱい飲むと、また馬良に碁の相手をさせながら、ひじをさし出して華佗に切り裂かせた。華佗は小刀を手にし、そばの者に大きな鉢でひじの血を受けるようにいいつけた。
　「さ、切りますぞ。お心しずかに。」
　「よいとも。思いどおりに手当して下されい。」
　華佗が骨のところまで肉を切り開くと、はたして骨は青くなっている。小刀で骨をこそげるぎしぎしという音に、居ならぶものはまっさおになって顔を手でおおいかくした。しかし関羽は酒を飲み肉をつまんで、平然と談笑しながら碁に打ち興じ、苦しい顔ひとつしなかった。
　見るまに血が鉢いっぱいに流れた、華佗は毒をすっかりけずりとると、薬をぬり糸でぬいあわせた。関羽はからからと笑って立ちあがり、
　「もとどおりひじが曲げ伸ばしもでき、何の痛みもなくなったぞ。先生はまことの名医じゃ」といえば、華佗も、
　「それがしながらく医師をしていますが、こんなことは、はじめてです。将軍はまことの天神です」

396

と感心した。さらに、
「矢きずはなおりましたが、ご自重がかんじん。ご立腹は大毒です。百日たてば、すっかり平癒いたしましょう」。
関羽は謝礼の黄金百両をさしだしたが、華佗は、
「将軍を天下の義士と知ってお手当にまいりました。謝礼が目あてではございません」
と固く辞退して受け取らず、塗り薬一包みを残して立ち去っていった（小川環樹・武部利男：『三国志 通俗演義』p.438-440. 岩波書店. 1976.）。この引用例から、当時の外科の在り方や体力をつけるための基礎的処置と局所の治療からなりたっている事がわかる。

§3 病気

五臓六腑、五体、経絡、経筋の病気をはじめ、頭痛、心痛、腰痛、膝痛、風、厥、熱、痿、痹、癰、瘧、積聚

○ 五体の病気

「膝は筋の府なり。屈伸能わず。行するときに僂附（身を曲げ下にうつむく）するは筋まさに憊れんとす」（素問 脈要精微論第十七）。
「風が気に客淫し（風邪が侵入し）、因って飽食すれば筋脈横解（筋が解けて集まらない）す」（素問 生気通天論 第三）。
「陽明は五臓六腑の海。宗筋を潤すことを主さどる。宗筋は骨を束ねて機関を利するなり」（素問 痿論篇 第四十四）。
「病・筋に在れば筋攣つり関節痛みて行るべからず」（素問 長刺節論 第五十五）。
「骨は髄の腑、久しく立てず、行うとすると足がガクガクとして立っていられないのは骨が疲労の極にある」（素問 脈要精微論 第十七）。
「病が骨に在れば骨重く挙げるべからず。骨髄は酸痛し……骨痹という」（素問 長刺節論 第五十五）。
「筋骨の間に留して寒多ければ筋攣つり骨痛む」（素問 刺要論 第五十）。
「手が屈して伸びざるものは病が筋に在り、伸びて屈せざるものは病が骨に在り」（霊枢 終始 第九）。

397

○ 五体の病気と治療

「痺、或いは痛み。或いは痛まず。或いは不仁す。或いは寒え。或いは熱す。或いは燥し。或いは湿す。その故何ぞや。岐伯曰く。痛みは。寒気が多きなり。寒有り故に痛むなり。その痛まずして不仁する者は、病久しく入ること深く、営衛の行は濇り、經絡は時に疏（まばら、空虚）、故に通ぜず、皮膚を栄せず、故に不仁を為す。その寒ずる者は、陽気少く、陰気多く、病と相い益す、故に寒ずるなり。その熱する者は、陽気多く、陰気少く、病気勝ち、陽が陰に乗かかり、故に痺熱を為す。その汗多くして濡る者は、これその湿に逢うこと甚だしく、陽気少く、陰気盛んで、両気が相い感じ、故に汗出でて濡るなり。

　痺の病で痛まざるは何ぞや。岐伯曰く、痺が骨に在るときは重く、脉に在るときは血凝りて流れず、筋に在るときは屈して伸びず、肉に在るときは不仁（しびれ、麻痺）す、皮に在るときは寒える、故にこの五を具える者は痛まざるなり」（素問 痺論 第四三）。「その病の居る所、随いてこれを調えよ。病が脉に在れば、これを血に調えよ。病が血に在れば、これを絡に調えよ。病が気に在れば、これを衛に調えよ。病が肉に在れば、これを分肉に調えよ。病が筋に在れば、これを筋に調えよ。病が骨に在れば、これを骨に調えよ」（素問 調経論篇 第六十二）。

○ 六腑の症状（霊枢 邪気臓腑病形篇 第四より）（図5-2）

・大腸病は腸中が切痛して鳴ること濯濯たり、冬の日に重ねて寒に感ずれば即ち泄し、臍に當りて痛み、久しく立つこと能わず、胃と候を同じくす、巨虚上廉を取る。（図5-3-1）
・胃病は、腹が眞脹し胃脘が心に当りて痛み、上は両脇支え、膈咽通ぜず。食飲が下らず、これを三里に取る。（図5-3-2）
・小腸病は、小腹痛み、腰脊睾にひきて痛み、時にせまられて後す。耳前に当り熱し、もしくは寒甚しく、もしくは独り肩上熱すること甚だしく、手小指の次指の間が熱し、もしくは脉の陥なるもの、これその候なり。手太陽の病なり。これを巨虚下廉に取る。（図5-3-3）
・三焦病は、腹に気が満ち、小腹はもっとも堅く、小便することを得ず、窘急（急迫）し、溢れるときは水が留まり、すなわち脹と為す。……委陽に取る。（図5-3-4）
・膀胱病は、小腹偏り腫れて痛み、手を以てこれを按ずれば、すなわち小便せんと欲して得ず、肩上熱し、もしくは脉がおちいり、足の小指の外廉および脛踝（外果）の後が皆熱し、もしくは脉の陥るもの、委の中央を取る。（図5-3-5）
・膽病は、よく大息し、口は宿汁を嘔き苦しむ（前夜飲食した汁を吐く）、心下澹澹として人がまさに捕えんとするのを恐れる（みぞおちがたよりなく、被害妄想になりや

5章 病 気

すい)。益中介介然(咽の中に物が在って塞がるような感じ)として数々唾す。足少陽の本末に在り、また、その脉の陥下するものを見てこれに灸す、その寒熱するものは陽陵泉を取る。(図5-3-6)(霊枢 邪気臓腑病形篇 第四)。(霊枢 四時気篇 第十九にも有るが略す)。

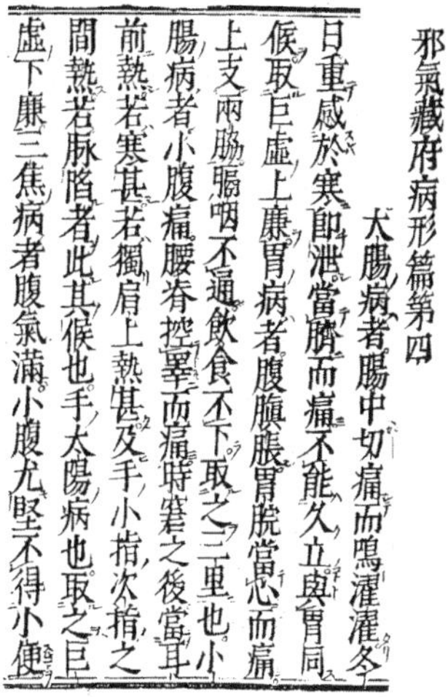

5-2 霊枢の邪気蔵府病形篇

大腸病
・腸中切痛而鳴濯濯. 冬日重感于寒即泄. 當臍而痛不能久立. 取巨虚上廉 霊枢 第四
・腹中常鳴. 気上衝胸. 喘不能久立. 邪在大腸 霊枢 第十九

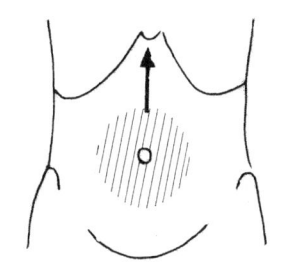

胃病
・腹䐜脹 胃脘當心而痛 上支兩脇 膈咽不通 食飲不下 取之三里也 霊枢 第四
・飲食不下 膈塞不通 邪在胃脘 在上脘則刺抑而下之 在下脘則散而去之 霊枢 第十九

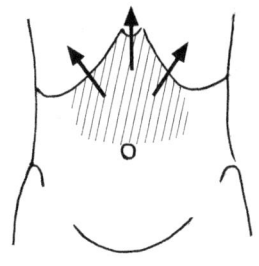

5-3-1 大腸の病

5-3-2 胃の病

399

小腸
・小腹痛 腰脊控睾而痛 時窘
之後‥‥取之巨虚下廉 霊枢 第四
・小腹控睾 引腰脊 上衝心 邪
在小腸者‥‥結于臍 霊枢 第十九

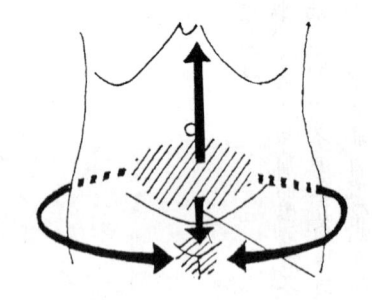

5－3－3 小腸の病

三焦病
・腹気満 小腹尤堅 不得小便
窘急溢則水留即爲脹‥‥取委
陽 霊枢 第四
・小腹痛腫不得小便 霊枢 第十九

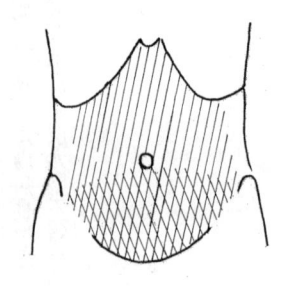

5－3－4 三焦の病

膀胱病
小腹偏腫而痛 以手按之即欲
便而不得‥‥取委中央 霊枢 第

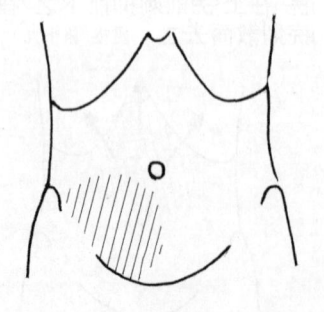

5－3－5 膀胱の病

胆病
・善大息 口苦嘔宿汁 心下澹
澹恐人將捕之 嗌中吤吤然數唾
‥‥取陽陵泉 霊枢 第四
・胆液泄則口苦 胃気逆則嘔苦
‥‥取三里以下胃気逆
霊枢 第十九

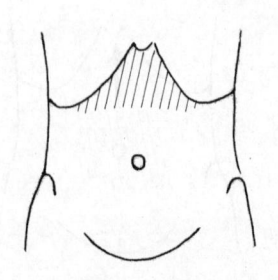

5－3－6 胆の病

5章 病気

○ 五臓の症状（素問 蔵気法時論 第二十二より引用）（図5-4）

・肝病は両脇下が痛み少腹に引き、人をよく怒らしむ。虚すれば目荒荒として見る所無く聞く所無し。よく恐れて人のまさにこれを捕えんとするが如し。その経は厥陰と少陽とを取る。気逆すれば頭痛し耳聾してあきらかならず、頬腫れる。血あるものを取れ。

・心病は胸中が痛み脇が支満し脇下が痛み膺背や肩甲間痛み両臂の内が痛む。虚すれば胸腹は大きくなり脇下と腰と相引いて痛む。その経の少陰・太陽の舌下に血あるものを取る。其の変病は郄中の血あるものを刺す。

・脾病は身重くよく肌肉が痿え足が収まらず、行くときはよく契し脚下が痛む。虚すれば腹満し腸鳴り飧泄し、食を化せず。その経は太陰・陽明・少陰の血あるものを取る。

5-4 素問の蔵気法時論

・肺病は喘欬して逆氣し肩背痛み汗出ず。尻・陰股・膝・髀・腨・脛・足みな痛む。虚すれば少気し、報息すること能わず、耳聾し嗌乾く。その経は太陰・足太陽の外・厥陰の内の血あるものを取る。

・腎病は腹大きくなり脛腫れ喘欬し身重く寝汗出で風を憎む。虚すれば胸中痛み大腹・小腹痛み、清厥して意は楽しまず。その経は少陰・太陽の血あるものを取る。（素問 蔵気法時論 第二十二）（霊枢 五邪篇 第二十、難経十六難にも五臓の内・外證が有る）

(注：「心病は先ず心痛す。肺病は喘す。肝病は頭目眩し脇支満す。脾病は身痛み体重し。腎病は少腹や腰脊が痛み、臍しびれる。胃病は脹満す。膀胱病は小便閉ず」＜素問 標本病伝論 第六五＞)。

○ 予後の推定　その一部

・痺…臓に入る者は死し、筋骨の間に留連する者は疼み久し、皮膚の間に留まる者は已え易い（素問 痺論 第四十三）。

・病みて九日なるは三たび刺して已ゆ。病みて一月なるは十たび刺して已ゆ。多少遠近は此を以て之を衰えよ（霊枢 壽夭剛柔篇 六）。

・形先ず病み、未だ臓に入らざる者はこれを刺すに其の日を半ばにする。臓先ず病み、形すなわち応ずるものは、これを刺すに其の日を倍にす。これ外内難易の応なり（霊枢 壽夭剛柔篇 六）。

○ 予後の推定

形と気と相得るは、これを治すべしという。
色と澤が浮く、これを已え易しという。
脉が四時に従う、これを治すべしという。
脉が弱で滑はこれ気有り、命けて治し易しという。
形気が相い失うは、これを治し難しという。
色夭く澤せずは、これを已え難しという。
脉が実で堅なるは、これを益々甚しという。
脉が四時に逆するは、治すべからずという。……いわゆる四時に逆する者は、春に肺脉を得、夏に腎脉を得、秋に心脉を得、冬に脾脉を得……。
その至るや皆懸絶して沈濇なる者は、命けて四時に逆すと曰う。未だ藏形が有らざるに、春夏なのに脉が沈濇、秋冬なのに脉が浮大、名けて四時に逆すと曰うなり。
病んで熱あるが脉は静、泄して脉は大、脱血して脉は実、病が中に在って脉は実堅、病が外に在って脉は実堅ならざる者は、皆治し難し（素問 玉機真蔵論 十九）。

・気至って効ありとは寫するときは益々虚す。虚する者の脈は大きさがその故の如くにして堅からざるなり。堅きこと其の故の如くなれば、適適快なりと雖も病は未だ去らざるなり。故に補する時は則ち実し、寫する時は則ち虚す。痛みが鍼に随わずと雖も病は必ず衰え去る（霊枢 終始篇）。

○ 異常な虚実（予後推定）

・五実は死し、五虚は死す。……
脉盛、皮熱、腹脹、前後通ぜず、悶瞀（意識が定まらず、目もかすんではっきり見えない。(*南京中医学院、石田秀実監訳：現代語訳 黄帝内経素問（上）、p.350、東洋学術出版社、1991. より）、此れを五実という。
脉細、皮寒、気少、前後を泄利し、飲食入らず、此れを五虚という。……
漿粥が胃に入り、泄注が止めば則ち虚する者は活き、身汗して後利を得るときは則ち実する者は活く（素問 玉機真蔵論 第十九）。

・乳子で病が熱して脉が懸小なるはいかん。……手足が温なれば生き、寒なれば死す。
・乳子が風熱に中り、喘鳴して肩息する者、脉はいかん．……喘鳴して肩息する者は脉は実大なり。緩なれば生き、急なれば死す。
・腸澼（下痢）して便に血あり、いかん．……身が熱すれば死し、寒ずれば生く。
・腸澼して白沫を下す、いかん。……脉が沈ならば生き、脉が浮ならば死す。
・腸澼して膿血を下す、いかん。……脉が懸絶すれば死し、滑大ならば生く（素問 通評虚実論 二十八）。

○ 予後不良な場合

・腹脹、身熱、脈大、是れ一逆なり。
・腹鳴して満、四肢清えて泄し、其の脈が大、是れ二逆なり。
・衄止まず、脈大、是れ三逆なり。
・咳して且つ瘦血、脱形、其の脈小で勁、是れ四逆なり。
・咳して脱形、身熱、脈小で疾、是れを五逆と謂うなり。
　この如き者は十五日を過ずして死するなり（霊枢 玉版篇 六十）。

○ 病に六つの不治あり

・驕恣（わがまま、かって）で理を論じないのは一の不治也。
　身を軽んじ財を重んずるは二の不治也。
　衣食、適すること能わざる（衣食が適当でないもの）は三の不治也。
　陰陽并い、藏気定まらざるは陰陽合併して、血気混乱し、五臓が安定しない四の不治也。
　形羸て薬を服すこと能わざるは五の不治也。
　巫を信じて醫を信ぜざるは、六の不治也。この一つの者あれば則ち重くして治し難き也（史記 扁鵲倉公列伝）。
・鬼神に拘わる者はともに至徳を言う可からず。
　鍼石を悪む者はともに至巧を言う可からず。
　病治を許さざる者は病必ず治せず。
　これを治するも功無し（素問 五藏別論篇 十一）。

○ 病気の進展、伝播

五藏は気をその生ずる所に受け、これを其の勝つ所へ伝える。気はその生ずる所に舎り、その勝たざる所に死す。病の且に死せんとするや、必ず先づ伝え行きてその勝たざる所に至って、病い乃ち死す。これ気の逆行を言うなり。故に死す。
肝は気を心に受け、これを脾に伝え、気は腎に舎り、肺に至りて死す。
心は気を脾に受け、これを肺に伝え、気は肝に舎り、腎に至りて死す。
脾は気を肺に受け、これを腎に伝え、気は心に舎り、肝に至りて死す。
肺は気を腎に受け、これを肝に伝え、気は脾に舎り、心に至りて死す。
腎は気を肝に受け、これを心に伝え、気は肺に舎り、脾に至りて死す（素問 玉機真蔵論 十九）。

§4　三陰三陽と病気

○ 三陰三陽の成立について

　　　三陰三陽については以下の章に分散している。
　　　二章――Ⅷ　素問・霊枢の内容にかかわる思想――○三陰三陽。
　　　三章――○三陰三陽。
　　　四章――3．陰陽循環の基――三陰三陽。
　　　五章――§3病気――三陰三陽の成立について。およびこの章のこれ以降の文章。

　多紀元簡（1755 – 1810）は『医賸』（賸＝余りの意）の中で三陰三陽について「陽明・厥陰を以て、合して三陰三陽と称するは、医家の言なり」という。近年では丸山敏秋氏が『黄帝内経と中国古代医学』（p.291，東京美術，1988.）で「医家の独創である」という。

　董仲舒の『春秋繁露』には二陰二陽の名が見える。太陽・少陽・太陰・少陰というように用いられた。陰陽の量的な観察からである。また『史記』司馬相如伝中の大人の賦の中に「少陽……太陰……」とある。このほか『老子』では老陰・老陽などがみられるがいずれも陰陽→2陰2陽である。この点、易経の太極→両儀（陰陽）→四象→八卦→64爻という発展のさせ方の延長線上にあった。

　近年では「陰陽各々を3分した三陰三陽の概念を案出して経脈の呼称とし、さらにその意義を拡大して気象現象や疾病の類型的把握に用いるようになったのである」という。

　浅田宗伯（惟常）の『傷寒弁要』を長谷川弥人先生の訓訳になる『訓訳　傷寒辨要』（p.141．谷口書店，1989.）、及び、松本一男先生の『東洋堂経験録』、第2集に収められている「傷寒弁要校釈」（p.643～，谷口書店，1996.）から引用すると、諸説を引いた上で、三陰三陽は素問から起こるが張仲景が傷寒論にあわせた形式にしたという。

　方有執（明代の人。『傷寒論条弁』図説の条より引用）曰く、「六経の経は経絡の経と同じからず、六経は猶儒家の六経の経のごとし、猶部と言うが如し」と。（筆者注：方有執の『傷寒論条弁』、喩嘉言の『傷寒尚論篇』、程応旄の『傷寒論後条弁』ほかの影響のもとに著された内藤希哲の『医経解惑論』傷寒雑病論原始の項で「傷寒……その六経を立つるや、素問熱論篇及び難経五十八難に本つく」と書いている。（内藤希哲には各論篇として後継者によって編纂・刊行された『傷寒雑病論類篇』がある）。

　程応旄（清代の人、『傷寒論後条弁』巻四より引用）曰く、「六経は則ち猶疆界と言うごときなり」と。

　又曰く、「経は猶常と言うごときなり」と。……

　柯韻伯（明代の人、『傷寒論翼』六経正義第二より引用）曰く、「仲景の六経は

是れ経略*(松本一男先生は『原書に経界に作る』と注す)の経にして、経絡の経に非ず」と。

物茂卿(荻生徂徠)曰く、「三陰三陽、陽明厥陰の説は易の老陽、老陰と之れが別を立つ、蓋し医家の一家言なり」と。

中西惟忠(中西深斎の『傷寒名数解』巻二 三陽三陰の条より引用)曰く、「六経の名は『素問』に出ず、本是れ経絡の義にして、仲景氏假に以て表裏の部位を分ち、其の脈証を配し、以て之れが統名と為すなり」と。

山田正珍(『傷寒考』より引用)曰く、「『傷寒論』の六経の目、諸を『素問』に取ると雖も、以て経絡を以て言うに非るなり、假に表裏脈証を以てするのみ。故に其の全論を観るに及び、一言も経絡に及ぶ者無し」と。又曰く、「六経を以て名を立つ、猶数家者流、甲乙を以て記号と為すがごとし」と。

劉元簡(多紀元簡撰の『医賸』巻上 三陰三陽より引用)曰く、「大小陰陽は原と是れ四時の称なり。……陽明厥陰を以て合して三陰三陽と称する者は医家の言なり……」。

浅野徹(浅野元甫のこと。『傷寒論特解』凡例に基づくか。原文とかなり異なる、と松本一男先生の註にあり)曰く、「『傷寒論』に称する所の三陽三陰は即ち是れ仲景氏の病位を標して、陰陽を分つ所以なり。而るに後世以て経絡と為すは、其の義通ぜず。朱肱、王好古(元の人)、陶華(明の人。『傷寒六書』の著者)の輩鑿々として之れが解を費やすは多く其の道に違うを見る。夫れ六経を以て経絡と為すは『素問』の義、病位を標し陰陽を分つ者とは固より別なり、故に今、単に以て六部と為すなり」と。……。

吉益猷(吉益南涯。字は修夫。『傷寒論正義』序より引用し、文を改める、と松本一男先生の註にあり)曰く、「三陰三陽は皆形状に因って名づくる所の病名にして六経の謂に非るなり。故に終篇某病と称するも某経と称する無きは以て知るべし」と。賀屋恭(賀屋恭安。名は敬。『続医断』巻下、傷寒論の条より引用)曰く、「……太陽少陽太陰少陰の言は始めて『子華子』に見る。『易』に四象を言うも、太少陰陽を分けず、三陰三陽は他書に見る所無し。是れ必ず医家の立つ所、設けて以て病体を弁ずる者なり」。……。

以上の諸説、皆六経を以て病位の假称と為して、之れを経絡の義に取らず、方氏(方有執。明代の人。『傷寒論条弁』)実に之れが嚆矢(はじまり)と為す。

○ **三陰三陽に関する説明**(巴の図は四章の4−2参照)

陰陽を細分すればいくらでも分けることができるが、陰陽の気に多少があるように象、用きにおのずと違いがあるところから三陰三陽とする、とあり。

405

「陰陽の気、各々多少有り、故に三陰三陽というなり」（素問 天元紀大論 第六十六）。
「陰陽の三……気の多少、用を異にする」（素問 至真要大論 第七十四）。
「いま、三陰三陽は陰陽に応ぜず、その故は何ぞや。陰陽はこれを数えて十とすべく、これを推して百とすべく、これを数えて千とすべく、これを推して万、万の大なること数えて勝るべからず。しかれどもその要は一つなり」（素問 陰陽離合論 第六）。

　浅田宗伯（惟常）の『傷寒論識』の「太陽病脈証并びに治法を弁ず　上」の中で「太陽は三陽の始、少陰は三陰の始、寒熱異ると雖も始と為すは則ち同じ……」とか巻六「厥陰病脈証并びに治を弁ず」に「厥陰は三陰の終る所」などの文章があって、これらとは通ずるものがある。しかし、「太陽病脈証并びに治法を弁ず　上」の中で「蓋し陰陽とは病位にして脈位に非ず」とあり、なんとなく経脈とはちがうかな、と思われるが、同項目に「（陰陽）は三陰三陽をいうなり」ということであり、結局は違わない事が分かる。経脈は部位（病位）であると共に脈（脈位）でもあるからだ。
　ここら辺の事情は失数有道著『漢方医学総論』の中で、「傷寒論に説く三陰三陽の部位は、鍼灸医学に論ずる三陰三陽の経絡にほぼ一致する。即ち太陽病は、足の太陽膀胱経、手の太陽小腸経の環流する部位に、少陽病は足の少陽胆経、手の少陽三焦経に、陽明病は足の陽明胃経、手の陽明大腸経に、同様にして太陰病は足の太陰脾経、手の太陰肺経に、少陰病は足の少陰腎経、手の少陰心経に、厥陰病は足の厥陰肝経、手の厥陰心包経に相当して病証が現われる。而して病証は、手の三陰三陽経の部位に於けるよりも、足の三陰三陽経の部位に於て著明である」という文章があるが、これを見てもここら辺の事情を察することができよう。
　とはいえ、素問の熱論と傷寒論をまったく一緒にするようなことは考えられない。例えば、大塚敬節先生の『臨床応用　傷寒論解説』（p.69〜72，創元社，1966.）によると、山田正珍の『傷寒考』では「『仲景氏三陰三陽を設けて、以って表裡の脈証を統る、蓋し素問熱論に拠るなり。然れどもその論ずるところ大いに同じからず。嘗て詳に之を考るに、その謂う所の「一日巨陽之を受く、頭項痛み、腰脊強る」者は、便ち仲景の麻黄湯の証なり。その「二日陽明之を受ける、身熱して目疼み、鼻乾いて臥すことを得ざる」者は、便ち仲景の大青龍湯の証なり。二証軽重ありと雖も、倶に是れ表証なり。その「4日太陽之を受く」以下三陰の証、或は腹満して嗌乾き、或は口燥舌乾して渇し、或は煩満して嚢縮ると雖も、均しく是れ仲景の大承気湯の証、浅深ありと雖も、其の裡証たるは則ち一なり。故に之を治するの法、三陽は汗して已ゆべく、三陰は泄して已ゆ可く、汗下の外に、別に治法あることなし。乃ち汗下、治を異にすと雖も、皆是れ実熱に発するの病、故に仲景約して之を三陽に統ぶ。而して三陰に於ては則ち別に、虚寒に発するの病を論じて以って陰陽の正名に従ふ。若し斯くの如くならざれば則ち虚寒に発するの病は、統べ属するところなし。故に三陰三陽の

次序、素問に在つては可なり。傷寒論に在っては、則ち合せざるなり』。とあり、表現は違っても同じような趣旨の文章を見ることができるからである。

素問の三陰三陽と傷寒論の三陰三陽との関係で、もう一つ、和田東郭の意見を見てみよう。東郭は素問と傷寒論の三陰三陽とは同じではないと明言している。素問の三陰三陽は経絡のことであり、傷寒論の三陰三陽は「六経の名目を立てるは原いらざることなれども其の名目にて熱の浅深虚実を分ち、傷寒、中風を論弁せんが為なり」、「素問の六経の名を借りると雖も、其の実はこの目にて熱の位を分しのみにて、素問とは趣意大いに異なり」（和田東郭口授：叙言，太陽病上篇，『傷寒論正文解』，巻之一，1838.）という。また、「東郭の「傷寒論」に対する態度は、大体、吉益東洞（1702—1773）の主張をよく守っているように思えるのは、東郭（かつて吉益東洞に入門した）は後、折衷派となったが、こと、古方に関する限り、いかに深く東洞の意見を支持していたかを理解することができる」と細野史郎先生は云う（細野史郎：和田東郭と漢方医学，漢方の臨床，Vol.10, No.9・10合併号，p.18〜20，東亜医学協会，1963.）。

以下は、やはり和田東郭口授　門人筆記，加門篤　校訂：叙言，『傷寒論正文解』，巻之一，1838. よりの引用文である

「　叙言

……。此書、太陽、少陽、陽明、太陰、少陰、厥陰と六経の名目を借ると雖も其の実は六経を主とするに非ず。六経の説は素問の熱論に委しく見えたり。然し素問は六経を経絡に配し日々の日割りを以て説し者にて六日目を一伝経と十二日目を再伝経とす。今若しその説を信じて治療を施さば必ず大いなる誤りあるべし。且素問は昔より黄帝の書と云い伝うれども往古のこと、誰か其の真偽を知らんや。何れ古書とは見ゆれども格別治療の助けと成るべき書とも見えず。去りながら古書のこと故、間々亦玩味すべき語も見えたり。読者宜しく斟酌すべし。扨六経の名目を立てるは原いらざることなれども其の名目にて熱の浅深虚実を分ち、傷寒、中風を論弁せんが為なり……。

　　太陽病上篇　　……。此の書仮に素問の六経の名を借りると雖も、其の実はこの目にて熱の位を分しのみにて、素問とは趣意大いに異なり王叔和など其の理を知らず、熱論に本ずき撰次せられたるは太だ危也と謂うべし。ただ一看れば熱論と同様なれども能々熟覧するときは却って素問を弁じたる書の如し。読者よくよく心を用ゆべきなり。

　　太陽之爲病脉浮頭項強痛而惡寒……六経の名はただ名目にて畢竟は熱の符牒なり。必ずしも経絡のことと思うべからず。其の訳は漸々分かるべし。扨て、中風、傷寒の分ちは先ず物に譬えて見ようなれば、太陽は表にて、邪の来る玄関なり。夫れより書院へ通る客もあり、又勝手へ通る客もあり、其の書院へ通る客は即ち傷寒なり、勝

へ通る客は即ち中風なり。其の書院へ通る客は重く、其の勝手へ通る客は軽し、夫れ故に其の玄関のことを先ず一番に爰に説くもの也……（下略）

　傷寒論正文解　巻之四
　　陽明病篇
　此の篇は熱の裡（裏）に在る者を論ずる也。扨て六経の次第を以て言うときは太陽の次に少陽、少陽の次に此の篇を置くべきなり。然れども其の通りに順に漸々と進みゆく者は少なく、多くは太陽より直ちに陽明へ進む者ゆえ此の篇を爰に置き、太陽篇に接せし者なり。然し又、病変によりては太陽より少陽へも、陽明へも進まず却って陰証へ陥る者もありて人の強弱、症の緩急によりて一概ならぬ者なれば治療の士はよくよく之を弁別し、其の診察を誤りあるべからず。

　……。

　陽明之為病胃家実也
　此の章即ち此の篇の綱領なり。陽明と云いて決して所謂陽明胃経に邪を受たる者にはあらず。只熱の胃に実したる者を指して云うなり。胃家実とは潮熱腹満讝語などの裏症を統べて云いし者なり。家の字、意義なし。只広く指して云う辞なり。陽明通篇始終此の章の意を離さず心に持ちて見るべし」。

　　　和田東郭（1743―1803）の著書となっているものは、すべて東郭の口述、または口述の筆記をもととしたものばかりで、その数は比較的に多く、２８部余りに達する。しかし、何れも東郭が執筆した書でもなく、また東郭が校正したものでもない。その中には、内容的にほとんど同一物で、異名同書としか考えられないものも相当にある。これらをよく吟味すると、内、15部が別個の内容をもつものと考えられる。（細野史郎：和田東郭と漢方医学，漢方の臨床，Vol.10，No.9・10合併号，p.17，東亜医学協会，1963．より）
　　　その東郭医学の中心は、何と云っても、「傷寒論」にあった。そして、これに依って漢方医学の総論に代え、且臨床の根本を学ばしめんとした。更にこれを補うに、治療各論に相当するものとして、「百疢一貫」及び、水腫、脚気、痢疾、梅毒等種々治療困難な特種な疾病治療の書がある。
　　　次に、漢方診療上必要な診断と薬理学のためには、「腹診録」や「診脈一家伝」、「蕉窓方意解」、「蕉窓雑話」などの書がある。
　　　以上で足らざる所を、十分に満たしてくれるものは、「蕉窓雑話」や「東郭医談」なのである。
　　　傷寒論正文解　この書は巻１～８、四冊の刊行本で、東郭の口述筆録を基礎としたものである。……東郭の歿後巳に33ヵ年も経った天保８年（1838）に、東郭門人に非ざる人で、備前の加門篤（香郵）という人の手によって上梓されるに至ったのである。……。
　　　加門（香郵）が、この書を刊行しようとの気持ちになったのは、彼が京都でこの講義の筆録を手に入れ、一読、非常に感激し、かかる良書が世につたわらざらんことを惜しんで、舎弟、加門忠の協力をえて、錯誤などいささか校訂して八巻にまとめて上梓したのである。

この「傷寒論正文解」の内容は極めて平易でわかりやすく、あたかも原南陽（1752－1820）の「傷寒論夜話」をもっと砕いたものという感じである。（細野史郎：和田東郭と漢方医学，漢方の臨床，Vol.10，No.9・10合併号，p.18～20，東亜医学協会，1963．より）

三陰三陽の陰陽の量的な捕らえ方としては次のような文例が見られる。
三陽者太陽爲經（素問 陰陽類論篇第七十九）
二陽者陽明也（陰陽類論篇第七十九）
一陽者少陽也（陰陽類論篇第七十九）
三陰者……交於太陰（陰陽類論篇第七十九）
「足太陰者三陰也」（素問 太陰陽明論篇第二十九）
二陰至肺、其気歸膀胱（少陰）、外連脾胃（陰陽類論篇第七十九）
一陰獨至、經絶、気浮不鼓、鉤而滑（厥陰）（陰陽類論篇第七十九）というとらえ方があり、
　これにからんで、丸山昌朗先生は『素問の栞』四号（「素問を読む会」，1964．）の「素問入門　四」、「経絡説の概要について」の中で、「体の陰の部を走るものを陰経、陽の部を走るものを陽経とし、更に陰陽の量的関係から、三陰と三陽、即ち、太陽（三陽）・陽明（二陽）・少陽（一陽）・太陰（三陰）・少陰（二陰）・厥陰（一陰）に区別している。又、此の経中のエネルギーを気血とも称して、気と血の分量比を血気形志篇では定めている」とある。

○ **経脈の走行——身体部位**（図は四章の４－２、３章の３－２～３－４参照）
　霊枢 経脈篇 第十に見られる記載が部位になるが、素問 陰陽離合論 第六にでてくる次の内容もこれにあたる。
「聖人は南面して立つ、前を広明といい後ろを太衝という。太衝の地を少陰という。少陰の上を太陽という。中身（腰）而上を広明といい、広明の下は太陰という。太陰の前を陽明という。厥陰の表を少陽という（素問・六）」
これは図にしたほうが分かりやすい。

　三陰三陽の部位は文字どおり経絡の走行部位がこれで、
太陽は足の太陽膀胱経、手の太陽小腸経の部位であり、立位で気を付け姿勢をとった背面にあたる。
陽明は足の陽明胃経、手の陽明大腸経の部位であり、立位で気を付け姿勢をとった前面にあたる。
少陽は足の少陽胆経、手の少陽三焦経の部位をさしていて、立位で気を付け姿勢をとった側面にあたる。

東洋医学の立位で前面は陽明・太陰、後面は太陽・少陰、側面は少陽・厥陰であるところから、頭、顔面、胸部の疾患は陽明に属していることが理解される。

○ 三陰三陽

三陰三陽の症状について、小椋道益先生は素問の脉解篇第四十九から引用して次のような解説を加えている。この内容は、三陰三陽の症状を記憶するというより、三陰三陽の症状が起こる機序について、また、東洋医学（鍼灸）の考え方を理解する場にしてはいかがであろうか。もうひとつは筆者の質問に答えて別の答えもいただいてあるので転載させていただく。

〔太陽の症状〕

正月は太陽である。太陽は三陽三陰で陰寒の気と陽熱の気は同じ数であるが、陰寒の盛んな後を受けて三陽が活動し始める。そこで腰脽痛腫、跛、強上引背、耳鳴、聾および狂巓疾、瘖などの症状がある。

腰脽痛腫―――陽熱の気が発生して上陽部にあるが陰寒の気は未だ盛んな為に充分活動ができない。その為に下半身の腰臀部の痛み腫れが起こる。

跛―――――――三陽が生じて凍は解けて地気が出て来る。この時陰寒の気が一方にのみ不足すると三陽との均衡が傷られ、偏虚してしまう、そこで跛（ちんば）をなす。

強上引背―――陽熱の気が上部に盛んとなりつつあるので下部の陰寒の気と争う。そこで上半身が強ばり背部に引くのを病む。

耳鳴―――――同じく、陽熱の気が上部に盛んに躍る為に耳が鳴る。

聾――――――表部に浮いた気が変化し耳聾を為す。

<以下は重症>

狂巓疾―――陽熱の気が全部上部にあって甚だしく、陰寒の気が下にあり、下虚上実となるので本症を病む。

瘖―――――陽熱の盛んな気が衰えて中に入ってしまうのでオシになってしまう。また、中気が奪われぬけて厥すると舌がもつれて物が言えなくなる。これは腎虚である。また、少陰の気が末端まで至らないと厥症といって四肢寒冷となる。

〔陽明の症状〕

五月午は陽明である。陽明は五陽一陰で陰寒の気は一陰を残すのみで五陽熱の気は最強となる。そこで次のような症状がある。

洒洒振寒————水をハラハラと注ぐ様にゾクゾク寒く振える悪寒を病む。
脛腫而股不收――一陰が発生し、上の五陽と争い、下半身に循環障害を起こす。脛が腫れ、股の力が抜けて引き締まらない。上・下部の流通障害を起こすのである。
上喘而爲水————陰気が下がってまた上昇する時に邪気（水の邪）を伴い、それが蔵府の間に留まる。その為に息を喘いで水気を伴うのである。
胸痛少気————水気は五藏六腑にある。水は陰である。それで中にあるから胸痛み、少気（呼吸微弱）を病む。
甚則厥————手足が冷える症状であるが、これは五陽一陰の変化の甚だしい時である。
惡人與火．聞木音則惕然而驚————
　　　　　　　五陽と一陰が相争って水と火の交流が悪化すると人や火を嫌い、木音を聞くとドキンと驚くのである。
欲獨閉戸牖而處上————
　　　　　　　陰気と陽気が相争って変化が甚だしい時、陽熱の気が衰え、陰寒の気が強盛になり、人心に陰性が生じて、独りで戸や牖を閉じて居る事を好むようになる。
病至則欲乘高而歌、棄衣而走————
　　　　　　　病の発作が起こると陰寒の気と陽熱の気が争い、その結果陰寒の気を合併した陽熱の気の活動が下向きになり、高い所に登ったり、陽気に歌い、また、衣服を脱ぎ捨てて走り出すなどの常軌を失した症状を病む。
客孫脉則頭痛鼻衄腹腫————
　　　　　　　経脈から分かれる絡脈は豊隆穴、大包穴より出る。この絡脈の枝の孫脈に邪気が客した時の症状で、頭痛、鼻衄は水状の鼻が出る。腹腫れる。

〔少陽の症状〕
　九月戌は少陽である。少陽は五陰一陽で五陰の陰寒の気の活動下にある。陽熱の気は減少して一陽を残しているに過ぎない。そこで心脇痛、不可反側、甚則躍等の症状を病む。
心脇痛————心脇で痛むのは少陽の経脈に陰寒の気が盛んになるからである。九月は陽熱の気が減少して余力の一陽しかない。そこへ五陰陰寒の気の強盛が少陽に影響して心脇痛（心臓部と脇の痛み）を病む。
不可反側————陰寒の気はすべての物を蔵する機能がある。物を蔵する時、少陽経は

411

　　　　　　　　不動となる。そこで反則（ねがえり）ができない。
甚則躍————九月は、万物が発育する陽熱の気の活動力が減少する。人身の気も陽
　　　　　　を去って陰に行く。ただ少陽の気だけはなお盛んであり、下方に行っ
　　　　　　て変化する時、長ぜんとして上に跳び上がろうとする。そこで躍るこ
　　　　　　とを病む。

〔少陰の症状〕
　七月申は少陰である。少陰は三陰三陽で陽熱の気と陰寒の気が数の上では同じであるが、陽熱の気は最盛後の余力で衰微の始である。そして陰寒の気は活動の始である。そこで次のような症状である。
腰痛————少陰は腎である。七月の気候は万物の陽熱の気が減少し始める時であ
　　　　　るから傷られやすく、従って腰痛を病む（腰は腎の府なり）。
嘔欬上気喘——陰寒の気は下部にあり陽熱の気は上部にあって陰陽上下が交流しない
　　　　　と、陽熱の気は上部にあって拠り所が無いために吐き気、欬、上気し
　　　　　て息を喘ぐ等の症状を為す。
色々不能久立久坐．起則目晄晄無所見———
　　　　　三陽の陽気と三陰の陰気との交流が悪いと精神統一を欠き、志が落ち
　　　　　着かず、不安定で同一の姿勢を保てないため、久しく立つとか、久し
　　　　　く座することが出来ない。また、立ち上がると目はぼんやりして何も
　　　　　見えなくなるという症状になる。
少気善怒————陽熱の気と陰寒の気の交流が正常でないと、即ち、七月は陽熱三陽の
　　　　　気の活動を止めて陰寒の気に支配力をゆずる気候であるが、ゆずらな
　　　　　い為に肝気に影響を与えて呼吸微弱になり、また、よく怒る。よく怒
　　　　　る病を名づけて煎厥という。
恐如人將捕之—七月の秋気は万物の陽熱の気がまだ陰部を去らない。そこで少陽の気
　　　　　が入り込んで陰陽が相争うため、人に自分が捕らえられる様な気がし
　　　　　て恐れる状態を病む（ノイローゼ）。
悪＝聞＝食臭——胃之気が減少するので飲食物の臭いを嗅ぐことを悪み嫌う。
面黒如地色——秋気陰寒の気が虚奪されると、少陰腎に影響して腎色が皮膚に出て来
　　　　　て顔面が地の如く薄黒い色を表わす。
欬則有血————陽脈が傷られたときの症状である。即ち、陽気がまだ上部に盛んは残
　　　　　暑である。その時脈が満ちてしまう。脈が満つれば欬が出て血が鼻か
　　　　　ら出る。陽気の変化である。

〔太陰の症状〕
　十一月子は太陰である。太陰は一陽五陰で陰寒の気の活動が強力であり、陽熱の気は微弱である。そこで脹、噫、嘔、後と気を得る等の症状がある。
腫————————五陰の陰寒の気によって体内にしまい込んでしまう為に起きる症状で、腹満や皮膚の脹（むくみ）を病む。
噫————————五陰の気が下半身に盛んの為、表裏関係である陽明胃経を上ってしまう。陽明の絡脉は心に付属している。そこで陰気が心に走りめぐって、俗に言うオクビ・ゲップを為す。
嘔————————陰気が盛んである時、胃中に食物が極端に多すぎる状態となり、上に溢れてしまう。これが吐き気である。
後と気を得る—十一月の一陽五陰から十二月に近づくと二陽四陰に近づき、陰寒の気が下に衰え始め、陽熱の気が活動し始める。陽気が活動し変化し内に鬱する。故に大便や放屁があると気分が良くなる。

〔厥陰の症状〕
　三月辰は厥陰である。厥陰は五陽一陰で陽熱の気の活動が強く、陰寒の気は微弱である。そこで次のような症状がある。
癩疝、婦人少腹腫———
　　　　　　　三月辰は五陽熱の支配下で一陰の陰寒の気邪が中にある為に睾丸が少腹に引きつられて痛むような、或は陰嚢腫大の様になったり、婦人では少腹が腫れる症状を病む。
腰脊痛不可以俛仰———
　　　　　　　三月辰の五陽熱の支配下では、陽のうつむく（俯く）ことは出来るが一陰寒の気の力では仰ぐ力がない。そこで腰や脊が痛んで俛仰することが出来ない。
癩癃疝膚脹——陰気も盛んになって陽熱の気と争う。為に男子の陰器が少腹に引きつられて痛んだり、尿閉になったり、病が少腹にあって腹痛み、小便をすることが出来なくなったり、皮膚の腫張等を起こす。
甚則嗌乾熱中—症状の変化が甚だしい時は陰と陽が争って熱となり、熱中を起こす。その為咽が乾くのである。

○ 三陰三陽の症状

　前の文例的な内容とは趣を異にした臨床的な内容である。（今から40年以上前の先生の答えである。筆者が学生の時に小椋道益先生（近代での人迎脈口診の創始者）からうかがいメモしておいたもの）。

三陰三陽の症状は経脈篇（霊枢・十二）、経筋篇（霊枢・十三）、臓府の症状、熱病（素問・三十一、傷寒論）、陽明脈解篇（素問・三十）、太陰陽明論篇（素問・二十九）、脈解篇（素問・四十九）などに見られる。

○ 陽明の症状：
　胃之気が多い脈で、この脈を得る時はその肥瘦にかかわらず総ての条件に強く耐える。相当の重症と診断された病状でも治療の結果がよく、病状を知る人達を驚かせる。
　ぞくぞく寒い、欠伸、人の気と火気を嫌う、木の撃ち合う音を聞くとおどろいて心気が動揺する。戸や窓を閉めて独居を欲する。冷え、睡眠不足、栄養、運動不足に弱い。消化力は亢進と減退がある。

○ 太陽の症状：
　色白で、肉はやわらかく、肥満型が多く、一見健康そうだけれど風邪に侵されやすく、疲労感が強く、少し歩けば人より先に疲れて足の内外顆の周囲が腫れ痛む。1日の中でも体調・気分の変化がはげしい。肥満して肉がやわらかければ、病弱の体質のものが多い。
　頭を衝くような痛み、眼の痛み、頭項背痛、腰痛、鼻水、尿閉、膀胱炎、眩仆、癲疾（精神病）、歩行難、太陽経の分布部に異常を多く認める。

○ 少陽の症状：
　胃之気が少なく、重病の後遺症、心身過労、睡眠不足が続いたとき（嫁が舅や姑につかえて神経を使い、主人の浮気があったり、大きなショックがあったときなど）、
　肥満型でこの脈を得れば神経を使いやすく、運動不足なので運動と栄養の調整が必要。虚脈の場合は少しのことで非常に疲労感が強い。
　皮膚の色が悪く、青く、冷え症（足の冷え）、慢性病持ち、口が苦い、咽喉が乾く、目眩、胸肋部に痛み、足が萎えて立てない、耳聾する。
少陽経にあたって痛み、筋肉の変化などが特に目立つ。

○ 厥陰の症状：
　のど乾き、顔垢がついたようで艶がない、腰痛み屈伸難、陰嚢収縮、煩満、女子は少腹が腫れる、頭眩、遺溺、尿閉、両脇下痛んで小腸に引く、筋が萎えて久しく立てない、小便の変化が多い、寝返りが困難。

○ 少陰の症状：
　顔色が漆の木のように薄黒い、飢えが気になるが食べられない、咳唾して血がまじ

る、座して立つことを嫌う、尿閉、腰が痛む、嚥下難、咽腫、心痛、口熱、舌乾く、脊股内が痛む、臥すことを好む、少陰経にあたって痛みや筋肉の変化がある。

○ 太陰の症状:
　食すれば嘔し、胃の中脘が痛む、腹脹、よく噫す、大便と放屁がでると気分が良い、全身が重い、腹中鳴る。

○ 三陰三陽と開闔枢の用い方

　霊枢 根結篇 第五に開・闔・枢という概念が有るのでこれを引用してみる。

　「太陽を開と為し、陽明を闔と為し、少陽を枢と為す。開折れれば肉節涜して暴病起こる。……涜とは皮肉宛䐔して弱まるなり」。太陽の開の作用が損傷されて機能しなくなると、体の肉も節も皆痩せくぼみ衰えて急病が起こる、という。

　「闔折れれば気が止息する所無く痿疾起こる。止息する所無きとは真気稽留して邪気これに居すなり」。陽明が犯されると真気が内部に閉じ込められて手足にまで行かず、手足には邪気が入り込んでくるので萎えてしまう。

　「枢折れれば骨うごいて地に安んぜず。節緩まりて収まらず」。少陽の枢が傷害されると関節が緩んで安定せず、揺らぐようになる。

　「太陰を開と為し、厥陰を闔と為し、少陰を枢と為す。
開折れれば倉廩輸す所無く、膈洞す。……気不足して病を生ずるなり」。太陰の開が犯されると脾の機能がこわれて上からは食物が入らず、下からは下痢が起こり、脾気が不足して病気になる。

　「闔折れれば気絶してこのんで悲しむ」。肝気が途絶えてそのために悲しむようになる。

　「枢折れれば脈に結ぼれる所有って通ぜず」。腎経の脈が結ぼれて下焦が通じなくなる。

開闔枢に関連して

　「聖人は南面して而立つ。前に廣明、後に太衝と曰う。太衝の地を、名づけて少陰と曰う。少陰の上は、名づけて太陽と曰ふ。……中身より上を、名づけて廣明と曰う。廣明の下を、名づけて太陰と曰う。太陰の前を、名づけて陽明と曰う。……厥陰の表を、名づけて少陽と曰う。……是の故に三陽の離合や、太陽爲ﾚ開、陽明爲ﾚ闔、少陽爲ﾚ樞。三經は相失ふことを得ざるなり。……命て一陽と曰ふなり。

　願わくば三陰を聞かん。岐伯曰く。外は陽と爲し。内は陰と爲なす。然れば則ち中は陰と爲す。其の衝は下に在り、名づけて太陰と曰う。……太陰の後は、名づけて少

415

陰と曰ふ。……、名づけて厥陰と曰う。…是の故に、三陰の離合なるや、太陰は開と爲し、厥陰は闔と爲し、少陰は樞と爲す。三經は相い失うことを得ざるなり。……名づけて一陰と曰う」(素問 陰陽離合論篇 第六)。

「何謂、気有レ多少、形に有ニ盛衰一。鬼臾區曰、陰陽之気各々多少有り、故に三陰三陽と曰う也。形に盛衰有り、謂五行之治、各有太過不及也。(素問　天元紀大論篇　第六十六)。

「気に多少有り用を異にする也。……陽明——両陽合明也。……厥陰——兩陰交盡也。
　気に多少有り、病に盛衰有り、治に緩急有り、方に大小有り。……気に高下有り、病に遠近有り、證に中外有り、治に輕重有り、其の至る所に適を爲レ故本来となす也」(素問 至眞要大論篇　第七十四)。

○ 三陰三陽と病気の進展

　これは素問 熱論 第三十一での病気の伸展である。
傷寒、一日、巨陽これを受く。故に頭項痛、腰脊強。
二日、陽明これを受く。陽明は肉を主どる。その脉は鼻を挟み、目を絡う、故に身熱、目疼みて鼻乾き、臥することを得ざるなり。
三日、少陽これを受く、少陽は胆を主どる。その脉は脇を循り耳を絡う、故に胸脇痛みて耳聾す。
三陽の経絡が皆なその病を受け、而して未だ藏に入らざる者は故に汗すべくして已ゆるなり。
四日、太陰これを受く。太陰の脉は胃中に布き、嗌を絡う、故に腹満して嗌乾く。
五日、少陰これを受く。少陰脉は腎を貫き肺を絡い、舌本に繋がる、故に口燥き舌乾きて渇す。
六日、厥陰これを受く。厥陰脉は陰器を循りて肝を絡う、故に煩満して囊縮まる。
三陰三陽、五藏六府、皆な病を受く、栄衛行らず、五藏は通ぜず、則ち死するなり。
……中略……。
その寒に兩感せざる者は
七日、巨陽の病が衰ろえ、頭痛は少し愈ゆ。
八日、陽明の病は衰ろえ、身熱少し愈ゆ。
九日、少陽の病は衰ろえ、耳聾は微し聞ゆ。
十日、太陰の病は衰ろえ、腹は減ずること故の如し。則ち飲食を思う。
十一日、少陰の病は衰ろえ、渇は止み、満たず。舌乾き已って嚏す。
十二日、厥陰の病は衰ろえ、囊縦まり、少腹は微し下る。大気は皆な去り、病は日に已ゆ (素問 熱論 第三十一)。

・熱が已る者とそうでない者があり、熱病已に愈へ．時に有｢所｣遺す者．何也．……諸遺す者、熱甚しくて而も強て之を食す。故に有｢所｣遺也．此の若き者は．皆病が已に衰ろえ、而して熱が有｢所｣藏る。因てその穀気と相い薄り、両熱が相い合す、故に有｢所｣遺也。
・遺を治することいかん。……視｢其虚實｣．調｢其逆從｣．使必ず已えしむ可し。
・熱を病ものは當に何を禁ずるか……病熱少し愈へ、肉を食するときは復す．多く食すれば遺す。此れ其の禁ずるところなり。
・寒に両感するものは、
病一日は巨陽と少陰と俱に病む。則ち頭痛、口乾而煩滿。
二日は陽明と太陰と俱に病む。則ち腹滿、身熱、不欲食、譫言。
三日は少陽と厥陰と俱に病む。則ち耳聾、囊縮而厥、水漿不入、不知人、六日死。
・これを治すこといかん。……その未だ三日に満たざる者は汗すべくして已ゆ。その三日に満つる者は、泄すべくして已ゆ（素問 熱論 三十一）。

○ 三陽の体質分類

詳しくは七章の望診で触れるが顔面・手足の肉付き、毛髪の状態などで三陽の体質を決める方法である。肉附きは気に、沢は血に、毛の粗密は血に、長さは気に、手足の寒温は気に関係させて調べている。（絵は7章　7-5-1，7-5-3にあり）。

三陽と体質———肉付きとその寒温、毛髪の状態から三陽・気血の多少を診る。

　　　足太陽——上——眉毛・顔のしわ
　　　　　　　　下——キビスの肉付き・踵の堅さ・肉付き
　　　足陽明——上——頰ひげ、口の周囲のシワ
　　　　　　　　下——陰毛・胸毛・足指の肉付きとその寒温
　　　足少陽——上——もみあげ～顎へのひげ
　　　　　　　　下——すね毛・外顆の皮と肉
　　　手陽明——上——口ひげ（鼻の下）
　　　　　　　　下——腋下毛、母指球の肉と寒温
　　　手太陽——上——あごひげ・顔面の肉
　　　　　　　　下——掌肉とその寒温
　　　手少陽——上——眉毛・耳の色艶
　　　　　　　　下——手背の肉付きとその寒温

毛の疎密は血に、長さは気に、艶は血に、肉付きは気に、寒温は気に関係する。
（霊枢 陰陽二十五人 第六十四）

○ 傷寒論に見る症状

大変難しいところなので鈴木章平先生の著書から引用させていただく。（鈴木章平編著：『証でみる傷寒論』，医歯薬出版，1992.）

太陽病

現在の病邪の位置、病気の重さ、あるいは病期とでもいうべきものを定め、それを病位と呼ぶことにしている。傷寒論時代では、六経分類が主体であった。

六経分類は、体力と病邪の相関関係を大きく陽病期と陰病期にわけ、陽病の時期は体力の方が勝り、陰病の時期は病邪の方が強いことを意味させており、さらにそのそれぞれを3期に分けて、

三陽病：太陽病・少陽病・陽明病

三陰病：太陰病・少陰病・厥陰病　　としており，

これを最初の太陽病から次第に病気が重くなって行き、途中で治らないかぎり、遂には厥陰病という死の一歩手前の時期を経て死に至るものと説明している。

六経分類による太陽病は、発病の始め、病位は一番浅い所にあるとされる。

第一章：太陽の病たる、脈浮、頭項強痛して、悪寒す。

「傷寒論解説」（大塚敬節著）によると、a脈浮、b頭痛、c項強、d悪寒の4症状のうち、この全部が揃わなくても太陽病ということができるとしており、太陽病の絶対条件は、脈浮、頭痛、悪寒あるいは、脈浮、項強、悪寒であるとしている。

さらに、発熱、体痛、関節痛の3者を追加して、

脈浮、発熱、悪寒

脈浮、発熱、悪寒、身体痛

脈浮、頭痛、悪寒、発熱、関節痛

の組み合わせでも太陽病といい得るという。

第二章：太陽病，発熱し汗出で、悪風、脈緩の者は、名づけて中風となす。

ここでは同じ太陽病であるが、病態の違うものを挙げている。太陽病だから、発熱・体表痛・脈浮という条件はすでにあるものとして扱われている。

傷寒の定義：表寒証（太陽病）のうち、虚を示すものを"中風"と呼んだが、では実を示すものは何かと言うと、それが傷寒である。つまり、

第三章：太陽病、あるいはすでに発熱し、あるいはいまだ発熱せず、必ず悪寒し、体痛、嘔逆、脈陰陽ともに緊の者は、名づけて傷寒と言う。

この章では、発熱の有無に関わらず悪寒があることを強調し、寒証であることを意識させている。"脈緊"は寒邪による実証を意味し、この場合は表証であるから「浮緊

脈」ということであり、"表寒実証"を意味させている。

少陽病

　少陽病は半表半裏という病期に入るわけであるが、表裏分類からすると、いったん表証と裏証を分け、その上で、裏証を半表半裏と一般裏証とに分けなければ理論上正確ではない。

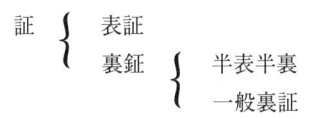

$$
証\begin{cases}表証\\裏証\begin{cases}半表半裏\\一般裏証\end{cases}\end{cases}
$$

第百二十七章：少陽の病たる、口苦、咽乾、目眩なり。
1. 熱証症状：口苦・咽乾・目眩・目赤・間欠熱（往来寒熱）
2. 燥的症状：口苦・咽乾
3. 虚証症状：聾・脈弦細・食欲不振・乾嘔・動悸
4. 病位的症状：胸中満煩・脇下鞕満・動悸
5. 胃症状：悪心・吐き気（乾嘔）・食欲不振

　などに分けられる。これで見ると、病位的に胸脇部で、軽い胃症状を持つ熱虚燥証だと言えるようである。ただ、これには、精神的要素をあまり強調してないが、この病位はむしろこの要素を忘れてはならない。

陽明病

第九十九章：陽明の病たる、胃家実これなり。
第百章：もと太陽、初め病を得るの時、その汗を発し、汗まず出でて徹せず、よって陽明に転属するなり。

　このように陽明病は、中焦の実証（胃の実証）という以外には明確な基準が無く、その発病の由来も明確ではない。ただ、便秘・腹満・脈実から類推せざるを得ないような状況である。

太陰病

　胃腸疾患のうちで、炎症や機能亢進は裏熱証でありほとんどが実証でもあって、これを陽明病とするが、アトニーや機能衰退的な胃腸疾患は裏寒虚証であり、これを太陰病ということにしている。つまり、太陰病と陽明病（の内位）とはまったく同じ病位であり、熱証と寒証だけの違いである。
第百三十一章：太陰の病たる、腹満して吐し、食下らず、自利ますますはなはだしく、時に腹自ずから痛む。もしこれを下せば、必ず胸下結硬す。

第百三十三章：自利渇せざる者は、太陰に属す、その蔵、寒あるがゆえなり、まさにこれを温むべし。
　これら条文にある太陰病の症状は、
　　　腹満痛：裏
　　　嘔吐：虚（寒が多い）
　　　食欲不振：虚
　　　下痢：虚・寒
　　　不渇：寒・湿
であり、結論的に、裏の寒虚証を太陰病と言う。

少陰病

　少陰病は急変症状を特徴とし、さらに表証も裏証もいずれかに決めがたいほどにどちらも存在するし、熱証も寒証もまた存在するので、少陰病の病態は表熱・表寒・裏熱・裏寒などが全部考えられる。しかし、熱実証だけは有り得ない。
第百三十五章：少陰の病たる、脈微細、ただ寐んと欲するなり。
　これは嗜眠という軽い意識昏濁を意味しており、これまた劇証を示唆している。
第百三十六章：少陰病、吐せんと欲して吐せず、心煩してただ寐んと欲し、五六日、自利して渇する者は、虚するが故に、水を引きて自ら救う。もし小便の色白き者は、少陰の病形、ことごとく具わる。

厥陰病

第百五十九章：厥陰の病たる、気上って心を撞き、心中疼熱し、飢えて食を欲せず、食すればすなわち吐し、これを下せば利止まず。
第百六十章：およそ厥する者は、陰陽の気相順接せず、すなわち厥をなす。
　「気が上がって心（胸）をつき、胸中苦悶がはなはだしく、空腹でも食欲がなく、食べれば吐き、下せば下痢がとまらない」という症状は、実際問題として何のことか分からない状態といえる。熱と寒が錯綜してどちらとも決めがたく、ただ重篤な疾患である感じがするということだけで、結局、厥陰病は「虚証」だということだけが判明している病態である。この大部分は寒症状であるが、時には熱症状を呈することもありうる。しかし虚証のみと考えてよい。

420

6章

脈　診

【この章の概要】

6章　脈　診

　人間は宇宙の気が凝集し秩序正しく循環している状態であると捕えた。その状態を一番よく表出しているのが脉であり、色診であると考えた。そこで色診や脈診がほかの診察法より重要視されたが、この診察法は礼教の教えにも合致するものであり、みだりに胸腹部の肌をみせたりせずに診察できた。こうして色診と脈診は医学の中で定着していった。日本では全体治療には色脈を大切にし、局所（対症）治療では色脈は二次的な意味合いしかなく、局所（対症）治療のための理論が優先される。ともあれ脈診は人の生きさまを診る、病気より病人を診る、といわれるゆえんである。特に脈診によって"胃之気"を診ることが大切にされたが、今日的にもこの意味は重要である。

「人の生は気の聚れるなり、聚れば生となし、散ずれば死となすなり」（荘子 知北游）

「夫れ人は地に生じ、命を天に懸ける。天地は気を合し、これを命けて人という。人の能く四時に応ずるは、天地これが父母たり」（素問 四気調神大論 第二十五）。

「人間の生命を象徴するものは体温、呼吸、血脈の三であることを古代から認めている」（平岡禎吉：『淮南子に現われた気の研究』，理想社，1968.）という表現もこの間の事情を現わしている。

　脈診はこれによって病人のいきざまを直接診るものという思考があった。良い脈診所見を現わしていれば良く生きているあらわれと考えられたし、悪い脈診所見を現わしていれば悪く生きているあらわれと考えられた。

　脈診の実際では、脈状を層別していろいろな観察に用いられた。脈状の代表的なものは浮・沈・遅・数・虚・実であり、五臓の脈（四時の弦鈎毛石と緩脈）である。また、経脈を意識するとこれを観察するために人迎脈診が生まれることとなった．

　脈診は主として病気を診るのではなく病人を診ることに主眼がおかれたということがいえる。

§1　診察法としての脈診

「よく診る者は、色を察し、脉を按じ、先づ陰陽を別つ」（素問 陰陽応象大論 第五）。

「尺寸を按じ、浮沈滑濇を観て、病が生じ、治する所を知る」（素問 陰陽応象大論 第五）。

「五臓は皆気を胃に稟く。胃は五臓の本。臓気は自ら手太陰に致すこと能わず。必ず胃気によって乃ち手太陰に至るなり」（素問 玉機真蔵論 第十九）。

「脈は気血の先なり。気血盛なれば脈盛ん。気血衰れば脈衰る。気血熱すれば脈数。気血寒ずれば脈遅。気血微なれば脈弱。気血平なれば脈治まる」（『診家枢要』滑伯仁．元．

1359.）．

§2 脈診の知識
1 脈診が大切とされる理由：
経脈は東洋医学の大きな柱である。その経脈は脈診によって評価する。
・「脈は血の府なり」（素問 脈要精微論 第十七）。
・「血気は人の神、養うことを謹まざるべからず」（素問 診要経終論 第十六）。
・「経脈は常に見るべからず。その虚実は気口を以て知る」（霊枢 経脈篇 第十）。
2 脈診の注意事項：
(1) 新病と久病の区別
(2) 生理的に安定しているときに脈診を行なう
(3) 正常な状態とは
(4) 呼吸と脈の関係
(5) 素問の三部九侯診が今日に伝わらない理由。
(6) 脈診と天変地異。
　「脉法に曰く、天地の変は以て脉を診る無し」（素問 五運行大論篇第六十七）。
3 脈診部位：
(1) 十二経脈診法
(2) 三部九侯診（素問 三部九侯論 第二十）
(3) 人迎と脈口
・平人は病まず。病まざる者は脉口と人迎が四時に応ずるなり。上下相応じて倶に往来するなり（霊枢 終始 第九）。
・気口は陰を候がい、人迎は陽を候がう。（霊枢 四時気篇 第十九）
・経脈十二、絡脈十五、……相い潅漑(かんがい)し、寸口人迎に朝し以て百病を処して死生を決す（難経 二十三難）。
＊人迎脈口診（気口診）と同名で違う内容の人迎気口診の記載がある。→『千金方』『脈経』に「脈法讃に曰く……」という始まりで記述されるが、その出処は不明である。内容は脈口部を寸・関・尺に分け、左寸は心・右寸は肺、左関は肝・右関は脾、左右の尺は腎を診るという。さらに関前一分（寸部）は人命これを主どり、左は人迎と為し、右は気口と為すといい、尺部は別に神門といい、左右の尺部に脈がないときは病気が治じ難くて死ぬという。
・左寸口を人迎、右寸口を気口とあるから、霊枢の人迎脈口診とは大変違う。この人迎気口診を実際に応用している人を知らない。しかし、なにかこのような経験をしていたのであろう。
(4) 素問の寸・関・尺診の部位名：

寸にあたる部位を上附上といい、関にあたる部位を附上といい、尺はそのまま尺である。そして上附上より手掌側は上竟上、尺より肘側を下竟下という。上附上、附上、尺には各々浮脈と沈脈があり、上竟上と下竟下には浮沈の脈は無い。
　左の上附上は浮で心、沈で膻中。附上は浮で肝、沈で膈。尺は浮で腎、沈で腹中。右の上附上は浮で肺、沈で胸中。附上は浮で胃、沈で脾。尺は浮で腎、沈で腹中。上竟上は左右共に胸喉の中をみる。下竟下は左右共に少腹、腰股、膝脛足の中をみる、という（素問 脈要精微論 第十七）。

(5) 難経の寸・関・尺診
・難経十八難で寸口部を寸・関・尺に分けて診る脈診法をあげている。
　　寸は、胸以上、頭に至るまでの疾有るを主どる、
　　関は、膈以下、臍に至るまでの疾有るを主どる、
　　尺は、臍以下、足に至るまでの疾有るを主どる、とある。
・『診家枢要』の枢要玄言に六部定位脈診の記載が見える。乃ち「左右の手に臓腑部位を配す。左手の寸口は心・小腸脈の出る所。左の関は肝・胆脈の出る所。左の尺は腎・膀胱脈の出る所。右手の寸口は肺・大腸脈の出る所。右の関は脾・胃脈の出る所。右の尺は命門（心包絡手心主）・三焦脈の出る所」とある。
・同じく難経十八難で寸口部を寸・関・尺に分け、今日の六部定位脈診の基という意見がでた文例がある。しかし、本来の意味は五行説の説明であり、難経の本意は「寸は、胸以上、……」にある。
　十八難に曰く。脈に三部（寸関尺）有り、部に四経（左右表裏で四経）有り。手に太陰陽明有り、足太陽少陰有り、上下の部と為すとは何を謂うのか。然なり。手太陰陽明は金なり。足少陰太陽は水なり。金は水を生じ、水は下に流れ行きて上ること能わず、故に下部に在るなり。足の厥陰少陽は木なり。手太陽少陰火を生ず。火は炎上して行き下ること能わず、故に上部と為す。手心主少陽は火なり、足太陰陽明の土を生ず。土は中宮を主どる。故に中部に在るなり。これみな五行子母のかわるがわる相い生養する者なり。

(6) 五臓脈2種。ならびに胃之気について
　弦鈎毛石と緩脈。ならびに指の圧力で五蔵脈を調べる方法がある。
・五臓脈は、胃気があり、四時に順応しているときに診ることができる脈をいう。五臓脈はいずれも、しなやかで、潤いのある、まるみを帯びた脈状をいう。
　「平人の常の気は胃に得くるなり。胃は平人の常気なり。人に胃気なきを逆という。逆は死す。春の胃は微弦を平という。弦多く胃少なきを肝が病むという。ただ弦だけで胃なきを死という。……人は水穀を以て本となす。人が水穀を絶すれば死す。脈に胃気がないのもまた死なり。胃気がないというのは、ただ真蔵の脈だけをあらわして胃気を含んだ脈状を呈していないのをいう」（素問 平人気象論 第十八）とか、

「五臓はみな気を胃に受く、胃は五臓の本なり。臓気は自ら動くことはできない。必ず胃気によって経脈を流れることができる」(素問 三部九候論 第二十) といい、
　「脈が弱で以て滑、これ胃気あり、命けて治し易しという」(素問 三部九候論 第二十) とあるのはこの辺の消息を現わしている。
五臓の脈は「肝の脈は弦、心の脈は鉤、脾の脈は代(軟弱)、肺の脈は毛(浮)、腎の脈は石(沈)、これを五臓の脈という」(素問 宣明五気篇 第二十三)」というものである。
五臓脈は、春──弦、夏──鉤、
　　　　　　秋──浮(毛)、冬──營(石) をいう。
「脾脉は土なり、孤蔵で以て四傍に灌ぐ者なり。……善い者は見ることを得べからざるなり、悪い者は見るべきなり。……悪いものはいかにして見る事ができるのか。……その気たるや水の流れる如き者なり、これを太過といい、病が外に在り、鳥の喙む如き者は、これを不及といい、病が中に在り」(素問 玉機真蔵論 第十九)。
　五難に指の圧力で五藏脈を調べる方法があるので引用する。
「脉に輕重有るとは何を謂うのか。然なり。初めて脉を持するに三菽の重さ(豆、三粒ほどの圧力) の如く皮毛と相い得る者は肺部なり。六菽の重さの如く血脉と相い得る者は心部なり。九菽の重さの如く肌肉と相い得る者は脾部なり。十二菽の重さの如く筋と平なる者は肝部なり。これを按じて骨に至り指を挙げれば来ること疾き者は腎部なり。故に輕重と曰う」(難経 五難)。
(7) 三脈動・趺上・趺陽脈といわれる脈診。
　名称について霊枢 終始 第九では"三脈は足大趾の間に動ず"とあり、霊枢 逆順肥痩篇 第三十八では"趺上動ぜず"とあり、傷寒論の陽明病の条下に"趺陽脈"とある。少しずつ表現に差異があるが一括した。
　霊枢 終始 第九では"三脈は足大趾の間に動じ……其の動ずるや陽明は上に在り、厥陰は中に在り、少陰は下に在り"といい、足第一指の周辺、つまり陽明は衝陽、厥陰は太衝、少陰は太谿で拍動する脈、三つを合せて三脈という。
　霊枢 逆順肥痩篇 第三十八では"衝脈……其の下る者は少陰経に並びて三陰に滲ぐ、其の前なる者は……趺を循り、大指の間に入り諸絡に滲ぎて肌肉を温む、故に趺上動ぜず、動ぜざれば厥す。厥すれば寒す"。趺上の動脈が細弱なのは衝脈がよく働いていないことを表し、足の冷えを意味し、其のもとは下腹部が悪い状態であるということになる。其のもとは衝脈は陽明と深い関係が在るので、胃及び胃気が十分に働いていないということである。
　傷寒論の陽明病の条下に"趺陽脈が浮で渋、浮であるのは胃気が強く盛ん、渋は小便頻回、浮で渋は大便が硬く、脾が胃熱に制約されて脾の運化機能が鈍っている"という内容の文例がある。
　この趺陽脈は文章から見て胃経のことを扱っているようであるから、衝陽の拍動を指

しているようだ。陽明病の項に在る上に脾胃のことが書かれていて、腸管系の機能と深く結び付いており、霊枢九、三十三、三十八と同じ系列の考え方と思われる。
(8) 虚里の動。
・「胃の大絡は名つけて虚里と曰う。鬲を貫ぬき肺を絡い、左乳下に出づる、その動が衣に応ずるのは、脈の宗気である。盛んに喘して数々絶する者は、すなわち病が中に在り、結して横たわるは積（せき）有り矣。絶して至らざるは死なり。乳の下の動が衣に応じるものは宗気の泄なり」（素問 平人気象論 第十八）。（注：" 盛喘數絶者 "――盛んに疾い息をして、しばしば息が絶えるのは病が腹中に在ることであり。" 結して横たわるは積有るなり "――拍動がつまったり拡がったりして一定のリズムを失い、めちゃめちゃな拍動をするのは積つまり腹中に塊がある徴であるという）。
(9) 臍下腎間の動。
・"諸々の十二経脈は、皆生気之原に係わる。所謂生気之原は、十二経之根本を謂なり。腎間動気を謂なり。此れ五臓六腑の本、十二経脈の根、呼吸の門、三焦の原、一名守邪之神。故に気は、人の根本也。根絶すれば茎葉は枯る"（難経 八難）。
・"臍下腎間の動気は、人の生命なり。十二経脈の根本なり"（六十六難）。
・"臍下腎間の動"の部位は道教でいう下丹田ではなくて、臍部の拍動であろう。解剖学的に見ても臍下関元の動をうかがうのは難しい。
・"腹を候うに……次ぎに臍の上に手を下し腎間の動の静躁を候い……。"（尾台榕堂.『方伎雑誌』（1869. 脱稿）ともある）。
・『難経本義大抄』（森本玄閑（昌敬）. 1678.）八難の注で、腎間動気に三説あることを紹介している。
　　♯1つは寸脈に対する尺脈であるという意見。
　　♯2つは足の内果の太谿であるという意見。
　　♯3つは臍下丹田であるという意見。
・腹大動脈が左右の総腸骨動脈に分かれるのが臍下数cmのところである。これから推して臍下丹田というよりも尾台榕堂の臍部の拍動の方が理解しやすい。
(10) 脈状診：脈状診にはいろいろな用い方がある。
　「四つの脈を祖と為す。医林正宗に曰く、浮にして力の有るを風。浮にして力の無きを虚。沈にして力有るを積。沈にして力無きを気。遅にして力有るを痛。遅にして力無きを冷。数にして力有るを熱　数にして力無きを瘡」（曲直瀬道三（東井）：『十五指南』, 診切指南編三, 1649.）。
(11) 脈診所見とその処置
　脈実する者は深くこれを刺し、その気を泄す。
　脈虚する者は浅くこれを刺し、精気を出すことなく、その脈を養い、独りその邪気を出す。もろもろの痛みを刺すものはその脈みな実す（霊枢 終始篇 第九）。（霊枢 邪気

蔵府病形篇 第四にも脉と刺法の関係について多くの記載がみられる)
・諸々の急（脉状や症状をさし、緊脉の意）なるは寒多し。緩なるは熱多し。大なるは多気少血、小なるは血気みな少なし。滑は陽気盛んで微し熱あり。濇は多血少気で少し寒有り。是ゆえに、急を刺すには深く内れて久しく留め。緩を刺すには浅く内れてはやく鍼を発し（抜鍼）もってその熱を去る。大を刺すには微しその気を寫してその血を出すなかれ。滑を刺すにははやく鍼を発して浅くこれを内れその陽気を寫してその熱を去る。濇を刺すに必ずその脉に中てその逆順に随いて久しくこれを留めよ。必ず先ず按じてこれを循で、すでに鍼を発してはやくその肓（鍼のあと）を按じその血を出さしむることなく、もってその脉を和す。諸々の小なるは陰陽気ともに不足す、取るに鍼をもってするなかれ、調えるに甘薬（滋潤剤）をもってするなり（霊枢 邪気蔵府病形篇 第四）。
（急・緩、大・小、滑・濇などの症状の処置法である）。

○診察法の特色と限界

　脉診の大切さを知ると共に技能的な診察法の限界を理解することも大切である。それは高橋晄正氏*によると次のようである。

（1）不安定性（×客観性、不安定さ、再現性の低さ）
（2）検出力の低さ
（3）鑑別力の弱さ
（4）簡便性　　　（*高橋晄正：『現代医学概論』，p.118〜119，128，東大出版会）

○診察法のランク付け

　"その色を見てその病を知る、なづけて明という。その脉を按じてその病を知る、なづけて神という。その病を問うてそのところを知る、なづけて工という"（霊枢 気藏府病形 第四）。色診で病気を知るのは明であり、脉診で病気を知るのは神であり、問診で病気を知るのは工である、と、診察法による区別をわけて明・神・工とランクつけている。

　似て非なるものに六十一難がある。

「六十一難に曰く。經に言く。望んでこれを知る。これを神という。聞してこれを知る。これを聖という。問してこれを知る。これを工という。切脉してこれを知る。これを巧というとは何の謂ぞや。然なり。望してこれを知る者はその五色を望見して以ってその病を知るなり。聞してこれを知る者はその五音を聞して以ってその病を別つなり。問してこれを知る者はその欲する所の五味を問して以ってその病の起る所、在る所を知るなり。切脉してこれを知る者はその寸口を診てその虚実を視て、以ってその病と何れの藏府に在るかを知るなり。經に言う、外を以ってこれを知るを聖と曰ふ。内を以ってこれを知るを神と曰ふ。此れこれをいうなり」と。この神・聖・工・巧は医師を技術的なことからランク付けたものではなく、望・聞・問・切についての説明と見

る方が妥当のように思われる。
○予後について
「凡そ病を治するに、その形気色沢、脉の盛衰、病の新故を察し、乃ち之を治す。脉が四時に従う、これを治す可しと謂う。脉が弱以て滑、是れ胃気有り、命けて治し易しと曰う」(素問 玉機真蔵論 第十九)

第6章 脈　診

はじめに

　中国医学は気に重点を置いた。この点から脈診への医学的な姿勢を見ると次のようである。
　『荘子』（B.C.290ころ成立したといわれる）、知北游　第二の中で
「人の生は気の聚れるなり、聚れば生となし、散ずれば死となすなり」
とある。これは東洋医学古典にある文例と内容を同じくしている。
　「天の我にあるものは徳なり、地の我にあるものは気なり。徳流れ、気薄りて生ずる者なり。故に生の来るはこれを精といい、両精相いまじわるを神という」（霊枢 本陣篇第八）。
　「夫れ人は地に生じ、命を天に懸ける。天地は気を合し、これを命けて人という。人の能く四時に応ずるは、天地これが父母たり」（素問 宝命全形論篇 第二十五）
　という記載に通じている。
　宇宙の気が一ケ所に凝集し、その中で一定の法則のもとに循環している状態を生命あるものと考えた。「人間の生命を象徴するものは体温、呼吸、血脈の三であることを古代から認めている」（平岡禎吉：『淮南子に現われた気の研究』，p.00，理想社，1968.）という表現もこの間の事情を現わしている。
　したがって、脈診はこれによって病人のいきざまを直接診るものという思考があった。良い脈診所見を現わしていれば良く生きているあらわれと考えたし、悪い脈診所見を現わしていれば悪く生きているあらわれと考えた。
　脈診の実際では、脈状を層別していろいろな観察に用いられた。脈状の代表的なものは浮・沈・遅・数・虚・実であり、五臓の脈（弦鉤毛石緩といわれる四時の脈）である。また、経脈を意識するとこれを観察するために人迎脈診や六部定位脈診などが生まれることとなった。
　脈診は主として病気を診るよりも病人を診ることに主眼がおかれたといわれる所以でもある。

　病人を診ることに主眼がおかれたもう一つの理由は、胃気（＝胃之気）に関することである。胃気を診るといえば特別な診方という印象があるが、要点は「胃気」を診

るとは「脈の陰陽虚実」を診るということに他ならない。

「平人の常気は胃に稟く。胃は平人の常気なり。人に胃気が无きを逆という。逆は死なり。春の胃は微弦を平という。弦多く胃少なきを肝病むと曰う」(素問 平人気象論 第十八)。

五臓脈は、胃気があり、四時に順応しているときに診ることができる脈をいう。五臓脈はいずれも、しなやかで、潤いのある、まるみを帯びた脈状をいう。

「人は水穀を以て本となす。人が水穀を絶すれば死す。脈に胃気がないのもまた死なり。胃気がないというのは、ただ真蔵の脈だけをあらわして胃気を含んだ脈状を呈していないのをいう。いわゆる、脈に胃気を得ないとは、肝なのに弦ならず、腎なのに石ならざるなり」(素問 平人気象論 第十八)。

人は水穀が基であり、そこから脈に胃気が現れてくるが、胃気がないときは、春の肝脈は微弦脈なのにその微弦脉を打たない、冬の腎脈は微石脈なのにその微石脈を打たない。このように季節に合っていない(適応できない)と、予後の推定が思わしくない。微弦の脈とは本篇にあるように「平肝脈の来たること軟弱招招として長竿の末梢を掲ぐる如き」をさしている。肝や経脈が邪気を受けて胃気の配分が少なくなるために病むということになる。胃気のない脈は、肝でいえば胃気の無い脈は極度に強い弦脈を呈するから予後が思わしくないということになる。

「五臓はみな気を胃に受く、胃は五臓の本なり。臓気は自ら手の太陰に致すことができない。必ず胃気によって手の太陰に致るなり」(素問 玉機真蔵論 第十九)。

では胃気は五藏脈だけかというと、そうではなくその他の脈状にも多いに関係していることが次の文から分かる。

「人は気を穀から受ける。穀が胃に入り、以て肺に伝え、五藏六府は皆気を受ける。その清なるものは営となし、濁なるものは衛となす。営は脉中に在り、衛は脉外に在り、営周して休まず。五十にして復また大いに会す。陰陽相い貫き環の端無きが如し。衛気は陰に行くこと二十五度、陽に行くこと二十五度、分けて昼夜を為す。……一周なり。故に五十度にして復また手太陰に太会するなり」(霊枢 営衛生会篇 第十八)。

というのである。ここに脈診の臨床上での重要性がいわれる理由がある。

> (注:ここから人間の生活が養性を大切にしなくてはならない、ということと共に命定論が支配しているともいわれる所以でもあろう。本論から外れるが、王充の『論衡』骨相篇に「人は命を天から受けているから、その表候は身体にあらわれる。これを観察して人の命(運命)を知ることができる」とあり、相術としては、人間の運命は決っていると考える命定論がある。しかし、これとは反対に、何か特別な修行をやれば長生できるという立場があり、孟子は凡人も努力によって聖人になれるという考え方である——努力主義。これは命定論とはあい入れない。命定論とこれを否定する立場は歴史の中にあって解決することなく続けられたようである。)

脈診を考える場合に、忘れることができない今日の「循環生理機能」について若干触

れよう。成書から引用させていただくと次のようである。
「循環に関する概念はHippocrates（B.C.460-370）、Galenus（130-210）、Harvey（1578-1657）、Bernard（1813-1878）らの時代とともに研究方法の進歩によって変わってきている。血液循環の原理の発見（Harvey）は、わずか5リットルの血液が1分間に1回の割合で循環することによって成人の約75兆個の細胞の生命を維持していることを示した。……現在も循環の最も重要な機能はこの"内的環境の恒常性"を維持することであると記載した教科書が多い。……現在わかってきたことは、内部環境（細胞外液）の物理化学的性質は一定ではなく変動しており、とくに個体の活動状態（安静、運動など）に応じて変動し、また、病的状態下でも変動していることである。したがって著者は、循環の機能は単に"細胞の生命"を持続するため細胞外液の恒常性を維持しているという概念から一歩前進して、個体の種々の活動状態に最適な内部環境を提供し、"個体の生命"を維持する統合システムとして働くと考えたい。……

血液は血漿成分（約3リットル）に細胞成分（赤血球、白血球、血小板（約2リットル）が浮遊した液体と単純化し…。成人の体液量（体重の約60%、40リットル）は単純に、細胞内液量（25リットル）と細胞外液量（15リットル）に分けられる。細胞外液量はさらに組織液（細胞間液、12リットル）と血漿（3リットル）に分けられる。…

心臓から拍出された血液は各臓器へ分配されるが、肝臓・腎臓・脳・骨格筋・皮膚・心筋を流れる量は異なる。たとえば腎臓には全心拍血漿量の約20%が流れる。組織100g当りに換算すれば腎組織は心筋組織の5倍、脳組織の約8倍、皮膚組織の30倍、安静時の骨格筋の実に150倍という大量の血漿が流れている。このように大量の血漿が腎組織を流れるのは腎の生理機能と密接に関係している。腎糸球体を流れる血漿流量を600mlとするとこの約1/5、120ml/分が濾過され、このうち約99%が尿細管で再吸収される。…

個体の日常生活時の循環調節：日常生活では心拍出量、動脈血圧、血流分配（各臓器への）が個体の活動状態（安静、運動、姿勢変換、摂食など）によって刻々と変動している。また、外的環境（気温、圧力など）あるいは各種病態、出血、ショックなどで変動している。細胞自体による調節を自己調節、血漿成分による調節を液性調節（ホルモンによる）、神経による調節を神経性調節と単純化した場合、心臓のポンプ機能と各臓器血流分配および両者によって決まる動脈血圧を同時に統合的かつ選択的に調節可能なシステムは神経性調節のみである。…循環機能は、個体の活動状態に最適の内部環境を提供し、個体の生命を維持する統合システムと要約できる」（二宮石雄：循環機能概説、『循環生理機能と病態』、p.3～7、南江堂、1993.）。

この記載から改めて循環の大切さがわかる。

脈診や経絡・経穴系統を考える場合にも、ここに引用した循環生理機能を考慮に入れて考える方が理解しやすい。脈診の対象とする"脈"はまさしく西洋医学の循環機能

の一部としての脈であるからだ。例えば、経絡の構造を考えると経脈・絡脈・十五絡脈・孫絡・浮絡などは血管が分岐しつつ末梢へ侵入する大まかな構造と似ているし、"経脈は常には見みるべからざるなり。その虚実は気口を以てこれを知る"（霊枢 経脈篇 第十）という文例は西洋医学における脈診部位と同じである。経験的に集約されてきたのである。

1）診察法としての脈診

　人間が生きているあかしは気が集まり、しかも循環しているということであった。そして、その故に呼吸し、体温を保つ必要があった。
　脈を診るということは、その人の気の状態を観ることであり、生きざまを知ることであった。苦痛を取り去るという技術的な問題もさることながら、それ以上に人の生き方を大切にした医学であった。自然を前にどのように活きるのかが大切であった。その上で治療するのである。良く生きることが大切でその手伝いとしての治療をするのである。
　一歩下がって対症治療も大切であった。苦痛を取り去らなくては人生の大切さについての満足な判断力も育たない。そのお手伝いとしての治療でもあった。
　始めから技術的な治療に終始しているわけではなかったところが面白い。
気はそうした意味で大切であった。こうした表現は行き過ぎだろうか。しかしそうした配慮が全く無くて純粋に対症的な医学として発展したのではないように受け取れる節が随所にみられる。
修身、齊家、治国、平天下を第一とした世界で発展した医学であったから、ただ身体の苦痛を取り去れば済むという世界ではなかったようである。
・「よく診る者は、色を察し、脈を按じ、先ず陰陽を別つなり」（素問 陰陽應象大論篇 第五）。（図6－1）（図6－2）
　「尺寸を按じ、浮沈滑濇を觀、而して病の生じる所を知り以て治す」（素問 陰陽應象大論篇 第五）。
・「凡そ病を治するに、その形気色澤、脉の盛衰、病の新故を察し、乃ち之を治す。脉が四時に從う、これを治す可しという。脉が弱ым以て滑、これ胃気有り、命けて治し易しと曰う」（素問 玉機眞藏論篇 第十九）。
・「夫れ脉の小大滑濇浮沈は指で別つ可し。五藏の象は以て類推す可し。五藏の相音は以て意識す可し……能く脉色を合せ、以て萬全たる可し」（素問 五藏生成篇 第十）。
・「色脉は上帝の貴ぶ所なり、先師の傳る所なり。上古の僦貸季をして色脉を理し、しかして神明に通ずべし。その要を知らんと欲するに、色脉これなり」（素問 移精變気論

篇 第十三)。
・「夫れ脉は血の府なり。長なれば気が治まり、短なれば気病む、数なれば煩心し、大なれば病は進む。上盛なれば気高く、下盛なれば気脹る、代なれば気衰ろえ、細なれば気少し。濇なれば心痛す」(素問 脉要精微論篇 第十七)。
・「凡そ將に鍼を用んとするに、必ず先ず脉を診、気の劇易を視て、乃ち以て治す可きなり」(霊枢 九針十二原 第一)。
・「経脉十二、絡脉十五、……相い潅漑し、寸口人迎に朝し、以て百病を処して死生を決す」(難経 二十三難)。
・「気口・人迎を持し、以てその脉を視るに、堅且つ盛且つ滑なるは、病が日に進む。脉が軟なるは、病が將に下る」(霊枢 四時気篇 第十九)。
・「気口は陰を候がい、人迎は陽を候うなり」(霊枢 四時気 第十九)。
・「脉法に曰く、天地の変は、以て脉を診る無し」(素問 五運行大論篇 第六十七)。
・「栄気を壅遏し、避けるところを無からしむ、これを脉という」(霊枢 決気篇 第三十)。
・「足の陽明は喉を挟む動脈なり」(霊枢 本輸篇 第二)。

ヒポクラテス全集に見られる脈について

　西洋医学のもとになったヒポクラテス全集ではどのように扱われていたのであろうか。
・「120 熱病における頸部血管の拍動及び疼痛は下痢が起こると終息する」。
・「135 嗜眠に襲われた人は手に振戦を感じ、睡眠の傾向を示し、皮膚の色が悪く、水腫が起こり、脈拍が緩徐となり……」(ヒポクラテス全集　第28編"コス学派の予後について")。
　ギリシャ医学においても脈診を情報収集の一部に加えていたことがわかる。しかし、

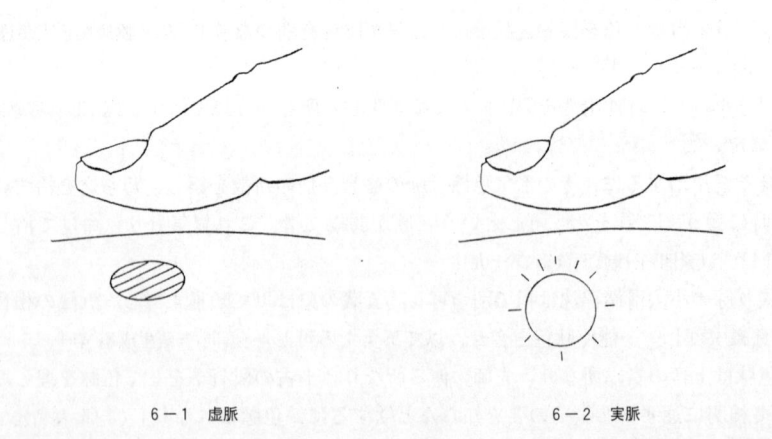

6－1　虚脈　　　　　　　　　　　　6－2　実脈

中国医学に見るほどの脈診への傾斜はみられない。
一方、現代医学では、脈拍は患者の全身状態、その循環の状態をすみやかに示し、不整脈、交互脈、大動脈弁障害などのようなある種の心疾患の信頼すべき指標となる、といわれる。

呼吸と脈との関係文例は次のようである。
・「人一呼に脈再動、一吸に脈また再動し、呼吸定息に脈五動するは潤ずるに大息をもってす。命じて平人という。……人一呼に脈一動、一吸に脈一動を少気という」（素問 平人気象論篇 第十八）。

では技能的な診察法は臨床医学の中にあってどれほどの重みがあるのであろうか。診察法の特色と限界について高橋晄正先生によると（高橋晄正：『現代医学概論』、p.118～119, 128, 東大出版会, 1968.）次のようにある。

(1) 不安定性（×客観性、不安定さ、再現性の低さ）
　診察によって正しく所見がとれるようになるには、あるていど長い年月にわたる修練が必要であるが、十分修練を積んだのちにおいても、同じ患者についての診察所見が医者によって同じでないことがあり、その（客観性）について満足できないことがある。……客観性の低さという問題のほかに、それは多忙・疲労などという偶然的な条件の影響を受けやすいという（不安定さ）を免れない。さらに、同じ患者を、時をおいてくり返し診察したばあいに、必ずしも同じ診断が下されないという（再現性）の低さも問題となる。

(2) 検出力の低さ
　診察における医師の感覚器官の検出力が、思いのほか低いものであることは、これを各種の検査の検出力と比較することによって明らかにされている。すなわち、胸部の打診によって浸潤を検出できるためには、肺の表面にちかい浸潤または腫瘍であっても直径4cm以上のものでなければならないし、肋膜腔に溜った浸出液や濾出液であれば300mlを越していなければならない。腹部の触診・打診で腹水を証明できるためには1000ml以上の貯留が必要である。また膵臓の腫瘍のなかで外から触知できるのは30％程度であるといわれる。

(3) 鑑別力の弱さ
　顔色の悪さとか重病感とかいうような患者の全体像からにじみ出てくる印象となると、個々の検査成績を総合的に判断するよりも、熟練者の感性的認識のほうが感度が

いいかも知れない。しかし、そうした情報のなかには、個々の病気の鑑別診断に役立つものが意外と少ないのである。すなわち、診察によって得られる所見のなかには、一見して検出力のよいように見えるものもないわけではないが、そのばあいでもその鑑別力は思いのほか低いものが大部分である.

　診察という情報獲得の方法を情報理論の立場からみると、一般的には検出力も鑑別力も高くはない。したがって、十分ていねいに行なった診察によって何らの異常所見も得られないときに、「異常なし」と判断すると、かなり大きな見のがしの危険があることとなる。しかし、診察によって何らかの陽性の所見が得られたときには、病変の種類はともかくとして少なくとも病変の在り場所と、今後検査していかなければならない方向とを指し示すものとして、その意義を認めることができよう。

(4) 簡便性

　検出力は低いが簡便さという点で捨てがたい診察ということが、いつまでも医学のなかから無くならないということのかげには、医療技術の本質に根ざしたもっと大きな理由がある。それは病気のかなり多くのものは、生体の自然治癒の力を巧みに利用して、病気の本体が何であるかをはっきりと見極めなくても、日常生活のしかたを正し、療養の態度についての指導をおこない、必要があれば症状に応じた治療法すなわち対症療法を行なうだけで、大ていのばあいには治ってしまうという経験的な事実があるからである。（きわめて僅かではあるが重い病気の初期症状であるものが混じていることを考えなければならない）と指摘している。

2）脈診についての一般知識

（1）脈診が大切とされる理由

経脈は東洋医学の大きな柱である。その経脈は
・「脉は血の府なり」（素問 脉要精微論篇 第十七）であり、
・「血気は人の神なり、養うことを謹まざるべからず」（素問 診要経終論 第十六）であり、
・「経脈は常には見るべからざるなり。その虚実は気口を以てこれを知る」（霊枢 経脈篇 第十）という。

脈診の位置付けについて

脈診は望診に次いで大切であるが、珍しくそれを例えて「色診は明であり、脈診は神であり、問診は工である」と診法に序列をつけている。
・「その色を見てその病を知る、命じて明と日う。その脈を按じてその病を知る、命じて神と日う。その病を問うてその所を知る、命じて工と日う。……それ色脉と尺との相い応ずるや、桴鼓影響の相い応ずる如きなり。相い失うことを得ざるなり。此れ赤本末根葉の出候なり。故に根が死すれば葉は枯れる。色脉形肉は相い失うことを得ざるなり」（霊枢 邪気藏府病形 第四）、と。

（2）脈診の注意事項

（1）新病と久病の区別

・「その脈を徴するに小、色が奪われざるは新病なり。
その脈を徴するに奪われず、その色を奪われるものは此れ久病なり。
その脈を徴するに五色と倶に奪われるは此れ久病なり。
その脈を徴するに五色と倶に奪われざるは新病なり」（素問 脉要精微論篇 第十七）。

これから見ると脈の変化は速く現れるので新病（病んで間もない）を見ており、色の変化は歴史があるので久病（病んで時間を経たもの）を見る、というのである。
・「脉が小弱で濇はこれを久病という。脉が滑浮而して疾いものはこれを新病という」（素問 平人気象論篇 第十八）も参考になる。

（2）生理的に安定しているときに脈診を行なう

・「診法は常に平旦を以てす。陰気は未だ動ぜず、陽気も未だ散ぜず、飲食も未だ進ま

ず、經脉も未だ盛んならず、絡脉は調均し、気血は未だ乱れず。故に乃ち過有る脉を診る可し」(素問 脉要精微論篇 第十七)。

さらに同篇に"微妙は脉に在り、察せざる可べからず"ともある。

一般的な脈診ではここまで限定することはないが、少なくとも生理的に比較的安定している時に診ることが望ましいのはいうまでもない。

(3) 正常な状態とは

・「平気は何如いかん。……過無きものなり」(素問 六節臓象論 第九)。

この文章は運気について記載しているものだけれども、脈診についての文章として置き換えても差し支えない。

(4) 呼吸と脈の関係

・「人は一呼に脉は再動す、一吸にも脉は亦た再動す。呼吸が定息するに、脉は五動する、閏ずるに太息を以てするなり。命けて平人と曰う。……人が一呼に脉が一動し、一吸にも脉が一動するは少気と曰う。人が一呼に脉が三動し、一吸にも脉が三動して躁で、尺が熱するを温を病むと曰う。(この時に)尺が熱せず脉が滑なるは風を病むと曰う。……人が一呼に脉が四動以上するは死と曰う。脉が絶して至らざるを死と曰う。乍ち踈、乍ち数は死と曰う」(素問 平人気象論篇 第十八)。

(5) 素問の三部九侯診が今日に伝わらない理由

素問で力説されていた三部九侯診が今日に伝わらなかった理由は、素問では刺絡が治療法の主流であった事と関係している。毫鍼は従であった。すなわち素問の三部九侯診は「必ず先ず其の血を去り、而して之を調えよ。その病を問うなかれ」(素問 三部九侯論 第二十)とあり、それぞれの経での刺絡が指示されている。その後、診察法や治療法が進歩して霊枢も生まれ、刺絡よりも毫鍼のほうが多くなり、そのために三部九侯診の重要性を失ったのではないだろうか、と推定されるからだ。

(3) 脈診部位

(1) 十二経脈診法

「一難に曰く、十二経にみな動脈あり……」ということで、それ以前は各経脈に各々

脈拍部があって、これを診察に用いていたといわれる。しかし、この一難の本旨は「ひとり寸口を取り、五藏六腑の死生吉凶の法を決するとは何の謂ぞや」とあって、いろいろ説明があった後で「故に法を寸口に取るなり」と結んでいる。
寸口部での診察が大切だというのである。
　ちなみに各経脈での脈拍部について難経関係の諸本を調べると次のようである。
　『難経本義』（滑伯仁，1366．）、『難経集注』（呂広等の註，王九思等の輯，1505．）、『難経本義大鈔』（森本玄閑〈昌敬〉，1678．）、『難経の研究』（本間祥白著：p.1～2, 医道の日本社, 1968．）、『難経解説』（南京中医学院医経教研組著，戸川芳郎監訳：p.14～15, 東洋学術出版社, 1987．）にもとづいて一覧表を作ると次のようにある。
　「十二経脈には以下のようにいずれにも動脈がある。
　1　手太陰肺経――中府、雲門、天府、侠白、太淵
　2　手陽明大腸経――合谷、陽谿
　3　手少陰心経――極泉、神門、陰郄
　4　手太陽小腸経――天窓
　5　手厥陰心包経――労宮
　6　手少陽三焦経――禾髎
　7　足太陰脾経――箕門、衝門
　8　足陽明胃経――大迎、人迎、気衝、衝陽
　9　足少陰腎経――太谿、陰谷
　10　足太陽膀胱経――眉衝、委中
　11　足厥陰肝経――太衝、足五里、陰廉
　12　足少陽胆経――聴会、頷厭、下関、懸鐘
　これらの経穴は、押すと搏動を感じるので"十二経にみな動脈あり"というのである」、と。
　後日これから寸口部で脈を診るようにもなったし、人迎部で診るようになったのである。

(2) 三部九侯診

　素問の三部九侯論には上部、中部、下部の3部に各々天地人があり、合わせて三部九侯というのだとあり、診方については「何を以て病の所在を知るや。岐伯曰く、九侯を察し、獨り小なるは病む、獨り大なるは病む、獨り疾（はや）きは病む、獨り遅きは病む、獨り熱あるは病む、獨り寒あるは病む。獨り陷下するは病む」というのである。
　具体的な部位名（脈動部の名称）は書いていないものの、経脈の走行を考えるとおのずと明らかになる。原文は次の通りである。

「・人に三部有り、部に三侯有り、以て死生を決し、以て百病を処し、以て虚実を調し、而して邪疾を除く。
・何を三部と謂のか。曰く、下部有り中部有り上部有り、部に各三侯有り。三侯は、天有り地有り人有るなり。
上部の天は兩額之動脉。天は以て頭角之気を候う。(頷厭＝胆経))
上部の地は兩頬之動脉。地は以て口歯之気を候う。(大迎＝胃経)・巨髎＝胃経)
上部の人は耳前之動脉。人て以て耳目之気を候う。(禾髎＝三焦経)
中部の天は手太陰なり。天は以て肺を候う。(経渠＝肺経)
中部の地は手陽明なり。地は以て胸中之気を候う。(合谷＝大腸経)
中部の人は手少陰なり。人は以て心を候う。(神門＝心経)
下部の天は足厥陰なり。天は以て肝を候う。(足五里＝肝経)
下部の地は足少陰なり。地は以て腎を候う。(太谿＝腎経)
下部の人は足太陰なり。人は以て脾胃之気を候う。(趺陽脈＝胃経)」(素問 三部九侯論第二十)。

(3) 人迎脈口診を霊枢終始第九から引用する

先ず人迎脈診の方法を知っておくと理解しやすいので紹介しよう。
近代における人迎脈口診の復元者は小椋道益先生である。実際の診方を書いてから原文を引用してみる。

○ 人迎脈口診の実際
1．人迎部と脈口部とを比較して三陰三陽を決める。
人迎脈診(人迎脈口診)は人迎部と脈口部の脈巾を比較して、まず三陰三陽を決める。脈巾は川に例えると、こちらの岸からあちらの岸までの川巾(川の広さ)のことで、脈状診の大脈・小脈を観察する時の太さ(広さ)と同じである。脈の強さを表す虚実(強弱)を指してはいない。(図6－3)
2．次に主経と対経を決める。
人迎部と脈口部を比較して、人迎部の方が脈口部より脈巾が大きければ陽経が主経で、陰経は対経となり、症例は少ないが、反対に脈口部が人迎部より脈巾が大きければ陰経が主経で、陽経が対経となる。
人迎部と脈口部の脈巾の比較により、陽経が主経

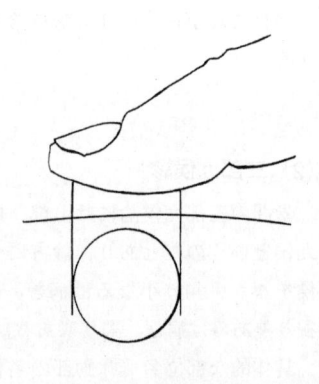

6－3 脈巾を診る

で3倍の時は陽明、2倍の時は太陽、1.5倍の時は少陽といい、対経はそれぞれ陽明に対して太陰、太陽に対して少陰、少陽に対して厥陰となる。（図6－4）（図6－5）

陰経が主経の時は1.5は厥陰、2倍は少陰、3倍は太陰となり、対経は厥陰に対しては少陽、少陰に対しては太陽、太陰に対しては陽明となる。

人迎部と脈口部を比較して、人迎部が脈口部より3倍の脈巾のときは陽明ということになるが、数値的にいえば人迎が9mmの脈巾で脈口が3mmの脈巾であれば3倍ということになる。

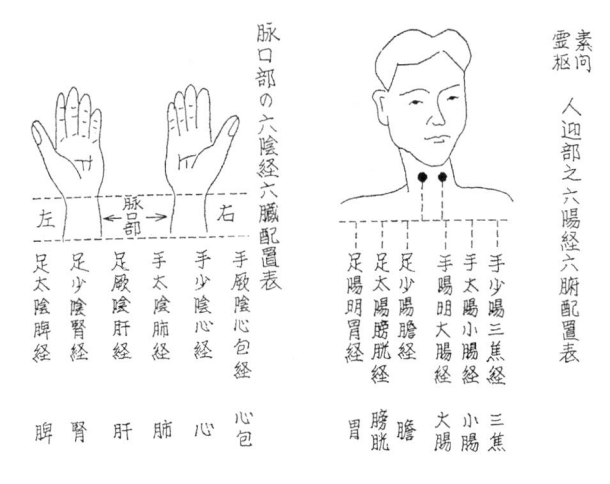

　　　主経：人迎部が3倍＝陽明　2倍の太陽　1.5倍の少陽
　　　対経：　　〃　　太陰　〃　少陰　〃　厥陰

6－4　人迎脈口診で三陰三陽を決める（小椋道益：『人迎脈口診』, 1968.）

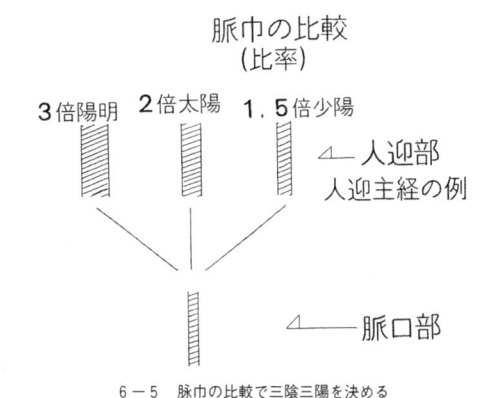

6－5　脈巾の比較で三陰三陽を決める

人迎が3mmの脈巾で脈口が1mmの脈巾でも3倍ということになるので、臨床上では陽明脈とは言ってもいろいろなバリエーションが生まれることになる。
　人迎脈診ではこの三陰三陽の6つのタイプ以外に、外格、内関、関格、平等の4つを加え、合計10の類型に分類する。
　外格は、人迎部が脈口部より4倍の脈巾のときで、陽気が多すぎて陰陽の交流ができない状態とされ、臨床上ではこの脈はあまり心配されない。その理由は、三陽の気を全部寫せば良いからである。とはいっても三陽の中のいずれの症状が多いかで、特にその症状が属する太陽とか陽明とかを、三陽の中でも特に多く寫すことにする。
　内関は、脈口部が人迎部より4倍の脈巾のときで、陰気が多すぎて陰陽の交流が出来ず非常に危険な状態である。脈口部が人迎部より3倍の太陰のときでも大変危険であるから、もしこのような脈を診たときには、医師でない限り扱わない方が賢明である。
　平等は、人迎部と脈口部が全く同じ脈巾のときで、少陽と厥陰の両方が侵されているので病気の経過が長引き、思わしく回復しないと考えられる。治療法は後から出るが、平等脈の時は治療穴は同じ穴数で、補寫は人迎部と脈口部の脈状に従った手技で良く、少陽経と厥陰経が共に主となる。
　関格は、人迎部も脈口部もともに脈巾が大きすぎて、比較することができない範疇のことで、この場合も人迎部と脈口部の脈状に合わせた補寫が必要になる。治療対症は三陰三陽全部に渡り、症状が三陰三陽の中の特にどれが多いかによってその内の三陰三陽の経脈を主な治療対象にすることになる。
　日常の臨床では通常上記の10タイプの内、陽明、太陽、少陽、厥陰が多く、平等、少陰、太陰、外格、内関、関格の脈を診ることはごく稀である。もっといえば今日の鍼灸臨床で太陰、内関、関格を診ることはまず無い。外格はたまに高齢者に診ることがあるものの、寫法が出来れば心配ないし、平等脈もすくない。
・三陰三陽に分類した後で、手足の経脈に分ける。
　手足の経に分ける基準は躁脈か躁脈ではないかにある。古典では1呼吸に4拍動することが観察されており、今日、通常は1分間16呼吸くらいなので、その上限を取って20呼吸すると仮定して80拍動を手足の経脈に分ける境界にする。躁脈を80拍動以上に対応させたのは人迎脈診の復元者である小椋道益先生が長年に渡り観察した結果である。
　80拍動以上は躁脈で手の経脈に配し、80拍動以下は足の経脈に配当する。しかし、厳密には躁脈は数脈と違い、けたたましい・落ち着きのない・不規則さのある脈を指すので、たとえ84拍動でも整脈であれば足の経に配当することもあり、反対に76拍動であっても躁脈であれば手の経に決定することもある。
　以上をまとめると、人迎脈口診で人迎が脈口部より3倍の脈巾であれば、主経は陽

明で、対経は太陰となる。そして、脈の数が72拍動で整脈であれば足の陽明胃経が主経となり、対経は足の太陰脾経となる。

人迎脈口診の具体的な臨床応用になると、この脈診法の適応も含めて、刺鍼穴の数、刺鍼の深さ、刺鍼反応の読みなども加わり、それほど簡単ではなくなるが、大まかなすじは以上の通りである。

○ 人迎脈口診の出典は以下のようである（図6-6-1）（図6-6-2）

・「人迎一盛は病が足少陽に在り、一盛にして躁なるは病が手少陽に在り、

　人迎二盛は病が足太陽に在り、二盛にして躁なるは病が手太陽に在り、

　人迎三盛は病が足陽明に在り、三盛にして躁なるは病が手陽明に在り、

　人迎四盛にして且つ大、且つ数は、名づけて溢陽と曰う。溢陽は外格と爲す。

　脉口一盛は病が足厥陰に在り、厥陰で一盛にして躁なるは手心主に在り、

　脉口二盛は病が足少陰に在り、二盛にして躁なるは手少陰に在り、

　脉口三盛は病が足太陰に在り、三盛にして躁なるは手太陰に在り、

　脉口四盛にして且つ大、且つ数は、名づけて溢陰と曰う。溢陰は内関と爲す、内関は通ぜず、死す治せず、

　人迎と太陰の脉口とが俱に盛なること四倍以上を命づけて関格と曰う、関格はこれに短期を與う。

　人迎一盛は足少陽を寫して足厥陰を補せ、二寫一補で日に一たびこれを取る、

　人迎二盛は足太陽を寫して足少陰を補せ、二寫一補で二日に一たびこれを取る、

6-6-1　人迎脈口診の出典　　　　　　6-6-2　人迎脈口診の出典

443

人迎三盛は足陽明を寫して足太陰を補せ、二寫一補で日に二たびこれを取る。
　　脉口一盛は足厥陰を寫して足少陽を補せ、二補一寫で日に一たびこれを取る、
　　脉口二盛は足少陰を寫して足太陽を補せ、二補一寫で二日に一たびこれを取る、
　　脉口三盛は足太陰を寫して足陽明を補せ、二補一寫で日に二たびこれを取る。
・日に二たびこれを取るとは、陽明は胃を主どり、大いに穀気に富む、故に日に二たびこれを取るも可なり。
・人迎と脉口と俱に盛なること三倍以上を命づけて陰陽俱に溢と曰う。是の如きものは開かざれば血脉は閉塞し、気は行く所無く、中に流淫して、五藏は内傷す。此の如き者に因てこれに灸すれば変易して他病と爲るなり。
・終始は經脉を紀と爲し、その脉口人迎を持し、以て陰陽有餘不足、平と不平とを知り、天道畢るなり。
・平人は病まざるなり、病まざるものは脉口人迎が四時に応ずるなり。上下相応じて俱に往來するなり。六經の脉が結動せざるや、本末の寒温の相守り司どるなり。形肉血気は必ず相稱うなり、是れを平人と謂う。
・少気は脉口人迎が俱に少くして尺寸に稱ざるなり。この如きものは陰陽俱に不足し、陽を補げば陰竭き、陰を寫せば陽脱す。この如きものは將に甘薬を以てす可し。飲ましむるに至劑を以てす可からず。この如きものは灸する弗れ、已ものは因ってこれを寫すれば五藏の気壞れる」（以上の文章すべて、霊枢 終始 第九から引用）。
・「脉の浮沈及び人迎と寸口の気が小大等しきものは病が已え難し（霊枢 五色 第四十九）。

○ 人迎と脈口についての古典参考資料
・「陰なる者は眞藏なり……陽なる者は胃脘の陽なり。……三陽は頭に在り、三陰は手に在り、所謂一つなり」（素問 陰陽別論篇 第七）。
・「気口は陰を候い、人迎は陽を候うなり」（霊枢 四時気 第十九）。
・「寸口は中を主どり、人迎は外を主どり、兩者相応じること、俱に往き俱に來る、繩を引く若し」（霊枢 禁服 第四十八）。
・「経脈十二、絡脈十五……相灌溉し、寸口人迎に朝し、以て百病を処して、而して死生を決するなり」（難経 二三難）。

○ 人迎脈診と同名で違う内容の記載がある
人迎気口診というのがある。千金方と脈経にあって共に「脈法讚に曰く…」という始まりであるが、その出処は不明である。
千金方では巻二十八　＜五臟脈所属第四＞にあり、脈経では巻一　＜両手六脈所主五臟六腑陰陽逆順第七＞にある。
その内容は、脈口部を寸・関・尺に分け、

左寸は心・右寸は肺、左関は肝・右関は脾、左右の尺は腎を診るという。
さらに"関前一分（寸部）は人命之を主どり、左は人迎と為し右は気口と為す"といい、尺部は別に神門といい、左右の尺部に脈がないときは病気が治し難くて死ぬというものである。
・左寸口を人迎、右寸口を気口というのであるから、霊枢の人迎脈口診とは大変違う内容である。この人迎気口診を実際に応用している人を知らない。しかし、なにかこのような経験をしていたのであろう。

（4）素問の寸・関・尺診

素問 脉要精微論篇 第十七に記載されているもので、次ぎのような内容である。
「尺内の両傍は則ち季脅なり。
尺外は以て腎を候い、尺裏は以て腹中を候う。
附上の左は、外は以て肝を候い、内は以て鬲を候う。
右は、外は以て胃を候い、内は以て脾を候う。
上附上の右は、外は以て肺を候い、内は以て胸中を候う、
左は、外は以て心を候い、内は以て膻中を候う。
前は以て前を候い、後は以て後を候う。
上竟の上は胸喉中の事なり。
下竟の下は少腹腰股膝脛足中の事なり」（素問 脉要精微論篇 第十七）。
・今ように図式にすると次のようになる。

```
                    左            右
                浮   沈    沈   浮
上竟上…………         胸喉中事也
上附上（寸）──── 心  膻中  胸中  肺
附上（関） ──── 肝  鬲    脾    胃
尺（尺）  ──── 腎  腹中  腹中  腎
下竟下…………     少腹腰股膝脛足中事也
```

素問でも霊枢でも陽は人迎・陰は脈口としているので、この脈口部の脈診法では総て陰の臓名と胸中・鬲・腹中を配当している。しかし、右関部のみ脾胃としている。脾胃は他の臓腑関係よりも密な結合のためである。

(5) 難経の寸関・尺診

・難経 十八難で寸口部を寸・関・尺に分け、身体を天地人の三部に分け、各々を対応させて診る脈診法をあげている。
寸は"胸以上、頭に至るまでの疾有るを主どる"
関は"膈以下、臍に至るまでの疾有るを主どる"
尺は"臍以下、足に至るまでの疾有るを主どる"
というものである。

・同じく難経 十八難で寸口部を寸・関・尺に分け、今日の六部定位脈診の基という意見がでた文例がある。次ぎのようである。
「十八難に曰く。脈に三部有り、部に四経有り。手に太陰陽明有り、足に太陽少陰有り、上下部を為すとは、何を謂や。
然なり。手の太陰・陽明は金なり。足少陰・太陽は水なり。金は水を生じ、水の流れは下行して上ることあたわず、故に下部に在りとする。
足厥陰・少陽は木なり。手の太陽・少陰の火を生ず。火炎は上行して下ること能わず。故に上部と為す。
手心主・少陽は火なり、足太陰・陽明の土を生じ、土は中宮を主どる、故に中部に在るなり。此れ皆な五行子母更相生養する者なり」(難経 十八難)。

	寸	関	尺
左	手少陰心 手太陽小腸 (火)	足厥陰肝 足少陽 (木)	足少陰腎 足太陽膀胱 (水)
右	手太陰肺 手陽明大腸 (金)	足太陰脾 足陽明胃 (土)	手厥陰心主 手少陽三焦 (火)

右手　　　　　　左手
火 → 土 → 金 → 水 → 木 → 火

『診家枢要』(滑伯仁. 元. 1359.) の「枢要玄言」にある文例。
これは現代の六部定位脈診の直接の原典とされる部分である。
「左右の手に臓腑部位を配す」なる項目に次の文例が見られる。
「左手の寸口は心・小腸脈の出る所。左の関は肝・胆脈の出る所。左の尺は腎・膀胱脈の出る所。
　右手の寸口は肺・大腸脈の出る所。右の関は脾・胃脈の出る所。右の尺は命門(心包絡で手の心主)・三焦脈の出る所」。

(6) 五臓脈

　五臓脈は、胃気があり、四持に順応しているときに診ることができる脈をいう。五臓脈はいずれも、しなやかで、潤いのある、まるみを帯びた脈状をいう。

　五臓の脈は「五脈の象に応ずるや、肝脈は弦、心脈は鈎、脾脈は代（注、平人気象論には軟弱・和柔とあり）、肺脈は毛（浮）、腎脈は石（沈）、これを五臓の脈という」（素問 宣明五気篇 第二十三）とあり、つまり、五臓脈は、春──弦、夏──鈎、秋──浮（毛）、冬──石（沈）であるという。

　これに絡んで脈と胃気の関係にも触れない訳には行かないが、大まかなことは次の文例で明らかである。

「五臓はみな気を胃に受く、胃は五臓の本なり。臓気は自ら動くことはできない。必ず胃気によって経脈を流れることができる」（素問 三部九候論 第二十）。

「人は水穀を以て本となす。人が水穀を絶すれば死す。脈に胃気がないのもまた死なり。胃気がないというのは、ただ真蔵の脈だけをあらわして胃気を含んだ脈状を呈していないのをいう」（素問 平人気象論 第十八）。

「脈が弱で以て滑は是れ胃気有り、命けて治し易しと曰う」（素問 三部九候論 第二十）とあるのはこの辺の消息を現わしている。

「春の脉は弦の如し、何如而して弦なるか。……春の脉は肝なり。東方は木なり。万物の始めて生ずる所以なり。故に其の気の來ること軟弱輕虚にして滑、端直で以て長い、故に弦と曰う……」。

「夏の脉は鈎の如ごとし。何如而して鈎なるか。……夏の脉は心なり。南方は火なり。万物の盛長する所以なり。故に其の気の來ること盛んにして去ること衰う、故に鈎と曰う……」。

「秋の脉は浮の如し。何如而して浮なるか。……秋の脉は肺なり。西方は金なり。万物の収成する所以なり。故に其の気の來ること輕虚にして以て浮、來ること急で去ること散ずる、故に浮ふと曰う……」。

「冬の脉は営の如し。何如而して営なるか。……冬の脉は腎なり。北方の水なり。万物の合藏する所以なり。故に其の気の來ること沈で以て搏、故に営と曰う……」。

「脾脉は土なり。孤藏にして以て四傍に灌ぐものなり。……善なるものは見ること得べからざるなり、惡なる者は見みるべし」。

「惡なる者ものは何如見る可し。……其の來ること水之流の如く、此れを太過と謂い、病が外に在り。鳥の喙の如きは、此れを不及と謂う。病は中に在り」（この項はすべて素問 玉機眞藏論篇 第十九）。

○ 菽（まめ）の数の重さで五臓を診る脈診法

　難経の五難に記載があるが、素問・霊枢にはない脈診法である。しかし臨床的には

納得の行く脈診法ではある。
「五難に曰く、脈に軽重有り、何を謂うや。
然なり、初めて脈を持するに、三菽の重さの如く、皮毛と相い得る者は肺の部なり。六菽の重さの如く、血脈と相い得る者は心の部なり。九菽の重さの如く、肌肉と相い得る者は脾の部なり。十二菽の重さの如く、筋と平らかなる者は肝の部なり。これを按じて骨に至り、指を挙げ来ること疾はやき者は腎の部なり。故に軽重と曰うなり」。

(7) 三脈動・跗上・趺陽脈

　三脈動・跗上・趺陽脈という名称について霊枢 終始 第九では「三脈は足大趾の間に動ず」とあり、霊枢 逆順肥痩篇 第三十八では「衝脈は五藏六腑の海なり……其の下る者は少陰経に並びて三陰に滲ぐ、其の前なる者は……跗を循て大趾の間に入り、諸絡を滲して肌肉を温む。故に別絡が結するときは跗上動ぜず、動ぜざれば厥す、厥すれば寒ず」とあり、一方、傷寒論の陽明病の条下には「趺陽の脈、浮にして濇、浮なれば則ち胃気強し、濇なれば則ち小便数、浮濇相搏うてば、大便則ち鞕く、その脾約を為し（脾の津液が胃熱によって制約され陰陽が不調和になる）、麻子仁丸これを主どる」とあり、循環の悪さに当たり、少しずつ表現に差異があるが一括した。

・霊枢 終始 第九では"三脈は足大趾の間に動じ……其の動ずるや陽明は上に在り、厥陰は中に在り、少陰は下に在り"といい、足第一指の周辺、つまり陽明は衝陽、厥陰は太衝、少陰は太谿で拍動する脈、三つを合せて三脈という。

・霊枢 逆順肥痩編 第三十八では「衝脈……其の下る者は少陰経に並びて三陰に滲ぐ、其の前なる者は……跗を循り、大指の間に入り諸絡に滲ぎて肌肉を温む、故に跗上動ぜず、動ぜざれば厥す。厥すれば寒ず」。跗上の動脈が細弱なのは衝脈がよく働いていないことを表し、足の冷えを意味し、其のもとは下腹部が悪い状態であるということになる。其のもとは衝脈は陽明と深い関係が在るので、胃及び胃気が十分に働いていないということである。

・傷寒論の陽明病の条下にある「趺陽脈が浮で渋、浮であるのは胃気が強く盛ん、渋は小便頻回、浮で渋は大便が硬く、脾が胃熱に制約されて脾の運化機能が鈍っている」という内容の文例は、趺陽脈は文章から見て胃経のことを扱っているようであるから、衝陽の拍動を指しているようだ。陽明病の項に在る上に脾胃のことが書かれていて、腸管系の機能と深く結び付いており、霊枢九、三十三、三十八と同じ系列の考え方と思われる。

(8) 虚里の動

　現今の心尖拍動を指している。この部の搏動の仕方いかんで身体の調子を観察するものである。
・「胃の大絡、名づけて虚里と曰う。鬲を貫き肺を絡い、左乳下に出ず、その動が衣に応ずる、という事は、脉の宗気なり。盛喘して數絶する者は則ち病中に在り。結而横有積矣、絶不至曰死。乳之下其動應衣宗気泄也」（素問 平人気象論篇 第十八）。
・盛喘數絶者――盛んに疾い息をして、しばしば息が絶えるのは病が腹中に在ること。
　結而横有積矣――拍動がつまったり拡がったりして一定のリズムを失い、めちゃめちゃな拍動をするのは積つまり腹中に塊がある徴であるという。
　ここで胃之大絡と肺経の分布についてであるが、非常に似ている点がある。肺経は中脘から下降して水分穴で大腸を絡い、それから上行して胃の幽門・賁門をめぐって、更に上行して隔膜を貫き胸中に上り肺に属している。これに対して「胃之大絡は名づけて虚里と曰い、膈を貫き肺を絡い、左の乳下に出ず」とあり、この肺経の循行と虚里の循行との関係は経絡論で論ぜられることであるが、それにもまして重要な点は、呼吸の大切さと、拍動の大切さと、宗気の大切さとを絡めて胃之大絡と表現し、脉の宗気であるとしていることである。ちなみに「乳下の動が衣に応ずるような時は宗気が泄れている」、衣類の上からでも分かるような心尖拍動は尊い宗気が外に漏れている、消耗性疾患に罹っているというのである。

(9) 臍下腎間の動の部位

　臍下腎間の動

　難経の八難、六十六難に出てくる"腎間動気"或いは"臍下腎間動気"とは一体どこを指しているのだろうか。原文は次のようである。
・"諸の十二経脈は、皆生気の原に係る。所謂生気の原とは、十二経の根本を謂うなり。腎間の動気を謂うなり。これ五臓六腑の本、十二経脈の根、呼吸の門、三焦の原、一名を守邪の神。故に気は、人の根本なり。根たゆれば則ち茎葉枯れる矣"（八難）。

　　八難曰．寸口脉平而死者．何謂也．然．諸十二經脉者．皆係於生気之原．所謂生気之原者．謂十二經之根本也．謂腎間動気也．此五藏六府之本．十二經脉之根．呼吸之門．三焦之原．一名守邪之神．故気者人之根本也．根絶則莖葉枯矣．寸口脉平而死者．生気獨絶於内也．

・"臍下腎間の動気は、人の生命なり。十二経脈の根本なり"（六十六難）。

　　六十六難曰、經言、肺之原出于太淵、心之原出于太陵、肝之原出于太衝、脾之原出于太白、腎之原出于太谿、少陰之原出于兌骨、膽之原出于丘墟、胃之原出于衝陽、三焦之原出于陽池、膀胱之原出于京骨、大腸之原出于合谷、小腸之原出于腕

骨、十二經皆以兪爲原者何也。然。五藏兪者三焦之所行、氣之所留止也、三焦所行之兪爲原者何也。然。臍下腎間動氣者、人之生命也。十二經之根本也。故名曰原。三焦者、原氣之別使也。主通行三氣、經歴於五藏六府原者、三焦之尊號也。故所止輒爲原、五藏六府之有病者、皆取其原也。

　呂広等註の『難経集註』の六十六難によれば、「楊玄操は臍下腎間動気は丹田なり。丹田は人の根本なり……臍下三寸に在り。方円にして四寸。脊脉で両腎の根に附著する……」と。

　郭靄春等編の『八十一難経集解』の六十六難では臍下腎間動気について、「《太素・本輪》楊注"臍下"無"腎間"二字」とあって、臍下は無いという。(郭靄春，郭洪圖編：『八十一難経集解』，天津科学技術出版社，1984.)

　一方、日本の難経研究を見ると、

・『難経本義大抄』(森本玄閑(昌敬). 1678.) 八難の注で、腎間動気に三説あることを紹介している。

　　　1つは寸脈に対する尺脈であるという意見。
　　　2つは足の内果の太谿であるという意見。
　　　3つは臍下丹田であるという意見。

・「昔、或る官人に臍中の動を妙に候い覚たる人あり。その人の説に、臍中腎間の動は候い難きものにて、臍中の動は其れより候いよし。やはり是所謂腎間の動を候うものなり」(和田東郭：『蕉窓雑話』，巻二，1821.)。

・"腹を候うに……次ぎに臍の上に手を下し腎間の動の静躁を候い……"」とは尾台榕堂の『方伎雑誌』(1869. 脱稿)にある。

　以上から臍下腎間の動の部位は道教でいう下丹田ではなくて臍部の拍動であろうと考えられる。解剖学的に見ても臍下関元の動は難しい。

　また、参考資料として次の石井陶白氏の文章もあるが、腹大動脈が左右の総腸骨動脈に分かれるのが臍下数cmのところであり、これから押して臍下丹田というよりも尾台榕堂の臍部の拍動を採用した方が理解しやすい。

　　・参考資料
　　「腎間の動気の本態」——石井陶白著（経絡を発生学によって解明している先生）
　　(石井陶白：日本鍼灸治療学会誌，日本鍼灸治療学会，1962.)。
　　内容
　　　1．腎間の動気の本態は上腸間膜動脈
　　　2．本動気の望診と切診
　　　3．上腸間膜動脈
　　　4．上腸間膜動脈栓塞
　　　5．本動脈の腎経上の位置

6．トライツ氏筋と腎処

Ⅰ．まず最初に題記の結論を申しあげると、腎間の動気の本態は上腸間膜動脈の搏動であるということである。

医師においてもこの臍およびその周辺の動気はその本態を確かめず、あるいはその生理、病理を知らず、たまたま患者に当該部の苦痛を訴えられると、「それは腹大動脈が搏っているんだから、もしその動脈が搏たなかったら、人は一日だって生きてやしないよ」と返事する。

ところでもしこの部の搏動がこの医師のいうがごとき腹大動脈の搏動であるならば、東洋医学数千年来の腎間の動気の意義も価値も、また東洋医学の独得な生理学、病理学もたちまち喪失し、くずれ去ってしまうのである。

Ⅱ．本動気の望診と初診

今より30年前に「腎間の動気は生命の根本なるなり」と杉山三部書で習ったが当時はまだ解らなかった。心にかけているうちに10年ほどたって糖尿病で高血圧の患者を診た。このとき初めて腎間の動気がなんだかわかったのである。まず望診すると5尺ぐらい離れていても臍部の動脈が皮膚を持ち上げて搏動するのがよくみえるのである。臍から5分ぐらいの部位であるから上および下腹壁動脈ではない。また念のためにと切診すると腹の深部から臍辺の腹壁目がけて突上げるように搏動するのがよくわかる。

腹大動脈でないことは細い脈搏だからすぐわかるし、場合によってはその搏動が臍の左辺から右辺へと移動する日があるのもわかった。

腹大動脈では脊柱前側に靭帯で固定されているはずだから、上下左右に移動する動気は腹大動脈であるはずはないのである。

Ⅲ．上腸間膜動脈

上腸間膜動脈は左右腎動脈の直上から腹大動脈を分れ、しかも下腸間膜と共に腹方に向かって発生している。上腸間膜動脈は第1腰動脈のあたりで、下腸間膜動脈は第3腰動脈と同高の位置である。だから腹大動脈のほとんど同じ高さから左右に出るのが腎動脈、前方に向うのが上腸間膜動脈であるから、共通の腹膜に囲まれている部分があり、共通の生理的、病理的変化を営む場合もあるものと推知される。　副腎動脈との位置関係をいうならば、上副腎枝は横隔動脈より分かれて上腸間膜動脈より2寸ほど上部で、中副腎動脈は腎動脈の分枝の下副腎との中間にある。したがって副腎とも共通な生理現象を営む部分を認めるのが妥当である。

また睾丸や卵巣に分布する内精動脈は第2腰椎の高さより起こり、第1、第2腰椎の間に起こる腎動脉や上腸間膜動脈とはわずかの差しかない。

Ⅳ．上腸間膜動脈栓塞

本病の主原因は心臓弁膜障害、急性心臓内膜炎、血管硬化症で心臓との関連はもっとも深い。

症候としては突発的に臍部に限局するか、あるいは腹部全体にわたる激烈な疼痛、ついで血性下痢を発し、下痢停止すれば腹部膨満、嘔吐等を発し、重症者は24時間以内に絶命する。

本病自体は数も少なく、これに罹るのはいずれ疾病の終末段階であり、先天心腎の生命力の尽きるときである。しかしながら、それなればこそ本病にいたるまでの中間段階はかえってもっとも多いのであっていわゆる「腎間の動気」を現出するのである。

Ⅴ．上腸間膜動脈の腎経上の位置

上腸間膜動脈が腎経上いかなる位置を占めるかは、霊枢経脈第10腎足少陰の脈条下に次のように書かれている。

「当に肓兪にあたるの所、臍の左右は腎に属し」また「その直行するは肓兪より腎処に属してより上行し」

これでみてもわかるように腹臍部の腎経は臍傍の肓兪穴より体奥を後走して腎処にいたるが、この走路をなすものが上腸間膜動脈およびこれに付随する腹膜であって、これが当筋節（体節）の中心となるものである。

Ⅵ．トライツ氏筋と腎処

トライツ氏筋は腹腔および上腸間膜両動脉根より起って滑平筋束に結合織を交え、十二指腸筋織膜縦層に放射状に附着しているが、一に十二指腸提挙筋ともいわれ、これは前記腎経の肓兪ー腎処間の動脈以外の内容すなわち走路を示すものにほかならない。このトライツ氏筋も霊枢経脈第十にいわれた「腎処」なる漠然たる内容を相当明確にできると思う。（以上）

(10) 脈状診

人間の気は経脈を流れると考えた。その気には衛気・栄血があって、経脈に沿った流れは衛気、経脈の中を流れるのは栄血である。川に例えるなら、気の流れが多ければ経脈の流れも太くしっかりとした搏動を診ることができる。

脈診の際の脈に乱れがあれば経脈も乱れていると考えられた。例えば細い打ち方をすれば寝不足や精神の疲労など気が不足したことを意味する。しかし、ゆったりと搏動すれば体調が安定している、と理解される。こんな調子で脈診に臨むのである。脈状診の代表として七表、八裏、九道の脈について王叔和の脈経図説（脈影図説）図を見よう（図6－7－1）（図6－7－2）（図6－7－3）。

脈状診にはいろいろな用い方がある。次にそれを紹介したい。

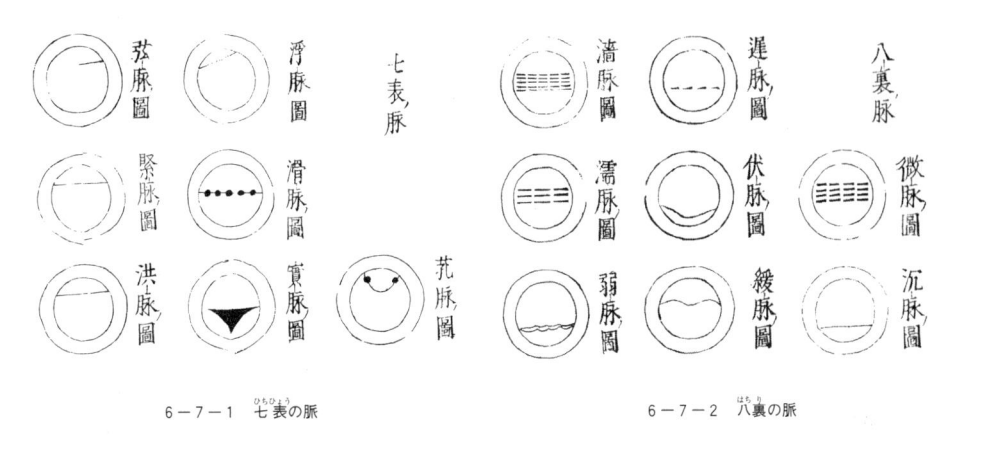

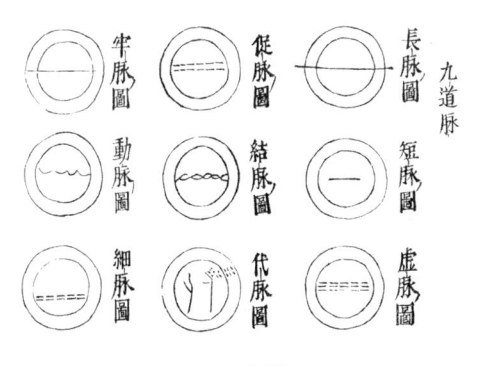

6章 脈診

6-7-1 七表の脈

6-7-2 八裏の脈

6-7-3 九道の脈

〇 脈診で症状を診る

・「それ脈は血の府なり。長なれば則ち気治り、短なれば則ち気病む、数なれば則ち煩心し、大なれば則ち病進む。上盛なれば則ち気高ぶり。下盛なれば則ち気脹る。代なれば則ち気衰え。細なれば則ち気少し。濇なれば則ち心痛す。渾渾として革に至り涌泉の如きは、病進て色弊れ。緜緜として其の去ること弦の絶する如きは死す」（素問 脈要精微論篇 第十七）。

この文章について、岡本一抱の『素問諺解』、太素経巻十五 診候之二 尺寸診などを参考にして、字句を調べてみよう。以下のようになる。

脈は血の府：経脈は脈を撃つ所であり、府は物の会う所・倉庫であり、血は「脈の盛衰は血気の虚実有餘不足を候う」（霊枢 逆順篇 第五十五）とあって、血は気を含めて

453

考えるほうが分かりやすい。

　長・短：脈口部の寸関尺より「長い」か「短い」で、長は気血に不足なしであり、短は気血の虚を意味する。

　数：頻脈は火熱の候で胸中の煩を指す。

　大：外邪の時は邪が進み、内傷の時は陰火の動を考える。

　上・下：脈口部の寸関尺に分けて考えるよりも、上は人迎部、下は脈口部と考えた方が分かりやすい。従って上盛の「気高ぶり」は逆上した喘息、精神の上昇性を考え、下盛の「気脹る」は腹部の脹満などを推定する。

　代：脈が欠代する時は気が衰えている時である。

　渾渾として革に至り涌泉の如きは、病進で色弊れ：脈が乱れて順序がなく至り、泉の涌き出て帰る所がないようなうち方をしているのは病気が進行性であることを意味する、と受け取れる。しかし、『重廣補註黄帝内経素問』の新校正に、甲乙経・脈経では「渾渾革革至如涌泉病進而色弊弊緜緜其去如弦絶者死」に作るという。

　緜緜として其の去ること弦の絶する如きは死す：王氷のいう様に、微々とした脈であるかないか分からない様な、突然消えるような脈では予後が悪い、といえよう。

・「寸口の脈、手に中ること短なる者は頭痛と曰う。
寸口の脈、手に中ること長なる者は足脛痛と曰う。
寸口の脈、手に中ること促にして上り撃つ者は肩背痛と曰う。
寸口の脈、沈にして堅き者は病が中に在りと曰う。
寸口の脈、浮にして盛なる者は病が外に在りと曰う。
寸口脈、沈にして弱は寒熱及び疝瘕、少腹痛と曰う。
寸口の脈、沈にして横は脇下に積有りと曰う。腹中に横積有りて痛む。
寸口の脈、沈にして喘は寒熱と曰う。(素問 平人気象論篇 第十八)

　太素経巻十五 診候之二 尺寸診を参考にしながら調べてみると次のようである。

　短なる者は頭痛＝人迎脈に対して寸口部（脈口部）を診る法である。短なる脈は寸口部の一寸九分の長さに満たない短い脈であり、短は陽気不足で頭痛を病むという。

　長なる者は足脛痛＝寸口部の一寸九分の長さ以上を長脈といい、長は陽気有餘、陰気不足であるから足脛痛を起こす。

　促にして上り撃つ者は肩背痛＝促は急促逼迫な状態で、下から上り撃つ様なうち方は陽気が盛んである。陽脈は肩背を行くので肩背痛となる。

　沈にして堅き者は病が中に在り＝太素経には「沈にして緊」とあり、沈緊は陰脈であり、病が臓に在る、そこで沈緊である、という。

　浮にして盛なる者は病が外に在り＝浮盛は陽であり、寸口部なので陰中の陽、つま病が腑に在るという。

6章 脈診

　沈にして弱は寒熱及び疝瘕、少腹痛＝沈は陰気盛ん、弱は陽気の虚、陰盛陽虚故にこれらの病気になる。
　沈にして横は脇下に積有り＝太素経には「沈而横堅」とあり、沈横而堅は陰盛なので「脇下に積有り」ということになり「腹中に横積有りて痛む」となる、という。
　沈にして喘は寒熱＝沈は陰気、脈動が人の喘する如きは陽であり、そこで寒熱であることを知る。
・「脉急は疝瘕少腹痛と曰う。脉滑は風と曰う。脉濇は痺と曰う。緩にして滑は熱中と曰う。盛んにして緊は脹と曰う」（素問 平人気象論篇 第十八）。
　脉急は疝瘕少腹痛＝急脈について『黄帝内経素問校注語訳』（郭靄春編：天津科学技術出版社，1981.）は『広雅』の釋詁から引用して、緊は急なりとして、緊脈あるいは緊張した脈を指し、このような時は疝瘕し少腹痛を起こすという。疝瘕について『漢方用語大辞典』（創医会学術部編『漢方用語大辞典』．p741. 燎原. 1988.）では、風邪が熱と化して下焦に伝わり、湿と相結して起こり、小腹が熱痛し、尿道より白色粘液の流出がある、とある。
　脉滑は風＝滑脈は陽が動ずる脈なので風となる。
　脉濇は痺＝血脉が閉じ、それは痛みなり。
　緩にして滑は熱中＝中焦が内熱盛んの候なり。
　盛んにして緊は脹＝寸口の脈盛緊実は陰気内積し、故に脹を為す。

〇 病位の内外を診る
・「脉が盛滑堅は病が外に在りと曰いう。脉が小實で堅は病が内に在りと曰う」（素問 平人気象論篇 第十八）。
　ここも太素経巻十五 診候之二 尺寸診を参考にするとつぎのようである。
　寸口が盛滑堅は病が甚だしくて外に在る。つまり盛滑の二陽と堅の陰で、陽盛陰少なので、病は甚だしといい、六腑に在るなり。
　小實も堅も陰なので病は甚だしといい、五藏に在るなり。
・病位の内外を診る方法は霊枢 五色篇にもあり原文を引用すると次のようである。
「雷公曰く、病の益々甚しきと、その方に衰るのと、如何いかん。
黄帝曰く、外内皆な在り。その脉口を切るに．滑小緊で以て沈は病益々甚しくして中に在り。
人迎の気が大緊で以て浮なるは其の病が益々甚だしくして外に在り。
その脉口が浮滑なのは病が日に進む。人迎が沈で而も滑なる者は、病は日に損じてくる。
その脉口が滑で以て沈なのは、病が日に進みて内に在り。
其の人迎の脉が滑盛以って浮なる者は其の病は日に進みて外に在り。

455

脉の浮沈及び人迎と寸口の気と小大が等ものは、病已え難し。
病が藏に在って、沈にして大なる者は已え易く、小は逆と為す。
病が府に在って、浮にして大なる者は其の病は已え易い。
人迎が盛堅なる者は寒に傷らる。気口が盛堅なる者は食に傷らる」（霊枢 五色篇 第四十九）。

○ 予後を診る

予後について調べようとすると沢山の文例にぶつかるが次の文章が代表である。
これ以外についてはこの前後の文例を見ると分かるようにかなりほかの内容とだぶって記載されているので、それらを参考にして頂きたい。
・「脉が陰陽に従ものは病が已え易い。
脉が陰陽に逆うものは病は已え難い。
脉が四時の順を得るものは病に他无と曰う。
脉が四時に反し、及び藏を間ざるを已え難しと曰う」（素問 平人気象論篇 第十八）。

これらの文例のうち最後の「藏を間ざる」について、結果的には相剋関係の臓器に伝わるときは「已え難し」であるという。「藏を間る」とは相生関係の臓器に伝えることであり、このような時は癒え易い、と説明される。

○ 生理状態を診る

脈状と生理関連の内容とはいろいろな意味で緊密な関係にあるし、たくさんの領域にまたがっているので、次の文例はごく一部にしか過ぎない。
・「婦人の手少陰、脉動が甚しきは子を姙めり」（素問 平人気象論篇 第十八）。
・「胃気の無きものは但だ眞藏の脉を得て、胃気を得ざるなり。所謂脉に胃気を得ざるとは、肝は弦ならず、腎は石ならず」（素問 平人気象論篇 第十八）という。

このような脈論の展開は東洋医学の他の古典にも見られる。傷寒論でも認められるので、弁脈法から引用してみよう。

「問うて曰く。脉に陰陽有り。何を謂や。答えて曰く。凡そ脉の大・浮・數・動・滑は此れ陽と名づけるなり。脉の沈・濇・弱・弦・微は此れ陰と名づけるなり。凡そ陰病に陽脉を見す者は生き、陽病に陰脉を見す者は死す。

問うて曰く。脉に陽結陰結なる者有り。何を以て之を別つや。答えて曰く。其の脉が浮にして數、能く食して大便せざる者は此れ実と為す。名づけて陽結と曰う。十七日を期して當に劇きとなす。其の脉が沈にして遅は食すること能わず、身体重く、大便が反って鞕きは名づけて陰結と曰う。十四日を期して當に劇きとなす。

問うて曰く。病に洒淅として悪寒し、而して復た発熱する者有るは何ぞや。答えて曰く。陰脉が不足し、陽が往きて之に従い陽脉も不足し、陰も往きて之に乗ずる。何

を陽不足と謂うや。答えて曰く。假令寸口の脉が微なれば名づけて陽不足と曰う。陰気が上って陽中に入れば則ち洒淅として悪寒するなり。曰く、何を陰不足と謂うか。答えて曰く。尺脉が弱は名づけて陰不足と曰いう。

流れる珠の如き者は、衛気衰るなり。営気が微る者は燒鍼を加えれば則ち血留まりて行かず、更に発熱して躁煩するなり」(傷寒論 弁脉法 第一)。

○ 三陰三陽を脈診で知るには
・霊枢を診る限りでは病人の観察に三陰三陽を用いる場合には人迎脈口診が大切になる。人迎脈口診については、2)脈診についての一般知識、の中の (3) 脈診部位、この中の (3) 人迎脈口診を霊枢終始第九から引用する、にその大概を書いたので参考に供する事ができる。

それ以外で脈診によって三陰三陽を診る方法は次のようである。
・「太陽脉の至るや洪大で以て長。少陽脉の至るや乍ち数、乍ち疎、乍ち短、乍ち長。陽明脉の至るや浮大にして短」(素問 平人気象論篇 第十八)。
・傷寒論の脈――太陽――浮、
　　　　　　　陽明――遅、
　　　　　　　少陽――弦細、
　　　　　　　太陰――弱、
　　　　　　　少陰――微細、
　　　　　　　厥陰――微。

傷寒論では三陰三陽を決めるために脈診以外の症状も大切であり、これによってかなり精度が高まり用いられやすくなっている。とはいえ漢方薬の薬理特性との関係を無視することができないのは当然である。

・七難曰……
少陽の至るや、乍ち大脈で乍ち小、乍ち短乍ち長。
陽明の至る、浮大にして短。
太陽の至るや、洪大にして長。
太陰之至るや緊大で而長。
少陰の至や、緊細而して微。
厥陰の至や、沈短而して敦（重く沈んだ脈）」(七難)。

人迎脈口診、傷寒論、七難……これらの脈診法は三陰三陽に分類する基準・尺度が違う。人迎脈口診は胃気の量で区分し、傷寒論は病位で三陰三陽を分類している。このように違いはあるものの同じ文化圏の中でのせいか三陰三陽の症状に対する対処の仕方には似た局面のあるのも面白いことである。例えば患者を人迎脈診で評価するときには傷寒論の症状は殆どそのまま参考になる、といった具合である。

○ 基本的な脈状とは何か
・「脉の小大、滑濇、浮沈は指を以て分つ可きなり」（素問 五藏生成篇 第十）。
・「四脈（浮沈遅数）を祖と為す。　医林正宗に曰く。
浮にして力有るを風。浮にして力無なきを虚。
沈にして力有るを積。沈にして力無を気。
遅にして力有るを痛み、遅にして力無きを冷。
数にして力有るを熱。数にして力無きを瘡（膿腐故）となす」
　　　　　　　　　　（曲直瀬道三（東井）：診切指南編三、『十五指南』... 1649.）
　これ以上分解することができない脈で、そのまま臨床上意味のある脈状を基本的な脈状というようだ。

○ 素問 大奇論篇 第四十八に出てくる死脈
　　　　　　　　（小曽戸丈夫：『意釈類経』第一冊, p.385～389, たにぐち書店, 1994.）
　　　　　（小曽戸丈夫校注, 池田政一訓訳：『脈經』第二冊, p.891～893, 谷口書店, 1991.）
・脈の至りが浮合、浮合とは数の如く一息に十至以上であり、是れは経気が不足に予しているから也、微見してより九十日にて死ぬだろう。
　　〔脈経〕脈の拍動に浮合というのがある。浮合とは数脈のような感じで、一呼吸に十回以上拍動する。これは経脈の気が不足しているためである。この脈がかすかに現れ始めてから九十日目に死亡する。
　　〔類経〕浮合とは浮波が後から合わさって前に催るように、泛泛として無常なこと。一息に十至以上で其の状は数のようだが、実は数熱之の脈でなく、是れは経気の衰極である。微見とは始見のこと、此の脈を初見すれば九十日を期として死す可しと言う。若し見れて已に久しいと、必ずしも九十日をまたない。九十日に在るとは、時が更り季が易り天道が変わって人気が従うからである。
　　予とは与と同じ、くみするの義、下も同じ。
　　（波が打ちかけてくるような浮で力無い脈。）

・脈の至りが火薪の然る如き、是れは心精之の奪に予した也、草の乾くころ死ぬはずだ。
　　〔脈経〕脈の拍動が新たに火が燃えるような感じのものは、心の精気が不足しているためである。草が乾いて枯れる冬になると死亡する。
　　〔類経〕火薪のもえる如しとは、来れば焔の鋭ったようで、去れば滅る速さのよう、此れは火蔵に無根の脈である。すなわち心経の精気が奪[*1]に与したもの。夏令は火王で猶お支えうるも、草乾くころ死ぬとは、陽の尽きる

時だからである。

*1 奪、脱。(著者 注：火薪がもえるような、小さな木片の薪を燃やすようなチラリチラリと脈が来たり来なかったりする脈。心精が末端まで与えられたり、行きわたらなかったり。秋から冬にかけて死す。)

・脈の至りが散葉の如き、是れ肝気の虚に予したもの、木葉の落ちるころ死ぬはずだ。

〔脈経〕脈の拍動が木の葉が散るような感じのものは、肝の精気が不足しているためである。木の葉が落ちる秋になると死亡する。

〔類経〕散葉の如しとは、浮泛無根のこと。此れは肝気が大虚して、全く収斂しないからだ。木葉が落ちるとは、金勝で木敗、肝の死す時である。

・脈の至りが省客の如き、省客とは脈が塞で鼓なること、是れは腎気の不足に予したもの、棗華が懸去するころ死ぬはずだ。

〔脈経〕脈の拍動が訪問客のように遠慮しがちにくることがある。これは脈が塞がっているのだが、それでも時には強く拍動することもある。これは腎の精気が不足しているためである。棗の華がなくなる初夏に死亡する。

〔類経〕省客とは省*1問の客の如く、或いは去り或いは来ること。塞とは或いは無にして止むこと。鼓とは或いは有って搏をいう。是れは腎原の不固で、主持する所が無いからだ。棗華の候とは初夏の時であり、懸とは華が開くをいい、去とは華の落ちること。棗華が開落する時に火王して水敗し、腎虚は死ぬと言うこと。

*1 省問　気嫌伺いに訪問すること。

・脈の至りが丸泥の如き、是れは胃精の不足に予する也、楡荚が落ちる而死ぬだろう。

〔脈経〕脈の拍動が泥の玉を撫でているような感じのものは、胃の精気が不足しているためである。楡の実が落ちる春に死亡する。

〔類経〕丸泥とは泥弾の状、堅強短濇の謂。此れは胃精、中気の不足である。楡*1荚とは楡銭のこと、春深きころ落ちる。木王の時で、土敗すれば死す。

*1　楡荚　楡の果実。楡銭は楡荚に似た漢代の貨幣。

・脈の至りが横格の如き、是れは胆気の不足に予する也、禾が熱し而死ぬだろう。

〔脈経〕脈の拍動が横たわった木に触れるような感じのものは、胆の精気が不足しているためである。稲が実る秋に死亡する。

〔類経〕横格とは横木が指下で格つように長で且つ堅、是れは木の真蔵であり、

胆気の不足である。朿は秋に熟し、金令の王なとき、故に木敗して死す。

・脈の至りが弦縷の如く、是れは胞精の不足に予するもの、病で善く言のは霜が下るころ死ぬはずだが、言べらないとなおせる。

　　〔脈経〕脈の拍動が弦のように細く感じるものは、胞の精気が不足しているためである。病的によく喋る者は、霜のおりる頃に死亡する。喋らない者は治る。

　　〔類経〕弦縷とは弦の急った如く、縷が細い如に、真元の虧損した脈を也。胞とは子宮の也。命門は元陽の聚まる所で也。胞の脈は腎に繫がり、腎の脈は舌本に繫がる。胞気が不足すれば静かで無言の当だ。今反って善く言る、是れは陰気が蔵せずに、虚陽が外に見れたもの。時が霜の下るに及び、虚陽が消敗して死す矣。故に其の善く言る与りも、無言に若くはない。腎気が猶静であって、尚お治しうる。

・脈の至りが交漆の如き、交漆と者左右に傍れ至る也。微見して三十日に死ぬだろう。

　　〔脈経〕脈の拍動が漆を絞る時のように、左右にねじれて太さが一定でない場合は、四十日目に死亡する。

　　〔類経〕交漆とは写漆の交うが如きをいう。右右に傍れ至るとは、纏綿として清しないこと。微見とは初見である。三十日とは月建*¹の易を為い、しかも陰陽が偏り敗われると一ヶ月のときを過ぎることはない。

　　　　*¹ 月建　太陰暦の毎月、初昏に北斗柄の指す十二辰。

・脈の至りが湧泉の如く、肌中に浮鼓するは太陽気の不足に予する也、少気であり韮英を味わうころ死ぬだろう。

　　〔脈経〕脈の拍動が湧き水のように、肌肉の中で浮き上がってくる感じのものは、太陽経脈の気が不足しているためである。呼吸が浅い場合は、韮の初物を食べる頃に死亡する。

　　〔類経〕湧泉とは泉の湧くが如く、升は有っても降は無く、しかも肌肉の中で浮鼓すること。これは足太陽膀胱の気が不足である。膀胱は三陽であって外を主どる。今其の外実内虚、陰精の不足、故に少気という。韮の英を味わう時に至って死す当しとは、冬が尽きた春初に水は漸く衰えるからだ。

・脈の至りが頽土の状の如く、按じても得られない、是れは肌気の不足に予したもの、五色に先ず黒を見せば、自壘の発するころ死ぬだろう。

460

〔脈経〕脈の拍動が崩れ落ちる土に触るような感じで、これを按圧するとなくなる場合は、肌肉の気が不足しているためである。顔面に五色の内の黒が現われると、葛の若葉が出るころに死亡する。

〔類経〕頹土の状とは虚大無力にして按じてもわからないこと。肌気とは脾気をいう。脾が肌肉を主どるからである。黒は水の色であり、土敗が極まって水が之これに反乗し、故に死ぬはずである。蔂は虆*¹に同じで蓬*²藟の属、虆に五種が有って白いのは春に発する。木王の時、土は当に敗われる。

*¹ 虆　フジカヅラ、不詳。
*² 蓬虆　ヘサイチゴ、不詳。

・脈の至りが懸雍の如き、懸雍とは浮で揣切すれば大きさを益す、是れは十二俞の不足に予するもの、水が凝るころ死ぬはずだ。

〔脈経〕脈の拍動が懸雍、つまり浮いているが、これを按圧するとますます大きく感じる脈のことである。このような脈は十二経脉の俞穴の気が不足すると現われる。水が凍る冬に死亡する。

〔類経〕懸雍とは喉間に下垂する肉乳をいう。懸雍の如く浮で揣切*¹すると大きさを益すとは、浮短で孤懸、上は有るも下の無いこと。俞は皆背に在り、十二経蔵気の繫る所である。水が凝るころ死ぬとは、陰気が盛で孤陽が絶するによる。

揣とは杵，水，切。俞は輸に同じ。
*¹ 揣切　揣で切る。

・脈の至りが偃刀の如き、偃刀とは浮かして小急、按すと堅大急、五蔵が菀熱し寒熱のみ腎に并まること、此の如な其の人は坐れなくなって、立春のころ死ぬはずだ。

〔脈経〕脈の拍動が偃刀、つまり浮かべてみると小さくて引き締まっていて、按圧すると堅く大きくて引き締まっている脈のことである。このような脈は五藏に熱がこもって、寒と熱が腎にだけ集まっている時に現われる。このような患者で、じっと坐っておれなくなったものは立春に死亡する。

〔類経〕偃刀とは臥刀のこと。浮かして小急とは刀口の如きこと。按すと堅大急とは刀背の如きこと。此れ五蔵が菀熱して発し寒熱になったもの。陽がさかんだと陰が消え、故にただ腎にのみ并まる。腰は腎の府、腎陰が既に虧ると起坐できない。立春のころ陽は盛んになり陰が日に衰え、ゆえに死ぬ当である。

菀は鬱に同じ。

461

・脈の至りが丸のように滑らかで手に直らない、手に直らないとはおしても得えられないこと、是れは大腸気の不足に予したもの、棗葉が生ずるころ死ぬはずだ。

〔脈経〕脈の拍動が玉を触った時のような感じで、くりくりして按圧すると逃げてしまうような感じのものは、大腸の精気が不足しているためである。棗の葉がもえ出る頃に死亡する。

〔類経〕丸の如しとは短で小をいう。直は当である。滑小で無根、しかも按ずるに勝られないと言うこと。大腸は庚金に応じ、棗葉は初夏に生ずる。火王すれば金衰し、故に死す。

・脈の至りが華の如きは人を善く恐れ、坐臥を欲ずに行立常聴令る。是れは小腸気の不足に予したもの、季秋のころ死ぬはずである。

〔脈経〕脈の拍動が軽い感じのものは、落ち着きがなくて恐怖症となり、座ったり寝たりしたがらない。立ったり歩いたりして、いつも聞き耳を立てているものは、小腸の精気が不足している。秋のおわり頃に死亡する。

〔類経〕華の如しとは、草木の華のように軽浮柔弱なるをいう。小腸は丙火に属し、心と表裏である。小腸の不足は気が心に通じて善く恐れ、坐臥を欲ない。心気が怯えて寧でないからだ。行立*¹常聴*²とは恐懼が多くて疑を生ずること。丙火は戌*³で墓にはいる。故に季*³秋に当って死ぬだろう。

*¹ 行立　立ち振舞い
*² 常聴　常に耳を聳る
*³ 戌季秋　戌は陰暦九月、孟秋は七月、仲秋は八月、季秋が九月、つまり小腸は丙すなわち陽符、心は丁すなわち陰臓ということ。季秋とは冬の始まる直前だから火が水によって滅する直前、故に墓にはいるという。

○ 怪脈（死脈）

『脈經』、巻之五、扁鵲診諸反逆死脈要訣第五に死脈の種類や症状が記録されている。〈小曽戸丈夫校注、池田政一訓訳：『脈経』、第二冊（巻之四～六）、p.862～864、谷口書店、1991.〉から引用させていただくと次のようである。

「第二条
・脈病みて人病まざるも、脈来ること屋漏、雀啄のごときは死す、また経に言う、病を得て七八日、脈の屋漏、雀啄のごときは死す。

何ら症状がなくても、脈の拍動が屋漏、すなわち雨漏りのような感じであったり、雀啄、すなわち鳥が餌をついばむような感じの場合は死亡する。また経典には、病気になって七、八日過ぎてころに、脈が屋漏や雀啄のような状態になった場合

6章 脈診

は死亡すると書かれている。
- 脈来ること弾石のごとく、去ること解索のごときは死す。
　　脈が拍って来るときは石を弾いた時のように強く、去るときは綱を解いた時のように芯に力がない場合は死亡する。
- 脈困れ人病みて、脈は鰕の游するがごとく、魚の翔するがごときは死す。
　　脈に異常が現われていて、症状もあって、脈の拍動が鰕が游ぐ時のような、あるいは魚がゆったりとしていて、時々尻尾を動かしている時のような感じの場合は死亡する。
- 脈、懸薄にて索を巻くがごときは死す。
　　脈がうつろで薄っぺらで、綱を巻き上げる時のように、細い感じの場合は死亡する。
- 脈、転豆のごときは死す。
　　脈が豆を転がしたときのように、ころころした感じの場合は死亡する。
- 脈、偃刀のごときは死す。
　　脈が刀を伏せた時のように細い感じの時は死亡する。
- 脈、涌々として去ざるは死す。
　　脈が次から次へと湧き出すような感じの場合は死亡する。
- 脈、たちまち去りたちまち来り、しばらく止てまた来るものは死す。
　　脈の拍動が急に出てきたり急に感じなくなったりして、しばらく止っていたかと思うとまた拍動してくるような場合は死亡する。
- 脈、中侈するは死す。　（中侈：度を過ぎる意？）
　　脈の拍動のリズムが一定でなく、急に強くなったりする場合は死亡する。
- 脈、分絶するは死す。（上下に分散するなり、と割註がある）
　　脈の拍動が寸、関、尺の三部でばらばらの場合は死亡する。
　　（屋漏脈は遅くて不整、雀啄脈は早くて不整ということである）

『脈経　図説巻之下』、十六怪脈にも記載があり参考になる。脈の名前だけ引用すると次のようである。
　蝦遊脈、魚翔脈、偃刀脈、覆蓮脈、釜沸脈、盞口脈、雀啄脈、屋漏脈、弾石脈、解索脈、藤蔓脈、土丸脈、翻敗脈、大極脈、解股脈、脱尸脈などを挙げている。（図6－8）

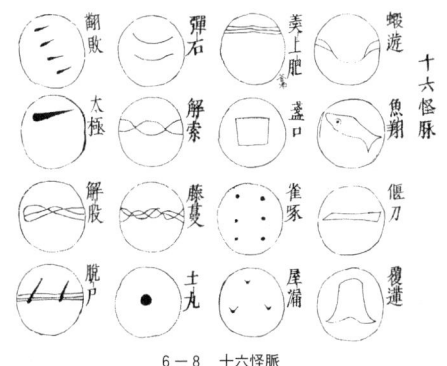

6－8　十六怪脈

○ 脈診に関するその他の事項

　その脈口を持してその至るを数える。
五十動にして一代せざる者は五臓皆気を受く。
四十動に一代する者は一臓に気無し。
三十動に一代する者は二臓に気無し。
二十動に一代する者は三臓に気無し。
十動に一代する者は四臓に気無し。
十動に満たずして一代する者は五臓に気無し。これに短期を予う……
五十動にして一代せざる者は以て常と為すなり。以て五臓の期を知る(霊枢 根結篇 第五)。

・『診家枢要』(滑伯仁．元．1359．)の「枢要玄言」に
　"脈は気血の先なり。気血盛なれば脈盛ん。気血衰うれば脈衰う。気血熱あれば脈は数。気血寒あれば脈は遅。気血微あれば脈は弱。気血平なれば脈治まる。又、長人(背が高い人)の脈は長。短人の脈は短。性が急の人の脈は急。性が緩の人の脈は緩。左が大なるは男は順。右が大なるは女は順。男子の尺脈は常に弱。女子の尺脈は常に盛。此れ其の常なり。之に反する者は逆す……"と脈経(王叔和．西晋．280 ?．) ・巻2・遅速短長雑脈法第十三にある文章を引用している。

・『診家枢要』の「持脈平法」に脈の診方が記載されている。
　「脈を持する要は三つ有り。曰く挙、曰く按、曰く尋。軽い手でこれを循すを挙と曰う。重い手でこれを取るを按と曰う。軽からず重からず委曲*してこれを求めるを尋という。初めて脈を持するには軽手でこれを候う、脈が皮膚の間に見わる者は陽なり、腑なり、亦た心肺の応なり。重手でこれを得るに、脈が肌肉の下に附く者は陰なり、臓なり、亦た腎肝の応なり。軽からず重からず中ほどにてこれを取るに、その脈が血肉の間に応ずる者は、陰陽の中和に相い適う応にして、脾胃の候なり」。
*遠藤了一氏は『診家枢要』(p.18, オリエント出版, 1995．)に「詳しく」と註している

・『脈経』．(王叔和．西晋．280 ?．)(現存する脈に関する一番古い本──ただし脈経は経脈を脈といい、脈診のことばかりではない。経脈やその病証にも触れているし、経脈を観る方法としての色診にも触れている)
巻一，平虚実 第十で三虚三実を言う。
　「人に三虚三実有り、何の謂ぞや。然なり。脈の虚実有り。病の虚実有り。診の虚実有り。
　脈の虚実は、脈の来ること軟なるは虚と為し、牢なるは実と為す。

病の虚実は、出る者は虚と為し、入る者は実と為す。言う者は虚と為し、言わざる者は実と為す。緩なる者（症状がゆったりしている）は虚と為し、急なる者（症状が急激なもの）は実と為す。

診の虚実は、痒い者は虚と為し、痛む者は実と為す。外痛内快は外実内虚と為し、内痛外快は内実外虚と為す。故に虚実と曰なり」（脈経，巻一，平虚実 第十）。

・『脈学輯要』（多紀元簡，1795.）より日本の脈診の研究を紹介する。

「脈は医の大業なり……脈象は如何と訊ぬるに、浮沈遅数大小のほか識別する者すくなし。況や洪大軟弱牢革の差においては茫として答うる能わず……脈の候は幽にして明かにし難く、心の得る所は口で述べる能わず……。寛政七年乙卯歳春正月二十有七日 丹波元簡 書す」とあり。

<浮>
・十八難に曰く、浮は脈が肉の上に在て行るなり。
・滑伯仁曰く、浮は沈ならざるなり。これを按じて足らず、軽挙すれば余有り、指に満ちて浮上するを浮という。（診家枢要）
・張介賓曰く、すべて浮にして力有り、神有るは陽有余となす。陽有余なれば火が必ずこれに随う。或は痰が中に見われ、或は気が上に壅がる、類推すべきなり。浮にして力無く空豁なるは陰不足となす。陰不足なれば水虧るの候なり、或は血が心を営せず、或は精が気を化せず、中か虚なることを知るべし。もし、これらを以って表證となすときは害莫大なり……。

<沈>
・王叔和曰く、沈脈はこれを挙げれば不足、これを按せば有餘（一曰く、これを重按すれば乃ち得。）
・王士亨曰く、沈脈の状はこれを肌肉の下に取りこれを得る。
・黎民壽曰く、沈は陰気厥逆し、陽気舒びざる候。沈は浮と対す。浮は陽邪勝つ所、血気発越して外に在るを以って、故に陽は表を主どると為す。沈は陰邪勝つ所、血気困滞し振るわず、故に陰は裏を主どると為す……。

という調子でかかれている。この書物は中国でもかなり高く評価されている。

・脈状診
浮脈＝表面にあって深いところにない脈。
　　外感表証、感染症の初期に多い。病状は一般に比較的軽い。
　　心拍出量の増加、末梢血管の拡張、血管弾力性の低下、動脈充満度の増大
　　治療－浅く刺す
沈脈＝深いところにあって表面にない脈。

裏証、気滞や虚証でも沈になることがある。
心拍出量の低下、末梢血管の収縮、血管弾力性の増加。
治療－深く刺す

数脈＝今日の頻脈、1呼吸の間に5回以上打つ脈
多く熱証に属す、感染症の初期・中期・極期いずれにもみられる。心筋炎、甲状腺機能亢進症。感染症などで血圧が下降し、洞性頻脈を起こしている場合、心筋の変調による代償性頻脈。
治療－人迎脈診に応じて治療。注意を要する刺鍼が必要。

遅脈＝今日の徐脈、1呼吸の間に4回より以下で打つ脈
寒証、脳振盪、脳溢血、脳内圧亢進による迷走神経中枢の変調。甲状腺機能低下、疲労感を持ちやすい。
迷走神経の機能亢進、房室間の刺激伝導障害、労働した人の生理的現象でも起こる。
治療－人迎脈診に応じて治療。

実脈＝力のある脈、硬脈。
実証、疾病に対する抵抗力が強いことを示す、痛みを伴う、実浮は発熱・頭痛、実沈は腸満寒中・不消化・気寒・寒痛、小実は熱下痢。
拍出量、血管弾力性、脈圧が正常ないしやや昂進している状態であることを示す。
治療－瀉法、手足末端を取穴。

虚脈＝力のない脈、軟脈。
全身倦怠、艶が悪い、疲れやすい。虚浮は衛気の虚、中暑、かぜ。虚沈は栄血の虚。弱は筋痿、筋に弾力がない。微は気血不足、痞。
拍出量の減少、血管弾力性の低下、低血圧などによる。
治療－補法、患部、臓腑に近い取穴

3）現代医学による脈拍の触診

(武内重五郎:『内科診断学』, p.239〜246, 南江堂, 1984. より引用)

脈拍（動脈拍動）の触診は今日においても重要な意義を有し、すべての患者についてその所見を記載しておかねばならない。

（静かな池に石を投ずると波紋を生じ広がってゆく、脈拍はこれにたとえられるもので、心臓収縮期に大動脈中へ急激に駆出された血液により生じた波動が末梢側へ伝播されるにつれておこる動脈壁の拍動である。血柱の動きそのものを表すのではない。）

観察は次の諸点について行なう。

　　頻度（脈拍数）：頻脈と徐脈　　　東洋医学の遅数脈のこと
　　調律（リズム）：整脈と不整脈
　　大きさ：大脈と小脈　　　　　　速脈は同時に大脈→東医の緊脈
　　遅速：速脈と遅脈　　　　　　　遅脈は同時に小脈→東医の緩脈
　　緊張：硬脈と軟脈　　　　　　　東洋医学の虚・実脈
　　血管壁の性状
　　左右差の有無

観察はまず最初両側同時に行い、脈拍に左右差がないかどうかを調べる習慣を身につけるとよい。左右の脈拍に差のないことが分ったら、以後の詳細な観察は一側のみについて行ってよい。左右差があればもちろん各側について別々にその所見を記載する。ときに一側あるいは両側橈骨動脈の走行異常があり、通常の触診部位では触知されないことがある。このような場合、往々真の脈拍欠如と誤ることがあるので注意を要する。

頻度（脈拍数）

脈拍数の正常範囲は性・年令により異なり、また精神的ならびに肉体的条件によっても影響される。覚醒状態における安静時（肉体的及び精神的）の脈拍数（1分間）は成人で男性 60〜80、女性70〜90、小児では 出生時約130、3歳までは 100を越える。睡眠中は通常脈拍数は減少し、男性 50〜70、女性 60〜75（成人）であり、45〜50程度のこともまれではない。鍛練されたスポーツマンは覚醒時でも 40〜50程度のことがみとめられる。

脈拍数は運動・食事後増加する。また吸気時やや増加し、呼気時減少する傾向がある。精神の緊張・興奮も脈拍数を増加させる。

a．頻脈

成人において1分100以上の脈拍数を示すとき頻脈という。

発熱を伴う疾患は頻脈を呈することが多く、通常1℃の体温上昇につき脈拍数が8／分増加する。ただし腸チフスでは、著明な体温上昇にもかかわらず脈拍数はごく軽度しか増加しない。重症貧血・大量出血・鬱血性心不全時も頻脈をみるのが一般である。

甲状腺機能亢進症も頻脈の原因として忘れてはならない。本症は微熱を呈することが多いが、体温上昇の程度に比し頻脈の程度がいちじるしい。

b．徐脈

脈拍数が60／分以下のとき徐脈という。

正常人でも睡眠時やスポーツマンなどでしばしばみられる。疾患時では、黄疸・脳圧亢進（迷走神経刺激による）・甲状腺機能低下（粘液水腫）などで徐脈をみることが多い。種々の感染症（とくにインフルエンザ・肺炎）の回復期にもしばしば徐脈となる。腸チフスは発熱に比し相対的に徐脈を呈するのが特徴である。

1分間50、とくに40以下の高度徐脈は心臓ブロックによることが多い。このような患者は痙攣を伴う失神発作をきたすことがあるので、そのような既往の有無に注意することが大切である（Adams-Stokes症候群）。

調律（リズム）

脈拍のリズムが不規則のとき、これを不整脈という。不整脈は心疾患の重要な症状の一つであるが、一方、重篤な心疾患でも不整脈のないこと、またなんら器質的心疾患がないのに著明な不整脈を呈することもあることを忘れてはならない。

不整脈には多くの種類があり、そのあるものは脈拍の触診および心臓の聴診により診断できるが、心電図によらねば診断不可能の場合もありうる。

a．呼吸性不整脈

脈拍は深吸気時に数を増し、深呼気時に減少する傾向がある。その程度が強く、平静呼吸時にも明瞭な呼吸性変動をみるとき、呼吸性不整脈といい、洞不整脈の一種である。幼児・若年者にみることが多く、特に臨床的な意義はない。

b．期外収縮

心臓収縮がそのおこるべき時期よりも早期におこるとき期外収縮という。もっとも多い不整脈の一種である。

期外収縮は心臓が十分に拡張せず左室内血液がまだ少ないうちにおこる収縮であるから、正常収縮に比べ脈拍は小さいのが通常である。

c．絶対性不整脈

　脈拍がなんらの規則性も有しないものであり、その大きさも絶えず変化する。恒久性不整脈ともよばれるが、一過性のこともあり、必ずしも恒久性ではないのでこの名称は適当ではない。

　ほとんどつねに心房細動によるものである。この場合、同時に心臓部で聴診を行い心拍数を算えると、脈拍数との間にかなり差のあることがある。この心拍数と脈拍数の差を脈拍欠損という。鬱血性心不全があり心拍数が多いとき脈拍欠損が増加し、1分30～50、あるいはそれ以上にもなり、心不全が軽快し心拍数が少なくなると脈拍欠損も減少ないしは消失するので、心不全の徴候として重視される。心房細動のときはつねに心拍数、脈拍数を同時に測定し、脈拍欠損の有無を記載しておくべきである。

d．二段脈・三段脈

　脈拍が2つずつ対をなして触れ、そのあとに休止期のあるとき二段脈という。通常あとの脈拍が小さい。3回目ごとに心房興奮が心室に伝わらないときに生ずる。ジギタリス中毒によることが多い。

　脈拍3つにつづいて休止期のあるとき三段脈という。3つ目ごとに期外収縮のおこるとき、1つの正常収縮にひきつづき2つ期外収縮がおこるとき、房室ブロックで4つ目ごとに心室収縮の脱落するとき、などに生ずる。（その他の不整脈については略す。例えば、洞性不整脈・上室性不整脈・心室性不整脈・洞房ブロック・房室ブロックなど）

大きさ

　脈拍の大きさは動脈の拍動の幅、すなわち拡張期の状態から収縮期の状態まで触診している指を持ち上げる高さである。収縮期における動脈の充満度および拡張期における空虚度により決まり、脈圧すなわち収縮期血圧と拡張期血圧の差の表現である。脈拍の大きいものを大脈、小さいものを小脈という。前者の代表は大動脈閉鎖不全症の脈拍であり、後者の典型は大動脈弁狭窄症のそれである。

遅　速

　脈拍の大きさの変化する速度であり、脈拍が突然大きくなり、また急速に小さくな

るとき速脈、逆に緩徐に大きくなり、緩徐に小さくなるとき遅脈とよぶ。遅脈は速脈より脈拍の持続が長い。脈拍の早い・遅いは脈拍数の多少（頻脈・徐脈）とはまったく意味が異なるので、両者を混同しないようにしなければならない。

　脈拍の遅速と大小とは互いに密接な関係にあり、速脈は同時に大脈であり（大・速脈）、遅脈は同時に小脈（小・遅脈）である。

　この脈拍の遅速および大小により脈拍の波型が決定される

・Corrigan脈

　大動脈弁閉鎖不全症は著明な大・速脈を呈するのが特徴で、本症の重要な徴候の一つである。Corrigan（1802-1880）がきわめて詳細に記載したので、本症の大・速脈は一般に Corrigan脈 と呼ばれている。Water-hammer pulse・反跳脈・虚脱脈ということもある。なお、同様の大・速脈は、動静脈瘻・動脈管開存・甲状腺機能亢進症・重症貧血・発熱時などにもみられることがある。

・平坦脈

　脈圧が小さく、その上昇・下降が緩徐なもので（小・遅脈）、大動脈弁狭窄症にみられるものがその典型である。本症では収縮期に狭い弁口を通じ血液が緩徐に大動脈中へ送られるからである。

　不整脈を有しない僧帽弁狭窄症でも脈拍は通常小さくて遅いが、大動脈弁狭窄症ほど著明ではない。

・交互脈

　リズムは規則正しいが、大きい脈と小さい脈が交互におこるものである。坐位あるいは立位で検したほうが認めやすい。交互脈は主として、老人の心筋疾患のさいにみられるもので、高血圧症・冠動脈硬化などが原因となる。鬱血性心不全を起こすと生じやすく、しばしば奔馬調を伴う。

　交互脈と二段脈を誤らぬようにする必要がある。後者でも脈拍の大きさが交互に変化するが、大・小の脈が一つの対をなし、リズムが不整である。交互脈はリズムはまったく整調である。

・奇脈

　吸気時脈拍が小さくなることをいう。ときには触知できないほどになることもある。心膜腔に急速に液体が貯留し心臓タンポナーゼをきたしたときや、収縮性心膜炎のさいに認められる。（深吸気時、脈拍が小さくなるのは正常者でもみられるので病的意義はない。平静呼吸時にみられる奇脈が病的である）。

・重複脈

橈骨動脈で脈波を描記すると、その下降脚に第二の山が認められる。正常者ではこの山はごく小さく、触診ではその存在を知り得ないが、動脈が弛緩し、拡張期血圧が低下しているときは、この山が大きくなり、通常の脈拍にすぐ続く拍動として触知しうるようになる。これを重複脈という。熱性疾患、とくに腸チフスのときみられることがある

緊 張

脈拍の硬度ともいう。動脈の被圧迫性が大きいか小さいかであり、橈骨動脈にあてた示指以下3本の指のうち、もっとも中枢側の指で動脈を下部組織（骨）に向け圧迫し、どれほど圧迫すれば末梢側の指に拍動が触れなくなるかをしらべる。弱い力で圧迫しても拍動が触れなくなるものは緊張度の弱（低）い脈拍であり、軟脈という。強い力で圧迫しなければなかなか消失しないもの、すなわち緊張度の強（高）い脈拍を硬脈とよぶ。この脈拍の緊張度は収縮期血圧に平行する。

橈骨動脈拍動は正常者では収縮期にのみ触知され、拡張期には血管を触知できないが、拡張期血圧が100mmHg以上に上昇すると拡張期にも血管を触知しうるようになる。ただし、動脈壁に動脈硬化の存するときは拡張期に血管を触知しても必ずしも拡張期血圧の上昇を意味しない。　熟練した人は脈拍緊張度からかなりの程度に収縮期血圧の上昇度を推定し得るが、実際の血圧値と一致しない場合も少なくはない。血圧計による測定を省略してはならない。

血管壁の性状

正常の動脈は指で圧迫し血流を停止させると、それより末梢側では血管は触知できなくなる。これに対し、動脈硬化があると、血流を停止した状態でも明らかに血管を触知しうるようになる。検者の一側の手で橈骨動脈を圧迫して血流を停止させ、その末梢側に他側の手指をあて（脈拍観測時と同様に）、血管を横に転がすようにして触診し壁の厚さを調べるとよい。血管壁の硬さは病変の程度に応じさまざまで、石灰沈着の高度のときは不規則な数珠（じゅず）玉様の血管壁を触知することがある。

また、硬化した動脈は延長し、蛇行する傾向があるので、蛇行の有無にも注意する必要がある。蛇行が著明のときは視診でもあきらかであり、橈骨動脈のみならず、とくに上腕動脈や、その他の動脈の蛇行をみることもある。

脈拍の左右差

　いわゆる大動脈弓症候群において、大動脈弓から分岐する血管（左鎖骨下動脈・腕頭動脈・左総頚動脈など）が血管炎・動脈硬化・動脈瘤などの病変により狭窄ないし閉塞を生ずれば、それより末梢の動脈拍動は減弱するが、左右の病変の程度に差があることが多いので、脈拍にも左右差を生じやすい。血圧にも左右差を認め、またしばしば脈拍の小さいほうでは脈波の到達が遅れることがある。一側橈骨動脈の脈拍を触れがたいことが脈なし病（大動脈弓症候群の一種など）の発見のきっかけとなることはしばしば経験されるところである。

　橈骨動脈の走行異常のため脈拍に左右差をみることもあるが、この場合には上腕動脈拍動は左右同じに触れる。大動脈弓症候群によるときは上腕動脈でも差が認められるので区別することができる。

　(以上、わかりやすく解説されているので、武内重五郎：『内科診断学』, p.239 〜246, 南江堂, 1984. より引用した)

7章

望　診

【この章の概要】

7章　望　診

1　望診の総括的なことがらについて

　望診は脈診とともに最も関心のある"気"を診る診察法として扱われた。「色脉は上帝の貴ぶ所なり。先師の傳える所なり。上古の僦貸季をして、色脉を理して神明に通ぜしむ。……以てその妙を觀る……則ち色脉これなり」（素問 移精変気論 第十三）はその典型的な表現である。また、望診ではなく色診という表現にも注意を要する。色の変化、つまり顔面に五藏六腑を配した部位の色の諸々の変化を最も色診の最重要事項にしていたのである。もちろん"色沢"とあるから色診の中に艶の大切さも含まれていた。このような訳で、形態から診る視診法は今日望診の中に一括されるが、元来は色診とは一線が引かれていた。

　望診は医学古典から始まったように思われているが、実はそれ以前の古典にも散見される。「脈を切し、色を望み、声を聴き、形を写すを待たずして病の在る所を言い……病の応は大表に見わる」（『史記』扁鵲倉公列伝）、「それ内に病有る者は必ず外に色有り」（『淮南子』俶真訓）などはその例である。

　人相術としてはもっと古く『春秋左氏伝』文公元年（前262）に、魯国の大夫である公孫敖は、叔服が相術に優れていると聞いて2人の子を見させた。叔服占って言うには「穀（兄）は子（あなたを）を食なう——祭祝を引き継いでくれるでしょう。難（弟）は子を収む——死んだ後に弔ってくれるでしょう」と。さらに人相について「穀は下（顔面の下方）が豊かであるから魯国に子孫が栄えるであろう」、という記録がある。

　また、韓非子にも次のような記録が見られる。

　「扁鵲、蔡の桓侯に見ゆ。立つこと聞く有りて、扁鵲曰く、君に疾有り、腠理に在り、治せずば将に恐くは深からんとす、と。桓侯曰く、寡人無し、と。扁鵲出ず。桓侯曰く、医の好みて病ざるを治して以て功と為すなり、と。居ること十日、扁鵲復た見て曰く、君の病は皮膚に在り、治せずば将に益々深からんとす、と。桓侯応ず。扁鵲出ず。桓侯又悦ばず。居ること十日、扁鵲復た見えて曰く、君の病は腸胃に在り、治せずば将に益々深からんとす、と。桓侯復た応えず。扁鵲出ず。桓侯又悦ばず。居ること十日、扁鵲桓候を望みて還り走る。桓侯故に人をして之を問わしむ。扁鵲曰く、疾が腠理に在るは、湯熨（温石、懐炉の類）の及ぶ所なり、肌膚に在るは、鍼石の及ぶ所なり、腸胃に在るは、火齊（飲み薬）の及ぶ所なり、骨髄に在るは、司命の属する所、奈何ともすること無きなり、今は骨髄に在り、臣これを以て請う無きなり、と。居る

こと五日、桓侯の体が痛む、人をして扁鵲を索めしむるに、已に秦に逃る。桓侯遂に死せり。故に良医の病を治むるや、之を腠理に攻む」(竹内照夫：『韓非子』, p.1, 278〜279, 明治書院1995.)。

2 素問・霊枢以後に見られる内容
素問・霊枢にみられる以下の文例から色診の雰囲気を味わってもらいたい。
「精明、五色は気の華なり」(素問 脈要精微論 第十七)。
「諸陽の会は皆面に在り」(霊枢 邪気蔵府病形篇 第四)。
「脉は気口に出で、色は明堂に見わる」(霊枢 五閲五使篇 第三十七)。
「五色の微診は目で察すべし。よく脉色を合せ万全たるべし」(素問 五蔵生成論 第十)。
「その外応を視て以てその内藏を知れば病む所を知る」(霊枢 本蔵篇 第四十七)。
「五藏堅固にして、血脉は和調し、肌肉は解利し、皮膚は緻密し、栄衛の行は、その常を失わず、呼吸は微徐で、気は度を以って行り、六府は穀を化し、津液は布揚すること、各々その常の如し、故に能く長久す」(霊枢 天年篇 第五十四)。
「牆基卑く高さが其の地に及ばざる者は三十に満たずして死す。その因有って疾を加うる者は二十に及ばずして死するなり」(霊枢 壽夭剛柔 第六)。(牆基……については諸説あり、面部の四傍の骨格が衰えて肉に及ばない、耳が卑小で肉に及ばない、顔の肌肉がおちくぼんで周りの骨が浮き上がったこと、……。ここでは柴崎保三氏に従って「両耳の付け根の高さが周囲一般の高さ、あご骨の付近の高さにも及ばぬ者」とする)

【目的別に見る望診】
○体型と五臓六腑：
　五臓の小大、高下、堅脆、端正、偏傾について主に骨格を対象として観察している。肺を例に挙げる (霊枢 本蔵篇 第四十七)。
・眉間の皮膚が白味をおびてキメが細かい人は肺が小さい。
　肺が小さいと水分の停留が少なく、あえぐ病やのどの乾く病にならない。
　　　　(白色小理者肺小：肺小則少レ飲、不レ病=喘喝-)。
・眉間の皮膚が白味をおびてキメが粗い人は肺が大きい。
　肺が大きいと水分停留して陽気がめぐらない。胸痺、喉痺、気の逆上を病みやすい。
　　　　(粗理者肺大：肺大則多レ飲、善病=胸痺、喉痺、逆気-)。
・肩幅広く、胸が出て、のどがくぼんでいる人は肺が高い。
　肺の位置が高い人は気が逆上して苦しく、肩で息をしたり、咳しやすい。
　　　　(巨レ肩、反レ膺、陥レ喉者肺高：肺高則上気、肩息、欬)。

・両腋の距離が短く、脇が張っている人は肺が低い。
　肺の位置が低いと胃噴門部まで下がり、肺が圧迫され脇の下が痛みやすい。
　　　　（合腋張脇者肺下：肺下則居=(胃の) 賁迫╲肺╴、善脇下痛）。
・肩と背の均整がとれて肉付きの良い人は肺が堅固。
　肺が堅固な人は気の逆上や咳の出る病気になりにくい。
　　　　（好肩背厚者肺堅：堅則不╲病=欬上気╴。）
・肩背が薄い人は肺が軟弱である。
　肺が軟弱の人は内熱して肉体が消耗する病や、肺が損傷されやすい。
　　　　（肩背薄者肺脆：肺脆則苦病消癉、易傷。）
・背と胸の肉付きが良い人は肺が端正である。
　肺が端正だと機能が調和して傷害されにくい。
　　　　（背膺厚者肺端正：肺端正則和利難傷。）
・両脇の形が片寄って一方が粗大な人は肺が偏傾している。
　肺が偏傾している人は胸部に偏痛をおこしやすい。
　　　　（脇偏疎者肺偏傾也：肺偏傾則胸偏痛也）（霊枢 本蔵篇 第四十七）。

これを整理すると次のような組み合わせである。
・骨格・肉付き・皮膚のキメ・色沢から内蔵を診る
心－顔面・心部の赤色と皮膚のキメ（粗密）、剣状突起
　　小腸－皮の厚さ
　　剣状突起 → 無＝高・小短挙＝低
　　心高→善く忘れ、開くに言を以てし難し。
　　心低→臓外寒に傷れ易く、言を以て恐れおどし易い。
肺－眉間の白色とキメ、胸郭上部（小理＝小　粗理＝大）
　　大腸－皮の厚さ
肝－顔面・肝部の青色とキメ、胸郭下部・季肋部
　　胆――爪
脾－鼻頭の黄色とキメ、唇の形・堅さ。
　　胃――肉付き
腎－顔面・腎部の黒色とキメ、耳の形・位置
　　三焦・膀胱－毫毛・腠理

○三陽と体質
肉付きとその寒温、毛髪の状態から三陰三陽・気血の多少を診る．
足太陽――上――眉毛・顔のしわ

　　　　　　　下――キビスの肉付き・踵の堅さ・肉付き
足陽明――上――頬ひげ、口の周囲しわ
　　　　　　　下――陰毛・胸毛・足指の肉付きとその寒温
足少陽――上――もみあげ～顎のひげ
　　　　　　　下――すね毛・外顆の皮肉
手陽明――上――口ひげ（鼻の下）
　　　　　　　下――腋下毛、母指球の肉と寒温
手太陽――上――あごひげ・顔面の肉
　　　　　　　下――掌肉とその寒温
手少陽――上――眉毛・耳の色艶
　　　　　　　下――手背の肉付きとその寒温

毛の疎密は血に、長さは気に、艶は血に、肉付きは気に、寒温は気に関係する。（霊枢 陰陽二十五人 第六四）。

○陰陽五態：
　太陰の人、少陰の人、太陽の人、少陽の人、陰陽和平の人を挙げ、その姿勢と性格を挙げる（霊枢 通天篇 第七十二）。

○ 目に五臓五体を配す。（霊枢 大惑論篇 第八十）

○ 顔面と頸肩胸部で臓腑を診る：
　「身形支節は、藏府の蓋なり。面部の関には非ざるなり。……肺は蓋たり。肩巨きく咽の陥みでその外を見る。……心は主となす。缺盆はこれが道なり。骷骨（肩端骨）の有余で髑骭（劔状突起）を候ふ。……肝は將（将軍）を主さどる。外で堅固を候い知るには目の小大を視よ。……脾は衛たることを主どる。糧を迎えさせるに唇舌の好悪を視て吉凶を知る。……腎は外を主どる。遠く聴かさせ、また、耳の好悪を視て、その性を知る。……六府の候。六府は胃これが海となす。広骸で大い頸と張胸は五穀乃ち容れる。鼻道の長さで大腸を候う。唇厚く人中長きは小腸を候う。目の下が果大なのはその胆乃ち横たう。鼻孔が外に在るは膀胱が漏泄する。鼻柱の中央が起るは三焦乃ち約す。此れ六府を候うゆえんの者なり。上下三等するは藏安じ且つ良し」（霊枢 師伝篇 第二十九）。

○ 顴骨は骨の本。顴大は骨大。
　「……臂の後ろ薄きは髄満たず」（霊枢 五変篇 第四六）。

○魚の色：
　魚絡に血あるは手陽明病なり（霊枢　邪気蔵府病形篇　第四）。
　・胃中が寒なるは手魚の絡に青多し。胃中に熱が有れば魚際の絡赤し（霊枢　経脈　第十）。

○尺皮：
・脉急は尺の皮膚も急。脉緩なるは尺の皮膚もまた緩（霊枢　邪気蔵府病形篇　第四）。
・尺の肉弱き者は解㑊し安臥す。脱肉する者は寒熱なり、治せず。……尺膚寒じ、その脉小なるは泄し少気す（霊枢　論疾診尺篇　第七十四）。

○顔面：
　五色を以て藏を命ず。青は肝となし、赤は心となし、白は肺となし、黄は脾となし、黒は腎となす。肝は筋と合す、心は脉と合す、肺は皮と合す、脾は肉と合す、腎は骨と合するなり（霊枢　五色篇　第四十九）。
・五官：
　鼻は肺の官、目は肝の官、口唇は脾の官、舌は心の官、耳は腎の官なり（霊枢　五閲五使篇　第三十七）。
　・歯は骨の終る所なり（霊枢　五味論篇　第六十三）

○目：
・水は陰、目下もまた陰、腹は至陰の居る所、故に水が腹に在れば、必ず目下を腫れさす（素問　評熱病論　第三十三）。
・目が内陥するは死（素問　三部九候論　第二十）。

○予後推定：
・形気相得る、これを治す可しと謂う。色澤が以て浮、已え易き。……色夭く澤せざるは已え難し（素問　玉機真蔵論　第十九）。
・肥て澤なるは、血気有余。肥て澤ならざるは、気有余で血不足す。痩て澤無きは気血俱に不足す（霊枢　陰陽二十五人　第六十四）。

○寿夭：
・使道が隧く以て長く基牆が高く以て方く、栄衛を通調し三部三里起り骨高く肉満つるは百歳にして終を得（霊枢　天年篇　第五十四）。
　（鼻が長く高く顎や頬がしっかりと張っている。また、顔面の上中下各部の彫りが深い）
・明堂は鼻。闕は眉間。庭は顔。蕃は頬側。蔽は耳門。その間が方大なるを欲す。之

を去ること十歩、皆外にあらわる。このごときは壽が必ず百歳に中る（霊枢 五色篇 第四十九）。（蕃・蔽は頬側から耳門にかけての事）
・平人で気が形に勝つは壽。病で形肉が脱するは気が形に勝ち死す。形が気に勝つは危し（霊枢 寿夭剛柔篇 第六）。

○全体：
　痛を忍ぶと忍ばざるとは皮膚の薄厚、肌肉の堅脆・緩急の分なり（霊枢 論痛篇 五十）。
・黒色で粗理、砭石に宜し（素問 異法方宜論 第十二）。

○舌診
舌　診
　　　　（神戸中医学研究会編著：『舌診と脈診』, p.1～51, 医歯薬出版, 1994. より引用）
　舌は体内の状態を反映する鏡であり、臓腑の病変は舌の変化としてあらわれる。舌の観察を通じて体内の状態を知ることを、舌診という。
　舌診には長い歴史があり、古くは『内経』『傷寒論』に舌診に関する記載があり、13世紀には舌診の専門書『敖氏傷寒金鏡録』が出版されている。16世紀になると、温病学派が勃興して弁舌験歯を重視したために、外感熱病弁証における舌診の内容は飛躍的に発展した。
　舌診では、舌質と舌苔を観察する。舌質は舌体ともいい、舌の肌肉脈絡からなる。舌苔は、古くは舌胎と称し、舌体上に付着した苔状の物質である。
　舌質の望診では神・色・形・態を、舌苔の望診では苔色・苔質を観察し、舌質と舌苔にもとづいて舌診上の総合判断を下すのである。

　　　　　　　　　　　舌診の対象

舌診 ┬ 舌質（舌体）┬ 神 ： 正気
　　 │　　　　　　 │ 色 ： 色沢
　　 │　　　　　　 │ 形 ： 形状
　　 │　　　　　　 └ 態 ： 動態
　　 └ 舌苔 ┬ 苔色 ： 色調
　　　　　　 └ 苔質 ： 形質

舌診の臨床的意義
(1) 正気の盛衰を判断する
　舌質の色調や舌苔の有無により、正気の盛衰を推測することができる。
　舌質が紅で潤いがあるのは気血が充盛であることを、舌質が淡白なのは気血が虚衰

していることを示す。
　舌苔が薄白で潤いがあるのは胃気が旺盛であることを、舌苔がなく舌面が光ったように見えるのは胃気の衰敗や胃陰の枯渇をあらわす。

(2) 病位の深浅を弁別する。
　外感病・内傷病を問わず、舌苔の厚薄から病邪の深浅・軽重を知ることができる。
　苔が薄いのは、病変の初期によくみられ、病邪の浸入が浅いことや病位が表にあることを示す。苔が厚いのは、病変の極期によくみられ、病邪が深く侵入したことや病位が裏にあることを示す。
　なお、病位がさらに深くなって正気の損傷が引き起こされると、舌質が変化し、舌苔が剥落したり少なくなる。

(3) 病邪の性質を区別する
　病邪の性質が異なると、舌苔や舌質などに反映される。例えば、熱邪であれば黄苔・紅苔が、寒邪であれば白滑苔が、食積・痰濁では腐膩苔が、湿熱の邪であれば黄厚膩苔が、血瘀では瘀点・瘀斑が、それぞれみられることが多い。

(4) 病状の進退を推測する
　舌苔の色と性質は、病邪と正気の消長および病状の進退に相応した変化を示し、とくに外感熱病においては変化が速やかである。
　舌苔が白から黄に、さらに灰黒へと変化するのは、病邪が表から裏に侵入し、軽症から重症へと変化し、寒証から熱証へと転変していることを示す。また、舌苔が潤から燥へと変化するのは、熱邪が盛んになり津液が消耗しつつあることをあらわす。
　一方、舌苔が厚から薄へ、燥から潤へと変化するのは、病邪が消退し津液が回復しつつあることを示す。

○舌診の方法と注意事項
(1) 光線：
　同じ色調でも光線の具合によっては異なって感じるので、十分に明るい自然光で、直射ではない柔和な光が得られるようにする。

(2) 姿勢：
　正座または臥位で口を大きく開かせて舌を自然に口外へ出させる。舌体に力を入れたり、緊張・巻縮させたりしている時間が長くなると、舌の循環状態が変わって色調が変化してしまうので、舌体は弛緩させ舌尖を下方に向けて平らになるように出させる。

(3) 順序：
　まず舌体を観察し、有無・厚薄・腐膩・色調・潤燥を判定する。次に舌体に移り、色調・老嫩・胖痩・斑点および動態などを診る。一般には舌尖から舌根へと観察を進める。
　　　舌形：舌体の形状のこと。
　　　老嫩＝老嫩は、虚と実のいずれが主体であるかを判断する目安として、臨床的に非常に重要である。
　　　「老」とは、舌面の紋理がきめ粗く、舌体が硬くしまった感じで、色が濃く（蒼老）見えるものである。舌苔の色がどうであれ、すべて実証が主体である。
　　　「嫩」とは、舌面の紋理がきめ細かくてしっとりと潤いがあり（細膩）、舌体がはれぼったくて軟らかい感じ（浮胖嬌嫩）がするものである。一般に虚証が主体である。
　　　「胖大」とは、舌体が正常よりはれぼったくて大きく、舌を伸出したときに口の幅いっぱいになるようなものである。水湿・痰飲が停滞し舌体を満たすために生じるが、脾虚により水湿の運化が不足して発生することが多い。虚が原因で水湿が生じた場合には、舌体が嬌嫩であるために歯痕をともなう。
　　　「歯痕」舌体の辺縁に見られる歯による圧迫痕で「歯痕舌」「歯印舌」とも称する。舌体が胖大になったために歯の圧迫を受けて生じ、胖大舌に付随してみられる。ただし、舌体が嬌嫩であることと、胖大がある程度の期間持続することが条件になるので、虚によって水湿が生じた場合にのみ発生する。
　　　「痩薄」は痩小、痩癟ともいい、舌体がやせて小さくなったり薄くなったものを指す。陰液・陽気が不足して舌体を充盈することができないために生じ、長期間の経過ののちにあらわれる。痩薄舌で淡白なのは気血両虚のことが多い。紅絳を帯びるときは気陰両虚である。

(4) 飲食：
　飲食物や薬物などで染まった舌苔を「染舌」といい、元来の舌色と見誤ることがある。牛乳・豆乳などを飲んだあとは白色に、みかん・柿・卵黄などは黄色に、コーヒー・オリーブ・仁丹・喫煙などは褐色に、それぞれ苔色が変化する。食事による舌面の摩擦や、歯ブラシなどで舌面をこそぐ習慣があるときは、舌苔は薄くなる。氷・アイスクリームなどの冷たいもの、水分を摂取した直後には、舌面の湿潤度に変化がみられる。舌を出す前に口内の水分を嚥下する癖のある患者でも、かなり乾燥したように見える。

(5) 季節・時刻：
　夏は暑く湿気が多いので舌苔は厚く淡黄を呈し、秋は乾燥しているために舌苔は薄く乾燥ぎみで、冬は寒いので舌は湿潤傾向にある。
　早朝は舌苔が厚く、日中や食後には薄くなる。起床時は舌質が暗で、活動後には紅に変化する。

(6) 年齢と体質：
　老人は気血が不足するので、舌に裂紋があり、乳頭も萎縮することが多い。肥満した人は舌質が偏淡偏胖で、やせた人は舌質が偏痩偏紅のことが多い。

(7) 刮苔・揩苔：
　舌面の湿潤や、舌苔が有根か無根かを、はっきり調べる必要がある場合に用いる。
　刮苔は舌圧子などで舌根部から舌尖へ向けて苔をこそぐこと、揩苔は指にガーゼなどを巻きつけて舌面をぬぐうことであり、舌苔が乾燥しているか湿潤しているか、舌苔が剥れやすい「無根」か剥がれにくい「有根」か、露出した舌体の色調はどうか、剥がれた舌苔の再生状況はどうか、などを調べる。

第7章　望　診

はじめに

　望診は視診のことではあるが、視診というと骨格、肉付き、形、体質、色艶などを診るということになる。しかし、望診は形態よりも色沢を大切にしている。それは患者の気を診ることが重要だからである。狭くいえば胃気（胃之気）をみてその恒常性（回復力）を診ることが第一となるからである。

　また、色沢の次には臓腑の状態を把握することが大切なので、顔面に配した臓腑肢体の望診によってこれを観察することになっている。

　つまり、望診は脈診とともに最も関心のある"気"を診る診察法として扱われた。望診は気をみる点で色診ともいわれ、診察法としては脈診より上位に位置付けられていたが、習得の難しさから実際には脈診が云々される事のほうが多かったように受け取られる。

　望診について柴崎保三氏は「生体内部の異常は自然の不思議な力によって体表に出現するものであり、それを目によって体表から、さがしもとめる診断法を望診というのである」（柴崎保三：『黄帝内経素問』、⑬、p.5943、雄渾社、1980.）と解説し、『中医大辞典』（中国中医研究院、広州中医学院、主編、p.1427、人民衛生出版社、1995.）には「四診の一つ。視覚を運用して病人の神色、動態、体表の各部、舌体と舌苔、大小便その他の分泌物を観察して、疾病と関係する弁証資料を集める……」とあり、さらに色沢を弁別するときには十分な光線を必要とする旨の記載がみられる。

　このような解説から推察されるように、望診は視診と若干の違いを持ち、外形を見て診察する態度に終始するのではなく、積極的に病人の気の変化を見ることを大切にするので色沢（色艶とその性状）を重視する診察法であるといったほうが妥当であろう。例えば、顔面の各部と内臓との関係を診ようとすれば、その部位の色が集中しようとしているのか拡散しようとしているのか、上昇性なのか下降性なのか、濁っているか精明か、色が活きているか枯渇しているか、浮き上がって来ようとしているか沈もうとしているか、といった具合である。このような違いを表わすために視診と望診とを区別するのだし、もっといえば、望診といわずに色診（色沢診）というのである。

　そこで「色脉は上帝の貴ぶ所なり。先師の傳える所なり。上古の僦貸季をして、色脉を理して神明に通ぜしむ。……以てその妙を觀る……則ち色脉これなり」（素問　移精

變気論 第十三）という表現が生まれた。

　また、望診ではなく色診（色沢診）といわれるゆえんは、色の変化、つまり顔面に五藏六腑を配した部位の色の諸々の変化を最も色診の最重要事項にしていたからである。"色沢"とあるから色診の中に艶の大切さも含まれていた。形態から診る視診法は今日望診の中に一括されるが、色診とは自ずと一線が引かれていた。

　また、望診は医学古典から始まったように思われているが、実はそれ以前の中国古典にも散見される。

　「脈を切し、色を望み、声を聴き、形を写すを待たずして病の在る所を言い……病の応は大表に見わる」（『史記』扁鵲倉公列伝）。

　「それ内に病有る者は必ず外に色有り」（『淮南子』俶真訓）

　などはその例である。

　人相術としてはもっと古く『春秋左氏伝』文公元年（前262）に、魯国の大夫である公孫敖は、叔服が相術に優れていると聞いて2人の子を見させた。叔服占って言うには「穀（兄）は子（あなたを）食なう——祭祝を引き継いでくれるでしょう。難（弟）は子を収む——死んだ後に弔ってくれるでしょう」と。さらに人相について「穀は下（顔面の下方）が豊かであるから魯国に子孫が栄えるであろう」、という記録がある。

　また、韓非子にも次のような記録が見られる。同じ記録が史記の扁鵲倉公列伝第四十五にもあるが竹内照夫氏訳する『韓非子』から引用させて頂こう。

　「扁鵲、蔡の桓侯に見ゆ。立つこと間く有りて、扁鵲曰く、君に疾有り、腠理に在り、治せずば将に恐くは深からんとす、と。桓侯曰く、寡人無し、と。扁鵲出ず。桓侯曰く、医の好みて病ざるを治して以て功と為すなり、と。居ること十日、扁鵲復た見て曰く、君の病は皮膚に在り、治せずば将に益々深からんとす、と。桓侯応ず。扁鵲出ず。桓侯又悦ばず。居ること十日、扁鵲復た見えて曰く、君の病は腸胃に在り、治せずば将に益々深からんとす、と。桓侯復た応えず。扁鵲出ず。桓侯又悦ばず。居ること十日、扁鵲桓侯を望みて還り走る。桓侯故に人をして之を問わしむ。扁鵲曰く、疾、腠理に在るは、湯熨（温石、懐炉の類）の及ぶ所なり、肌膚に在るは、鍼石の及ぶ所なり、腸胃に在るは、火斉（飲み薬）の及ぶ所なり、骨髄に在るは、司命の属す所、奈何ともすること無きなり、今は骨髄に在り、臣これを以て請う無きなり、と。居ること五日、桓侯の体が痛む、人をして扁鵲を索めしむるに、已に秦に逃る。桓侯遂に死せり。故に良医の病を治むるや、之を腠理に攻む」（竹内照夫：『韓非子』, p.1, 278～279, 明治書院1995.）。

　このように中国における望診の歴史は古く、また、儒教・道教などの発展も修身齊家治国平天下の考えから発展した面もあって、医学だけから望診が始まったと言い切るわけにはいかなそうである。

2 素問・霊枢以後に見られる内容

　望診の位置付けを素問・霊枢ではどのように扱っているか、その文例を調べると次のようである。
・「精明、五色は気の華なり」（素問 脈要精微論 第十七）。
　眼や顔面に現れた色の変化は気の現われである。
・「諸陽の会は皆面に在り」（霊枢 邪気蔵府病形篇 第四）。
　いろいろの変化はまず顔面に現われる。だから顔面を調べることによって諸々の生理、病態変化を知ることができる。
・「脉は気口に出で、色は明堂に見わる」（霊枢 五閲五使篇 第三十七）。
　気の状態を調べるのに、脈診は気口部（＝脈口部）で知ることができるが、色は顔面で知ることができる（明堂には諸義があり顔面、前額部、鼻などとあるがここでは顔面とした）。
・「五色の微診は目で察すべし。よく脉色を合せ万全たるべし」（素問 五藏生成論 第十）
　文字通り五色は眼で診るが、脈診結果と併せて病人をよく観察する。
・「その外応を視て以てその内臓を知れば病む所を知る」（霊枢 本蔵篇 第四十七）。
　望診によって内臓を調べれば病処がわかるものである。
・「必ず先ずその形の肥瘦を度（はか）り、以てその気の虚実（とど）を調えよ」（素問 三部九候論篇 第二十）。
　身体の肥痩を見て、気の虚実を調べなさい。
・「五藏堅固にして、血脉は和調し、肌肉は解利し、皮膚は緻密し、栄衛の行は、その常を失わず、呼吸は微徐で、気は度を以って行（めぐ）り、六府は穀を化し、津液は布揚すること、各々その常の如し、故に能く長久す」（霊枢 天年篇 第五十四）。
　長命な人は、望診で顔面各部の色沢や骨格・肉付きから五藏が堅固なことが推測され、皮膚の色艶や脈診結果が良く（血脉は調（ととの）い）、皮下の浅い肌や深い肉がしっかりしている様子が分かり、皮膚に適度の緻密さと（皮膚閉密）と丈夫さ（肌膚致実）があり、昼はすっきりと仕事ができて夜は熟睡でき（栄衛の行は、その常を失わず）て、呼吸は深くゆったりしていて（呼吸は微徐で、気は度を以って行り）、食欲は正常で便通もよく（六府は穀を化し）、皮膚の潤いや泣汗涎涕唾の分泌も程よく（津液は布揚すること、各々その常の如し）、このような人が長久するのである。
・「墻基（しょうき）卑（ひく）くく高さが其の地に及ばざる者は三十に満たずして死。その因し有って疾を加うる者は二十に及ばずして死するなり」（霊枢 壽夭剛柔篇 第六）。
　墻基（しょうき）……。については諸説あり、面部の四旁の骨格が衰えて肉に及ばない、耳が卑小で肉に及ばない、顔の肌肉がおちくぼんで周りの骨が浮き上がったこと、……。ここでは柴崎保三氏に従って「両耳の付け根の高さが周囲一般の高さ、あご骨の付近の

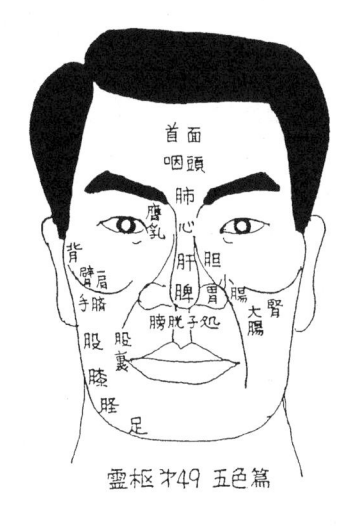

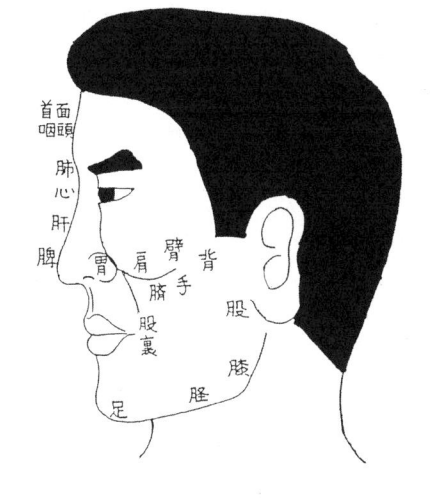

7-1　顔面に五藏六腑を配す　　　　　　　　　　7-2　顔面に五藏六腑を配す

高さにも及ばぬ者」とする。このような人は「三十に満たずして死す」であり、理由があって病気を起こすと「二十に及ばずして死するなり」となってしまう。
　このような雰囲気で望診が行なわれるのである。

【目的別に見る望診】

○ 色診
・色澤が浮（浮潤）なるは之を已え易しと謂い……色夭く澤ならざるをこれ已え難しと謂う（素問 玉機真蔵論 第十九）。
・五藏が已に敗れば、その色は必ず夭く、夭ければ必ず死すなり（素問 三部九候論篇 第二十）。
・「五官——鼻は肺の官なり、目は肝の官なり、口唇は脾の官なり、舌は心の官なり、耳は腎の官なり。……肺の病は喘息し鼻張る。肝の病は眥青い。脾の病は唇黄。心の病は舌巻き短く、顴（ほほ）赤し。腎の病は顴（ほほ）と顔（額）が黒い」（霊枢 五閲五使 第三十七）。
・「色を以て病の間甚を言うや奈何……。その色麤く明らかに沈夭なるは甚しと爲す。その色が上行する者は病が益々甚し。その色が下行して雲の徹散（ことごとく散）する如き者は病が方に已ゆ。
五色に各々藏部有り、外部有り、内部有るなり。色が外部從り内部に走る者はその病は外より内に走る。その色が内從り外に走る者はその病は内より外に走る。

……風は百病の始なり。厥逆は寒湿の起なり。これを別つこといかん。……常に闕中（眉間）を候う。薄澤（色薄くして澤は浮澤）を風と爲し、沖濁（色沖にして濁は沈濁）を痺と爲し、地（面の下部）に在るを厥と爲す、これその常なり。各其の色を以て其の病を言うなり」（霊枢 五色篇 第四十九）。

・「人病まずして卒に死すは何を以ってこれを知るか……。
大気が藏府に入いる者は病まずして卒に死すなり……。
病が小し愈えて卒に死す者は何を以ってこれを知るか……。
赤色が両顴（頬骨の盛り上がり部分）に出で大きさが母指の如き者は、病が小し愈ると雖ども必らず卒に死す。
黒色が庭（前額部）に出で大きさが母指の如きは、必らず病まずして卒に死す。……。
その死に期が有りや。……色を察っしその時を言う……」（霊枢 五色篇 第四十九）。

○ 顔面に蔵府や体幹・四肢を配当する人形法（図7－1）（図7－2）

　顔面に蔵府や体幹・四肢を配当して診る人形法で、その部位の色沢（色つや）を診る方法である。明確な記載ではないので部位が判明しにくい。注釈書によって多少意見が違ってくるのは仕方ない。

「庭（顔、前額部）は首面なり。闕上（眉間部とそれ以上の部位）は咽喉なり。闕中（眉間部。眉間部）は肺なり。下極（両目の間）は心なり。直下（下極の下、鼻柱の上部）は肝なり。肝の左（左の鼻と顴＝頬骨の盛り上がり部分、との間）は胆なり。下は脾なり。方上（こばな）は胃なり。中央（面の中央で、迎香の外で顴骨の下）は大腸なり。大腸を挾むは腎なり。腎に当る者は臍なり。
　面王以上（鼻准の高さで両顴の内側＝鼻尖部の高さ）は小腸なり。面王以下（人中）は膀胱子處なり。
　顴（頬の盛り上がり部位）は肩なり。顴の後は臂なり。臂の下は手なり。
　目の内眥の上は膺乳（膺胸）なり。縄（耳のふち）を挾んで上（耳たぶのすぐ前）は背なり。牙車（頬車穴の部位）を循って（それより）以下は股なり。中央は膝なり。膝以下は脛なり。脛に当って（それより）以下は足なり。巨分（口角の外側で空軟な所）は股裏（大腿内側）なり。巨屈（巨分の下方）は膝臏なり。
　此れ五藏六府・肢節の部なり。各々部分有り（霊枢 五色篇 第四十九）。
　以上から漠然とはしているが絵にしてみよう。
　この望診をもう少し突っ込むと次のようになる。
「審に澤夭（いろつや）を察するに、これを良工と謂なり。沈濁なるは内と爲し、浮澤なるは外と爲す。黄赤なるは風と爲し、青黒を痛と爲し、白を寒と爲し、黄にして膏潤なるは膿と爲し、赤（深紅色）きこと甚しきは血（血腫）と爲す。痛み甚しきは攣

7章 望診

（筋脈のひきつり）と爲し、寒が甚しきは皮不仁（皮膚の麻痺）と爲す。五色が各その部に見れ、その浮沈を察して以て淺深を知り、その澤夭を察して以て成敗を觀る。その散搏（散り、聚る）を察して以て遠近を知り（散而不聚者病近、搏而不散者病遠。近は新病、遠は久病）、色の上下を視て以て病處を知る（色が現れる顏面の部位によって藏府刺節のいずれかが分かる）。神を心に積み以て往今を知る（精神を集中して今までの經過と今後の豫後を豫測する）。故に氣を相ること微ならざれば病氣の是か非かを知らず。意を屬して（ぴったりと付けて）去ることが勿ければ乃ち新故（過去から現在の狀況までの關係）を知るなり。色の明るさが麤麤ではなく沈夭なのは甚しと爲し、（その色が）明ならず澤ならざればその病は甚甚しからず。その色が散じていて（駒駒然）聚てなければ（聚有こと未だあらず）、その病は散じていて氣の痛みであり、積聚のためではない（聚未だ成ざるなり）。腎が心に乘ずるは（兩目の間の心の部位に腎の黒色が出る理由は）心が先ず病み、腎がこれに應じたと爲す。色のあらわれかたは皆なこの如くである」（靈樞 五色篇 第四十九）。

「男子の色が面王（鼻尖部の少し上でその兩側部）に在れば小腹痛（小腸の病氣なので少腹の疼痛）と爲し、下（面王の下部＝人中）にあれば卵痛（睾丸の痛み）と爲す。その圜直（圓くてまっすぐな人中の水溝穴）に色が現れれば莖痛（陰莖の痛み）と爲し、高いほうが本（莖根痛）で下いほうが首（莖頭痛）と爲す。これらはすべて狐疝（鼠径ヘルニア）や㿉陰（陰嚢が大きくなる病氣）などと同じ屬なり」（靈樞 五色篇 第四十九）。

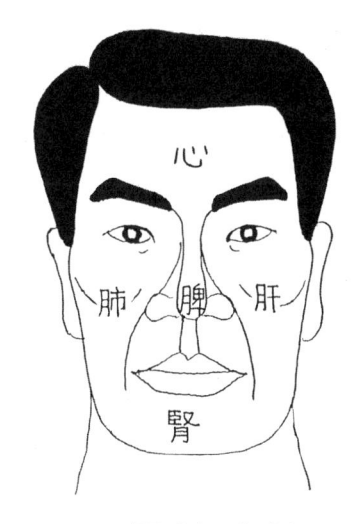

7-3 顏面の發赤と五藏の熱病
素問の刺熱篇

「女子の色が面王（鼻尖部の下方で人中に近い部）に在れば膀胱子處（膀胱と子宮）の病と爲し、散（散在的なのは氣滯）は痛みと爲し、搏（結集して血が凝って積聚の病）は聚と爲し、その腹部での積聚の形は顏面に現われた望の形狀と同じく方圓・左右（四角や丸、あるいは右に、あるいは左に）になる。色が面王から下って唇に至れば、淫（分泌物や帶下を伴う類の病氣）と爲り、あるいはそこに潤が有って膏狀の時には暴飲暴食による消化器の病氣や陰部の不潔を爲す病氣になる」（靈樞 五色篇 第四十九）。

「（發色が）左にあれば病氣も左にあり、右ならば右にある。その色に邪が有って聚散して端くなければ、面色の指す部位に該當する身體の部位に病變がある。（面色の）

489

色は青黒赤白黄で、皆な端満（端正・充潤で邪がなく充ている）であるが、別の郷（部位）にも発色することもある。たとえば下極（両目の間）は心の発色が現われる部位であるが、別の郷（心の部位でもない所）に赤色が出て、その大が楡莢（楡の莢ほどの大きさ）の如くして面王に在るのは日を過ぎずして病変を為すなり。

・その色が上に向かって鋭ていれば、病邪は身体の上にむかっている。その色が下に向かって鋭ていれば、病邪は身体の下方に向かっている。左右に在ても法の如くである。

（顔面：）五色を以て藏に命ずると、青は肝と為し、赤は心と為し、白は肺と為し、黄は脾と為なし、黒は腎と為なす。

肝は筋と合し、心は脉と合し、肺は皮と合し、脾は肉と合し、腎は骨と合す」（霊枢 五色篇 第四十九）。

○ 顔面の発赤と五藏の熱病（図7－3）

「肝の熱病は左の頬が先ず赤し、心の熱病は顔が先ず赤し、脾の熱病は鼻が先ず赤し、肺の熱病は右の頬が先ず赤し、腎の熱病は頤が先ず赤し。病が未だ発せずと雖も赤色を見る者は之を刺す。名て未病を治すと曰う」（素問 刺熱篇 第三十二）。

という文例が見られるが次の文例もその片鱗を現わすものではないだろうか。

「肝生於左．肺藏於右．心部於表．腎治於裏．脾為之使．胃為之市．鬲肓之上．中有父母．七節之傍．中有小心」（素問 刺禁論篇 第五十二）。

「夏気始於中．冬気始於標．春気始於左．秋気始於右．冬気始於後．夏気始於前（素問 六元正紀大論篇 第七十一）。

○ 五色を診る

・「肥て澤つやあるなるは、血気有余。肥て不澤は、気有余で血不足す。
　瘦て澤無きは気血俱に不足す」（霊枢 陰陽二十五人 第六十四）。

・「色が見れるや、青きこと草茲（艶を失った暗い青色）の如き者は死なり（予後が宜しくない）。
　黄きこと枳實（からたちの実）の如く艶のない者は死なり。
　黒きこと炱の如き（艶のない黒）者は死なり。
　赤きこと衃血（死血）の如き（赤黒い）者は死なり。
　白きこと枯骨（かれた骨）の如き（艶のない汚白色）者は死なり。
　これ五色の見れるや死なり」（素問 五藏生成篇 第十）。

・「青きこと翠羽（かわせみの羽）の如き（艶のある青色）者は生く（予後が宜しい）。

赤きこと鶏冠（鶏のとさか）の如き（活きた赤色）者は生く。
黄きこと蟹腹（カニの腹）の如き（艶のある黄色）者は生く。
白きこと豕膏（ブタの膏）の如き（艶のある白色）者は生く。
黒きこと烏羽（からすの羽）の如き（艶のある黒色）者は生く。
これ五色の見れるや生（活きる）なり」（素問 五藏生成篇 第十）。

「心より生ずる（顔の色）は縞（素帛、純白の絹布）を以て朱を裹む如し。肺より生ずる（皮膚の色）は縞（素帛、純白の絹布）を以て紅を裹む如し。肝より生ずる（爪の色）は縞（素帛、純白の絹布）を以て紺（深い青色の中に朱色を含む）を裹む如し。脾より生ずる（唇の色）は縞（素帛、純白の絹布）を以て栝楼実（カラスウリの実）を裹む如し。

7-4 十六難の外証と内証

腎より生ずる（髪の色）は縞（素帛、純白の絹布）を以て紫（帛の黒赤色）を裹む如し。これ五藏より生ずる所の外栄（体表に出てくる現象）なり」（素問 五藏生成篇 第十）。

・「赤は白絹で朱を裹む如きを欲し、赭（赤土）の如きを欲せず。
白は鵞羽（雁を飼いならした変種。鵞鳥）の如きを欲し、鹽（艶のない白）の如きを欲せず。
青は蒼璧（青い玉）の澤ある如きを欲し、藍（深青色で染料になる艶のない色）の如きを欲せず。
黄は羅（うすぎぬ）で雄黄（硫黄）を裹む如きを欲し、黄土の如きを欲せず。
黒は重漆の色の如きを欲し、地蒼（地面の青黒い色）の如きを欲せず。
五色は、精微の象が見るのは、その壽（寿命）が久しからず」（素問 脉要精微論篇 第十七）。

・「（皮膚の色が）黄色で皮は薄く、肉が弱い者は春の虚風に勝えず。
白色で皮は薄く、肉が弱い者は夏の虚風に勝えず。
青色で皮は薄く、肉が弱い者は秋の虚風に勝えず。

491

赤色で皮は薄く、肉が弱いものは冬の虚風に勝えざるなり。

黒色は病まざるや。……曰く、黒色で皮は厚く、肉の堅固なものは四時の風に傷られない。その皮が薄く、そして肉も堅くなく、色が一定しない者は長夏に至りて虚風が有ると病む。

その皮は厚くて肌肉も堅い者は、長夏に至って虚風が有れども病まざるなり。

その皮は厚くて肌肉も堅い者は、必らず重ねて寒に感じて、外も内も皆然り、乃ち病む」（霊枢 論勇篇 第五十）。

○ 難経の外証（證）と内証（證）（図7-4）

「その病に内外の証が有る……肝脉を得れば、その外証は潔を善み、面は青くて善く怒る。その内証は齊の左に動気有り、之を按ずれば牢く若は痛む。その病は四肢満閉し、癃溲（出が悪い）し、便に難く、轉筋する。是有る者は肝なり。是無き者は非なり。

假令心脉を得れば、その外証は面赤くて、口乾き、喜んで笑う。その内証は齊の上に動気有り、之を按ずれば牢く若は痛む。その病は煩心、心痛、掌中熱くして啘（からえずき）す。是有る者は心なり。是無き者は非なり」。同様に次のように書かれている。

「假令得脾脉．其外証．面黄．善噫．善思．善味．其内証．當齊有動気．按之牢若痛．其病腹脹満．食不消．體重節痛．怠堕嗜臥．四肢不收．有是者脾也．無是者非也．

假令得肺脉．其外証．面白善嚏．悲愁不樂．欲哭．其内証．齊右有動気．按之牢若痛．其病喘欬．洒淅寒熱．有是者肺也．無是者非也．

假令得腎脉．其外証．面黒．喜恐．欠．其内証．齊下有動気．按之牢若痛．其病逆気．少腹急痛．泄如下重．足脛寒而逆．有是者腎也．無是非者也」（十六難）。

○ 五体（皮脉肉筋骨）を診る

「心と合同して其の生理作用を行うものは脈であり、心の状態が、はでやかに体表に現われるところは顔色である。又心の活動を監視し、其の暴走を抑制するものは腎である。これは水剋火の五行関係によるものである。

肺と合同してその生理作用を行うものは皮膚であり、肺の状態が体表に現われるところは毛である。肺の活動を監視し、その暴走を抑制するものは心である（火剋金）。

肝と合同してその生理作用を行うものは筋である。肝の状態の体表に現われるところは爪である。又肝の活動を監視し、その暴走を抑制するものは肺である（金剋木）。

脾と合同して其の生理作用を行うものは肉である。脾の状態が体表に現われるところは唇である。又脾の活動を監視し、その暴走を抑制するものは肝である（木剋土）。

腎と合同してその生理作用を行うものは骨である。又腎の状態があでやかに現われる体表の部分は髪である。腎の活動を監視し、其の暴走を抑制するものは脾である（土剋水）」
（柴崎保三：『鍼灸医学大系③』、p.1086～1087，雄渾社，1979.）。

素問 五藏生成篇 第十の文章を明快に解説している。

・心之合脉也。其榮色也。其主腎也。肺之合皮也。其榮毛也。其主心也。肝之合筋也。其榮爪也。其主肺也。脾之合肉也。其榮脣也。其主肝也。腎之合骨也。其榮髪也。其主脾也（素問 五藏生成篇 第十）。

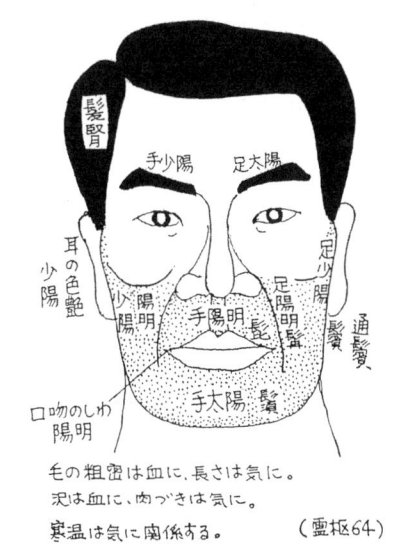

7－5－1 三陽の体質と顔面の毛髪

○ **五体の病気**

「黄帝が伯高に問うて申す。

「何を根拠に皮・肉・気・血・筋・骨の病であるということを知るのか」と。伯高が申し上ぐ。

「病色が両眉の間に出現し浮薄で光沢のあるものは病は皮にあります。

　　何以知皮肉気血筋骨之病也。色起兩眉薄澤者病在皮。

唇に青黄赤白黒などの色が出現するものは病は肌肉にあります。

　　（脣色青黄赤白黒者病在肌肉）。

営気が外に耗散して体表が湿潤して汗の多いものは病は血気に在ります。

　　（營気濡然者病在血気）。

目の色が青黄赤白黒など各種の病色を出現するものは病は筋にあります。

　　（目色青黄赤白黒者病在筋）。

耳がやつれて黒色を帯び、あかじみて居るものは病は骨に在ります」と。

　　（耳焦枯受塵垢病在骨（霊枢 衛気失常篇 第五十九）。

（柴崎保三：『鍼灸医学大系⑳』、p.3046～3047，雄渾社，1980.）

○ **三陽と体質**（図7－5－1）（図7－5－2）（図7－5－3）

三陽は通常、経脈の異常を診る時に用いられたが、ここでは体質を診ているので引用しよう。毎日の臨床でよく用いられる方法である。

493

＜肉付きとその寒温、毛髪の状態から三陽・気血の多少を診る．＞

足陽明の上

　血気盛なるときは髯(ほほひげ)美しく長い。

　血多気少は髯短し。

　気多血少は髯少。

　血気皆少は髯無く両吻(口角部)に畫多し。

足陽明の下

　血気盛なるときは下毛(陰毛)美しく長く胸に至る。

　血多気少は下毛美しく短かく臍に至る。行くときは善く足を挙げ、足指に肉少なく、足善く寒す。

　血少気多は肉が善く瘃(しもやけ＝凍瘡)す。

　(凍瘡は、いわゆる「しもやけ」で，異常な寒冷にさらされて発生する凍傷とは異なり、日常生活内での軽度の寒冷によって発生する皮膚障害をいう。)

　血気皆少は毛無く、有るときは稀にして枯悴(かれる、やつれる)し、善く痿厥(なえ、冷え)し、足痺(足の麻痺、痛み)す。

足太陽の上

　血気盛なるときは眉が美しく、眉に毫毛有り。

　血多気少は眉悪く、面に小理多し。

　血少気多は面に肉多し。

　血気和すれば色美わし。

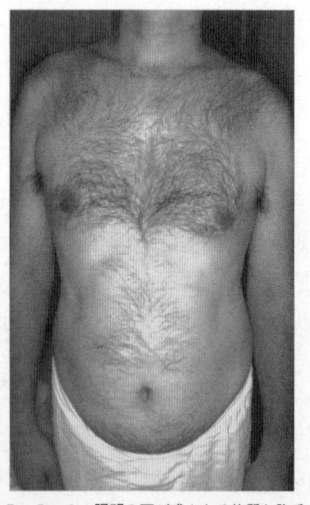

７－５－２　陽明の下が盛んなる体質と胸毛 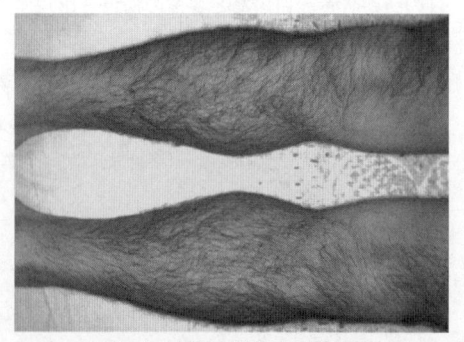　　　７－５－３　少陽の下が盛んなる体質と脛毛

足太陽の下
　血気盛なるときは跟の肉満ち、踵が堅い。
　（跟と踵、どちらもかかとだが、踵は体重の乗る（足底）ところ、跟は足の後ろで「きびす」
　（踵骨側面の周囲）のこと、そして跟には肉付きがよく、踵は堅い、と考えておこう。）
　気少血多は跟やせて空なり。
　血気皆少は喜く転筋（こむら返り）し、踵の下痛む。
足少陽の上
　血気盛なるときは通髯（もみあげの毛）美しく長い。
　血多気少は通髯美しく短い。
　血少気多は髯少い。
　血気皆少は髯無し。
足少陽の下
　血気盛なるときは脛毛美しく長く、外踝肥ゆ。
　血多気少は脛毛美しく短く、外踝の皮堅くて厚い。
　血少気多は脛毛少なく外踝の皮薄くして軟らかい。
　血気皆少は毛無く、外踝瘦せて肉無し。
手陽明の上
　血気盛なるときは髭（鼻の下の毛、口ひげ）美しい。
　血少気多は髭悪い。
　血気皆少は髭無し。
手陽明の下
　血気盛なるときは腋下の毛（わきの下の毛）美しく、手の魚肉以て温かい。
　血気皆少は手瘦せて寒す。
手太陽の上
　血気盛なるときは鬚（あごひげ）多く有り、面に肉多く平なり。
　血気皆少は面瘦せて色悪し。
手太陽の下
　血気盛なるときは掌肉充満す。
　血気皆少は掌肉瘦せて寒す。
手少陽の上
　血気盛なるときは眉美しく長く、耳の色美しい。
　血気皆少は耳焦げて色悪い。
手少陽の下
　血気盛なるときは手捲いて肉多く以て温かい
　血気皆少は寒えて瘦せる。

気少血多は痩せて脈(あおすじ)多し（霊枢 陰陽二十五人 第六十四）。

以上の霊枢 陰陽二十五人 第六十四の内容を表にすると次のようである。
これを表にすると次のようになり分かりやすい。
足太陽——上——眉毛・顔のしわ
　　　　　　下——キビスの肉付き・踵の堅さ・肉付き
足陽明——上——頬ひげ、口の周囲しわ
　　　　　　下——陰毛・胸毛・足指の肉付きとその寒温
足少陽——上——もみあげ～顎のひげ
　　　　　　下——すね毛・外顆の皮肉
手陽明——上——口ひげ（鼻の下）
　　　　　　下——腋下毛・母指球の肉と寒温
手太陽——上——あごひげ・顔面の肉
　　　　　　下——掌肉とその寒温
手少陽——上——眉毛・耳の色艶
　　　　　　下——手背の肉付きとその寒温
毛の疎密は血に、長さは気に、艶は血に、肉付きは気に、寒温は気に関係する。
（霊枢 陰陽二十五人 六十四）

○ 体型と五臓六腑

　身体の変化、特に骨格を対象にした診方で五臓六腑の変化を診るものである。
　五臓の小大、高下、堅脆、端正、偏傾について霊枢 本蔵篇 四十七で観察している。
・両目の間のキメが細かく赤色をおびている人は心が小さい。
　心が小さいと心気が安定して外邪に犯されにくいが、憂などの精神の動揺で傷られやすい。
　　　＜赤色小理者心小：心小則安、邪弗能傷、易傷以憂＞。
　両目の間のキメが粗く赤色をおびている人は心が大きい。
　心が大きいと精神の動揺には強いが、外邪に犯されやすい。
　　　＜粗理者心大：心大則憂不能傷、易傷于邪＞。
　剣状突起の無い人は心の位置が高い。
　心の位置が高いと肺を圧排し、そのため煩悶、健忘しやすく、精神的に頑迷で他人の言葉で悟らせ難い。
　　　＜無髑骬(かつ)者心高：心高則満于肺中、悗而善忘、難開以言＞。
　剣状突起が小・短・突出しているのは心の位置が低い。

心の位置が低いと、心が外に露出していて寒に傷られやすく、他人の言葉で恐れを抱きやすい。

　　　＜髑骬小短舉者心下：心下則藏外、易傷于寒、易恐以言＞。

剣状突起の長い人は心が堅固である。

心が堅固な人は心気安定し守りが堅い。

　　　＜髑骬長者心下堅：心堅則藏安守固＞。

剣状突起が弱小で薄い人は心が軟弱である。

心が軟弱な人は内熱し消耗する疾患にかかりやすい。

　　　＜髑骬弱小以薄者心脆：心脆則善病消癉熱中＞。

剣状突起がまっすぐ伸びている人は心が端正である。

心が端正な人は心気が調和し、機能が十分で犯されにくい。

　　　＜髑骬直下不舉者心端正：心端正則和利難傷＞。

剣状突起が一方に片寄っている人は心が偏傾している。

心が偏傾していると心気が統一しないで散漫し、機能を正しく維持することができない。

　　　＜髑骬倚一方者心偏傾也：心偏傾則操持不一、無守司也＞（霊枢 本蔵篇 四十七）。

・眉間の皮膚が白味をおびてキメが細かい人は肺が小さい。

肺が小さいと水分の停留が少なく、あえぐ病やのどの乾く病にならない。

　　　＜白色小理者肺小：肺小則少飲、不病喘喝＞。

眉間の皮膚が白味をおびてキメが粗い人は肺が大きい。

肺が大きいと水分停留して陽気がめぐらない。胸痺、喉痺、気の逆上を病みやすい。

　　　＜粗理者肺大：肺大則多飲、善病胸痺、喉痺、逆気＞。

肩幅広く、胸が出て、のどがくぼんでいる人は肺が高い。

肺の位置が高い人は気が逆上して苦しく、肩で息をしたり、咳しやすい。

　　　＜巨肩反膺陷喉者肺高：肺高則上気、肩息、欬＞。

両腋の距離が短く、脇が張っている人は肺が低い。

肺の位置が低いと胃噴門部まで下がり、肺が圧迫され脇の下が痛みやすい。

　　　＜合腋張脇者肺下：肺下則居賁迫肺、善脇下痛＞。

肩と背の均整がとれて肉付きの良い人は肺が堅固。

肺が堅固な人は気の逆上や咳の出る病気になりにくい。

　　　＜好肩背厚者肺堅：堅則不病欬上気＞。

肩背が薄い人は肺が軟弱である。

肺が軟弱の人は内熱して肉体が消耗する病や、肺が損傷されやすい。

　　　＜肩背薄者肺脆：肺脆則苦病消癉、易傷＞。

背と胸の肉付きが良い人は肺が端正である。
肺が端正だと機能が調和して傷害されにくい。
　　　＜背膺厚者肺端正：肺端正則和利難傷＞。
両脇の形が片寄って一方が粗大な人は肺が偏傾している。
肺が偏傾している人は胸部に偏痛をおこしやすい。
　　　＜脇偏疎者肺偏傾也：肺偏傾則胸偏痛也＞　（霊枢 本蔵篇 四十七）。

・鼻根部の皮膚が青味をおびキメの細かい人は肝が小さい。
肝が小さい人は肝気が安定して脇下の病にかからない。
　　　＜青色小理者肝小：肝小則藏安、無脇下之病＞。
鼻根部の皮膚が青味をおびキメの粗い人は肝が大きい。
肝が大きい人は胃と食道を圧迫し、食道の通りが悪く、腋の下の痛みを起しやすい。
　　　＜粗理者肝大：肝大則逼胃迫咽、迫咽則苦膈中、且脇下痛＞。
胸巾が広く脇骨が張っている人は肝の位置が高い。
肝の位置が高いと噴門部を突っ張り、脇が苦しく喘息様の症状を起す。
　　　＜広胸反交者肝高：肝高則上支賁切、脇悗爲息賁＞。
両脇の間が狭く、肋骨が扁平な人は肝の位置が低い。
肝の位置が低い人は胃を圧迫し、脇下が空虚で邪が入りやすい。
　　　＜合脇兎交両脇の間が狭く、肋骨が扁平で狭い者肝下：肝下則逼胃、脇下空、脇
　　　下空則易受邪＞。
胸脇の均整がとれて形の良い人は肝が堅固である。
肝が堅固だと肝の機能が安定し、傷害されにくい。
　　　＜胸脇好者肝堅：肝堅則藏安難傷＞。
脇骨の貧弱な人は肝が軟弱である。
肝が軟弱だと内熱して消耗する病にかかりやすく、邪を受けやすい。
　　　＜脇骨弱者肝脆：肝脆則善病消單（しょうたん）、易傷＞。
胸と腹の均整がとれている人は肝が端正である。
肝が端正な人は肝気が調和して傷害されにくい。
　　　＜膺腹好相得者肝端正：肝端正則和利難傷＞。
脇骨の片一方が飛び出している人は肝が偏傾している。
肝が偏傾していると脇下が痛む病になりやすい。
　　　＜脇骨偏舉者肝偏傾也：肝偏傾則脇下痛也＞　（霊枢 本蔵篇 四十七）。

・鼻柱から鼻頭に黄味を帯び、キメの細かい人は脾が小さい。
脾が小さいと脾の機能が安定して邪に犯されにくい。

＜黄色小理者脾小：脾小則藏安、難傷于邪也＞。
鼻柱から鼻頭に黄味を帯び、キメの粗い人は脾が大きい。
脾が大きいと脇下の横腹部がつかえて痛み、疾く歩けない。
　　　＜粗理者脾大：脾大則苦‖湊㆑眇而痛㆐、不㆑能㆓疾行㆒＞
唇が上に巻き上がって居る人は脾の位置が高い。
脾の位置が高いと横腹から季脇にかけてひきつれ、痛みやすい。
　　　＜揭唇者脾高：脾高則眇引季脇而痛＞。
唇が下に垂れ下がって居る人は脾の位置が下い
脾が下いと、大腸の部まで下がり、邪を受けやすい。
　　　＜唇下縱者脾下：脾下則下加于大腸、則藏苦受邪＞。
唇が引き締まっている人は脾が堅固である。
脾が堅固だと脾の機能が安定して犯されにくい。
　　　＜唇堅者脾堅：脾堅則藏安難傷＞。
唇が膨れしまりがない人は脾が軟弱である。
脾が軟弱だと内熱して肉体がやせる消耗性の病を起し、邪に傷害されやすい。
　　　＜唇大而不堅者脾脆：脾脆則善病消癉易傷＞。
上下の唇の均整がとれている人は脾が端正である。
脾が端正だと脾の機能が安定して邪に傷られにくい。
　　　＜唇上下好者脾端正：脾端正則和利難傷＞。
唇が偏って曲がっている人は脾が偏傾している。
脾が偏傾していると満病や腸病になりやすい。
　　　＜唇偏舉者脾偏傾也：脾偏傾則善満善脹也＞（霊枢 本蔵篇 四十七）。

・頬の腎部に黒味をおび、キメ細かい人の腎は小さい。
腎が小さい人は腎機能が安定し傷害されにくい。
　　　＜黒色小埋者腎小：腎小則藏安難傷＞。
顔面の腎部に黒味をおびキメの粗い人は腎が大きい、。
腎が大きいと腰痛になりやすく、そのため前後屈がしにくくなり、また、邪に犯されやすい。
　　　＜粗理者腎大：腎大則善病腰痛、不可以俛仰、易傷以邪＞。
耳の位置が高い人は腎が高い。
腎の位置が高いと脊柱筋が痛み、背を屈伸しにくい
　　　＜高耳者腎高：腎高則苦背脊痛、不可以俯仰＞。
耳の後が陷下している人の腎は低い。
腎の位置が低いと腰尻が痛みやすく、屈伸がしにくく、腸が下がり、陰嚢が腫れる

狐疝になりやすい。
　　　　＜耳後陷者腎下：腎下則腰尻痛、不可以俛仰、爲狐疝＞。
耳朶(みみたぶ)の堅く厚い人は腎が堅い。
腎が堅固な人は腰痛や背痛を起しにくい。
　　　　＜耳堅者腎堅：腎堅則不病腰背痛＞。
耳朶が薄く皮肉も堅くない人の腎は軟弱である。
腎が軟弱だと内熱して消耗したり、邪に犯されやすい。
　　　　＜耳薄不堅者腎脆：腎脆則苦病消癉、易傷＞。
両耳の均整がとれて下顎角の骨偶と揃っている人は腎が端正である。
腎が端正な人は腎機能が安定し傷害されにくい。
　　　　＜耳好前居牙車者腎端正：腎端正則和利難傷＞。
両耳の位置に高下がある人は腎が偏傾している。
腎が偏傾していると腰や尻の痛みを起しやすい。
　　　　＜耳偏高者腎偏傾也：腎偏傾則苦腰尻痛也＞。
これらの変化は生活を正しく保てるときは安定しているが、生活が乱れると病気になりやすい。
　　　　＜凡此諸變者、持則安、減則病也＞（霊枢 本蔵篇 四十七）。

・以上を整理すると次のような組み合わせである。
　骨格・肉付き・皮膚のキメ・色沢から内蔵を診る
　心－顔面・心部の赤色と皮膚のキメ（粗密）、剣状突起
　　　　小腸－皮の厚さ
　　　　剣状突起→無いのは心の位置が高い・小短挙は心の位置が低い。
　　　　心の位置が高い→善く忘れ、開くに言を以てし難し。
　　　　心の位置が低→臓外寒に傷れ易く、言を以て恐れおどし易い。
　肺－眉間の白色とキメ、胸郭上部（小理＝小　粗理＝大）
　　　　大腸－皮の厚さ
　肝－顔面・肝部の青色とキメ、胸郭下部・季肋部
　　　　胆－－爪
　脾－鼻頭の黄色とキメ、唇の形・堅さ。
　　　　胃－－肉付き
　腎－顔面・腎部の黒色とキメ、耳の形・位置
　　　　三焦・膀胱－毫毛・腠理

・五藏が皆(みなちい)小さいと外邪による発病は少ないが心労、憂愁にに耐え難い。

＜五藏皆小者少病、苦焦心大愁憂＞、
五藏が皆大いと事を処するに緩慢で精神動揺にはビクともしない。
　　＜五藏皆大者緩于事難使以憂＞、
五藏が皆高いとその挙動（動作）が亢ぶっている
　　＜五藏皆高者好高舉措＞、
五藏が皆下いと他人にへり下った態度をとる。
　　＜五藏皆下者好出人下＞、
五藏が皆堅いと病にかかりにくい。
　　＜五藏皆堅者無病＞、
五藏が皆軟弱だといつも病気ばかりしている。
　　＜五藏皆脆者不離于病＞、
五藏が皆端正だと他人と協調でき、人心を得る。
　　＜五藏皆端正者和利得人心＞、
五藏が皆偏傾していると心がねじれていて、人から盗み、人を和平にできない（人並みのことができない）。言うことが当てにならない。
　　＜五藏皆偏傾者邪心而善盗,不可以爲人平、反覆言語也＞（霊枢 本藏篇 第四十七）。

・肺は大腸と合っし、大腸は皮が其の応なり。心は小腸と合っし、小腸は脉が其の応なり。肝は膽と合っし、膽は筋が其の応なり。脾は胃と合っし、胃は肉が其の応なり。腎は三焦・膀胱と合っし、三焦・膀胱は腠理毫毛が其の応なり（霊枢 本藏篇 第四十七）。
・肺の応は皮なり、皮が厚き者は大腸も厚し。皮が薄き者は大腸も薄し。皮緩くして腹裏大（腹が大きい）なる者は大腸が大にして長い。皮が急なる者は大腸も急にして短かい。皮が滑（なめらか）なる者は大腸も直し（まっすぐで通りも良い）。皮肉が相離ざる者は大腸も結っするなり（霊枢 本藏篇 第四十七）。
・心の応は脉なり、皮が厚き者は脉も厚い、脉が厚い者は小腸も厚い。皮が薄き者は脉も薄い。脉が薄い者は小腸も薄い。皮が緩き者は脉も緩い。脉が緩き者は小腸も大にして長し。皮が薄くして脉沖小（ちいさい）なる者は、小腸小にして短い。諸陽の経脉が皆な紆屈（まがりくねる）多き者は小腸も結す（霊枢 本藏篇 第四十七）。
・脾の応は肉なり。肉䐃（肉の塊）が堅大なる者は胃厚し。肉䐃が麼（かすか、小さい）なる者は胃が薄い。肉䐃が小さくて貧弱なものは胃も堅ず。肉䐃が身に調和（つりあわない）していないと胃は下い（下垂）、胃が下垂していると、胃の出口が締まり通過できない。肉䐃が堅からざる者は、胃が緩んでいる。肉䐃に小裹累が無い（肉塊のかたまりが連ならない）者の胃は緊張している。肉䐃の累裏が多く小さい者の胃は結する。胃が結する者は上管（胃の入り口）が締って通過できない（霊枢 本藏篇 第四十七）。
・肝の応は爪、爪厚く色が黄なる者は胆厚あつい、爪が薄く色が紅なる者は胆薄し。

爪が堅く色は青い者は胆急つる（緊張している）、爪が濡らかく（千金方に濡を㵎に作る）色が赤い者は胆が緩む、爪甲が直すぐで色が白く紋が無い者は胆が直すぐで通りがよい、爪の形が畸形で色が黒く紋が多い者は胆が結ぼれている（霊枢 本藏篇 第四十七）。
・腎の応は骨なり。皮が厚きは三焦膀胱厚し。粗理で皮が薄い者は三焦膀胱も薄い。腠理が疎なる者は三焦膀胱緩なり。皮急にして毫毛なき者は三焦膀胱急なり。毫毛が美にして粗なる者は三焦膀胱も直なり。毫毛稀なる者は三焦膀胱結するなり（霊枢 本藏篇 第四十七）。

○ **陰陽五態**（図7-6）
　人の動作、ふるまい、挙手挙足、性質などから陰陽五態に分類したもので霊枢 通天篇 第七十二にみられる。
　太陰の人、少陰の人、太陽の人、少陽の人、陰陽和平の人に分類し、その姿勢と性格を挙げている。

・**太陰の人**
　太陰の人は色は黒くてすっきりしないものであり、明るい心ではなく、人の下に出て、姿は膝をかがめて体をまるめて歩くがクル病ではない。
　太陰の人は財貨に深入りして抜けきらず、そのために人々を仲間として親しむことをせず、つき合いも相手より下に出て卑しい態度をとる。何でも入れることを好むが、

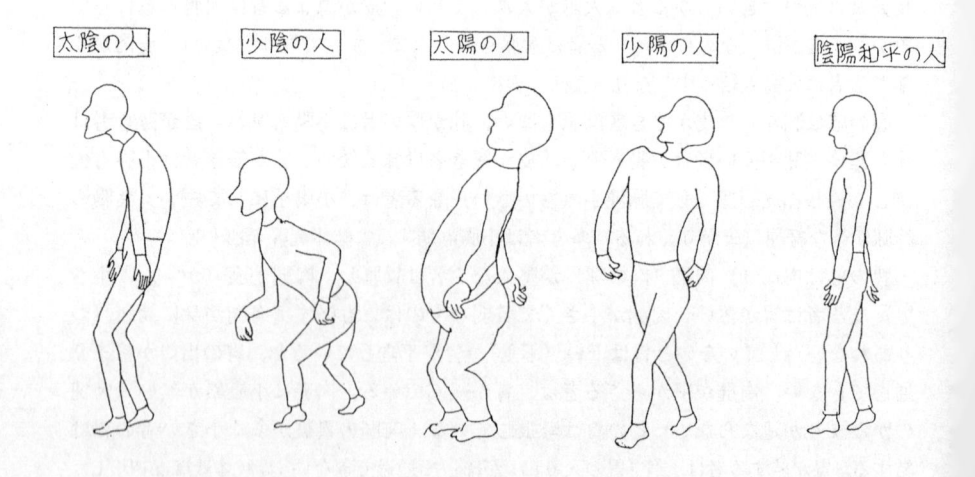

7-6　陰陽五態と動作、ふるまい

出すことをいやがる。心は和していながら入れてばかりいて、人が事をするのを見て、得であると言うことがわかって始めて自分も事をするのである。

　この太陰の人は陰多く陽無し、その血は濁り、その衛気はしぶり、陰陽和せずして、筋はほぐれてゆったりしていて、皮膚は厚い。こういう人はすみやかに陰陽のバランスをとらないと正すことができない。

・少陰の人

　少陰の人は外見すっきりした人に見えて、ネズミの如くに陰賊である。行ないは陰険のなかに躁暴があり、それがとめどなく繰り返されるのである。歩き方は伏すが如くである。

　少陰の人は少し欲張りで、ぬすびとと同じような心である。人が失いものをするのを見ると自分が得をしたように考える。人をそしることを好み、害を人に及ぼすことを好む。人が栄えているのを見ては内心ジリジリとしている。こんな時はねたんで人の恩を平気で無視する。

　この少陰の人は陰多く陽が少ない。胃は小さく腸は大きい。六腑が調わず。陽明の脈が小さくて、太陽の脈は大である。細かなところまで必ずととのえないと血は脱しやすく気は分散しやすいのである。

・太陽の人

　太陽の人はとてものびのび大きく、ものを積み上げた如く身を反らせて腹を伸ばし、そのふくらはぎが曲がらんばかりにそっくり返るのである。

　太陽の人はひと所に尻をつけていることを自ら足れりとして、好んで大事を言い、そのわりに無能で言うことと行動がともなわない。みだりに強がりを言い、行動はその非を反省せず、何事も当たり前の如くふるまって、事が失敗しても悔いることがない。

　太陽の人は陽多く陰少なく、必ずすみずみまでこれを調えよ。陰を脱することなくしてその陽を寫せ。陽重く脱するものは狂い易い。陰陽が皆脱する者は急にたおれて人事不省となる。

・少陽の人

　少陽の人は立つときは腰を伸ばして反り返り、歩むときは体を揺り動かし、両手は背の後ろまで振り回すのである。

　少陽の人は聡明で自ら貴しと為すことを好み、低くても官職についていると高ぶりで自ら良しとする。好んで外交に走り内に落ち着かない。

　この少陽の人は陽多く陰少なく、経は小で絡は大なり。血はおさまってうちにあり、

気は同じく外にちゃんとしている。この人には陰を実せしめて陽を虚せしめよ。ただ単にこうした治療をせずに絡脈を寫すると強く気を脱して疾んでしまい、中気が不足すると病んでなおらない（軽症または死）。

・陰陽和平の人

　陰陽和平の人はすべてを抱きつつみ自得し、自分だけ目立とうとはせず、そして尊厳敬慎で楽しいことが常にあるようで、周囲をよく見ており、そして乱れず、欠けるところがない。皆この人を君子の如きだというのである。

　陰陽和平の人は居所安静で、ものを見たり聞いたり動くことがなく、利欲に動かされることがない。しなやかで物にしたがい、争わず、ともにまどいあう。

　陰陽和平の人はその陰陽の気が和し、血脈はととのっている（霊枢 通天篇 七十二）。

〇 五行と体型と性格 （図7－7－1）（図7－7－2）

　木形の人（木気の全てを受ける人を言う）……其の人と爲りは蒼色で小さな頭、長面で、大きな肩と背、直身とし、小さな手足、好く才が有り、心を労い、力は少なく、憂い多く、事於労る。

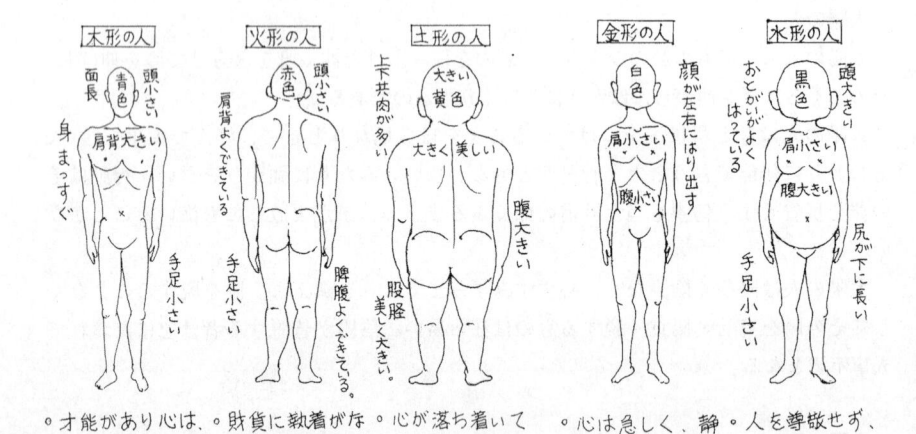

　火形の人（火気が全き者を総言する）……其の人と爲りは赤色、広い䐃、面は鋭り、

木形の人	火形の人	土形の人	金形の人	水形の人
面長／青色／頭小さい／肩背大きい／身まっすぐ／手足小さい	赤色／頭小さい／肩背よくできている／手足小さい／脾腹よくできている	上下共に肉が多い／大きい黄色／大きく美しい／腹大きい／股脛美しく大きい	白色／顔が左右になり出す／肩小さい／腹小さい	頭大きい／黒色／おとがいがよくはっている／肩小さい／腹大きい／尻が下に長い／手足小さい
才能があり心はいろいろ物を考え、新たな思考がよく出る。力は少ない。	財貨に執着がなく、誠心少なく、慮い多くて事をみるに明確に行なう。	心が落ち着いてこまかくて人をあつかい、権勢につくを喜ばずよく人がよって来る。	心は急しく、静かにしていながら、気はあらあらしい、よく官吏となる。	人を尊敬せず、あざむき、人をやとって、その人に手足バラバラに切り殺される。

7－7－1　五行の体型と性格　　　　　　　7－7－2　五行の体型と性格

頭は小さく、好い肩と背、髀と腹、小さな手足で、行めば地に安らか、疾き心で、行めば搖らぎ、肩と背は肉に満ち、気が有く、財を輕んじ、信が少なく、慮多くて事を見るに明らか、顏好く、心は急、壽きせ不に暴死す。

　土形の人（土気の全き者を總言する）……其の人と爲りは黄色にして、面は圓く、頭は大きく、美しき肩と背、大きな腹に、美しき股と脛、小さな手足、肉づき多く、上下は相稱い、行けば地に安らか、足を擧げるも浮く、安らいだ心、好んで人を利し、權勢を喜ば不、善く人に附也く。

　金形の人（金気の全き者を總言する）……其の人と爲りは方い面で、白い色、小さな頭で小さな肩と背、小さな腹で小さな手足、骨が踵の（踵びす）外に發ている如で、身は清廉、急き心で靜かなるも悍しく、善く吏爲りえて……。

　水形の人（水気の全き者を總言する）……其の人と爲りは黒色、面は平らならず、大きな頭、廉ある頤、小さな肩で、大きい腹、手足を動かし（手足をうごかし）、行を發こせば身を搖るがし、下尻は長く背は延延然、畏れること不く敬い、善く人を欺き給り、戮死れることあり（靈樞 陰陽二十五人篇 第六十四）。（読みは、小曽戸丈夫：『意釈類經』第一册，p.241～258，たにぐち書店，1994．より引用）。

　　木形之人……其爲人、蒼色小頭、長面、大肩背、直身、小手足、好有才、勞心、少力、多憂、勞於事、

　　火形之人……其爲人、赤色、廣脱、銳面、小頭、好肩背髀腹、小手足、行安地、疾心、行搖肩、背肉滿、有気、輕財、少信、多慮見事明、好顏、急心、不壽暴死、

　　土形之人……其爲人、黄色、圓面、大頭、美肩背、大腹、美股脛、小手足、多肉、上下相稱、行安地、擧足浮、安心、好利人、不喜權勢、善附人也、

　　金形之人……其爲人、方面、白色、小頭、小肩背、小腹、小手足、如骨發踵外、骨輕、身清廉、急心、靜悍、善爲吏、

　　水形之人……其爲人、黒色、面不平、大頭、廉頤、小肩、大腹、動手足、發行搖身、下尻長、背延延然、不敬畏、善欺給人、戮死（靈樞 陰陽二十五人篇 第六十四）。

○ 目の事（図7-8）

・五藏六府の精気は皆上りて目に注いで之が精と爲る。精の窠は眼と爲り、骨の精は瞳子と爲り、筋の精は黒眼と爲り、血の精は絡と爲る。その窠気の精は白眼と爲り、肌肉の精は約束（眼胞）と爲り、筋骨血気の精を裹擷

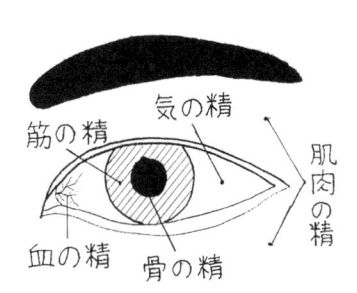

目者五藏六府之精也、
榮衛魂魄之所常榮也、
神気之所生也、
目者心使也、
心者神之舍也、（靈樞80）

7-8　眼と五藏の精

（一括）して脉と并して系と爲す。上は脳に属し、後は項中に出づ。故に邪が項に中り、因てその身の虚に逢い、その入ること深きときは眼系に隨いて以て脳に入る。脳に入るときは則ち脳転じ、脳転ずるときは目系が引れて急す。目系が急すれば目眩き以て転（転倒）す。その精を邪にし（精が邪に中られ）、その精が中られる所で、相比せざれば（協調できなければ）則ち精散ず。精が散ずれば則ち視岐（物が二つに見え）る。

目は五藏六府の精なり。栄衛魂魄の常に営む所なり。神気の生ずる所なり。故に神労すれば魂魄は散じ志意は乱る。是の故に瞳子と黒眼は陰に法とり、白眼と赤脉は陽に法とるなり。故に陰陽を合せ伝えて精明なり。目は心の使なり。心は神の舎（精神活動の基）なり。故に神精乱れて転ぜず、卒然として非常の處を見、精神魂魄が散じて相得ず、故に惑（正常な判断ができない）と曰うなり（霊枢 大惑論 第八十）。

・瞳子（ひとみ）が高き者は太陽の不足なり。戴眼（ひとみが上にあがっている）の者は太陽が已に絶している。此れは死生を決する要（要訣）で察せざるべからざるなり（素問 三部九候論篇 第二十）。

・勇士は目が深く以て固く（この奥に目がある、という感じで、しかもモノをしっかり観察する）、長衡直揚（衡は眉のこと。眉毛が長く張っている）す、三焦の理は横し（腠理のキメは横じま）、その心は端直で、その肝は大きくて堅く、その胆には胆汁が一杯に満ち以て傍、怒るときは気盛んにして胸張り、肝は挙り胆は横たう、皆は裂けて目は揚り、毛は起て面蒼し、此れ勇士の由て然る者なり。
怯士は目が大きくて減ぜず（小さくならない）、陰陽相失う、その焦理（腠理のキメ）は縦じまで、䯏骬（剣状突起）は短かくて小さく、肝系は緩み、その胆は満たずして縦（ゆるむ）になり、腸胃は挺（衰弱）し、脇下は空く、方に大怒すると雖も、気はその胸を満たすこと能ず、肝と肺が挙ると雖も、気は衰えて復た下る、故に久しく怒ること能ず、これ怯士の由て然る所の者なり（霊枢 論勇篇 第五十）。

・目：水は陰、目下もまた陰、腹は至陰の居る所、故に水が腹に在れば、必ず目下を腫れさす（素問 評熱病論 三十三）。

・目が内陷するは死（素問 三部九候論 二十）。

・目裹（眼胞）が微し腫れ臥蚕が起きる状の如き（岡本一抱は、蚕が臥したる程の状の如く腫れを為す、という）を水と曰う（素問 平人気象論篇 第十八）。

・水は陰なり。目下（眼の下）も赤た陰なり。腹は至陰（脾と腎を指す）の居る所、

故に水が腹に在る者は必らず目下をして腫れしむなり（素問 評熱病論篇 第三十三）。

素問 金匱真言論 第四に「腹為陰。陰中之至陰脾也」。

素問 水熱穴論 第六十一に「腎者至陰也。至陰者盛水也」とあるのも参考になる。

・人の目窠の上を視るに微し癰れ（脈経巻八第八には擁とあり（壅？）、水脹篇には腫とあり）、新に臥起（起きたばかり）したる状の如く、その頸脉が動じ（拍動が著明）、時に欬し、その手足の上を按ずるに窅（くぼむ）して起ざる者は風水膚脹也（霊枢 論疾診尺篇 第七十四）。

・太陽は目の上網と為り、陽明は目の下網と為る（霊枢 經筋篇 第十三）。（図7-9）

・（生理的な異常な状況下で）目の内ち陷む者は死す（素問 三部九候論篇 第二十）。

・大骨は枯槁し、大肉は陷下し……破䐃脱肉し、目匡（まぶた）陷いり、眞藏見れ、目は人を見ざるは立に死す（素問 玉機眞藏論篇 第十九）。

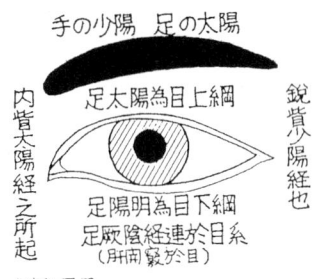

7-9 眼瞼と経筋

・目の色、赤き者は病が心に在り、白きは肺に在り、青きは肝に在り、黄は脾に在り、黒は腎に在り、黄色で名づく可からざる者（黄色の他に何色かが混じっているように思う）は病が胸中に在り（霊枢 論疾診尺篇 第七十四）。

・目痛を診るに、赤脉が上從り下る者は太陽病なり。下從り上る者は陽明病なり。外從り内に走る者は少陽病（霊枢 論疾診尺篇 第七十四）。

・寒熱を診るに、赤脉が上より下り瞳子に至るもの、一脉が見れれば一歳にして死す。一脉半見れれば一歳半にして死す。二脉見れれば二歳にして死す。二脉半見れれば二歳半にして死す。三脉見れれば三歳にして死す（霊枢 論疾診尺篇 第七十四）。

○ 顔面と頸肩胸部で臓腑を診る（図7-10）

「身形支節は、藏府の蓋なり。面部の閲（みること）には非ざるなり。

……肺は蓋たり。肩巨きく咽の陥みでその外を見る。

……心は主となす。缺盆はこれが道なり。骷骨（肩端骨）の有余で䯏骬（劍状突起）を候う。

……肝は將（将軍）を主さどる。外で堅固を候い知るには目の小大を視よ。

……脾は衛たることを主どる。糧を迎えさせるに唇舌の好悪を視て吉凶を知る。

……腎は外を主どる。遠く聴かさせ、また、耳の好悪を視て、その性を知る。

……六府の候。六府は胃これが海となす。

広骸で大い頸と張胸は五穀乃ち容れる。

鼻道の長さで大腸を候う。

唇厚く人中長きは小腸を候う。

目の下が果大なのはその胆乃ち横たう。

鼻孔が外に在るは膀胱が漏泄する。

鼻柱の中央が起るは三焦乃ち約す。

此れ六府を候うゆえんの者なり。

上下三等するは藏安じ且つ良し」（霊枢 師伝篇 二十九）。

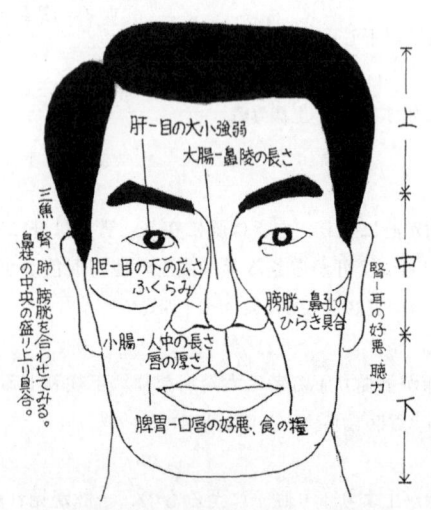

7-10　身形支節は藏府の蓋ー顔面を診る

7章 望診

張介浜『類経』．明代．1624．の脈色類三十二，面部、あるいは図翼四巻に次の文章を霊枢 五色篇 第四十九から引用している。(図7－11－1)(図7－11－2)(図7－11－3)

「五色篇に曰く　明堂は鼻なり。闕は眉間なり。庭は顔なり。蕃は頬側なり。蔽は耳門なり。その間方大にしてこれを去ること十歩皆外に見わるを欲す。この如き者は壽ながく必ず百歳にあたる。

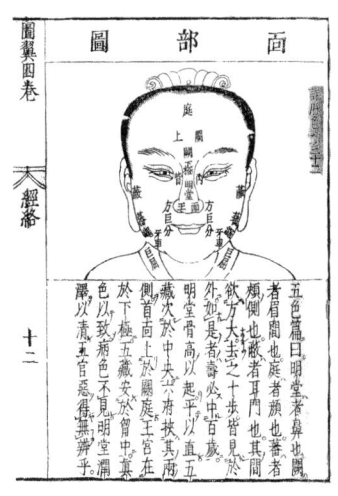

7－11－1　類経図翼の面部の図

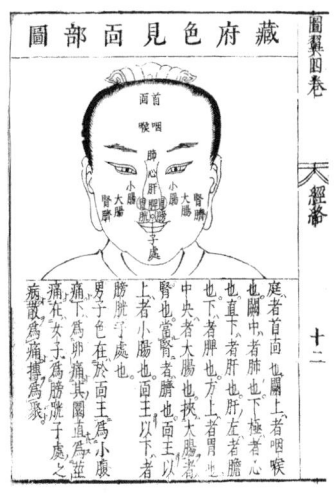

7－11－2　蔵府の色を面部で見る図

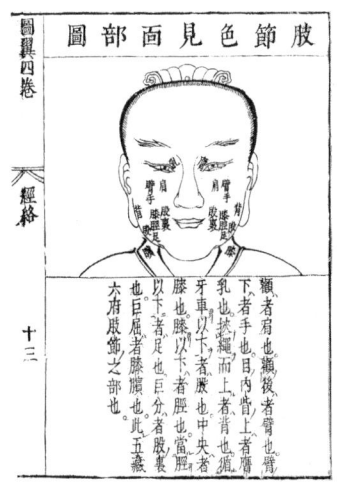

7－11－3　刺節の色を面部で見る図

509

明堂の骨高く以て起り、平にして以て直く、五藏は中央に次じ、六府はその両側を挟む。首面の上は闕庭なり。王宮は下極に在り。五藏は胸中に安んじ、眞色を以て致し、病色は見れず、明堂は潤澤で以て清なるは五官は惡に弁無きを得るや」。

○ 顔面：五色を以て藏を命ず

青は肝となし、赤は心となし、白は肺となし、黄は脾となし、黒は腎となす。肝は筋と合す、心は脉と合す、肺は皮と合す、脾は肉と合す、腎は骨と合するなり（霊枢 五色篇 四十九）。

・五官：鼻は肺の官、目は肝の官、口唇は脾の官、舌は心の官、耳は腎の官なり（霊枢 五閲五使篇 三十七）。

・歯は骨の終る所なり（霊枢 五味論篇 六十三）。

○ 顔面に関すること

・肺の病は喘息（呼吸が荒くなって）鼻張（鼻が肩と共に動く）。
　肝の病は眥青（眼角に青を帯びる）。
　脾の病は唇（口唇）に黄（黄味を帯びる）。
　心の病は舌巻短く（舌が収縮して巻き上がり）、顴赤し（顴骨部が赤くなる）。
　腎の病は顴と顔が（頬骨部と額が）黒くなる（霊枢 五閲五使 第三十七）。

○ 骨格

・顴骨は骨の本。顴大は骨大。……臂の後ろ薄きは髄満たず（霊枢 五変篇 四六）。
・胸周囲は4尺5寸、腰周囲は4尺2寸の比が正常（肉付きを含む）。
　缺盆（天突）から以下の䯏骬（剣状突起）に至まで長さ九寸、（これに）過ぎれば肺は大きく、（これに）満たざれば肺は小ちいさい。
　䯏骬（剣状突起）から以下の天樞（臍）に至まで長さ八寸、（これに）過ぎれば胃は大きく、（これに）及ざれば胃は小さい。
　天樞（臍）から以下の横骨（恥骨）に至まで長さ六寸半、（これに）過ぎれば廻腸は広く長く、（これに）満たざれば狭く短かい（霊枢 骨度篇 第十四）。
・広骸（骨格が大きく）・大頸（頸は太く）・張胸（肋骨角が大きく、胸が張っている）は五穀乃ち容る（霊枢 師伝篇 第二十九）。

○ 魚の色

・魚絡に血あるは手陽明病なり（霊枢 邪気蔵府病形篇 第四）。
・胃中が寒なるは手魚の絡に青多し。胃中に熱が有れば魚際の絡赤し（霊枢 経脈 第十）。
・面（顔面）熱する（熱証を呈する）ものは足陽明病、魚（母指球）に絡血（充血やうっ滞による血斑）ある者は手陽明病（霊枢 邪気蔵府病形篇 第四）。
・絡脉を診るに、脉の色が青ければ寒で且つ痛み、赤ければ熱有り。胃中が寒えていれば手魚の絡は多くは青い。胃中に熱が有れば魚際の絡も赤い。その黒を暴すときは留ることの久しい痺なり。その赤有り黒有り青有るものは、寒熱の気なり。その青く短なる者は少気なり。凡そ寒熱を刺す者は皆みな血絡が多ければ必ず日を間して一たびこれを取り、血尽きて止めよ。乃ちその虚実を調う（霊枢 経脉篇 第十）。
・魚上の白肉に青き血脉が有る者は胃中に寒有り（霊枢 論疾診尺篇 第七十四）。

○ 尺皮

・脉急は尺の皮膚も急。脉緩なるは尺の皮膚もまた緩（霊枢 邪気蔵府病形篇 第四）。
・色脉と尺の相応ずるや桴鼓（桴は太鼓のばち。太鼓とばちの関係）影響の相応ずる如く相失ことを得ざるなり。これ赤た本末根葉の候を出すなり。故に根死すれば葉は枯れるなり。色脉形肉は相失うことを得ざるなり。故に一を知れば工と為し、二を知れば神と為し、三を知れば神且つ明なり。……色青き者は其の脉は絃なり。赤き者は其の脉は鉤なり。黄き者は其の脉は代なり。白き者は其の脉は毛なり。黒き者は其の脉は石なり。その色を見してその脉を得ず、反ってその相勝の脉を得れば死するなり。その相生の脉を得れば病已なり（霊枢 邪気蔵府病形篇 第四）。
・脉が急なる者は尺の皮膚もまた急なり。
　脉が緩なる者は尺の皮膚もまた緩なり。
　脉が小なる者は尺の皮膚もまた減じて気少し。
　脉が大なる者は尺の皮膚もまた賁（大きい）にして起る。
　脉が滑なる者は尺の皮膚もまた滑。
　脉が濇なる者は尺の皮膚もまた濇。
　凡そ此の変は微有り甚有り、故に善く尺を調る者は寸を待たず。
　善く脉を調る者は色を待たず、能よく参合て之を行なう者は以て上工と為す可し。上工は十に九を全す。二を行なう者は中工と為す、中工は十に七を全す。一を行なう者は下工と為し、十に六を全す（霊枢 邪気藏府病形篇 第四）。
・臂に青脈多きを脱血と曰う。（素問 平人気象論篇 第十八）。
・色を視て、脉を持することなく、独りその尺を調え、以ってその病を言い、外従り内を知らんと欲す。これを為すこと奈何いかん……尺の緩急小大滑濇、肉の堅脆を審

にして病形定るなり。……
尺の膚（皮膚）が滑らかで、その淖澤（潤、柔、光沢などの意）する者は風なり。
尺肉が弱（尺部の肌肉が脆弱）の者は、解㑊（疲労倦怠、懈惰）なり。安臥脱肉（肌肉が痩せこける）する者は寒熱（寒熱虚労）で治せざるなり。
尺の膚（皮膚）が滑で沢脂なる者は風なり。（上の「尺の膚が滑らかで、その淖澤する者は風なり」と内容が同じである。）
尺の膚（皮膚）が濇（しぶる、なめらかでない）なる者は風痺（血少なく、また、血が栄することが出来ない）なり。
尺の膚（皮膚）が粗（粗い）で枯魚の鱗（乾いた魚の鱗）の如き者は水（水湿）と泆飲（痰飲）なり。
尺の膚（皮膚）に熱が甚しく、脉も盛躁な者は病温なり。その脉盛にして滑なる者は病がまさに出んとするなり。（この文章は素問の「人一呼、脉三動。一吸、脉三動而躁。尺熱、曰病温」（素問 平人気象論篇 第十八）を連想する）。
尺の膚（皮膚）が寒え、その脉が小なる者は泄し、気少し。
尺の膚（皮膚）が炬然（燃えるように熱い）として、先ず熱し後に寒ずる者は寒熱なり。
尺の膚（皮膚）が先め寒え、しばらく時間がたってから熱する者は亦た寒熱なり（霊枢 論疾診尺篇 第七十四）。

○ 予後推定

・形気相得る、これを治す可しと謂う。色澤が以て浮なるは已え易き。脉四時に從う、これを治す可しという。
　脉が弱で滑か、是胃気有り、命けて治し易いと曰う。之を取るに時を以ってする。形気相失う、之を治し難と謂う。……色夭くして澤せざるは已え難し。脉実して以て堅これを益甚しと謂う。脉四時に逆は治す可からずと爲す（素問 玉機真蔵論 十九）。
・肥て澤なるは、血気有余。肥て不澤は、気有余で血不足。瘦て澤無きは気血俱に不足なり（霊枢 陰陽二十五人 六十四）。
・痛みを忍と痛みを忍ばざるとは皮膚の薄厚、肌肉の堅脆、緩急の分なり（霊枢 論勇篇 第五十）。
・形に緩急有り、気に盛衰あり、骨に大小有り、肉に堅脆有り、皮に厚薄有り、それを以て壽夭を立てること奈何。
　形と気と相任れば則ち壽、相任ざれば則ち夭し。
　皮と肉と相果れば則ち壽、相果らざれば則ち夭し。
　血気經絡が形に勝てば則ち壽、形に勝たざれば則ち夭し。……

7章　望診

　形充て皮膚緩き者は則ち壽、形充て皮膚急なる者は則ち夭し。形充て脉が堅大なる者は順なり。形充て脉小、以て弱き者は気衰う。衰えれば則ち危し。
　若形充て顴起ざる者は骨小なり。骨小なれば夭し。形充て大肉の䐃堅くして分有る者は肉堅し、肉堅ければ則ち壽。形充つれども大肉に分理無く、堅からざる者は肉脆し、肉脆ければ則ち夭し（霊枢 壽夭剛柔篇 第六）。

○ 寿夭

- 使道が隊く以て長く基牆が高く以て方く、栄衛を通調し三部三里起り、骨高く肉満つるは百歳にして終を得る（霊枢 天年篇 第五十四）。
（鼻が長く高く顎や頬がしっかりと張っている。また、顔面の上中下各部の彫りが深い）
- 明堂は鼻。闕は眉間。庭は顔。蕃は頬側。蔽は耳門。その間が方大なるを欲す。之を去ること十歩、皆外にあらわる。このごときは壽が必ず百歳に中る（霊枢 五色篇 第四十九）。（蕃・蔽は頬側から耳門にかけての事）
- 平人で気が形に勝つは壽。病で形肉が脱するは気が形に勝ち死す。形が気に勝つは危し（霊枢 壽夭剛柔篇 第六）。
- その五藏皆堅からず（堅固でない）、使道（鼻腔の気の道）長からず、空（鼻孔）外に以って張り、喘息暴疾し、又基牆（明堂・鼻）畢く、脉薄く血少く、その肉石からず、数風寒に中り、血気虚し、脉通ぜず、真邪相攻め、乱れて相引く、故に壽中にして盡なり（霊枢 天年篇 第五十四）。
- 明堂（鼻）は廣大にして、蕃蔽（蕃＝頬側＝頬の側方、蔽＝耳門、頬から耳門にかけて豊かに）は外に見れ、方壁（四方の壁）は高基（高く厚く）し、垂を引て（垂＝四方、辺境の壁。引＝伸・ひきのばす）外に居る（壁は末端まで伸びている）、五色は乃ち治り（五色が安配されている）、平博（平正）にして廣大なれば、壽とし百歳に中る（霊枢 五閲五使篇 第三十七）。
- 五官辨ぜず（声色香臭味の弁別が正常に行なわれず）、闕庭張ず（闕は眉間、庭は顔＝額。眉間や額も広くない）、その明堂（鼻）は小さく、蕃蔽見れず（両頬や耳門は痩せている）、又たその墻（土塀）は卑く、墻の下に基無なく（耳下の肌肉も厚みがない）、垂角は（耳の垂珠と耳の上角）外に去る（外向きに反出する）、是の如き者は平常と雖ども殆し、況や疾を加うるをや（霊枢 五閲五使篇 第三十七）。
- 墻基（耳の付け根の壁）卑く高さはその地（耳の前の肉）に及ざる者は、三十に満みたずして死す。その因有りて疾を加うる者は二十に及ずして死するなり（霊枢 壽夭剛柔 第六）。
- 明堂の骨高く以て起り、平にして以て直く、五藏は中央に次し、六府はその両側を挾む。首面の上は闕庭なり。王宮は下極に在り。五藏は胸中に安んじ、眞色を以て致

し、病色は見れず、明堂は潤澤で以て清なるは五官は悪に弁無きを得るや、……五色の見るるや各その色部に出づ、部の骨が陥る者は必ず病を免れず、その色部が乗襲する者は病が甚しと雖も死せず（霊枢 五色篇 第四十九）。

○ 呼吸

・喘：肺が小なれば飲むこと少く、喘喝を病まず、肺大なれば飲むこと多く、善く胸痺、喉痺、逆気を病む（霊枢 本臓 第四十七）。
・肺瘅は煩満し、喘して、嘔す。心瘅は脈通ぜず、煩すれば心下鼓し、暴かに上気して喘し、嗌乾き、善く噫し……淫気喘息すれば、痺が聚って肺に在り……（素問 痺論 第四十三）。
・邪が肺に在れば皮膚痛み、寒熱し、上気し、喘し、汗出で、欬すれば肩背を動ずることを病む。これを膺中の外兪に取る。背の三節、五藏の傍ら、手を以て疾くこれを按じ快然たるところを取り、すなわちこれを刺す。これを缺盆の中に取り以てこれを越す（霊枢 五邪編 第二十）。
・少気：肺病は喘欬逆気し、肩背痛み、汗出で、尻陰股膝髀踹胻足みな痛む。虚すれば少気、報息すること能わず（素問 蔵気法時論篇 第二十二）。
（気息がかすかで話をするとき、気力がなくなるのを感じ、喋ることがおっくうになる。倦怠感が有り、脈は弱脈となる）。
・短気：呼吸が短促してとぎれとぎれになる（中医大辞典：人民衛生出版社．1987.）。
・肺風の状……時に欬し短気し、晝日は差え、暮は甚だし（素問風論第四十二）。
・肩息：上気して喘し、汗出で、欬すれば肩背を動ず（霊枢 五邪篇 第二十）。
・衛気が腹中に留まり、蓄積して（引き留められ積もって）行かず、苑蘊（蘊聚・鬱結）して常所を得ず、人をして肢脇胃中満し、喘呼逆息せしむるは……その気が胸中に積む者は上に之を取る。腹中に積む者は下に之を取る。上下皆満つる者は傍らに之を取る。……上に積むものは大迎、天突、喉中を寫す、下に積む者は、三里と気街を寫す、上下皆満つる者は、上下に之を取り、季脇の下一寸とともにす。重き者は鶏足のごとくして之を取る。……腹皮が急甚なる者は刺す可らず（霊枢 衛気失常 第五十九）。

○ 治療との関係

・総括的な表現としては：痛を忍ぶと忍ばざるとは皮膚の薄厚、肌肉の堅脆・緩急の分なり（霊枢 論痛篇 五十）。
・胃が厚く（皮が厚い）、色が黒く、骨格が大きく、そして肥えているものは毒に勝える（霊枢 論痛篇 第五十三）。

・黒色で粗理、砭石に宜し（素問 異法方宜論 第十二）。
・骨が強く、筋がしなやかで、肉がゆるく、皮膚の厚いものは痛みに耐えられる——加えて黒色で骨格がしっかりしていれば火にも耐えられる（霊枢 論痛篇 第五十三）。
・肉が堅く、皮が薄いものは鍼石の痛みに耐えられない、火もまた同じである（霊枢 論痛篇 第五十三）。
・肩広く（体躯が大きい）、腋・項・肉は薄く（広いが肉は薄い）、皮は厚くして黒色、唇臨臨然（下唇は厚く垂れ下がる）とし、その血は黒くして濁り、その気は濇りて遅し……これを刺す者は深くして之を留め、多くその数（鍼の数、刺鍼回数）を益するなり（霊枢 逆順肥痩篇 第三十八）。
・年質壯大、血気充盈、膚革堅固——深而留之（霊枢 逆順肥痩篇 第三十八）。
（年壯で体質は大、血気はいっぱい満ちている、膚革堅固——肥人への一般的治療法である深く刺鍼して留鍼する）。
・痩人は皮薄く色少なく、肉廉々然（肉がなく骨と皮ばかりでゴツゴツしている）、唇薄く言軽く、その血は清く気は滑なり。気を脱し易く血を損じ易い——浅くして疾くす（霊枢 逆順肥痩篇 第三十八）。

○ 虎口三関（小兒の指紋の観察）（図7－12）

「小兒はものを言うことができず、物を言えるものでもその苦痛をすべて言い尽くすことができないので、顔色と苗孔（鼻・目・口・舌・耳をさす）の現象を観察するのは重要な意義を有している。

・指紋の観察

指紋の観察は、小児科独特の診断方法で、早くも北宋の末年に臨床に応用されている。

指紋を観察する部位は、小兒の食指を基準とし、虎口（合谷）に近い第一節を風関といい、第二節を気関とし、第三節を命関とする。これがすなわち"虎口三関"である。三関にあらわれる脈紋の形と色にもとづいて、種々の病状を弁別することができる。もし脈紋が風関にあらわれれば、病邪が初めてはいったのであり、比較的治療しやすい。紋が気関にあらわれれば、病邪がちょうど盛んなのである。紋が命関に出れば、きわめて重い徴候であって、病は多くは危険である。だから"風は軽く、気は重く、命は危し"と言われている。

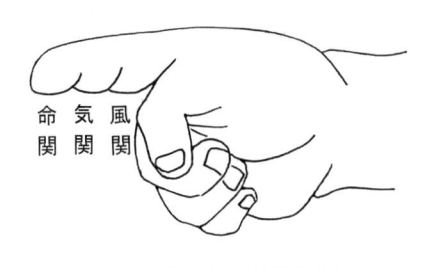

7－12 虎口三関・小兒指紋三関図

指紋の色は、青・黒・赤・紫・黄などの数種に分けることができる。次に表にして説明しよう。

指紋診察の簡単な表

指紋	浮	沈	渋	滞	赤	紫	青	青と紫	黒
診断	表	裏	虚	実	寒	熱	風	食	危

上表に述べたのは、指紋を診察する一般的状況であって、臨床の際には、全身の症状をも参考にして全面的に観察する必要がある」(南京中医学院編著、中医学概論邦訳委員会訳編:『中国漢方医学概論』、p.454、中国漢方医学概論刊行会、1965.)。

手元にある『察病指南』の「小児の虎口を看る訣」項によると「生まれ下って一月より三歳に至るまではまさに虎口の内脈の両辺を看るべし」とあり、この診察法を用いる時期がわかる。

ただ、『中国漢方医学概論』によれば「早くも北宋の末年に臨床に応用されている」とあるので、筆者の持っている文献よりも古いものがあるわけで、その点これ以上調べることができない (施桂堂、看小児虎口訣、『察病指南』、南宋、1241.)。

○ 舌診

舌についてはいろいろ書かれているが、成書から引用してみよう。

正常な舌 (高須淳、毛利学:『カラーでみる舌の診かた』、p.13～14、南江堂、1990. より引用)

「舌は胎児期に原始前腸と初期の胞胚自体の陥入とから発生する．元来第一鰓弓からできてくる舌筋の急速で持続的な成長には豊富な血液の供給が必要であり，またそれは表面細胞の急速な増加や転換をもたらす (Williams & Warwick, 1980)．

この豊富な血流は味覚や咀嚼に必要な機能を向上させながら舌の表面の糸状乳頭や，より大きい茸状乳頭を発達させる源となる．成長期の乳児の舌は各種摂取物を食べていいものかどうか認識する重要な知覚器官である．生の食べ物、また固く消化のわる

舌診の対象

```
         ┌ 舌質(舌体) ┌ 神 : 正気
         │           │ 色 : 色沢
舌診 ─┤           │ 形 : 形状
         │           └ 態 : 動態
         └ 舌苔      ┌ 苔色 : 色調
                     └ 苔質 : 形質
```

い食べ物にはさまざまな鋭利なもの，また危険なものが含まれたり隠れていることがある．成長するにつれ多くの摂取物はもっと危険である．多くの毒物は苦みを持っているので，それゆえ結局飲み込まずにすむ．

　豊富な血流によって正常な舌は急速にその表面上皮を再生する．全身的，系統的疾患の症状は舌に現れる．これは頻繁な細胞の再生，豊富な血液の供給，そして舌乳頭の間のひだにおける微生物の存在による．

　舌は胃や腸と同様原始前腸を発生起源とするため，胃や腸の病変が舌粘膜に反映されやすく，しばしば胃や腸など観察しにくい部分の診断に役立つ．

　微生物の繁殖は唾液によってかなり制御されるが完全ではないので，口腔内は無菌状態ではなく，糸状乳頭やその周囲の微小な窩との間に微生物の残がいや食物残渣がたまりやすい．これらは多くの壊死細胞と一緒になり，いわゆる舌苔となるが，荒い食物の研磨作用により急速に洗い流されてしまう．栄養障害や食習慣の変化を疑う場合，まず患者の舌を観察することが重要である．それは微量栄養素の欠乏，また，消化管上皮の変化が最初に舌表面に反映されるからである．正常歯列を有する人であっても新鮮な野菜，果物を多く含んだ高線維食品をインスタント食品に変えた場合，舌の表面に変化が起こることが，ここ数十年の間によく知られるようになってきた．ピンクで光沢のある表面はまたたく間に白くおおわれる．しかしながら，柔らかい不健康な低線維食物が舌苔を発現させるとはほとんど気づかない．多くの研磨効果を失った現代的な食品は舌の機械的清掃には適さない．舌は正常な歯や歯肉により過度にすり減ることはなく，薬品や熱傷あるいは全身的疾患によって表面細胞の再生が障害されて，局所的に損傷を受けない限り痛みを生じることはない」．

舌　診

　(以下は（神戸中医学研究会編著：『舌診と脈診』，p.1～51，医歯薬出版，1994.）より引用させていただいた。)

　舌は体内の状態を反映する鏡であり、臓腑の病変は舌の変化としてあらわれる。舌の観察を通じて体内の状態を知ることを舌診という。（図7－13）（図7－14）

　舌診には長い歴史があり、古くは『内経』『傷寒論』に舌診に関する記載があり、13世紀には舌診の専門書『敖氏傷寒金鏡録』（図7－15）が出版されている。16世紀になると、温病学派が勃興して弁舌験歯を重視したために、外感熱病弁証における舌診の内容は飛躍的に発展した。

　舌診では、舌質と舌苔を観察する。舌質は舌体ともいい、舌の肌肉脈絡からなる。舌苔は、古くは舌胎と称し、舌体上に付着した苔状の物質である。

　舌質の望診では神・色・形・態を、舌苔の望診では苔色・苔質を観察し、舌質と舌苔にもとづいて舌診上の総合判断を下すのである。

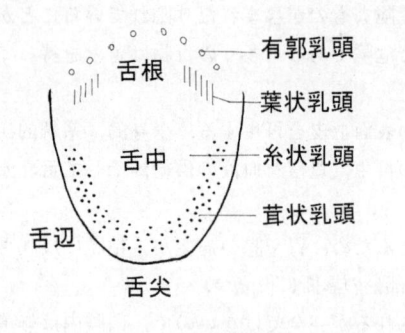

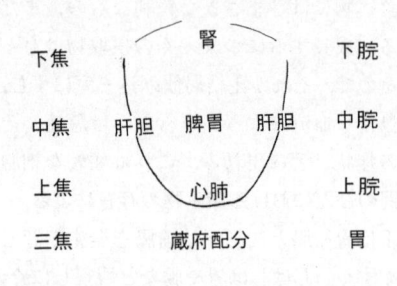

7-13 舌面と乳頭　　　　　　　　7-14 舌の部分と人体の部分の関係

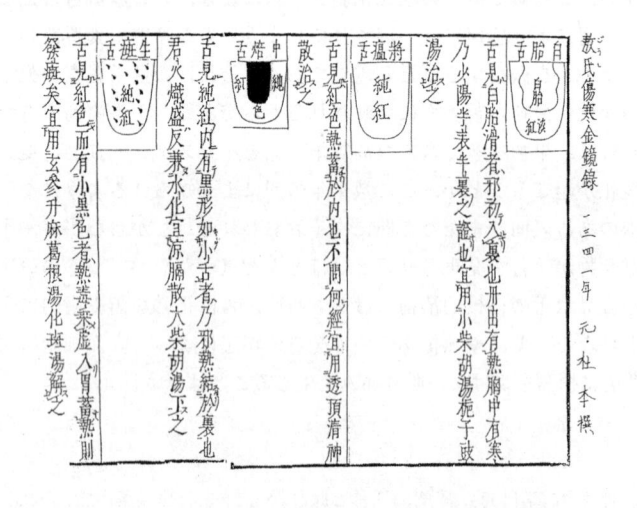

7-15 『敖氏傷寒金鏡録』

舌診の臨床的意義

(1) 正気の盛衰を判断する

　舌質の色調や舌苔の有無により、正気の盛衰を推測することができる。
　舌質が紅で潤いがあるのは気血が充盛であることを、舌質が淡白なのは気血が虚衰していることを示す。
　舌苔が薄白で潤いがあるのは胃気が旺盛であることを、舌苔がなく舌面が光ったように見えるのは胃気の衰敗や胃陰の枯渇をあらわす。

(2) 病位の深浅を弁別する。

　外感病・内傷病を問わず、舌苔の厚薄から病邪の深浅・軽重を知ることができる。

　苔が薄いのは、病変の初期によくみられ、病邪の浸入が浅いことや病位が表にあることを示す。苔が厚いのは、病変の極期によくみられ、病邪が深く侵入したことや病位が裏にあるとこを示す。

　なお、病位がさらに深くなって正気の損傷が引き起こされると、舌質が変化し、舌苔が剥落したり少なくなる。

(3) 病邪の性質を区別する

　病邪の性質が異なると、舌苔や舌質などに反映される。例えば、熱邪であれば黄苔・紅苔が、寒邪であれば白滑苔が、食積・痰濁では腐膩苔が、湿熱の邪であれば黄厚膩苔が、血瘀では瘀点・瘀斑が、それぞれみられることが多い。

(4) 病状の進退を推測する

　舌苔の色と性質は、病邪と正気の消長および病状の進退に相応した変化を示し、とくに外感熱病においては変化が速やかである。

　舌苔が白から黄に、さらに灰黒へと変化するのは、病邪が表から裏に侵入し、軽症から重症へと変化し、寒証から熱証へと転変していることを示す。また、舌苔が潤から燥へと変化するのは、熱邪が盛んになり津液が消耗しつつあることをあらわす。

　一方、舌苔が厚から薄へ、燥から潤へと変化するのは、病邪が消退し津液が回復しつつあることを示す。

○舌診の方法と注意事項
(1) 光線：

　同じ色調でも光線の具合によっては異なって感じるので、十分に明るい自然光で、直射ではない柔和な光が得られるようにする。

(2) 姿勢：

　正座または臥位で口を大きく開かせて舌を自然に口外へ出させる。舌体に力を入れたり、緊張・巻縮させたりしている時間が長くなると、舌の循環状態が変わって色調が変化してしまうので、舌体は弛緩させ舌尖を下方に向けて平らになるように出させる。

(3) 順序：

　まず舌苔を観察し、有無・厚薄・腐膩・色調・潤燥を判定する。次に舌体に移り、色調・老嫩・胖痩・斑点および動態などを診る。一般には舌尖から舌根へと観察を進める。

(4) 飲食：

　飲食物や薬物などで染まった舌苔を「染舌」といい、元来の舌色と見誤ることがある。牛乳・豆乳などを飲んだあとは白色に、みかん・柿・卵黄などは黄色に、コーヒー・オリーブ・仁丹・喫煙などは褐色に、それぞれ苔色が変化する。食事による舌面の摩擦や、歯ブラシなどで舌面をこそぐ習慣があるときは、舌苔は薄くなる。氷・アイスクリームなどの冷たいもの、水分を摂取した直後には、舌面の湿潤度に変化がみられる。舌を出す前に口内の水分を嚥下する癖のある患者でも、かなり乾燥したように見える。

(5) 季節・時刻：

　夏は暑く湿気が多いので舌苔は厚く淡黄を呈し、秋は乾燥しているために舌苔は薄く乾燥ぎみで、冬は寒いので舌は湿潤傾向にある。

　早朝は舌苔が厚く、日中や食後には薄くなる。起床時は舌質が暗く、活動後には紅に変化する。

(6) 年齢と体質：

　老人は気血が不足するので、舌に裂紋があり、乳頭も萎縮することが多い。肥満した人は舌質が偏淡偏胖で、やせた人は舌質が偏瘦偏紅のことが多い。

(7) 刮苔・揩苔：

　舌面の湿潤や、舌苔が有根か無根かを、はっきり調べる必要がある場合に用いる。

　刮苔は舌圧子などで舌根部から舌尖へ向けて苔をこそぐこと、揩苔は指にガーゼなどを巻きつけて舌面をぬぐうことであり、舌苔が乾燥しているか湿潤しているか、舌苔が剥れやすい「無根」か剥がれにくい「有根」か、露出した舌体の色調はどうか、剥がれた舌苔の再生状況はどうか、などを調べる。

8章

東洋医学（鍼灸）の腹診

【この章の概要】

■腹　診

　腹診にさいして西洋医学では視診、触診、打診、聴診が行なわれるが、視診、触診を重要とし、打診、聴診を参考とする。

　腹診部位の範囲は上界をほぼ横隔膜円蓋の高さの推定線とし、鼠径溝を下界とする。左右については明確な線は示されないが、ほぼ腋窩線までの範囲を指している。病変の位置の記載に便利なため腹部の区画について大まかに3種類の方法が用いられる。患者の姿勢は腹壁の緊張を取り去るために仰臥で踵をできるだけ臀部に引付けて行なったり、半坐位を取る。

　東洋医学の腹診では胸腹部全体を対象とし、通常足は伸べさせて行なわれる。指標の第一は陰陽虚実である。薬物治療においては腹証と薬との関係が大切となるが、鍼灸でこれに該当する内容は皮膚温、皮膚の色沢、骨格や積聚などである。

◆腹診の分類：

　大塚敬節氏は日本の腹診を次のように分類している。

・黄帝内経、難経によるものを便宜上、難経系の腹診と呼び、その起源は室町時代に禅僧が病人の気分を鎮める目的で行なったものが、後年、腹診に影響を与えたのであろうという。この系統に属する作品に

『鍼灸遡洄集』（高津松悦齋敬節，1694）

『鍼道秘訣集』（著者不詳。1685年刊と1773年刊がある。夢分流）

『杉山真伝流表之巻』（本書は杉山和一と三代目嶋浦和田一の撰になっている。和一は1610-1694。嶋浦和田一の総検校在位は1709-1736。二代目三島安一の在位は1704-1709。つまり和田一の在位1736年以前に著作されたと想像される。手元の写本には年号の記載が無い）

　　　杉山三部書の内の医学節用集に「腹の見様の事」項目がありこの中にも若干腹診が書かれている。

『腹診書』（堀井元仙，1742.）

『腹診口訣』（久野玄悦，1847.）

『診病奇俟』（多紀元堅，1843）はこの系譜の代表的な腹診書である。

・傷寒論、金匱要略によるものを便宜上、傷寒論系の腹診と呼び、この系統の腹診の先駆者は後藤艮山である。艮山の門人・香川修庵は腹部にあらわれる腹證はそれに対応した背部にも異常を起すといい、望形、問証、聞声、切脈、按腹、視背を六診として『一本堂行余医言』に記載している。このあと吉益東洞があらわれて腹診についてさらに研究されたが、『腹證奇覧』（稲葉克文礼）、『腹証奇覧翼』（和久田白虎）はこの

系譜の代表的な腹診書である。
　大塚氏が難経系に分類した鍼灸系の腹診法には、対処の仕方の違いから、さらに『鍼道秘訣集』・『徳本多賀流鍼穴秘伝』（永田徳本）の流れと、『鍼灸遡洄集』・『杉山眞伝流』の流れがみられる。
◆腹診でわかり易い文章を意訳して引用する。
　　　　　　　　　　　　（香川修庵：按腹，『一本堂行余医言』，巻之一，1807～？）から。
＜我が流派は腹診を6つの診察法のなかでも大切な方法としている。何故なら腹診によって生きる力（生命力）の強弱を診ることが出来るからである。腹診をして、腹部の皮膚や筋肉がその人相応の厚さに感じて、腹部の面積が広く感じられ、適当な柔かさでしかも押したときにはね返してくる弾力（腹力）があり、臍以上の上腹部は低く下腹部は少しふっくらしていて、臍は普通に引っ込んでいて、任脈通りは低くその両側の腹直筋の部分は盛り上がり、腹部に腫瘤などの塊が無く、異常な腹部拍動も無い、これを無病の人となし、生命力の強い人とみる。病気の人でもこのような腹診所見が認められれば治り易いと判断する。腹診をして、腹部の皮膚や筋肉がその人相応の厚さが無く薄く感じられ、腹診をしていて骨や腹部の凹凸ぐあいから腹部が狭く感じられ、しかも押したときにはね返してくる弾力（腹力）が無く、或いは硬く感じて、臍以上の上腹部は盛り上がり下腹部が引っ込んでいて手当たりが悪く緩んでいて、引っ込んでいるはずの臍が引っ込まず、正中の任脈が高くなっていて両側の腹直筋が発達せずに低くなり、腫瘤などの塊が多く感じられ、腹部拍動が感じられ、腹筋は緊張して硬く感じ、心尖拍動も高く打ち上げている。此を生命力の弱い人と判断する。そして病人の腹とする。もし病気の時に、このような所見があれば、治り難い病人と判断する。以上が我が流派の腹診の大略である。＞
◆東洋医学の腹診の目的：
　以下の文例は東洋医学の腹診の目的がはっきりわかる内容である。薬物治療では腹診によって処方が決められることが多いが、鍼灸ではそうは行かないものの、腹診によって患者の状態がわかると対策が立てられる。つまり薬物治療では証（腹証を含む）によって処方が決められる関係上、腹診は大切である。鍼灸では異常所見がわかればそれに対処する方法が検討できるからであるが、西洋医学に見られるような病変の局所を絞るような意味で臓器の位置形状を診るというのではなく、まず気の異常を診て、次に治療対象を探るのである。そしてそれにあわせた腹背や四肢への治療が加えられる。
　「漢方の腹診とは、単に腹の病状を調べることではなく、腹の状態を通じて、全身の生命力・生活力の異常を観察することである」（寺師睦斎，腹診について，「漢方の臨床」，Vol.18 No.4・5，東亜医学協会，1971.）。
　「腹部を按診して以て人の強弱を弁ず」（水野道貞，筆記，『六診提要』，1863）。

「外病は脈にて知、内病は腹にて知ること誠に然り。腹は病の本なれば腹をこころみざる医師は自由成兼ぬるものなり」(丹波元堅『診病奇侅』, 1843)。

◆中国古典で腹診と関係深い文例
　腹診は中国で発展しなかったといわれる。それは気を診ることに集中したためにいわれることである。必要に応じた腹診は随所におこなわれた形跡があるので、それを引用してみよう。したがって日本でおこなわれたような腹診の系統的な記載は見られないのが特徴である。
・「死するや解剖してこれを視るべし……臓の堅脆、腑の大小……」(霊枢 経水篇 第十二)。この展開は霊枢三一、同三二、四三難にみられる。
・臓象：
　「五臓の象は類を以て推すべし」(素問 五蔵生成論篇 第十)。この展開は素問二二、霊枢四、一六難にある。
・胸腹部の大切さ：
　「臓腑の胸脇腹裏の内に在るや、匣匱(こうき)の禁器(きんき)を蔵する若し。……胸腹は臓腑の郭なり」(霊枢 脹論篇 第三十五)。
・「背は胸中の腑……腰は腎の腑」(素問 脈要精微論篇 第十七)。
・腹診を行った証拠：
　「手を以てその腹を按ずるに手に随いて起る、水を裏(つつ)むさまの如し……その腹を按じ……これを按じて堅い」(霊枢 水脹篇 第五十七)
・傷寒論の腹診：
　「誤(あやま)って下(くだ)して後、心下満を苦しみ硬痛(こうつう)する者は此れ結胸(けっきょう)となす。大陥胸湯(だいかんきょうとう)。(『傷寒論』太陽病 下)
・證：
　「気に高下有り、病に遠近有り、證に中外有り」(素問 至真要大論篇 第七十四)。
　→十六難に五臓の内・外證(内證は腹証、外證は顔面や脈など)。
　→傷寒論 太陽病上：脈證　病證　少陽證　随證治之の語句が有る。
・その他腹診に関係すること
　「病気の……深専なものは大臓を刺せ。臓に迫るには背を刺す、背俞なり。刺して臓に迫るは臓会なればなり。腹中の寒熱去りて止む」(素問 長刺節論篇 第五十五)。
　皮薄く艶なく肉がぶよぶよ → 腸胃が悪く積聚病になりやすい (霊枢 五変篇 第四十六)。
　「皮の色黒く、皮が厚く、肉がしっかりしていると四時の風に傷られない」(霊枢 論勇篇 第五十)。
◆日本の腹診：
　鍼灸の系統では1500年代に生存したとされる夢分斎によって夢分流の腹診が誕生したが、その前に多賀薬師別当法院白竹子がいて、この人が夢分に腹診・鍼術を伝授し

たと云われる。これが日本における腹診法の誕生である。次いで二代目曲直瀬道三により『百腹図説』が著され「腹は生ある本、百病ここに根ざす」という文章が生まれ、後に吉益東洞がこれを受けた（大塚敬節：腹診考，『大塚敬節著作集』，第 8 巻，考証編，春陽堂，1981.）。

・薬物治療における腹診は処方決定を行なう上で必要不可欠なものであり、やはり沢山の腹診書が書かれ『腹証奇覧』（稲葉文礼．1800.）、『腹証奇覧翼』（和久田叔寅．1809～1853.）がその集大成と云われる

◆下手の法（診かた）：

・「腹形を察するに宜しく按撫すること数回、或は沈め、或は浮べ、以て腹力及び腹の堅軟を察する。亦、軽々に撫で下して皮膚を察し、以て虚実を知るべし」（丹波元堅：『診病奇侅』，1843.）。

・腹力：

「およそ実とは無病の腹象にして尋按するに自然に力あるをいう。……虚とは無力をいう重く按せば背骨も模すべきに似たり」（堀井元仙：『腹診書』，1742.）。

・陰腹・陽腹：

「虚実などを論ぜず……およそ陰腹・陽腹を知らんと欲せば、男女の腹象を能く見知る時は自得すべし。……病人陽腹は治し易く、若し陰腹に変ずるは治し難し」（堀井元仙：『腹診書』，1742.）。

・男女の腹：

「男は陽に属して一身皆陽を体とす。故に腹また自然に強く気質が柔弱なりと雖ども女の壮実なるよりは強し。女は陰に属して一身皆陰を体とす。故に男とは格別に反して柔弱和緩を現せり」（堀井元仙：『腹診書』，1742.）。

・腹診の要諦

「之を按じて腹皮厚く、腹部郭大、柔にして力有り、上低く下豊に、臍凹入し、任脈低く、両傍高く、塊物無く、動気無し。此を無病の人と為し、強と為す。病人に在りても、亦此数項有れば治し易しと為す。凡そ之を按じて腹皮薄く、腹部隘狭にして力無く、或は堅硬、上高脹下低鬆、臍浅く露われ、任脈高く、両傍低く、塊物多くして、動気有り、筋攣急して、虚里の動高し、此を弱と為し、病人の腹と為す。病中に在りても、此数項有るが如きは、治し難しと為す。これその大略なり」（香川修庵著：六診，『一本堂行余医言』，1788.）。

・陰実陽虚　陽実陰虚：

「陰実陽虚——表やわらかにして裏に力ある所の腹なり。力ありといえども按じて硬く……是は表を陽とし裏を陰として候うたものなり。これ陰実陽虚の腹なれども至極よき腹とは云われぬ。……まずは陰虚陽実の腹は陽虚陰実の腹よりは悪き腹なり」（久野玄悦：『腹診口訣』，1800.）。

・腹の堅軟：
「凡そ腹甚だ堅硬なる者は治し難し、はなはだ軟鬆なる者もまた癒へ難し」（香川修庵：『一本堂行余医言』，按腹，1788.）。
・腹部の邪が腹底から裏へ行く
「腹證をうかがいて毒の厚深凝結したるものは皆、背に着くなり」（稲葉文礼：『腹證奇覧』，1800.）。

◆診病奇侅（丹波元堅　1843）から引用する（意訳）

<<叙説>>
・内傷性の異常と違って、外感病は腹では診にくく。傷寒などは外邪の病気なのでいくら腹診所見がよく見えても予後は悪い。
・腹診するときには患者に呼吸をゆっくりしてあたかも寝ているようにしなさいと伝える。
・腹診する上で大切なことは、患者の呼吸の様子を診る事が大切である。その後に心尖拍動をみて、宗気の虚実を推定する。極く軽い圧力で心窩部を診察し、それから徐々に季肋部から側腹部に診察を進める。手で加える圧力の程度は適宜に行うことが大切である。また上腹部から始めて臍へ、そして下腹部へと進めるのが一般的である。

<<平人腹形>>
・腹診の要領を覚えるには、はじめに普通の健康な人を診て、腹診の方法を自得するのが良い。普通の健康な人の腹は心窩部から臍へ撫で下ろすときに中ほどが（途中で）少しくぼみ、臍がさらにくぼんでいて、下腹部は少し盛り上がり、臍から下腹部にかけては押した時にはね返してくる弾力（腹力）が有るのを普通の健康な人の腹という。腹診は繰り返しているうちに要領を覚えるものである。
・腹部の皮肉をつまんだ時に互いに離れずにいるのを実であるという。ねずみや猫のように皮肉が離れるのは血気が衰えているのである。老人の腹は大抵は皮肉が離れているものである。
・たいていの腹の皮肉は上部が厚く下部は薄いものである。
・腹は陰の部位なので陽性の情況をよろしいとする。だから陽の腹をたっとぶのである。これは一般的には男子の腹の形状である。これに対して陰の腹は女性の腹の形状である。
・霊枢・第五十九によると老壮少小について、老は50歳以上、壮は20歳以上、少は18歳以上、小は6歳以上と決められている。ここでは少の18歳以上、壮の20歳以上の腹と老の50歳以上の腹を比べている。つまり若者の腹は上虚下実を常としているし、老人は下虚上実を常とする。
・血気盛んな若者の腹は臍下が軟弱で臍上が硬いのは異常であるが、老人はこれで普通である。臍上が軟弱で臍下が硬いのは、老人では長生きできる腹と診るし、若者が

このような腹のときは異常とまではいかない、と判断する。
・健康で太った人の腹は全体的に大きいが、特に季肋部から上腹部が少し高くなり、下腹部に至るほどに大きく柔らかである。そして心窩部はそれなりにすっきりしていて下腹部は大きくなる。これらは良い腹である。痩人の腹は全体的に痩せているが季肋部に比べて上腹部が少し低くなり、下腹部まで同じく痩せていて、しかも腹診すると柔軟であれば良い腹である。以上の腹は、腹の皮肉も太り具合、痩せ具合にあわせてほどよく厚みがあり、皮肉が離れなくて整っている、腹部拍動も異常が無い。

<<通腹形證>>
・無病で健康な人の腹は適当に緊張しているが柔軟である。しかし上腹部は一見張っているようでいるが、腹を手で探るとあたかも袋に水を入れて、それを外から中を探るようなつかみどころの無い事がある。これは悪い腹である。良い腹の形というのは全体的には下にいくほど膨れていて、前胸部がすっきりしているのが良い。女性の腹はやわらかで、しなやかなのが良い。男性の腹が女性のような腹であるのは虚であり逆である。同じく女性が男性のような腹をしているのも逆である。また、腹がでこぼこして凹凸が有り、腹部拍動が目で見えるのも良くない。さて、どんな病気の人でも呼吸した時に臍の下のほうまで息が入って行くように腹の動きが下腹部まで届くのが予後良好である。大抵の人は呼吸したときに胸のあたりが動いているだけである。誰でも呼吸したときにその息が下腹まで届くように修行する必要がある。
・腹がすごく痩せていて背骨まで簡単に届きそうでも、腹診したときの手の感触が柔らかであれば心配することは無い。しかし板の上に布を被ったような硬い腹は脾胃の太虚である。
・腹部の皮肉が簡単に離れるのは衛気が虚している証拠である。
・腹診した時に腹部に何もないように抵抗も無く簡単に腹皮が背中に着いてしまうのは脾胃元陽の虚であり、病気は治りにくい。

<<虛里>>
・心尖拍動は胃之大絡のあらわれであり、目で見てもわかるように打ち上げているのは予後が不良である。
・胸中の気はすべて虚里（心尖拍動）で判断する。
・腹診するとき、虚里の動は、手で抑えないと判らないくらいに軽く動いているものである。

<<動気通説>>
・腹部拍動が軽く触診しただけでもわかるくらい表面で強く打ち上げるのは邪気である。しかし拍動が沈んでいて強く、しっかり拍動しながら、まろやかなのは元気がある。
・古い言い伝えでは、腹診する際に腹部拍動がはっきりわかるようなのは大抵邪気の

動である。
・腹診する際に腹部拍動がはっきりわかるようなのは大抵腹の内に積がある。虚里の動以外はすべて拍動がわかるのは病気持ちである。
・どのような病気で苦しんでいようとも、腹部拍動を主な目安としてその状況から判断して患者の病気の予後推定を行いなさい。さて一般的な腹部拍動には極虚人と、大実人があっていずれもこの場合、解りにくいものである。極虚人は元気虚脱して、拍動が出現するにも力が無く、拍動が有るといへども知り難い。大実人は、皮膚が堅く厚くて、拍動は沈みこんでいてわかりにくい。この極虚人と大実人の2人は、脈状形色診で診察して、予後の吉凶を決すべし。
・腹部拍動は普通の人は臍に有り、少し上の水分穴までたどることができる。もし病気が重いときはその拍動が病気に合わせて一寸づつ上る。危険な者は胸中まで上っている。
・腹部拍動の診方には、拍動に柔かさが有るものと、激しく打ち上げるものとがあることを理解しておくことである。
・臍部の拍動が激しいのは火動の症である。

<<胸上（診肺）>>
・前胸部の皮肉がしっかりして充実している者は心肺の実である。心肺が虚してくると痩せて肋骨が見えるようになる。胸部前面の皮膚が光ってくるのは眞陽の浮であり、このような状態で、小児の脾労、大人の虚労、労瘵（注：＝肺結核など慢性の消耗性疾患のこと）などの時は治りにくい。また、このような状態で、鼓脹（鼓脹して呼吸困難）を起こし肋骨が見えてくるのは最も治り難い。
・胸部前面の皮膚が光ってきて鏡のような状態になるのは"眞陽外に浮"となる病的な状態で予後不良である。老人の中風に多く見られる。鏡のようになりきる時に死亡する。
・中府・雲門穴周囲が落ち込んでくるのは肺の衰えであり、悪い徴候である。

<<心下（診心）>>
・軽い触診で腹力があり、さらに拍動が無いのは心の機能が正常である。軽い触診で拍動があり、深い触診でますますしっかりと拍動するようであれば"心虚"である。
　とても浅い表在性触診で拍動があり、深達性触診ではかえってそれが無くなってしまう患者は刺激に過敏な反応を起こす状態であるが、薬物治療などは必要とせず、精神がおさまると自然に治癒するものである。心窩部の拍動が臍まで伸びているのは心腎の虚を兼ねているのである。心窩部の拍動が有って、身体が揺れるように感じるのは心神衰乏の候である。
・腹部拍動が鳩尾や中脘にあって閃光のようにまたたく間に感じては消えるのは、相火の散乱であって予後不良である。どんな病人でも悪い徴候である。しかし、これと

は違って傷食・霍乱・喘息の時に心窩部に拍動があるのはかまわない。また、無病の人で心窩部に拍動が有り、腹が痩せて凹んで脊骨に着きそうな人は必ず狂乱する。
・上腹部が簾(すだれ)(細く削った竹などを糸であんだもの。室内の仕切りや日光をさえぎるのに使う)に皮をかぶせたような腹は"中気の虚"である。

<<中脘>>
・脾胃の虚実を診るには上脘・中脘・下脘の部位を診察するが、中でも中脘を大切にする。中脘あたりに滑走性触診を行うと指に健康な感触があり、臍もよく、また、中脘を触診すると適当な腹力と柔軟性が診られる。これは脾胃の調子が良い証拠である。もし積聚や食滞があると硬くて抵抗があり柔軟性が無く、自然と手が止まってしまう。このような時は枳実(ダイダイの未熟果)の類にて消導するのがよい。触診して泥に手を入れるような抵抗もなく、柔軟性もないのは胃中元気の不足であるから人参・白朮(オケラの根茎)の類にて脾胃を補うのがよい。(葛根もクズの根で、このような利用法である)

<<水分>>
・臍上の皮肉も形状もよく、触診すると腹力があるのは脾胃が健実な証拠である。
臍上が柔らかで虚していて触診しても腹力がないのは脾胃虚損である
臍上が虚満で水を入れた袋を触診するようなものは胃気下陥である。
・下痢している人の水分穴あたりは触診してつかえる(ひっかっかる)ものである。水穀が分離する所なので水を分ける(水分)というのである。
・水分穴に拍動があるものは肝腎の虚火のせいである。なぜなら肝と腎は通じているからである。
・腹部の拍動が表面だっているのは虚である。反対に腹の底に沈んでいるのは実である。

<<臍中>>
・臍が窪んでいるのは神気の穴だからであり、保生の根とされている。臍の輪郭がしっかりしていて中は奥深く緩やかで形も整っていて、これを触診すると力があり、手に活きているという何かが伝わってくるのはその人の内に神気の守がある証拠である。もし、臍が柔かで触診しても何も感じられないのは神気を失っているのである。臍がとび出ているのは気勢が外にあって守りを失っている証拠である。
・腹診するには先ず臍を診る事である。臍中を押して力(手を跳ね返す力)があるのは無病の人である。臍中を押して力がないのは予後が良くない腹の性状である。また、臍を押しても力がなく、指を乾いた泥に入れるような者は予後不良である。

<<小腹>>

・気海・関元あたりの下腹部を押すと、ここが呼吸にしたがって上下し、また触診しても何の支障もなく、適当な腹力もあって柔軟性もある。触診している手を引き上げると、押されて引っ込んでいた所が盛り上がってくる。これを元気の根本という。このようであれば大病して痩せていても回復するものである。腹を押えても抑えた分だけ引っ込んでしまい、力がなく、臍下（下腹部）が水を入れた袋を押すようで、呼吸しているのに下腹部が動かないのは元気の疲れた腹である。このような病人は病気が軽いとはいっても治らないものである。

・働き盛りの人で、臍下に力がないのは腎虚の人である。

・気海・関元の周囲が硬い人は腎虚である。

＜＜腹中行＞＞

・脾胃が虚すと中脘から臍のあたりまでの正中線上に箸（日本で物を食べるために使う細くて短い2本の棒）のようにスジだつ。中焦を補うことが大切である。

・臍の上方に任脉が現れてくるのは腎虚である。

＜＜腹両傍（診肝）＞＞

・腹部の胃経通りが、川の水が小さな波を立ててはやく流れているように緊張しているのは脾胃の不足である。

・腹哀、大黄穴のあたりが軟弱で抵抗力が無いような人は予後不良である。

・肝は血を蔵してその部位は臍の左にあり、天枢のあたりが、表面は柔軟であるが深い触診で奥のほうを診ると板を押すように硬い時は血分の燥である……。特に左の天枢穴で血の盛衰をうかがう。

・すべて痞の類は左にあるのは心配ないが右にあるのは治し難いものと理解して治療しなさい。左は陽なので治し易く、右は陰なので治し難いという理屈である。

・臍の右傍は胃の毒が着き、臍の左傍を按じて痛む者は遺毒（注：遺毒は小児に生じる瘡、胎毒のこと。燥屎は乾燥して硬結した大便のこと）あるいは燥屎である。

＜＜肋下＞＞

・危険な痞というのは脾胃の元気が衰えて飲食を消化する力が弱くなり、邪気がいつの間にか滞って集まり、季肋部から下方に板の様に硬く突っ張り、この痞を按せば痛く、肋下が緩まない。これは中気が虚して、数年かけて集まった危険な痞である。

・人の肥瘦長短に関係なく、章門穴を指で按すと季肋の中へ深く入るものは、きっと3年の内に中風の病を起こすであろう。（以上）

第8章 東洋医学（鍼灸）の腹診

はじめに

　腹診は中国で起こり日本に来て発展したといわれるが、現代医学における腹診を調べ、次に中国の腹診を見てから日本の腹診を調べてみよう。

　現代日本の鍼灸師は東洋医学（鍼灸）と西洋医学の狭間で毎日の臨床を行なっている。そこで両医学の技術、理論、実践で得た知識を利用することができる。東洋医学の腹診と西洋医学の腹診とを併せてマスターすることにより、東洋医学腹診の特徴がよく理解できる。

　西洋医学には腹診を実施する場合にも診断という概念が背後にある。診断は病変の部位や性質を明らかにするため、治療の計画の基礎を与えるもの、経過の観察と予後の推定のためのものとされ、そのために、疾患についてあらゆる角度から調べ、診断が行なわれる。診断が下されると、それに病態生理学や薬理学などの知識を適用し、治療法の設計がおこなわれ、その疾患をもっとも適応とする治療法が選択されるシステムになっている[1]。つまり腹診を実施するにあたり、臓器の位置・形状そのほか現代生物学的な観察を加えることを要求される。

　一方、東洋医学（鍼灸）の原典とされる『素問・霊枢』や『難経』では、病人の気を診ることが大切にされるので陰陽虚実を診ることからはじまる。具体的には「身形支節は藏府の蓋（ふた）なり」（霊枢 第二十九）とあって中の様子を外から観察するのであるが、それを藏象（素問 六節藏象論 第九）（臓象理論）というとらえ方で行っている。細かくは各論で見てもらうことにして、では内臓についてはどのような考えかを見ると、大まかには一国の政治形態にならって「願（ねがわく）は十二藏の相使貴賤を聞たいが何如（いかん）」、そして、心を君主の官、肝は将軍の官、腎は作強の官、……以下各臓腑に監督官庁的なシステムをかぶせることで臓器相関のような関係を形成し、描いてきた（素問 霊蘭秘典論 第八）。藏府の個別の観察としては、各臓腑を解剖して計測した記録があり、学者によればその計測値は現在のものと基本的に一致しているという。臓象理論を意味つけるのは気、気血栄衛、陰陽、三陰三陽、虚実、経絡経穴系（ツボでは特に内臓の原穴・背兪・募穴・合穴・下合穴など）などであった。腹診によって得られた情報から展開されるこのような医学理論は西洋医学のそれとかなり懸け離れているように感じられるが、鍼灸医学としては大変便利に理論構築されている。

　ところで、西洋医学の病気に対する認識レベルは一部の例外を除いて、総じてかなり晩期にその標準があわされ、表題の腹診をはじめ諸検査を通じて診断が下されるが、

主として器質的変化の存在を不可欠のものとし、機能的なレベルの変化を異常とは認めない風潮があるといわれる。しかし、健康と病気の境界は明瞭なものではなく、ある疾患について調べても、その病態や症状は初期と晩期で違いが見られることが多い。このように考えると腹診はとても変化に富んだ存在ということがいえる。病気になる以前に不調な身体が腹診とその鍼灸治療によって改善されるということが多くみられるが、このようなことは自律神経機能にかかわる部分が大きいものと考えられ、鍼灸治療の根底に位置するテーマであるともいわれている[2]。

　治療という立場に立てば、できるだけ早い時期に、変化の激しくならないうちに手段を講じる方が得策であることはいうまでもないが、強力な治療手段を持ち合わせなかった鍼灸治療は、早く発見して早く治療する以外に有効な手段がなかったので、病気の認識レベルにおいても極く初期的な異常のうちにこれを感知する体系がたてられてきたとも考えられるし、腹診においても鍼灸医学の態度はこのようなところから発展してきたと考えることもできる。

　たとえば、腹力があれば、この病人は胃の気があり回復力があるんだ、と推定する。陽腹の腹なら行動力もあるのだな、とか。呼吸する腹の動きが下腹部まで充分に動いていれば深い呼吸ができていて、年齢以上の体力があるんだなということが推定される。一方、数脈（頻脈）で熱が高そうにみえても、腹部を触診して熱が無ければ、表熱で心配がないと考えられるが、腹診をしている手掌に熱勢が伝わってくるのは伏熱で容易には冷めないことが推定される。

　腹診をする手の感触に、腹にうるおいがあり、しなやかであれば健康な腹の状態であるし、腹の何処を押しても痛まないのが良いことで、反対に皮肉が離れてシワシワしていれば衛気が不足していると考えられる。そして心下に動悸がある人は"めまい"を起しやすいとみることもできる。

　このような東洋医学・腹診の経験はそれなりの臨床的な便利さがあり、脈診やそのほかの症状などを参考にしつつ活用するととても役に立つ診察法である。先ず西洋医学の腹診の部で基本的な事項を復習し、東洋医学の腹診では全体を通してその考え方や応用の仕方を読んでみよう。

　腹診の実際に入る前に、鍼灸の腹診と漢方薬の腹診の違いについて、結胸を例に比較して考えてみると、かなり違った観察の仕方であることが分かる。それがそのまま治療法につながっているのである。この章の中国腹診の項目の最後（p.568）にある。

1. 西洋医学の腹診 3) 4) 5) 6) 7) 8)

　腹診は視診と触診が大切で、打診と聴診を参考にする。

　腹診には所見を見落とさない注意深さと共に、患者心理の理解に基づく思いやりのある態度が大切である。老人・女性・小児患者……いろいろな場合がある。

　腹診の対象となる範囲は、上界は横隔膜円蓋の高さで、肝臓や胃の上にあたり、下界は鼠径靱帯や恥骨結合である。側面はほぼ腋窩中央線にあたる。東洋医学の腹診が胸部まで診るのに比べて対象とする範囲に違いがある。

　腹部の区分は、（図8−1−1）に示したように臍を中心に縦横に線を引き、腹部を4等分する方法、これは大まかな範囲を決めるときに便利である。しかし、少し狭く部位を絞ろうとするときは（図8−1−2）（図8−1−3）のように7つあるいは9分割してこれを記録する。

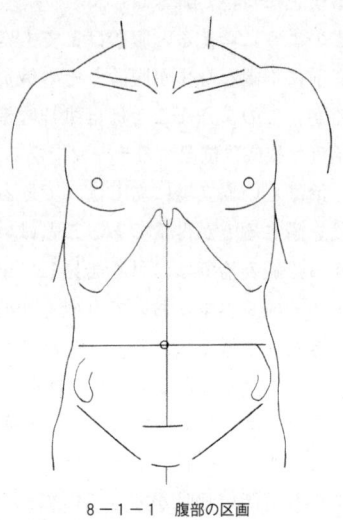

　腹部の解剖については、絵を掲載するので参考になれば幸いである（図8−2−1〜8−2−17）。

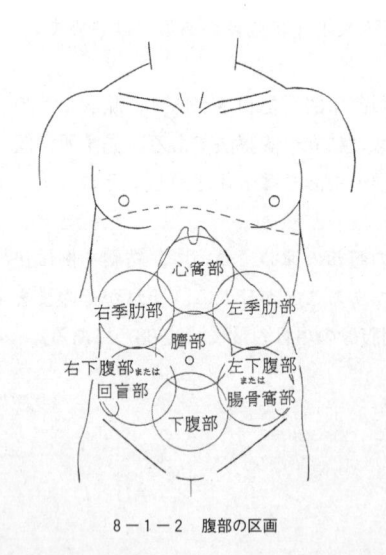

8−1−1　腹部の区画

8−1−2　腹部の区画

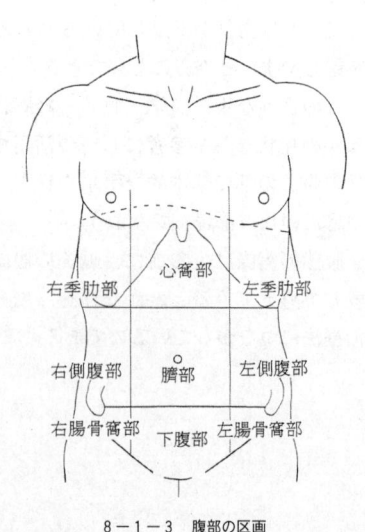

8−1−3　腹部の区画

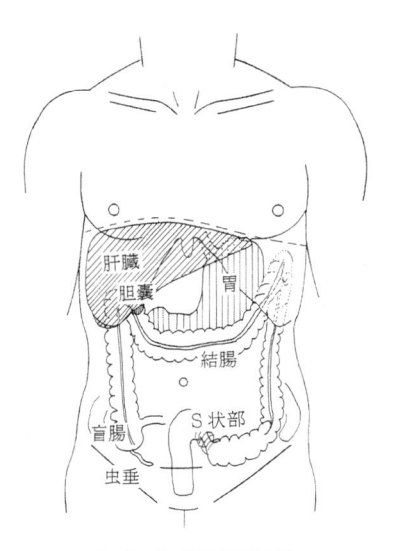

8章　東洋医学（鍼灸）の腹診

8-2-1　腹部内臓の位置

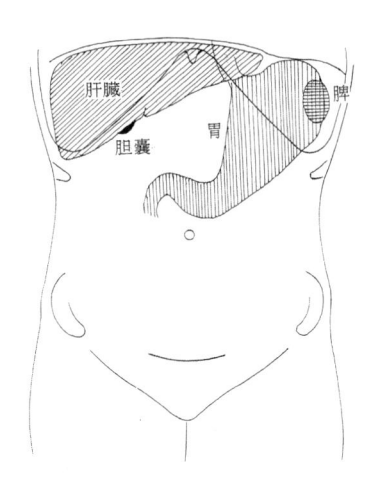

8-2-2　腹部内臓の位置

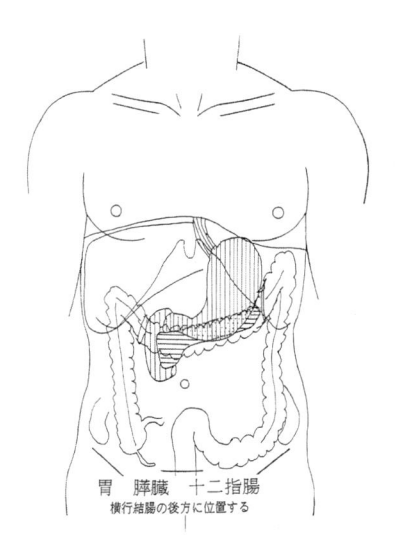

8-2-4　腹部内臓の位置
胃　膵臓　十二指腸
横行結腸の後方に位置する

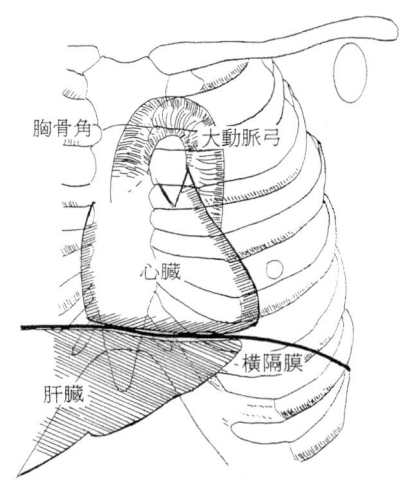

8-2-3　腹部内臓の位置

535

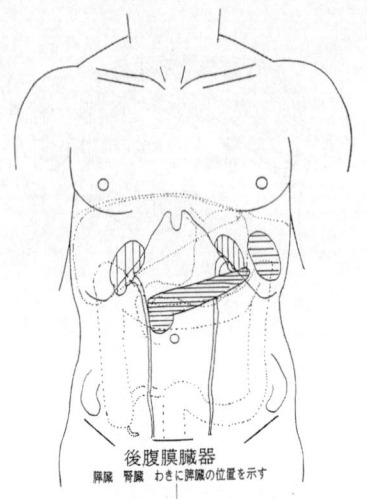

8−2−5　腹部内臓の位置

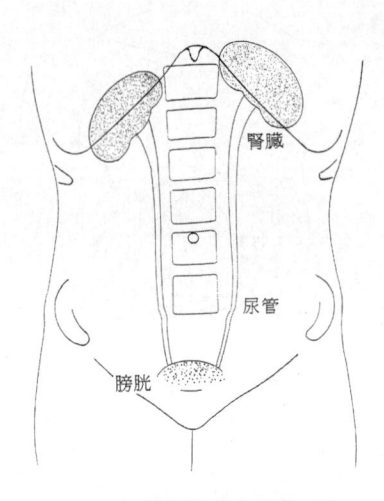

8−2−6　腎と尿管の位置（腹部から）

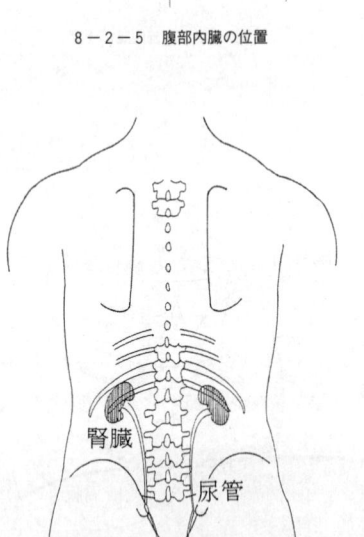

8−2−7　腎と尿管の位置（背部から）

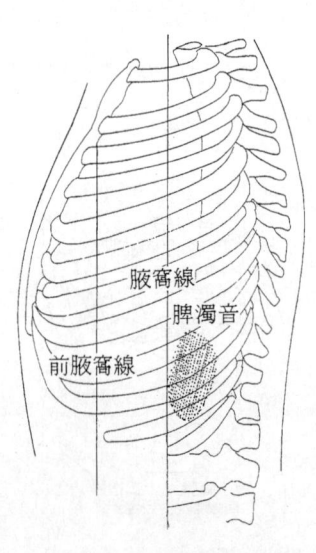

8−2−8　脾臓の位置

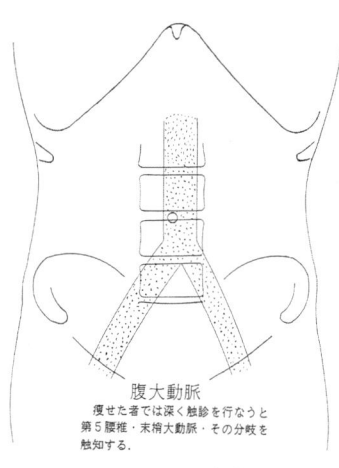

8章 東洋医学（鍼灸）の腹診

8-2-9 腹大動脈の位置

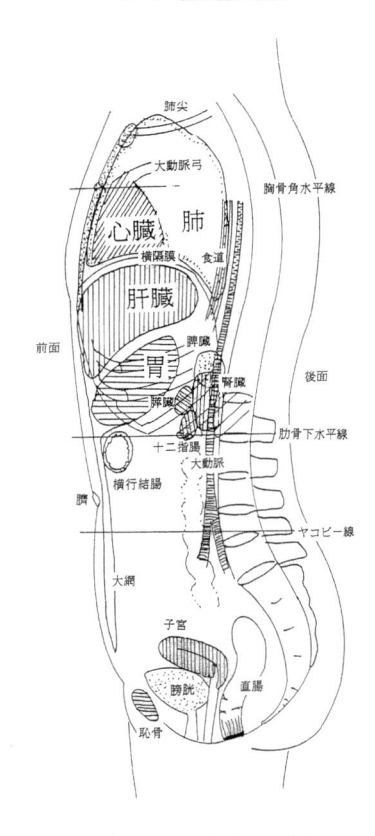

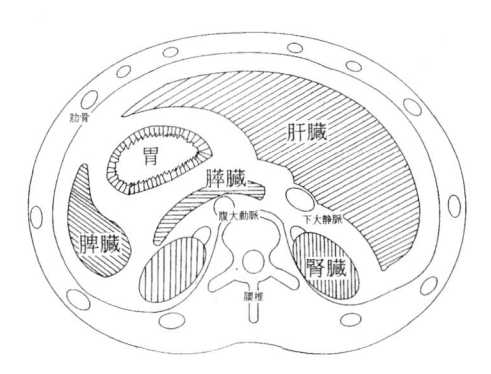

8-2-11 腹部内臓と水平断面

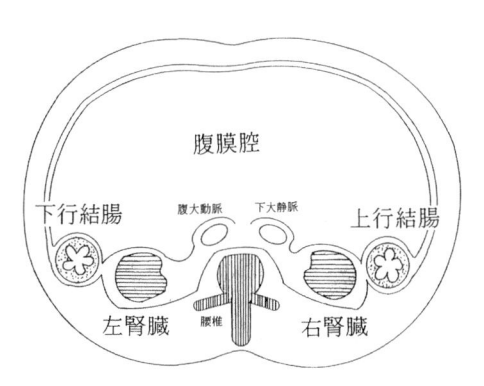

8-2-10 腹部の矢状断面

8-2-12 腹部内臓と水平断面

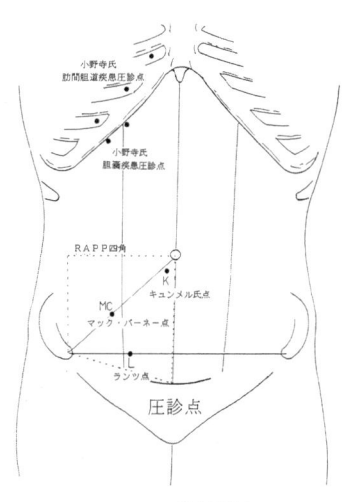

8-2-13 腹部圧診点

537

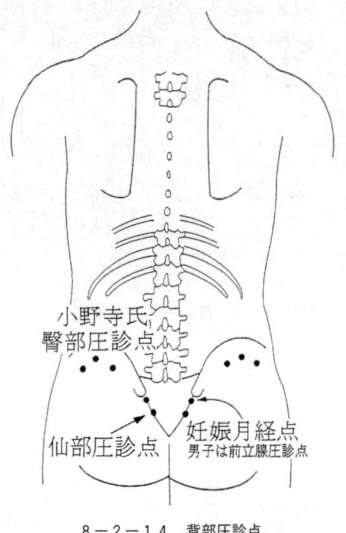

8－2－14　背部圧診点

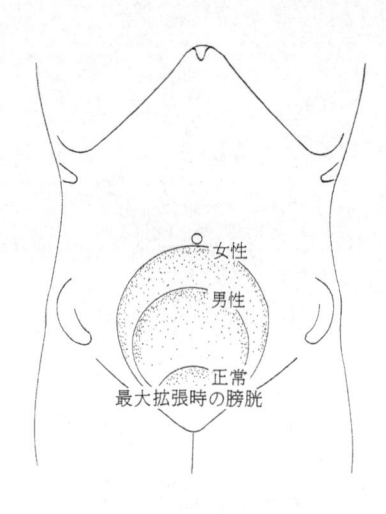

小野寺氏
臀部圧診点

仙部圧診点
妊娠月経点
男子は前立腺圧診点

8－2－15　最大拡張時の膀胱

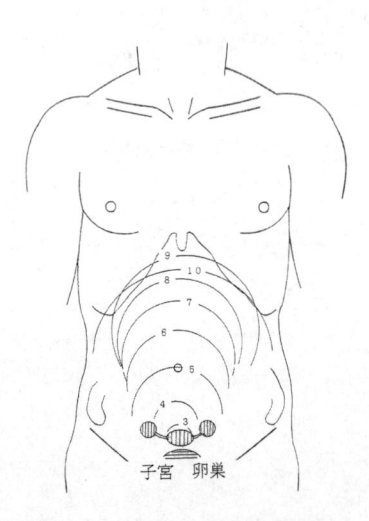

女性
男性
正常
最大拡張時の膀胱

8－2－16　妊娠の経過と子宮高

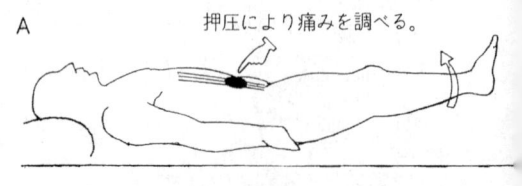

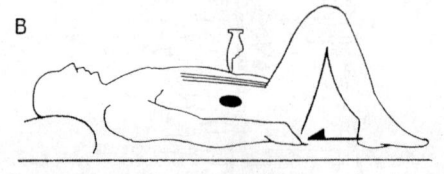

子宮　卵巣

8－2－17　内臓と腹壁の痛みを区別する

押圧により痛みを調べる。

痛む部位が腹壁か深部かを区別する。
A．足を少し挙上させて腹壁を緊張させる。
こうして圧痛があれば腹壁上の痛みである。
B．腹壁の緊張を取り去り、深部の圧痛を調べる。
こうして圧痛があれば深部の痛みである。

腹部の視診には充分な露出が必要であり、また、視診を行なう目の高さ・光源の位置によってわずかな異常を見逃さないよう注意が必要である。そして、腹部外形の変化、腹壁皮膚の変化、腹壁静脈の怒張、臍の変化、蠕動運動の異常、腹部の拍動、呼吸運動の異常、腹壁の限局性浮腫などに注意する。腹壁静脈の怒張に例を挙げると、腹壁の表在性静脈の拡張は門脈、上・下大静脈の狭窄・閉塞を意味し、健常者では臍以上は上行性、臍以下は下行性に観察されるが、門脈閉塞では心窩部の静脈怒張をみる。腹部の静脈怒張について、詳しくは診察関係書を参照していただきたい。

　腹部の触診は腹診の中で最も重要な役割を果たすので訓練を積むことが大切である。また、十分な露出が望ましい。そして室内が寒いと腹壁筋の緊張が起こりやすいので適温に保つことが必要である。術者も温かい手で触診するよう心がける。冷たい手で急に触診すると腹壁は緊張するし、患者に不快感を与える。また、爪が伸びていたり、手が荒れていると指先の感度が鈍る。そして、患者と適当な会話を交わしながら触診すると患者もリラックスして腹壁筋肉の緊張も取り除かれて実施しやすくなる。

　触診は、患者が落ち着いてから先ず表在性の浅い軽い触診からはじめる。患者が慣れてきたら徐々に力を入れて深達性の深部触診へ移る。所見のありそうな、あるいは痛みを訴えているときには、その部位より遠くから始める。痛みを訴えている場所は最後に行うようにする。痛みのある場所から触診を始めると、腹壁筋の緊張が起こりその後の触診所見が不明確になる。

　触診の仕方には片手で行うか双手を用いるかによって単手触診、双手触診といい、探りの深さによって表在性触診、深達性触診に分けたりする。手指の使い方から滑走性触診、指先触診、ときに衝動触診を加える。

　表在性触診は腹部触診法の基本であるとともに最もむずかしく、コツと年期を要する。一般的には右手を用いた単手触診で行うが、何かを探り出そうとするのではなく、腹壁に軽く置いた手に腹腔内の所見が伝わってくるのを待つという感じである。筋性防御、軽度の圧痛、抵抗、腹壁皮膚温などを感知するのに役立つ。

　深達性触診は深部を触診しようとするものであるが、右手指上に左手をのせ、右手指は力を抜き、左手で右手を圧迫する（双手触診）。左右の手を逆にしても良い。深部の圧痛、抵抗、腫瘤などを探る目的で実施される。肥満した腹の触診にも用いられる。

　滑走性触診は、手で触れる以外に手を滑らせて診るという必要があるときに実施される。圧痛部位や腫瘤の性状などを診るのに役立つ。大腸の腸管の軸を切る角度で滑走触診が行われる。

　双手触診は、一方の手を腹壁に置き、他方の手を背にまわし両手ではさむように触診する方法で、腎の浮球感を調べるのがよい例である。

　指先触診は、指先で腹壁を直角に押し、深部圧痛や圧痛点を診るのに役立つ。膵炎のときの膵頭・膵体・膵尾部に相当する部分の指先触診などがその方法である。この

時には仰臥位で踵を殿部まで引きつけて（図8－3）腹筋を十分に弛緩させて実施する必要がある。このような触診法を患者の状態に応じて適宜使い分ける。

触診の体位は一般的には仰臥位で実施されるが、適宜、半坐位（図8－4）、立位、側臥位で行う。

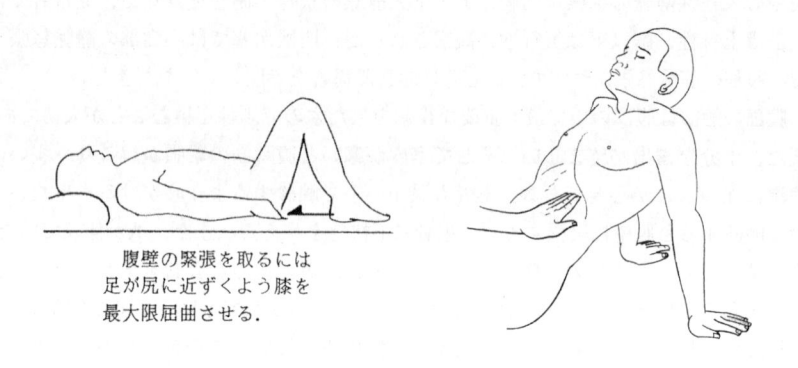

腹壁の緊張を取るには
足が尻に近ずくよう膝を
最大限屈曲させる．

8－3　腹壁の緊張を取り去る　　　　　8－4　半坐位

触診で注意することとして筋性防御、圧痛、反動性疼痛などがある。

デファンス・ムスクレールは、筋性防御といわれ腹腔内の炎症が腹壁腹膜にまで波及すると、罹患部位に相応した腹壁筋肉の反射性緊張亢進が起り、此れが抵抗として触れる。一種の防衛反射で、病巣が拡大すればデファンスも拡大する。病勢が退行すればデファンスも減弱する。したがって病状の軽重、予後の判定にある程度参考となる。

圧痛は腹壁か腹腔内の異常の時にみられ、皮膚や皮下組織をつまんで痛い、頭を挙げさせて腹部を圧迫して痛い、両下肢を挙上させて腹部を圧迫して痛いなどのときには、腹壁自体のもので、腹腔内臓器の病変によるものではない（関係図8－2－17）。

圧診点は有名であるとともに参考になるので一部を絵に描く（8－2－13、8－2－14）。

反動性疼痛は（デファンスを示すほどでない場合にも認められる）。腹膜刺激症状のひとつで、深く圧迫して急に圧力を除くとき局所に強い痛みを感ずる。内臓の炎症が腹壁腹膜に波及し、手を離した瞬間の腹筋の緊張で腹壁腹膜が牽引されて痛みが起るものを指す。また、撮診法（後記）も優れているので、これを用いることもある。

健常者の腹部触診で触れられるものに、肝・右腎・腹部大動脈・腹壁筋肉・腰椎・糞便の入った結腸・痩せた人の下行結腸・横行結腸　盲腸はガス・液体などの内容物で満たされると軟らかくて境界の明瞭でない腫瘤として触れる。一方、胃・小腸・膵臓・脾臓・膀胱は通常触れないが、痩せた人の十二指腸球部を触れることがある。充

満した膀胱や妊娠子宮にも注意する。これらの器官の触診法はいろいろな成書に書かれているので略す。

限局性の腹部膨隆は、解剖学的な臓器病変の推測に役立つ。

　　　心窩部―――胃（癌・急性胃拡張）、肝の腫瘍
　　　右季肋部――肝の腫大、腫脹した胆嚢
　　　左季肋部――脾腫は大きさ硬さを増さないと分からない
　　　側腹部―――腎の腫大、嚢胞腎
　　　右腸骨部――回盲部（癌・膿瘍）
　　　左腸骨部――S状結腸（癌）
　　　下腹部―――尿の充満した膀胱、子宮（腫瘍）、卵巣（嚢胞・腫瘍）
　　　　　　　　妊娠（乳首の黒ずんだ色調などにも注意する）
　　　鼠径部―――ヘルニア（立位で著明）、リンパ節の腫大

打診――肝濁音界、脾の打診、消化管内ガス貯留、腹水の際の打診などはすでに実施していることと思われるので略す。これらの中には、例えば、肝臓などでは、聴診で補うことのできるものもあるので参考程度にとどめることもある。

聴診――腸の蠕動音、肝の上・下縁の推定、胃の振水音、血管雑音、摩擦音、腹水の証明、胃の位置を知る、などに用いられる。特に筆者は体調の悪い患者のグル音を聴診することは怠らないようにしている。現在の体調や、刺鍼反応について、よい情報になるからだ。

腹痛[6)7)8)]は、日常診療上最も頻繁に遭遇する臨床症状の一つであり、その程度、性状は経時的に変化することが多く腹痛の鑑別診断がむずかしい。ことに、内科領域では、いわゆる内臓痛の時点で的確に診断し、早期治療に結び付ける必要がある。内臓痛のみにより、その痛みの原因を特定することには困難を伴うが、その発生のメカニズムを十分に理解することで、ある程度、推定が可能となる。その内臓痛は、腹腔内管腔臓器（食道、胃、十二指腸、小腸、大腸、胆嚢、胆道系　あるいは肝臓、膵臓、腎尿路系、生殖器など）の壁自体から同部に局在する自律神経を介して発生する腹痛である。通常はびまん性の鈍痛で腹部正中線上に局在がはっきりせず、周期性を持つ傾向にある。病初期に主に認められ、嘔気・嘔吐あるいは発汗・顔面蒼白などの自律神経症状を伴い、体動・歩行によりむしろ軽快することが多く、局在ははっきりしない、といわれる。一方、体性痛は皮膚、皮下組織、骨格筋、腹膜、横隔膜、腸間膜根部など体表の外套とその内面を形成している組織と、それらに分布する血管の痛みである。体性痛はさらに表面痛と深部痛に区別される。表面痛は皮膚や体表の粘膜に痛みの原因があるもの、深部痛は痛みが筋、骨膜、結合組織などに関係するものである。また、関連痛は内臓痛の刺激が内臓知覚反射にもとづき一定部位の皮膚に感じられるものである。多くの場合刺激を発生した臓器のある部位とは離れた皮膚に感じるため

放散痛とも呼ばれる。疼痛は鋭い、強烈な疼痛であり、限局して感じられることが最大の特徴とされる。ときに疼痛とともにその部位の筋肉の痙攣、自律神経系異常（発汗異常、血管運動障害）が起こることもある。内臓感覚・内臓痛（臓器感覚：満腹感、空腹感、渇き、尿意、便意など）に関する求心性インパルスは主として迷走神経・骨盤神経などの副交感神経を上行する。内臓痛覚性インパルスは心臓神経・内臓神経などの交感神経を通って中枢に至る。内臓痛覚の適合刺激は、内腔器官の急激な拡張、平滑筋の伸展または強い収縮、虚血などである。例外として骨盤内臓器および食道、気管では副交感神経が疼痛を伝える。筋性防衛の発生、例えば急性虫垂炎の場合、初期の炎症では内臓痛としての疼痛が心窩部にあらわれ、炎症が強くなると関連痛として鋭い限局性の痛みが右腸骨窩に生ずる。炎症が腹膜までおよぶと体性痛として炎症の及んだ腹膜の部位に限局した激烈な持続性の疼痛を感じる。虫垂や腹膜からの刺激は脊髄前角細胞にも伝えられ反射的に同高位の脊髄運動神経支配領域の右腸骨窩の筋肉の緊張、抵抗が生じてくる。筋性防衛（defanse musculaire）である。

皮電点Electro-dermal point（図8－5－1～3）は皮電計Electro-dermometerで検出される点状の電気抵抗減弱部位で、内臓に病変があると自律神経性内臓皮膚反射を介して、これに対応した皮膚分節（脊髄断区）の小血管が攣縮を起こし、皮膚が栄養失調を起こし、これにより毛細血管の透過性が亢進して、浸出性変化（水腫）を起こす。このため皮膚表層に向う楔状の半壊死巣を生ずる。この局所は皮膚の電気抵抗が減弱し、電気が通じやすくなる。これらの点を皮電点と呼んでいるが、経穴との一致性については賛否両論がある。石川太刀雄教授が研究した[10]。

皮電計による皮電図の実際を『内臓体壁反射』[9]ならびに石川式皮電計（皮膚オンピーダンス検査器）実測範例集を参考に一部作成したので挙げてみる。

撮診法は内蔵知覚反射の一部としての内蔵撮覚反射を用いている。脊髄分節にみられる反射、罹患臓器の部位に一致して認められる。急性期には鋭くて強い撮診異常があり、ピリピリ痛む。病勢の軽快とともに、鈍く弱い撮診異常や範囲の減少をみる。撮診と圧診について少し原著から引用してみよう。

圧診および撮診[11]

成田夬介（かいすけ）氏の「圧診と撮診」によれば「従来の打診・聴診は主として胸部診察に、触診は主として腹部診察に用いられ、その応用範囲に偏重あるに反し、これら圧診及び撮診は胸部並びに腹部何れの診察にも利用せられ、而もその診断価値は両者重複することなく、一は他の足らざる所を補うて、唇歯輔車の関係にあり、互いに相依り相輔けて診断の完璧を期するに役立つこと想像を越えるものがある」と述べている。さらに、「圧診点検出法」のなかで、「下敷きとなるものに硬いもののある時最も強い圧痛を現わすのである。骨のない所では筋肉あるいは腱膜を緊張させてその上に神経を

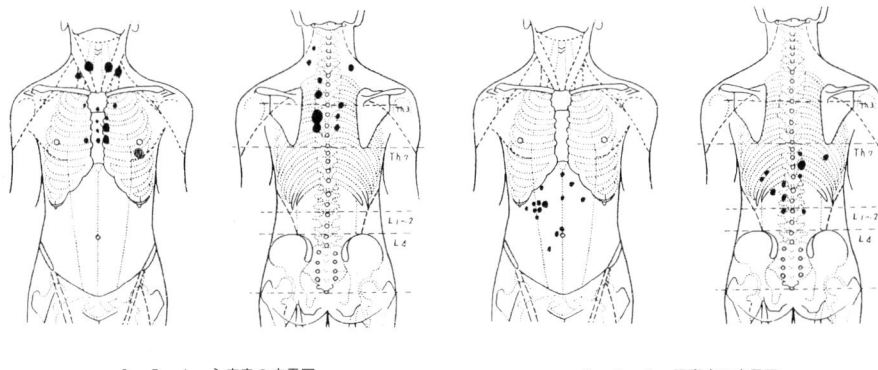

8−5−1　心疾患の皮電図　　　　　　　　8−5−2　胆嚢炎の皮電図

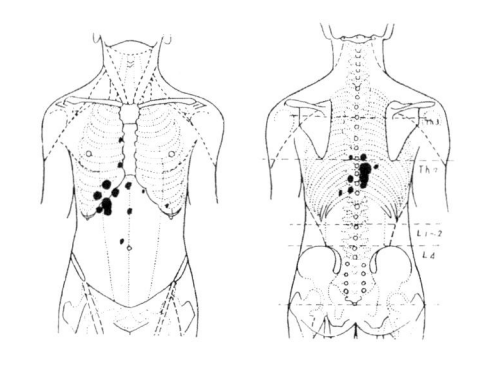

8−5−3　十二指腸潰瘍の皮電図

置くようにして圧迫する。……骨に向って圧すときは下になる筋肉は成るべく弛緩せしめ圧迫が深部に達する様にする。指頭を単に下敷きに向って圧さずに、圧しながら捻ってモクネジを捻ぢ込む様にすれば圧痛は強く現われる」。

「普通中指の指頭を以て圧すのであるが、最初慣れないために指の力が弱いときは同時に人差し指、薬指を中指末節背面に当て、中指を助けて共に圧する様にするのである。母指を用いる方が便利なこともある。……。

余は肋膜炎患者において罹患側の第六肋間腔で乳房の外下方にあたって圧診点の現われることを認めた。而もその圧痛は胸郭内部に深達する。肋膜炎の初期において甚だ敏感であって、圧診に際して悲鳴をあげながらその疼痛を免れんとして、逃避行動をとる者が多いのである。……余は僧帽筋の圧痛を屡々肋膜炎患者にも経験した。

後胸部の圧診
上項部圧診点
——乳様突起の胸鎖乳突筋の付着部から漸次上項線を辿りながら圧迫して行けば、外後頭結節の辺まで筋肉の付着部に疼痛を訴へる。頭を検側へ且つ少しく後方へ屈し、筋肉を弛緩せしめると明瞭になる。この部は第二乃至第三頚髄神経より発する大・小後頭神経によって支配されている。健康人でも頭痛・頭重を訴へ、又は頭の具合の悪いときには陽性となる。常習頭痛のある人は必ずこの圧診点が陽性であって……。

肩甲圧診点・腋窩圧診点
——肩甲圧診点は肩甲骨上において肩甲棘中央部の下方3cmの処に圧痛がある。腋窩圧診点は肩甲骨の（外縁上部？）を突き上げるような心持で、指頭を以て肩甲骨外縁を強圧すれば圧痛がある。この両圧診点は肩甲関節、又はその周囲の炎症、腕神経痛、胸腔内腫瘍（大動脈瘤・縦隔内腫瘍・肺腫瘍等）にて陽性となり、特に病側に強い……。

胸椎圧診点
——胸椎の棘状突起の圧痛で通例第四乃至第七胸椎の高さにありとくに多いのは第五及び第六胸椎である。脊髄カリエスに著明に現れるのは当然であるが、思春期以上の年齢の肺尖カタルでは第5、6胸椎に認めること多く、しかも第3〜第5の広範囲に亘る場合が多く、流行性感冒にて咳嗽強き時も同様に第五、第六胸椎に圧痛が現われる。

マッケンジー氏胸椎圧痛
——同氏は心臓疾患に於いては第一乃至第四胸椎に、胃疾患においては第四乃至第八胸椎、肝臓疾患においては第八乃至第十一胸椎に圧診点があるといっている。

肩甲間部圧診点
——肩甲間部において胸椎横突起の突端すなわち中央線より三−四センチ側方の圧診点である。……余は肩甲間部圧診点を肺門淋巴腺結核における圧診点として価値あるものと認めている。背部胃・十二指腸潰瘍圧診点−ボアス氏背部圧診点　第十乃至第十二胸椎の高さで椎体の左側にある圧診点で胃潰瘍の時見られるという。

エワルド氏背部圧診点
——同氏によれば胸椎の高さは同前であるが椎体の右側にあるといふ。その後諸家の追試によれば胃潰瘍では左側に限らず右側又は両側に現われ、十二指腸潰瘍に於い

ても見られる。背部胆道疾患圧診点－胆道に炎症があるとき、胆石痛発作がある時に背部に現われる圧診点で、多く右側第八乃至第十胸椎横突起の先端に一致して現われる」。

「撮診」について、

「その感知部位は罹患臓器を掩蔽(えんぺい)する腹壁表内層にあってその臓器所在部位に一致し、……この知覚異常の特定部位から罹患臓器を推知して誤る所がなかった。……この知覚異常の出現が炎症性腹部疾患の存在を意味するばかりでなく、疾患における罹患臓器の推定にも重要なる役割を演ずることを確認し得た……。

しかし、この知覚異常の感知は炎症性内蔵疾患に限られたものでない。腹水の場合にはその腹壁において著明に感知される。胃癌・腸狭窄では通則として現われないが病勢がある程度に達すれば現われる。胃・十二指腸潰瘍においては合併症のないかぎり現われなかった。その周囲炎を起こし又は穿孔を併発せる場合には直ちにこの知覚異常の現われて来る事は注目すべきことで、これら疾患の合併症併発の診定に資する所大であった。胃痙攣、腸痙攣、回虫症には感知されない。……結核の場合は発病当初は著明に現われるが慢性になると不明瞭になる。

体表内層を撮むこの診断法を撮診法……撮診の際正常の体壁部位に感ずる知覚を仮に撮覚……撮診の際内蔵疾患患者において特定の体表内層に撮覚の異常を感ずる現象を撮診異常現象……その時起こる感じを撮診異常と唱えたのである。

鋭感性の撮覚異常とは鋭い感じで、刺されるような、切られるような、電気にかかったような、咬まれるような、焼かれるような、又はビリビリする、チクチクするという感覚などがこれに含まれる。鈍麻性の撮覚異常とは鈍い感じで、締め付けられるような、つっぱるような、うずくような、しびれるような、薄紙をへだててふれるような、又はズンズンするという感覚である。

検査方法は、体表内層にあたる皮下組織を、その部の皮膚と共に指頭の間に撮み、その部を軽く圧迫するのである。指は母指と第二指とを用いる。又は第二指の代わりに第二指と第三指とを並列し母指に対立させて撮む。

撮診は触診、圧診と同時に行なうのが便利である」。

参考文献
1) 高橋晄正：『現代医学概論』，p.124, 133, 東京大学出版会,．
2) 科学技術庁研究開発局：『東洋医学の科学的解明に関する調査・昭和63年度・成果報告書』：p.177〜178,（財）ライフサイエンス振興財団，複製発行, 1989.
3) 阿部正和, 他：『臨床診断学 診察編』，p.144〜167, 医学書院, 1989.
4) 田村康二：『診察のしかた』，p.171〜193, 金原出版, 1991.

5）橋本信也ほか：『医学・医療総論．Ⅴ．診察・診断』，p.65〜70，医歯薬出版，1989．
6）正田良介，他：内臓痛，「カレントテラピー」，Vol.10 – No.4、ライフメディコム，1992．
7）小島 靖：体性痛，「カレントテラピー」，Vol.10 – No.4、ライフメディコム，1992．
8）栗原毅ほか：関連痛，「カレントテラピー」，Vol.10 – No.4、ライフメディコム，1992．
9）石川大刀雄：『内臓体壁反射』，復刻版発行，木村書店，1982
10）兵頭正義，他：皮電点，Electro-dermal point，『簡明鍼灸医学辞典』，p.115，医歯薬出版，1981．
11）成田央介：『圧診と撮診』，日本医書出版，1947．

2．東洋医学（鍼灸）の腹診　　原典にみる腹診

はじめに

　腹診は中国では発展しないで日本で発展したといわれる。たしかに腹診書や腹診という項目を付けた古典は日本にしかない。また、腹診についてまとまった形で、詳しく記載したのも日本である。しかし、中国の医学古典にも腹診に関する基本的な記載はあちこちに分散してはいるが、記録があることも事実である。どうしてこのようなことになったのか、つまり、中国で腹診が発展しなかった理由については次のように云われている．

・色脈診が重要視されすぎたから中国では腹診が発展しなかった。――気を大切にしすぎたあまり、それを直接診るものとしての色診、脈診が大切にされすぎて、腹診をまま子扱いしたためなのか。

・漢方医学の揺籃期・戦国時代に腹を診られるのを嫌ったから中国では腹診が発展しなかった。――このような意見は今日の日本では理解しにくい。人の生死を決する場に臨んで、このようなことを云うことがあるであろうか。

・礼教の教えに従ってみだりに他人に肌を見せたり触れさせたりしなかったので中国では腹診が発展しなかった。――実話を聞いているので意味が分かる。ある医師がさる女性患者に往診を頼まれて出向いたところ、腹診をしようとしたら、おどろかれ、どなられ、断られたというのである。日本にもこれに近い歴史があった。

・「薬物治療は内を治し、鍼石はその外を治す」（素問 第十三）とあって薬物治療では腹診が発展し、鍼灸治療ではあまり発展しなかった。――このような薬物と鍼灸の使い分けを地で行くとは思われないが、日本の歴史の中では行なわれなかったとは決して云うことができないであろう。

・臓腑の現代生物学的な観察が突っ込んで行なわれなかったので腹診があまり発展しなかった。――これはその通りで、そのかわり臓象が発展したのである。しかし臓象には限界がある。できれば直接その臓器を調べたいのが人情である。江戸時代末期ではあるが『解体新書』が出版されて大騒ぎになったいきさつがあるくらいだ。このあと急速に日本では蘭学が伸展した。

などといわれる。

　腹診を行なう目的、腹診の存在意義などについては本項に続く後の項の中でその変遷と共に了解されていくことと思われる。

　鍼灸と関係する腹診を紹介するにはどのようにしたらよいかと迷ったが、全体を平旦に羅列するより、素問・霊枢、難経などでの考えかた、日本での歴史的な変遷を通じて腹診関係書から引用した方が、より理解できると考えたので、そのような方法を取った。

○ 腹診をした証拠

医学古典の中で実際に腹診が行なわれたという証拠を調べてみよう。

「膀胱病の時には下腹部が腫れて痛み、手でおさえると小便をしたくなるが、出ない」（霊枢 邪気蔵府病形篇 第四）。（図8-6-1）（図8-6-2）

8-6-1　霊枢の邪気蔵府病形篇　六腑の症状

8-6-2　霊枢の蔵気法時論二十二篇　五蔵の症状

「臍より上の皮に熱があり、腸中に熱があるときは粥のような便を出す。臍より下の皮が寒じ、胃に寒があるときは腹がはる。腸が寒ているときは腸が鳴り、下痢をする。胃の中に寒があり、腸の中に熱があるときは腹部が脹って下痢をする。胃の中に熱があり、腸が寒えているときは食事してもすぐに飢え、下腹が痛み腸れる」（霊枢 師伝篇 第二十九）。*

*この文例ではややこしいので、丹波元簡が1808年に著した『霊枢識』に従って「胃は臍上に居るから胃熱すれば臍以上熱し、腸は臍下に居るから腸熱すれば臍已下熱す……類推すべし」を取る。

「手で腹部を按じると……、おさえると堅く、横におさえると移動する」（霊枢 水脹篇 第五十七）。

「腹が急に脹り、これを按ても出ない」（素問 通評虚実論 第二十八）。

「寒邪が肺から腎に移動すると涌水（水があふれて邪となる）になる。涌水は按腹しても堅くならず、水気が大腸に留まっているので疾く歩くときは皮袋に水を入れたような音がする」（素問 気厥論 第三十七）。

「（病の内外証を挙げ）内証は按じて牢（硬い）もしくは痛む」（十六難）（図8-7）。

「陽明の中風、脈が弦浮大、しかして短気す、腹すべて満ち、脇下および心痛み、久しくこれを按じて、気通ぜず、鼻乾いて汗を出ず」(傷寒論 陽明病より)。

「水、心に在れば心下が堅築(痞硬)して短気し、水を悪み飲むことを欲せず」(金匱要略 痰飲咳嗽病の脈證とその治療法 第十二)。

このほか、難経五十五難や五十六難には積聚の記載が有って、腹診をした証拠が認められる。

8-7 十六難の内証

○ 内臓と胸腹部の関係

内臓と胸腹部との関係をどのように考えていたかを調べてみよう。

「五藏六府が胸脇腹にあるのは大切な器物を金庫に納めておくようなもので、各々居場所が有る……胸腹は藏府の城郭で……だから五藏六府には各々境界がある」(霊枢 脹論 第三十五)。

腹診の対象は内臓またはその臓象を診ることにあるが、東洋医学の臓腑観は西洋医学の内臓観に比べてかなり態度に違いがあることは周知の事実である。また、西洋医学の腹診部位は文字通り腹部をさすが、東洋医学の腹診部位は胸腹部全体、時にはもう少し範囲を広げた部位までも腹診の対象としている。

○ 陰陽と腹診

陰陽理論は天人三才思想と共に医学古典の中から抜き去ることはできない。その展開からとも思われるが、治療の部位から引用すると、腹部に収めた陰性な内臓に対して、治療法は背中から加えているのである。背兪穴は経験と共にこうして生まれたのであろう。

まず、「陰陽の働きは天地の理法であり……病気を治療するにもこの陰陽の気の変化を見定めなくてはならない……陰は内部にあって陽を働き易く調節し、陽は外部にあって陰と協同して防衛している」(素問 陰陽応象大論 第五)とあり、

続いて「脈診でいう陰脉は弦・鉤・緩・毛・石(真臟脉)をいい、もし微弦ではなく弦脉が現れていれば五藏の気が敗られているので、やがて死に至る。同じく陽脉は人迎の気(胃脘の陽)をいう。そこで胃気がわかる者は病所がわかり、真臟脉のわかる者は死生の時を予知することができる」(素問 陰陽別論 第七)と論を進め、

549

さらに次のような幾つかの経験を加えた後で結論的な内容を展開している。

「上背部は胸中の内臓を納めていて、背が曲り肩を落しているのは、その内臓がしっかりしていないからである。腰は腎の府で、腰を動かせなくなるのは、腎がしっかりしなくなったからである」(素問 脈要精微論 第十七)。

「陰中に陰陽あり、陽中に陰陽あり、……内にあるものは五臓を陰となし、六腑を陽となす。外にあるものは筋骨を陰となし、皮膚を陽となす。……病んで形が有って痛まないのは陽の類なり。形が無くて痛むのは陰の類なり」(霊枢 壽夭剛柔篇 第六)。

「五藏は中にあって大切な機能を営んでいる……五藏は身体に強さを与えている」(素問 脈要精微論 第十七)。

「六腑は水穀を受けて、そこから精微な物質を取り出し、体内にめぐらす作用をしている」(霊枢 衛気篇 第五十二)。

　　(注) 漢字の持つ象形的な部分で、日本人には内臓の名前の由来が想像されるが、いきなり内臓名を挙げ、西洋医学の同じ内臓名とは意味が違うと云っても、多分理解されないかもしれない。ともあれ、日本では『解体新書』が訳出されたときに、オランダ語に該当する臓器名を東洋医学の内臓名で対応させたのである。

　　内臓の治療は次の文例が大切であるという。つまり「(病気の)深く專らな者は大蔵を刺せ。蔵に迫るには背を刺す。背兪なり。これを刺して蔵に迫るは蔵会なればなり。腹中の寒熱去りて止む」(素問 長刺節論 第五十五)、と。

○ 解剖

腹診をするために、やはり内臓の知識は必要になる。解剖という語句もすでに素問に用いられていて、その目的も書かれている。

「死するや解剖してこれを視るべし」(霊枢 経水篇 第十二)。その当時としては臓の堅いか脆いか、腑の大小、穀を受け入れる量の多少、経脈の長短、血の清濁、気の多少、十二経の多血少気・少血多気・みな血気が多い・みな血気が少いなどを調べるのが目的であった。

解剖を行った証拠に内臓の実測記録があって、これを調査した研究者によると、今日から見てもかなり正確であると記述している。

現代訳は略すが出典を挙ると、解剖の実測例は霊枢 腸胃篇 第三十一、霊枢 平人穀絶篇 第三十二、難経 四十二、難経 四十三にある。(図 8-8-1〜5)

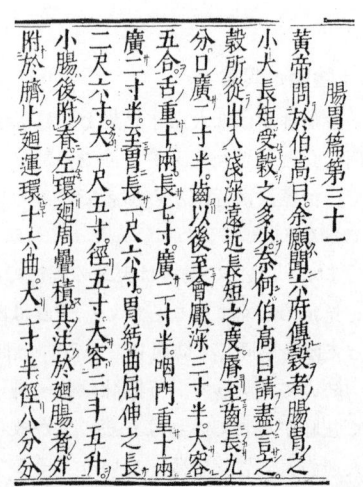

8-8-1　腸胃篇にみる解剖

8章　東洋医学（鍼灸）の腹診

平人絶穀篇第三十二

○胃大一尺五寸徑五寸。長二尺六寸横屈受水穀三斗五升其中之穀常留二斗水一斗五升而滿上焦泄氣出其精微慓悍滑疾下焦下漑諸腸○小腸大二寸半徑八分分之少半長三丈二尺受穀二斗四升水六升三合合之大半○廻腸大四寸徑一寸寸之少半長二丈一尺受穀一斗水七升半○廣腸大八寸徑二寸寸之大半長二尺八寸受穀九升三合八分合之一○　神者水穀之精氣也

8-8-2　平人穀絶篇腸胃篇第三十二にみる解剖

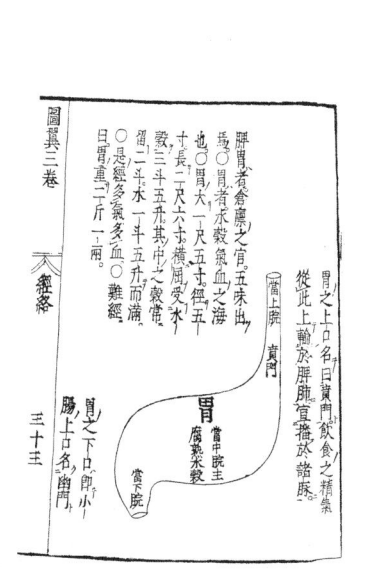

8-8-3　類經図翼、内景図

8-8-4　類經図翼、胃の図

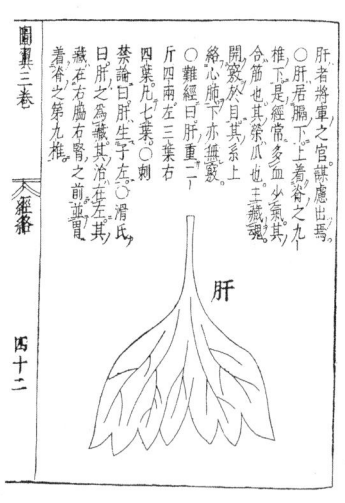

8-8-5　類經図翼、肝の図

551

霊枢 腸胃篇 第三十一から一部引用してみよう。

「腸胃の小大・長短、穀を受くる多少はいかん。……唇より歯に至る長さは九分。口の広さは二寸半。歯より会厭（咽頭蓋）に至る深さは三寸半。大きさ五合を容れる。舌の重さは十両、長さは七寸、広さは二寸半。咽門の重さは十両、広さは二寸半、胃に至る長さは一尺六寸。胃は紆曲して屈し、これを伸すと長さは二尺六寸、大（周径）は一尺五寸、径（直径）は五寸、大きさは三斗五升を容れる。小腸は後の脊に附き、左に環り廻周して疊積（たたみつむ）す。その廻腸に注ぐものは、外は臍の上に附き、廻運して環こと十六曲、大は二寸半、径は八分分の少半、長さは三丈三尺、廻腸（大腸）は臍にあたり左に環ること廻周し葉積して下り、廻運し環反すること十六曲、大は四寸、径は一寸寸之少半、長さは二丈一尺、広腸（小曽戸丈夫氏はＳ状結腸から肛門までのことか、と）は脊に附いて廻腸を受け、左に環葉し、脊の上下につき、大は八寸、径は二寸寸の大半、長さは二尺八寸なり。腸胃は入る所より出る所に至るまで、長さ六丈四寸四分、廻曲し環反すること三十二曲なり」（霊枢 腸胃篇 第三十一）。

「廻腸は大腸なり。小腸は背について後ろに在り、大腸は臍に近くて前に在る。故に大腸兪は上に在り、小腸兪は下に在るなり」（黄帝内経太素、巻十三、身度の注）とある。

五臓について四十二難をみよう。

「肝は重さ二斤四両、左は三葉右は四葉、およそ七葉、魂を臓することを主る。心は重さ十二両、中に七孔三毛有り、精汁三合を盛り、神を臓することを主る。脾は重さ二斤三両、扁に広き(注)こと三寸、長さ五寸、散膏が半斤有り、血を裹（つつむ＝包む）ことを主どり、五臓を温め、意を臓することを主る。肺は重さ三斤三両、六葉と両耳で、すべて八葉あり、魄を臓することを主る。腎は両枚有り、重さ一斤一両あり、志を臓することを主る」（四十二難）。

(注)「扁に広き」について、
(1) 歪んだ円球形の周囲の広さが、
(2) 平たい面の幅は、
(3) 不正円形で巾が、と三通りの解釈がある。
(解釈した番号と以下の文献番号と同じである。)
1) 中医学院医経教研組編、浅川要ほか訳：『難経解説』. p.246. 東洋学術出版社. 1987.
2) 中医学院、林 克訳：『難経校釈』. p.178. 谷口書店. 1992.
3) 遠藤了一：『難経入門』. p.147. オリエント出版社. 1993.

なお、『難経校釈』(p.177)によると、回腸は大腸のこと、広腸は大腸の末端部分のこと、西洋医学のＳ状結腸と直腸を含むことであるという。

類経図翼 巻三 経絡の項目にも内臓の図と説明があるので図のみ引用する。

552

○ 臓象と腹診

　実地解剖が許されなかった時代にでき上がった医学であるから、外形から内臓を類推したのも無理からぬことである。その意味で次の文例は理解しやすい。

　「内臓の状態は外に現れた外形や脈、色や腹診などから類推しなさい（臓象）。……眼や脈や色を併せて観察して診察を万全にする」（素問 五蔵生成論 第十）。

　臓象について、隋代の楊上善は『黄帝内経太素』巻十五 色脈診の項の注で、「象には、皮肉筋脈骨の五蔵の外形の象と、五脈の五象があり、これらの象から類推し、耳で五音を聞き、目で五色を察し、これらを脈に合せて万全にする」という。

　腹診に関係するので臓象を扱った文例を紹介すると次のようである。

・外候から内臓を知る　　（七章の望診の項も参照していただきたい）

「本藏（篇名＝霊枢 第四十七のこと）に身形支節䐃肉（肉付き）を以て五藏六府の小大を候う、と……身形支節は藏府の蓋なり、面部の閲（望診）にあらざるなり。

……肺は、蓋となす。肩がおおきく咽が陥む様子から候う。

……心は、主（君主）と為す。缺盆は、これが道（脈気の通路）と為す。骺骨（肩端骨のことで肩峰あたりのこと、か）余り有り、以て䯏骬（剣状突起）を候う。

……肝は將（将軍）たることを主どり、これを外に候わしめる。堅固を知らんと欲するに、目の小大を視る。

……脾は衞（運化や護衛）たることを主どり、これに糧を迎えしむ。唇舌の好悪を視、以て吉凶を知る。

……腎は水（津液）たることを主どり、これに遠く聴かしめ、耳の好悪を視てその性を知る。

……六府は、胃、これが海となす。広骸（骨格が大きい）で大頸（頸が太い）で張胸（むねがはる）なるは、五穀すなわち容れる。

鼻隧の長さで大腸を候う、

唇厚く人中長きは、小腸を候う。

目の下の果（目の下のふくらみ）が大なるは、その胆が横たわる（剛強）。

鼻孔が外に在るのは、膀胱が（固からずして）漏泄（もれる）するなり。

　この条文には二つの解釈があって、鼻孔が外に開いているので鼻息がよく出ることができて小便の出が良いとするものと、鼻孔が外に見えるような状態は膀胱機能が悪いのだとするものがある。今後の検討を要する。

鼻柱の中央が起こるは、三焦すなわち約す（正常に機能する）。

これ六府を候うゆえんなり。

上下三等分（眉と鼻頭で顔面を上中下に3等分）であれば、臓安じ、かつ良し」（霊枢 師伝篇 第二十九）。

・骨格・肉付き・皮膚のキメ・色沢から内臓を診る方法が挙げられているが、肝につ

いて紹介する。臓ごとに大、小、高、下、堅、脆、端正、偏傾を診るようになっている。腑は厚、薄、長、短、直、結について診るようになっている。望診の章でも触れたが以下に書いておこう。
：肝－顔面・肝部の青色とキメ、胸郭下部・季肋部の形状などから診ている。
・肝－顔面で肝部（鼻根部の皮膚）が青味を帯び、皮膚のキメの粗・密で肝の大小を診る。
・青色で小理は肝が小、青色で粗理は肝が大きい。肝が小さいと肝気が安定して脇下の病にかからない。肝が大きいと胃に迫り咽に迫る（胃と食道を圧迫する）。咽に迫るときは膈中苦しみ（食道の通りが悪く）、かつ脇下が痛む（脇の下の痛みを起しやすい）。
・広胸で骸反る（胸巾が広く、脇骨が張っている）ものは肝が高い。肝高きときは（肝の位置が高いと）上支え貫切り（噴門部を突っ張り）、脇悗し（脇が苦しく）、息賁（喘息ようの症状）をなす。
・合脇兎骸（両脇の巾が狭く、脇骨が低く肋骨角が小さい）は肝が下い。肝が下いときは胃に迫り脇下が空となる（胃を圧迫し、脇下が空虚となり、邪が入りやすい）。
・胸脇好き（胸肋の均整が取れて形の好い）ものは肝堅し。肝堅きときは臓安んじて傷られ難し（機能が安定して傷害されにくい）。
・脇骨弱き（肋骨の貧弱なものは）ものは肝危うし（軟弱である）。肝脆なるときはよく消癉（内熱して消耗）を病みて傷られ（邪を受け）やすい。
・膺腹好く相得る（胸と腹の均整がとれている）ものは肝が端正なり。肝が端正なるときは和利して（肝気が調和して）傷れ難し（傷害されにくい）。
・脇骨偏挙する（肋骨の片一方が飛び出す）ものは肝が偏傾するなり。肝が偏傾なるときは脇下が痛むなり（肋下が痛む病になりやすい）。
：肝は胆と合す。胆は筋がその応なり（合は合同・共同の意、応は受け止めて反応をあらわす意）。
・肝（肝＝胆）の応は爪なり
爪厚く色黄なるは胆厚し（爪が厚く黄味を帯びているときは胆の作用も厚い）。
爪薄く色紅なるは胆薄し（爪が薄く赤味を帯びているのは胆の作用も薄い）。
爪堅く色青なるは胆急なり（爪が堅く青色を帯びているのは胆が緊張＝情緒不安や緊張症している）。
爪濡し、色赤きは胆緩む（爪が軟らかく赤味を帯びているのは胆が緩んでいる）。
爪直にして色白く約無きは胆直なり（爪が真っ直ぐ伸び、爪本来の色をしていて、しわがないのは胆汁の通りがよい、作用が正常である）。
爪悪色にして黒く、紋多きは胆結するなり（爪が冴えないで黒く、しわが多いのは胆汁の通り＝作用が悪い）」（霊枢 本蔵篇 第四十七）
　なお、この篇の他の四臓の大まかな診方は次のようである。

心は―――――顔面・心部の赤色と皮膚のキメ（粗密）、剣状突起の形状で診る。
小腸―――――皮の厚さで診る
肺――――――眉間の白色とキメ、胸郭上部の形状で診る。
大腸―――――皮の厚さで診る。
脾――――――鼻頭の黄色とキメ、唇の形・堅さで診る。
胃――――――肉付きで診る。
腎――――――顔面・腎部の黒色とキメ、耳の形・位置で診る。
三焦・膀胱――毫毛・腠理で診る。

なお、五行配当（素問 宣明五気篇 第二十三などにある）も一部参考になる。

◯ 三陽と体質

　三陽の理論を使って診る方法である。臨床上では便利に使えるが訳すのに煩雑になるので、内容にとどめる。（図の一部は七章望診の三陽と体質項（p.499, p.500）にある）
　肉付きとその寒温、毛髪の状態から三陽・気血の多少を診る方法である。
　表の見方は、
＜足太陽膀胱経の上部の状態―――足太陽―――足太陽膀胱経の下部の状態＞
という診方をしてください。
　なお、毛の疎密は血に、長さは気に、艶つやは血に、肉付きは気に、寒温は気に関係する。原典にはキチッとこのように書かれているわけではないが、筆者は諸本を参考にした上で次のように理解して用いている。

　眉毛・顔のしわ―――――足太陽――キビスの肉付き・踵の堅さ・肉付き
　頬ひげ、口の周囲のしわ―足陽明――陰毛・胸毛・足指の肉付きとその寒温
　もみあげ～顎へのひげ――足少陽――すね毛・外顆の皮と肉
　口ひげ（鼻の下）――――手陽明――腋下毛・母指球の肉と寒温
　あごひげ・顔面の肉―――手太陽――掌肉とその寒温
　眉毛・耳の色艶――――――手少陽――手背の肉付きとその寒温」（霊枢 陰陽二十五人 第六十四）。

◯ その他の腹診関連の経験

　皮の潤沢：「壮者の気血は盛んなので其の肌肉はなめらか。……老者の気血は衰えるので其の肌肉は枯れる」（霊枢 営衛生会篇 第十八）。
　皮の厚さ：「皮が薄くつやがなく、肉がぶよぶよしているのは腸胃が悪く積聚病になりやすい」（霊枢 五変篇 第四十六）。

「皮の色が黒く、皮が厚く、肉がしっかりしていると四時の風に傷られない」(霊枢論勇篇 第五十)。

皮膚温について前の文章と重複するが「臍を境界にして上腹部の皮膚温は胃に関係し、下腹部の皮膚温は大腸に関係する」(霊枢 師伝篇 第二十九)。

骨格：

「胸骨（缺盆～胸骨下端）が長い（8寸以上）と肺が大きい。短いと肺が小さい」(霊枢 骨度篇 第十四)。

「胸周囲は45寸、腰周囲は42寸の比が正常（肉付きを含む）」(霊枢 骨度篇 第十四)。

「骨格は大きく、頸が太く、胸が張っている人は五穀を沢山入れられるし、消化できる人である」(霊枢 師伝篇 第二十九)。

○ 五藏六府の症状

五藏六府の症状は、腹診と深い関係があるので若干を紹介する。

まず六腑の症状から引用すると次のようである。

◎「大腸の病は腸中が切痛して鳴ること濯濯（ジャブジャブ）たり、冬の日に重ねて寒に感ずれば即ち泄し、臍にあたりて痛み、久しく立つこと能わず、胃と候を同じくす、巨虚上廉を取る」(霊枢 邪気蔵府病形篇 第四)（図8－9－1）。

「胃の病は、腹が瞋脹（はる）し胃脘が心に当りて（胃から心臓部にかけて）痛み、上は両脇を支え（痛みを両脇まで及ぶ）、膈咽通ぜず（食道の通りが悪くなる）。食飲が下らず、これを三里に取る」(霊枢 邪気蔵府病形篇 第四)（図8－9－2）。

「小腸の病は、小腹痛み（下腹部が痛み）、腰脊睾（腰や背中や睾丸にかけて）にひきつり痛み、常に苦しめられる。また耳前が熱し、もしくは寒がること甚しく、もしくは独り肩上熱すること甚だしく、手小指の次指の間が熱し、もしくは経脈上に陥み

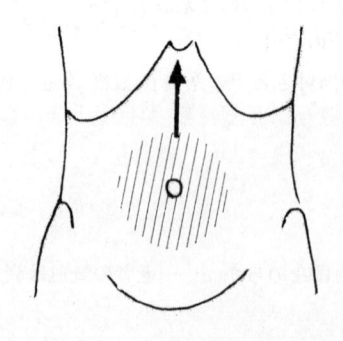

8－9－1　大腸病の絵　　　　　　　　8－9－2　胃病の絵

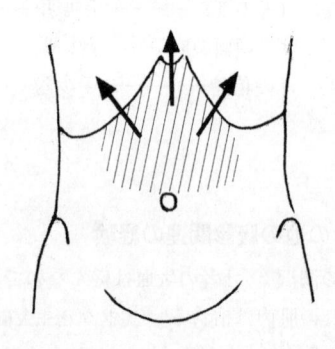

8章　東洋医学（鍼灸）の腹診

ができる。これその候なり。手太陽の病なり。これを巨虚下廉に取る」（霊枢 邪気蔵府病形篇 第四）（図8－9－3）。

「三焦の病は、腹に気が満ち（腹が張る）、小腹はもっとも堅く（下腹が特に堅い）、小便することを得ず、窘急（急迫）し、溢れるときは水が留まり、すなわち脹と為す。……委陽に取る（霊枢 邪気蔵府病形篇 第四）（図8－9－4）。

「膀胱病は、小腹偏り腫れて痛み、手を以てこれを按ずれば、すなわち小便せんと欲して得ず、肩上熱し、もしくは脈がおちいり、足の小指の外廉および脛踝（外果）の後が皆熱し、もしくは経脈のどこかに陥るもの（窪みができ）、委の中央を取る（霊枢 邪気蔵府病形篇 第四）（図8－9－5）。

「膽病は、よく大息し、口は清汁を嘔き苦しむ、心下澹澹（心窩が頼りなく感じ）として人がまさに捕えんとするのを恐れる。益中介介然（咽の中に物が在って塞がるような感じ）として数々唾す。足少陽の本末に在り、また、その脈の陥下するものを見

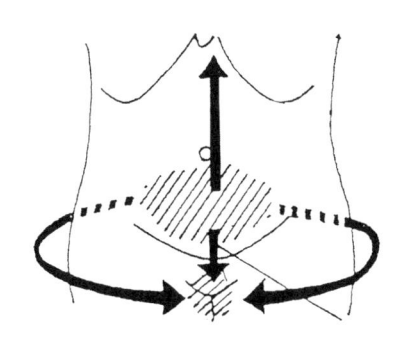

8－9－3　小腸病の絵

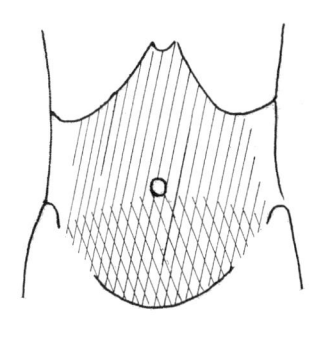

8－9－4　三焦病の絵

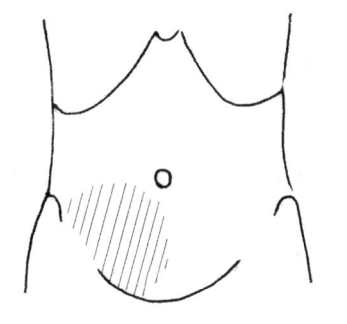

8－9－5　膀胱病の絵

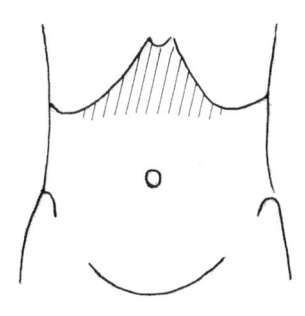

8－9－6　胆病の絵

557

てこれに灸す、その寒熱するものは陽陵泉を取る（霊枢 邪気蔵府病形篇 第四）（図8－9－6）。

なお、六腑の病候は霊枢 四時気篇 第十九にも有る。

◎五藏の症状は次のようである。

「肝病は、両脇下が痛み、少腹に引き、人をよく怒（常に緊張した状態にさせる）らしむ。虚すれば目荒荒として見る所無く（ぼんやりして目が見えなくなる）、聞く所無し。よく恐れて人のまさにこれを捕えんとするが如し。その経は厥陰と少陽とを取る。気逆すれば頭痛し、耳聾してあきらかならず、頬腫れる。血あるものを取れ」（素問 蔵気法時論 第二十二）（図8－10）。

「心病は、胸中が痛み、脇が支満し、脇下が痛み（両脇が下からささえられたようにつまって）、膺背や肩甲間が痛み、両臂（前腕）の内が痛む。虚すれば胸腹は大きくなり、脇下と腰と相引いて痛む。その経の少陰・太陽の舌下に血あるものを取る。其の変病は郄中の血あるものを刺す（素問 蔵気法時論 第二十二）。

「脾病は、身重く、よく肌肉が痿え（萎縮）、足が収まらず（力が入らない）、行くときはよく契し（歩行で痙攣す）、脚下が痛む。虚すれば腹満し、腸鳴り飧泄（下痢）し、食を化せず。その経は太陰・陽明・少陰の血あるものを取る」（素問 蔵気法時論 第二十二）。

「肺病は、喘欬して逆氣し、肩背痛み、汗出ず。尻・陰股・膝・髀・腨・行・足みな痛む。虚すれば少氣（呼吸が浅薄になる）し、報息（大きな息）すること能わず、耳聾し嗌（のど）乾く。その経は太陰・足太陽の外・厥陰の内の血あるものを取る」（素問 蔵気法時論 第二十二）。

「腎病は、腹大きくなり、脛（すね）腫れ、喘欬し、身重く、寝汗出で風を憎む。虚すれば胸中痛み、大腹・小腹（上下腹部）痛み、清厥（冷え、手足が冷たい）して意は楽しまず。その経は少陰・太陽の血あるものを取る」（素問 蔵気法時論 第二十二）。

五臟の病候は霊枢 五邪篇 第二十にも難経十六難にも内證・外證が記載されている。

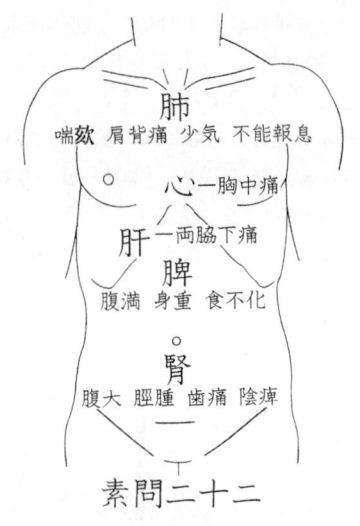

8－10　素問 蔵気法時論にある五藏の症状

◎「心病は先ず心痛す……肺病は喘す……肝病は頭目眩（めまい）し脇支満す……脾

病は身痛み体重し……腎病は少腹や腰脊が痛み、骭痠（すねがしびれ痛む）……胃病は脹満す……膀胱病は小便閉ず……」（素問 標本病伝論 第六十五）といった簡略な記載もある。

○ 積聚について

　積は現在の子宮筋腫などもあったが、ガンの類をもさしている。一方、聚は多くの場合筋性防衛の類を指しているようである。

　内科を扱う場合、歴史の上では常にガンとの戦いでもあった。その現れである。

　「積病は陰気によるものだから、病が起こるときは一定の部位に留まっていて、その発する痛みはその部位にとどまり、形状は上下左右の端がはっきりしているものである。

　聚病は陽気によるものだから、病が起こるときに一定の部位がなく、上下にも留まるところがない。痛みには常処がない。一定の部位にとどまって、上下左右の端がはっきりしていない（内科疾患時の筋性防衛みたいなもの）。こうして積聚を区別するのである」（難経 五十五難）（図8－11）。

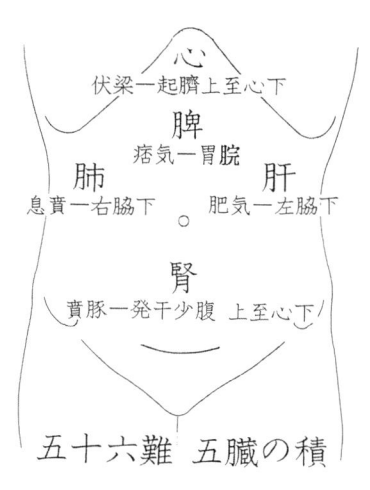

図8－11　五十六難にみる五藏の積

- 積の発症原因：「積の始めて生ずるは、寒を得てすなわち生ず、厥してすなわち積を成すなり。……厥気は足の悗（運動失調と疼痛）を生じ、悗は脛の寒を生ず。脛が寒れば血脈は凝濇し、血脈が凝濇すれば寒気は上って腸胃に入る。腸胃に入るときは䐜脹す。䐜脹すれば腸外の汁沫は聚まり迫って散ずることを得ず、日に以て積を成す」（霊枢 百病始生篇 第六十六）。
- 伏梁：少腹が盛あがる病が有り、上下左右に皆根が有る、……病名を伏梁と曰う。……大膿血を裹み、腸胃の外に居り……切する毎にこれを按ずる*と死を致す。……何を以て然りや。……これ下るときは陰に因て必ず膿血を下し、上るときは胃脘に迫り、鬲を生じ、胃脘を挟んて内に癰をなす。これ久病なり、治し難し。臍上に居おるは逆と爲し、臍下に居るは從と爲す、動ずること勿れ、亟やかに奪せよ。

　　＜*－切する毎に之を按ずる＞たびたび按じてはいけない、という。

　　＜伏梁＞王氷は次註の中で「その上下堅盛を以て潜梁有るが如し。故に病名を伏梁と曰う」という。

- 伏梁：人の身体の髀、股、骭が皆腫れ、臍を環りて痛むもの有り……病名を伏梁と

いう。此れ風根（風根は寒気。寒気を得て厥逆して積を為す）なり。その気は大腸に溢ふれて肓*に著く、肓の原は臍下に在り（霊枢 九鍼十二原篇 第一に肓の原は脖胦に出ずとあり）（呉崑は腹中論の註で臍下の気海なりと）、故に臍を環りて痛むなり。これを動ずるべからず、これを動ずれば水と爲し、溺の濇る病と爲す。

　　*肓について素問 厥論篇 第四十五に「衛は水穀の悍気なり。その気は慓疾滑利なり、脉に入ること能わざるなり。故に皮膚の中、分肉の間を循り、肓膜に熏じ、胸腹に散ず」とあり、肓膜を指している。そして、その源は臍下（気海）に在りということらしい。

○ 治療

・「皮が厚く、色が黒く、骨格が大きく、肥えているものは毒に勝える」（霊枢 論痛篇 第五十三）。

・「骨が強く、筋がしなやかで、肉は緩く、皮膚が厚い人は鍼石の痛みにも火焫（灸の熱さ）にも耐えられる」（霊枢 論痛篇 第五十三）。

・「肉が堅く、皮膚が薄い人は鍼石の痛みにも灸の熱さにも耐えられない」（霊枢 論痛篇 第五十三）。

・「壮年で体質のしっかりした人は血気も充実して皮膚も堅固……刺鍼も深くて留鍼する」（霊枢 逆順肥痩篇 第三十八）。

・「痩せた人は皮膚薄く、肉付きが悪く、唇が薄く音声に重みがなく、血は薄く気は滑らかで、気は脱しやすく血は損じやすい。……鍼は浅くして速やかに抜鍼する」（霊枢 逆順肥痩篇 第三十八）。

・「みどりこ（嬰児）は、その肉がもろく、血は少なく気は弱い。刺入するときは毫鍼を用いる。……浅枝で速やかに抜鍼する。一日に二回施術してもかまわない」（霊枢 逆順肥痩篇 第三十八）。

・「病には浮沈あり、刺鍼はこれに合わせて浅深がある。その道理に従って過不及が無いようにしなくてはなりません。病の浮沈に合わず、深すぎるときは内部を傷害し、およばない時は皮膚腠理が塞がってしまう」（素問 刺要論 第五十）。

・「脊椎間に刺して髄に入ると（中）せむしになる」（素問 刺禁論 第五十二）。

・「（病気の）深専な者は大蔵を刺せ。蔵に迫るには背を刺す。背兪なり。これを刺して蔵に迫るは蔵会なればなり．腹中の寒熱去りて止む」（素問 長刺節論 第五十五）。

・「五臓の腧の傍ら、此の十は五臓の熱を寫すなり」（素問 水熱穴論 第六十一）。

・「蔵を治するは其の兪を治し、腑を治するは其の合を治し、浮腫（むくみ）はその経を治す」（素問 欬論篇 第三十八）。

・「邪気が胸にあるときは膺と背腧を取穴する。邪気が腹にあるときは背腧と衝脈上の肓兪を取穴する」（霊枢 衛気篇 第五十二）。

腹痛やその他の症状にも触れないと『素問・霊枢・難経』に記載された腹診の意義を理解しにくいのではないかとも考えたが紙面の都合で略させていただいた。いづれにしても素問・霊枢にはこのように沢山の腹診に関連した事項が書かれていたことがわかる。

○ 結胸を通じて鍼灸と漢方薬の腹診との相違について

結胸について、漢方薬ではその症状・所見、成因・病態を考え、鑑別診断をして処方を決める。ところが鍼灸では結胸に対して直接症状を現わしている部位へ施術できるし、関連する蔵府・経絡・経穴に施術することができるし、あるいは西洋医学的にも調べることができるので、傷寒論に見られるこのような方法をとらないで治療が行われることが多い。

では＜結胸＞は、『漢方用語大辞典』（創医会学術部編，p292，燎原，1988．）によると「病証名。邪気が胸中に結して、心下が痛み、これを按ずると硬満をあらわす病証……」と説明されている。

同じく＜結胸＞について、大塚敬節先生の著書から引用しても同じく次のようにある。「心下部が石のように硬く、膨隆している状をいう」（大塚敬節：太陽病下篇，『傷寒論』，p.300〜303，創元社，1966．）。

では傷寒論の原文ではどのように扱われているのであろうか、やはり大塚敬節先生の著書から引用させていただこう。

「太陽病、脉浮にして、動数、頭痛発熱し、微しく盗汗出で、而も反って悪寒する者は、表未だ解せざるなり。医反って之を下し、動数、遅に変じ、膈内拒痛、短気躁煩、心中懊憹、陽気内陥し、心下因って鞕し、則ち結胸を爲す、大陷胸湯之これを主る。若し結胸せず、但頭汗出で、餘處汗無く、劑頸して還り、小便利せずんば、身は必ず黄を発す」。

「この章は、太陽病を誤って下して、結胸となるものと、発黄を来たすものとを挙げて、大陷胸湯証と茵蔯蒿湯証との別を述べている。

さて、太陽病で、脈が浮数で、頭痛、発熱があり、少し盗汗が出る。盗汗は少陽に病邪のあることを意味するから、表証が去ったことを知る。だから悪寒はないはずである。ところが反って悪寒のあるのは、表証がまだ残存していることを示している。

これは病邪が太陽と少陽にまたがっているから、太陽病と少陽病との併病である。それなのに、医者が誤ってこれに下剤をかけた。すると、数の脈が遅となり、心胸間が痛み、呼吸促迫、心中懊憹の状を呈するに至った。

これは表邪が裏に入って、邪と水とが結んで舒暢しないから起こったのであって、この陽気の内陥のために、心下部が堅くなれば結胸である。これは大陷胸湯の主治である。

もし、このような場合に、ただ頭汗が出て、身体の他の部には汗が出ず、尿利が減少すれば、必ず黄疸になる。これは茵蔯蒿湯の証であるが、この章は大陷胸湯の証を主にしているから、茵蔯蒿湯には触れていない。」
　また、次の文章も結胸について書いている。
　「傷寒六七日、結胸熱實、脉沈にして緊、心下痛み、之を按じて石鞕の者は、大陷胸湯之を主る」。
　「前章は太陽病の誤下によって、結胸となったものを挙げ、この章は傷寒六七日にして、誤下によらずして、邪が直ちに裏に入って、結胸となったものを挙げている。熱実はあとで出てくる寒実結胸に対していったもので、前章の誤下によるものより、その証の甚しいことを示している。
　脈沈にして緊は、沈脈で緊の性質を帯びているのをいう。その脈は小柴胡湯の脈に似ている。しかし結胸では、心下が痛んで、これを按ずると石のように堅いのである。これは大陷胸湯の主治である。」
　結胸の症状について大塚先生は「心下部が石のように硬く、膨隆している状をいう」（同本, p.298より）といい、さらに原文を見ると次のようにも記載されている。
・膈内拒痛（膈内は心胸間をいう。拒痛は、膈内の正気と邪気とが互いに争って痛をなすをいう）。
・心下痛み、之を按じて石鞕
・心下より少腹に至り、鞕満して痛み、近よるべからず
・小結胸病は正に心下に在り、之を按ずれば痛む
・心下満、而して鞕痛する者は此結胸と為すなり、大陷胸湯之これを主る。但満、而して痛ざる者は、此痞と為す。柴胡を与えるに中らず、半夏瀉心湯に宜し。
　このようなわけで、結胸について薬物治療の系統を調べると当然のことながら鍼灸とは違った方法論で治療がなされていることがわかる。そして、そのための理論展開でもあった。こうして薬物治療における病態把握や症状鑑別、治療法の指示などを見ると鍼灸治療法とはかなり違った観察の仕方と対処の仕方であることが分かる。これから見ても薬物治療における腹診法は参考にはなるが鍼灸治療ではこなしきれないことがわかる。
　同じ文化圏の産物なので大局的には同系統ではあるが、各論的にみると薬物治療のための理論構成と鍼灸治療のための理論構成が微妙な点で違うことがこれから推測されよう。

3．東洋医学（鍼灸）の腹診

日本の腹診——①

　西洋医学における腹診と東洋医学における腹診を比較するとその診方・目的にかなりの違いがみられる。ことに腹診に関する限り、日本の腹診（東洋医学）はその特徴がきわだっているように思える。中国の古典から腹診を調べたが、今度は日本の古典から腹診を調べてみることにする。

　日本の腹診の特徴的な表現を引用すると次のようになる。

　「腹部を按診し以て人の強弱を弁ずべきなり」（香川修庵．一本堂行余医言．1683〜1755）。

　「およそ実とは無病の腹象にして尋按するに自然に力（腹力）あるをいう．……腹部の力あり、力無しの弁、また神の有無を観察すること肝要なり。虚とは無力をいう。……重く按せば背骨も模すべきに似たり」（堀井元仙．腹診書．1742）。

　「漢方の腹診とは、単に腹の病状を調べることではなく、腹の状態を通じて全身の生命力・生活力の異常を観察することである」（寺師睦斎：腹診について．漢方の臨床．8-4・5合併．1971．東亜医学協会）。

　このような表現は中国の古典には見られなかった。

　しかし、漢方薬の処方を決める際に行われる腹診は"証"（ある種の病名診断に当たる）を決め、処方を決めることになるので、西洋医学の診断に近い考え方ということができよう。

　一方、西洋医学における腹診の目的は、疾患単位の考えを貫こうとするところにある。もちろん近年では症候群の考え方があることはあるが、基本的には臓器の位置・形状・腫脹……などに眼が向いやすく、この点が東洋医学と一番違うところだといえよう。とはいっても臨床の現場では、西洋医も内科などでは患者の腹を診て、胃腸が元気に活動しているか、体調は良いか否かなど、診察に入る導入部で患者の全体像を診たくなるのは当たり前で、まったく東・西両医学では診方も内容も違うといったことは言えない。同じ人間を診ているのだから。

　まず、『鍼道秘訣集』（御園夢分斎，1550〜1616 ）、次に『鍼灸遡洄集』、『腹診書』、『診病奇侅』の順に調べてみよう。

1．『鍼道秘訣集』

　この本は打鍼で有名な夢分流を伝える本である。本の内容から解るように腹診を行ない、異常の表出している部位へ打鍼を施す。夢分流は打鍼を用いて腹部に限定して治療を施すが、それとは別に腹部以外にも打鍼を行なった資料もある。大蔵流の狂言

に「神鳴り」という題名があって、打鍼の臨床を表現している。この狂言はおおむね室町時代後期に作られたと考えられているものの、はっきりしたことは不明で、大筋は次のような筋書きになっている。

「私は神鳴りである。今日は面白く鳴り渡ったが、ふと雲間を踏み外してここへ落ちて腰の骨をしたたかに打ってしまった……。

そこへ京の医師が通りかかり、"神鳴り"の腰に打鍼を施して治った」という、鍼灸臨床家には関心の高いものである。

この話と夢分流とどちらが古いかは不明であるが、腹部に限らず、腰部にも打鍼が行われていたことがわかる。

文例はそのままでは分りにくいので、もとの意味を損なわない程度に少し現代的な文章に変更したので、誤解の生じたときには筆者の未熟な故とご了承頂きたい。

○ 当流と他流の違い

他の流派では病人に症状を聞いて治療をするけれども、当流では病人に症状を問うことなしに腹診を行ない、不問診で病人の症状をこちらから詳しく指摘することができる。それは臓腑の場所によって病状が変わり、変化のあるところを診て病人の苦痛を知ることができるからである。そして予後の推定も明らかにできるのである。

○ 当流臓腑の弁（図8-12-1）

鳩尾（心窩部）はこれを心の蔵という……心に邪気がある時は"めまい"して舌の煩い、頭痛し、夜眠むることを得ず、またはねむる中に驚き、また心悸し、心痛などの病を生ず。

脾募（不容・承満穴あたり）は、鳩尾の両の傍ら……脾の蔵の病を知る。ここに邪気有るときは手足口唇の煩ひ、両肩の痛みなどあり。

肺先（期門・日月穴あたり）は脾募の両の傍らなり。ここに邪気が居るときは息短く、喘息、痰出で肩臂の煩ひ出づる。

肝の蔵という所は両の章門穴や章門の上下なり…ここに邪気出いずるときは必ず眼目の痛み、疝気、淋病、胸脇攣り痛み、息合短く、究して短気にして酸物を好む、または足の筋攣つること、さては諸々の病に寒気を出すは

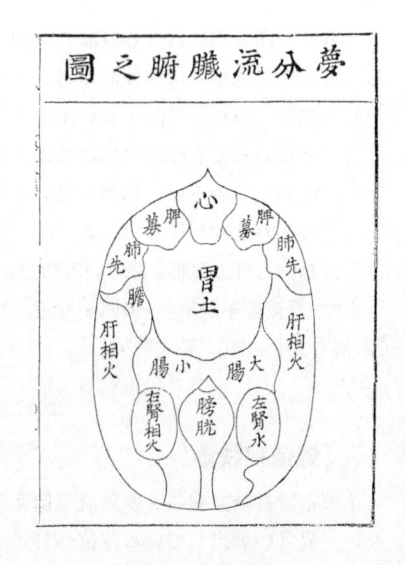

8-12-1　夢分流蔵府の図

皆もって肝の薬なり。鍼して邪を退ける時は治る。

　胃腑は鳩尾の下と臍の上との間（上中下脘穴を中心にかなり広い部分）にある。これ人間の大事とするところ、一身の目付処とす。万物は土より生じ、また終り、土に入る。他流には胃腑虚し易し、甘き味いの物、脾胃の薬とて……食う処の物は皆胃中に入るが故に余の臓腑と違ひ実し易きにより、かえって邪気となるゆえに食後にくたびれ、眠りを生じ、さては胃火さかんなるが故に食物をやき（焼き）、胃乾くにより、食を沢山に好むに食う。その後りに手足へ腫れを出し、腎の水も伴に乾き、火となり邪と変じて小便止まる。かようの病、もと胃腑が実し、邪となる事をわきまえず、腎虚・脾虚なれば補薬等の甘味を用い、かえって重病となる。

○ 大・小腸は図の如し

　……臓腑の煩いは十四経・鍼灸聚英などにあり、また臓腑に属する処のものは難経にある故に記さず．見合わすべし．

　　（注）大腸、小腸は図8−12−1にある通り、臍の左右にあたる。

　この腹診法と同系の『徳本多賀流鍼穴秘伝』には、鳩尾より脾保までの寸法は三指をもって鳩尾より脾保までの間に当てて取るなり、と解り良く書いている。

　また、脾胃を大切にしていることや、後から出てくるが、先ず上昇している気を下すところなどから、李東垣の『脾胃論』や朱震亨（朱丹渓）の陽有余陰不足説などの影響を受けてはいないかなどと想像してしまうのは一人筆者だけであろうか。

○ 心持の大事

　他流では何処のツボへ深さをどのくらい刺入するなどと云う事ばかりに心を盡すが、当流ではツボを取り鍼を刺入する心持を大切にする。

　　（注）腹診するに当たり何かを探す気持ちで慎重に診なくては何も分からない。何かを探す気持ちになるにはそれなりの医学知識が必要である。同じく患者の気持ちも分からなくては実地臨床には使えない。臨床は学問ばかりではなく、患者の気持ちが大切である。

○ 火引の鍼（図8−12−2）

　臍下三寸に鍼して上る気を曳き下す鍼なり。病証が上実し下虚する人は必ず上気する。このような人に火引きの鍼を用いる。この外、病証によって用いるが、それは医の機転に依るのである。

　　（注）腹部への刺鍼の第一歩に行なう手技でもあり、かなり応用範囲の広い方法である。異常を起こすときは上昇しやすいので、まず関元あたりの反応を診て第一鍼を加える。特に腹部の拍動がわかりやすい患者の場合や心窩部に痞硬がある場合、また腹力のない患者の場合も同じである。産後の目眩など上実下虚するときなどにも用いる。要は上下の調和という

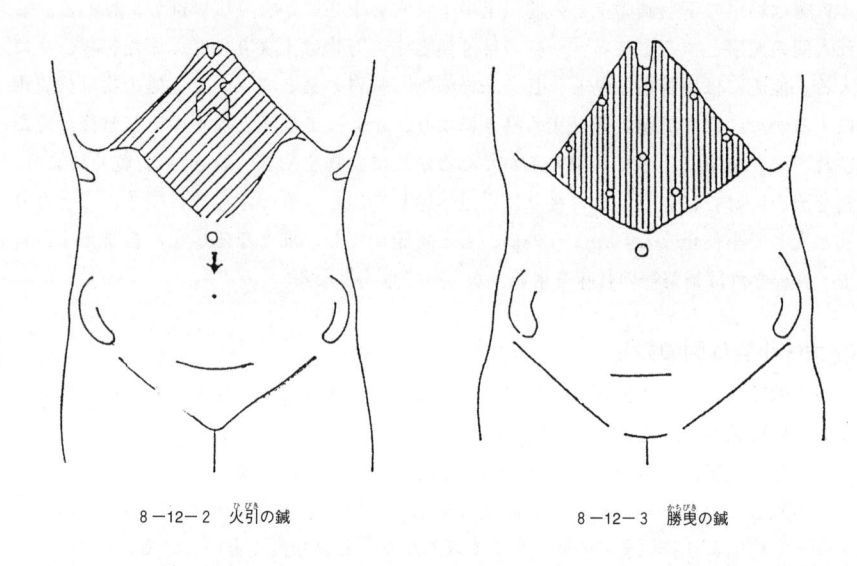

　　　　　8-12-2　火引の鍼　　　　　　　　　　　8-12-3　勝曳の鍼

ことであろうが、十分に息が下腹に入らない患者の場合などもこれに該当する。夢分流ということでは邪道になるが、筆者はときには鍼管を用いて切皮し、そのまま引き続いて20～30回と弾入し続けることもある。体調を整える方法として大変効果がある感触をもっている。

○ 勝曳の鍼（図8-12-3）

　大実証の人に行なう養生の鍼である。反応により、もちいる鍼で一定の取穴の基準はなく、邪気を打ち払うために鍼を入れる。これは寫鍼である。虚労、老人には用いざる鍼なり。その外は大抵この鍼を用いる。

　　（注）筋性防衛などがあって腹筋が硬くなっている時にはもちろんであるが、それほどではない場合にも、表層や深層で硬く感ずるときにそこを攻める。この時には打鍼でなくともやや太い鍼で弾入し置鍼したり雀啄したり揉捏すると良い。直接患部に刺入するときと、周囲から攻めて行く場合があるが、簡略な考え方として腹部の縁の方で硬結がある時は直接患部へ刺鍼し、縁から離れた部位での硬結には周囲から攻めて行くようにしている。とは云ってもこれも言いにくいが筆者の場合、縁とは云え季肋部の硬結の場合、軟弱な硬結には直接そこに刺鍼し、やや硬い時には側腹部や下腹部から攻めることにしている。ほかの腹部所見との釣り合いで決めているのが現状である。

○ 負引の鍼（図8-12-4）

　病証によっては邪気が隠れて居る所が解らないので、処をきめずに、鍼してその邪

気をおびき出して療治する方法である。諸病の知り難き時の問い鍼と心得可し。

(注)なかなか含蓄のある文である。便利でもある。さらさらと適当にまんべんなく切皮を繰り返して(散鍼)腹部の動きを窺う。反応の速い人は施術している中に腹部が動き出すのがわかり、気持ちまで整ってくるようである。体力の低下気味の、やや衰弱気味の人に施術するとその反応が分りやすいように思える。後に出てくる「散ずる鍼」と同じような気持ちで施術している。あるいはこの「負引の鍼」は一鍼一鍼の時間の間隔を開けながら反応を診つつ施術した方が良いのかも知れない。筆者は打鍼を用いることもあるが、鍼管に管鍼用の鍼を入れて用いることが多いので区別が付かないのかもしれない。

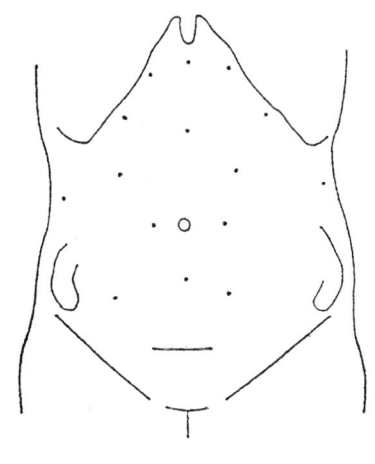

8－12－4　負引の鍼

○ 胃快の鍼

大食傷のとき、鍼にて食を吐き、胃腑がくつろぎ、快くなるので胃快の鍼という。しかし常には鍼せず。臍上一寸、鍼先を上へ向け深く鍼し、荒々とひねる。

(注)日常、この鍼を使うことは無いと思うが、筆者の経験ではやや塩味を感ずるくらいの濃度の湯を飲ませてから施術して吐かせたことがある。但し若い患者に行なっただけである。成績は良かった。湯の量は3合或いはそれ以上であったと思う。しかし今は行なっていない。

○ 散ずる鍼

処定まらず浮雲を払うが如く、滞ることなくさらさらと立つ。万病みな気血の不順して滞るによって病を生ずる。諸病共に用いる鍼なり。

(注)「負引の鍼」でも書いたので略すが、手の出しようがない時にも用いることができる。「手の出しようがない」と変な書き方をしたが、いろいろな場合がある。特徴のない腹診所見の場合はもちろん、後に出てくる実や虚の腹の時にも良いし、出産直後の衰弱した腹にも良い。

○ 実之虚（図8－12－5）

臍より上は実して、臍より下は虚し、力無き腹を云う。このような腹は上気し、または息短く、食後に眠り来たる。または気がとどこおりやすく、ため息、あくび、肩

567

胸痛む事あり。大方の人、腹持悪きなど云うはこの腹なり。本道流にいえば脾胃腎虚などと見立つべし。両の脾募、両の肺先、胃腑に鍼すべし。邪実なり。傷寒表証などこのごとし。大食傷など腹痛あるは大法この如し。

　　　(注)　結構多い腹である。自信がないので先ず「火引の鍼」を丁寧に加えた後でこの文章の通り行なっている。いきなり不容、期門、中脘などに行なうのが怖いからである。あるいは背部（Th5～Th10あたりの背兪穴で反応のある部位）に刺鍼して、それから腹部に取りかかっている。その方が緩解しやすいようにも感じる。このような場合の背膶の刺鍼は寸3鍼ではなく寸6−鍼でやや深刺の方が効果がある。

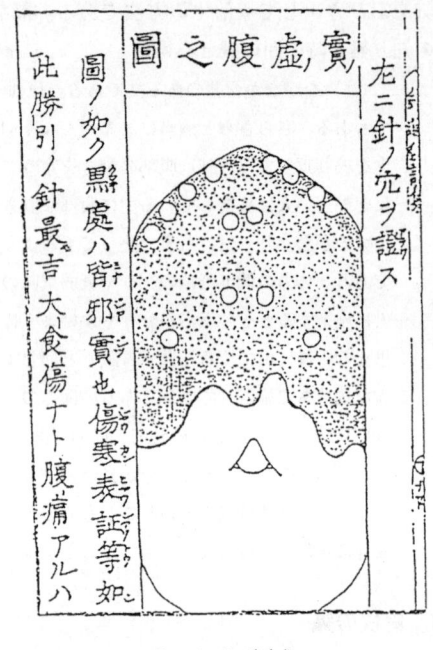

図之腹虚実
圖ノ如ク黒處ハ皆邪實也傷寒表証等ノ如ク
此勝引ノ針最言大食傷ナト腹痛アルハ
左ニ針ノ究ヲ讃ス

8−12−5　実之虚

○ 虚之実

臍より下みな実邪にして、臍より上は虚なり。無病なる人の腹にこのような腹証があるときは吉、すでに煩腹にこの如きは腹が下るか、腰痛か、小便不通、淋病、大便結するか、女はこしけあるか、月水不滞か、疝気、血などの煩い、傷寒の裏証、または湿を受け寒えたる人かならずこの腹にして足の病あるものなり。

　　　(注)　下腹が張る状態を一括しているがいろいろな場合があって一概に表現しにくい。夢分流では腹部に集中しているが筆者は施術が上手ではないので腰部や仙骨部へも刺鍼している。夢分流を非難しているのではなく、この古典を参考に自分なりに臨床しやすくしたいのでこのような表現を取らせて頂いただけである。

○ 実実

臍の上下共に邪気あり、かような人は大病おこるか、または心痛、大食傷、いずれにも急なる煩、頓死（突然死）などする物なり。大木の雪に枝折るるが如し。散ずる鍼、勝曳きの鍼を専らにすべし。

　　　(注)　心下が硬くなっているだけでも心筋梗塞や突然死があるのに、さらに腹の上下が共に強く張っている場合には、腹部だけの施術では自信がないので背腰部や手足の穴も使いたくなる。できれば毎日施術したくなるのが筆者の気持ちである。術が十分ではないからであ

ろうか。患者は体力に自信がある人、仕事で多忙な人などで、養生ができないことが多い。次に出てくる虚虚の腹と共に難しい。患者を前にすると、尿路結石で唸っていたり、胆石発作で苦しんでいる方が扱いやすい気持ちになる。短期決戦がしやすいからであろう。

○ 虚虚

臍の上下皆虚したる腹、最も悪し。負引の鍼にて小邪を引出し療治すべし。虚労等にこの腹あり。なかなかもって治療むずかしい……。

　（注）易しくない腹証である。快復までに期間も随分かかる。「負引の鍼にて小邪を引出し」とあるようにじっくり治療する必要がある。『霊枢』邪気蔵府病形篇に「諸々の小なるは陰陽形気ともに不足す、取るに鍼をもってすることなく、調えるに甘薬（滋潤剤）をもってするなり」とあり、また「鍼灸治療は生体に働きかけて、反応を引き出すことを目的にしている。……体力に見合った刺激量を働きかけなくてはならない。…衰弱の極に鍼灸治療を試みようとすることなどはもってのほかである。いくら鍼や灸で働きかけたところでなんら反応を返してくれないばかりか、その刺激が負担になって、死期を早めることにもなりかねない」（代田文彦：鍼灸と適応の限界：「からだの科学」、増刊号、p.124〜125、日本評論社、1995.）という気持ちが分かる。もっともこの文章は悪液質に陥ったときの例ではあるが……。しかしこの注意は大切である。

○ 寒気を知る事

この病人は寒気きたるべしと、こなたより断る事は、両の章門より邪気出ずる時には万病に寒気あり……邪気つよき方の章門に散ずる鍼、勝引の鍼をする時は邪気退ぞき寒気止む。これ妙なり。

　（注）章門や帯脈穴周囲で側腹部に緊張があると、その側の足に冷えがあることが多い。丁度、足背動脈が細脈のときに似ている。ここに「散ずる鍼」「勝引の鍼」を施すと良いとあるが、腰仙部や下腹部への刺激・施灸も効果がある。しかし、正常な生理状態でなければ、そうは行かないようだ。だいぶ以前のことであるが、脳性小児麻痺の小学生の足母指の皮膚温度が20度くらいになっていても本人はちっとも冷たいとは云わなかった。パラフィン浴や超短波照射を加えて温めただけよりも鍼を加えた方が、再び温度が低下するまでの時間が長くなった経験を思い出す。

○ 腫気の来るを知る事（図8-12-6）

この目付処の大切なことは胃の腑にある。……胃の腑へ邪気が寄れば必ず食進まずして病者一日一日とくたびれる。扨は胃火亢ぶり乾がゆえに……食進み過る。これすなわち腫気の来る相なり。……大病人を初めて觀るに胃の腑に邪気あれば食進み過ぬか食後に眠来ると言うべし。また、足の甲、腰の廻に腫気ありて腰冷るかと問うべし。

……肥たる人ならば療治すべし、痩たる人の腫気は大事なれば必ず辞退して治す可からず。

　　　（注）足・腰などに浮腫（むくみ）・腫れが起こるのは胃の腑がたかぶって病体より食が進みすぎたからである。上腹部の邪気を払っても払っても退かないのは治療を辞退した方がよい。上腹部に邪気が集まると大変で、肥えていればよいが、痩せた患者には手を付けるな、という。腹証は不容・承満あたりから上中下脘を中心とした上腹部、さらに臍傍の片側をへて下腹部に筋緊張・硬結などの反応が出ているような腹（図8－12－6）を指している。すると腎や膀胱にも邪気があるので小便も通じ難い、とある。

○ 瘧（おこり）ぎゃくびょうを観（み）るの大事
（図8－12－7）

　瘧（マラリヤ様の症状。瘧病＝きゃくびょう）の病気についてはいろいろな本に書かれているが当流では肝瘧・脾瘧の二証に定める。腹を診（うかが）うに両脇・章門よりあばらほねへ邪気込み入（いる）は、肝の蔵より発こる瘧（おこり）にて寒気・熱（悪寒発熱）甚しき物なり。しかしながら早く平癒するなり。また、両脾の募・胃の腑に邪気あるのは食も進み難い、これを脾瘧と言う……治り方が遅く、治療の仕方が悪ければ大事になりやすく、腫気など出で、ついには死する物なり。

　　　（注）マラリアについては略させていただくが、肝瘧・痺瘧の腹証は重要なので図を引用しておこう。この2つの腹証は瘧病に関係なく大切で「寒気・熱（悪寒発熱）甚しき物なり。しかしながら早く平癒するなり（肝瘧）」「食も進み難い……大事になりやすく、腫気など出で、ついには死する物なり（脾瘧）」という症状に目を付けてもらいたい。そしてこの症状の予後に触れている。

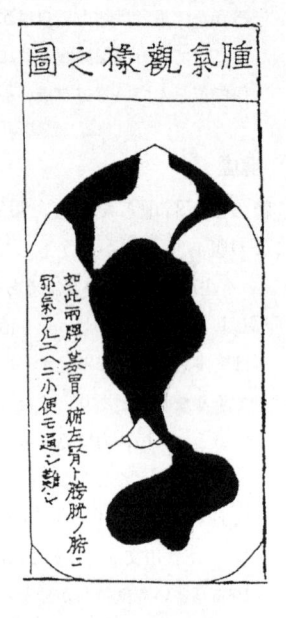

8－12－6　腫気観様の図

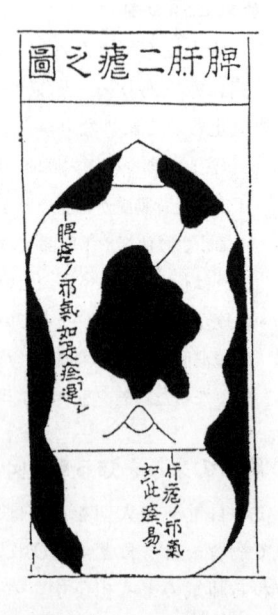

8－12－7　肝脾二瘧の図

570

○ 中風鍼の大事

　左右の半身かなわざる治療には決まりがある。左の半身不随は邪気右の傍にあり。右の半身不随は邪気左の傍にあり。これ当流の決まりである。邪気を本として鍼すべし。一方へ気血かたよるのでその反対側は虚してしまう。虚の方はどうしようもないが、偏実の方を専らに鍼すれば片寄った気血は虚の方へ移り、両側が平等になるので、どうしようもない偏身が治るのである。

　諸病のおこると言うも気血相対して軽重なければ平人無病なり。臓腑の虚実によっておこる邪実を退くる時は平らかになり病無し、是の理は万病に用ゆ……。

　　（注）「この理は万病に用ゆ」に目を付けて応用し、「半身不随」を脳卒中の後遺症と受け取らず、半身が思うようにならない、あるいは半身だけにいろいろな症状が出現するときなどの対処法と受け取ってもらいたい。そうするとかなり使える腹証である。

○ 一つの鍼

　諸病に色々と治療しても効無き時は神闕に鍼するなり。最も療治の大事なり。よくよく見きわめて鍼す可きなり。

　‥‥どこを三焦の腑と言うのかと云えば臍中の神闕これなり‥‥神闕とも三焦腑とも号して生死、病の善悪を神闕の動脈にて知る事、四つの脉にあらわす。＜四つの脉の大事とは＞、動気、動気の乱れ、相火、相火の乱れと号して四つなり。動気というは遅からずトントントンと打来る脉なり。世上に平脉と号す是なり。動気の乱れとは‥‥打ち切れあり、たとえばトントントトン、トントントトンと‥‥内切れする。この脉を無病なる人が得る時は必ず災難に逢うか、さては大病を得ることうたがい無し。‥‥。相火という脉はトントントンと成程早く来る脉なり。これを病人の脉と号す。相火の乱れというはトントントトン、トントントトンと早く来る脉の内に内切れあり。これを死脉とする。かような脉は十人が十人死すると知るべし。‥‥この脉の観どころは手に非ず、臍中神闕に指の腹をあてて打来る脉を観るべきなり。この神闕を当流にては三焦の腑と号す‥‥。

　以上、沢山書かれているが、その一部について原文の意を損なわないように引用したつもりである。大変おもしろく、また今日でも十分に活用できる古典である。

日本の腹診──②

　人間の恒常性は神経系と内分泌系と免疫系の三つの軸の上に保たれていると理解されているが、昔の臨床家は呼吸・脉・音声・声量・腹壁の緊張・心尖や腹部の拍動などを通じて恒常性が保たれているか否かを経験的に観察していた。そして、診療に際

して病人の回復力や予後の推定、経過の観察などの資料にも用いていた。

腹診について考える際にも「胸腹は藏府の郭（城郭）なり」（霊枢第三十五）とあって、臓腑の大切さと共に、特に薬物治療では腹診所見を重要なものと位置付けていた。

日本においても、中国古典である『史記』扁鵲倉公列伝に「病の応は大表に見わる」とか、『淮南子』俶真訓に「それ内に病有る者は必ず外に色有り」などといった経験をうけて「証を先にして脉を先にせず、腹を先にして証を先にせず」とか「腹は生有るの本、故に百病は此に根ざすなり。これを以て病を診るに必ずその腹を候い、外証はこれに次ぐ」と吉益東洞（1702－1773）は『医断』に書いている。同じく和田東郭（1742－1803）も『蕉窓雑話』の中で「腹診を綿密にして後、始めて治を施すべし」（初編）と書き残している。

腹診の目的については、すでに『脾胃論』（李東垣，1247，金代．）などにもあるとおり、「胸腹は五臓六腑の宮城、一身資養の根本、陰陽気血の発源、内傷外感のよる所にして、古より数多くの診法を設けたるも、此の臓腑を知るべきためなれば、胸腹を診するより甚親切なるはなし」（多紀元堅：『診病奇侅』，1843．）とか「外病は脈にて知り、内病は腹にて知ること、誠に然り．腹は病の本なれば、腹をこころみざる医師は自由成兼ぬるものなり」（同上）と考えられてきた。

日本の腹診－① では『鍼道秘訣集』をしらべたが、ここではガラッと様子を変えた高津敬節の『鍼灸遡洄集』（1694）と堀井元仙の『腹診書』（1742）をしらべてみよう。この全部を臨床に直接用いる事もできるが、診察するときの含みとして参考になれば良い。

2．『鍼灸遡洄集』

高津敬節（松悦齋）の『鍼灸遡洄集』（1694）は、江戸時代（1603～1867までの265年間）の比較的初期に成立した本で、この中に腹診が記録されている。夢分流の腹診と違って五藏の腹診を上げているのが特徴である。

ところで、本書を紹介するにあたり、少し問題があるのでそのことについて触れてたい。紹介する古典をどれに決めるか考えた時、実は本書と『杉山真伝流』表の巻二にある腹診がほとんど同じ内容であることに気が付いた。どちらが早く成立したか。或いは本書と同じ内容がどのようにして形成されたか、という事を知る必要に迫られた。日本では杉山流は管鍼法の創始であり、影響力の強さから考えて、もし同じ内容なら杉山流を取るのがいわば常識的なのに、時代とのかかわりを考えて、あえて『鍼灸遡洄集』を取った。しかし、現在では両者の手掛りがないのが実状である。

杉山真伝流・表の巻二は私の手元に偶然にも四種類の筆写本があるものの、そのどれも嶋浦和田一の撰となっていて、杉山和一（1610－1694）の撰とはなっていない。杉山真伝流は和一の撰であるという意見も見られ、真偽の程は不明である。もし和田

8章 東洋医学（鍼灸）の腹診

一の撰だとすれば、和田一は杉山和一から数えて三代目の総検校であり、在位期間は広瀬日出治氏（『鍼灸の歴史』，サン・プリント社，1967.）によると1709〜1735とされていて、杉山真伝流・表の巻二は『鍼灸遡洄集』より後に成立したことになる。もうひとつの疑問は『鍼灸遡洄集』は刊行本になっている上に和田一が撰した時期より早く成立している。これより遅く成立した杉山真伝流の腹診法が秘伝で、永く修練した弟子にのみ筆写を許されたものであるというのはおかしい。時代の情況から考えるとその可能性は全くないとは言い切れないものの、それでも筆者の気持ちには引っかかる事柄がある。もっとも、このようなことは『鍼道秘訣集』と『徳本多賀流鍼穴秘伝』との関係にもいえることで、腹診の内容が同じなのに互いのルーツがわからない。ただ一人、大塚敬節氏が多賀薬師別当法印見宜白行院がこの二人に腹診を伝授したと考証篇に書いているだけで、しかし、本誌の読者にはこのような詮索は面白くないと思うので、これ以上は詮索しないで本書の内容に入ろう。

参考までに杉山真伝流・表の巻をもとに腹診図を描いた（図8-13-1〜図8-13-13）。

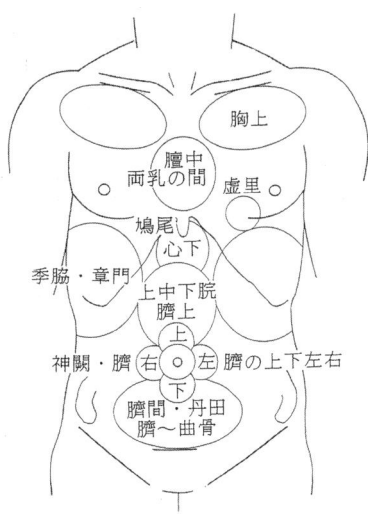

8-13-1　杉山流　腹部の区分

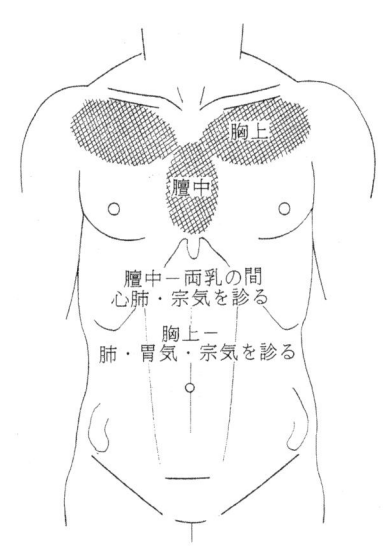

8-13-2　杉山流　膻中　胸上

膻中・胸上
○両乳の中間の皮膚が潤沢で力が有るのは肺気が充実している．
○胸上を軽摩して皮膚が枯渇してキメが荒くなっていれば肺虚の徴候である．
○胸上がやわらかくなってしまい、指でおすと窪むようなのは胃気下陥・肺気大虚の候であり、それは胃中源陽の気が衰え、水穀の抽出物が肺臓に伝わらなくなってしまった徴候である．　　（杉山眞伝流）

8-13-3　杉山流　膻中　胸上

虚里－
胃気の虚実を診る

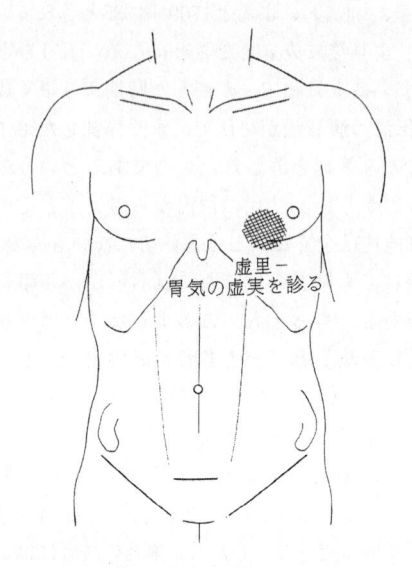

8－13－4　杉山流　虚里

虚里
○拍動が著しくて、肩息し、呼吸促迫するものは病気が治り難い．
○拍動が無くなり九侯も共にだめになっているものは死亡する．治らない．
○拍動が盛んなのにかえって長命な者は、痩せていながら気が実していて胃火が有る人である．　　　　（杉山眞伝流）

8－13－5　杉山流　虚里

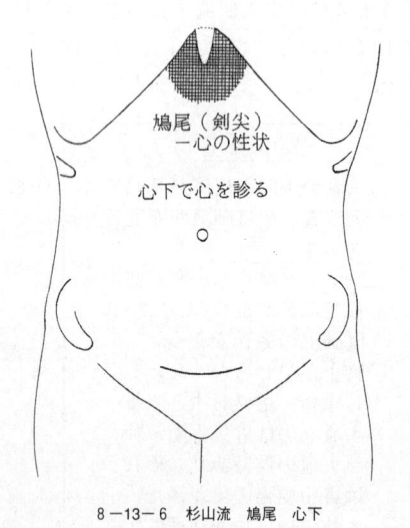

鳩尾（剣尖）
－心の性状

心下で心を診る

8－13－6　杉山流　鳩尾　心下

鳩尾・心下
○心下の動気が臍間に連なる者は心腎兼虚の侯である．
○心下に動気が有って我が身が動揺するように感じるのは神が衰えている侯である．
○一切の久疾で、腹を周めぐって柔虚し、痞塊が急に心下を衝く者は治せざる侯である．（杉山眞伝流）

8－13－7　杉山流　鳩尾　心下

8章 東洋医学（鍼灸）の腹診

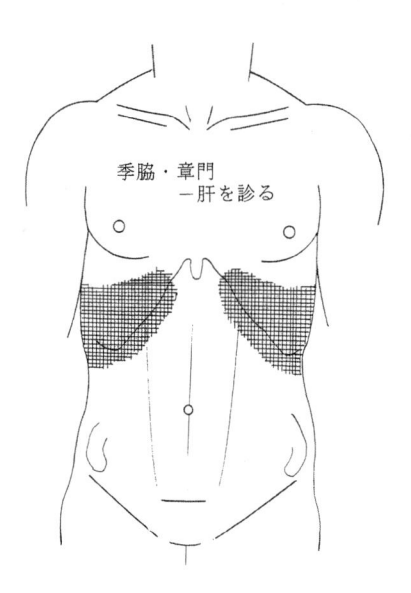

季脇・章門
 ―肝を診る

8-13-8 杉山流 季脇 章門

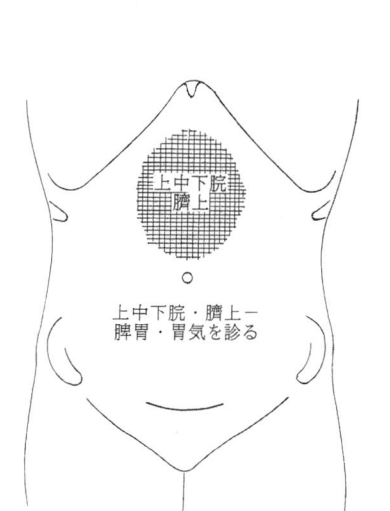

季脇・章門

○乳下の肋骨の際より季脇・章門あたりの肌肉を軽く按じて満実し力があるのは肝が平である．空虚で力が無いのは肝虚の侯である．そのような人は多くは筋すじ、中風をやむ．（杉山眞伝流）

8-13-9 杉山流 季脇 章門

上中下脘・臍上－
脾胃・胃気を診る

8-13-10 杉山流 上・中・下脘 臍上

上・中・下脘・臍上

○臍上は充実してこれを按ずれば力のあるのは脾胃健実の侯である．
○臍上が虚満し水をいれた袋を按ずるようなものは胃気下陥という．
○中脘の積が右脇下に連なり、あるいは臍上に連なり、これを按ずると痛むのは食積である．
○上中下の三脘が強く張っていてこれを按じても痛みの無いのは脾胃の虚である．　　（杉山眞伝流）

8-13-11 杉山流 上・中・下脘 臍上

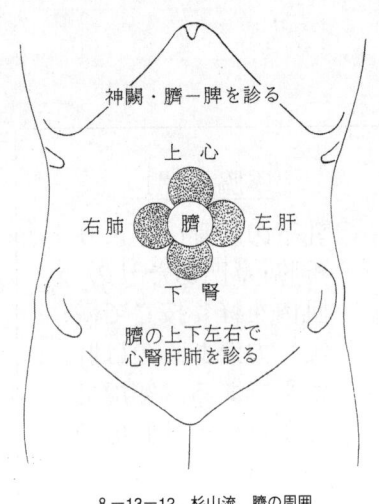

図 8－13－12　杉山流　臍の周囲　　　　図 8－13－13　杉山流　臍間・丹田（臍～曲骨）

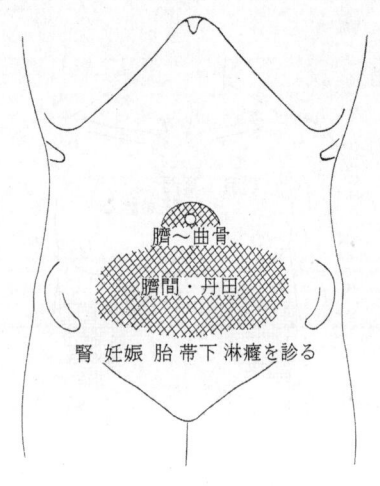

『鍼灸遡洄集』

　本文は漢文で書いてあるので現代訳した文で引用してみると次のようだ。訳が不適切なときはひとえに筆者の責任でありご勘弁いただきたい。

☆ 診腹総論
　患者を仰臥させ、手足をゆったりくつろがせ、帯を解き、少しの間患者の呼吸を診る。それから胸上から臍およびその周囲まで擦過し、凹凸や皮肉の潤い加減、滑らかさを診み、さらに心尖拍動などを調べて心や肺の機能を知る。そして宗気の虚実や脾胃、肝の候、臍部の性状や拍動を診て経脈のもとを尋ねる。有余の時は腫れや痛みとなって実の状態を表し、不足の時はかゆみ、シビレとなって虚の状態を表す。また、気のめぐりが早い患者は治療効果が早く現れ、気の巡りが遅い患者は治療効果も遅くなる。患者の情況は鍼を下してその鍼下の反応から知ることができる。労働している人は硬く、貴人は柔弱であり、予後のよい人は渋り、予後不良の人は反応が診にくくなる。反応がなければ予後推定は不良である。このような診方は医療者の第一にすべき大切な診察法である。……

☆ 診肺（肺の診方）
○胸部は肺を候う。胸上の皮膚に潤いがあり、触診すると力の有る者は肺気が充実している候である。
○胸上を軽く摩って、皮膚が枯れて蜜（綿密）でない者は肺虚の候である。

○胸上が柔らかすぎて手で押すと窪んでしまう者は胃気が下陥していて肺気が大虚している候である。大抵そのような患者は短息しやすい。

☆ 診心（心の診方）

診者は必ず鳩尾（心窩部）を候う。
○軽く按して力があって動気（拍動）が無い者は心が堅い候である。
○軽く按して動気が有る者は心がもろい候である。
　（この文は「心堅」となっているが「心危」の誤写ではないかと思われる。今後の検討を要する文例である。）
○軽く按して動気が有り、重く按してその動に根が有る者は心虚の候なり。
○軽く按した手の下に跳り動き、重手（手を重くして）では却って根無き者は、物に触れて心を驚かしやすい候なり。このような患者は薬を飲まなくても心が鎮まるときは自ずから復す。
○心下から臍まで拍動が縦に触診できる者は心腎両方が共に虚している。
○心下に動気が有って、自分から揺ような感覚がある人は心神衰乏の候なり。
○心下に筋性防衛や塊（積聚）があってそれが動かない者は痰（水液の調節が悪い）に属す。それが右の脇に連なって、形無き者は気に属し、形有る者は食に属す。
○一切の久病では、腹を周って柔虚く、痞塊がにわかに心下に衝く者は、不治の候なり。
○一切の痛みが下部に在る者は乍ち心下に見れ、或いは心痛して刺す如く、吃逆、嘔噦は治し難い。脚気の心を攻むる（脚気衝心）類の如し。

☆ 診脾胃（脾胃の診方）

○臍の上二寸は下脘という。水分は胃気の行く所なり。故にここで脾胃の盛衰を診う。
○臍上充実してこれを按じて力有るは脾胃健実の候である。
○臍上虚満し水を入れた嚢（ふくろ）を按す如きは胃気下陥す。
○中脘の積が右脇下に連なり、或いは臍の上に連なり、これを按じて痛むは食積となす。
○三脘（上中下脘）が強く張り、これを按して痛みが無い者は脾胃の虚なり。

☆ 診肝（肝の診方）

○肝病を診るところは両の脇（季肋部）に在り。
○脇下を軽く按し摩り、皮肉満実にして力有るは肝の平なり。
○両胸下空虚にして力無きは肝虚および中風、一切の筋の病を候う。
○男子の積、左の脇に在る者は多くは疝気に属す。女子の塊が左の脇に有る者は多くは瘀血に属す。

☆ 診腎（腎の診方）
○腎間の動を診るには臍と周囲を按す。
○臍間を按して和緩で力有り、一息で4至、臍をめぐって充実なる者は腎気の足なり。
○一息に5〜6至するは熱に属す。
○臍間を按して手に虚冷感があり、その動が沈微なるは命門の大虚なり。
○手の下が熱燥で潤わず、その動は細数で上は中脘まで連なるのは陰虚火動（体力が落ちてしまい、陰に陽気を引き留める力がなくなってしまうため）である。
○臍より小腹に至って軽手にして陥下し、重手では亀の板を按す如き者は腎気の虚脱なり。
○臍下より曲骨に至って之を按し陥なる者、痛む者は真水の不足なり。
○女子の臍間が堅実なる者は娠めることあり。しからざれば無病の候なり。
○帯下の病、小腹に囊に蛇をいれているような者は治せず。
○一切の卒証（急性発症）で、諸脉が絶えても臍が温かでその動が未だ絶えざる者は甦こと有り。

☆ 巨里の動
○平人気象論（素問）に、胃気之大絡を名づけて虚里と曰ふ。膈を貫き肺を絡い左の乳下に出づ。その動は衣に応ず。その脉は宗気（気の元締め。経絡の尊主）なり。心尖拍動が激しく荒く拍動し、しかもしばしば絶する者は病が膻中に在る。……絶して至らずを死と曰ふ。乳下の動が衣に応ずは宗気の泄なり。……その動じて甚だしき者は皆死と曰ふ。然れども、まま又これに反する者有り。……。
○動甚だしく肩で息し、息づかいが短い者は治し難し。
○動盛んにして却って壽者は質痩せ、気実して胃火有るの人なり。
○動盛んなりと雖も死せざる者は驚愕忿怒過酒慾火の人なり。
○動絶すと雖も死せざる者は痰飲、食積、㾭瘕（下腹に寒気・血流不全が起きて痛む）の人なり。
○卒病で九候（上中下の各々天地人部・合せて九候）が既に絶すと雖も臍間と與に未だ絶せざる者は死せず。

☆ 動気三候（腹部の拍動）
○浅く按して便ち得、深く按して却って得ざる者は気虚の候いなり。
○軽く按して洪大、重く按して虚細なる者は血虚の候い。
○形有って動ずる者は積聚の候いなり。

　以上は本書の上巻から引用したが中巻、下巻には内科疾患がかなり記載されている。

578

1694年の年号が見られる本書はその後の腹診に与えた影響はかなり大きかったものと考えられる。

3．『腹診書』

　『腹診書』（1742）の著者である堀井元仙については不明なことが多く、小曽戸洋氏（『日本漢方典籍辞典』，p.332，大修館書店，1999．）によると、堀井元仙の生没年は不詳。『腹診書』は18世紀、元隆（字は直昌）の校正を経て、寛保2年刊（1742）。同年の一色範通の跋がある。寛延3（1750）年に修刊された。元仙は江戸の人で字は対時、小伝は知られていない、とある。早速内容に入ってみよう。

　腹診を自分のものにするためには、ひとえに習熟にある。習熟するためには、その源流を"体"とし、腹診の術を"用"とし、体と用を一源として大切にしなくてはならない。そして脉、証、腹を臨機応変に使い分けて、はじめて病人の安危に拘わることができるのだ。もし体である源流から離れてしまうと、腹診とはいえ単に指頭の戯に陥ってしまう、と冒頭で強調する。
　手を下す法・腹診の大略の項は略して、虚実の弁から引用してみよう。
〇実とは無病の腹象にして尋按ずるに自然に力が有るを言う。力が有るというのは、脈は神有るを貴ぶ、神有れば力が有るなり。これは胃気の脉を形容する語であるが、腹部に力が有ると無いとは神を観察していることであって最も肝要な事である。腹に力があれば実である。虚とは無力をいい、腹に力がない事をいう。
　古説に、腹に力が有るというのは、水の上に広い板を浮べてこれを押すことにたとえられる。このとき裏から脹る如き力が有るが、重く按ずるときは却って堅くはない。これは壮年の実である。では稟弱、老人、婦女の実の腹はどうかというと、新たに綿を入れた衣服を押すようで力が無いようでいながら、しかし裏から脹る如き力が有るものだ。
　虚とは無力をいうが、水上に紙を浮かべてこれを押すと裏に応ずるものがなく、さらに重く按ずる時は背骨を探すに似ている。
　撫でて手の留まる所多く、推せば表軟にして裏牢く、或いは表実して裏虚する類あり。つまり表虚裏実・表実裏虚があるが、その通りに虚実を表しているわけではない。（注：表虚裏実の方が表実裏虚よりも無難である）。
　また、假実假虚のことがある。例えば、病邪が胸膈に聚れば、上焦が假に実し、中焦はその勢いに逆せられて虚を現すものである。しかし、これはもとより上焦が実するに非ず。中焦もまた虚せず、故に胸膈和すれば中焦は自ら実すべし。中焦に聚る邪もまた此の如きなり。これみな真象に非ざるなり。これゆえに久病・数多く療治を経

たる者と急卒の病人との腹診は、ただちに虚実を決定す可からざるなり。

推すを悪むは実邪多く、按すを喜むは虚邪多し。これ病邪の虚実に因れリ。全体の虚実は（腹診だけでは）決しがたし。

腹部虚実の診法は部位相応であるか、あるいは肌膚の候などを参考にして神の有無を知るに至ってこれを得たりというべし。

○ 陰腹・陽腹

無病の腹に陰陽の二象有り。これ幼老・肥痩・強弱・病不病および腹の小大・虚実などを論ぜず、必ず備わること裏に陰蔵、陽蔵の別有るごときなり。

およそ陽腹は小（子供）に多く、実に多く、陽人に多く、壮年の人に多し。その象は肌肉解利して細長なる如し。皮膚緻密して、たるみ無く、任脈は実して分明に深く窪み、臍の上下左右窪みありて新たに開く梅花の如し。臍下充実して宗気正しきをいう。これ陽が陰より勝つ象なり。

壮年の陽腹は経肉が馬の背の如く峰立て、……小石を並べたる如きもの有り。これ俗にいう腕の力疣の類なり。乳子の陽腹は横に広く、これも峰立つなり。（図8−14−1〜8−14−3）

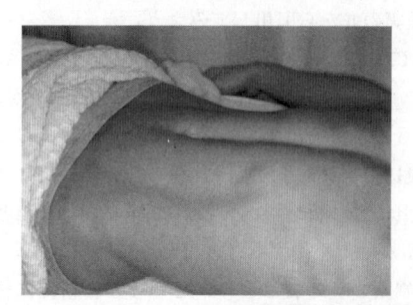

8−14−1　若い男性の陽腹

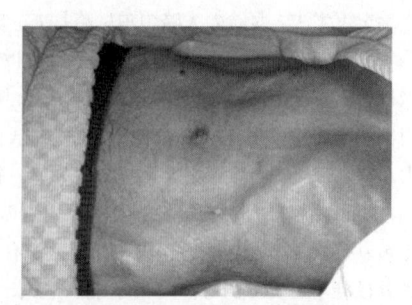

8−14−2　74歳　男性の陽腹

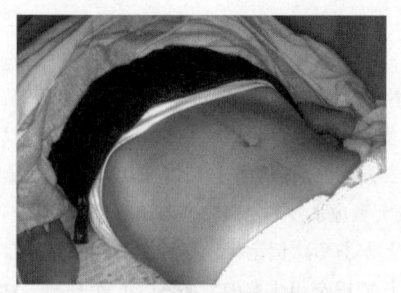

8−114−3　中年女性の陽腹

8章　東洋医学（鍼灸）の腹診

およそ陰腹は大に多く、虚に多く、陰人に多く、禀弱の人に多し。その象は緩慢として横に広きこと嚢の如く、密実たる所少なく、任脈も分れず、臍の上下に窪みなく、皮膚はたるみて一の字の形の如きをいう（図8－14－4、8－14－5）。是れ陰陽平定の象にして中年以上は可かなりとすべし。然れども老耄に至まで陽腹なるは壮健の壽相なり。

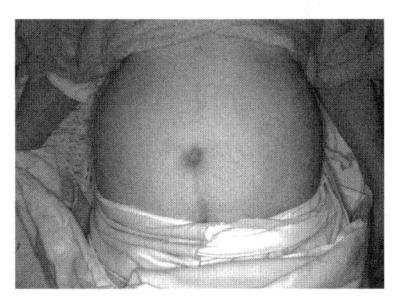

8－14－4　中年女性の陰腹（正面）

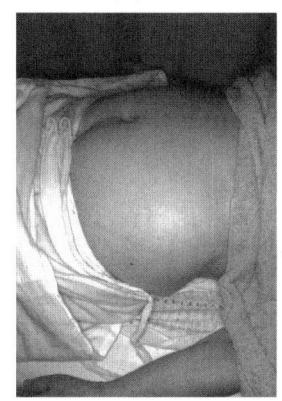

8－14－5　中年女性の陰腹（側面）

○ 気象の別

腹は臓腑の外郭にして、その禀受の臓腑に不同あれば、気象また同じからずして、腹象自ら異なること有り。

其の大法をいえば、

気質和緩なるは腹また和緩なり。仏・菩薩の像腹これなり。

気質豪強なるは腹また堅実なり。仁王・力士の像腹これなり。

常人も準へ知る可し。

およそ、気活なる人は腹また活。気滞る人は腹また滞り。気大なれば腹も大。気小なれば腹も小。気実なれば腹も実。気弱なれば腹も弱。

○ 男女の別

男は陽に属して一身みな陽を体とす。故に腹また自然に強く、気質柔弱なりと雖も女の壮実なるよりは強し。

女は陰に属して一身みな陰を体とす。故に男とは格別に反して柔弱和緩を現せり。……多産の婦人は腹診の例を以ては言い難し。しかれどもその間に虚実を見る可し。

婦人の腹にも陰陽二象あるなり。陽腹はこれ気有余、血不足にして、婦女の常象なり（数々血を脱するなり　霊枢第六十五）。ゆえに孕むこと多く、或いは高年多病なれども孕むこと多きなり。

陰腹はこれ血有余・気不足にして婦人の変象なり。故に壮歳無病なれども孕むこと少なし。

これみな気象に因ると雖も、その間に病に因って陰腹になること多し。早くその機を防ぐ可し。

壮年無病の如き者も腹大或いは肥満すれば多くは孕まざるなり。俗に皆これを痰症なりと雖も、これ陽気劣て陰ようやく勝つ。故に痰も自ら生ずる也。

気有余の婦人、四十余歳に至り、衝・任ようやく閉じ、経水短少なるときは自然に血また有余し、気血ともに実し、いわゆる脂膏の人の如く縦腹垂腴（肥って下腹部が膨れている）するあり。これ老陰却って陽に似たることを得るものなり。この如き人、世上に多くして無害なれば、変中の常とすべし。然れどもその人、膏に非ざる時は多病の人なるべし。

○ 肥痩の別

およそ肥満の人は腹にては虚状見難し。形気の盛衰、皮膚の潤燥、経肉のしまり具合を察すべし。これ肝要なり。

体肥えて腹実し気弱き者あり。これ禀受の気血、充実に非ざれども、陰血凝結し、或いは湿痰等にて陽気の運行健やかならざるに因って肥える也。俗にふやけ肥という、これなり。……

痩人は性度多くは端正にして気急なり。色黒く肌厚く骨太し。丹渓先生のいわれる黒痩気実はこれなり。この人は気が形に勝つ也。腹また堅実にして餘饒（余り）は無しと雖も、悪き所も無く、気象を現して陽腹なり。

黒痩気弱の人あり。気血ともに不足、津液渋行して、陽気栄せず。故に色黒く皮薄く肌涸れて冷症多く、気象も和緩少し。腹は三焦が相応して弱く、且つ小にして陰腹なり．空所は緩弱とたるみ、常に痰疾多く動気あり。俗に病腹というも此の属なり。これ皆禀受の虚弱に因れり。常に慎むべし。

二十五人編（霊枢 第六十四）に肥えて澤う者は血気有余、肥えて澤 者は気有余・血不足す．痩せて澤 無き者は気血俱に不足すと。……

○ 腹部紋畫

（紋畫とは皺文なり。外に現われる横筋をいう）。

・類註に曰く、陽明の血気両吻（口の両はし）に充たず、故に紋畫多しと。これを以て見れば、腹部また気血充実なるときは皺文なし……もし充実をやや失うときはその所に筋あり。

・鳩尾 巨闕辺は臓腑の居に遠ければ、壮老ともに筋有るもよろし。

・中年以上は気已に虚する時にしてここに必ず皺文有ってようやく多し。

・上脘より関元の辺までは皆五臓の居なれば筋無きをよろしとす。故に俗にも中焦に筋有るはよろしからずとす。
・天枢に筋有り、これ中焦下焦交会の所なれば也。然れども筋無きをよろしとす。
・老人は曲骨の上に筋あって漸多し。然れども任脈通り・関元以上に在るは虚なり。
・腎肝の偏虚、胞痺、疝気などの病に因って偏に虚する者は、その虚する方の中衝・府舎の辺に偏に筋あり。

○ 肌膚之候

　久瀉・下虚の者は臍下涸燥し。発熱過汗の後は背の肌疎（あらい）にして腹の則とは格別なり。この如きの類甚だしきに至っては眼に見る可し。よく工夫をなさば尋ね按ずる掌下に臓腑の虚実も知る可きなり。

　夫れ人の皮膚、春夏は潤、秋冬は燥……。

　幼児の肌は軟にして潤……壮年の肌は厚くして腻つく……極老の肌は柔にして燥……四十以上足脛燥いて粉の浮いたる如し、これ年令の常なり。

　凡そ無病の肌は和にして潤なり。……およそ腹内に邪ある者はその進退に因って朝夕にも肌異なる有り。

　東垣先生曰く、外傷は則ち手背熱し、内傷は則ち手心熱すと。今験むるに真に然り。風寒などの外邪の熱は手の表および背の陽分熱し、傷食、労倦、痃積などの内発の熱は手の裏および腹の陰分熱す。……曰く、軽手を以てこれを押えば則ち熱し、重く之を按ずれば則ち熱せず、これ熱が皮毛血脈に在るなり。

　重く筋骨の間を按ぜば則ち熱して手を蒸し、これを摸るときは熱せず。これ熱が骨体に在るなり。

　軽手にて之を押でて熱せず、重手にて之を按ずるもまた熱せず、不軽不重にて之を按じて熱する者はこれ熱が筋骨の上、皮毛血肉の下に在り。すなわち熱が肌肉に在って、肌肉の間が熱する者は正に内傷、労倦の熱なり。…………。

日本の腹診──③

　日本の腹診の最後に『診病奇侅』（丹波元堅著）を挙げ、またこれまで治療法には触れてこなかったので、少し書いてみよう。
○大塚敬節先生は日本の腹診を次のように分類している。
・黄帝内経、難経によるものを便宜上、難経系の腹診と呼び、その起源は室町時代に禅僧が病人の気分を鎮める目的で行なったものが、後年、腹診に影響を与えたのであろうという。この系統に属する作品に『鍼灸遡洄集』（高松敬節，1694）・『鍼道秘訣集』

(夢分流)・『杉山真伝流表之巻』(杉山和一または島浦和田一)・『腹診書』(堀井元仙)・『腹診口訣』(久野玄悦)などがあり、『診病奇侅』(多紀元堅, 1843)はこの系譜の代表的な腹診書である。

・傷寒論、金匱要略によるものを便宜上、傷寒論系の腹診と呼び、この系統の腹診の先駆者は後藤艮山である。艮山の門人・香川修庵は腹部にあらわれる腹證はそれに対応した背部にも異常を起すといい、望形、問証、聞声、切脈、按腹、視背を六診として『一本堂行余医言』に記載している。このあと吉益東洞があらわれて腹診についてさらに研究されたが、『腹證奇覧』(稲葉克文礼)、『腹証奇覧翼』(和久田白虎)はこの系譜の代表的な腹診書である。

大塚先生が難経系に分類した鍼灸系の腹診法には、対処の仕方の違いから、さらに『鍼道秘訣集』・『徳本多賀流鍼穴秘伝』(永田徳本)の流れと、『鍼灸遡洄集』・『杉山眞伝流』の流れがみられる。

○腹診の指南としてわかりやすい文章がある。意訳したので本意を損なった時は筆者の稚拙の故とご了承いただきたい。

「わが門は按腹を以て六診之要務と為す。何となれば大概、腹部を按診して以て人之強弱を弁ず可き也。凡そ之を按ずるに、腹皮は厚く、腹部は廓大で、柔にして力有り、上は低く下は豊かにして、臍は凹入し、任脈は低く、両旁は高く、塊物は無く、動気も無い、此を無病之人と為し、強と為す。病人に在ても亦た此数項有れば治し易しと為す。凡そ之を按ずるに、腹皮は薄く、腹部は嗌狭で、力無く、或いは堅硬で、上は高く脹り下は低鬆で、臍は浅く露われ、任脈は高く両旁は低く、塊物が多く、動気が有り、筋は攣急し、虚里の動は高い。此を弱と為し、病人の腹と為す。病中に在ても、若し此の数項有れば、治し難しと為す。此れ其の大略也。」(香川修庵:按腹、『一本堂行余医言』、巻之一、1807〜?)(図8-15)。

＜我が流派は腹診を6つの診察法のなかでも大切な方法としている。何故なら腹診によって生きる力(生命力)の強弱を診ることが出来

8-15 一本堂行余医言の按腹

るからである。腹診をして、腹部の皮膚や筋肉がその人相応の厚さに感じて、腹部の面積が広く感じられ、適当な柔かさでしかも押したときにはね返してくる弾力（腹力）があり、臍以上の上腹部は低く下腹部は少しふっくらしていて、臍は普通に引っ込んでいて、任脈通りは低くその両側の腹直筋の部分は盛り上がり、腹部に腫瘤などの塊が無く、異常な腹部拍動も無い、これを無病の人となし、生命力の強い人とみる．病気の人でもこのような腹診所見が認められれば治り易いと判断する。腹診をして、腹部の皮膚や筋肉がその人相応の厚さが無く薄く感じられ、腹診をしていて骨や腹部の凹凸ぐわいから腹部が狭く感じられ、しかも押したときにはね返してくる弾力（腹力）が無く、或いは硬く感じて、臍以上の上腹部は盛り上がり下腹部が引っ込んでいて手当たりが悪く緩んでいて、引っ込んでいるはずの臍が引っ込まず、正中の任脈が高くなっていて両側の腹直筋が発達せずに低くなり、腫瘤などの塊が多く感じられ、腹部拍動が感じられ、腹筋は緊張して硬く感じ、心尖拍動も高く打ち上げている。此を生命力の弱い人と判断する。そして病人の腹とする。もし病気の時に、このような所見があれば、治り難い病人と判断する。以上が我が流派の腹診の大略である。＞

○腹診の臨床応用への姿勢は、鍼灸系と湯薬系とで違いがみられた．鍼灸系では、必要のある時に、腹証の現れている処に治療を加えるか、腹証と関係する部位（経絡など）に治療を加えるか、腹証→病態把握→治療というステップを踏んで治療を加えた。一方、湯薬系では腹証によって処方を決めることを優先した。『先生の考え方は、証を先にして脈を先にせず、腹を先にして証を先にせず』（医断）というようにである。

4．『診病奇侅』（多紀元堅編，1843．）から
（ここも意訳したので本意を損なった時は筆者の稚拙の故とご勘弁頂きたい。）

＜叙説＞
・外感の病は腹は頼み難き者なり。傷寒などは邪気の病なればいかほど腹能くとも死する者なり。
　　＜内傷性の異常と違って、外感病は腹では診にくく、傷寒などは外邪の病気なのでいくら腹診所見がよく見えても予後は悪い。＞
・手を下す法：腹を診るには呼吸平和にして眠りたる意になせと教うべし……。
　　＜腹診するときには患者に呼吸をゆっくりしてあたかも寝ているようにしなさいと伝える＞
・凡そ腹診の法は、呼吸の陰陽の和を得るを以って至要と為す矣。而して後に虚里を

診、以て宗気之虚実を俟い、軽い手で心下を按じ、緩々として両肋を循り而して脇下に及ぶ。手法の軽重は宜しきを得よ。大腹を按じてから漸々に臍と小腹に及ぶ焉。

　　＜腹診する上で大切なことは、患者の呼吸の様子を診る事が大切である。その後で心尖拍動をみて、宗気の虚実を推定する。極く軽い圧力で心窩部を診察し、それから徐々に季肋部から側腹部に診察を進める。手で加える圧力の程度は適宜に行うことが大切である。また上腹部から始めて臍へ、そして下腹部へと進めるのが一般的である。＞

＜平人腹形＞

・診腹は、最初に平人の腹の見様を定むるを以て肝要とす、平人の腹と云うは、何様ぞといへば、鳩尾より臍まで、指を以て撫でおろすに、真中少しくぼみ、臍少しくぼみ、小腹ふっくりとして、自然と小腹臍下に根力あるを平人の腹とす。此れ撫でる中に妙あり。

　　＜腹診の要領を覚えるには、はじめに普通の健康な人を診て、腹診の方法を自得するのが良い。健康な人の腹は心窩部から臍へ撫で下ろすときに中ほどが（途中で）少しくぼみ、臍がさらにくぼんでいて、下腹部は少し盛り上がり、臍から下腹部にかけては押した時にはね返してくる弾力（腹力）が有るのを普通の健康な人の腹という。腹診は繰り返しているうちに要領を覚えるものである。＞

・腹皮をつまみ、皮と肉と引付て居るを実とす。鼠猫などの如く、皮と肉と離れたるを血気の衰えとす。老人の腹、多くは此の如きなり。

　　＜腹部の皮肉をつまんだ時に互いに離れずにいるのを実であるという。ねずみや猫のように皮肉が離れるのは血気が衰えているのである。老人の腹は大抵は皮肉が離れているものである。＞

・総じて人の腹の皮は、上の方にては厚く、下の方にては薄きものなり。

　　＜たいていの腹の皮肉（腹直筋も）は上部が厚く下部は薄いものである。＞

・夫れ腹は陰の部位なり。而して陽気を以て良と為す。故に陽腹を貴ぶ。丈夫の腹象なり。陰は女子の腹象なり……。

　　＜腹は陰の部位なので陽性な情況をよろしいとする。だから陽の腹をたっとぶのである。これは一般的には男子の腹の形状である。これに対して陰の腹は女性の腹の形状である。＞

・少壮の人は、上虚下実を常と為す。老人は下虚上実を常と為す……。

　　＜霊枢・第五十九によると老壮少小について、老は50歳以上、壮は20歳以上、少は18歳以上、小は6歳以上と決められている。ここでは少の18歳以上、壮の20歳以上の腹と老の50歳以上の腹を比べている。つまり若者の腹は上虚下実を常としているし、老人は下虚上実を常とする＞

・臍下は軟弱にして、臍上は堅強なるは、少人は変と為し、老人は常と為す。臍上が軟弱で、臍下が堅強なるは、老人は壽有り、少人は妨げ無し。

<血気盛んな若者の腹は臍下が軟弱で臍上が硬いのは異常であるが、老人はこれで普通である。臍上が軟弱で臍下が硬いのは、老人では長生きできる腹と診るし、若者がこのような腹のときは異常とまではいかない、と判断する。>

・肥人の腹の形は、胸肋よりむっくりと高く、下腹に至るほど大く軟なる腹あり。また、心下はすきて下腹大きくなる、皆佳き腹なり。以上の腹は、皆腹皮厚く、肉に離れずしてうるほいあり。動悸もなきものなり。

<健康で太った人の腹は全体的に大きいが、特に季肋部から上腹部が少し高くなり、下腹部に至るほどに大きく柔らかである。そして心窩部はそれなりにすっきりしていて下腹部は大きくなる。これらは良い腹である。痩人の腹は全体的に痩せているが季肋部に比べて上腹部が少し低くなり、下腹部まで同じく痩せていて、しかも腹診すると柔軟であれば良い腹である。以上の腹は、腹の皮肉も太り具合、痩せ具合にあわせてほどよく厚みがあり、皮肉が離れなくて整っている、腹部拍動も異常が無い。>

<通形腹證>

・無病実人の腹は、みなはりておるうちにやはらかなり。また腹に、上は脹りたるやうにあれども、却て腹内はぐるぐるとするあり。是はあしし。腹位のよきは、腹が次第に下ふくらにして、胸前すっきりとしたるを上と為す。女の腹はやはらかにして、よわきが上なり。男の女腹を得るは、虚としるべし、逆なり。女の男腹を得るも逆となす。また、腹に凹凸ありて、動気の位もあつく見ゆる人あり。是をも貴ばず。さて何病人にても、呼吸の臍下までとどくは生く可し。大形は呼吸が胸のあたりまでにてつくるものなり。平人も常に呼吸の臍下までとどくやうに修行す可きなり。

<無病で健康な人の腹は適当に緊張しているが柔軟である。しかし上腹部は一見張っているようでいるが、腹を手で探るとあたかも袋に水を入れて、それを外から中を探るようなつかみどころの無い事がある。これは悪い腹である。良い腹の形というのは全体的には下にいくほど膨れていて、前胸部がすっきりしているのが良い。女性の腹はやわらかで、しなやかなのが良い。男性の腹が女性のような腹であるのは虚であり逆である。同じく女性が男性のような腹をしているのも逆である。また、腹がでこぼこして凹凸が有り、腹部拍動が目で見えるのも良くない。さて、どんな病気の人でも呼吸した時に臍の下のほうまで息が入って行くように腹の動きが下腹部まで届くのが予後良好である。大抵の人は呼吸したときに胸のあたりが動いているだけである。誰でも呼吸したときにその息が下腹まで届

・腹のこけて背へつくに、手あたり少しやはらかなるは苦しからず。板の上にかたびらかけたるやうにかたきは、脾胃の大虚なり。(注：かたびら＝壁代などにかけて、へだてとして用いた布)

　　＜腹がすごく痩せていて背骨まで簡単に届きそうでも、腹診したときの手の感触が柔らかであれば心配することは無い。しかし板の上に布を被ったような硬い腹は脾胃の太虚である。＞

・皮肉の相い離れるは、衛気之虚の侯なり。

　　＜腹部の皮肉が簡単に離れるのは衛気が虚している証拠である。＞

・腹中に物の無き如く、腹皮が背に着く者は、脾胃元陽の虚なり。治し難し。

　　＜腹診した時に腹部に何もないように抵抗も無く簡単に腹皮が背中に着いてしまうのは脾胃元陽の虚であり、病気は治りにくい。＞

＜虚里＞

・虚里は胃之大絡、……動じて甚しき者は皆な死する矣……。

　　＜心尖拍動は胃之大絡のあらわれであり、目で見てもわかるように打ち上げているのは予後が不良である。＞

・胸中の気は一切虚里にて侯ふなり。

　　＜胸中の気はすべて虚里（心尖拍動）で判断する。＞

・夫れ腹を診するの時に……虚里の動脈は只皮肉の間に於て動揺し、甚軽く応ずるなり……。

　　＜腹診するとき、虚里の動は、手で抑えないと判らないくらいに軽く動いているものである。＞

・虚里は胃之大絡、……動じて甚しき者は皆な死する矣……。

　　＜動気通説＞

・之を按じて浮にして強なる者は邪気也。沈にして強、勇にして圓なる者は元気也。

　　＜腹部拍動が軽く触診しただけでもわかるくらい表面で強く打ち上げるのは邪気である。しかし拍動が沈んでいて強く、しっかり拍動しながら、まろやかなのは元気がある。＞

・古伝に曰く、腹を侯うに、手に応じて動あるは、大抵邪気の動と知るべし。

　　＜古い言い伝えでは、腹診する際に腹部拍動がはっきりわかるようなのは大抵邪気の動である。＞

・腹に動気あるものは、積あるなり、虚里の動の外、動はみな病なり。

　　＜腹診する際に腹部拍動がはっきりわかるようなのは大抵腹内に積がある。虚里

- の動以外はすべて拍動がわかるのは病気持ちである。＞
- 動気・病気を見定て、いかやうに病むといふとも、動気を第一とし、動気の大過不及と平和とによって、病の難易を論ぜよ。さて平人の動気に、極虚人と、大実人との動気知り難きものなり。子細は極虚人は元気虚脱して、動気出現するに力無く、動気ありといへども知り難し。大実人は、皮膚堅厚にて、動気沈墜して知り難きなり。この両者は、脈状形色を察して、吉凶を決すべし。
- 動は常人臍中にあり、水分に出店あり、病甚しきものは、一寸づつ上る。危き者は胸中へ沖るなり。

   ＜腹部拍動は普通の人は臍に有り、少し上の水分穴までたどることができる。もし病気が重いときはその拍動が病気に合わせて一寸づつ上る。危険な者は胸中まで上っている。＞
- すべて動気の診に心得あり、一の心得は、動気に潤のあるとなきとの二つを候ひ知ること、これ心得なり。

   ＜腹部拍動の診方には、拍動に柔かさが有るものと、激しく打ち上げるものとがあることを理解しておくことである。＞
- 臍中の動が甚だしき者は、火動の症なり。

   ＜臍部の拍動が激しいのは火動の症である。＞

＜胸上（診肺）＞

- 胸中の肌肉が実する者は、心肺の実と為す。虚すれば肉脱して肋骨は吐露するなり。胸面が淫々として光を生ずる者は、眞陽の浮と為す。小児の如きは脾労、大人の虚労、労瘵（肺結核など慢性の消耗性疾患のこと）等、此症を見わす者は、必ず治し難し。蟲脹（鼓脹して呼吸困難）して肋骨見われて此の如き者は、最も治し難し。

   ＜前胸部の皮肉がしっかりして充実している者は心肺の実である。心肺が虚してくると痩せて肋骨が見えるようになる。胸部前面の皮膚が光ってくるのは眞陽の浮であり、このような状態で、小児の脾労、大人の虚労、労瘵などの時は治りにくい。また、このような状態で、鼓脹を起こし肋骨が見えてくるのは最も治り難い。＞
- 胸上光を生じて鏡の如くなるは、眞陽外に浮なり、此症必ず死す。老人の中風に多し。将に光を生ぜんとする者は、鏡の如くに至るを待って死するなり。

   ＜胸部前面の皮膚が光ってきて鏡のような状態になるのは"眞陽外に浮"となる病的な状態で予後不良である。老人の中風に多く見られる。鏡のようになりきる時に死亡する。
- 中府・雲門の近傍、内陥する者は肺の衰える也。悪侯と為す。

   ＜中府・雲門穴周囲が落ち込んでくるのは肺の衰えであり、悪い徴候である。＞

＜心下（診心）＞
・軽く按じて力有り、而して動気の無き者は、心堅の侯。
　軽く按じて動気有り、重く按じて其の動に根が有る者は心虚の侯。
　手の下に跳動し、重い手で却って根の無き者は、物に触れて驚心の侯。是れ薬を得ずして心鎮まり則ち自から復すなり。
　心下の動気が、臍間に牽く者は、心腎の虚を兼ねる。
　心下に動気が有て、身が自から揺ぐ如き者は、心神衰乏の侯。
　　＜軽い触診で腹力があり、さらに拍動が無いのは心の機能が正常である。
　　軽い触診で拍動があり、深い触診でますますしっかりと拍動するようであれば"心虚"である。
　　とても浅い表在性触診で拍動があり、深達性触診ではかえってそれが無くなってしまう患者は刺激に過敏な反応を起こす状態であるが、薬物治療などは必要とせず、精神がおさまると自然に治癒するものである。
　　心窩部の拍動が臍まで伸びているのは心腎の虚を兼ねているのである。
　　心窩部の拍動が有って、身体が揺れるように感じるのは心神衰乏の侯である。＞
・動気が鳩尾・中脘にあたり、閃々する者は治せず、相火の散乱也。何病人にても必死とする。然れども傷食霍乱喘息に、上脘・鳩尾に動気あるは妨なし。また無病の人の常に鳩尾に動氣ありて、腹の脊に着く人は、必ず狂乱するものなり。
　　＜腹部拍動が鳩尾や中脘にあって閃光のようにまたたく間に感じては消えるのは、相火の散乱であって予後不良である。どんな病人でも悪い徴候である。しかし、これとは違って傷食・霍乱・喘息の時に心窩部に拍動があるのはかまわない。また、無病の人で心窩部に拍動が有り、腹が痩せて凹んで脊骨に着きそうな人は必ず狂乱する。＞
・心下より臍上まで、総体に簾に皮を著せたる如きもの、中気の虚なり。
　　＜上腹部が簾（細く削った竹などを糸であんだもの。室内の仕切りや日光をさえぎるのに使う）に皮をかぶせたような腹は"中気の虚"である。＞

＜中脘＞
・脾胃の虚実を候うは、先ず上脘・中脘・下脘の所在を候うなり。其中最も中脘を候うなり。指を以て中脘を撫るに、なれあいて、臍もなれあいて、指を以て中脘を按すに、自然と根力あり。最も潤の有ることなり。是脾胃の実なり。積聚食滞あるものは、是もなぜみるに、至て堅く、根力ありて潤なく、自然と留るなり。枳実の類にて消導すべし。按すに泥の如くくつくつとして、力无く潤 无きは、是胃中元気の不足なれば、人参・白朮の類にて脾胃を補うべし。
　　＜脾胃の虚実を診るには上脘・中脘・下脘の部位を診察するが、中でも中脘を大

切にする。中脘あたりに滑走性触診を行うと指に健康な感触があり、臍もよく、また、中脘を触診すると適当な腹力と柔軟性が診られる。これは脾胃の調子が良い証拠である。もし積聚や食滞があると硬くて抵抗があり柔軟性が無く、自然と手が止まってしまう。このような時は枳実の類にて消導するのがよい。触診して泥に手を入れるような抵抗もなく、柔軟性もないのは胃中元気の不足であるから人参・白朮の類にて脾胃を補うのがよい。＞

＜水分＞

・臍上充実して之を按ずるに力有る者は、脾胃健実之候。
　臍上柔虚にして、之を按ずるに力無き者は、脾胃虚損之候。
　臍上虚満にして嚢水を按ずる如き者は、胃気下陥。
　　＜臍上の皮肉も形状もよく、触診すると腹力があるのは脾胃が健実な証拠である。
　　臍上が柔らかで虚していて触診しても腹力がないのは脾胃虚損である。
　　臍上が虚満で水を入れた袋を触診するようなものは胃気下陥である。＞
・痢を病む人には必ず水分こだわること疑なし。水穀分利の処なれば、即ち水分とこそ名付けたれ。
　　＜下痢している人の水分穴あたりは触診してつかえる（ひっかっかる）ものである。水穀が分離する所なので水を分ける（水分）というのである。＞
・すべて動気表に浮ぶものは虚に属す。腹の底に沈は実に属す。
　　＜腹部の拍動が表面だっているのは虚である。反対に腹の底に沈んでいるのは実である。＞
・水分に動有る者は、肝腎の虚火と為す。肝腎は相い通ずる故也。
　　＜水分穴に拍動があるものは肝腎の虚火のせいである。なぜなら肝と腎は通じているからである。＞
・すべて動気表に浮ぶものは虚に属す。腹の底に沈は実に属す。
　　＜腹部の拍動が表面だっているのは虚である。反対に腹の底に沈んでいるのは実である。＞

＜臍中＞

・夫れ臍の凹なるは、是れ神気の穴なり、保生之根と為す。環中幽深、輪郭平整、徐々に之を按じて力有り。其の気が手に応ずる者は、内に神気之守が有る也。若し軟柔として綿の如く、之を按じて其の気が応ぜざる者は、其の守は常を失う也。突出而凸、気勢が外に在る者は、其の守は固らざる也。
　　＜臍が窪んでいるのは神気の穴だからであり、保生の根とされている。臍の輪郭がしっかりしていて中は奥深く緩やかで形も整っていて、これを触診すると力が

あり、手に活きているという何かが伝わってくるのはその人の内に神気の守がある証拠である。もし、臍が柔かくて触診しても何も感じられないのは神気を失っているのである。臍がとび出ているのは気勢が外にあって守りを失っている証拠である。＞

・診腹には先ず臍を診すべし。臍中按じてしっかりと力の有るは無病の人なり。按じて力無きは、治し難きの症なり。之を按じて力無く、指を乾泥に入る如き者は治し難し。

＜腹診するには先ず臍を診る事である。臍中を押して力（手を跳ね返す力）があるのは無病の人である。臍中を押して力がないのは予後が良くない腹の性状である。また、臍を押しても力がなく、指を乾いた泥に入れるような者は予後不良である。＞

＜小腹（しょうふく）＞

・丹田を按ずるとき、呼吸に随て、その後おだやかにして、内に何の障(さわり)もなく、指を引けば、強きやうに皮肉起り、按ずれば張る如くしなやかなるを、是を元気の根本と云う。此の如くなるは、たとえ大病にて何程羸(い)たる人と云(いへ)ども、其病愈(ゆ)可きなり。とかく腹を按へみるに、手に随て力無く、臍下ぐわぐわとする様に、呼吸に随て皮膚の起らぬは、是元気疲れたる腹なり、此の如くなる人は、その病が軽しといへども、必ず治す可からず……。

＜気海・関元あたりの下腹部を押すと、ここが呼吸にしたがって上下し、また触診しても何の支障もなく、適当な腹力もあって柔軟性もある。触診している手を引き上げると、押されて引っ込んでいた所が盛り上がってくる。これを元気の根本という。このようであれば大病して痩せていても回復するものである。腹を押えても抑えた分だけ引っ込んでしまい、力がなく、臍下（下腹部）が水を入れた袋を押すようで、呼吸しているのに下腹部が動かないのは元気の疲れた腹である。このような病人は病気が軽いとはいっても治らないものである。＞

・壮年の人、臍下弱く力無きは、腎虚の人なり。

＜働き盛りの人で、臍下に力がないのは腎虚の人である。＞

・臍下のまわりかたきは、腎虚とする。

＜気海・関元の周囲が硬い人は腎虚である。＞

＜腹中行（はらのちゅうこう）＞

・脾胃の虚は、中脘より以下、臍のあたりまで、任脈通り、箸をふせたる如くに筋つものなり。宜く中焦を補うべし。

＜脾胃が虚すと中脘から臍のあたりまでの正中線上に箸のようにスジたつ。中焦

を補うことが大切である。＞
・臍上任脈あらわるるは、腎虚なり。
 ＜臍の上方に任脈が現れてくるのは腎虚である。＞

＜腹両傍（診肝）＞

・胃経どおりは、両乳のとおりなり。これが川の瀬のやうに、しこったるは脾胃の不足なり。
 ＜腹部の胃経通りが、川の水が小さな波を立ててはやく流れているように緊張しているのは脾胃の不足である。＞
・腹哀、大黄の辺が甚だ弱き人あり、必死になるべし。
 ＜腹哀、大黄穴のあたりが軟弱で抵抗力が無いような人は予後不良である。＞
・天枢の辺、表は軟にして、手を沈めて裡を候うに、板を推すが如くに堅は、此血分の燥なり……左の天枢にて血の盛衰を候うなり。
 ＜肝は血を蔵してその部位は臍の左にあり、天枢のあたりが、表面は柔軟であるが深い触診で奥のほうを診ると板を押すように硬い時は血分の燥である……。特に左の天枢穴で血の盛衰をうかがう。＞
・すべて痞の類、左にあるは大事なし、右にあるは大事をなし、治しがたきものと心得て療治すべし、陽分の左は治し易く、陰分の右は治し難き道理なり。
 ＜すべて痞の類は左にあるのは心配ないが右にあるのは治し難いものと理解して治療しなさい。左は陽なので治し易く、右は陰なので治し難いという理屈である。＞
・臍の右傍は胃の毒之に着き。臍の左傍は之を按じて痛む者は遺毒、或いは燥屎也。（注：遺毒は小児に生じる瘡、胎毒のこと。燥屎は乾燥して硬結した大便のこと）
 ＜臍の右傍は胃の毒が着き、臍の左傍を按じて痛む者は遺毒あるいは燥屎である。＞

＜肋下＞

・大事の痞と云は、脾胃の元気衰る故、飲食を尅化する運行の力弱く、邪気いつとなく滞り集りて、肋の下よりしころひさして下したる如く、板の様に支えるものなり。其痞を手にて按せば痛をなし、とかく肋の下に、くつろぎなきものなり、此れ中気の虚するに因て、自然と集りたる数年の痞にして大事の痞なり、（註：しころひさして＝兜の鉢の左右から後ろにかけてたれて、首の部分を覆うもの）
 ＜危険な痞というのは脾胃の元気が衰えて飲食を消化する力が弱くなり、邪気がいつの間にか滞って集まり、季肋部から下方に板の様に硬く突っ張り、この痞を按せば痛く、肋下が緩まない。これは中気が虚して、数年かけて集まった危険な

痞である。＞
- およそ人の肥瘠長短の別なく、章門の穴を指を以て按しその指先の筋を越て、深く季肋の中へ入るは、必定三年の内に、中風の病と知べきなり。
　　＜人の肥瘠長短に関係なく、章門穴を指で按すと季肋の中へ深く入るものは、きっと3年の内に中風の病を起こすであろう。＞

○ 日本漢方の背診とその治療について

　これまでずっと腹診を挙げたが、では腹診と背診との関係やその治療はどうなるのか．単に腹だけを治療すればよいのかというとそうではない。江戸時代にもたくさんの経験をしている。若干夫れを引用してみよう。

- 「督脉は背の静なる所に在て、壮年は膂肉（脊柱起立筋）高く、老に至ては低きのみなり……陽気盛なれば深くしまり左右高し……」（堀井元仙：『腹診書』，下巻，第4，1742）
　　＜壮年は督脉よりも脊柱起立筋の方が高く、老人はこの起立筋が低くなる。陽氣が盛んなときには督脉はしまって左右が高いものである……。＞
- 「胸腹の毒、凝結し背に着くもの……何れの證によらず腹證を診て、毒の厚深・凝結したるものは、皆、背に着くなり。これを治するの法は、先ず腹證を按じて毒の在る所を知り、その凝結する所に仮点をうち、紙線（こより）を以て背後へまわし、脊骨の中央にまた仮点をうち、是にならいて左右若干の所を指頭を以て之を按ずるに、腹中応（うかが）うる所あり。即ちその上に点し、灸すること一穴五十壮ずつ7日、或は27日、または37日に至るときは、その毒動きて腹張りいずるものなり」（稲葉克文礼：『腹證奇覧』，前編下冊，寛政11年, 1799）（図8－16）。
　　＜胸腹の毒が凝結して背に着く……病気に関係なく腹診して毒厚く・深く・凝結したものはみな背中に着くものである。治療するには先ず腹診して毒の所在を知り、その凝結した所に仮点をつけ、紙線（こより）で脊骨の

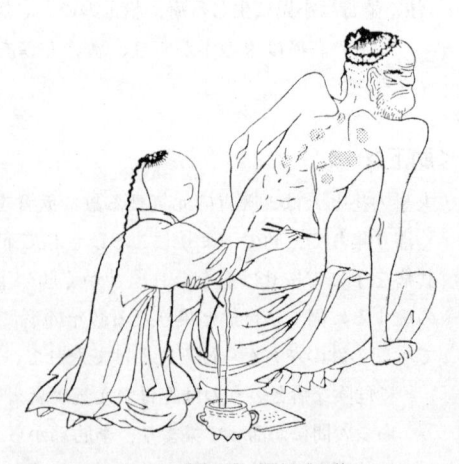

8－16　胸腹の毒　凝結し背に着く

中央に仮点をうち、その左右を指頭で押すと腹中に応じる所がある。ここに点を附け灸すること一穴に五十壮づつ 7 日、或いは27日、または37日に至れば、その毒動いて腹張りが応じてくるものである。

- 「緩病（腹にできる緩疽又は進行の緩慢な病気）は必ず背部を熟視せざる可からず。何となれば則ち大概癥の腹裏に在るや、軽き者は浮浅、重き者は沈深、其の深重なる者は腹底に沈み、背裏に凝る。故に背肉をして或は陥り、或は脹らしめ、脊骨をして或は左に曲がり、或は右に折れしめ、或は突出高起し、或は痛み、或は張らしむ……直ちに其の處に点し、阿是に灸すること最も好し」（香川修庵：視背、『一本堂行余医言』、巻之一，1807.）。

   ＜緩病の時は背部を熟視しなければいけない。何故なら大抵癥の病は腹裏にあって、軽い者は浮浅であるが重い者は沈深である。深重なものは腹低に沈み、背裏に凝りついてしまう。そこで背肉を陥入させたり脹らしたり、脊骨を左に右に曲げたり折らせたり、突出高起させたり、痛ましたり、張れさせたりする……すぐにその所に点じあるいは阿是に灸するのがよろしい。＞

- 「凡そ背肉が肥・沢・硬密で中央脊骨の通り低く陥り、溝を為すものは壮健無病の人とす。背肉柔軟、脊骨高く顕われ、脊椎手を加えずして数うべき者は、虚弱多病の人たることを知るべし」（水野道貞筆記：『六診提要』，1863.）

   ＜背肉が肥えて沢があって硬密で中央の脊骨が両旁よりも低く、縦に溝をつくっている者は無病壮健の人である。ところが脊柱起立筋が柔らかで脊骨が高く出ていて手で触らなくとも脊椎を数えられる病人は虚弱多病の人である。＞

- 「大抵背肉脹起する者は、みな実に属するの症なり……」（水野道貞筆記：『六診提要』，1863.）

   ＜大抵脊柱起立筋が盛り上がっている者は実に属す病気である。＞

治療

内科疾患に背部の治療を加えることは大切で、陰の病気には陰の部位から治療を加えるのが常道であり、ずっと行われてきた。今日でも尿路結石の発作時には腰部への強い刺鍼が効を奏するし、胆石発作のときにも背部の強い刺鍼が有効である。以下はその若干の例である。臨床上大変参考になる。

- 「（病気の）深専な者は大蔵を刺せ。蔵に迫るには背を刺す。背腧なり。これを刺して蔵に迫るは蔵会なればなり。腹中の寒熱去りて止む」（素問 長刺節論 第五十五）

   ＜病気の深く固まっているものは内臓を治療しなさい。臓の病気には背腧を治療する。臓の病気には背腧が良い。すると腹中の寒熱は消えてしまう。＞

- 「五臓の腧の傍ら此の十は五臓の熱を寫すなり」（素問 水熱穴論 第六十一）。

＜背腧は五藏の熱を寫すことができる。＞
- 「蔵を治するは其の腧を治し、腑を治するは其の合を治し、浮腫は其の経を治せ」(素問 欬論篇 第三十八)（注：腧＝ここでは背兪穴を指すものと理解す）
    ＜五臓を治療するには背腧を活用しなさい．六腑には合穴（注：下合穴）を、浮腫には該当する経を治療しなさい。＞
- 背腧について「得て、これを驗んと欲せば、其の処を按ずるに、応が中に在って、痛解す。乃ち其の腧なり」(霊枢 背兪篇 第五十一)
    ＜背腧を見つけるにはそこを按ずると反応が中に出てきて痛みが楽になる、それが求めている背腧である。＞
- 「身柱の穴を灸すれば上をすかすはもとよりなれども貝(ただ)上をすかすのみにはあらず心下をひらくなり。畢竟督脈へ灸すればやはり任脈へも透徹(とうてつ)の意と見えたり」(和田東郭：『蕉窓雑話』、三編、1821.)。
    ＜身柱穴に灸をすえると胸部・心窩部も開いてくれる。つまり、督脈へ灸すれば任脉にも貫いてくる。＞
- 「千金にも胸痺心痛に心腧に灸すること百壮とあり、また病源候論の五藏五腧の處にも心腧に灸することあり」(和田東郭：『蕉窓雑話』、三編、1821.)。
    ＜千金方にも胸痛・心痛には心腧に灸すること百壮が良いという。一方、病源候論の五藏五腧の處にも心腧に灸することが書かれている。＞

9章

刺鍼技術

【この章の概要】

■刺鍼技術

　東洋医学の古典は、それから臨床理論を学ぶということ以上に、新しい臨床理論の展開の資料として読むと、豊富な経験が埋蔵されていることに気がつく。例えば患者に腰痛の病態が推定され、治療点や刺鍼の深さが推定できても、用いる鍼の太さや手技、実際に刺鍼できる深さをどのように決めたらよいか、患者が鍼に反応する早さはどうか、といった事になると、これは古典の資料がすごく役に立つ。

　また、患者の病態がわかり治療点が決まり、穴に刺鍼さえすれば効果があらわれる、というわけではない。刺鍼によって生体反応が起る。それが患者自身を癒す有効な刺激となっているので、慎重な対処が要求される。刺鍼で投与感覚を感じているときに患者も受容感覚を得ている。反応を治癒力に導くために、前処置・切皮・進鍼・催気＝気至＝得気・退鍼・抜鍼・後処置といった操作を感受性に合わせて行ない、始めて有効な技術となる。鍼の作用点は経験的に鍼尖にあるとされ、鍼は術者の手の延長であるともされる。刺鍼に関しては毎日の訓練が要求される。

○概説：

　鍼灸医学古典を医療器具の運用という視点から検討するとかなりはっきりした移り変りがみられる。素問は砭石による治療（刺絡）を主とし、これに九鍼が加わって理論が展開されている。例えば『今の世は病を治するに毒薬でその内を治し、鍼石でその外を治す』（素問 宝命全形論篇 第二十五）などで、刺絡（寫血を意味するわけではない）に関する記載が多い。これに比べて九鍼（微鍼）の記載はわずかで『その治療は微鍼に宜し、故に九鍼は南方よりきたる』（素問 異法方宜論 第十二）という位である。素問には毫鍼、員利鍼などの名称は出てくるが九鍼（微鍼）の全貌はわからない。霊枢は霊枢学派を想定させるくらい一貫した編集方針で貫かれている。本文の冒頭から『砭石を用いることなく微鍼を以てその経脈を通じ、その血気を調へ、その逆順出入の会をやしなうことを欲す』（霊枢 九鍼十二原篇 第一）とあり、九鍼（微鍼）を主とした治療大系である。（毫鍼は尖が蚊虻の喙のごとく、静かに徐々に往き、微妙に久く留めて養ない、以て痛痺を取る（霊枢 九鍼十二原篇 第一）。難経では、1ヵ所以外すべて毫鍼の運用のために書かれている（難経 二十八難に"これを射すなり"）。三つの古典を調べた限りでは石鍼から九鍼へ、そして毫鍼へ移り変わった跡が見られる。

○毫鍼の伝統的な刺鍼技術の流れは二つに大別できる。一つは生体の反応性に合わせた刺鍼方法の開発で、これは補寫と呼ばれる技術へ発展した。もう一つは対症療法の技術的な工夫である。皮肉筋骨の病気に分類することで深さを考えたり、特定の症候にはどのような鍼が良いかという努力である。後に、要穴、歌、賦として残されている。

これらの努力の路線上にあって、さらに今日では鍼の製作技術の進歩とともに、技術的な工夫と配穴の工夫が加えられている。殊に配穴では解剖・生理・病態学的な把握によるツボの選択という新しい領域がどんどん広がっている。

○刺鍼の手順
・慎重に選穴・配穴する。
・刺鍼部位の解剖学的な目的の深さ、鍼の太さや深さを考え、さらに置鍼か、単刺かを考慮する。
・切皮し鍼を進めつつ手に伝わる鍼の感覚（投与感覚）患者の刺鍼時反応（受容感覚）に気を付ける。
・目的部位に達して、雀啄・旋撚などを加え、術者の投与感覚を得て効果を確実なものにする。
・退鍼は痛み少なく、効果を十分発揮できるよう、慎重に鍼を皮下まで引き上げて出鍼（抜鍼）する。
・抜鍼は痛みを伴わぬよう、さっと素早く行なう。
・抜鍼後は刺鍼部位を後按するか、さっと撫でて鍼の後感覚を消すか、寫法の操作を選んで抜鍼し放しにする。
・治療後の患者の雰囲気を観察する。

○刺入する時の心がけ
・よく生きる人を殺し、死者を起こすこと能わず（霊枢 玉版篇 第六十）。
・刺の大約は病の刺すべきと、未だ刺すべからざると、すでに刺すべからざるとを明らかにするにあり（霊枢 逆順篇 第五十五）。
・鍼を持する道は堅きを宝となす。正指直刺し、鍼を左右にするなかれ。神は秋毫にあり。意を病者に属せ（霊枢 九鍼十二原篇 第一）。
・鍼を用いんとするに必ず先ず脈を診て気の劇易を視てすなわち治す可きなり（霊枢 九鍼十二原篇 第一）。
・刺鍼は患者の病態や被刺激性、さらに年齢、性別、職業、体質、鍼への慣れなどを総合し、感受性にあわせた手技を施さないと所期の成果が得られない。

○刺入禁忌について
・刺して心に中れば一日に死す。その動は噫をなす。
　面を刺し溜脈（目に通じる脈）に中れば盲となる。
　頭を刺し脳戸に中り、脳に入れば立ちどころに死す。
　…脊間を刺し髄に中れば傴をなす。…
　欠盆を刺し中りて内に陥れば気が泄れ人を喘欬逆せしむ。…
　膝髕を刺し液が出れば跛をなす（素問 刺禁論篇 第五十二）
・新たに内（房事）して刺すことなかれ、新たに刺して内（房事）することなかれ。

すでに酔いて刺すなかれ、すでに刺して酔うなかれ。
新たに怒りて刺すなかれ、すでに刺して怒るなかれ（霊枢 終始篇 第九）。
・鬼神に拘わる者はともに至徳を言うべからず。
鍼石を悪む者はともに至巧を言うべからず。
病んで治を許さざる者は病んで必ず治せず、これを治して功無きなり（素問 五蔵別論篇 第十一）
・病に六つの不治あり
驕恣（わがまま、かって）で理を論じないのは一の不治也。
身を軽んじ財を重んずるは二の不治也。
衣食、適すること能わざる（衣食が適当でないもの）は三の不治也。
陰陽并い、藏気定まらざるは陰陽合併して、血気混乱し、五臓が安定しない四の不治也。
形羸て薬を服すこと能わざるは五の不治也。
巫を信じて醫を信ぜざるは、六の不治也。この一つの者あれば則ち重くして治し難き也（史記列伝篇 扁鵲倉公列伝 第四十五）。

○≪補法≫：
鍼を持して置くなかれ、以て意を定む（素問六二）
補はこれに随がう（霊枢九）
呼尽きて鍼を内れ（素問 二七）
虚は浅くこれを刺せ（霊枢九）
静かに久しく留め、気至るを以て故と為す。貴き所を待つ如く、日の暮れるのを知らず（素問二七）
徐に内れ、速く出す（霊枢三）
吸気をもって鍼を排するなり（霊枢二七）
すでに鍼を発し、疾く其の痏を按じ、其の血を出させることなく、以てその脈を和す（霊枢四）。

≪寫法≫：
寫はこれを迎えよ（霊枢九）
息の方吸を以て鍼を内れ、その方吸をうかがいて鍼を転ず（素問二十六）
実は深くこれを取れ（霊枢九）
疾く内れ、しかして徐に出すなり（霊枢三）
その道を揺大にし、その路を利する如くす、是を大寫という（素問六十二）
鍼を出し按ずるなかれ（素問五十四）
実に入れる者は左手にて鍼空を開くなり（素問五十三）
　　　（注：導気について

ゆっくり鍼を出入すると、それにともなって気が出入し、早く鍼を動かすと鍼と気が離れてしまう。
「徐入徐出はこれを導気という」(霊枢三十四))

○補寫手技に関連して次のような文例がある。:
・黒色粗理…その治療は砭石に宜し。致理赤色…その治は微鍼に宜し（素問 異法方宜論篇 第十二)
・人の骨強く筋弱く（軟)、肉緩く皮膚厚きは痛みに耐える……堅肉薄皮は砭石の痛みに耐えず（霊枢 論痛篇 第五十三)
・およそ病はみな血気が停滞して宣通することを得ないためである。鍼はこれを開き導くことができる（千金翼方 巻二十八 鍼灸下)
・鍼を内れるに速きを貴び（切皮)、すでに入れて徐（ゆっくり）に進める。鍼を出すには緩（ゆるやか）を貴ぶ。急（はやい退鍼）なれば多く傷つける（子午流注鍼経 流注指微鍼賦 金 著者不詳)
・偏正頭風痛は医し難い。糸竹に金鍼を施す。皮に沿って後に向け率谷に透(とお)す。一鍼で両穴とは世間に希なり（楊継洲：玉龍歌,『鍼灸大成』, 1601.)。
・気の至るや魚が釣餌を呑み、これを浮沈する若し。気の至らざるや 幽堂の深遠に閉処するに似たり（竇黙：標幽賦,『鍼経指南』, 1295. 金元代.)。
・「鍼下が沈重緊満なのは気が已に至るとなし、(このときに)患人が痛みを覚えれば実、痠(しびれ)を覚えれば虚となる。もし、鍼下が軽浮虚活なれば気がなお至らない。弾・努・循・押を用いよ」。
　　この、鍼下に気が至らなければ弾・努・循・押を用いるということについて、
　　弾は大指か次指の爪で軽弾して気をめぐらせる補寫の方法を指し、
　　努は大指と次指で鍼を撚り、連ね撹ること三下して、手の顫える状のごとくする。これを飛といい、補寫両方に用いる。
　　循は手で鍼する所を経絡に随いて上下に循按して気を往来させる。
　　押は摩のことで、痛みが去らないときに痛い所を押摩して痛みを散らしたり、手でその穴を按ずることを押という（○李梴：鍼灸 付雑病穴法,『医学入門』, 一巻下, 1575. ○杜思敬：『済生抜粋』, 1315.)。
・「鍼を豆腐に挿す如きは死」（李梴：鍼灸 付雑病穴法,『医学入門』, 一巻下, 1575.)。
・「転鍼（回旋法）は大急なら痛め、太慢なら病が去らない。‥‥
　鍼下に緊満を覚えればその気はめぐりやすい。……邪が盛んで気が滞れば提挿（雀啄(とどこお)）を用いよ。まず病邪を去ってから後にその真気を通ず」（李梴：鍼灸 付雑病穴法,『医学入門』, 一巻下, 1575.)。
・「出鍼の法は病勢すでに退き鍼気（鍼下の感覚）微鬆（微はわずか、鬆はゆるい。邪

気のために鍼がしめつけられる反対）なり」。（刺鍼によって病邪が退き、鍼下がゆるんできたら退鍼する）。（楊継洲：金鍼賦,『鍼灸大成』,巻二，1601，明.）
・「病未だ退ぞかざるは鍼下が根をつけたように、これを推せども動かず、これを転ずれども移らず、此れ邪気が其の鍼を吸引していると為し、真気の至るべきが至らざるなり。これ（鍼）を出すべからず」。（鍼がしめつけられて身動きの出来ない時は邪気がつよく鍼を吸引しているから、真気の至るべきなのにまだ至ってないからである。このようなときは出鍼してはいけない）。（楊継洲：金鍼賦,『鍼灸大成』,巻二，1601，明.）
・「（もし）これを出せば、その病はまたもとに復してしまう。再び補瀉をすべし」。「（鍼を）停めてこれを待ち（真気が至るのをまち）、直しく微鬆の候を得てまさに鍼を豆ばかり出し（少し退鍼する）、搖がしてこれを停めよ。補はこれを吸にはやく去り（病人の吸気時に抜鍼する）、其の穴を急いで押よ。瀉はこれを呼に徐に去り（病人の呼気時にゆっくり抜鍼する）、その穴を閉じず、膝を密にせしめ（腠理を緊密にさせて）、然る後に吸気する。」瀉は後按せず、自然と密にさせ、そのあとで吸気させる。（楊継洲：金鍼賦,『鍼灸大成』,巻二，1601，明.）
・「下鍼（鍼を下す）は遅きを貴び大急は血を傷なう」。（鍼を下すにはゆっくり下鍼（進鍼）することを大切にする。大いにいそげば血をそこなう）（楊継洲：金鍼賦,『鍼灸大成』,巻二，1601，明.）。
・「出鍼（鍼を出す）は緩やかなるを貴とぶ。大急は気を傷なう。」（楊継洲：金鍼賦,『鍼灸大成』,巻二，1601，明.）

このほか、例えば鍼灸大成巻四にみられる補寫法・下手八法口訣。鍼経指南—真言補寫手法—手指補寫の14種の手技、金鍼賦（鍼灸聚英 鍼灸大成に収録）に見られる焼山火、透天涼などの複合補寫法がある。

○焼山火、透天涼などの複合補写手技
　病を治する法として鍼灸大成に焼山火、透天涼などをはじめとする手法を紹介している。日本で説明されている単一な補寫方法をいくつも組み合わせて複合した補寫方法にしたものである。その内、純粋な補の作用を行なわせる手技が焼山火であり、純粋な寫の作用を行なわせる手技が透天涼である。その以外の手技は補と寫の手技を組み合わせて複雑な作用を加えるよう工夫されている。
・焼山火、透天涼の手技について金鍼賦にある文章ではわかりにくいので具体的な操作方法を紹介する（文介峰著，浅川要訳：焼山火と透天涼の具体的操作とその治療効果，中医臨床vol.4, no.4, p.90, 東洋学術出版社）
〔焼山火〕
・鍼を皮下まで刺入したら、少し停めてから上下に3回鍼を動かし、鍼を天部にもどして気を候う。気が至ったら天、人、地の3部に分けて緊按慢提（後述）を各9回ず

つ行なう。つまり天部で緊按慢提を9回行なったら、3回呼吸（施術者の呼吸）するのをまって鍼を人部に進め、再び同様の操作を繰りかえしてから地部に進める。地部での同様の操作が終ったら、すばやく天部まで鍼をもどして鍼体を引き倒し鍼先を経脈の流注の方向に向けて留鍼する。これが1度である。もしこれによって熱感が生じない場合は2度、3度と行なう。次の度をはじめるまで5〜10分間の間隔をおく。抜鍼の時は鍼を再び地部まで刺入し、10呼吸（1呼1吸が1回）までまってからすばやく鍼を皮下まで引きもどす。抜鍼したら急いで鍼孔を押す。

〔透天涼〕
・鍼を皮下まで刺入したら、鍼を持ったままで少し停めてから上下に3回鍼を動かし、鍼を人部にもどして気を候う。気が至ったら鍼をすばやく地部までさし入れて、地、人、天の3部の順序で、各部で緊提慢按を各々6回行なう。つまり地部で緊提慢按を6回行なったら3回呼吸してから人部に鍼をもどし、同様の操作を繰りかえしてから天部に鍼をもどす。天部での同様の操作が終ったら鍼体を引き倒し、鍼を経脈の流注の逆方向に向けて留鍼する。これが1度である。もしこれによって寒涼感が生じない場合は2度、3度行なう。抜鍼の時は鍼を地部まで刺入し、10呼吸までまってからゆっくり鍼をもどす。もどしながらその鍼孔を大きく揺り、抜鍼後は鍼孔を押さない。
・「緊按」は指力を用いて鍼を刺し入れることであり、「緊提」は指力を用いて鍼を引きもどすことである。「慢按」は指力をあまり使わずに鍼を刺し入れることであり、「慢提」は指力をあまり使わずに鍼を引きもどすことである。「提」と「按」の範囲は「豆ほど」である。「金鍼賦」は「豆ほどの重沈を按といい、豆ほどの軽浮を提という」と述べている。指力を用いて「豆ほど」の範囲で九六数の雀啄を行なって患者の鍼下に強烈な重だるさを引きおこすことが、涼感あるいは熱感を生じさせる条件である。
・焼山火は頑固な麻や冷痺を治し手技は九陽の数を用いて雀啄し天人地の三部へ三進一退する。透天涼は肌熱骨蒸を治し、手技は六陰の数を用いて雀啄し、地人天の三部へ一飛三退・三出一入する。
・焼山火、透天涼の外に陽中隠陰（先補後寫の方法）、陰中隠陽（先寫後補の方法）、子午搗臼、進気之訣、留気之交、抽添之訣、青龍擺尾、白虎搖頭、蒼亀探穴、赤鳳迎源などあわせて14の技法を紹介している。
・陽中隠陰は、まず浅く入れ、ここで9の陽数だけ雀啄し、次に深く入れて6の陰数だけ雀啄する。そして退鍼する。
・陰中隠陽は、まず深く入れ、ここで6の陰数だけ雀啄し、次に浅くひきもどして、ここで9の陽数だけ雀啄して退鍼する。
・陽の9回の雀啄は強く入れてゆっくりもどす雀啄法であり（緊按慢提）、陰の6回の雀啄はゆっくり入れて強くもどす雀啄法である（緊提慢按）。
・これらの手技は雀啄・捻鍼、九六数、呼吸、徐疾などの補寫法を組み合わせて複合

作用を出すところに特長があり複合補寫法ということができよう。
・これらの複式補寫法について、『鍼灸聚英』の中で金鍼賦の八法（焼山火、透天涼、陽中之陰、陰中之陽、子午搗臼、進気之訣、留気之訣、抽添之訣の八法）を指して、「按ずるにこの八法は巧みに名色を立てたが、素難の意にはあらざるなり」と、かなり手きびしい批判を加えている。幾つもの単式補寫法を複合したこれらの複式補寫法は、もとの単式補寫法に分解して検討することも出来るが、旋撚法について九六補寫（陽の数の九、陰の数の六）は、この回数だけ旋撚したからといって補寫が使い分けられるわけがない、という。観念的すぎるといった理由から否定しているのであろうが、それにしても一鍼一鍼にそうした思いを込めて刺鍼を行なった態度は敬服にあたいする。

○全体治療と対症治療
　身体のどんなに小さな局部でも全体との関係が有って、これを無視することはできない。患者が色々な愁訴を訴えても体勢に異常がなければ愁訴は自ずと改善されるという。
　しかし、この逆のこともあり得る。
　局所の病気が全体のバランスを崩している場合があり、胆嚢炎のために全体が変調する類がそれである。
　古典では生命にとって重大な影響をもたらす症候の時のみ対症治療を優先させた。常に全体を大切にした上で局所を視るという姿勢を強調している。
　しかし、実はかなり対症治療が施されていた形跡がある。臨床の現場にいればその気持ちは十分理解される。対症治療の記載はかなり見ることができ、素問・霊枢、甲乙経、千金方、日本の江戸時代の流派による秘伝書などにもたくさん記録がある。
　全体治療で回復力の土台作り、局所治療で症候の改善を、問診・脈診・腹診などから処置の仕方を判断する。

○刺鍼反応の至る時間を知る
　情熱的な性格、早口、歩行の際に足を高くあげる、はと胸、気のまわりが早いなどは陽の性とされ、このような人は刺鍼反応の起きる時間が速い。病的ではないが腱反射が過敏にでる場合も同じことがいえよう。
一．ある者は精神が動じて、気が鍼に先んじて行く。重陽の人はその精神が過敏で往き易い。
二．重陽の中に陰がある人は精神が過敏でも気が刺鍼より先に行かない。通常の過敏な人を指している。
三．ある者は刺鍼の後に気が独り行く。……陰気が多く陽気が少ない……すでに鍼を出し、気はその後に随う。ゆえに独り行く（普通の人）。
四．ある者は数々刺鍼して初めて気がうごく。陰気が多く陽気が少なく、その気は沈

んでいて往き難い。故に数々刺してすなわち気が動く。
五．ある者は抜鍼の後に気が逆し、ある者は数々刺鍼して病が益々劇してしまう（霊枢 行鍼篇 第六十七）。

○難経の補寫
・補寫の法は必ずしも呼吸出内の鍼には非ざるなり。鍼を為すことを知るものはその左を信じ、鍼をなすことを知らざるものはその右を信ず。刺す時にあたり先ず左手をもって鍼をする所の栄兪の処を厭按し、弾じてこれを努し緊張させる、爪してこれを下す。その気の来るや動脈の状の如し、鍼を順にしてこれを刺す。気を得て因て推してこれを内れる、これを補と謂う。（もし鍼を）動かしてこれを伸ばせば気を外に引き出すこれを寫と謂う（難経 七十八難）。
・補の時は衛より気を取り、寫の時は栄より気を置く（抜き取って放棄する）。陽気不足し、陰気有余は、先ずその陽を補し、後にその陰を寫す。陰気不足し陽気有余は先ずその陰を補し、しかる後にその陽を寫し、栄衛を通行させる、此れその要なり（難経 七十六難）。
・陽に鍼する者は鍼を臥して刺し、陰に刺す者は先ず左手を以て鍼する所、栄兪を摂按し、気を散じて鍼を内れよ。これ栄を刺すに衛を傷るなかれ、衛を刺すに栄を傷るなかれという（難経 七十一難）。
・迎えて奪うとはその子を寫すなり。随いて済のうとはその母を補すなり、……いわゆる実と虚とは牢・濡の意なり。気来たり実・牢は得るとなし、濡・虚は失うとなす。故に得るごとく、失うごとくというなり（難経 七十九難）。

　素問・霊枢の補寫から難経へ。大きな違いを見ることができる。
　一つは迎随の意味で、素問・霊枢における迎随は患者の被刺激性を考慮に入れた刺法をさすのに対して、難経の補寫はその子を寫す「迎」と、その母を補す「随」を考え出した。
　二つは難経にみられる「補を先に、寫を後に行なう」という方法は、後の明代の『神応経』（1425）で修正が加えられた。
　三つは栄衛陰陽への刺法について深い直刺と浅い斜刺を強調した。
　このように素問・霊枢で展開された刺法に対して難経は簡略な表現でまとめを加え、また、内容を豊かにすることができた。

○補寫された患者側の反応・感覚について
　「補は必然として得るところあるが如し、
　寫すれば悦然として失うところあるが如し」（霊枢 第三）。
　生体が虚している時に補法を行なうと何物かを体内に取入れたような緊張した状態になり、実している時に、これに寫法を行なうと何物かが抜け落ちたような弛緩状態になる、という。

○子午流注法について。

「胆は甲の日、甲戌の時は竅陰、丙子の時は前谷……右は子午流注開闔の時なり。……凡そ百病に鍼灸するに、明日に穴が開くとは人を誤まらせること多し」と、子午流注を真向から批判する。このようなするどい高武の刺鍼技術に対する批判精神は『鍼灸問対』（注机，1530．明代）にも『鍼灸逢源』（李学川，1822．清代,）にも見ることができ、『鍼灸逢源』巻三の寫訣補訣の中では、神応経の補寫手技の文や焼山火、透天涼……などの名をあげ「皆、経義を失うものである」と批判する。『神応経』や『鍼灸大成』に取り込まれた複雑な手技に対して、『鍼灸聚英』『鍼灸問対』『鍼灸逢源』を見る限りでは後世かなり批判の対象になったもののようだ。こうした複雑な手技は日本では『鍼灸集要』（曲直瀬道三著，1563．）を除いて本格的な紹介がなされてこなかったように思われる。

○日本においては夢分流の打鍼術、杉山流の管鍼術の創案は後の日本の鍼術に大きな影響を与えている。小さな工夫では酒井豊作の『鍼術秘要』（1864）に横刺の方法が記載され、改良した跡がうかがわれる。

○暈鍼、折鍼事故

「鍼で暈する者は神気の虚なり。……鍼で痛むのは、これ、手が粗い（下手）からだ」（李梃：鍼灸 附雑病穴法『医学入門』，一巻下，1575．）と、きびしい。初めての鍼灸治療の体験で敏感になっている人、坐位での治療などの際には気を付ける必要がある。

折鍼（切鍼）した時の対策についても同編に次のようにある。

「鍼を断つ（折鍼）は再び鍼の穴のあたりをたずね、また一鍼を下して、これを補せ。すなわち出づるなり」。折鍼を起したら、その傍らにさらにもう一鍼加えると、折鍼した鍼が出てくる、という。

○近年では皮内鍼、円皮鍼をはじめ、短鍼、小児鍼などの開発や、その一方で材質の選定にも多くの工夫が行なわれている。

第9章　刺鍼技術

はじめに

○ 砭石から九鍼へ　そして毫鍼への変遷

　鍼は、はじめ砭石（石鍼）や獣骨鍼などからはじまったらしいが、その後紀元前11世紀から前8世紀にかけての青銅期時代、さらに春秋末戦国時代の始めころから製鉄技術がさかんになり、銅や鉄による金属性の鍼が登場するに至った[1),2)]。前104年以前の満城漢墓から出土した資料の中に金鍼4本と銀鍼5本が含まれていたが、金鍼は今日見ても精巧に製作されており、それらの鍼は毫鍼・鍉鍼・三稜鍼に相当するものである[3),4)]。

　砭石の時代から九鍼の時代へと医療器具の歴史が移り変わったものか、それとも砭石と九鍼が併用された時代が続いた後に九鍼を用いる時代へと移行したものかということについては論議がみられる。砭石の臨床応用の中に熨法・按摩・膿瘍切開・瀉血・体表叩打があげられており、九鍼の運用とは異なる部分がみられることから、砭石と九鍼が併用された時代の後、九鍼の時代へ移ったという意見がみられる[5)]。

　現存する鍼灸医学古典の第一は素問、霊枢、難経であるが、これらはいずれも重大な紆余曲折があるものの、後漢の初期から中期にかけて編集されたらしいという研究がある[6)]。この3つの鍼灸医学古典を医療器具の運用という見方から検討すると、かなりはっきりと移り変わりを見ることができる。すなわち、素問は刺絡を主軸として、これに九鍼が加わって理論が展開されている。たとえば「今の世は病を治するに毒薬で其の内を治し、鍼石で其の外を治す」（素問 移精変気論篇 第十三）とか、「砭石の小大を制す」（素問 宝命全形論篇 第二十五）など鍼石に関する記載が多く、そして刺絡に関する記載が多くみられる。これに対して九鍼あるいは微鍼についての記載はわずかである。「その治は微鍼に宜し、故に九鍼は南方より来る」（素問 異法方宜論篇 第十二）とか「九鍼の論は……」（素問 八正神明論篇 第二十六）とか「九鍼の名は各々形を同じくせず」（素問 針解篇 第五十四）などとあるものの、素問だけでは毫鍼・員利鍼の名称は出てくるが九鍼（微鍼と同じこと）の全貌はわからない。霊枢は霊枢学派を想定させるくらい全体が一貫した、目的をもった編集方針でつらぬかれていて、九鍼十二原第一の冒頭から「砭石を用いることなく、微鍼を以て其の経脈を通じ、其の血気を調のえ、其の逆順出入の会をやしなうことを欲す」（霊枢 九鍼十二原篇 第一）とあって微鍼つまり

九鍼を主軸にした治療体系である。難経はただ1ヵ所「砭もてこれを射すなり」という二十八難を除いて、ほかはすべて毫鍼運用のために書かれたものである。

3つの古典を調べた限りでは砭石から九鍼へ、そして毫鍼運用に移り変わった跡がよく見てとれる。これら素問、霊枢、難経などの古典の成立年代については、先にあげた前104年以前の満城漢墓から出土した金鍼・銀鍼にみるように、かなり古くから毫鍼・三稜鍼・鍉鍼がつくられていたものらしく、従って代表的な古典は後漢以前に成立した可能性が濃厚である。げんに素問の成立年代をずっとさかのぼった時代に設定する研究者もいるくらいであり、これら古い古典の成立年代については現存する漢墓出土の金鍼との関連などから今後あきらかにされるであろう。

1) 張光直著, 小南一郎, 間瀬収芳訳:『中国青銅時代』, p.28～30, 平凡社, 1989.
2) 山西医学院, 李丁天津医学院, 浅川要ほか訳:『鍼灸経穴辞典』, p.19, 東洋学術出版社, 1986.
3) 樋口隆康:『古代中国を発掘する』, p.225, 新潮社, 1982.
4) 藪内清:『中国の科学』, 巻頭の写真と説明, 劉勝墓出土の金鍼, 中央公論社1975
5) 加納喜光:『中国医学の誕生』, p.56, 東京大学出版会, 1987.
6) 丸山昌朗:『鍼灸医学と古典の研究』, p.253, 275, 292, 創元社1977

刺鍼技術を考えるとき、そこには2つの考え方がある。一つは広義の意味で、その症候の背景となる体調を把握し、有効な経穴へ有効な手技で、患者の感受性にあわせた施術が行なわれなくてはならない。もう一つは狭義の意味で、症候のある局所治療のための刺鍼操作である。

また、刺鍼技術を現場の臨床で実践しやすく表現するためには、単に古典に記録された資料の羅列にしてしまうと活用しにくい恨みが生じるので、どのような構成が最も的確か大変迷ったが、現実の臨床を踏まえ、それをより処に古典を調べることにした。

肩こり・腰痛・胃症状などに刺鍼することを想定してみよう。患者が鍼に慣れているか否か、鍼治療を受ける体制ができているか否か、現在の病態はどのようなものか、治療の設計を考え、どのくらいで治るか、予後は良好なものか否か、過去に同じような状況に対する治療で失敗したことがあるか、それはどのような状況であったかなど色々な点を配慮して患者に向うことになる。

いざ、患者に接して
・慎重に選穴・配穴する。実際に体壁上の反応などを診つつ穴を選ぶことが多い。
・刺鍼する部位の解剖学的な深さや目的の深さを想定し、鍼の太さや深さを考え、置鍼が良いか、すぐに抜鍼するかを考慮する。
・おもむろに切皮し、鍼を進めつつ手に伝わる鍼の感覚（投与感覚）に気をつけ、同

時に患者の表現する刺鍼時の反応（患者の受容感覚への反応、その他諸々の反応）にも気を付ける。
・目的の部位に達してから、さらに雀啄・旋撚などを加え、これなら効いているぞ、という鍼の投与感覚を得て効果を確実なものとする。
・退鍼するときは痛みが少なく、鍼の効果が充分出るように、その効果を失わないように、慎重に鍼を皮下まで引き上げて退鍼する。
・抜鍼は痛みを伴わないようにさっと素早く行なう。
・抜鍼後は刺鍼部位を後按するか、さっと撫でて鍼の後感覚を消すなり、寫法の操作を選んで抜鍼し放しにする。
・治療後の患者の雰囲気を観察する。

　刺鍼技術という標題がどこまで該当するかむずかしい内容を含んではいるものの、このような立場から古典を調べてみることにした。

　なお、日本の鍼が注射鍼に使用されることになったという推測があるので引用しよう。

　　　文政9年（1826）に来日したドイツ人医師シーボルトなどはすすんで鍼を経験し、それをヨーロッパの医学界に報告しているが、今日の注射針は、そのときのシーボルトの報告がきっかけとなって発明されたのではないか、という説もある（大熊房太郎：『漢方今昔物語』, p.161, パシフィカ, 1981.）。

1．刺鍼前の準備

・日本においては世界のどこの国よりも細い鍼でしかも充分な治療効果を得ようとしている。そのために刺鍼操作とこれに伴う生体反応の「読み」が大切になる。ひと口に「気至る」あるいは「得気」といっても、投与感覚（手の下感覚）を養うには修練を要し、易しいものではない。筋肉に刺鍼する場合を取り上げてみると、筋の緊張の違いは性差にとどまらず個体差が大きくはたらき、そのために刺鍼感覚（術者の投与感覚）を研くことに非常な努力と時間がいる。さらに鍼治療は基本的には一本の鍼で病気に対処するすべを要求されるともいわれるように刺鍼技術は大変重要な位置をしめていることがわかる。

（1）刺入する時の心がけ

・鍼によって患者に害をなすことはやさしいが、良い結果を導くことはむずかしい。この間の消息を古典では次のように表現している。

　「よく生る人を殺し、死者を起こと能わず」（霊枢 玉版篇 第六十）。

　　　能殺生人、不能起死（霊枢 玉版 第六十）。

これはとても厳しい戒めの記録であり、瀕死の病人を前に真剣な態度で立ち向かった姿が想像される。

・「刺の大約は病の刺すべきと、その未だ刺すべからざると、すでに刺すべからざるとを必ず明らかにするにあり」（霊枢 逆順篇 第五十五）。

　　　刺之大約者、必明知病之可刺．與其未可刺．與其已不可刺也．（霊枢 逆順篇 第五十五）

ある症候に対して、この穴にいつ治療を施すことが機を得ているかを論じている。患者の体調、病気の程度、その他諸々の条件を考慮して決めなくてはならない。運動器疾患などではあまり問題にはならないと思われるが、内科疾患などではとても大切になる。胃症状を訴える場合にも画一的に膈兪、肝兪、脾兪が良いからといって、いきなり治療を施すと反って症状が重くなることがあるので、あらかじめ手足の穴を用い、少し体力が出たところで腹部の穴を用い、次ぎに背兪を用いると順調に回復してくることを経験する。刺鍼手技も初めはおだやかな手技を選び、患者の体力、被刺激性にあわせて徐々に作用の強い方法へと切り変える必要がある。上手であればいきなり背兪を用いても刺激の強さが加減できて良い結果となる場合もあるので、自分の力量も含めて多面的な配慮が大切になる。筆者がかけだしの頃、当時多かった肺結核の患者を担当させられた。多くの穴を用いて、一時的には体力が回復したので患者には喜ばれたが、反って病気が進行してしまい突然喀血された苦い経験がある。当時は先生から沢田流を学んでいたので、始めに体力を付ける意味で先ず陽池を用い、様子を

見て次ぎに三里を加え、さらに中脘を用い、そして肺兪や中府といった具合に経穴を増やし、刺鍼手技も置鍼から弾爪へさらに雀啄（雀啄というより揉撚といった方が適当な手技で、雀啄と振戦を混ぜたような方法）へと変更していったことを思い出す。この文例はそういった類のものと考えられる。

・「まさに刺すときは必ず懸陽および両衛とにあり。神を属て去ることなかれ」（霊枢 九鍼十二原篇 第一）。

刺すときは術者の精神と患者の精神が一つになることが大切で、診察行為を通じて患者と術者が一体になり互いに病気を治そうとする環境作りをすることの重要性を強調している。

・「鍼を持する道は堅き者を宝となす。正指で直刺し、鍼を左右にすることなかれ。神は秋毫にあり。意を病者に属せ」（霊枢 九鍼十二原篇 第 一）。

刺鍼するにあたり、心をシャンとさせ、正しい指さばきで鍼をぐらつかせず、周到な気持ちで患者に意を集中し微妙な病態とその反応をとらえなくてはならない。

・脈診については後に一項もうける予定ではあるが、次の文例を先に引用しよう。

「鍼を用いんとするに必ず先ず脈を診て気の劇易を視てすなわち治す可きなり」（霊枢 九鍼十二原篇 第一）。

脈診によって患者の気の変化、邪気の強弱をうかがい、これに対処しなくてはならない。脈診にこだわり過ぎることはないが、脈診によって病人の状態を配慮し治療にあたることがとても大切となる。

・「脉の浅いものは刺す勿れ、その脈を按絶して乃ち之を刺せ、精を出すことなく独りその邪気を出さしめよ」（霊枢 官鍼篇 第七）。

経脈が浅い所は気が洩やすいので、そこを圧迫してから刺鍼すると精気を傷らずに異常を取ることができる。四肢末端、皮膚の薄い人、肉付きの少ない人、血管の浮き出ている所にはあらかじめ圧迫を加え、血管を避けてから刺鍼するのがよいという。

・「先ず浅く刺して皮を絶ち、もって陽邪を出す。再刺すれば陰邪が出ずるとは、少し深さを益す。皮を絶ちて肌肉に致り、いまだ分肉の間に入らざるなり。すでに分肉の間に入れば穀気出ずるなり。故に刺法に曰く、始めは浅く刺して邪気を逐い、血気を来たらせ、後に深く刺して陰気の邪を致させ、最後に刺すこと極めて深くして穀気を下す、これをいうなり」（霊枢 官鍼篇 第七）。

浅く皮膚を刺して衛分の異常を正し、次に少し深く肌肉に近付け、分肉の手前まで刺して栄分の異常を正し、最後に分肉まで刺して刺鍼反応を得る、という微妙な刺鍼法をいう。慎重に刺鍼する姿勢がうかがわれ、刺鍼時の感じをよくいい表している。ともすると解剖学的な深さを想定していきなり目的の深さまで刺入してしまうが、少しづつ反応を診ながら目的の深さに鍼を至らせる。このような丁寧な刺鍼を加えて初めて得られる生体反応は雑な刺鍼を行なうのとではおもむきがまるきり違う。

刺鍼は患者の病態や被刺激性、さらに年齢、性別、職業、体質、鍼への慣れなどを総合し、感受性にあわせた手技を施さないと所期の成果が得られない。

(2) 刺入禁忌について

鍼灸治療を効果的に施すには病人の生理状態をできるだけ安定させる必要がある。異常な、あるいは不安定な生理状態のときに治療を施すと目的を充分に達することができなくなる。また、無理な刺鍼法を選択して術を施せば危険な事態に陥ることもありうる。このような要請を背景に生まれた記録が次の文例である。

誤って臓を刺した時の変動や、缺盆や胸を刺して気胸を発生させたり、客主人を刺して難聴を発生させる類の誤った刺法による失敗例（素問 刺禁論篇 第五十二）（図9-1）。すごく酔ったり、すごく労働しすぎた人、すごく食べすぎたり、飢えすぎているような異常な状態の者を刺鍼して失敗する類の注意を記録している（霊枢 終始篇 第九）。

> 素問 刺禁論 第五十二
> 刺中心一日死其動為噫。刺中肝五日死其動為語。刺中腎六日死其動為嚏。刺中肺三日死其動為欬。刺中脾十日死其動為呑。刺中膽一日半死其動為嘔。刺跗上中大脈血出不止死。刺面中溜脈不幸為盲。刺頭中脳戸入脳立死。刺舌下中脈太過血出不止為瘖。刺足下布絡中脈血不出為腫。刺郄中大脈令人仆脱色。刺気街中脈血不出為鼠僕を腫す。刺脊間中髄為傴。刺乳上中乳房為腫根蝕。刺缺盆中内陥気泄令人喘欬逆。刺手魚腹内陥為腫。刺陰股中大脈血出不止死。刺陰股下三寸内陥令人遺溺。刺膝臏出液為跛。刺客主人内陥令人耳。刺膝髕出液不得屈伸。刺少腹中膀胱溺出令人少腹満。刺二関節中液出不得屈伸…

9-1　素問 刺禁論 第五十二

「刺して心に中れば一日に死す。その動は噫（げっぷ）をなす。刺して肝に中れば五日に死す。その動は語りをなす（甲乙経は欠　あくびに作る）。刺して腎に中れば六日に死す。その動は嚏（くしゃみ）をなす。刺して肺に中れば三日に死す。その動は欬をなす。刺して脾に中れば十日に死す。その動は呑（のみこむ）をなす。刺して膽に中れば一日半に死す。その動は嘔（嘔吐）をなす。

跗上を刺して大脈に中り、血出て止まざれば死す。面を刺し溜脈（目に通じる脈）に中れば不幸にして盲となる。頭を刺し脳戸に中り、脳に入れば立ちどころに死す。舌下を刺して脉に中こと太過し、血出て止まざるは瘖（声が出なくなる）となる。足下の布絡を刺して脉に中り血が出ざるは腫となる。郄を刺して大脉に中れば、人仆て脱色せしむ。気街（気衝穴あたり）を刺して脉に中り血が出ざれば鼠僕（鼠径）を腫すことになる。脊間を刺し髄に中れば傴をなす。乳の上を刺して乳房に中れば腫をなし根蝕む。欠盆を刺し中て内に陥れば気が泄れ人を喘欬逆せしむ。手の魚腹を刺して内に陥れば腫をなす。

大酔を刺す無れ、人の気を乱しむ。大怒を刺す無れ、人の気を逆せしむ。大労の人を

刺す無れ。新に飽た人を刺す無れ。大に饑る人を刺す無れ。大に渇したる人を刺す無れ。大に驚く人を刺す無れ。
陰股を刺して大脉に中り、血が出て止ざれば死す。客主人を刺して内に陥り脉に中れば内漏をなし、聾をなす。膝髕を刺し液が出れば跛をなす。臂の太陰脉を刺して、血出こと多ければ立どころに死す。──これより以下は訳出していない──（素問 刺禁論篇 第五十二）」。

　　刺中心、一日死、其動爲噫。刺中肝、五日死、其動爲語（『甲乙経』，巻五，第一上，語作欠）。刺中腎、六日死、其動爲嚏。刺中肺、三日死、其動爲欬。刺中脾、十日死、其動爲吞。刺中膽、一日半死、其動爲嘔。
　　刺跗上、中大脉、血出不止死。刺面中溜脉、不幸爲盲。刺頭中腦戸、入腦立死。刺舌下中脉太過、血出不止、爲瘖。刺足下布絡中脉、血不出、爲腫。刺郄中大脉、令人仆脱色、刺気街中脉、血不出、爲腫鼠僕。刺脊間、中髓、爲傴。刺乳上、中乳房、爲腫根蝕。刺缺盆中、内陷気泄、令人喘欬逆。刺手魚腹、内陷爲腫。
　　無刺大醉、令人気乱。無刺大怒、令人気逆。無刺大労人。無刺新飽人。無刺大饑人。無刺大渇人。無刺大驚人。
　　刺陰股中大脉、血出不止死。刺客主人、内陷中脉、爲内漏、爲聾。刺膝髕、出液爲跛。刺臂太陰脉、出血多、立死。（以下は上で訳していない文例）刺足少陰脉、重虚出血、爲舌難以言。刺膺中、陷中肺、爲喘逆仰息。刺肘中、内陷気帰之、爲不屈伸。刺陰股下三寸、内陷、令人遺溺。刺掖下脇間、内陷、令人欬。刺少腹、中膀胱溺出、令人少腹満。刺腨腸、内陷、爲腫。刺匡上、陷骨中脉、爲漏爲盲。刺関節中、液出、不得屈伸。（素問 刺禁論篇 第五十二）。

「およそ刺の禁は、
新たに内（房事）して刺すことなかれ、
新らたに刺して内（房事）することなかれ。
すでに酔いて刺すなかれ、すでに刺して酔うなかれ。
新らたに怒りて刺すなかれ、すでに刺して怒るなかれ。
新らたに労して刺すなかれ、すでに刺して労するなかれ。
すでに飽きて刺すなかれ、すでに刺して飽くなかれ。
すでに饑えて刺すなかれ、すでに刺して饑えるなかれ。
すでに渇して刺すなかれ、すでに刺して渇するなかれ。
大驚・大怒は必ずその気を定めてすなわちこれを刺す。
車に乗り来たる者は臥てこれを休むこと食頃（食事をとる位の時間）のごとくしてこれを刺す。

出で行きて（歩いて）来たる者は坐して休むこと十里を行く頃のごとくしてこれを刺す。およそこの十二禁はその脉乱れ、気散ずるなり」（霊枢 終始篇 第九）。

凡刺之禁。

新内勿刺。新刺勿内。已酔勿刺。已刺勿酔。新怒勿刺。已刺勿怒。新勞勿刺。已刺勿勞。已飽勿刺。已刺勿飽。已飢勿刺。已刺勿飢。已渇勿刺。已刺勿渇。大驚大恐。必定其気、乃刺之。乘車來者、臥而休之、如食頃、乃刺之。出行來者、坐而休之、如行十里頃、乃刺之。凡此十二禁者、其脉乱気散（霊枢 終始篇 第九）。

（3）患者への対応

患者が積極的に治療に参加して、鍼灸師と共に病気を治そうとする。その環境作りに努力する。

どんな病気ですか。
どのくらいで治りますか。
鍼は効きますか。
生活はどんな所に気を付けたら良いですか。
鍼灸治療をしているとどんな変化がありますか。

患者のこのような質問に十分な説明ができれば良いのであるが、少なくとも古典の時代にも患者に説明しているすごい文例がある。変な記録ではあるが、やはり古い時代ながら患者への対応は臨床する上で大切であった認識が伺える。もちろん現在では通用しない方法ではあるが面白い記録である。

「鍼を出して之を視していわく、我まさに之を深くせんとす、と人に適して必ず革す（患者にむかって、おどかして患者をギクッとさせ心身を引きしまらせてやる）。精気は自から伏し、邪気散乱し、休息する所なく、気（邪）は腠理に泄れ、真気すなわち相い得る」（素問 調経論 第六十二）。

患者との十分な対応が必要であるが、その一方で気を付けなければならない患者もいる。古典的な表現ではあるが参考になる。

- 「鬼神に拘る者は與に至徳を言うべからず。
  鍼石を悪む者は、與に至巧を言うべからず。
  病んで治を許さざる者は、病が必ず治せず、之を治して功無し」（素問 五蔵別論 第十一）
- 「驕恣（わがまま、かって）で理を論じないのは一の不治也。
  身を軽んじ財を重んずるは二の不治也。
  衣食、適すること能わざる（衣食が適当でないもの）は三の不治也。
  陰陽并い、藏気定まらざるは陰陽合併して、血気混乱し、五臓が安定しない四の不

治也。
形羸て薬を服すこと能わざるは五の不治也。
巫を信じて醫を信ぜざるは、六の不治也。この一つの者あれば則ち重くして治し難き也」(史記 扁鵲倉公列伝)。

2．刺鍼の痛みと感受性について

　鍼の太さは一般には痛みとの関係が深く、反対に手技の巧みさは痛みを少なくすることができる。また、患者の状態も刺鍼の感受性に大きく対応している。このような治療上の留意点は日常臨床で絶えず遭遇する課題であり、この間の事情について次のような文例がある。
　「痛みを忍ぶ、痛みを忍ばざるとは皮膚の薄厚、肌肉の堅脆緩急の分なり」(霊枢 論勇篇 第五十)。
　視診で皮膚が薄く感じられ、凝りなどのために筋肉が堅くなっていれば鍼の痛みに敏感なことが推定される。反対に皮膚が厚く、筋肉も良く発達してしなやかであれば鍼の痛みに耐えられる。鍼治療を行なうものにとっては日常的な大切な観察であり、これをもっと具体的に記述した文例を次ぎに引用する。
　「人の骨強く（骨の丈夫さは頬骨の盛り上がりでみる）、筋弱（軟）く、肉緩く皮膚厚きは痛みに耐える。……肉堅く皮薄きは鍼石の痛みに耐えず(霊枢 論痛篇 第五十三)」。
　さらに皮膚の色や肌理の粗密にまで言及した文例もある。
　「黒色粗理（色黒で皮膚のキメがあらい）……その治は砭石に宜し。致理赤色（キメ細かく赤みのある皮膚）……その治は微鍼に宜し」(素問 異法方宜論篇 第十二)。
　砭石と微鍼（九鍼）の適応について記録された文例であるが、そのまま鍼の痛みに耐えられるか否かに置き換えることができる。色が黒くて皮膚の肌理（きめ）が粗ければ鍼の痛みに耐えやすく、反対に皮膚の色が赤く肌理が細かければ鍼の痛みに敏感である、という。具体的には何人もの患者の皮膚を見ながら刺鍼しているうちに自ずと体得される事柄であって大変参考になる。以上をまとめると、
　色黒で皮膚が厚く肌理が粗く、筋肉がしなやかで、頬骨が盛り上がっている人は鍼の痛みに耐えられる。

3．全体治療と対症治療

　全体治療と対症治療の使い分けは大変むずかしい。古典には経絡を通じ、気血衛栄を通じて体勢を整え、気を調え、自然との調和をはかることの重要性が強調されている。身体のどんなに小さな局部でも全体との関係が有りこれを無視することはできな

いとされる。体勢に異常がなければたとえ患者が色々な愁訴を訴えても本を治すことの大切さが強調されていて、本を治せばそれぞれの愁訴（標）は自ずと改善されるという。しかし、この逆のこともあり得る。局所の病気が全体のバランスを崩しているという事実で、例えば胆嚢炎のために全体が変調する類である。胆嚢炎が治れば体勢も調ってくる。古典では生命にとって重大な影響をもたらす症候の時のみ対症治療を優先させ、それ以外は、常に全体を大切にした上で局所を視るという姿勢を強調している。全体治療と対症治療を扱う上での難しいところである。

しかし、それほど重大な症候ではない場合にも実はかなり対症治療が施されていた形跡がある。臨床の現場にいればその気持ちは充分理解される。対症治療の記載はかなり見ることができ、素問・霊枢、甲乙経、千金方、日本の江戸時代の流派による秘伝書などにもたくさん記録が認められる（図9-2-1～2）。

9-2-1 対症治療の例 甲乙経 巻九　　9-2-2 対症治療の例 甲乙経 巻十一の五

もちろん全体と局所を同時に治療した方がよい場合もある。臨床に当り局所の治療に絞るか、全体治療を優先させるかという区分のための明確な指標は有るようで無いのが現状であり、東洋医学では脈診や腹診や症候などがその任に当たるように考えられているものの絶対的な指標にはなり得ない。さらにこの間の事情を複雑にしている現代の社会状況もあるので、現在は全体治療で回復力の土台作り、局所治療で症候の改善を目的とし、どちらも大切な方法と考えて問診・脈診・腹診などから、あるいは西洋医学による診察法から適宜判断して、いずれを採るか個々の術者が経験にもとづいて取捨選択しているのが現状であろう。もちろん現在でも「鍼灸治療は全体を診な

がら局所の苦痛を取り去ってくれる」という鍼灸好みの患者からの希望もみられる。
　このような事情を考える資料として西洋医学の発達史を見ると参考になる（エルウィン・H・アッカークネヒト．井上清ほか訳：『世界医療史』．p158〜165．P207．内田老鶴圃．1983．）。「十九世紀になると工業革命が急速に都市化を促進したために病院の数が驚くばかりに増加した。巨大化してきた都市に流入する者たちが病院の患者となった。病院は十九世紀初期の医学の発達に決定的な要因となった。さらに十八世紀いらいフランスでは外科学が発達し、局所主義と専門分科を多いに進めた。それ以前には、例えば腫瘍を切除することは外科医には不合理なことと考えられた。たとえ切除しても腫瘍はディスクラジア（体液不調和）の現れであるから、同じ場所あるいは別の場所に再び腫瘍が必ずできるはずと信じられていたのである。しかし、この後につづく医学上の諸発見は西洋医学を大いに発達させて今日に至った」（その後の各種の外科の進歩がそれを物語っている）。西洋医学に見られたこのような経過を振り返るにつけ、鍼灸臨床のこれからのあり方についての良い資料になる。
　ここでは標本について、あたかも気の変調と症状とを本・標に対応させて書いたが、本は原発症候、標は続発のことである。気の変調イコール本病と狭く限定したり、症状イコール標病とするものではない。標本理論は現在のように疾患単位の概念が出来上がっていなかった古い医学の時代に、どのように治療計画を立ててよいかというときの理論であった。今日ではそれがかなり出来上がっているので、標本理論を使う機会があるのか否かさえ不明である。しかし、ここでは標本理論を利用して気の調整と対症治療とを比較して気の調整である前者を本、症状をさす後者を標とした。

4．刺鍼反応が発現する時間を知ることは大切

　情熱的な性格、早や口、歩行の際に足を高くあげる、はと胸、気のまわりが早いなどは陽の性とされ、このような人は刺鍼反応の起きる時間が速い（霊枢 行鍼篇 第六十七）とされる。病的ではない人で腱反射が過敏にでる場合も同じことがいえよう。
　刺鍼の反応が発現するまでの時間には個体差がみられる。そこで刺入に際しても浅深や留鍼（置鍼）などが考慮される。
「民衆の血気は各々形を同じくしない。
一．ある者は精神が動じて、気が鍼に先んじて行く。重陽の人はその精神が過敏で往き易い。
二．重陽の中に陰がある人は精神が過敏でも気が刺鍼より先に行かない。上に挙げた通常の過敏な人を指している。
三．気と鍼が相逢て、陰陽が和調し、血気が淖澤滑利で（鍼の刺入に対して気血が円滑に動くので）、故に鍼が入ると、気がこれに反応して出ること疾で相い逢うなり

（普通の人）。

四．ある者は刺鍼の後に気が独り行く。……陰気が多く陽気が少ない……すでに鍼を出し、気はその後に随う。ゆえに独り行く（普通の人）。

五．ある者は数々刺鍼して初めて気がうごく。陰気が多く陽気が少なく、その気は沈んでいて往き難い。故に数々刺してすなわち気が動く。

六．ある者は刺鍼すると気が逆してしまう。それはある者は数々刺鍼して病が益々劇してしまう。これはへたな医者の傷る所、粗工の失う所なり」（霊枢 行鍼篇 第六十七）。

百姓之血気．各不同形．或神動而気先鍼行．或気與鍼相逢．或鍼以出気獨行．或數刺乃知．或發鍼而気逆．或數刺病益劇．凡此六者．各不同形．願聞其方．岐伯曰．

①重陽之人．其神易動．其気易往也．黄帝曰．何謂重陽之人．岐伯曰．重陽之人．熇熇高高．言語善疾．擧足善高．心肺之藏気有餘．陽気滑盛而揚．故神動而気先行．黄帝曰．

②重陽之人．而神不先行者．何也．岐伯曰．此人頗有陰者也．黄帝曰．何以知其頗有陰也．岐伯曰．多陽者多喜．多陰者多怒．數怒者易解．故曰頗有陰其陰陽之離合難．故其神不能先行也．黄帝曰．

③其気與鍼相逢奈何．岐伯曰．陰陽和調．而血気淖澤滑利．故鍼入而気出疾而相逢也．黄帝曰．

④鍼已出而気獨行者．何気使然．岐伯曰．其陰気多而陽気少．陰気沈而陽気浮者．内藏．故鍼已出．気乃隨其後．故獨行也．黄帝曰．

⑤数刺乃知．何気使然．岐伯曰．此人之多陰而少陽．其気沈而気往難．故数刺乃知也．黄帝曰．

⑥鍼入而気逆者．何気使然．岐伯曰．其気逆．與其數刺病益甚者．非陰陽之気．浮沈之勢也．此皆粗之所敗．工之所失．其形気無過焉（霊枢 行鍼 第六十七）。

刺鍼反応が起きるまでの時間に遅速があることと刺鍼手技とは関係無いように思えるが、手技の工夫がかなり必要なことも想像される。反応が早く起きる人には太い鍼を用いる場合にも繊細な手技が必要になるし、反応が遅く起きる人には充分な手技を加えて刺鍼反応を起こすよう心がける。しかし、刺激が過剰にならないように配慮することも大切である。

5．ツボに関係すること
（1）穴数・取穴の慎重さ
　患者の状態により穴数や取穴の慎重さは変化する。治療点をできる限り絞り込むことが必要である、という記録の代表的な文例が次に見られる。
　「五穴を取り一穴を用いて必ず端し、三経を取り一経を使いて正すべし」（竇傑：鍼経標幽賦,『鍼経指南』、金, 1295.）。
　一穴を用いるために五穴を取りこれから絞り込む。また一経を求めるのに三経を取ってその中から一経を用いるという慎重さである。
　そうかと思うと次の文例は用いる穴数がすごく多い。鍼の制作技術に関係し、細い繊細な鍼が作れるようになったこと、日本では始から痛くない鍼を心掛けてきた感じがする。養生治療などでは鍼の数が多くなりやすいような感触がある。
　「治療のはじめは二十～三十穴を使い、慣れてくると百四十～百五十穴用いる」（坂井豊作：『鍼術秘要』、1864.）。
　前者は慎重な選穴を行ない用いる穴数も少なく、後者は穴の数が多く書かれている。その時々に合わせた選穴が必要である。苦痛がひどいときには小数穴で対処し、養生治療で全体的な対処が必要なときには取穴数が多くなりやすいような感触である。

（2）配穴について
　対症治療と全体（養生）治療とでは配穴にも違いが見られる。
　前者（対症治療）には症状や病気のある局所に直接刺鍼を加え、あるいは反応をあらかじめ予知して対処するものである。運動器疾患（頸・肩こり、五十肩、腰痛など）では五体（皮、脈、肉、筋、骨）の病む所へ直接刺鍼（素問五十、五十一）したり、病候が上部にあるものに下部の六府の兪穴を刺鍼（遠道刺）（霊枢 官鍼篇 第七）したりする。
　後者（全体治療）には脈診・腹診・症候に従って補寫が施され、また、全身的な配穴が行なわれるので、前者とは自ずと配穴に違いが現れる。
・対症治療には局所への治療が主となるが次のようである。
　五体の病む所へ直接刺鍼する。文例は素問五十、五十一などに見られる。
　上部の異常に下部の穴へ（遠導刺）刺鍼するなどの方法（霊枢 官鍼篇 第七）。
　虚した症候には近くへ取穴し、実した時には遠くへ取穴する。
　経筋の治療には霊枢 経筋篇 第十三などがある。
　このほか経験的な取穴と刺鍼法が沢山ある。
・全体治療には脈診、腹診、症候など、患者の状況から配穴をすることが多くなる。例えば、脈診以外にも、腹診から腹・背部の穴が決まることもある。
　それにしても次の一文は手厳しい。どんなに配穴に努力しても刺鍼の手技方法を誤

れば効果が出にくいというものである。
・「凡そ鍼刺の病を治するにおけるや、手術の巧拙に在て、兪穴の精粗には在らざるなり」（石坂宗哲，『鍼灸茗話』，1764-1840.）

6．刺入から抜鍼まで

　刺鍼前の心得→→前処置→切皮→進鍼→調気（行気）→退鍼→抜鍼（出鍼）→後処置という一連の行為の中で鍼の奏効機序が発揮され、生体にその作用が及んでゆくと考えられている。刺鍼に当りこの過程を大切にすることが鍼に十分な治療効果を出させる鍵となる。一見まどろこしく感ずるこのような手法は、生体が自ら治ろうとする機序を巧みに誘導して行くもので、このような手技を開発した背後に「天」の思想が有ったからなのか、それともそうせざるを得なかったからなのか、今日では分かりにくい。ともあれ、このような方法で刺鍼手技が行われている。そのために、次のような資料が大切になるし、毎日の臨床に実践されている所では、七項以後について順に調べて行くが、予め大まかな筋書きを書いてみよう。

（１）刺鍼前の心得
　患者の体質や病気により病態や予後の推定や生活指導などに違いがみられるが、刺鍼との関係から考えると次のようなことが思い浮かぶ。
・局所治療だけで良いか、全体治療を加えた方が効果的か
・どの位の太さの鍼が良いか（痛みに耐えるか、否か）
・刺鍼の深さや留鍼時間はどの位が適当か（目的の組織の深さは？）
・治療後に回復機転が働きはじめるのが早い方か遅い方か
・脈診所見に合わせる鍼灸治療が必要か、否か（体勢は整っているか否か）
・どのような配穴が適当か
・赤ン坊や青・壮・老年者に対する刺鍼操作の違いがあるが、この病人はどうか

（２）前処置
　刺鍼によって生体の治癒機転を引き出すために、古典には予め穴に爪切、循掃、叩打などを行なうことが指示されているが、現実には刺鍼の痛みを少しでも少なくしようということから前処置が工夫される。たとえば目的の穴に予め指頭で圧迫を加えるような前操作を施すこともある。

（３）切皮
　古典の書かれた時代には、太い鍼で捻鍼法が行なわれたので、咳払いさせた瞬間に

切皮するようなことが有ったが、今日では細い鍼を用い、鍼管を使用して切皮が行なわれる。筆者は四号以上の鍼を用いる時には一気に切皮し、それより細い鍼のときには三～四回弾入して刺入している。

邪道とは思われるが、特に刺入しにくい患者がいて、このような時には、寸三の鍼に一寸の鍼管で切皮したり、寸六の鍼に寸三の鍼管を用いることもある。もちろんこの方法は身体の部位によって使い分ける。

（4）進鍼

切皮に続いて鍼を進める際に患者の呼吸、刺入速度、刺入角度、肥痩、筋の緊張性などによって刺鍼手技は異なってくる。また、目的の部位まで数段階に分けてそのつど刺鍼反応を確認しながら進めて行くこともある（図9－3－1）（図9－3－2）（図9－3－3）。

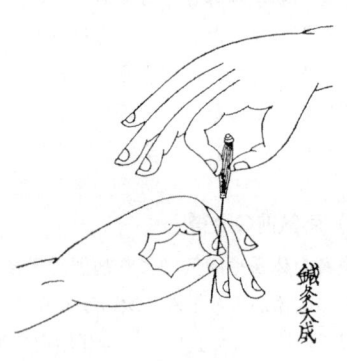

9－3－1　撚鍼を行なっている

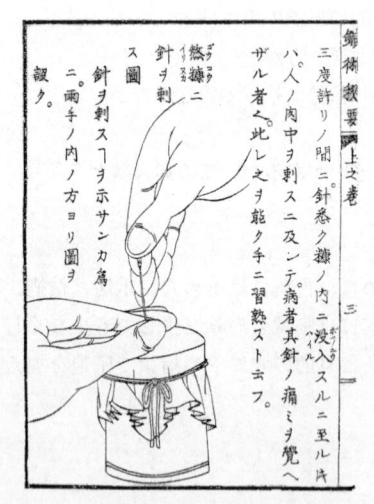

9－3－2　煎り糠に刺鍼練習をしている鍼術秘要

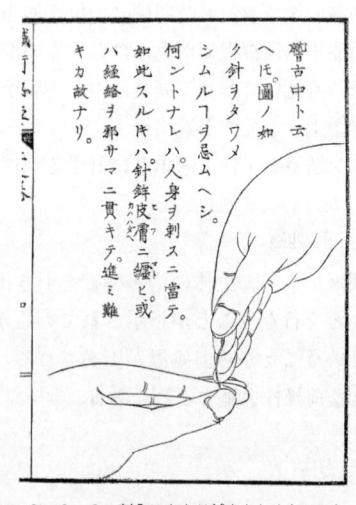

9－3－3　刺入にあたり鍼をたわめないこと

（5）調気

目的の部位に致ってから「気至る」「得気」とよばれる反応をどのように効果的に発揚させることができるか、そのための対策が必要である。分かりやすいところでは症状の有る所にヒビキを伝えることも行なわれる。もう少し付け加えると、刺入している時の組織の抵抗と、組織が反応してくる鍼への反応の二種の感覚を術者は施術しつつ感じている。

（6）退鍼

退鍼は、目的の部位まで刺入して反応を得てから皮下まで鍼を退かす操作をいい、刺鍼操作の大切な部分を占めている。刺鍼によって得た反応を確実なものへ導くための処置でもある。

（7）出鍼（皮ふから鍼を放つ時の操作）

すでに「去ること弦絶するが如き」（霊枢第一）などの記述がみられるように、出鍼も退鍼のつづきで大切な操作だ。鍼経標幽賦では、得気を得た後で「吸に随いて鍼を出し、その穴を閉づ」と記録されていて退鍼と出鍼を区別していない場合もある。

（8）抜鍼後の処置

抜鍼後にその後を按ずるか否かということに尽きるが、古典の時代には鍼が太かったせいか抜鍼後の出血を防ぐ必要性から、あるいは「気」を操作する観点から大切な作業であった*。今日では抜鍼後の後感覚を残すか、あるいは消すために扱われている。抜鍼部位を手指でそっと擦過すると鍼の後感覚が残らない。（*出血すれば寫、後按すれば補）

7．切皮と進鍼

日本で鍼管が開発されたのは杉山流によって江戸時代のことであり、それ以前は捻鍼法か夢分流の打鍼法が行なわれていた。中国では古典を見る限りでは捻鍼法の記載がみられるのみである。捻鍼法を施すに当たり、咳をさせた一瞬のうちに切皮するという方法で痛みを和らげた。一部ではあろうが、韓国で行なわれている方法の1つに、右手の母指と示指で鍼を持ち、鍼を持っている右手の小指球を皮膚に叩き付ける瞬間に切皮するという方法もあるが、このような方法は中国でもおこなわれていたかは不明である。

・「左手で穴をおさえ、右手で穴上に鍼を置き、病人に咳嗽一声（せきばらい）せしめ、鍼入りて腠理を透し、病人に吹気一口せしめ、吹に随いて分寸に至り、鍼頭（鍼尖部）

の沈緊なる時を待つ。鍼頭を転ずるに手を以て循押し、気至るを覚ゆ。却って鍼頭を回し下に向かう。鍼頭に沈緊なるを覚ゆ。病人に吹気一口せしめ、吸に随いて鍼を出し、乃ち、その穴を閉ず……」(竇傑：真言補寫手法の補法、『鍼経指南』、1295、元)。
・「病人に咳嗽（せきばらい）一声させて撚鍼で腠理に入れ、穴を得る」（杜思敬：諸穴治証『済生抜萃』、巻二、1308、元.)。
・「鍼を入れるに速きを貴び（切皮)、すでに入れて徐（ゆっくり）に進める。鍼を出すには緩（ゆるやか）を貴ぶ、急（はやい抜鍼）なれば多く傷つける。……」(『子午流注鍼経』の流注指微鍼賦、著者不詳、金代.)。

　切皮は素早く行なうが、その後の進鍼はゆっくり慎重に行なうことが大切である。鍼を下すにはゆっくり鍼を進める。大いに急げば血をそこなう。
・「下鍼（進鍼＝鍼を下す）は遅きを貴び大急は血を傷そこなう」（金鍼賦)。
　（金鍼賦は鍼灸聚英・鍼灸大成に集録されているがここでは鍼灸大成をとる)。
・「自然の呼吸あり、使然（行なわせる）の呼吸有り。入鍼や出鍼は使然の呼吸なり（患者に命じて呼吸させる)。転鍼（旋捻）は貴き客を待つごとく、虎の尾を握るごとく、その自然の呼吸を候え」（李梴：鍼灸、附雑病穴法『医学入門』、一巻下、1575、明.)。呼吸との関係もすごく大切でこの間の消息を伝えている。

8．退鍼と抜鍼

　すでに＜切皮と進鍼＞項目で調べたこと、ならびに＜補寫＞項目の「導気」で調べることと重複するので避けるが退鍼も刺鍼操作の過程で大切な部分となる。
・抜鍼について「去ること弦の絶するごとく（霊枢第一)」。明代の馬元台は霊枢註証発微の注に「鍼に去らんとする時、弦の絶するごとく、すなわち、始め徐にして終り疾きものなり」という。
・「（鍼頭を転じて下に向かい、手をもって循押し、鍼に沈悶なるを覚ゆ)。病人をして吹気一口せしめ、吹気一口に随いて徐（ゆっくり）にその鍼を出し、その穴を閉じず、これをなづけて寫という」(竇傑：真言補寫手法の寫法、『鍼経指南』、1295、元.)。
・「病人に吸気一口させて鍼を六分に至らせる。鍼に沈渋を覚えて復た退いて三・四分に至らせる。再たび沈渋を覚え、さらに鍼を一豆（ひと豆、少し）ばかり退ぞかせ仰手（この手の使い方は不明）で鍼頭を転じて病所に向かう」（杜思敬：諸穴治証、『済生抜萃』、巻2、1308、元.)。
・「出鍼の法は病勢すでに退き鍼気（鍼下の感覚）微鬆（微はわずか、鬆はゆるい。邪気のために鍼がしめつけられる反対）なり」。刺鍼によって病邪が退き、鍼下がゆるんできたら退鍼する。（金鍼賦：明代の鍼灸大成に集録された金鍼賦より)。
・「病未だ退かざるは鍼下が根をつけたように、これを推せども動かず、これを転ずれ

ども移らず、此れ邪気がその鍼を吸引しているとなし、真気の至るべきが至らざるなり。これ（鍼）を出すべからず」「これを出せば、その病はまたもとに復してしまう。再び補寫をすべし」（金鍼賦：明代の鍼灸大成に集録された金鍼賦より）。

　鍼がしめつけられて身動きの出来ない時は邪気がつよく鍼を吸引しているから、真気の至るべきなのにまだ至ってないからである。このようなときは出鍼してはいけない。もしこれを出せば、その病はまたもとに復してしまう。再び補寫をすべし、という。

・「出鍼（鍼を出す）は緩なるを貫ぶ。大急は気を傷う」。（楊継洲：『鍼灸大成』，1601，明.）

9．刺鍼反応

　古典に出てくる刺鍼反応の読みは一部を除いて大抵は術者の手の感覚についてであり、次ぎのような文例がみられる。

・「静かに久しく留め、気至るを以て故と為す。貴き所を待つごとく日の暮れるのを知らず」（素問　二十七）

　ではその具体的な手の下感覚は、どのように受け取られたのであろうか。

・「虚を刺し、これを実するとは鍼下熱するなり。気実すなわち熱なり」（素問　五十四）とあり、「熱気が鍼によるときは、すなわち鍼熱す。熱するときは肉が鍼に着く、故に堅し」（霊枢　三十九）と書かれており、鍼が締まってくることをいったものと考えられる。

　反対に「満にしてこれを泄するとは鍼下寒なり。気虚すなわち寒なり」（素問　五十四）とあり、反対に刺鍼した鍼がゆるんでくることを表現していると考えられる。

・「実と虚とは牢濡の意なり。気の来ること実牢なるは得となし、濡虚は失うとなす」（七十九難）。この難経七十九難にみられる「実・牢は得ると為し、濡・虚は失なうと為す」という文章は素問・霊枢にみられる虚実に補寫を施した結果現れる脈状を指しているけれど、刺鍼に伴う手の下感覚にも一脈通じることと考えて差し支えない。

　刺鍼反応（投与感覚）がなければ何回でも施しなさい。しかし、もし投与感覚が得られたらそれ以上鍼を加えない、という文例がある。

・「これを刺して気が至らざればその数を問うことなかれ。これを刺して気が至ればすなわちこれを去って復た鍼することなかれ」（霊枢　九鍼十二原篇　第一）。

　また、投与感覚の一例として釣りをしている手に感じる感覚にたとえた次の文例には実感がある。

・「気の至るや魚が釣の餌を飲み込み、これを浮沈するごとし」（竇黙：鍼経標幽賦，『鍼経指南』，1295，元.）とか、「軽滑慢にして来たらず。沈渋緊にしてすでに至る」（竇黙：

鍼経標幽賦,『鍼経指南』, 1295, 元.)。
- 「鍼下が沈重緊満なれば気がすでに至るとなし、(このときに) 患人が痛みを覚えれば実、癢みを覚えれば虚となす。もし、鍼下が軽浮虚活なれば気がなお至らない。弾・努・循・押を用いよ」(李梃：鍼灸, 附雑病穴法,『医学入門』, 一巻下, 1575, 明.)。

この、鍼下に気が至らなければ弾・努・循・押を用いるということについて、弾は大指か次指の爪で軽弾して気をめぐらせる補寫の方法を指し、努は大指と次指で鍼を撚り、連ね搓こと三下して、手の顫える状のごとくする。これを飛といい、補寫両方に用いる。循は手で鍼する所を経絡に随いて上下に循按して気を往来させる。押は摩のことで、痛みが去らないときに痛い所を押摩して痛みを散らしたり、手でその穴を按ずることを押という、とあり、感覚的にも理解できる感触である。

さらに次のような文例も参考になる。
- 「気がなお至らず、鍼で豆腐をさすごときは死なり」(李梃：鍼灸, 附雑病穴法,『医学入門』, 一巻下, 鍼灸, 1575, 明.)。

気が至らないで豆腐に刺すようなものは死(予後が悪い) であるという。

しかし、もし反応がなければ次のようなことになるという。
- 「気の至らざるや、幽堂の深遠に閉居するに似たり」(竇傑：鍼経標幽賦,『鍼経指南』, 1295, 元.)。
- 「(鍼を) 停めてこれ(真気が至る)を待ち、直しく微鬆の候を得てまさに鍼を豆ばかり (少し) 出し (退鍼)、搖かしてこれを停めよ」(金鍼賦：明代の鍼灸大成に集録された金鍼賦より)。
- 「転鍼(回旋法)は大急なら痛め、太慢なら病が去らない」(李梃：鍼灸, 附雑病穴法,『医学入門』, 1巻下, 1575, 明.)。
- 「鍼下に緊満を覚えればその気はめぐりやすい。……邪が盛んで気が滞れば提插(雀啄) を用いよ。まず病邪を去ってから後にその真気を通ず」(李梃：鍼灸, 附雑病穴法,『医学入門』, 1巻下, 1575, 明.)。

近年になって分かりやすい解説を加えているのは米山博人先生による次の一文である。

「指に来る、

　　　　かそけき鍼の手応えに、

　　　　　　　　生命の神秘つつしみてきく

　(この句は米山先生の知人から頂いたものだとのことであるが)

鍼感を鍼治療の核心にすえることは、現在の鍼灸治療を実践的に進展させるうえにぜひとも必要なことと考えられる。治療の感覚を投与感覚と呼び、患者の感覚を受容感覚と呼びたい(2号・3号鍼程度が最も投与感覚が得られ易い)。投与感覚は指頭に

感ぜられるものであるが、……この感覚が得られた場合には患者においても受容感覚があると思う。鍼の治療というものは治療家自身が、自分の指で感じながら患者の感覚に適合するようにする所に妙味があると思う。

指先に応ずる手応えこそ患者の生命すなわち自然治療力の神秘さである。……中国では鍼感を"手の下感覚"と区別している……それは患者の示す反応であって、そこに何等かの患者の感覚は存在する訳である。……従来鍼灸の治効に最も関係あるのは経穴とされていたが……実践的には鍼感が一層重要である事が注目されてきた。……鍼感は鍼治療における治療（刺激）効果の重要なる指標である。この鍼感を鍼治療の核心にすえることは、現在の鍼灸治療を実践的に進展させるうえにぜひとも必要なことと考えられる。

置鍼……最初に刺入した際、鍼感を確かめてから置鍼しておかねば効果は小さい。置鍼といってもそのまま放置するより、少々鍼を動揺させた方が効果が大きい。置鍼時間については私は5分くらいから20分くらいが適当だと思う。それ以上時間をかける事は無意味だと思う。……私は学生たちに常に鍼は尻重くせよと云っている。刺入して処定の場所ではゆっくりその効果を確認するような念の入った刺激をして鍼を抜くということである。この辺に毫鍼の妙味がある」（米山博久：お説拝聴5、『医道の日本』、35巻，3号，医道の日本，1976.）。

10．補寫

素問・霊枢に見られる補寫、難経に見られる補寫については次ぎの通りであるから、とりたてて説明を加えるまでもないと考えられるので原文のまま引用してみよう。

・素問・霊枢にみられる補寫方法―――補

「押て循で、切してこれを散じ、推してこれを按じ、弾じてこれを怒まし、爪してこれを下し、通じてこれを取る」（素問二十七）

「按じてこれを致す」（素問六十二）

「鍼を持して置くなかれ、もって意を定む」（素問六十二）

「補はこれに随う」（霊枢九）

「脉浅き者は刺すなかれ、その脉を按絶し、すなわちこれを刺せ」（霊枢七）

「呼尽きて鍼を内れ」（素問二十九）

「虚は浅くこれを刺せ」（霊枢九）

「静かに、久しく留め、気至るをもって故となす。貴き所を待つ如く、日の暮れるを知らず」（素問二十七）

「微し内れ、徐にこれを端す。神適いて散せず」（霊枢七十一）

「徐に内れ、疾く出すなり」（霊枢三）
「吸を以て鍼を排するなり」（素問二十七）
「すでに鍼を発し、疾くその痏（鍼あと）を按じ、その血を出さしむることなく、もってその脉を和す」（霊枢四）
「虚に入れる者は、左手にて鍼空（はりのあな）を閉ずるなり」（素問五十三）

・素問・霊枢にみられる補寫方法———寫
「寫はこれを迎えよ」（霊枢九）
「息の方吸（ほうきゅう）を以て鍼を内れ、その方吸をうかがいて鍼を転ず」（素問二十六）
「実は深くこれを取れ」（霊枢九）
「疾く内（い）れ、しかして徐（じょ）に出すなり」（霊枢三）
「その道を揺大にし、その路（みち）を利する如くす、是を大寫（たいしゃ）という」（素問六十二）
「鍼を出し按ずるなかれ」（素問五十四）
「実に入れる者は左手にて鍼空（はりのあな）を開くなり」（素問五十三）

・導気（どうき）について
「徐入徐出はこれを導気という」（霊枢三十四）
ゆっくり鍼を出入すると、それにともなって気が出入することを記した文例であるが、補寫の手技に参考となるのでここに引用した。逆に考えれば早く鍼を動かすと鍼と気が離れてしまうということになる。

・難経の補寫
「補寫の法は必ずしも呼吸出内の鍼には非（あら）ざるなり。鍼を為すことを知るものはその左を信じ、鍼をなすことを知らざるものはその右を信ず。刺す時にあたり先ず左手をもって鍼をする所の栄兪の処を厭（あん）え按じ、弾じてこれを努（いか）まし、爪してこれを下す。その気の来るや動脉の状の如し、鍼を順にしてこれを刺す。気を得て因て推してこれを内れる、これを補と謂う。（もし鍼を）動かしてこれを伸ばせばこれを寫と謂う（七十八難）」。

次ぎに、補寫と営衛の扱いを記述した文例で、霊枢 第九にある補を先に、寫を後に施す主旨を受けて書かれている。

「補の時は衛より気を取り、寫の時は栄より気を置く（抜き取って放棄する）。陽気不足し、陰気有余は、まさに先ずその陽を補し、しかる後にその陰を寫す。陰気不足し陽気有余は、先ずその陰を補し、しかる後にその陽を寫し、栄衛を通行させる、此れその要なり（七十六難）」。

・「陽に鍼する者は鍼を臥（ふ）してこれを刺し、陰に刺す者は先ず左手を以て鍼する所、栄

俞の処を摂按し、気が散じてすなわち鍼を内れよ。これ、栄を刺すに衛を傷るなかれ、衛を刺すに栄を傷るなかれという」(七十一難)。

衛気を目的とする刺法は斜刺で浅く内れ、栄血を目的とする刺法は直刺で深く入れるという。

・「迎えてこれを奪うとは、その子を寫すなり。随いてこれを済(たすける)とは、その母を補すなり……いわゆる実と虚とは牢・濡の意なり。気来たり実・牢は得るとなし、濡・虚は失うとなす。故に得るごとく、失うごとくというなり(七十九難)」。

迎はその子穴を寫し、随はその母穴を補す、という取穴の補寫が初めてあらわれる。手技による補寫ではなく、取穴によって補寫ができるというのである。一方、補すれば実し、寫すれば虚すという行為の結果は、脈状が実・牢(堅固)、濡・虚(軟弱)という結果になるという。

素問・霊枢における補寫から難経における補寫へとキメの細かさを増した感があるが、大きな違いもいくつか見ることができる。

一つは迎随の意味で、素問・霊枢における迎随は患者の被刺激性を考慮に入れた刺法をさすのに対して、難経の補寫はその子を寫す「迎」と、その母を補す「随」とを考え出したことである。

二つは難経にみられる「補を先に、寫を後に行なう」という方法は、後に出てくる明代の『神応経』(陳会, 1425)で、修正が加えられる(寫を先に加える)わけだが、おもしろい考え方である。

三つは栄衛陰陽への刺法について深い直刺と浅い斜刺を強調したことである。このように素問・霊枢で展開された刺法に対して簡略な表現でまとめを加え、また、いくぶん内容を豊かにすることができたことになる。

・補寫された患者側の反応・感覚について

「補は必然として得るところあるが如し、寫すれば悦然として失うところあるが如し」(霊枢 第三)。

生体が虚している時に補法を行なうと何物かを体内に取入れたような緊張した状態になり、実している時に、これに寫法を行なうと何物かが抜け落ちたような弛緩状態になるという。

・その後の補寫に関する意見

「およそ補寫は必ずしも呼吸の出内に非ずして手指にあり」と七十八難にあり、呼吸の補寫を否定しないが、手指による操作の大切さを表現している。そしてさらに『鍼経指南』(1295.)に十四の手法が挙げられている(竇傑撰:真言補寫手法の手指補寫, 『鍼経指南』, 1295, 金.)(竇黙、字は竇漢卿、初名は傑、1195-1280.)に書かれている。

629

この十四の鍼法について、日本の岡本一抱が解説しているので『鍼灸抜萃大成』、巻上（岡本一抱：1698.）から引用しよう。
　「十四法の鍼法：「動、退、搓、進、盤、揺、弾、撚、循、押、摂、按、爪、切の十四法あり。
一に動とは気の行かざるが如きは鍼を動かし、気を聚むるなり。
二に退とは補寫をなして、鍼をいださんと欲するとき、先ず鍼少しばかり抜きかけて、また却りて鍼を留め、方に鍼を出すべし。
三に搓とは、およそ病の熱さめて、外に向い鍼を臥せて、搓線の状のごとくす。内に向い鍼を臥て、前の法の如くす。
四に進とは、およそ気を得ず、男は外、女は内、および春夏秋冬に各々進退の理あり。
五に盤とは、およそ腹の中脘、関元の如きに先ず刺して入る事2寸5分、退き出す事1寸、ただ留むること1寸5分、内に在らしめて盤をなす。
六に揺とは、およそ寫の時、鍼を出さんと欲せば、動揺して後に出すべし。
七に弾とは、およそ補の時、大指の爪を用い、軽く鍼を弾いて、気をしてすみやかに行らしむ。
八に撚とは、手指にて鍼を撚り、左を外とし右を内とす。女は反す。
九に循とは、およそ鍼を部分経絡の処にくだし、手を用いて循り、気血をして往来せしむ。
十に押とは、およそ補の時、鍼を出すとき、手にて其の鍼口を押閉ず。
十一に摂とは鍼を下すとき、気渋滞る事を得ば、経絡に随い、上って大指の甲にて上下にその気血を切すれば、自ら通じ行ぞ。
十二に按とは、鍼を動かさず、按手を進退するなり。
十三に爪とは、およそ鍼を下して左手の大指の爪を以て重く穴の上に爪し、気血を散ぜしむ。準あり。
十四に切とは、およそ鍼を下さんと欲し、先ず大指の甲にて其の鍼する所の穴を按じ、左右の気血をして宣べ散して後に鍼を下す。
　さらに、『神応経』の補決直説に「まず寫して後に補すべし。これを、まずその邪を寫して後に真気を補す。これすなわち先生の不伝の秘訣なり。もし人に疾あれば前の法（寫法）により、鍼して手法を用い、気を催し気を取る。寫することすでにおわって、それから補法を行なう」（陳会：補寫手法，補決直説，『神応経』, 1425, 明.）。
・「補はこれを吸にはやく去り（病人の吸気時に抜鍼する）、その穴を急いで押でよ。寫はこれを呼に徐に去り（病人の呼気時にゆっくり抜鍼する）、その穴を閉じず、腠を密にせしめ（腠理を緊密にさせて）、然る後に吸気する。寫は後按せず、自然と密にせ、そのあとで吸気させる」（金鍼賦：『鍼灸大成』より）。

11. 刺鍼の深さ

　全体治療と局所治療では刺鍼の深さに対する考え方に違いが見られる。局所治療は苦痛を取り去るための対症治療であり、対症治療には西洋医学と同じく診断——病変の部位や性質、治療の設計、経過や予後の推定などを明らかに——する態度が必要になり、それに応じて深刺する場合も出てくることがある。一方、全体治療は経脈を調整するために行われ、自律神経系・免疫系・内分泌系などの自律機能を調整するための治療であろうと想像されるが、深さにも限度があることになる。もちろん経脈を用いて対症治療を行うこともあるので、この場合には局所治療と同じような考え方を適応してよいが、この場合でも深さはそれほどの要求はされないことが多い。

　全体治療の考えは、どんなに小さな部分でも必ず全体との関係があり、しかも、それなりの調和がとれていることが大切になる。これを陰陽論で考えると、生きているという陽性な作用はその背後にそれと同じくらいの陰性な基盤があって初めて成立することであり、その陰性な代表が肉体では臓腑にあたることになる。そこで臓腑を調えることがもっとも重要とされた。その臓腑や臓腑と全体との関係は経脈を通じて成り立っているので、経脈を調節することは東洋医学ではとても大切であると考えられた。その経脈の作用の実体は気血衛栄の作用なので、それが順調であることが要請されることになる。ここらへんの事情については「五藏の道は、みな経隧（経脈）に出で以て血気を行らす。血気が和せざれば百病はすなわち変化して生る、是の故に経隧を守る」（素問　調経論篇　第六十二）という文例がある。このような医学観をもとに全体治療の刺鍼について考察してみよう。

　刺鍼の深さを考えるにあたり、まず基準になるのは次ぎの文例であろうと思われる。
・「足陽明……その脉は大、血は多く、気は盛んで熱壮なり。これを刺すには深からざれば散せず、留めざれば寫せざるなり。

足陽明の深さは六分、留めること十呼

足太陽の深さは五分、留めること七呼

足少陽の深さは四分、留めること五呼

足太陰の深さは三分、留めること四呼

足少陰の深さは二分、留めること三呼

足厥陰の深さは一分、留めること二呼

手の陰陽（経脈）はその気を受くる道が近く、その気の来ることがはやい。その刺す深さは皆二分を過ぐることなく、その留めるものは皆一呼を過ぐることなかれ。その少長、大小、肥痩は心をもってこれを撩れ。（霊枢十二）」。

　「刺之深淺．灸之壯數．可得聞乎．……

足陽明、五藏六府之海也。其脉大血多、氣盛熱壯。刺此者、不深弗散、不留不寫也。足陽明、刺深六分、留十呼。足太陽、深五分、留七呼。足少陽、深四分、留五呼。足太陰、深三分、留四呼。足少陰、深二分、留三呼。足厥陰、深一分、留二呼。手之陰陽、其受気之道近、其気之來疾、其刺深者、皆無過二分、其留皆無過一呼。其少長大小肥痩、以心撩之。命曰法天之常、灸之亦然。灸而過此者、惡火、則骨枯脉濇。刺而過此者、則脱氣」（霊枢 經水篇 第十二）。

留鍼時間について霊枢では人間は一日13500息とあって、これは1分当たり約9.4息しか呼吸をしていないことになる。つまり一息に6.4秒費やしていることになる。今足の陽明経には「留めること十呼」とあるから、一分間強の時間となり、そう永くはない。

深さに関して丸山昌朗先生は周尺を22.5㌢としている所からその百分の一を一分とすれば、一分は0.225㌢となり、足陽明でも1.35㌢の深さの刺鍼ということになる。

鍼の太さは、杉山流の管鍼術が開発されてから細い鍼が作られる様になったといわれるが、それでも今日の3号くらいということであるから、当時の鍼は今日の日本のものよりは太かったであろうと想像されるので、刺激の大きさを考慮して行なう必要がある。

・「陽を鍼する者は鍼を臥してこれを刺し、陰を刺す者は先ず左手を以て鍼する所、栄兪の処を摂按し、気が散じてすなわち鍼を内れよ。是れ、栄を刺すに衛を傷るなかれ、衛を刺すに栄を傷るなかれと謂う」（七十一難）。

衛気を目的とする刺法は斜刺で浅く内れ、栄血を目的とする刺法は直刺で深く入れる。摂按についてはいろいろ説明され「手を動かして按摩」すること、「さすったり軽く押圧したり」することであるとされている。「切して循り、按じて弾わせ、その応じて動ずるのを視てこれを取って鍼を下す」（霊枢七十五）とか「押りて循り、切して散し、推して按じ、弾わして怒らせ（奮起）、抓んで鍼を下し、通じ（気が来）て鍼を取る」（素問 二十七）などの記録の延長上にあると考えられる。

これら古典に書かれた基準は絶対的なものではなく、諸々の条件が刺鍼深度を修飾しているのはいうまでもない。

例えば「肥人は秋冬の斉をもって刺し、痩人は春夏の斉をもって刺せ」（霊枢九・三十九）。太り気味の人にはやや深く、痩せ気味の人にはやや浅く刺鍼するという具合である。「春気は毫毛に在り、夏気は皮膚に在り、秋気は分肉に在り、冬気は筋骨に在り。此の病を刺すには各々その時をもって斉となす」（霊枢三十九）、という四季による深さの規準もある。

気の動きから「気が滑ならば疾く出し、その気が濇ならば遅く出す。気悍なれば鍼は小にして浅く入れ、気渋れば鍼を大にして深く入れよ。深ければ留むることを欲し、

浅ければはやきを欲す。これをもってみるに布衣（労働者）を刺すには深くして留め、大人（貴族）を刺すには微（微細な鍼）で徐（緩徐）にす。これみな気の慓悍滑利に因るなり（霊枢五）」という表現も一例である。

　　気滑即出疾．其気濇則出遅．気悍則鍼小而入浅．気濇則鍼大而入深．深則欲留．浅則欲疾．以此觀之．刺布衣者．深以留之．刺大人者．微以徐之．此皆因気慓悍滑利也（霊枢　根結第五）。

　経脈の治療には深く刺入する必要はないと考えられているが、実はそうでもなさそうな記録も見られる。
「足少陰……冬の脉なり。伏行して骨髄を濡すものなり」（霊枢　経脈篇　第十）。足少陰脉は骨髄をつかさどるから深い、というのであるが、前に出てきた刺鍼の深さに対する基準とはだいぶ違う。この文例から想像すると肺経は皮と合するから浅く、脾経は肉と合するから少し深く、肝経は筋と合するからもう少し深く、そして腎経が最も深いところを走行していることになる。これらの経脉を刺鍼する場合には、その経脉の深さにまで鍼が至らないと作用をおよぼすことができないということになる。なぜなら、内臓の栄養は経脉を介してそれと関連する皮肉筋骨に送られるからで、このように経脈に刺鍼する場合でも条件により刺鍼の深さには臨機応変の処置が必要となり、これらはみな臨床上の応用となる。
　局所治療の刺鍼深度を古典に求めると、まず一番目につくのが素問五十・五十一篇にみられるもので、病気はいろいろあって皮・肉・脉・筋・骨の病気にはその深さまで刺入することが大事であると記載されている。素問の刺要論五十では「病に浮沈あり、刺に浅深あり、各々その理に至り、その道に過ぐるなかれ。これを過ぎれば内傷し、およばざれば外壅を生ず……浅深を得ざればかえって大賊をなす。内は五臓を動じ、後に大病を生ず」として、皮、肉、脉、筋、骨への刺入注意と、深く刺し過ぎて失敗した場合の変化をあげている。同じく素問の刺斉論五十一ではそれらより浅く刺入して失敗する例をあげ、いずれも病気のある各組織に刺入することの大切さを明記している。筋の病気には筋まで、骨の病気には骨まで……というように。そして臨床の実際では、解剖学的にあるいは経験的に深さの目安をつけた後、また、刺鍼反応を診ながら決めることになる。

　　病有浮沈．刺有浅深．各至其理．無過其道．過之則内傷．不及則生外壅．壅則邪従之．浅深不得．反爲大賊．内動五藏．後生大病．
　　刺毫毛腠理無傷皮……刺皮無傷肉……刺肉無傷脉……刺脉無傷筋……刺筋無傷骨……刺骨無傷髓（素問　刺要論篇　第五十）。

・「疾が浅くて鍼が深ければ、内は良肉を傷り、皮膚は癰をなす。病が深くて鍼が浅ければ病気は寫せず大膿をなす。病が小で鍼が大であると気を寫すことが太甚で、疾は必ず害をなす。病が大で鍼が小ならば気を泄寫せず、また敗をなす」(霊枢七)。
・「壮士で真骨（骨格堅固）の人を刺すには深く刺入しないと効果が得られない、身体の虚弱な人は浅く刺入しなければいけない」(霊枢第九)。
・「壮者の気血は盛んでその肌は滑なり。気道は通じ、栄衛の行りはその常を失わず……老者の気血は衰え、その肌肉は枯れ、気道は渋り……その栄衛は衰少して衛気は内に伐つ」(霊枢十八)。
・「壮士で真骨で肉堅く節緩く堅々然（堅固のさま）なるを刺すに、この人の（動作が）重きときは気渋り血濁る。これを刺すには深くしてこれを留め、その数を多く益す。勁なるときは気滑し血清く、これを刺すには浅くして疾くす」(霊枢三十八)。
・「年質壮大（壮年で立派な体）なるは血気充盈（盛）して皮膚堅固である。もし邪を加えられれば、これを刺すに深くして之を留めよ。これ肥人なり。肩腋項肉が広く（大きい体）、皮厚くて黒色、唇は臨々然（下唇は厚くたれ下り）とし、その血は黒くて濁り、その気は渋りて遅く、取與を貪るなり（人からものを取るのはなるべく多く、人にものをやるのはおしむ欲ばり）。これを刺すは深くして留め、その数を多く益す。瘦人は皮薄く色少なく（白）、肉廉々然（やせて骨格がよくわかる）、唇薄く、言は軽い。その血は清く、気は滑し、気は脱し易く血を損じ易い。これを刺すには浅くして疾くす」(霊枢三十八)。

運動器疾患を考えるときの基準について、筋骨などは今日と変わらないと考えてよいか、ということについて。答えはもちろん変わらないと答えられるが一応調べてみよう。ニューアンスの点で違いは若干ある。

筋と骨の病気について、「経筋（関節運動を主どる）(霊枢十三)」・「膝は筋の腑（素問十七)」・「病が筋に在れば筋攣つり節（関節）痛みて行くべからず（素問五十五)」ということから筋肉の病気らしいと想像できる。

骨折は別として「骨は髄の腑、久しく立てず、行こうとすると足がガクガクとして立っていられないのは骨が疲労の極にある」（素問十七）（柴崎保三：『鍼灸医学体系③黄帝内経素問』. p1356. 雄渾社. 1979.）。
・「病が骨に在れば骨重く挙げるべからず。骨髄は酸痛し……骨痺という」（素問五十五）。
・「筋骨の間に留して寒多ければ筋攣つり骨痛む」（素問五十五）。
・「手が屈して伸びざるものは病が筋に在り、伸びて屈せざるものは病が骨に在り」（霊枢九）。
・「耳焦枯して塵垢を受くるは病が骨に在り」（霊枢五十九）。

・「冬を以てこれに過ぎるは骨痺をなす」(素問四十三)。
これらから、骨の症状は形容できない深い所にある感じを指しているように受け取れる。
・「病の居るところ、随いてこれを調えよ。病が脉に在ればこれを血に調のえ、病が血に在ればこれを絡に調のえ、病が気に在ればこれを衛に調のえ、病が肉に在ればこれを分肉に調のえ、病が筋に在ればこれを筋に調のえ、病が骨に在ればこれを骨に調のう」(素問六十二)という記録も上に引用したものと同類の表現である。

　内臓を治療するときの考え方については次のようである。
・「(寒熱の気が)深専なる者は大臓を刺す、臓に迫るには背を刺す、背兪なり。これを刺して臓に迫るは臓会なればなり。腹中の寒熱去りて止む」(素問五十五)。
　臓の病気に迫るには背兪が良いという。もう少し付け加えるなら、臓病は陰性なので先に引用した通り、他の刺鍼法よりやや深い方が良いということになる。すると「腹中の寒熱は去りて止む」ことになるという。
　『腹證奇覧』(稲葉文礼．1800．)にも「いずれの證によらず腹證を診(うかが)いて、毒の厚深凝結したるものは、みな背に着くなり……紙線(こより)を以て背後へまわし……指頭を以てこれを按ずるに腹中応うる所あり……灸すること一穴五十壮ずつこれを天応の穴というなり……」とあり、同様の経験であった。
　刺鍼深度に関係していろいろな経験から生まれた注意が書かれている。例えば次ぎのような文例がそれである。

赤ん坊に刺鍼するとき、
・「嬰児(えいじ)(みどりこ)は其の肉脆く血少く気弱し、これを刺すには毫鍼を以て浅く刺して疾く鍼を発(抜鍼)す。日に再び(二度)可なり」(霊枢三十八)。
　赤ん坊ではないが、刺鍼深度に関連して総括的な表現でありながら面白いものに次のような文例もあり、参考になる。
・「清なる者はその気滑(清気は上昇し、濁気は下降する。清気は五官器・汗空などをめぐり、濁気は経脉を通じて五体を養う)なり、濁なる者はその気が濇(渋滞・しぶる)なり、これ気の常(法則)なり。ゆえに、陰を刺す者は深くしてこれを留め、陽を刺す者は浅くして、これを疾く(すぐ抜鍼)す。清濁あい干すものは数をもってこれを調うなり」(霊枢四十)。

　要するに全体治療と局所治療とでは刺鍼深度に対する考え方が違い、全体治療では診察にもとづいて経脉に治療点を求めるが、局所治療では病変の部位と深さによって決められるということである。今日の日本では経脉の治療には浅く刺鍼するという経

験があるが、これは古典に従った方法であるとともに、日本で経験的に発展した方法であろうと考えられる。

１２．重虚について

　経脈のわずかな異常のときには「経刺」の刺法がある。虚したときには「補法」があり、実したときには「寫法」があり、すごく虚したときには甘薬で治療しなさい。すごく実したときには「大寫」をしなさいとある。関係する文例は次のように記録している。

・「盛なればこれを寫し、虚すればこれを補し、熱なればこれを疾にし、寒なればこれを留め、陥下すればこれを灸し、不盛不虚は経を以てこれを取る」（霊枢 経脈篇 第十）。
・「諸々の小なるは陰陽形気ともに不足す、取るに鍼をもってすることなく、調えるに甘薬（滋潤剤）をもってするなり」（霊枢 邪気蔵府病形篇 第四）。
・「（実の強いときには）その道を揺大にしその路を利する如くす、是を大寫という」（素問 調経論篇 第六十二）。

　すごく虚したときに用いる甘薬について『千金方』（巻二十九，用鍼略例，第五，孫思邈，652，唐．）では「諸の小弱脈には大鍼を用いることなく、然も気の足ざるものには調うるに百薬を以てするに宜し」とあり、『黄帝内経霊枢校注語訳』（郭靄春編著，天津科学技術出版社，1989．）では甘薬について「緩和の薬を用いて調治」すること、としている。『霊枢識』（丹波元簡，1808．）では、甘薬の「甘の一字について聖人は意を用いるに深し。……胃気強ければ五臓ともに盛んなり……胃は土に属して甘を喜ぶ……土は万物の母となして、陰陽ともに虚するは必ず調うるに甘薬を以て調うべし」ともある。滋潤剤あるいはお粥のような類を指しているのであろう。

　重虚に関連して代田文彦先生による示唆に富んだ発表があるので引用させていただくと次のようである。

　「鍼灸治療は技能の一種だから、厳密な意味では、適応と限界を一般論として取り扱うことは難しい。術者の能力により大きな差が生じるからである。……鍼灸治療は生体に働きかけて、反応を引き出すことを目的にしている。……体力に見合った刺激量を働きかけなくてはならない。仕掛けるほうと受けるほうの相対的な関係が誠に微妙である。……衰弱の極に鍼灸治療を試みようとすることなどはもってのほかである。いくら鍼や灸で働きかけたところでなんら反応を返してくれないばかりか、その刺激が負担になって、死期を早めることにもなりかねない」（代田文彦：鍼灸と適応の限界．『からだの科学』増刊号．p124～125．日本評論社．1995．）。

１３．脈診所見とその処置

脈診所見との関係でも次のような文例がみられる。
「脉の実するものは深く刺し、その気を泄す。脉の虚するものは浅くこれを刺し、精気を出すことなく、その脉を養い、独りその邪気を出せ。もろもろの痛みを刺すものはその脉みな実す（霊枢 第九）」。

脉診所見とその処置については今まで沢山の論議がなされてきたので今さら引用するまでもないが、刺鍼技術との関係から一応古典を調べてみよう。
脈は人の気の状態を表わしている。そこで刺鍼を行なうばあいにも脈は大変参考になる、という立場を取る。
・「脉の実するものは深く刺し、その気を泄す。脉の虚するものは浅くこれを刺し、精気を出すことなくその脉を養い、独りその邪気を出せ。もろもろの痛みを刺すものはその脉みな実す」（霊枢 終始篇 第九）というのをはじめ、いろいろなとらえ方が見られる。
・急・緩、大・小、滑・濇などの脈に対する処置法がある。

「諸々の急（緊脉やひきつれなどの意）なるは寒多し。緩なるは熱多し。大なるは多気少血、小なるは血気みな少なし。滑は陽気盛んで微し熱あり。濇は多血少気で少し寒有り。これゆえに急を刺すには深く内れて久しく留め。緩を刺すには浅く内れてはやく鍼を発し（抜鍼）、もってその熱を去り。大を刺すには微しその気を寫してその血を出すなかれ。滑を刺すにははやく鍼を発して浅くこれを内れ、もってその陽気を寫してその熱を去り、濇を刺すには必ずその脉に中てその逆順に随いて久しくこれを留めよ。必ず先ず按じてこれを循で、すでに鍼を発してはやくその痏（鍼の跡）を按じその血を出さしむることなく、もってその脉を和す。諸々の小なるは陰陽形気ともに不足し、取るに鍼をもってするなかれ、調えるに甘薬（滋潤剤）をもってするなり」（霊枢 邪気蔵府病形篇 第四）。
・「気滑なればはやく出し、気渋なれば遅く出し、気悍なれば鍼は小にして浅く入れ、気渋れば鍼を大にし深く入れよ。深ければ留むことを欲し、浅ければはやきを欲す（霊枢 第五）」。

これらの手技は「治病の道は、気を内れて宝となす」（素問 第七十七）とか「用鍼の類は気を調するに在り」（霊枢 第七十五）という考え方に通じている。

１４．その他の経験的な刺鍼技術について

分類しにくい経験的な刺鍼技術を引用すると次のようである。
・「熱厥（足の底からほてりやすい）を刺すには鍼を留めてかえって寒（熱をさます）

となし、寒厥(足の先や膝頭がひえやすい)を刺すには鍼を留めてかえって熱となす」(霊枢 終始篇 第九)。

熱厥は陰気のめぐりが悪くなり、陽気ばかりが多くなって起きた現象なので陰気のめぐりを良くすることが大切になる。寒厥はその反対である。程度もいろいろ有り、簡単に治療できるものから難渋するものまであるのはいうまでもない。鍼灸院へは、丈夫であった人が中年を過ぎてから足がほてりやすくなったという訴えで来院することがある。熱厥の軽い症状である。このようなときには体力をつける治療を加えると解決する。筆者は鍼とともに好んで腰部へお灸を加える。冷え性(寒厥)のばあいには鍼灸治療は身体の様子から取捨選択して決められる。体力をつけながら循環も良くしなくてはならないからである。あわせて食餌や体操指導を加えることもある。いろいろな疾患の部分症状として訴えることが多いからである。

・「久病(発病してから久しいもの)は邪気の入ること深く、この病を刺すには深く内て久しく之を留め、日を間て復たこれを刺す」(霊枢 終始篇 第九)。

長患いになるほど身体にしみこむから「邪気の入ること深く」と巧みな表現をしている。

・「病の間(病が緩和)なるはこれを浅く、甚(病が急で重い)なるはこれを深くす。間なるはこれを少なくし、甚なるは之を衆くす。変に随いて気を調う」(霊枢 衛気失常篇 第五十九)。

病の軽いものは浅刺で少刺にし、病の重いものは深刺で多刺が良い、あとは病状の変化に従って取捨選択しなさいという文である(黄帝内経霊枢郭靄春編:『黄帝内経素問校注語訳』、p.395、天津科学技術出版社、1981.)。

・「間は并せて行き、甚は獨り行く」(素問 第六十五、霊枢 第二十五)。

この文について岡本一抱の『素問諺解六十五』には「間甚は病の軽重なり。病の浅深を量って医は意を以てこれを調うなり。……病に間ありて軽きものは精と邪と并せて行くなり。甚しくして重きものは正気を拒んで邪がひとりゆくなり。一説に"行"はおこなうと見て、病の間あるものは諸治を兼ね行ない、重きものは諸治雑え行ない難きと。是ならず。"行"はユクと見る可し」と記載している。治療の加え方に大きな違いがでてくることになる。

・「諸熱を刺す者は手をもって湯を探るが如く、寒清を刺す者は人の行くことを欲せざる如くす」(霊枢 九鍼十二原篇 第一)。

この条文について『黄帝内経太素』(隋代の楊上善篇、巻復刻太素)二十一巻の諸原所生に「熱を刺すものは熱気を決寫するなり。久しく停鍼せず、徐に鍼を引き、病の気を疾く出さしむ。ゆえに手をもって湯を探るが如く、その疾きを言うなり」(田口友康ほか:『黄帝内経太素』、欠巻復刻太素、古医典乃つどい発行、1964.)とあり、熱いので静かにそっと鍼を引き上げるさまを表現している。「徐に鍼を引」けば邪気は鍼と共に寫すこ

とになる。「徐入徐出はこれを導気という」（霊枢 第三十四）という文があって、ゆっくり鍼を出入するとそれにともなって気が出入することを表現している。

　反対に寒を刺すときは留鍼して温気を集補しなくてはならない。
・痛みは有るが、その部位が分らない時は陰であるから深く刺しなさい、という文例がある。

　「痛みを病むものは陰なり。痛み、手をもってこれを按じて得ざるものは陰なり、深くこれを刺す」（霊枢 終始篇 第九）。

　痛みを起している部位が明らかではないからといって、ただ深く刺鍼するのではなく、西洋医学による病態把握も鍼灸に応用できるものがたくさんあるので、これらも参考にして刺鍼するほうが賢明である。それが運動器の失調であればなおさらである。
・こむらかえりには患者を立たせて取穴して刺鍼し、手足がなえて力がなく、冷えているものは横臥させて刺鍼する。

　「転筋する者は立たしてこれを取り……痿厥する者は張してこれを刺す」（霊枢 第二）。

　この文について『黄帝内経太素』巻十一の「本輸」末尾の註に「人が立つと筋病の痛みは聚まる……手足の痿厥は開張（伸ばす）してその輸（つぼ）が得られる。然る後に刺す」と説明している。
・刺鍼にあたっては、年齢に伴う生体反応や変調の起りかたを理解して刺鍼することの大切さに触れている。

　「故に鍼を用いる者は、年の加わる所、気の盛衰、虚実の起る所を知らざれば、以て工となすべからざるなり」（霊枢 第七・素問 第九）。

　刺鍼にあたり意識を生体反応や刺鍼感覚に集中して行なうことの大切さを伝えている。このような理解の仕方は『黄帝内経太素』（楊上善撰，隋代？）巻二十二、三刺の項によるものである。人の大忌は七歳以上、次第に九を加えて十六歳、二十五歳と重ね、百六歳まで至るのを指して年加という、という文に従ったものである。その一方、岡本一抱の『素問諺解』第九では「工は医工なり。天気に通ぜざれば人気に通ずること能わざるなり」と書き、年の加わる所とは歳運と六気、五行と五時、五運の過不及などを指し、気の盛衰とは春夏は陽盛陰衰で秋冬は陰盛陽衰の類を指し、虚実の起る所とは歳気の陰陽盛衰や虚実の病の起こるところを指している、と運気論に引っかけて説明している。なお、自重しなくてはならない年忌あるいは大忌の年について、霊枢第六十四　陰陽二十五人にも気を付ける様に記載されている。
・癰や腫れへの刺鍼は現在行われてはいないが、故深谷伊三郎先生は瘭疽の治療に爪の上に灸を施して著効を得ていた。ところで王氷は腫れには膿血を出すために鍼を揺がし、経脈への刺鍼は経気を漏らすことを嫌うので揺がさない、と解説している。

　「癰腫を治す者は癰上を刺す。癰の小大深浅を視て刺せ」（素問 長刺節論 第五十五）。

　「腫を刺すときは鍼を揺がし、経を刺すときは揺がすなかれ」（素問 診要経終論 第十六）。

今日では外科的な処置を鍼灸師は行なわないのでこのような文例を活かすことはないと思うが、緊急の場合には役立つことである。

・「脉の居る所が深くて見われざるは、これを刺すに微し鍼を内れ、久しくこれを留め、その空脉の気を致すなり」(霊枢 官鍼篇 第七)。

経脈が深い所にある時は、まず浅く刺し、少し置鍼して、再び手技を施すと刺鍼反応を得られやすくなる。適正な例えではないが身近な例でいえば、凝りが強い時に細い二～三番の鍼では初めに鍼感（投与感覚と受容感覚と）を得られない事がある。このような場合、しばらく置鍼してから再び雀啄法や旋撚法などを加えると、こんどは鍼感が得られるようになってくる。

霊枢のこの文について張介浜は『類経』巻十九の六で「深い脈を刺す時は、少し鍼を内れて脈気を上行せしめる。それは大過して正気を傷ることを恐れるからである」と説明している。

・留鍼という代りに置鍼という語句があらわれたのは恐らく『大平聖恵方』(王懐隠, 992. 宋代) 巻九十九、鍼経序が初めてであろう。「栄（穴）の上に置鍼すること三十六息……」。

・透刺の手技が『鍼灸大成』(楊継洲, 1601. 明代) の玉龍歌に書いてある。

「偏正頭風痛は医し難い。糸竹（糸竹空穴）に金鍼（金属の鍼）をほどこすべし。皮に沿って後に向け率谷（穴名）に透す。一鍼で両穴とは世間に稀なり」。

・石坂宗哲（1764-1840）は杉山流の流れを汲み、石坂流を創始した江戸末期の卓越した鍼灸の臨床家であった。

『知要一言』に「術ありて金銀鉄の鍼金を病のあるところに刺入すれば、竹木のトゲのある所に熱を生ずるが如く、精神栄衛ともに力を入れて鍼の下に集まりきたるなり。しばらく鍼をとどめ、ほどよく鍼下に集めてその鍼を抜き去れば、集まりたる精神栄衛にて病邪を遂いちらして忽ちになおする事風の雲を吹くが如し。……人参、附子、峻烈の薬を以て衰弱したる元気を引き起し怒張するも同じ術と心得可し」。

同本に「二本の指の間に右の手にて鍼を把ち圧し入るなり。さて右の鍼をおす手、始終動揺して休まぬ様に心得べし。是を鍼の呼吸と言う。故に古き書に右は之を推す事を主り、左もて之を禦ぐと言う。また鍼を行なう者は其の左を信ずとも言えり。鍼刺す手重く揺ぎなきときは死物となり、全身の微動ある活人を刺して鍼医の手死物となることあれば種々の害を生ずる事あり慎むべし」。

「鍼を製するに金銀鉄を用ゆ。鍼金の長さ本邦の曲尺三寸に限る。過ぎれば鍼の尖へ術を行う医者の精力とどかず。病に益なし。

大小は一番より七番に限るべし。

近世鍼工のスリオロシとて、本を六、七番にして末を一、二番にほそく製するは無稽にて、鍼を刺すに宜しからむが病に益なし」。

「虚法（寫法）は鍼をすらすらと下し、すらすらと抜きさり、精神栄衛ともに盛んなる病気に用いる術なり。
　実法（補法）は迎随の術を用い、手間とりてそろそろ鍼を下し少しも痛みなくひびきも薄く鍼の呼吸も間遠うにゆるくすべし。精神栄衛の虚乏したるに用ゆ」。
・鍼灸茗話：「凡そ鍼刺の病を治するに於けるや、手術の巧拙に在て兪穴の精粗には在らざるなり」。

「九変に応ずる刺法」「十二節に応ずる刺法」「五臓に応ずる刺法」もすばらしい経験である（霊枢 官鍼篇 第七）。例えば「十二節に応ずる刺法」の中の恢刺は、効果を出すために刺鍼転向法を行ってる。また、斉刺や揚刺は、効果を強めるために直刺した鍼の傍らにさらに数本刺鍼して作用を補強している。そうかと思えば直鍼刺では「寒気の浅いものは刺鍼部の皮膚をつまみあげて刺鍼する」という方法を取っている。輸刺では「脉強く熱のある症状は直刺を深くし、雀啄を大きくゆっくり行なって抜鍼する」とある。しかし文体が古いので十分に顧みられていないのが実情であろう。

・霊枢 官鍼篇 第七の刺鍼技術
　霊枢 官鍼篇 第七では、九変に応ずる刺法、十二節に応ずる刺法、五臓に応ずる刺法を挙げている。すべて毫鍼のためばかりではないが毫鍼を念頭においても理解しやすい刺法である。

・五臓に応ずる刺法
1．半　刺　鍼を浅く刺して肉まで入れてはいけない。皮膚表面の異常を取るもので毛を抜く様子に似ていて、これは肺に応じた刺法である。
2．豹文刺　皮膚上にみえる血絡を取るもので病所の左右前後に鍼して脉にあてる方法で、これは心に応じた刺法である。
3．関　刺　筋の端（関節のところ）に刺入して筋の痛みをとるのに用いられる方法で、出血しないようにする。これは肝に応じた刺法である。
4．合谷刺　肌肉のわかれ目に鍼を入れ、肌肉の痛みをとる方法で、これは脾に応じた刺法である。
5．輸　刺　直入直抜の刺入法で、深く骨まで刺入し、骨の痛みを取るのに用いられる方法で、これは腎に応じた刺法である。（霊枢 第七）

・九変に応ずる刺法
1．輸　刺　十二経の要穴や五臓の兪穴を刺鍼する方法。
2．遠道刺　病候が上部にあるものに下部の六府の兪穴を刺鍼する方法。

3. 経　刺　十二経絡の異常を調えるためにその経脉上の穴を刺鍼する方法。
4. 絡　刺　血絡を刺鍼する方法。
5. 分　刺　分肉の間を刺鍼する方法。
6. 大寫刺　鍼を用いて大膿を切開してとる方法。
7. 毛　刺　痺病のごく表在性のもので、皮膚を刺鍼する方法。
8. 巨　刺　経脉の異常に用いる方法で異常のある部位と反対側の経脉を刺鍼する方法。
9. 燔　刺　燔(やき)鍼を用いて痺病を刺鍼する方法。

・十二経に応ずる刺法
1. 偶　刺　心療は心部と背部の痛む所二ヵ所に各一本ずつ刺鍼する。
2. 報　刺　痛みの移動するものは、痛みはじめの経穴に刺鍼し、そのまま痛む経を按圧してから抜鍼する。
3. 恢　刺　筋痺は直刺した鍼を皮下までひきあげ、その鍼を右斜め外方に刺入し、それをまた皮下まで引き上げ、今度はその鍼を左斜め外方に刺入してから抜鍼する。(刺鍼転向二回)
4. 斉　刺　痺気が小さく深いものは(弱くて深い症状)直刺してその鍼の外側に二本の地平鍼を行なう。(以下地平鍼を直刺としてもよい。)
5. 揚　刺　寒気が広く大なる症は直刺してその四方に四本の地平鍼(同上)を行なう。
6. 直鍼刺　寒気の浅いものは刺鍼部の皮膚をつまみあげて刺鍼する。
7. 輸　刺　脉強く熱のある症状は直刺を深くし、雀啄を大きくゆっくり行なって抜鍼する。
8. 短　刺　骨痺は刺鍼を深く行ない、骨に至り、骨の側面を上下に摩する。
9. 浮　刺　肌の寒急の症状は地平鍼を行なう。(「斜めに刺入してから、筋層に向かって、横に透刺する方法で筋肉が拘急して寒がる疾病を治する」)
10. 陰　刺　寒厥(手足が逆冷し脉搏が微弱な症状)は陰寒性質の疾病であり、これを治療することができるので「陰刺」という。太谿穴に左右刺入する。
11. 傍鍼刺　痺の慢性症は直刺鍼してその外側に一本の地平鍼をする。
12. 賛　刺　炎症は炎症部に散鍼を行ない血を出す。(何回も浅く刺し出血を目標とする。腫物を治するによい。)

15. 誤治の例

失敗は成功の母といわれるように、鍼灸医学においてもたくさんの貴重な失敗の経

験がある。病気が筋にあって、筋が攣つれ、節が痛み、歩くことができないのは筋痺といい、治療は筋の上や分肉の間に刺鍼して骨に当ててはいけない、という経験が素問五十五にある。浅く刺して効果が上がらなかったり、逆に深く刺鍼し過ぎてかえって悪化させたり、時には鍼が細すぎたり、太すぎたり、いろいろな失敗が有った。深刺や浅刺による失敗例については前の＜十一．刺鍼の深さ＞でふれたが、次のような例もある。

「鍼が大きく深きときは邪気がかえって沈むとは、浅浮の病は深刺を欲せざるなり。深ければ邪気がこれに従って入る、故に反って沈むなり」（霊枢 小鍼解 第三）。

「病浅く、鍼深ければ内は良肉を傷り、皮膚は癰をなす。病深く、鍼浅ければ病気は寫せず、大膿をなす（霊枢 官鍼篇 第七）」。

　ある症候に対する鍼の太さと深さは患者の体力や感受性に沿ったものでなくてはならない。せっかくよい治療点を選穴しても、太さや深さが合わなければ結果がよくない。この事については＜刺鍼の痛みと感受性について＞で触れたが、さらに次のような文も見られる。

「病小さく、鍼大きければ、気を寫すること太甚となり、疾は必ず害をなす。病大きく、鍼が小さければ、気は泄寫せず、また敗れるとなす。鍼のよろしきを失するときは、大なる者は寫し（強すぎるとなんでも寫してしまい）、小なる者は移らず（弱すぎると作用がでない）、すでにその過をいえり」（霊枢 官鍼篇 第七）。

故郡山七二氏は新しい刺鍼法を開発したが（郡山七二：『現代鍼灸治法録』、1973.）、中でも内臓直刺については賛否両論あり、医道の日本誌をにぎわした。関係した意見が古典にもある。刺禁論（素問 第五十二）（「(2) 刺入禁忌について」項にあり）では誤って臓を刺した時の変動や、缺盆や胸を刺して気胸を発生させたり、客主人を刺して難聴を発生させるたぐいの失敗例を挙げている。現代とは違い、消毒・滅菌について、また解剖学的な知識も十分ではなかった時代のことなのでやむをえなかったのであろう。それにしても内臓への直刺は、それを本当に必要としているのか、それに代る方法はないのか、よく検討してから行ってもらいたい。

刺禁論にはさらに、すごく酔っぱらったり、すごく労働し過ぎたばかりの人、すごく食べ過ぎたり、饑え過ぎているなど、正常な生理状態ではない者を刺して失敗するたぐいの注意を記録している。これは今日でも大切なことといえる。

16．暈鍼、折鍼事故の記録

刺鍼で痛がられたり、失神（暈鍼）されたり、折鍼を起した経験はないであろうか。筆者の失敗は、三十年以上も前のこと、五十肩の治療で患者に坐位をとらせて刺鍼した折のことである。早朝で治療室が十分に暖まっていなかったので刺入・置鍼して、

その肩へ背後から赤外線を照射して数分もしない内に「変な気持ちになった」と言う間もなくくずれ倒れそうになった。貧血を起こしてしまったのである。

一方、患者に痛がらせる失敗は今でもある。これと関連した内容が『医学入門』一巻下（鍼灸 附雑病穴法）にみられる。

「鍼で暈する者は神気の虚なり。……鍼で痛むのは、これ、手が粗い（下手）からだ」と、きびしい忠告である。初めての鍼灸治療の体験で敏感になっている人、坐位での治療などの際には気を付ける必要がある。

折鍼（切鍼）した時の対策についても同篇に次のようにある。

「鍼を断つ（折鍼）は再び鍼の穴のあたりをたずね、また一鍼を下して、これを補せ。すなわち出づるなり」。

折鍼を起したら、その傍らにさらにもう一鍼加えると、折鍼した鍼が出てくるというのであるが、どうしても刺入された鍼がわからない時にはさらに鍼がクロスするように2本刺入してX線を取るとわかることもある、が簡単にわかるものではない場合も多い。いずれにせよ、折鍼が発生した時にはしっかりとした対応が必要である。所属する業団（例えば日本鍼灸師会の下部組織である○○県鍼灸師会など）には事故処理委員会が有るので、そこの窓口へ相談するとよい。気持ちが動転しているので、独りあわてふためくよりずっと整理した考えを提供してもらえる。筆者が業界の理事をしていたときに、このような相談を何回も受けた経験が有るが、やはり第三者のアドバイスが必要な状況であった。いづれにしても感受性の違うたくさんの患者を診るのであるから一人一人に細心の注意が必要なことはいうまでもない。

17.『鍼灸聚英』に見られる批判精神

いままで引用した『鍼経指南』（竇黙, 1295, 元.）、『鍼灸大成』（楊継洲, 1601, 明）と共に『鍼灸聚英』（高武, 1529, 明）も鍼灸治療のよい資料を提供してくれる。その一部を引用すると次のようである。

・焼山火や透天涼の名で知られている複式補寫法がある。八手技あるので、金鍼賦の八法（焼山火、透天涼、陽中之陰、陰中之陽、子午搗臼、進気之訣、留気之訣、抽添之訣の八法）を指して「按ずるにこの八法は巧みに名色を立てたが、素難の意にはあらざるなり」と、かなり手きびしい批判を加えている。幾つもの単式補寫法を複合したこれらの複式補寫法は、もとの単式補寫法に分解して検討することも出来るが、ここではそのうちの旋撚法について指摘している。すなわち九六補寫（陽の数の九、陰の数の六）は、この回数だけ旋撚したからといって補寫が使い分けられるわけがない、という。観念的すぎるといった理由から否定しているのであろう。それにしても一鍼一鍼にそうした思いを込めて刺鍼を行なった態度は敬服にあたいする。

・人身の左右では補寫を加える場合に手技が同じではないということについて書いている。つまり、神応経には鍼で補寫を行なうには捻転が大切であることが書かれていて、左半身と右半身とでは捻り方の方向が違う、という。これについて批判を書いている。「神応経に人身の左辺は右手の大指を前に進める撚鍼の補、大指を後に退かせる撚鍼の寫、右辺は右手の大指を後に退かせる撚鍼の補、前に進める撚鍼の寫、とある。撚鍼の左右については素問の意にあらざるなり。しかして、人身の左右は同じからず、とは誤りの甚しきなり」。

捻り方の方向で補寫をわけたり、人身の左右が全く同じではないということに対して批判を加えているのである。

・子午流注法についても次のように書いている。

「胆は甲の日、甲戌の時は竅陰、丙子の時は前谷……右は子午流注開闔の時なり。……凡そ百病に鍼灸するに、明日に穴(つぼ)が開く(ひら)とは人を誤まらせること多し」と、子午流注を真向から批判している。

このようなするどい高武の刺鍼技術に対する批判精神は『鍼灸問対(しんきゅうもんたい)』(注机, 1530. 明代)にも『鍼灸逢源(しんきゅうほうげん)』(李学川, 1822. 清代)にも見ることができる。『鍼灸逢源』巻三の寫訣補訣の中では、神応経の補寫手技の文や焼山火、透天涼……などの名をあげ「皆、経義を失うものである」と批判している。『神応経』や『鍼灸大成』に取り込まれた複雑な手技に対して、『鍼灸聚英』『鍼灸問対』『鍼灸逢源』を見る限りでは後世かなり批判の対象になったもののようである。

こうした複雑な手技は日本では『鍼灸集要(しんきゅうしゅうよう)』(曲直瀬道三, 1563.)を除いて本格的な紹介がなされてこなかったように思われる。

18.『鍼道秘訣集』(夢分流打鍼法)について

『鍼道秘訣集』(御園夢分斎, 1550-1616.)に見られる夢分流の臨床は極めて日本的な特徴を持っている。打鍼法のための治療器具の特徴を挙げることもできるが、それ以上に臨床理論の体系をすごく簡略にしたことが挙げられる。そのぶんだけ技術面での修練が大切になる。

『鍼道秘訣集』では診察の対象を腹部に集約している。そして腹部の反応をよく調べて「他流には何れの病には何れの処に何分鍼立つるなどという事ばかりに心を盡し、一大事の処に眼をつけず。当流の宗とする処は鍼を立つる内の心持を専らとす……是れ当流心持の大事なり」として治療を加える。それ以前にも反応点を治療する方法はあったが、内科疾患の治療にもこの方法を広く適応させた点に特徴がみられる。

また、それまでのツボについての概念を大きく変更させることになった。穴というのは「神気の遊行出入する所、皮肉筋骨にはあらざるなり」といった非常に特殊な部

位というイメージも有ったが、鍼灸を加える所、経験的に有効な体壁上の特定点、といったもとの意味合いの姿に戻して、これを日本的に展開したわけである。

治療法をみると、火曳きの鍼、勝ち曳きの鍼、負け引きの鍼などとあってその特徴が見られる。

火曳きの鍼は「この鍼の術は臍下三寸、両腎の真中なり……鍼して上る気を曳き下す鍼なり……病証、上実して下虚する人は必ず上気する。かようの者に火曳きの鍼を用ゆる」。

勝曳きの鍼は「この鍼は大実証なる人の養生の鍼のとき……用いるところ定まらず邪気を打ち払い鍼を曳く、これ寫鍼なり」。

負曳きの鍼は「病証によって邪気のかくれ居るとき、鍼してその邪気をおびき出して療治する事あり……諸病の知り難き時の問い鍼と心得べし」。

いろいろな点で『鍼道秘訣集』の治療経験の集積は後の日本の鍼灸の在りようを先取りした形になったし、後世への影響は実に大きなものがある。

19．杉山和一の管鍼法創始説を否定する意見

杉山和一は杉山流管鍼術を創始し、後世に大きな足跡を残した。そして江戸時代の初期の1610年から1694年まで生存した。この杉山和一の管鍼法創始説に疑問を抱く意見があるので紹介する。『日本盲人史』（中山太郎，p309～312，八木書店，1976．）に記載されている内容である。

「杉山検校の管鍼の発明については総ての杉山伝が、江ノ島弁天から管と鍼を授かり、創始したと記しているが、これに対して杉山検校以前、すでに鍼管ありと称えたのは嶋田一郎氏である。……嶋田氏の喝破せる如く、杉山検校以前から管鍼なるものは使用されていたのを、俗人どもが杉山検校に附会したものと考える」という意見である。著者はさらに、

「貞享二年といえば杉山検校が将軍綱吉公を療治せられた年」「貞享四年ついに常憲院殿（五代将軍綱吉）……仙痛甚だしかりしことあり、……幸にも治療功を奏しければ、将軍の喜悦斜めならず、忽ち検校に取り立てられ……」。この文からすると二回にわたり徳川綱吉の治療に当たったことになる。貞享四年（1687）は和一の七十七歳にあたる。しかし、和一が検校の位を受けたのは寛文十年（1671年）六十一歳のときであるとされているから時代考証からすると変である（木下晴都：杉山和一とその医業、「漢方と臨床」，東亜医学協会，1962．）。

「貞享四年丁卯三月（1687）師の許しを得て江戸に出で京橋辺に門戸を張りて鍼治の業を開きたり」とあるが、1687年は和一の七十七才に当たり、こんなに遅く許しを出すはずがない。杉山和一は始め山瀬琢一に師事して破門され、管鍼法を創案してから

646

ふたたび山瀬琢一の師匠筋にあたる入江豊明に学んで杉山流を大成させた。この年代考証は歴史事実と懸け離れ過ぎてはいないだろうか。和一が入江流を学び京都から江戸に戻ってから京橋、その後、麹町で鍼医として開業し、鍼医としての名声が天下に広まってから寛文十年六十一歳のときに検校の位を受け、元禄五年（1692年）八十三歳の時に天下の盲人を総督する総検校に任ぜられた事になっているからである。

「天和元年（1681）徳川綱吉の将軍の職に就くや直ちに令して鍼術の振興を図らしむ」と富士川博士の『日本医学史』から引用しているが、綱吉が将軍職に就いたのは前年の延宝八年（1680）年七月のことである。和一が私塾を改めて鍼治学問所にしたのは天和二年（1682年）七十二歳の時で、この記載にも時代考証に誤りがありそうだ。

このような曖昧な記述内容では、杉山和一の管鍼法創始説を否定しようとしても、すなおに受け取れなくなる。（図9-4-1〜9-4-14）。

1. 龍頭管：刺入した針の龍頭を管で横からたたく方法。

9-4-1　杉山流　鍼管の扱い—龍頭管

2. 撥指管：刺入した針の周囲を管の先で軽くたたく方法。数の多い方がよろしい。

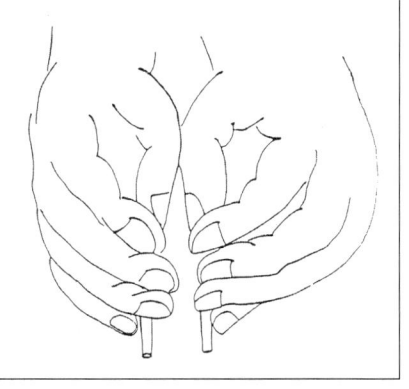

9-4-2　杉山流　鍼管の扱い—撥指管

管指推

3. 推指管：針を刺入したら、押手はそのままにして、針にそえるように管を立て（押手で針と管を一諸に保持する）、刺手の母指示指で龍頭を持ち、中指の近位指節間関節の（P.1.P）横紋部に管の端をはさみ、細かく此れを推す。

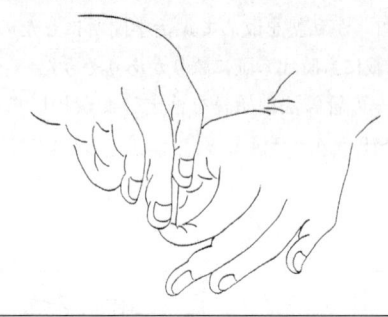

9－4－3　杉山流 鍼管の扱い－推指管

管指巧

4. 巧指管：刺入した針の左右に、両手に各々1本ずつ管を持って細かくたたく。

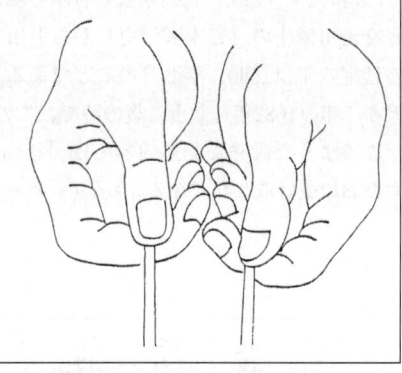

9－4－4　杉山流 鍼管の扱い－巧指管

管扣

5. 扣管：刺入した針のまわりを夜空の星のちりばむように管で扣く。管は母指と2・3・4指で持ち、示指の指復を管の上に乗せる。5指は4指にそえて置く。

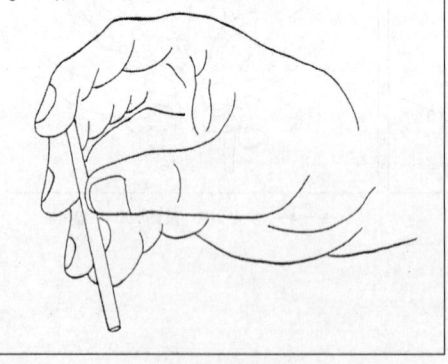

9－4－5　杉山流 鍼管の扱い－扣管

管暁

6. 暁管：針管を用いて切皮し、2分刺入したら再び管をして細指（切皮したまま管を弾く）を行ない、針管をはずして2・3分刺入したら再び管をして細指を行ない、管をはずす。

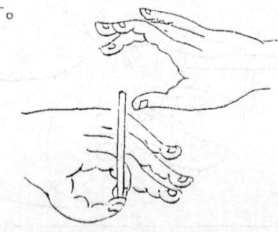

この要領で部分まで進針する。退針の時も同じ要領で少しずつ退針と細指をくり返す。虚証は抜針後すみやかに按じ、実証は4.5息の間・後按しないで、後にその穴を按じ閉じる。

9－4－6　杉山流 鍼管の扱い－暁管

細指管

7. 細指管：針管を用いて切皮したら、そのまま管上を1・2百弾する。多い方がよろしい。

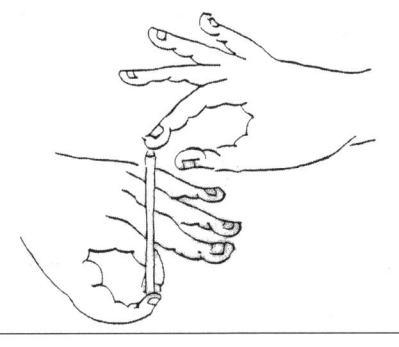

9-4-7 杉山流 鍼管の扱い—細指管

気拍管

8. 気拍管：刺入した針の傍に針管を立て（押手で針と管を同時に保持する）、その管を切皮の要領で弾く。3・4息したら針を少し退ぞかせ、また、針の傍に針管を置いて切皮の要領で弾く。この方法を針の四傍に行なう。

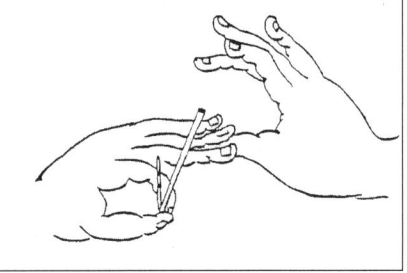

9-4-8 杉山流 鍼管の扱い—気拍管

内調管

9. 内調管：3・4分刺入しては押手の母指・示指の爪甲を管で弾き、また、3・4分針をすすめては管で爪甲を弾く。これをくり返して部分まで刺入し、退針の時も同じ要領で行なう。管は押手に持ち、針を保持する押手の母指・示指の爪甲を弾く。

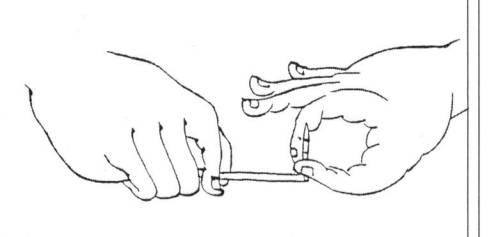

9-4-9 杉山流 鍼管の扱い—内調管

遠覚管

10. 遠覚管：刺入した針を抜針した後に、左右の手で同じように各1本づつ管を持ち、夜空の星のちりばむように皮膚をたたく。いづれの穴に針しても、その針の作用を欲するときは遠覚管を行なう。管の持ち方は、管の一方を母指・示指で持ち、示指に3指・4指をつける。小指は管にそえる。

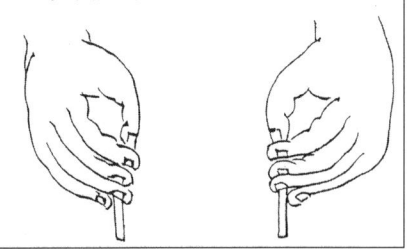

9-4-10 杉山流 鍼管の扱い—遠覚管

管谷通

11. 通谷管：刺入した針の龍頭を押手で持ち、その押手と龍頭との間を管でたたくが、その際に龍頭をたたくようにする。

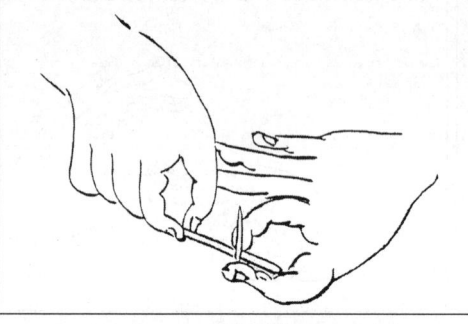

9－4－11　杉山流 鍼管の扱い－通谷管

管㕮㕮

12. 㕮㕮管（こうしょかん）：切皮して刺入し再び龍頭に管をかぶせ、この管で雀啄のようなしぐさを行なう。また、その管を取り、針に手術（刺入・雀啄・捻転などなんでもよい）を行なう。また、龍頭に管をかぶせ、管で雀啄を行なう。この操作をくり返す。多い方がよい。

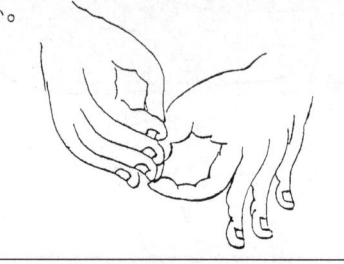

9－4－12　杉山流 鍼管の扱い－㕮㕮管

管肉隨

13. 隨肉管：刺入した針の龍頭を押手で持ち、右手に持った管で針の周囲をなで、こする。

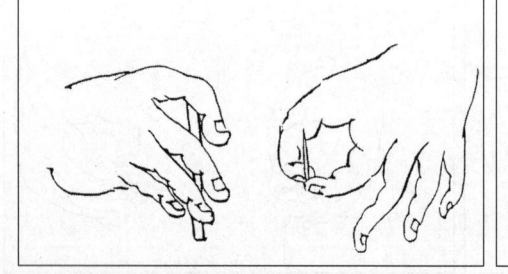

9－4－13　杉山流 鍼管の扱い－隨肉管

管鍼橫

14. 橫針管：針体の半分過ぎまで刺入して、押手を針からはなす。上から針管を龍頭の半分までかぶして、これをふるわせる。

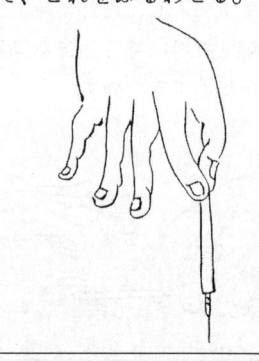

9－4－14　杉山流 鍼管の扱い－橫鍼管

刺鍼技術簡史

　刺鍼技術について歴史上の変遷はどうなっているのか簡単に眺めてみよう。詳しくは筆者著による『刺鍼技術史』(谷口書店, 1991.)を参照して頂きたい。
　中国においては鍼の技術論が表面的な話題になったのは『素問』『霊枢』『難経』の時代と『鍼経指南』(竇黙, 1295.)に始まる金や元の時代の古典、それと明の時代の古典に見られる。素問・霊枢の前は灸が主であったらしいし、六朝、隋、唐の時代も灸が主であったような印象を受ける。前168頃作られた湖南長沙馬王堆漢墓(1973年発掘)から足臂十一脈灸経、陰陽十一脈灸経などの医書が出土したが、この通り○○灸経である。霊枢経脈篇にある走行とは違い、十二経脈が循環せず、すべて求心性に走行している。同じく前188～180頃作られた湖北江陵張家山漢墓(1984年発掘)から出土した『脈書』にも陰陽十一脈灸経と重複している。これらの治療法は灸が主であったようだ。多分これが基になって経脈篇に見る記述へと急速に発展したものと考えられている事は周知の通りである。また、金鍼四本が前104年より以前に作られた河北省満城県漢墓(1968年発掘)から出土したが、素問・霊枢の作られたであろう年代と重複しているから、『霊枢』「官鍼篇」に五臓、九変、十二節に応ずる刺法などの記述から、後漢代までにはかなり刺鍼技術がまとまっていた事は確かである。
　六朝、隋、唐の時代には『脈経』(王叔和、280頃、西晋)、『鍼灸甲乙経』(皇甫謐, 晋, 282.)、『諸病源候論』(巣元方, 隋, 610.)そして『千金方』(孫思邈, 652, 唐.)『千金翼方』(孫思邈, 682, 唐.)などが作られたが、甲乙経を調べても千金方や千金翼方を調べてみても素問・霊枢に比べて刺鍼技術に関して目立った進歩は見られたとは云い難い。
　金、元代になると『鍼経指南』(竇黙または竇漢卿または竇傑. 1295. 金.)を筆頭に、南唐の何若愚の撰による流注指微鍼賦に注を加えた『子午流注鍼経』(閻明広序、撰年不詳.)、『済生抜粋』(杜思敬撰, 1315.)など刺鍼に関係するすぐれた古典が刊行された。
　そして明代になって『神応経』(陳会, 1425.)、『医学入門』(李梴, 1575.)、『鍼灸大成』(楊継洲, 1601.)などの鍼灸関係の書物が輩出した。
　日本では『日本書紀』によると允恭天皇3年(414年)に朝鮮半島から、また欽明天皇23年(562年)に中国大陸から医学が伝えられたとされる。それから『医心方』(984年)が丹波康頼によって著わされるまでの間、『薬経太素』(799年・和気広世ら)、『大同類聚方』(808年・出雲広貞・安倍真直ら)、『金蘭方』(859－876年の間・出雲広貞・菅原岑嗣ら)などをはじめ沢山の医書が成立したが、『大同類聚方』をのぞいてそれらの全貌を知ることはできない。また『医心方』のあと『頓医抄』(1304年・梶原性全)、『万安方』(1326年・梶原性全)、『福田方』(1362-67・僧有隣)などが成立されるまでにも『喫茶養生記』(僧栄西, 1211. と1214.)、『医談抄』(惟宗具俊)、『四花灸法』(丹波長基)、『医家千字文』(1293年・惟宗時俊)など、いくつかの医書が著わされたが、刺鍼技術に関する限り目立つものはみられない。

本格的な鍼灸専門書としては『鍼灸集要』(曲直瀬道三, 1563.)を第一に挙げることが出来よう。その前に『三喜廻翁医書』(田代三喜, 1556.)の啓廸庵日用鍼法があるが、内容や文章量から見て相当の開きを感じる。『鍼灸集要』の引用書を見ると『鍼灸節要』『鍼灸大全』『鍼灸聚英』『鍼灸資生経』『十四経発揮』『丹渓心法』『奇効療法』などが挙げられ、道三の鍼灸への造旨の深さがうかがえる。続いて『鍼道秘訣集』(御園夢分斎, 1550-1616.)があり、この書は後の日本の鍼灸医学の特徴を彷彿させるものがあるが、その事については＜十八＞でふれた通りである。時代的には重複するが吉田意休は医を学ぶため永禄二年(1559)明の福州に渡り、鍼科の名医、杏琢周に師事すること七年、その撚鍼術の奥義をきわめて永禄九年(1566)に帰国したとされる。意休は『刺鍼家鑑』を著わし吉田流撚鍼術の基を開いた。また、永田徳本(1513？-1630)の『鍼灸極秘伝』(1780)や「徳本多賀流鍼穴秘伝」などもあるが略す。

　江戸時代に入ると杉山流管鍼法が生まれた。『杉山流三部書』が普及したが、『杉山真伝流』には管鍼の扱いについてたくさんの記載が見られる。管鍼法の開発により刺鍼を簡易化し、穿皮時の疼痛を少なくすることができた。杉山流を今に伝える書物は「療治の大概集」「選鍼三要集」「節要集」の杉山流三部書、そのほか杉山真伝流、杉山流龍虎之巻などが今日につたわっている。杉山流の後、『鍼灸要法』(岩田利斎, 1686.)、『鍼灸抜粋大成』(岡本一抱, 1693.)、『鍼灸重宝記』(本郷正豊, 1718.)などが続いた。『鍼灸重宝記』の打鍼の文を見ると打鍼の方法が良く分かる。「当流伝受の奥義」の中で「予が伝わるところは本朝鍼家の祖、無分の末流なり。病の頭にあるも腹に刺し、病が脚にあるもまた腹に刺す。その刺すに次第あり。諸病まず臍の下2寸、丹田の1穴を刺す。これ腎間の動気にして十二経の根本なり。これを刺して元気を劫らかし、其の後に散鍼の法によって経穴に拘わらず、ただ邪気のある処を刺して元気の巡途を開きて通ぜしむれば気順ずる。……古人は満身に刺すを好とせず、兪原に刺すを好とす。腹に刺すを好とせず、四肢に刺すを好とす。是はただ臓腑にあたらんことを恐れて此のごとし、たとい兪原を刺すもまた四肢を刺すも、意を得ざるときは不可なり。腹に刺すとも意を得て刺すは可なり。古人腹を刺すことを嫌いたるは、鍼深く入れては臓腑を損す。臓腑損ずればたちまち死す……」。さらに著者は打鍼の系を引いていることを明らかにし、次に打鍼のはじめは火曳の鍼をして上昇する気をひくことからはじめるようである。「打鍼の手法」の中で「打鍼はふとくして槌にてうつゆえ栄衛をうごかし骨髄へ徹ゆる理なり。手法は病人にたちより左の足をしき、右の膝をたて、槌を右の方へ置くべし。まず槌の置所を定めざれば忘るものなり。さて鍼を口に含み、左の手にて病人の腹をうかがい、左の中指を食指のうしろに重ねて穴におき、鍼を左の中指と食指の間にさしはさみ、鍼先の肌にさわらぬほどにして槌をとり、鍼を打つなり。皮を切るに痛まざるように打つなり。鍼入ること一分ほどにして槌に手応えあり、二、三分より深く入るべからず、打って気血をうごかし、推して肉に徹し、ひね

りて補寫迎随をおこなう。鍼を抜いて後、鍼口を閉ずべし。推手つよく、槌かろく撃つべし。推手よわく槌になまりあれば痛むなり。槌の打ちようは乱になく、一、二とかぞゆる如く手づまよく打つべし。打鍼の本意は腹ばかりに用いて外の経に用いず。諸病はみな五臓より生ずるにより其の本をもとめて治す。あるいは目、筋、爪を病むときは肝の腑に鍼を刺す。鼻、皮、気を煩うときは肺の腑に鍼す。余はみなこれにてしるべし」。

このあとに輩出した菅沼周桂の『鍼灸則』(1766)はそれまでの医学理論を批判し、排除した革命的な内容であった。凡例の中で「鍼灸に功要の経穴有り。故に予がつねに用ゆる所は僅かに七十穴のみ。この七十穴をもって諸病を療し、またほかの経穴を求めざること、もとより旧説と違う。然れども久しく用いて人に施すに毎々効を奏しもって余りあり。……太陽太陰の経と云わず、別ちて頭面の経穴は頭面の部、手足の経穴は手足の部となしてこれをあつめる。……鍼の浅深をいわず。よろしくその病に従う。……難経に云う所の春夏は浅く、秋冬は深くこれを刺す、の説は一切従うべからず。……禁鍼穴、禁灸穴の類は一切取らず。……予が用いる所の鍼はすなわち毫鍼なり。しかして世人は華（華麗）なるを好みて金銀を以てこれを作る。予はただ鉄鍼を用い、もってその奇効有るを覚ゆ」。鍼灸の分野で江戸時代にこれほどの発表をするには相当の学識と経験がないととてもできないことであったろう。日本の鍼灸史の中で、『鍼道秘訣集』と杉山流管鍼術の開発という大きな出来事とならんで『鍼灸則』の出現は画期的なことといえよう。薬物の方面では安土・桃山時代から田代三喜、曲直瀬道三によって李朱医学が日本にもたらされ、江戸時代の後世家の隆盛をむかえたが、名古屋玄医（1627-1696）、後藤艮山（1659-1733）、香川修庵（1678-1755）、吉益東洞（1702-1773）へとつづく古医方により、また伊藤仁斉（1627-1705）らによる儒学の復古運動などにより、古方家の力は大きくなった。こうした状況の中で作られた作品でもある。またその一方次のような出来事も忘れることができない。ポルトガル人が種子島に鉄砲を伝えたのが1543年、フランシスコ・ザビエルが、鹿児島に到着したのが1541年またはこの少しあと、最初の西洋医家ルイス・アルメイダが日本に来たのが1555年である。さらにルイス・フロイス、沢野忠庵（クリストファオ・フェレイラ・1580-1650）と外国の医人が、日本に登場するようになったが、これらの影響が鍼灸則の著作に在ったか否かについては不明であるが、考えられる引き金でもある。

横刺（地平鍼、水平鍼）を運用して効果を挙げた、坂井豊作の鍼術を中村謙作が訳述した『鍼術秘要』（坂井豊作, 1864）がある。その〔鍼術の要言〕の中で「余が鍼術は直刺を好まずして横刺をよしとす。何んとなれば直刺はたとえ鍼の竜頭まで肉中に入ると云えども、病経を経過すること一、二分に過ぎざるのみ。是を以て其の効を取ること甚だ少なし。横刺にするときは鍼のさきより竜頭まで悉く病経に中る。故に直刺に比すれば其の効十倍すればなり……」というくだりが見える。趣旨も分かりやすい

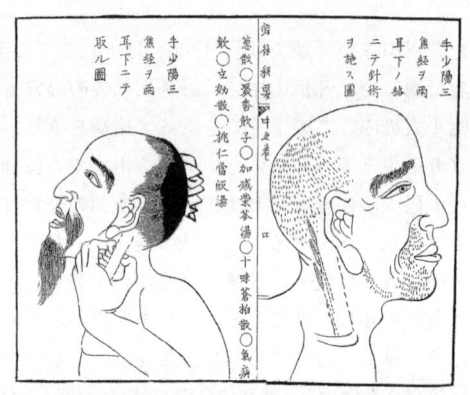

(図9−5−1〜9−5−3)。

9−5−1 鍼術秘要の横刺 耳下の絡へ刺鍼

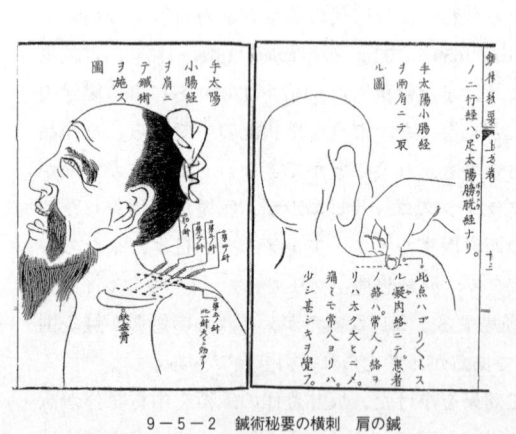

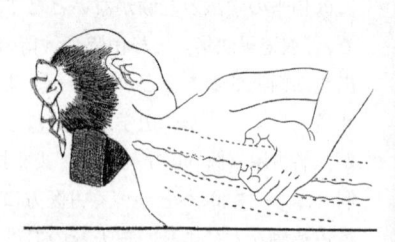

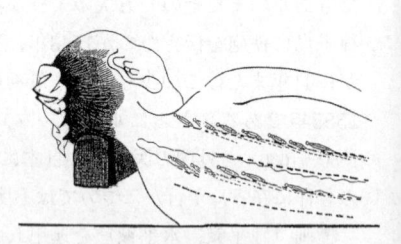

9−5−2 鍼術秘要の横刺 肩の鍼

9−5−3 鍼術秘要の横刺 背の鍼

明治に入って交感神経手術など、刺鍼技術に新風を吹き込んだ大久保適斎の『鍼治新書』(手術書，1894．)がある。「交感神経手術においてはその長さ二寸ないし三寸にしてその番号は六ないし八番を適用すべし」。内臓手術は交感神経幹刺激が目的なので長鍼を用いて行った。今日ではこのような刺鍼法は行われない。

　この後、西洋医学に基づく鍼の技術上の導入があり今日に至った。木下晴都先生の傍神経刺の開発はそのよい例である。傍神経刺は、神経が筋肉の走行と交叉するところ、または神経が筋肉を貫通する、その筋肉内に刺鍼する方法で、絞扼性神経障害にはとても効果がある。そのほか笹川智興氏の灸頭鍼(その基は鍼頭灸といった)、赤羽幸兵衛氏の知熱感度測定とシーソー現象および皮内鍼、小野文恵氏の接触鍼などの開発、創案がある。これからはディスポ鍼の普及によって新たな技術上の工夫が生まれることであろう。

　疾患や症候の理解の仕方が変わり、そのための刺鍼法にも新たな工夫があったが、変わらぬことは、刺鍼に伴う術者の投与感覚と患者の受容感覚の大切さである。すごく控えた表現であるが、両者共に感じない鍼よりも感じる鍼(刺鍼に伴う術者の投与感覚と患者の受容感覚)の方が治療効果がよさそうだということである。

　一鍼一鍼を大切に扱って臨床を進めて行きたいと念じつつ、刺鍼技術の紹介を終わる。

　　参考文献
　　岡本一抱：『黄帝内経素問諺解』．1733．
　　多紀元簡：『素問識』．1806．
　　多紀元簡：『霊枢識』．1808．
　　多紀元胤：『難経疏証』．1819．
　　多紀元堅：『素問紹識』．1846．
　　小寺敏子：『和訓　黄帝内経素問』．東洋医学研究会．1988．
　　小寺敏子：『和訓　黄帝内経霊枢』．東洋医学研究会．1989．
　　郭靄春編著：『黄帝内経素問校注語訳』．天津科学技術出版社．1981．
　　郭靄春編著：『黄帝内経霊枢校注語訳』．天津科学技術出版社．1989．
　　中医学院医経教研組編、浅川要ほか訳：『難経解説』．東洋学術出版社．1987．
　　南京中医学院編、石田秀実監訳：『現代語訳 黄帝内経素問 上・中・下巻』．
　　東洋学術出版社．1991～1993．
　　中医学院、林 克訳：『難経校釈』．谷口書店．1992．
　　遠藤了一：『難経入門』．オリエント出版社．1993．
　　松本弘巳：『刺鍼技術史』．谷口書店．1991．

おわりに

――― 東・西両医学を臨床に活かす ―――

1．東洋医学の鍼灸臨床と西洋医学のそれとはかなり違いがみられる。いくつか列挙してみよう

　肩こりや腰痛、そして膝関節痛や五十肩、頚椎症性神経根症、絞扼性神経障害などの運動器疾患に対する東洋医学（鍼灸）の対応方法は現代医学と基本的には変わらない。しかし、中国医学古典が成立した時代的な背景を考察すると、人生どのような生き方をすべかという哲学的な部分で歴史的な考えが出てきて、それが素問・霊枢医学をも、その方向をも規定していた部分があった（2章に）。つまり、修身、齊家、治国、平天下を言うまでもないが、人間の幸福を目標にいろいろな社会事象があったし、医学もその方向に進んだので、局所的な治療ばかりではなく、如何に人間を整えるかが大切にされることになった。従って気（陰陽、三陰三陽とその虚実）を大切にしたし、経絡を大切にしたし、五藏六腑を大切にする医学ができ上がった。このような現象は、ひねくれた表現をすると、今日、病気の種類は沢山あり、それに対して鍼灸はオールマイティーではない。鍼灸の生理作用を考えても、それほど強いパワーを持ってはいないので、対症的な治療方法とともに全体を整えて基礎体力をつけるような方法が必要だったと考えられる。そして人間の生理作用は自律神経系、ホルモン系、免疫系の三つが軸になって運営されていることを考えるとこのことは理解しやすい。

　具体的には東洋医学では内臓（五藏六腑）の病気と五主（皮肉脈筋骨）の病気を別け、皮肉筋骨の病気については局所的な現代的な考えをとるが、内蔵の病気になると体調を調えながらその内臓を治療するという2本立てになる。鍼灸院で扱うことの比較的多い運動器疾患は皮肉筋骨の病気に該当するので、現代的に対応しても良いことになるが、それでも全体の体調が良いほうが治療成績が良くなるのはあたりまえだし、局所療法だけでよいのか、全体療法も加えたほうがいいかという論議は大変慎重でなくてはならない。しかし、少なくとも東洋医学を論ずるときには必要な部分である。

　「気」については中国と日本では対応の仕方がかなり違う。中国では気は絶対であるのに対し、日本では気はかなり情感的で雰囲気的な要因を持っている。従ってこの考

えからは必ずしも経絡にこだわらず、全身に適当に程よくツボを配し、結果が良ければそれでいいではないかといった姿勢が見られる。日本ではこのように経絡を通じて「気」を整えるのではなしに「全体調整」という概念が生まれた。このように根本的に気に対する姿勢が違うようである。すると医学觀もかなり変わることになる。その背後の理由として最も考えられるのは、1章で触れたように、中国に比べて日本はすごく温暖な気候風土の上に生活が成り立っている、ということが挙げられよう。

全体と局所について

中国では気を大切にしたので色脈診が大切になり、その結果脈診を大切にし経絡を大切にするようになった。気のルートとしてである。従って中国ではこれから外れることはなかった。

ところが日本では気については「ケ」（気配）であり、情感的ムード的な「ケ」を意味することから、経絡ではなくてもよく、その代わり全身に適当に経穴を配して治療することで、全体治療を成立させてきた。近年は症状に対しては局所治療イコール西洋医学的な対処をするようになってきた。

局所的な運動器疾患に対する対処としては経筋とその治療法から発展して現代的になり、西洋医学の整形外科的な対応が行なえるようになった。もちろん従来の東洋医学（鍼灸）一点張りの方法から抜け出し、新たな模索の中で西洋医学的に改革することを急ぐあまり現代医学的に偏りすぎてきた歴史的事実もあったし、局所的な治療だけが見られるといったこともあった。しかし、それは歴史的な一場面であり、再び古典の方法も大切にされてくるようになってもきたし、全体の大切さが認識されはじめてきた面もある。

もちろんこうなるまでにはかなりの紆余曲折もあったし、そうした態度が今日でも決定されているわけではない。いろいろな場面があってそれぞれに対応が必要になっているからだ。たとえば全体治療でも沢田流が良いのか六部定位が良いのか人迎脈診法が良いのか、はたまた適当にツボをばらまいても治療ができるという現実がある。

対症療法でも現代的に限るわけではない。東洋医学（鍼灸）的な治療でも今まで十分な対応ができているところもある。そんな部分は従来的な治療で良い事になる。

時代が進み、現代では自律神経の研究も、疼痛に関する研究も、脳内での反応についても、鍼とその反射に関する研究も進み、このような状況の中にあって、全体の体調を良くしながら局所症候をとり扱うほうが従来の方法よりも良いのではないか、という方向に進みつつあって、そんな意味あいから片寄った態度で現代的にばかり進ん

でしまうと、逆に鍼灸の母体は東洋医学なのにどうして古典の勉強が活かされないのか、といった質問が出されてくる。つまり、素朴な意味で古典の存在意義についての質問を受けることになってしまう。

これに加えて、内科的な対処法としては、治療ばかりではなく、人間の生活の仕方についても指導が必要になる。例えば食事のとり方では、主食は多く、副食は少なく、間食は少なく、よくかんで食べる。若いうちは水分を少なく、老齢になったら少しずつ水分をとり、生活のバランスをとるが、その基準はよく噛む事と、小便の回数・量などから決められる。さらに肉体を鍛え、精神を鍛えることにある、といった具合である。

これも他科の影響からあまり養生指導がされなくなってきた。例えば眼科ではうるさい養生は反って治療の妨げになるという具合である。さらに患者の贅沢も加わっている。酒の量を注意しすぎて反って養生の意欲をなくしたりしたのでは元も子もない。

2．今日の鍼灸臨床

日本では東洋医学（鍼灸）の特徴を持ちつつ、かなり西洋医学に影響されながら整理されてきた感がある。いくつか列挙してみよう。

病気、診断、診察、所見のとり方、病態把握、診断までの過程、良い臨床家などについて調べてみよう。

・病気について、西洋医学では疾患単位の考えを貫くのに対して、東洋医学では病人と病気を総合して観察し、四診と若干の経験上の疫学的な知識から得られる情報に基づいて把握され処理されてきた。したがって、両者の違いを同じ次元で比較することはいろいろな意味で大変困難なことである。

（疾患単位：ある病気について、概念、病歴・診察・検査、臨床症状、病因、病態把握、鑑別診断、治療、疫学調査などを総合して、独立した疾患であるとここでは曖昧に理解しておこう）

・診断について、西洋医学における診断は「①病変の部位と性質を明らかにするためのもの。②治療の計画の基礎を与えるもの。③経過の観察と予後の推定のためのものでなければならない。そして、診断に利用される情報は、それをどこからどのように獲得されるかによって問診、診察および臨床検査に分類される」とされる。また、「診断のカテゴリーは生体内にある病変を認識するための概念であり、それが明らかにされると、それに病態生理学や薬理学の知識を適用し、治療法の設計がおこなわれる。そこでは、診断はそれらの知識を治療法へ変換する媒介物であるということができよう」（高橋晄正：『現代医学概論』、P.117, p.133, 東京大学出版会、1968.）といわれる。

東洋医学（鍼灸）には西洋医学にみられる診断の意識が薄い。強いて上げれば病人の陰陽虚実（十二経、三陰三陽の虚実）を決めることであった。病気だけを取り扱うという態度が生まれなかったのである。自然と一体になることで病苦から救われると考え、そのような方向が大前提としては医の目的であったからであろう。こうした態度は特定の疾患を評価するという方向とはおのずと違っていた。

・診察について見てみよう。

　病歴聴取には、患者の全体像を把握し、その上で主訴、現病歴、既往歴、家族歴などについて問診する。つまり次の手順が必要になる。

1) 患者像：氏名、性別、生年月日、職業（家業）、現住所、電話番号さらに生活習慣などについて調べる。
2) 主訴：患者の愁訴（自覚症状）のうちの主要なもの。沢山ある場合には1－2に、多くとも3つくらいに簡潔にしぼる事が大切である。
3) 現病歴：主訴の発症から現在に至るまでの患者の話す疾病の歴史。
4) 既往歴：過去のある時点から過去のある時点までの病気。現在はすでに解決済のものをここでは指す。
5) 家族歴：体質や遺伝にかかわる情報を得る手段として問う内容。

そして問診に関する次の指摘は重要である。

「問診は患者やその家族・知人などの記憶・日記・メモなどから情報を得ようとするもので、予想される原因、発病の時期や状況、その後の経過などのように、病気に直結したもののほかに、家系の遺伝歴、患者の個体歴、患者の個体差、その生活と環境の状況などという間接的な情報も得られる。‥‥感じかたの閾値に個体差があったり、思い違いや記憶の摩滅現象があったり、意識的または無意識的な詐病があったりする、‥‥また問診する医師が何らかの先入主をもっていると、患者の答えはそれに誘導されて偏ったものとなる可能性がある。これを避けてその客観化を計るためには、よくデザインされた問診表によって、その形式を一定にするということも考えなければならない」（高橋晄正：『現代医学概論』、P.117，東京大学出版会，1968.）。

内経医学の問診を調べると、

「始めて病む所と今まさに病む所を問ひ」（素問　第二十）

「戸を閉じ牖まどを塞ぎ、これを病者に繋ぎ、数々その情を問いて以てその意に従う」（素問　第十三）

「病を診る者は必ず飲食居処を問う」（素問　第七十七）

　とあって、十分な記録は残ってはいないけれども、二千年昔からかなり患者像に迫ろうとした努力の後がうかがえる。

　また、内経医学の聞診では、

「紘絶する者はその音嘶敗す」（しわがれる、むせびなく）（素問　第二十五）

「人の声が細くて調子が乱れているのは内部に重大な異常がある。そこで、五臓は五色を循明ならしむ、循明なときは声章かなり」（霊枢　第三）

「臥すことを得ず、息に音ある者はこれ陽明の逆なり」（素問 第三十四）

といった記載がみられる。

・診察所見のとり方、その限界などについて、

　視・聴・触・打診の4つの方法を基本として行なわれ、さらにハンマー・筆などの簡単な器具による神経学的検査がこれに加わる。（注意：診察によって得られた他覚的所見あるいは身体所見を現症ということもある）。

　診察は施術者の感覚器官によって患者の身体から情報を得る行為であり、診察で用いられるものは、施術者の目、耳、鼻、指先にある感覚器官である。これらの視診、打診、聴診は主観的、心理的、個人的なものであるという点で本質的に技能的なパターン認識であるので、長年にわたる徒弟的な修練を必要とする。「しかし、診療がそうした技能の上に築き上げられているかぎり、それは科学から距ること遠いものといわなければならない、近代医学は各種の物理化学的なあるいは生物学的な手段をとり入れ、主観性の強いパターン認識のための技能を客観性の高い技術に置き換えることによって、医療の科学化をおこなってきたのである」（高橋晄正：『現代医学概論』、P.118～120、東京大学出版会、1968.）ともいわれる。

　診察、それが「医療が直面する状況が機械の修理といちじるしく事情を異にするのは、人の身体という対象の本性上、分解して故障の現場に到達することが原則として許されていない、つまり、外から探らなければならないという点にある。‥‥診察という言葉がその辺のデリケートな消息を物語っている」（川喜田愛郎：『医学概論』、P.222、真興交易医書出版部、1989.）。

　傷寒論では、診断ははじめから治療法に直結するものとして構成され、葛根湯証というように、治療内容を規定するようにつくられた。これは治療経験を分類し、実践の指針を体系づけることに主眼を置いて発展した立場の特殊性を反映している。したがって、證はその病人に現在現れている自・他覚症状のすべてを生体に現れる闘病反応の中国的表現方式にしたがって整理し、総括することによって得られる中国医学的診断であり、同時に治療の指示でもある。

「古方、後世方、鍼灸のいずれであるとを問わず、證というものに対する一般的な定義として通用するものである。證とは一口に言えば病人を診た上での"漢方的診断"なのである」（藤平 健：古方の證、『漢方臨床ノート・論考篇』、創元社、1986.）。

　しかし證について考えるとき鍼灸と漢方薬のそれとはかなりの隔たりが感じられる。漢方薬の證はその通りであるが、鍼灸の證は「気に高下あり、病に遠近あり。 證に中外有り」（素問　至真要大論　第七四）とか、「五臓の内・外證」（十六難）といった、症候としての扱いが主流となる。もっとも傷寒論の傷寒例でも病證、脈證、少陽證など

の記録があり、必ずしも症候的な用い方が無いわけではない。くどいが傷寒論の太陽病上に「随證治之」という語句がある。この證は漢方的診断としてのそれである。
・技能的なパターン認識である以上、次の点にも注意が必要である。
　①不安定性（客観性、不安定さ、再現性）、②検出力の低さ、③鑑別力の弱さ、④簡便性という四つの要因である」（高橋晄正：『現代医学概論』, p.118〜120, 東京大学出版会, 1968.）。
　このことについては、＜6章　脈診　1）診察法としての脈診＞で触れたが、大切なことである。
・病態把握（疾病の推定）について
　病態把握と共に類症鑑別（鑑別診断）を行うことによって、次のステップである適応の判定、予後の推定、治療計画（生活指導、鍼灸治療）、患者への対応、経過の観察へと進むことができる。病態の不明な場合は、経過の観察を行ない、既存の症状の推移、新しい症状の出現の有無などに注意する。また、未定のまま治療を行なってその効果をみる。
　東洋医学（鍼灸）だけでは＜適応の判定＞という考えは生まれない。よりよき鍼灸臨床を行う上にも西洋医学を熟知しておく必要がある。また＜患者への対応＞を考える場合にも今日では西洋医学が通例になっているので、しかるべき説明が必要になる。
・診断までの過程について
　　　診断への道程　　　　基礎データの収集
　　　　① 病歴をとる
　　　　② 現症の観察
　　　　③ ルーチンの臨床検査
　　↓
　　　鑑別診断　←--→　　情報の補充
　　　　↓① 経過の観察
　　　　↓② 臨床検査の追加
　　　治　療　---→③ 治療効果の判定
　　　　　　　　　　　（武内重五郎, 『内科診断学』, 南江堂, 1984.）
これを鍼灸臨床に置き換えると次のようになる。
1）病歴をとる
2）診察所見
3）類症鑑別（鑑別診断）
　病態の不明な場合は、経過の観察を行ない、既存の症状の推移、新しい症状の出現の有無などに注意する。あるいは未定のまま治療を行なってその効果をみる。
・良い臨床家とは

現実の臨床では患者を診て、病気の仕組みが理解できて、鍼灸が適した治療法であるかを判断できて、病気の予後推定ができて、治療法がきまり、患者に説明ができて互いに協力関係を築き、生活指導ができて、いま行っている治療法が病気を良い方向へ向かわせているかどうかといった経過観察、あるいは病人の生活の質（ＱＯＬ）が改善されているかをチェックできるような方向に努力する、ということが大切になる。

3．鍼灸の臨床医学

　鍼灸には局所効果と全体効果がある。局所効果は今後も追及されなくてはならない。全体効果は、これを積極的に進めたものとして古来から東洋医学には沢山の経験（望聞問切による三陰三陽経脈とその虚実など）が見られる。鍼灸師にあってはこれら局所・全体効果を混然一体として活用しているのが現状である。しかし、東洋医学はその全貌が充分に解明されていないところからブラックボックスとされ、世間から受け入れられている面がある。

　いま、東洋医学的に鍼灸の作用機序を調べると衛気に焦点を絞ることができよう。衛気は西洋医学でいう神経生理学的ないしは化学的に説明することができるような"実体"と考えられてきたので、西洋医学と容易に関連することが認められ、江戸時代いらい経過してきた。例えば明治時代の大久保適斎が主張した「内臓交感神経手術」から調べると「局所疾患の如きはもとより解剖学に依て筋と神経の関係を考え術者の意見に従って可なり」（『鍼治新書』、東京印刷，1911，医道の日本社復刻，1970.）という。

　今日でも鍼灸の奏功機序については鎮痛作用、自律神経調節作用、血流改善作用、内蔵機能調節作用、免疫系への影響などいろいろな研究がある。

　漢方薬はその作用機序から気、血、水（衛気　営気　津液）の変調に適応するものと考えられ、気剤、血剤、水剤という分類法が成立した。鍼灸の作用機序を考える際には気血水というよりは気一本槍の観が強く浮き上がるその故に郡山七次氏の内臓直刺のような手技も生まれたし、鍼灸古典においても刺鍼は五体の病んでいる所まで刺入しなさいとか、経筋は圧痛・反応のある所を刺鍼しなさいとか、背兪や募兪は内蔵を包む幕が背腹に付く処だから内臓が犯されたときには用いなさいという解釈がうまれて、西洋医学ととても近い考え方ができた。こうして鍼灸は容易に西洋医学と関係を持つことがしやすかった。「近年宣伝される中国流の鍼麻酔がしばしば示す卓効も経絡説とはおそらく別途に、神経生理学・化学的に説明される見込みの大きい事実のように推測される」（川喜田愛郎：『医学概論』，P.255，真興交易医書出版部，1989.）という理解の仕方が生まれるゆえんである。

　鍼灸と西洋医学との関係は、形と気のうち、気（陰陽・三陰三陽・経絡・五行・虚実など）を除いて形だけに着目して、その形に西洋医学を上書きすれば一部の疾患については鍼灸臨床が可能である。すなわち五臓六腑に内臓を、五体に体壁・骨格・筋

肉などを書き換える。ただし、これは特殊な一群の疾患についてだけいえることであって病人の全体像については別である。たとえ局所でも全体の一部であり、全体と局所の両方の扱いを大切にする事が東洋医学の特色でもあるからだ。

　日本においては西洋医学が導入されると、これらの医学と鍼灸は密接な関係をつくり出して今日に至った。鍼灸に関する限りその医学理論の書き換えは案外簡単そうにみえたのかも知れない。もちろんその功罪は別である。

4．東洋医学を切り捨てにくい理由を考えてみる

　東洋医学について問題にしていること、魅力、良いところは何なのか。例を幾つか挙げてみよう。

①人迎脈口診は再現性も客観性もあるし、そのような現実がある以上、この診方は大切である。人迎脈口診で陽明脉が得られたら、この患者は比較的治りがよいだろう、少陽なら思ったより治り方がすっきりしないだろう。太陽脉だったら体調が案外不安定なこともあるだろう。まして人迎脈口診で左右の脉に差がある時（陽明と少陽などと）は、本人も表現できないながら体調がしゃんとしないことが多い。

②東洋医学の腹診法は西洋医学には見られない人間の診方を沢山持っている。腹力・陰腹・陽腹・腹皮の拘急・衛気の虚の腹‥‥。みな患者を理解する場合に西洋医学とは違った次元で分りよいし対処するための方策もある。こうした診察法は前の人迎脈口診についても、後に出てくる診察法についてもそうだが臨床する上で患者を理解するのに大変役立つ事が多い。

③臓象は、現代生物学的に臓器に迫れなかった代わりに発展したが、昔の診方を伝えていて、全部とはいわないまでも役に立つ所が多い。三陽の体質分類（7章、p.499）も参考になるところが沢山ある。二千年昔も今も人間がそれほど大変化したとは思えないからだ。

④「心は君主之官、神明出ず」（『素問』霊蘭秘典論）という「心」は今日の心臓だけではない別の意味が含まれている。『晏子春秋』（内篇諫上第1）には肉体の心と四肢で、君主と家来の関係をたとえているが、この『晏子春秋』は戦国時代から漢代にかけて編集された作品だそうで、『荀子』（解蔽篇）にも「心なる者は形の君にして、神明の主なり。令を出して令を受くる所無し」とある。心と四肢を通じて古代中国の政治姿勢や医学における心と四肢の理解がうかがえるが、心に関するこのような理解は医学にも反映された。それから約2千年間、封建国家の中で、誰ひとり疑う者なく熟成され、精製された。そして体系付けられたのでそれなりに活用できる工夫もなされている。むしろ性急な東洋医学の改革はこの医学体系の破壊に繋がりかねない。難しい問題の一つである。

⑤刺鍼技術史は、無いと話にならないくらい大切な記録である。皮膚や筋肉の状態で

鍼の太さの概略を決めたり、背部の腧穴と内臓との深い関係、原穴と全身反応との関係、頚部の刺鍼と脳への影響、五体（皮脈肉筋骨）の刺鍼深度‥‥。それに「気」の医学という点では刺鍼反応を気で表現した方が分りやすく、例えば「気が至るや、魚が釣り餌を飲み込みこれを浮沈するような」（竇傑：『鍼経指南』，鍼経標幽賦，1295.）とか「気がなお至らず、鍼で豆腐をさすごときは死なり」（李梃：『医学入門』，1巻下，鍼灸，1575.）という記録は施術する者を納得させてくれる。

⑥頭痛・肩こり・肩関節痛・腰痛・膝関節痛・絞扼性神経障害‥‥、これらの多くは経筋の治療範囲であると共に鍼灸院で扱う症状の大半を占めている。経筋の治療法は反応点治療で、病んでいる筋まで刺入するというのが古典の建て前である。刺鍼の方法も深さも基本的には皮膚と筋肉の状態で決まり、種々の難しいこともあるが臨床上の考え方はとても明解である。これに加えて西洋医学の解剖が導入されると筋や腱、筋膜や骨の形状などが明瞭になるので取穴部位や刺鍼深度がもっと確実に決められるようになる。

　さらに、経筋（筋）の病気の予後を考えると便利で、皮肉脈筋骨の内の筋は内臓の陰に比べると陽性ではあるが、陽性（皮脈肉筋骨）の中では陰性な部類に入るので、その陰性な筋の病気は治りよさそうでいながら、内臓の病気と同じようになかなか治りにくい場合がある。軽症の時には経過が良いこともあるが、基本的には筋は陽中の陰なので臓器の回復過程に似てくることになる。筋が陰性な性質を示すのは腹筋の緊張が内臓痛に似ていたり、頭部の筋緊張で頭痛（深部痛）を訴えるのを思い出していただきたい。筋の陰性さはその形態からも想像されるが、これは略す。

⑦カゼ引きを考えてみよう。それが表にあるカゼなのか裏に入ったカゼなのかによって、説明の仕方も、対策の建て方も予後も違う。表にあるカゼで頭痛、肩こり、背腰痛、ぞくぞく寒い、自汗・無汗、全身倦怠なのか。裏に入って胃腸症状や下痢・便秘、潮熱などが出ているのか、あるいは半表半裏で口・咽喉の異常感、めまい・吐き気などが出ているのかによって予後の推定も対処の仕方も変ってくる。上気道の炎症だといったとらえ方と共に鍼灸での対処の方法に西洋医学とは違った視点が生まれてくる。

⑧穴の用い方で、原穴を使うことが結構ある。末梢の刺鍼は全身反応をよく引き出してくれる。しかし、三里や曲池を用いるのとはかなりおもむきが異なるので、この生理学的な意味合いがはっきりしない。しかし、経験的に大切にされている。（原穴を崖の下から沸き出る泉と解する意見もある）

　以上は東洋医学についての氷山の一角であるが、西洋医学がないと適応・予後・対応・経過・病態把握などができないし、現実の臨床では困ることが沢山でてくる。西洋医学を理解しておかないと臨床するときの考え方や対策を決める上で、患者の訴える症状に対してキメの粗い対処しかできずに失敗をすることになりかねない。肩こり

患者を診て、これと斜角筋症候群や頚椎症性神経根症、あるいは内科的な異常や精神状態、あるいは姿勢との関係などに思いをおよぼせない、ということになってしまっては困るのは当然である。

5．これからの鍼灸臨床を考えてみよう

　鍼灸臨床とはいっても主に東洋医学理論に立脚しているのか、それとも西洋医学理論に立脚しているのかによってかなり違いがみられる。本書では主に東洋医学理論に基づいた方法を考察してきた。

　東洋医学による患者の把握と西洋医学のそれとはかなりの隔たりがあるように見えるが、同じ人間を観察していることでもあり、全く別の医学のように見られるが、その違いの本態は気候風土・それによって育てられた人の精神・医学が成長した時代の違い、ということができよう。このあたりを理解して両医学を眺め、また患者を調べると、かなりの部分まで臨床家個人として、患者に接近することができるように思える。

　例えば、腰痛の患者がいて、若者で重量物を持ち上げた瞬間に急性腰痛になったとすれば、そのための対策は東洋医学（鍼灸）の経筋治療の範囲であるから、それならば、経筋とはいわずに西洋医学における病態把握を併せ鍼灸治療を行うことができる。また、同じ腰痛でも高齢者の場合、しかも目立った他の疾患がなければ、つまり変形性脊椎症などでは東洋医学（鍼灸）の全体治療を施しつつ西洋医学の腰痛対策を取ることができる。また、暑い夏の終わりの原因不明の腰痛ならば、疲労から起こしたものなので腰部と共に健康管理の治療が必要になる。このように、回復力の土代作りと対症治療を行うことで協力関係ができる。多分、神経系を中心に循環動態や免疫系・ホルモン系に働きかける必要があるからであろう。自分は東洋医学（鍼灸）が苦手だという臨床家はこのような場合に、西洋医学だけで対策を立てて対処することも良いであろう。その様な立場も日本の鍼灸医学の歴史を考えると一向に構わないことであり、どちらをとってもよいことであり、臨床家個人の鍼灸臨床に対する思考が働くところである。同様な事は肩こりや五十肩、腰下肢痛や膝関節痛、頭痛などについても考えられよう。

　しかし、技術的な部分を考えると、鍼灸技術と一口に言ってもいかに患者の回復力を引き出すかということで、いろいろな観察とそのための対策法が講じられている。基礎的なところでは、患者を前にして、鍼の太さの決め方がある。一般的には太い鍼は痛いので、どのような患者が痛みに強いのかということを知る必要がある。「人の骨強く筋弱く（軟）、肉緩く皮膚厚きは痛みに耐える‥‥堅肉　薄皮は恒石の痛みに耐えず」（霊枢　五十三）という経験は臨床上参考になる。

　また、刺鍼による反応が現れる時間的経過を知ることも大切で、そのための注意も

記録されている。これらは東洋医学の独壇場である。
　「情熱的な性格、早や口、歩行の際に足を高くあげる、はと胸、気のまわりが早いなどは陽の性とされ、このような人は刺鍼反応の起きる時間が速い。病的ではないが腱反射が過敏にでる場合も同じことがいえよう。
一．ある者は精神が動じて、気が鍼に先んじて行く。重陽の人はその精神が過敏で往き易い。
二．重陽の中に陰がある人は精神が過敏でも気が刺鍼より先に行かない。通常の過敏な人を指している。
三．ある者は刺鍼の後に気が独り行く。‥‥陰気が多く陽気が少ない‥‥すでに鍼を出し、気はその後に随う。ゆえに独り行く（普通の人）。
四．ある者は数々刺鍼して初めて気がうごく。陰気が多く陽気が少なく、その気は沈んでいて往き難い。故に数々刺してすなわち気が動く。
五．ある者は抜鍼の後に気が逆し、ある者は数々刺鍼して病が益々劇してしまう」（霊枢　第六十七）、と。
　このように表現は簡単であるが良くよく整理されている。

　鍼灸臨床のあり方を考えると、近年は中医が新しく紹介されているが、どうして中医を意識しなくてはならないことになったのかは、長い間の中国と日本の関係から生まれた事であり、その間の歴史的な事情や、中国と日本の考え方の違いを理解すると案外楽な気持ちで両者を受け入れることができる。もちろん近代になって発展した温病学説などはむしろ薬物治療のための理論のようなものなので、おいそれとそれを鍼灸臨床に受け入れるにはかなりの翻訳作業が必要になることであろう。鍼灸臨床をめぐって中国は中国的に、そして日本は日本的に臨床経験を高めてきたので、互いの立場を理解することが必要である。
　気を中心にすえて発展した中国医学（例えば色・脈診を大切にした）と、ひとえに外来文化と接触しつつそれを吸収しかつ日本的に工夫する事をやめなかった日本の鍼灸医学のあり方は決して変わったものでもないし、むしろそれが日本の鍼灸医学の特質でもあると考えることができよう。腹診を例にすると、日本ではあえて文章で表現しないものの、色脈診と同等か、或いはそれ以上に腹診を大切に育て、体系化してきた。8章の腹診で引用したような表現が生まれた。腹力・陰腹・陽腹などの表現も日本特有である。日本の良さにのめり込んではいけないが、鍼灸の世界ではまだまだ新知見が多いにあり得る現状である。しかし、それも西洋医学的な知識を十分に理解した上で開発する方が普遍性が生まれる。
　疾病への理解が進めば、穴と刺鍼方法も当然変化する。昔のような病気の理解とは違って、今日では格段の進歩があり、病態の把握方法も進み、従って治療点の選択方

法も変化している。伝統的に継承された穴ばかりではなしに、新たな治療点が開発されている。かといってむやみに経絡経穴の存在を否定するというのではなしに、そのよって来る理由があって経穴があるのだから、その存在を十分に考慮した上で今日に合った臨床をすべきである。

　管鍼法の発想や、オランダ医学の導入などから大久保適斎の行った交感神経手術など、鍼灸臨床に新知見をもたらしたのも日本的な方法であったし、古方派の実証主義的な面から華岡青洲の乳癌の手術が生まれたのも日本的な発想であった。このような時局に対する敏感さは、むしろ日本人の得意とするところであったのであろう。つまり、次に何をなすべきかを十分に理解して臨床を進めると、現在よりもっと新しい鍼の世界が開けてくるのも夢がある話であるし、現実的な事柄でもある。

　締めくくりをとりとめなく書いたが、意を汲んで頂けたら幸いである。

　　　　　　　　　　　　　　　　　　　　　　　　　　　　　　　　　筆　者

索 引

人名索引

〈あ〉

浅田宗伯 …………………………… 68, 404
石井陶白 …………………………………… 306
石坂宗哲 ……………………………… 56, 273
稲葉克文礼 …………………………… 584, 594
今村了庵 …………………………………… 68
允恭天皇3年 ……………………………… 28
大久保適斎 ………………………………… 69

〈か〉

香川修徳 ………………… 47, 267, 563, 584, 595
梶原性全 …………………………………… 29
華陀 ………………………………… 164, 396
関羽 ……………………………………… 396
鑑真 ……………………………………… 31
欽明天皇23年 …………………………… 28
ゴータマブッダ ………………………… 186
公孫敖 …………………………………… 137
後藤艮山 …………………………… 46, 267
桓候 …………………………………… 137

〈さ〉

酒井豊作 …………………………… 70, 653
嶋浦和田一 ………………………… 41, 572
朱熹(しゅき) …………………………… 159
朱丹渓 ……………………………… 50, 51
聖徳太子 ………………………………… 31
鄒衍(すうえん) ……………… 180, 181, 184
菅沼周桂 ……………………… 44, 48, 72, 272

〈た〉

杉田玄白 ……………………………… 47, 66
杉山和一 ………………………… 40, 572, 652
僧栄西 …………………………………… 30
僧有隣 …………………………………… 29

〈た〉

高島文一博士 …………………………… 316
高津敬節 …………………………… 572, 583
多賀薬師別当法印見宜白行院(たかやくしべっとうほういん) ………… 573
多紀元堅 ………………………… 29, 583, 585
田代三喜 ……………………………… 51, 52
惟宗具俊 ………………………………… 30
丹波長基 ………………………………… 30
丹波康頼 ………………………………… 29
知聰 ……………………………………… 28
張元素 …………………………………… 50
張従正 …………………………………… 50
董仲舒 …………………… 111, 119, 124, 128, 179, 184

〈な〉

長濱善夫博士 …………………………… 308
名古屋玄医 …………………… 46, 48, 52, 266

〈は〉

藤井秀孟 ………………………………… 72
藤田六朗博士 …………………………… 304
平城天皇 ………………………………… 29
扁鵲(へんじゃく) ……………………… 137
堀井元仙(ほりいげんせん) …………… 579

670

〈ま〉

曲直瀬道三 …………………………… 44, 52, 268
マハーヴィーラ ………………………… 186, 187
三島安一 ……………………………………… 41
御園夢分斎 ……………………………… 34, 563
望月鹿門 ……………………………………… 54

〈や〉

山脇東門 ……………………………………… 47
山脇東洋 ……………………………………… 54
湯熊灸庵 …………………………………… 267
吉田久庵 ……………………………………… 43

吉益東洞 ……………………………… 53, 269

〈ら〉

李東垣 ………………………………………… 50
劉完素 ………………………………………… 50
劉 向 ………………………………… 179, 180
劉 歆 ………………………………… 111, 180, 182
梁啓超 ……………………………………… 184
盧生 ………………………………………… 125

〈わ〉

和久田白虎 ………………………………… 584

書名索引

〈あ〉

医学入門 …………………………………… 644
医心方 ……………………………………… 29
医談抄 ……………………………………… 30
一本堂行余医言 ………………………… 47, 584
ウパニシャッド …………………………… 186
ヴェーダ ………………………………… 186, 187
医家千字文 ………………………………… 30

〈か〉

解体新書 …………………………………… 66
格致余論 ………………………………… 51, 354
喫茶養生記 ………………………………… 30

形影夜話 ………………………………… 47, 79, 267
現代鍼灸治法録 …………………………… 643
黄帝内経霊枢校注語訳 ………………… 636, 655
敖氏傷寒金鏡録 …………………………… 517
五行大義 …………………………………… 125

〈さ〉

済生抜萃 ………………………………… 602, 624, 651
三喜廻翁医書 ……………………………… 652
察病指南 …………………………………… 516
四花灸法 …………………………………… 30
子午流注鍼経 …………………………… 602, 624, 651
刺鍼技術史 ………………………………… 651

春秋繁露	179
傷寒尚論篇	266
諸病源候論	651
鍼灸甲乙経	651
鍼灸極秘伝	652
鍼灸四書	286
鍼灸集要	607, 645, 652
鍼灸聚英	605, 607, 624, 644, 645, 652
鍼灸遡洄集	576
鍼灸則	44, 272, 653
鍼灸大成	625
鍼灸重宝記	652
鍼灸抜萃大成	652
鍼灸逢源	607, 645
鍼灸茗話	641
鍼灸問対	607, 645
鍼灸要法	652
鍼経指南	286, 602, 620, 624, 625, 629, 644, 651
鍼術秘要	70, 607, 653
鍼治新書	69, 655
鍼道秘訣集	34, 265, 563, 572, 645, 652
神応経	606, 629, 645, 651
神農本草経	87
診病奇佼	585
鍼法弁惑	72
杉山真伝流	572, 652
杉山流龍虎之巻	652
スシュルタ・サンヒター	186
ススルタ大医典	185
千金方	651
千金翼方	651

素問・霊枢の成立	147

〈た〉

大同類聚方	29
チャラカ・サンヒター	186
東門随筆	47
徳本多賀流鍼穴秘伝	652
頓医抄	29

〈な〉

内外傷弁惑論	50, 353
内経と淮南子(えなんじ)	141
難経の成立	149
日本盲人史	646

〈は〉

万安方	29
脾胃論	50
腹證奇覧	584, 635
腹証奇覧翼	584
腹診書	579
福田方	29

〈ま〉

脈経	651
明堂図	28

〈や〉

養生訓	163

〈ら〉

礼記(らいき)	112

蘭学事始	66
類経	509
類聚方	53
霊枢	147

霊枢識（れいすうし）	636
呂氏春秋（りょししゅんじゅう）	179
呂氏春秋と淮南子と素問・霊枢医学	146

用語索引

〈数字〉

七歳	227
八歳	228
十歳	229
14歳	227
16歳	228
二十歳	229
21歳	228
24歳	228
28歳	228
三十歳	229
32歳	228
35歳	228
40歳	228
四十歳	229
42歳	228
48歳	228
49歳	228
五十歳	229
56歳	228
六十歳	229

64歳	228
七十歳	229
八十歳	229
九十歳	229
百歳	229

〈あ〉

噫（おくび）	358
哀而泣涕出	249
青	510
赤	510
鬚（しゅ）	495
浅ければはやきを	633
足厥陰の深さ	231
足少陰の深さ	231
足少陽	495
足少陽の深さ	231
足太陰の深さ	231
足太陽	494
足太陽の深さ	231
足太陽膀胱経の下部の状態	555

673

足太陽膀胱経の上部の状態	555
足陽明	494
足陽明の深さ	231
圧診点検出法	542, 549
圧診点	549
圧痛	544
アーユルヴェーダ	32, 185
胃	501
緯	124
痿	373
医界の孔子	87
医界の朱子	87
胃快の鍼	567
医学は仏教と融合	31
医家の孟子	87
胃気	220
胃気を診る	221, 430
医家の独創	176
胃の大絡	449
胃の病	556
生くる者はその気を以てす	204
石鍼	608
緯書思想の基調	111
異常な虚実	402
痛み	360
痛みが鍼に随わずと雖ども	203
痛みに耐える	616
痛みについて	243
痛みの原因	243
痛み――痺病	245
痛みを以て輸と為す	237, 251, 322
"一毒"とは梅毒のこと	270

一気か陰陽二気	155
一気の留滞	46
一気留滞説	267
逸民	113
医の学や方のみ	269
胃之気	221
胃の気血を出す所は経墜	218
胃は水穀気血の海	218
陰維は諸陰の交	299
陰が虚すると内熱す	206
陰気が下に衰えるときは熱厥	208
引経報使の失敗	184
陰刺	642
陰とは日陰	174
陰は眞藏なり	176
陰腹・陽腹	580
陰陽	174, 287
陰陽が気の二面	167
陰陽が原因の虚実	207
陰陽、気也	159
陰腹	581
陰陽和平の人	504
陰陽交合	174
陰陽五行説	125
陰陽五態	502
陰陽錯合	169
陰陽主運説	177
陰陽沖気	175
陰陽と腹診	549
陰陽二気	154
陰陽の循環	168
陰陽の性質	169

索引

陰陽は気	160
陰陽論と気論の結合	154
陰陽をととのえ	251
陰を刺す者は深く	635
上が虚すれば眩し	206
上が盛なれば熱痛す	206
宇宙の法則性を「理」	156
宇宙論に導入	180
欧化主義	67
雲気	152
暈鍼(うんしん)	607, 643
栄衛(えいえ)の循行	236
衛・気(え・き)	216
衛気の作用	216, 300
営気の作用	217, 300
衛気の発するところ	217
衛気は其の悍気の慓疾に	217
衛気和すれば	216
嬰児(えいじ)	635
嬰児はその肉脆く	218
営・血	217
栄は水穀の精気	218
衛気は分肉を温め	216
液を化す	219
衛は水穀の悍気	217
エーテル	167
液という	219
腋下の毛	495
噦(えつ)(しゃっくり)	358
淮南子(えなんじ)と神仙との関係	114
涎下(えんげ)(よだれをたらす)	358
炎上	177

遠道刺	620, 641
多く臥する者	220
横刺	70
悪血(おくけつ)	242
瘀血(おけつ)	238
瘀血と刺絡	242
瘀血の自覚症状	239
瘀血の診断基準	241
瘀血の成因	240
瘀血の他覚的症状	239
瘀血の腹証	242
瘧(おこり、ぎゃく、マラリア)	377, 570
瘀点・瘀斑	519
徐(おもむろ)にして疾きときは実する	205
およばざれば外壅	633
オランダ医学	56
音韻学的な視点	152
温泉療法	267
温病理論	87

〈か〉

艾(がい)(もぐさ)	321
欬(がい)	374
形(かたち)は生の舎	168, 204
外因	352
外見からの観察	223
外国の医人	44
恢刺(かいし)	641, 642
外丹(がいたん)	74, 164
解剖	550
解剖学的な深さ	609, 612
怪脈(かいみゃく)(死脈)	462

675

科挙制度	157	寒気を知る事	569
各寺院に救療施設	31	陥下(かんげ)	636
革命思想	124	寒厥	366, 638, 642
火形の人	504	桓候(かんこう)に見ゆ	137
下合穴(かごうけつ)	329	関刺(かんし)	641
稼穡(かしょく)	177	患者側の反応・感覚	606, 629
臥すこと多き	359	患者への対応	615
臥することを得ざる	359	感受性	599, 600, 609, 613, 616, 643, 644
風や大地のはたらき	165	寒清を刺す	638
勝曳(かちひき)の鍼	566	緩(かん)なるは熱多し	637
餲骬(かつう)	224, 496	寒熱	373
脚気相撲	68	肝の位置	225
葛根湯証(かっこんとう)	232	肝の応	226
揭脣(かっしん)	499	肝の病	510
滑走性触診(かっそう)	539	肝は重さ二斤四両	582
滑は陽気盛んで微し熱あり	637	肝は将軍の官	224
過不及	130	肝は中の将なり	202
神鳴(かみなり)	34	肝病	558
下毛(かもう)（陰毛）	494	鑑別力の弱さ	435
管鍼術	40	簡便性	436
管鍼法の創始者	43	漢方の腹診	563
肝	498	顔面と頸肩胸部で臓腑を	508
肝脆なる	225	顔面に蔵府や体幹・四肢を配当	488
寒温和すれば	216	顔面の発赤	490
肝が大きい	225	甘薬(かんやく)	636
肝が小	225	関連痛	541
肝が高い	225	黄	510
肝が端正	225	気	77, 145, 150, 164, 215, 274
肝が下い	225	唏（なげく、かなしみなく）	249, 358
肝軽し	225	気至る	601, 611, 623, 624, 625, 627
寒気(かんき)	328, 329	気一元論	156, 158, 159
肝気は目に通ず	223	気（気・衛気）一本槍	349

索引

気街	293, 331
気が至らざれば	625
気が滑ならば疾く	632
気がしずむ	77
気が濇ならば遅く	632
気滑なればはやく出し	637
気が物質的側面を強調	274
気関	515
気悍なれば鍼は小にして浅く入れ	637
気虚は肺虚なり	206
奇経	298
気候と経水の変化	304
「気」字の出現は戦国初期の銅器	165
気盛んで身は寒えるは、 　　これを傷寒に得る	205
気盛んで身は寒えるは、 　　これを反という	205
気志は五臓の召使い	170
気渋れば鍼を大	632, 637
気渋なれば遅く	637
奇邪	356
気象の別	581
基礎原理	165
気、体の充なり	153
気調いてこれを去る	203
気なる未知数に何を代入するか	221
気について	203
「気」には質	166
気の至る	625
気の運動	154
気の虚実	170
気の虚実を知り	203
気の劇易を視	203
「気」の原義	150, 151
気の原義は呼吸	167
「気」の思想概念	165
気の聚散	108
気の字を用いた用例	173
「気」の哲学	166
気の変化	168
気は行き易し	218
気は生の充（実質）なり	168, 204
肌膚之候（きひ）	583
奇病	356
基本的な脈状	458
奇脈	470
瘧（ぎゃく）（おこり、マラリア）	377, 570
灸	322
灸が主	141
急（緊脉やひきつれなどの意） 　　なるは寒多し	637
九鍼	599, 608, 616
泣涕（きゅうてい）が出づ	358
灸頭鍼	72
久病	637
九変に応ずる刺法	641
灸法を取るのみ	32
魚	511
狂	383
胸郭下部（きょうかく）	226
胸郭上部	226
胸脇の均整（きょうきょう）	225
胸上（きょうじょう）（診肺）	589
京都学派	45

677

胸腹の毒	594	金元医学	86
虚虚	569	金元の四大家	50
局所治療	237	禁鍼灸穴を忌まず	49
局所治療と全体治療	251	禁鍼、禁灸の不可	45
曲直（きょくちょく）	177	金鍼賦（きんしんふ）	603, 605, 624, 626, 630, 644
虚実の位置づけ	205	筋性防衛	542
虚実の起き方	205	筋性防御	540
虚実の活用法で特殊な用例	209	緊張	471
虚実の病態	206	近年のツボについての考え方	335
虚実は邪気	205	今文尚書家（きんぶん）	183, 184
虚実補寫	320	筋を刺して骨を傷う無れ	230
虚邪	246	偶刺（ぐうし）	642
虚之実	568	唇厚く人中長き	227
虚は気無きなり	205	唇の形・堅さ	226
虚は聶辟（引っ込む）し、気は不足す	207	くわい頭	268
虚法（寫法）は	641	黒	510
虚里（きょり）	221, 588	訓詁学（くんこ）	91
虚里の動（きょり）	449	君主の官	128
巨里の動（きょり）	578	経筋	140, 336
気論と陰陽	152	経筋の治療法	338
気論と陰陽論	153	経筋の特徴	336
気を受ける所は穀なり	218	経穴の数の変遷	331
気をそそる	77	経穴の主治作用	332
気を調する	637	経刺	636, 642
気を整える	251	経・史・子・集	88
『気』をはじめ、『怪』や『化』、『顕』『異』『疫』	150	経水と経筋	313
気を「雰囲気」と	274	経隧は五臓六腑の大絡	218
筋運動主因性脈管外流体波動通路系（きんうんどう）	304	軽浮虚活（けいふきょかつ）	602, 626
筋運動主因説	312	経別	294
金形の人	505	刑法をドイツ法から	76
		脛毛（けいもう）	495
		経脈	135

経脈と絡脈の違い	294	結合織と組織液	314
経脈の基本的な生理作用	236, 319	結集(けつじゅう)	89
経脈(気全体)治療と対症治療	237	厥心痛(けっしんつう)	377
経脈(けいみゃく)は	226	穴数	620
経脈は邪の進入路	236	厥頭痛(けつずつう)	378
経絡の思想は中国が起源	32	厥陰(けっちん)の症状	413
経絡系統表	264	血絡	242
経絡現象	310	元気	156
経絡説は一応否定すべき	278	限局性の腹部膨隆	541
経絡と病気の関係	319	原穴(げんけつ)	324
経絡にこだわらない歴史	265	検出力の低さ	435
経絡にたいして、これを肯定するのと無視あるいは否定する	276	剣状突起	224
経絡の作用	303	憲法を英文から	76
経絡の深さ	294, 302	古医方	52
経絡の本体を発生学的に説明	306	皇漢医学部	67
経絡否定論	276	校勘学(こうかん)	90
経絡病証の数	331	交感神経手術	69
経絡無用論	64	行気	163
経絡を問わず	45	合脇兎骸(ごうきょう)	225
外科	394	合谷刺	641
郄穴(げきけつ)	328	交互脈	470
血	215	剛柔二気	154
欠(あくび)(けつ)	357	恒常性保持機能	221
厥(けつ)	365	毫鍼(ごうしん)	360, 599, 608, 627, 635, 641, 653
厥陰病	420	後世医学	52
穴が開く	607, 645	後世派(こうせいは)	44, 47
血管壁の性状	471	浩然之気	167, 204
血気は温を喜て寒を悪む	218	構造を見る<経絡系統表>	319
血気は人の神	218	紅苔(こうたい)	519
血気は人の華なり	168, 169, 204	黄苔(こう)	519
結胸(けっきょう)	561	洪範の五行は五材(こうはん)	183
		行痺(こうひ)	336

679

硬脈と軟脈	467
黄老(こうろう)	121, 123
黄老思想	123
黄老説	120
黄老の術	120
肥て沢(つやある)	
なる者は血気有余	218
五果(ごか)は助け	222
五官	487, 510
呼吸	223, 514
呼吸と脈の関係	291, 438
呼吸の出内に非ず	629
五行(ごぎょう)	177
五行讖緯(しんい)	124
五行説	78
五行説に批判的	79
五行相次転	181
五行相生説	179
五行その物の性質	184
五行と素問・霊枢の医学	183
五行に縛られた	127
五行の各々の性	182
五行の初出文献	178
五行は墨子後学によって提唱	178
五行配当	226
五行配当の起原	179
五行配当の初期的完成	179
五行を以て原素の意味	182
五虚は死す	206
五禽戯(ごきんぎ)	164
虎口三関(ここうさんかん)	515
五穀は養	222

五菜(ごさい)は充	222
巨刺(こし)	642
五色に各臓部あり	487
五色篇(ごしきへん)	488
五色を診る	490
五実は死し	206
腰は腎の腑	176
五十動にして一代	464
五藏が和せざれば七竅は通ぜず	223
五藏と九竅	223
五臓に応ずる刺法	641
五臓の症状	401, 558
五臓の色体表	184
五臓の熱を寫す	560
五臓は人の精	169
五臓脈	431, 447
五臓六腑	223
五臓六腑と体質	224
五藏六府の症状	556
五体の病気	397
五体(皮脈肉筋骨)を診る	492
誤治(ごち)	642
五畜(ごちく)は益	222
骨格	510
五徳終始説	177
五徳主運説	181
五福	107
古文(こぶん)尚書家	183
古方医学	52
五方意識	179
古方派	44
五兪穴	324

680

御用医師	45
子を寫す	606, 629
跟の肉	495
根・溜・注・入	292

〈さ〉

災異説	128
焠刺	338
斉刺	641, 642
臍中	591
在野の医師	45
刺して心に中れば	600, 613
刺すなかれ	613, 614
撮覚異常	545
撮診	545
撮診法	542, 545
三陰三陽	176, 288, 404
三陰三陽と開闔枢	415
三陰三陽と病気の進展	416
三陰三陽の活用法	214, 289
三陰三陽の経脈から深さを決める	231
三陰三陽の症状	211, 413
三陰三陽の性質	210
三陰三陽の部位	210
三陰三陽の腹診部位	211
三陰三陽を脈診	457
三虚三実	464
酸苦は涌泄	222
賛刺	642
三焦の病	557
三焦は決瀆の府	224
三焦は中瀆の府	202

三焦・膀胱	501
散ずる鍼	567
三部九候診	439
三脈動	448
三陽と体質	215, 493
三陽の体質分類	417
三稜鍼	608, 609
髭（鼻の下の毛、口ひげ）	495
志意は精神を御し	216
志意和すれば	216
重虚	614, 636
四花灸法	30
自覚症状	349
色澤が浮	487
死後の世界	122
子午流 注 開闔	607, 645
四肢は諸陽の本なり	217
刺鍼家鑑	652
刺鍼感覚——刺す手の下感覚	235
刺鍼技術	599, 607, 609, 611, 637, 641, 645, 651, 652, 655
刺鍼深度	632, 633, 635
刺鍼深度と置鍼時間	214
刺鍼の痛み	235, 616, 643
刺鍼の深さ	599, 621, 631, 633, 643
刺鍼反応が発現する時間	618
刺鍼前の心得	621
指先触診	539
シーソー現象	655
下が虚すれば厥し	206
下が盛なれば熱し	206
舌を齧む（かじる）	358

七表、八裏、九道の脈	452	邪の形に客する	207
疾患概念	130	邪の生ずるや、或は陰より生じ	207
疾患単位	130	邪の侵入経路	319
膝関節痛	393	寫を先に	629
実実	568	鬚（あごひげ）	495
実之虚	567	儒医	55
実は気有り	205	主因	349
実は外堅く充満し	207	周易に	115
疾病の発生と邪	233	従革	177
実法（補法）は	641	獣骨鍼	321, 608
刺入から抜鍼まで	621	修身、斉家、治国、平天下	105
刺入禁忌	600, 613, 643	周礼の天官篇	395
刺の禁	614, 615	十二禁	615
刺の淺深	230	十二経別の作用	295
志は気の帥	169	十二経脈診法	438
死脈	458	十四法の鍼法	630
耳目は精神の窓	170	重複脈	471
下合穴	329	主運説	181
邪	132, 248, 355	儒家思想	110
邪から病気への進展	234	儒家の思想	111
邪気	132	腫気の来るを知る事	567
邪気が腹にあるとき	560	儒教一尊	123
邪気が胸にあるとき	560	儒教一尊主義	111, 120
邪気の入ること深く	638	儒教と深くかかわって	109
邪気を感ずるとき	200	菽の数の重さで五臓を診る	447
積聚	559	取穴数	620
積病	559	取穴の慎重さ	333, 620
積（癥）と聚	389	朱子学	160
尺皮	511	聚病	559
寫して後に補す	630	寿夭	513
瀉鍼	71	受容感覚	599, 600, 610, 626, 640, 655
邪について	247	潤下	177

循環と再生の思想	110	徐脈	468
証	232, 350	白	510
少陰の症状	412	腎	499
少陰の人	503	讖緯	124
少陰病	420	讖緯思想	124
傷寒論に見る症状	418	讖緯説	124
上下三等分	227	心下（診心）	590
症候	232	心が大きい	224
小国寡民	134	心が堅固	225
症状から病気へ	234	心が端正	225
『尚書』の甘誓・洪範	178	心が小さい	224, 496
少数穴治療	75	心が軟弱	224
消單	498	心が偏傾	225
小腸	501	鍼感	626, 627, 640
小腸の病	556	振寒	249
小腸は受盛の官	224	（振寒）寒慄	358
情緒的な面	165	診肝（肝の診方）	577
衝動触診	539	辛甘は発散	222
消毒・滅菌	643	神気の虚	607, 644
小なるは血気みな少なし	637	心気は舌に通ず	223
小児鍼法	72	神気を診る	140
掌肉充満	495	腎気は耳に通ず	223
小腹	592	鍼灸師の鍼	84
少陽の症状	411	鍼灸木人	285
少陽の枢が傷害される	213	身形支節	508
少陽の人	503	身形支節は藏府の蓋	227
少陽病	419	人迎脈口診	440
触診の体位	540	鍼痕	71
濇は多血少気で少し寒有り	637	診察	320
諸血は皆心に属す	218	診察法の特色と限界	435
徐入徐出	602, 628, 639	深刺で多刺	638
諸熱を刺す	639	進鍼	599, 603, 621, 622, 623, 624

診腎（腎の診方）	578
真心痛	377
鍼石	608
神仙術	122
神仙説	122
深専なる者は大臓を刺す	635
深達性触診	539
深達性の深部触診	539
診断	350
心痛	377
津（しん）という	219
鍼頭灸（しんとうきゅう）	72
真頭痛	378
診腹総論	576
過ぎれば内傷	633
微し鍼を内れ	640
刺熱論篇	368
心の位置が高い	224
心の病	510
腎の病	510
診肺（肺の診方）	576
心は君主の官	223
腎は作強の官	224
心痺	377
診脾胃（しんひい）（脾胃の診方）	577
神秘的な思想	125
心病	558
新病と久病の区別	437
腎病	558
診法は常に平旦を以てす	202
神明出る	128
水形の人	505

水穀	221
隋唐医学	31
水分	591
水脹	330
鄒衍（すうえん）というものが五徳終始説	180
鄒衍は、五行思想を体系化	177
数回の結集	89
頭痛	378
ストレス	132
スリオロシ	640
西欧化政策	67
臍下腎間の動（せいか）	449
生から死まで	229
精、気、津、液、血、脈などの基本的な生理作用	215
生気の原	449
精・神・形・質などを生み出す	166
聖人は南面して立つ	176
清談の学	157
精という	215
清なる者	635
静莫恬憺（せいばくてんたん）	107
整脈と不整脈	467
生命エネルギー	152
晴盲の戦い（せいもう）	43
盛絡穴（せいらく）	329
生理状態を診る	456
舌質（ぜっしつ）	518
接触鍼	655
舌診	516
折鍼事故	607, 643
舌苔	518

684

絶対性不整脈	469	素問・霊枢の成立年代	152
折衷派	54		
切皮	599, 600, 602, 609, 621, 622, 623, 624	〈た〉	
背は胸中の腑	176	癉（疲労困憊）	249, 358
背は陽	176	太陰の開が犯される	213
施薬院	31	太陰の症状	413
背を刺す	595, 635	太陰の人	502
臀	494	太陰病	419
先行する古典	105	大気	165
先行の典籍	105	「太虚」は「気」そのもの	159
浅刺で少刺	638	体型と五臓六腑	496
浅深を得ざれば	633	大寫刺	642
全体（気、経脈）治療と局所治療	334	対症治療	605, 616, 617, 618, 620, 631
全体治療	605, 616, 617, 620, 621, 631, 635	退鍼	599, 602, 603, 604, 610, 621
宋学	160	体制教学	110
宗気の泄るなり	221	体性痛	541
走行はすべて求心性	141	大蔵を刺せ	595, 635
双手触診	539	胎息	122, 163
相術	137	太息	358
臓象学説	34, 265	大腸	501
臓象と腹診	553	大腸の病	556
相勝は鄒衍の唱えるところ	180	大腸は傳道の官	224
痩人は春夏の斉を	632	大同	116
相生から相克への転換	184	大なるは多気少血	637
相生説の創始者	179	大脈と小脈	467
糟粕、津液、宗気分かれて三隧	218	太陽の開の作用が損傷	213
双包山漢墓	141, 285	太陽の症状	410
蔵を治する	560	太陽の人	503
速脈と遅脈	467	太陽は目の上網	507
素問の寸・関・尺診	445	太陽病	418
素問 挙痛論篇 第三十九	244	ためいき	358
		他覚症状	349

685

濁_{だく}なる者	635	中国と日本の気	145, 150
打診	541	中西滙通派_{ちゅうせいかいつうは}	82
打鍼の方法	652	中正を得る	115
打鍼法	34	中について	201
多数穴治療	75	中風鍼の大事	571
膽	501	脹	376
丹砂	164	腸胃の小大・長短	552
短刺	642	腸胃は穀を受け	217
単手触診	539	張家山漢墓_{ちょうかさん}	141, 285
男女の別	581	調気	621, 623
膻中は臣使の官	224	聴診	541
胆は中正の官	202, 224	脹の治療穴	330
胆は中精の府	202	調律	468
膽病	557	直刺	70
地気上膽	168	直鍼刺	641, 642
治気養心	166	治療	140
竹鍼_{ちくしん}	321	治療について	320
知識の集合	88	血_ち和すれば	216
置鍼	600, 608, 609, 612, 627, 640, 643	沈重緊満	602, 626
遅速_{ちそく}	469	通形腹證_{つうけい}	587
血と謂う	215	通髯_{つうぜん}（もみあげの毛）	495
知熱感度測定	655	痛痹	336
着痹_{ちゃくひ}	336	ツボに関する古い記載	322
中_{ちゅう}	130, 131	ツボに対する態度の変化	335
中医学	85, 86	ツボについての考え方	335
中医弁証への疑問	83	ツボの種類	321
中脘	590	ツボの取り方	333
中国医学からの離脱	45	爪	226, 501
中国的な気	274	爪厚く	226
中国で腹診が発展しなかった	547	爪薄く	226
中国での経絡研究	318	爪悪色	226
中国伝統思想	109	爪が堅く青色を帯び	226

爪堅く	226	透視法	136
爪直に	226	陶鍼(とうしん)	321
爪濡し	226	豆腐をさす	626
嚔(てい)(くしゃみ)	249, 358	投与感覚	599, 600, 609, 610, 611, 626, 640, 655
鍉鍼(ていしん)	608, 609		
ディスポ鍼	655	土形の人	505
適応と限界	636	年の加わる所	639
手少陽	495	留め	599, 601, 625, 627, 630, 631, 632, 633, 634, 635, 636, 637, 638, 640
手太陽	495		
手の下感覚	235, 611, 625, 627		
手陽明	495	〈な〉	
癲(てん)	383	内因	352
天	116, 118	内観・存思	164
天気下降	168	内傷	353
天気(陽)、地気(陰)	153	内臓直刺	643
転筋	639	内臓痛	541
転鍼	602, 624, 626, 628	内臓痛覚	542
天人合一	117	内臓痛覚性インパルス	542
天人合一思想	116	内臓と胸腹部の関係	549
天人相関説	127	内丹	74, 164
天性	123	啼(なげく)(き、かなしみなく)	249, 358
天生五材。民並用之	182	難経の外証(證)と内証(證)	492
天命	123	難経の寸関尺診	446
天命思想	119, 120	難経の成立年代	149
導引	122	南面して立つ	211
道家思想	111	肉	501
道家思想の原初	112	二段脈・三段脈	469
道家と深いかかわり	109	日本語	77
導気	601, 602, 624, 625, 639	日本語の表現形式	76
動気三候(腹部の拍動)	578	日本人	72, 75, 76
桃源郷(とうげんきょう)	110, 134	日本人の経絡についての考え	289
瞳子	506	日本人の性格	72, 75

687

日本的な気	274
日本の気は万葉仮名として『き』『け』の音に	77
日本の四大家	52
日本の腹診	563
日本民族	74
人間のあり方	106
人間の姿	106
熱厥	366, 637
熱病	330, 367, 370
熱病で刺すべからざる	372
熱論篇	367
捻鍼法	621, 623

〈は〉

歯	510
肺	497
肺気は鼻に通ず	223
背診	594
肺の病	510
肺は相傅の官	224
肺病	558
背腧穴	326
白滑苔	519
八会	328
抜鍼後	600, 604, 610, 623
母を補す	606, 629
疾くして徐なれば虚する	205
腹に力が有る	579
腹は陰	176
バラモン教の聖典	186
鍼科	67

鍼空を開く	601, 628
鍼空を閉ずる	628
鍼治療と盲人	43
鍼で量する者	607, 644
針で刺して治療する	32
鍼の痛み	616
鍼の下に集まりきたる	640
鍼の響による観察	310
鍼は能く生きる人を殺し	32
鍼を断つ（折鍼）	607, 644
鍼を臥して	606, 628, 632
半刺	641
燔鍼	337, 642
反動性疼痛	540
反応を引き出す	636
万物一体	115
万物の霊	106
痺	364
痺病	336
脾	498
皮	501
脾胃の虚実	590
脾胃論	50
脾胃は倉廩の官	224
脾気は口に通ず	223
鼻根部	225
微鍼	360, 599, 602, 608, 616
肥人は秋冬の斉を	632
肥痩の別	582
鼻柱の中央が起こる	227
鼻隧の長さ	227
必然として得る	606, 629

微（微細な鍼）で徐（緩徐）にす …… 633	皮を刺すものは肉を傷うこと無れ …… 230
悲田院 …………………………………… 31	頻脈 ………………………………… 468
皮電点 ……………………………… 542	頻脈と徐脈 ………………………… 467
人の在り方 ………………………… 106	不安定性 …………………………… 435
人の強弱 …………………………… 563	風 …………………………………… 361
人の気を受ける所は穀なり ……… 218	風関(ふうかん) ……………………………… 515
人之生、気之聚也 ………………… 155	風寒湿の三気が雑り至り ………… 245
人の生は気の聚まれるなり ……… 168	深くして留め ………………… 633, 634
人臥するときは血は肝に帰す …… 218	深ければ留むる ……………… 632, 637
皮の厚さ …………………………… 555	複式補寫法 …………………… 605, 644
皮の潤沢 …………………………… 555	腹診 ………………………………… 534
脾の病 ……………………………… 510	腹診をした証拠 …………………… 548
火引の鍼 …………………………… 565	服丹(ふくたん) ………………………………… 75
脾病 ………………………………… 558	腹中行 ……………………………… 592
ヒポクラテス全集に見られる脈 …… 434	腹中の寒熱去り …………………… 635
百病の始て生ずる ………………… 208	腹部の視診 ………………………… 539
百病は気より生ず ……… 168, 204, 217	腹部の触診 ………………………… 539
胗(びょう) ………………………………… 499	腹部紋畫 …………………………… 582
病位の内外を診る ………………… 455	伏梁(ふくりょう) ……………………………… 559
病因 ………………………………… 349	腹両傍（診肝） …………………… 593
病気の起り ………………………… 351	腹力(ふくりょく) ……………………………… 563
病気の三因 ………………………… 354	浮刺 ………………………………… 642
病気の進展、伝播 ………………… 403	腐膩苔(ふじたい) ……………………………… 519
病気の発展 ………………………… 354	跗上(ふじょう) ………………………………… 448
表在性触診 ………………………… 539	婦人に鬚がない …………………… 210
表在性の浅い軽い触診 …………… 539	不盛不虚 …………………………… 636
病証分析 …………………………… 81	物化(ぶっか) ………………………………… 108
評熱病論篇 ………………………… 370	復古思想 …………………………… 86
標本 …………………… 129, 293, 351	跗陽脈 ……………………………… 448
病名 ………………………………… 349	不老不死 …………………………… 122
病名と証と症候 …………………… 231	腑を治する ………………………… 560
豹文刺(ひょうもんし) ……………………………… 641	文化の担当者 ……………………… 105

分刺	642
平人の常の気は胃に受く	220
平人腹形	586
平坦脈	470
辟穀(へきこく)	122, 164
編纂した時代の思想	89
弁証治療	83, 84
弁証論治	81
砭石(へんせき)(石鍼)	321, 608
補	601, 603, 606, 607, 623, 627, 628, 629, 630, 636, 644
方吸を以て	601, 628
膀胱は州都の官	224
膀胱病	557
放散痛	542
報刺	642
望診	136, 139, 484
傍神経刺(ほうしんけいし)	655
傍鍼刺(ほうしんし)	642
房中術	122
北面して学を	176
募穴	327
補鍼	71
細い鍼の運用	40
骨	502
補を先に、寫を後に	606, 628, 629
本文批判	92

〈ま〉

前処置	621
馬王堆漢墓(まおうたい)	141, 285
負引の鍼(まけひき)	566
まじわりて百物なる	179
眉	494
マラリア	377
満城県漢墓(まんじょうけん)	141, 285, 608
万病一毒説	54
万病唯一毒説	268
未病(みびょう)を治す	140, 235
耳中鳴(みみなり)	250, 358
耳の位置	227
脉	215, 222, 501
脈状診	452
脈診	433
脈診が大切	437
脈診の位置付け	437
脉の虚するものは浅く	637
脉の実するものは深く	637
脈は気血の先なり	464
脈拍数	467
脈拍の大きさ	469
脈拍の左右差	472
脈は血の府なり	218, 453
脈は人の気の状態	637
脈を持する要	464
視ることを得ざる	359
民間療法	268
民法をフランス法から	76
迎え鍼	71
六つの不治	403
胸と腹の均整	225
胸巾が広く、脇骨が張っている(むねはば)	225
無病の病を治む	108
無病の病を治す	140, 235

目	505	養生説	122
命	123	癰疽	386
命関(めいかん)	515	腰痛	391
明堂は鼻	223	陽とは神が降臨	174
目覚め → 三陽へ散る	301	陽明の症状	410
目の下の果	227	陽明は目の下網	507
目は心の使	359	陽明病	419
毛刺	642	陽有余陰不足	354
木形の人	504	陽を刺す者は浅く	635
目録学	90	陽は胃脘の陽	176
		陽腹	580
〈や〉		予後推定	512
疾(やまい)	325	予後の推定	380, 401
疾(やまい)が浅くて鍼が深ければ	634	予後不良	403
病が小で鍼が大であると	634	予後を診る	456
病が大で鍼が小ならば	634	涎下(よだれをたらす)	250, 358
病が深くて鍼が浅ければ	634		
病の応は大表	485	〈ら〉	
病の間甚(かんじん)	487	絡穴	329
病は腸胃に在り	137	絡刺	642
誘因	349	絡脈	296
夢	384	絡脈――節から節までのもの	298
陽維は諸陽の会	299	蘭学	66
陽が虚すると外寒じ	206	ランセットとしての使用法	185
陽気衰るとき	217	理	157
陽気が下に衰えるときは寒厥	208	理気相即	161
陽気は天と日のごとし	176	理気哲学	165, 166
要穴	324	理気二元論の大成者	159
揚刺(ようし)	641, 642	理気論	156
養生	162	李朱医学(りしゅ)	52, 266
養性思想	123	「理」には性	166
養生術	122, 164	理は陰陽する所以	160

理は気の条理 158
劉歆は相生の五行を主張 182
留血 242
留鍼 604, 618, 639, 640
留鍼時間 621, 632
劉張 医学 52
良相たらずんば、良医たれ 270
良導絡 311
両方の医学 109
両目の間のキメ 224
両脇の巾が狭く 225
霊枢 五色篇 488, 509
連山・帰蔵 115
『老子』や『荘子』の学派 113
牢濡 625
老荘と仏教の全盛期 156
老嫩 519
鹿鳴館 67
肋下 593
六府が和せざれば留まりて癰 223
六腑の症状 398
六極 107
肋骨の片一方が飛び出す 225
肋骨の貧弱な 225

〈わ〉

和 130, 131
少き時は血気未だ定まらず 170, 204
分為陰陽 156
和愉虚無 107

692

〔著者略歴〕

松本 弘巳 (まつもと ひろみ)

1963年　東京教育大学教育学部特設教員養成部理療科卒業
1978〜1988年　神奈川県鍼灸師会学術部長
1989〜1993年　日本鍼灸師会学術部長
1986年4月〜現在　花田学園　日本鍼灸理療専門学校講師
1994年〜現在　筑波技術短期大学非常勤講師 (2005年　筑波技術大学　開学)
著書　『漢方概論』、『臨床から見たツボの検討』(共著)、
『刺鍼技術史』、『オイルマッサージ』(共著)、その他多数あり
住所　〒222-0023　横浜市港北区仲手原2-42-20

鍼灸臨床のための素問・霊枢医学　―現代に読む―

2004年12月1日　初　版第1刷発行
2012年8月21日　第3版第1刷発行

著　　者　松本弘巳
発　行　者　谷口直良
発　行　所　㈱たにぐち書店

〒171-0014　東京都豊島区池袋2-69-10
TEL 03(3980)5536　FAX 03(3590)3630
http://t-shoten.com　http://toyoigaku.com

落丁・乱丁本はお取替えいたします。